Thieme

Kursbuch Anti-Aging

Herausgegeben von
Günther Jacobi, Hans Konrad Biesalski
Ute Gola, Johannes Huber und Frank Sommer

Mit einem Geleitwort von Frank Schirrmacher

Mit Beiträgen von

N. Baake
M.E. Beutel
W.P. Bieger
H.K. Biesalski
E. Brähler
U. Brandenburg
R. Brinkmann-Göbel
H. Brockmann
R. Daniels
B. Gallwitz
U. Gola
T. Grune
A.E. Heufelder
J. Holtz
J. Huber
Ch. Jackisch
G. Jacobi
K.A. Jellinger
R. Kaschel
B. Kleine-Gunk
T. Klotz
R.J. Knickenberg
U.A. Knuth
D.P. König
K. Kohler
Ch. Kollmeier
B. Maurer
D. Nohr
R.K. Oberdorfer
S. Paulsen
J. Reimann
H.H. Rhyner
P. Rösen
K. Schaudig
Ch. A. Schneider
R. Schoberberger
W. Schulze
A. Schwenkhagen
H.K. Seitz
W. Siffert
F. Sommer
St. Wagner
J.E. Zöller

180 Abbildungen
108 Tabellen

Georg Thieme Verlag
Stuttgart · New York

Bibliographische Information
Der Deutschen Bibliothek

Die Deutsche Bibliothek verzeichnet diese Publikation in der Deutschen Nationalbibliographie; detaillierte bibliographische Daten sind im Internet über http://dnb.ddb.de abrufbar

Wichtiger Hinweis: Wie jede Wissenschaft ist die Medizin ständigen Entwicklungen unterworfen. Forschung und klinische Erfahrung erweitern unsere Erkenntnisse, insbesondere was Behandlung und medikamentöse Therapie anbelangt. Soweit in diesem Werk eine Dosierung oder eine Applikation erwähnt wird, darf der Leser zwar darauf vertrauen, dass Autoren, Herausgeber und Verlag große Sorgfalt darauf verwandt haben, dass diese Angabe **dem Wissensstand bei Fertigstellung des Werkes** entspricht.
Für Angaben über Dosierungsanweisungen und Applikationsformen kann vom Verlag jedoch keine Gewähr übernommen werden. **Jeder Benutzer ist angehalten**, durch sorgfältige Prüfung der Beipackzettel der verwendeten Präparate und gegebenenfalls nach Konsultation eines Spezialisten festzustellen, ob die dort gegebene Empfehlung für Dosierungen oder die Beachtung von Kontraindikationen gegenüber der Angabe in diesem Buch abweicht. Eine solche Prüfung ist besonders wichtig bei selten verwendeten Präparaten oder solchen, die neu auf den Markt gebracht worden sind. **Jede Dosierung oder Applikation erfolgt auf eigene Gefahr des Benutzers.** Autoren und Verlag appellieren an jeden Benutzer, ihm etwa auffallende Ungenauigkeiten dem Verlag mitzuteilen.

Rüdigerstraße 14
D-70469 Stuttgart
Telefon: + 49/ 0711/ 8931-0
Unsere Homepage: http://www.thieme.de
Printed in Germany
Zeichnungen: Heike Hahn, Berlin und Piotr Gusta, Paris
Umschlaggestaltung: Thieme Verlagsgruppe
Umschlagfoto: mauritius-images/A. Swan
Satz: Gulde Druck GmbH, Tübingen
gesetzt in Textline
Druck: Appl, Wemding

ISBN 3-13-139091-3 1 2 3 4 5 6

Geleitwort

Unsere Zukunft wird nicht nur sozial- und gesundheitspolitisch im Zeichen des Alterns stehen. Weil in den westlichen Gesellschaften auf unabsehbare Zeit erstmals mehr ältere als jüngere Menschen leben werden, steht ihnen eine historisch einzigartige Erfahrung bevor. Die Vorstellung, dass das Altern unserer Gesellschaften diese im Kern unverändert lasse, hat sich als naiv und unzutreffend herausgestellt. Dort wo Altern bereits zum Merkmal einzelner Gruppen oder Orte geworden ist – beispielsweise in Florida –, hat dieser kollektive Prozess bereits die Kultur und den sozialen Zusammenhalt verändert.

Kenntnisse über das individuelle und kollektive Altern werden so wichtig werden wie einst die Forschungen über Kindheit und Pubertät. Prozesse, die jahrhundertelang schon deshalb kaum Aufmerksamkeit erregten, weil nur wenige wirklich alt wurden, treten nun in den Mittelpunkt unserer Aufmerksamkeit. Die normativen Vorstellungen über das Altern – viele von ihnen stammen noch aus dem neunzehnten Jahrhundert – haben die Probe durch die Realität des einundzwanzigsten Jahrhunderts noch vor sich. Am Ende wird ein individuelles und individualisiertes Bild des Alters und des Alterns stehen.

Vieles spricht dafür, dass es sich hierbei um eine der großen Gemeinschaftsaufgaben von Medizin, Wissenschaft und Kultur handeln wird. Wie kaum je zuvor treten die Grunddisziplinen zusammen, um ein neues Gebiet zu erkunden, zu erobern und dem allgemeinen Bewusstsein zugänglich zu machen. Die Nachfrage nach diesem Wissen ist jetzt schon groß und wird weltweit in den nächsten Jahren enorm wachsen. Allein in der Bundesrepublik Deutschland und in Österreich sind die Geburtsjahrgänge 1960 bis 1980 von den Auswirkungen des gesellschaftlichen Alterns unmittelbar betroffen. Das aber bedeutet, dass das kollektive Altern unsere Debatten und unsere Wirklichkeit ein halbes Jahrhundert prägen wird. Der geburtenstärkste Jahrgang der Bundesrepublik, der Geburtsjahrgang 1964, wird erst ab 2029 in Pension gehen, die wirtschaftlichen und geistigen Folgen der Alterung aber schon ab 2015 individuell erfahren. Hinzu kommen die älteren Kohorten, die, aufgrund der gestiegenen Lebenserwartung, länger die Gesellschaft prägen werden, als wir heute zu glauben bereit sind. In den Vereinigten Staaten, einem der demografisch stabileren Staaten der Erde, werden gleichwohl in den nächsten Jahren an die 80 Millionen Menschen als „Ältere" in den Ruhestand gehen – ein Bevölkerungssegment, das über 70% der Kaufkraft der Vereinigten Staaten verfügt.

Man hat gesagt, dass Gesellschaften revolutionär werden, wenn der Anteil der Jugendlichen – der 14- bis 24-Jährigen – zwanzig Prozent signifikant übersteigt. Kein Mensch weiß, was geschieht, wenn der Anteil der Älteren diesen Wert erreicht. Wir werden es in unseren Gesellschaften erleben. Und wir können aus der Geschichte Europas zumindest lernen, was das Beste der großen Veränderungen ausmachte: Aufklärung und Selbstaufklärung. Dazu wird auch dieses Buch seinen Beitrag leisten.

Frankfurt am Main,
im Oktober 2004

Dr. Frank Schirrmacher
Mitherausgeber der Frankfurter Allgemeinen Zeitung

Vorwort

Mögest Du leben, so
lange du willst
und es wollen, so lange
du lebst.
(keltischer Trinkspruch)

Alt werden ist in Teilen der Bevölkerung erstrebenswerter geworden als Reichtum. Auch eine Umfrage des Meinungsforschungsinstituts Emnid im Auftrag des *Playboy* deutet darauf hin: Vierundachtzig Prozent der Befragten mittleren Alters wollten nicht einmal für die Geldsumme von 500 000 Euro auf ein einziges Jahr Lebenserwartung verzichten. Im krassen Gegensatz hierzu steht ein von der Bertelsmann-Stiftung veröffentlichtes Umfrageergebnis von Forsa über die gesellschaftlichen Lehren aus dem Älterwerden. Danach verdrängt die überwiegende Mehrheit der Deutschen die demografische Entwicklung und zieht keine Konsequenzen für die eigene Lebensplanung und Vorsorge.

Das Alter aufhalten, indem durch geeignete (und widernatürliche) Mittel Körperfunktionen möglichst lange aufrecht erhalten werden sollen, ist Gegenstand eines medizinisch-industriellen Komplexes geworden, der mit dem Modebegriff *Anti-Aging* belegt ist. Dahinter verbergen sich zum einen die schon in der Antike formulierten Prinzipien von *Hygieia* und *Diaita*, die sich zwei Jahrtausende später als *„der Krankheit zuvor kommen“* (lat.: *praevenire*) sowohl im Lehrinhalt *Vorbeugung* (Prävention) des Arztes und Naturforschers Christoph Wilhelm Hufeland (1762–1836) als auch in der Erfahrungsmedizin des Sebastian Kneipp (1821–1897) niederschlugen. Zum anderen prosperiert durch schonungslose Profitgier eine Branche, die sich antreibt von schönen, unbegründeten Versprechungen.

Das Kompetenzfeld „Länger gesund – länger leben“ (*Good-Aging* und *Pro-Aging* statt *Anti-Aging*), in das Faktoren des Lifestyles (Lebenswandel) mit eingehen, ist vielschichtig, ja unübersichtlich. Es wird von Ärzten verschiedener Fachrichtungen besetzt und ist Betätigungsfeld unterschiedlicher Gesundheitsanbieter und Heilberufe. Wenn sich auch über die modernen Medien heute einfacher als früher Informationen über Fakten und die aktuelle Datenlage verschaffen lassen, so fehlt es vielfach an Hilfe in der Bewertung und für die Praxis relevanten Einschätzung der Sachverhalte. Der oftmals un- oder teilinformierte „Kunde“ (Klient, Patient) fordert fachkundigen Rat und über Werbeslogans und Internet hinausgehende Informationen ein. Dies erfordert von allen in diesem Kompetenzfeld Tätigen zusätzliches Engagement – oft *after Hours*.

Wir nennen unser Buch *Kursbuch*. Bekanntlich entnimmt man einem Kursbuch, wo der Zug herkommt und wo die Reise hingeht, Umsteigen inbegriffen. Ähnliches wollen die Herausgeber mit dem vorliegenden Buch: In den Wust von Informationen und Zielrichtungen zum Thema *Präventive Verhaltensmedizin* eine Ordnung bringen, die es dem Benutzer des Kursbuchs ermöglicht, für seine tägliche Anwendung von Anti-Aging-Strategien schnell und mit größtmöglicher Zuverlässigkeit Nutzen zu ziehen. So richtet sich unser Buch an Ärzte jedweder Fachrichtung und an alle Berufssparten, in denen das *Produkt Anti-Aging* in seiner ehrlichen Variante weitergegeben wird. Dies geschieht durch Ärzte und Apotheker, in der Ernährungsbranche, in Fitnesseinrichtungen, in Selbsthilfegruppen, im Wellness-Bereich, in der Kosmetikbranche und im Geschäft mit Produkten zur Lebensverlängerung oder Körperschönung, sofern solche existieren. Das *Kursbuch Anti-Aging* kann aber auch denjenigen Laien von Nutzen sein, die über die gängigen Informationen aus Illustrierten und Hochglanz-Paperbacks bereits hinweg sind. Denn in einer Zeit, in der die *wahre Gesundheit* immer mehr zu einer *Ware Gesundheit* verkommt, darf gerade das verlockende, verführerische Thema „Gesund noch älter werden“ nicht von Mutmaßungen und Wunschdenken bestimmt werden.

Das Kursbuch ist in sieben umfassende Abschnitte unterteilt. Hier werden in übersichtlichen, mit anwenderfreundlichen Querverweisen versehenen Kapiteln die Grundlagen des Alterns, spezielle Alterungsrisiken, der Einfluss des Alterns auf besonders sensible Organe, die spezifischen Alterungsprozesse und Risiken bei Mann und Frau, praktisch anwendbare Strategien zur Altersprävention und Änderung des individuellen Lebensstils sowie einige der derzeit bereits erfolgreich praktizierten Anti-Aging-Konzepte dargestellt. Es wird Wert darauf gelegt, dass in die kritische Auseinandersetzung mit der Datenlage auch momentane Trends und in Zukunft vielleicht erst Mögliches – soweit es die Indizienlage heute schon hergibt – mit einfließen.

Dem Wunsch Vieler folgend erscheint zeitgleich mit dem Kursbuch ebenfalls bei Thieme das Manual *„Anti-Aging für Männer“* derselben Herausgeber, in dem die spezifischen Aspekte der Prävention bei Männern noch detaillierter behandelt werden.

Die Realisation dieses transdisziplinär angelegten Buchprojekts von der Erarbeitung der Beiträge bis zum Erscheinen betrug nicht einmal ein Jahr. Der Grund hierfür liegt in der Art, wie sich die Herausgeber und die Kapitelautoren für diese Herausforderung begeistern konnten. Mitunter half die von Charles de Gaulles überlieferte Maxime: *„Es ist besser, eine nicht ideale Entscheidung zu treffen als eine ideale abzuwarten, die es sowieso nicht gibt.“*

So möchten wir an dieser Stelle den Kolleginnen und

Kollegen aus den verschiedenen Fachgebieten danken, die zum Gelingen des *Kursbuch Anti-Aging* beigetragen haben. Herr Dr. Markus Becker vom Georg Thieme Verlag hat es verstanden, unsere Idee stets *auf Flamme zu halten* und in den entscheidenden Momenten neue Impulse zu setzen. Ebenfalls große Anerkennung verdient die unermüdliche Hilfe von Frau Susanne Ristea und Frau Marion Holzer vom Thieme Verlag bei der Umsetzung unserer Ideen. Besonderer Dank gilt Herrn Dr. Frank Schirrmacher, Mitherausgeber der Frankfurter Allgemeinen Zeitung, für sein Geleitwort.

Wir wünschen, dass die vom Philosophen *Søren Kierkegaard* formulierte allgemeine Bedrohung *„Der, der ich bin, grüßt wehmütig den, der ich sein möchte"* sowohl für den Leser, aber auch für Klienten/Kunden/Patienten als Nutznießer keine Geltung bekommt.

Duisburg	Günther Jacobi
Stuttgart	Hans Konrad Biesalski
Berlin	Ute Gola
im November 2004	

Anschriften

Dr. med. Nicole Baake
Medical Department
University Hospital of North Staffordshire
Stoke on Trent
GROSSBRITANNIEN

Univ.-Prof. Dr. med. Manfred E. Beutel
Klinik für Psychosomatik und Psychotherapie
Universitätsklinikum Gießen
Ludwigstr. 76
35392 Gießen

Priv.-Doz. Dr. med. Wilfried P. Bieger
Klinische Immunologie und Laboratoriumsmedizin
Goethestr. 4
80336 München

Univ.-Prof. Dr. med. Hans Konrad Biesalski
Institut für Biologische Chemie
und Ernährungswissenschaft
Universität Hohenheim
Garbenstr. 30
70593 Stuttgart

Univ.-Prof. Dr. Elmar Brähler
Abt. Medizinische Psychologie
und Medizinische Soziologie
Universität Leipzig
Stephanstr. 11
04103 Leipzig

Dr. med. Ulrike Brandenburg
Sexualwissenschaftliche Ambulanz
Klinik für Psychiatrie und Psychotherapie
Pauwelsstraße 30
52074 Aachen

Univ.-Prof. Dr. phil. Regina Brinkmann-Göbel
Fährenkotten 22 A
45259 Essen

Univ.-Prof. Dr. phil. Hilke Brockmann
Graduate School of Social Sciences
Universität Bremen
Wiener Str. / FVG-West
Postfach 330440
28334 Bremen

Univ.-Prof. Dr. rer. nat. Rolf Daniels
Institut für Pharmazeutische Technologie
Technische Universität Braunschweig
Mendelssohnstr. 1
38106 Braunschweig

Univ.-Prof. Dr. med. Baptist Gallwitz
Medizinische Klinik IV des Universitätsklinikums
der Eberhard-Karls-Universität Tübingen
Otfried-Müller-Str. 10
72076 Tübingen

Dr. med. Ute Gola
Institut für Ernährung und Prävention
Berliner Str. 13
13187 Berlin

Priv.-Doz. Dr. med. Tilman Grune
Institut für Umweltmedizinische Forschung
Heinrich-Heine-Universität
Auf'm Hennekamp 50
40225 Düsseldorf

Univ.-Prof. Dr. med. Armin E. Heufelder
Praxis für Innere Medizin
und Endokrinologie
Elisenstr. 3 a
80335 München

Univ.-Prof. Dr. med. Jürgen Holtz
Institut für Pathophysiologie
Martin-Luther-Universität
Magdeburger Str. 18
06097 Halle/Saale

Univ.-Prof. Dr. Dr. med. Johannes Huber
Abt. Gynäkologische Endokrinologie
AKH-Wien, Universitätsfrauenklinik
Währingergürtel 18–20
1090 Wien
ÖSTERREICH

Priv.-Doz. Dr. med. Christian Jackisch
Klinik für Gynäkologie
Klinikum der Philipps-Universität Marburg
Pilgrimstein 3
35037 Marburg

Univ.-Prof. Dr. med. Günther Jacobi
Gemeinschaftspraxis für Urologie/Umweltmedizin
Präventive Verhaltensmedizin und Anti-Aging
Kometenplatz 29–33
47179 Duisburg

Univ.-Prof. Dr. med. Kurt A. Jellinger
Institut für Klinische Neurobiologie
Universität Wien
Kenyongasse 18/7
1070 Wien
ÖSTERREICH

Priv.-Doz. Dr. rer. soc. Reiner Kaschel
Gedächtnisambulanz
Zentrum für Psychiatrie
Justus-Liebig-Universität Gießen
Am Steg 22
35385 Gießen

Dr. med. Bernd Kleine-Gunk
Abt. für Gynäkologie
Pre Age Zentrum
EuromedClinik Fürth
Europa-Allee 1
90763 Fürth

Priv.-Doz. Dr. med. Theodor Klotz
Urologische Klinik der Städtischen Kliniken
Söllnerstr. 16
92637 Weiden

Dr. med. Rudolf J. Knickenberg
Rehabilitation
Psychosomatische Klinik Bad Neustadt
Salzburger Leite 1
97616 Bad Neustadt/Saale

Priv.-Doz. Dr. med. Ulrich A. Knuth
Facharzt für Gynäkologie
Gemeinschaftspraxis Bohnert, Knuth & Graf
Schomburgstr. 120
22767 Hamburg

Priv.-Doz. Dr. med. Dietmar Pierre König
Orthopädische Universitätsklinik zu Köln
Joseph-Stelzmann-Str. 9
50931 Köln

Priv.-Doz. Dr. rer. nat. habil. Konrad Kohler
Experimentelle Ophthalmologie
Universitäts-Augenklinik
Röntgenweg 11
72076 Tübingen

Dr. med.Christoph Kollmeier
Surgical Department
University Hospital of North Staffordshire
Stoke on Trent
GROSSBRITANNIEN

Dr. med. Britta Maurer
Abt. V für Hämatologie, Onkologie
und Rheumatologie
Med. Universitätsklinik
Im Neuenheimer Feld 410
69120 Heidelberg

Priv.-Doz. Dr. phil. nat. Donatus Nohr
Institut für Biologische Chemie
und Ernährungswissenschaft
Universität Hohenheim
Garbenstr. 30
70593 Stuttgart

Dipl.-Psych. Rudolf K. Oberdorfer
Klinischer Psychologe und Supervisor (BDP)
Psychotherapeutische Praxis
Henningstege 17
46485 Wesel

Sönke Paulsen
Zentrum für Psychiatrie
Justus-Liebig-Universität Gießen
Am Steg 22
35385 Gießen

Dr. rer. nat. Jürgen Reimann
Fachapotheker für Arzneimittelinformation
und pharmazeutische Analytik
Pöckinger Str. 12a
81475 München

Hans Heinrich Rhyner MD PhD
Praxis und Klinik für Ayurveda
Bergstr. 8
9100 Herisau
SCHWEIZ

Univ.-Prof. Dr. Peter Rösen
Deutsches Diabetes-Forschungsinstitut
Abt. für Klinische Biochemie und Pathobiochemie
Auf'm Hennekamp 65
40225 Düsseldorf

Dr. med. Katrin Schaudig
Gemeinschaftspraxis Gynäkologie,
Endokrinologie, Reproduktionsmedizin
Altonaer Str. 59
20357 Hamburg

Priv.-Doz. Dr. med. Christian A. Schneider
Klinik III für Innere Medizin
Klinikum der Universität zu Köln
Joseph-Stelzmann-Str. 9
50924 Köln

Univ.-Prof. Dr. med. Rudolf Schoberberger
Institut für Sozialmedizin
Medizinische Universität Wien
Rooseveltplatz 3
1090 Wien
ÖSTERREICH

Univ.-Prof. Dr. med. Wolfgang Schulze
Abt. für Andrologie
Univ.-Klinikum Hamburg-Eppendorf
Martinistr. 52
20246 Hamburg

Dr. med. Anneliese Schwenkhagen
Gemeinschaftspraxis Gynäkologie.
Endokrinologie, Reproduktionsmedizin
Altonaer Str. 59
20357 Hamburg

Univ.-Prof. Dr. med. Helmut K. Seitz
Innere Abteilung
Krankenhaus Salem
Zeppelinstr. 11–13
69121 Heidelberg

Univ.-Prof. Dr. med. Winfried Siffert
Institut für Pharmakologie
Univ.-Klinikum GHS
Hufelandstr. 55
45147 Essen

Priv.-Doz. Dr. med. Frank Sommer
Andrologie und Aging Male
Klinik und Poliklinik für Urologie
des Klinikums der Universität zu Köln
Joseph-Stelzmann-Str. 9
50931 Köln

Dipl.-Psych. Stefanie Wagner
Klinik für Psychosomatik und Psychotherapie
Justus-Liebig-Universität Gießen
Ludwigstr. 76
35392 Gießen

Univ.-Prof. Dr. med. Dr. med. dent. Joachim E. Zöller
Klinik und Poliklinik für Zahnärztliche Chirurgie
und für Mund-, Kiefer- und Plastische Gesichtschirurgie
Universität zu Köln
Kerpener Str. 62
50937 Köln

Inhaltsverzeichnis

I Grundlagen des Alterns

II Alternsrisiken

10 Oxidativer Stress und Altern 82

Tilman Grune

11 Einfluss von körperlicher Bewegung auf das Altern und umgekehrt 89

Frank Sommer und Theodor Klotz

III Einfluss des Alterns auf sensible Organe

12 Altern und Sinnesorgane 100

12.1 Sehverlust im Alter und Prävention 100

Konrad Kohler und Hans Konrad Biesalski

12.2 Hören 108

Donatus Nohr und Hans Konrad Biesalski

12.3 Riechen und Schmecken 112

Donatus Nohr und Konrad Biesalski

VI Allgemeine Strategien zur Alterungsprävention, Lifestyle

VII Praktische Anti-Aging-Konzepte

I Grundlagen des Alterns

1 Anti-Aging: Sinnbild, Sehnsucht, Wirklichkeit

Günther Jacobi

„Süßes Leben! Schöne freundliche Gewohnheit des Daseins und Wirkens! Von dir soll ich scheiden?"

(J. W.v. Goethe, in der Titelei des Werkes Makrobiotik von Ch. W. Hufeland, 1797)

Szenario Alter

„Unser Leben währet siebzig Jahre, und wenn's hoch kommt, so sind's achtzig Jahre, und wenn's köstlich gewesen ist, so ist es Mühe und Arbeit gewesen" – so sagt es der 90. Psalm im Wortlaut der Luther-Bibel in ihrer modernen Fassung. Soweit stimmt das Alte Testament noch mit den heutigen Ergebnissen des Statistischen Bundesamtes überein. Aber in wenigen Jahrzehnten kann eine Situation eintreten, in der hochbetagte Frauen und Männer in so großer Zahl an unserer Gesellschaft Anteil haben, dass Oberbürgermeister nicht mehr jedem 100-Jährigen Geburtstagsgrüße übermitteln können (Abb. 1.**1**).

Die Voraussagen der Altersentwicklung als puren Alarmismus der reichen Länder abzutun, hieße die Augen verschließen. Denn die Entwicklung zeichnet sich weltweit ab, wie Tab. 1.**1** darstellt. Länder mit bisher niedrigerer Lebenserwartung werden in Zukunft schnell zu den Wohlstandsländern aufschließen.

Die demografische Entwicklung der nächsten Jahrzehnte unterstützt den Trend, dass Gesundheit bis ins hohe Alter von vielen als das höchste Gut erachtet wird. Der **medizinisch-technische Fortschritt**, der Überfluss in den G8-Ländern und der zunehmende **materielle Wohlstand** der in der Entwicklung aufschließenden Regionen tragen hierzu bei.

Daneben ist jedoch im vergangenen Jahrhundert zunehmend ein **Lebensstil** zu beobachten, der den biologischen Lebensvorteilen zuwider läuft. Körperliche Untätigkeit, Übergewicht, krank machender Stress und Konsumgifte sind nachgewiesene Risiken, die in der Lebensmitte bereits beginnen, den Gewinn an Jahren aufzuzehren und die Langlebigkeit individuell zu verkürzen. Das Resultat nennt man **Zivilisationskrankheiten**. Und der Einzelne wie die Gesellschaft schenken den riskanten Verhaltensweisen zunehmend Aufmerksamkeit mit dem Ziel der Prävention.

Die Suchmaschine *google* wies am 15. August 2004 für den Begriff „Anti-Aging" bzw. „Anti-Ageing" 1,45 Millionen Nennungen aus. Sie reichten von seriösen Informationen und Produkten bis hin zu Nepp und Scharlatanerie. Eine grobe Sortierung der in Deutschland angebotenen Anti-Aging-Produkte und Dienstleistungen ergibt ungefähr folgendes Bild (Abb. 1.**2**): Etwa ein Viertel fällt unter den Bereich Wellness, der v.a. besetzt ist durch die Wohlfühl-, Fitness- und Freizeitbranche. Ein weiteres Viertel betrifft Kosmetik und ästhetische Behandlungen und Eingriffe. Nur etwa 20% der Angebote fallen in den klassischen schulmedizinischen Bereich (medizinisches Anti-Aging), d.h. die Risikoanalyse und die gezielte **präventive Verhaltensmedizin** sowie Gesundheitskonzepte. 30% der Angebote müssen unter dem Begriff Kommerz („forever young", „fit for fun" etc.) abgehandelt werden.

Eine Medline-Suche (www.Medline.de) ergab zum gleichen Zeitpunkt lediglich 2.200 wissenschaftliche Publikationen mit dem Terminus *Anti-Aging* im Titel.

Die Frage ist erlaubt, ob wir überhaupt ein medizinisches Anti-Aging brauchen, und wenn ja, wodurch es

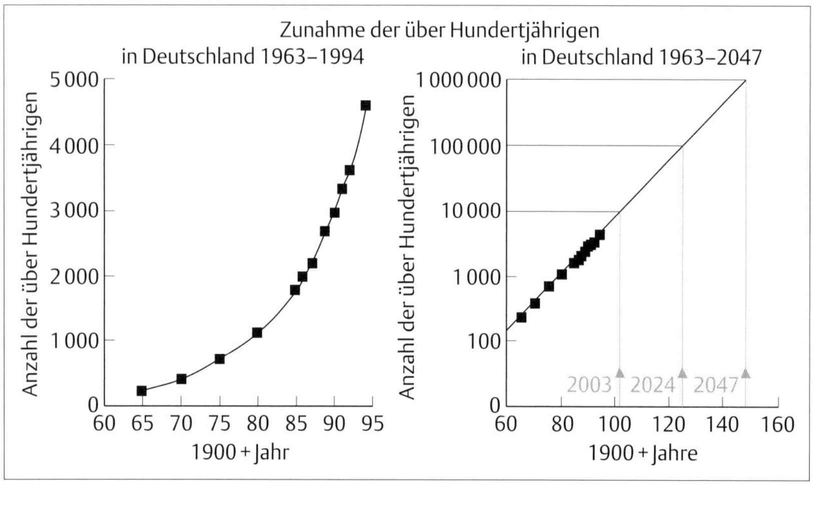

Abb. 1.**1** Zunahme der 100-Jährigen in Deutschland; links lineare Darstellung mit exponenzieller Zunahme ab 1970; rechts semilogarithmische Darstellung der gleichen Daten mit Extrapolation (entnommen aus Höhn 2002).

Tabelle 1.**1** Die Zunahme der Lebenserwartung im 21. Jahrhundert; Lebenserwartung zum Zeitpunkt der Geburt in Jahren (Weltauswahl) (aus: Statistisches Jahrbuch für das Ausland 1998 und UNITED NATIONS 2002; modifiziert nach Lehr 2003)

Land	1998 Männer	1998 Frauen	1998 gesamt	2025–2030 gesamt	2045–2050 gesamt
Nepal	50,9	48,1	49,5	70,5	74,9
Indien	57,7	58,1	57,9	71,6	75,4
Russische Föderation	57,6	71,2	64,4	73,2	76,9
Ägypten	62,9	66,4	64,7	74,7	77,8
Türkei	64,5	68,6	66,6	75,8	78,6
Kolumbien	66,4	72,3	69,4	75,7	78,4
USA	72,2	78,8	75,5	81,1	82,6
Deutschland	73,3	79,7	76,5	81,4	83,4
Großbritannien	74,2	79,2	76,7	81,4	83,0
Österreich	73,5	80,1	76,8	81,7	83,6
Niederlande	74,5	80,2	77,4	80,6	82,2
Italien	74,4	80,7	77,6	81,0	82,5
Norwegen	74,8	80,8	77,8	81,7	83,7
Frankreich	73,8	81,9	77,9	82,0	84,0
Australien	75,0	80,9	78,0	81,4	83,0
Hongkong	75,8	81,2	78,5	82,6	84,7
Schweiz	75,3	81,7	78,5	81,3	82,9
Schweden	76,1	81,4	78,8	82,6	84,6
Japan	76,6	83,0	79,8	85,6	88,0

sich auszeichnen soll? Denn glaubt man den demografischen Berechnungen (sie haben im vergangenen Jahrhundert immer Recht behalten), so wird das „Immer-älter-Werden" zur größten sozialen Herausforderung dieses Jahrhunderts. Schirrmachers „Das Methusalem-Komplott" (Schirrmacher 2004), Birgs „Die demographische Zeitenwende" (Birg 2004) und Gronemeyers „Kampf der Generationen" sowie „Die Entfernung vom Wolfsrudel" (Gronemeyer 2004 u. 1989) sind die prominentesten Bearbeitungen dieses Szenarios.

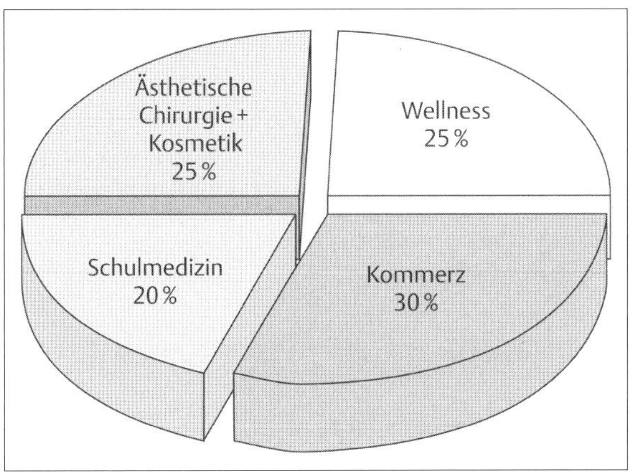

Abb. 1.**2** Ungefähre Verteilung der Anti-Aging-Produkte in Deutschland anhand einer Internet-Recherche in *google* und *medline* am 15. 8. 2004.

Die **zentrale Botschaft an ein medizinisches Anti-Aging** lässt sich vereinfacht folgendermaßen zusammenfassen:

- Immer mehr Menschen werden immer älter und immer wenige Junge bedienen die Sozialsysteme,
- daher wird Krankheit immer teurer und Gesundheit zunehmend unbezahlbar;
- gleichzeitig droht ein Verteilungskampf von Beschäftigung und Vermögen (in jedweder Form!);
- hohes Alter ist nur in Leistungsfähigkeit (m.E. in Gesundheit) erstrebenswert;
- daher sind Gesundheitsprävention in jungen Jahren und später Strategien von Good-Aging unabdinglich.

Das Szenario, vor dem sich das Kursbuch Anti-Aging aufstellt, ist eröffnet. Biodemografen, die das Altern unter Einbeziehung sozialer und medizinischer Aspekte und Umwelteinflüsse untersuchen, werden in Zukunft das Wort haben und weniger die Prolongivisten mit extravaganten Versprechungen aus der Pillendose.

Kein Untersuchungsergebnis der letzten Jahre könnte besser zur Einführung herhalten als das der **Harvard-Study**. Sie ist mit 60 Jahren Beobachtung eine der längsten und umfassendsten Forschungen zur menschlichen Entwicklung. Eine der zentralen Fragen lautete, wie sich das Leben der Menschen, die im Alter von 60–80 Jahren zufrieden und gesund sind (*happy and well*) von den traurigen Kranken (*sad and sick*) unterscheidet. Es konnte eindrucksvoll bestätigt werden, was Heilkundler immer schon ahnten: Menschen bestimmen weitgehend selbst, wie sie altern!

7 zentrale Einflussgrößen für ein langes und zufriedenes Leben konnten in der Harvard-Studie evaluiert werden (Vaillant 2002):

- Tabakabstinenz („wahrscheinlich der wichtigste Faktor"),
- gesundes Körpergewicht,
- wenig Alkohol,
- regelmäßige Bewegung,
- solide Partnerbeziehung,
- kompetenter Umgang mit Konflikten und Stress, und
- gute und lange Ausbildung.

Kenntnis von den ersten 4 Faktoren gehört heute zum Allgemeinwissen. Diese Einflussgrößen werden herkömmlich mit „gesund sein" verknüpft und stehen im Mittelpunkt eines jeden medizinischen Anti-Aging. Auch Partnerbeziehung und Konfliktlösung haben sich als essenziell erwiesen. Ausbildung in Bezug auf langes, gesundes Leben beinhaltet auch den emotionalen und intellektuellen Bereich, d.h. stets für sich selbst verantwortlich zu sein.

Anti-Aging, medizinische Herausforderung oder Zeitgeist?

! Anti-Aging in seiner wohlverstandenen medizinischen Präventivvariante meint das Bestreben, beim Älterwerden funktionstüchtig (und vielleicht sogar gesund) und sozial kompetent zu bleiben.

Die Suche nach immer mehr Gesundheit wird dagegen leicht zur Sucht, und Anti-Aging droht dabei als kommerzielle Ware zu verkommen. Manfred Lütz hält die ständige, mitunter wahnhafte Suche nach der Gesundheit für einen Kult, der fast religionsartige Züge angenommen hat. Er spricht von Diät- und Fitness-Sadisten und zieht zu Felde gegen den unwahren, dummen, ja oft verletzenden Spruch, Gesundheit sei das höchste Gut (Lütz 2002).

Ulrich Beck sieht sogar eine Verbindung zwischen der Suche nach Gesundheit und der Sehnsucht nach Selbsterfüllung, und er portraitiert die Protagonisten so: „... sie fasten. Sie joggen. Sie wechseln von einer Therapiegruppe zur anderen. Besessen von dem Ziel der Selbstverwirklichung reißen sie sich selbst aus der Erde heraus, um nachzusehen, ob ihre Wurzeln auch wirklich gesund sind" (Beck 1986).

Menschen quälen sich mit Diäten und mit immer im Kreis laufenden Stadtmarathons bis zum Umfallen, und geben damit sauer verdientes Geld für vermeintlich gesunde und lebensverlängernde Wellness und Fitness aus.

Nach Reimer Gronemeyer ist der Trend in vollem Gange, das Alter zu kaschieren. „Das Alter muss versteckt werden, es ist kein fester Abschnitt im Lebenszyklus mehr, sondern der Versuch, so lange wie möglich dem Vergleich mit der Jugend standzuhalten." (Gronemeyer 1989). So hat, wen die Statistik fortan zu den Älteren zählt, viel zu tun, um erfolgreich gegenzusteuern: „Der Senior, der neue Alte, der den Geronten, den Alten der Antike und frühen Neuzeit, ablöst, ist ein Handwerker seines Wohlbefindens. Er hat es eilig, seine Erfolge zu genießen." (Schlaffer 2003).

So ist der 60-jährige Marathonläufer ebenso denkbar wie der 70-jährige Doktorand; und es erscheint vielen attraktiver, mit 80 Jahren vom Krankenwagen am Golfplatz oder an der Langlaufloipe in Empfang genommen zu werden als am Seniorennachmittag im Gemeindehaus: „Lifeline" statt „Deadline". Da klingt der Ausspruch von Robert Musil, keine Grenze verlocke mehr zum Schmuggeln als die Altersgrenze, geradezu versöhnlich.

Keiner der „Betroffenen" wird leugnen, dass der Wille, jung zu bleiben, den Willen zum Weiterleben beinhaltet. „Nicht nur jünger sein zu *wollen*, sondern sich faktisch jünger zu *fühlen* – und mithin jünger zu *sein* –, ist offenbar eine Conditio humana, eine Grundtatsache des menschlichen Lebens." (Schirrmacher 2004). Die Entwicklung gipfelt heute darin, dass sich das Ideal des schönen und intakten Menschen fast nur mehr von der Gesundheit her definiert.

Zweifellos sind die Instrumente, denen wir uns bedienen, kurios bis über das Ziel hinaus gerichtet: Im Mai 2004 erschien in den USA ein rasch zum Bestseller avanciertes Buch mit dem Titel „Die Schöpfer-Diät". Hierin werden auf der Basis der vermeintlich gesunden Lebensweise der Israeliten biblisch untermauerte Ernährungsempfehlungen gegeben – bis hin zur Aufnahme sterilen Staubs, um den Bezug zur Mutter Erde herzustellen.

Ebenfalls aus den USA kommt die Nachricht, dass im Drang nach allumfassender Krankheits*suche* (hier: Krebs-Screening) drei Viertel der nicht erkrankten Befragten ein Ganzkörper-CT einem Geschenk von 1000 Dollar in bar vorziehen (Schwartz et al. 2004).

Die Industrie, die Medien und eine Reihe von Vertretern der Heilberufe sind mitverantwortlich dafür, dass das scheußliche Modewort Anti-Aging sich bereits hoffnungslos abgenutzt hat, vom Kunden/Klienten/Patienten oft missverstanden wird, und in eine Bewegung geraten ist, in der man ihm das Attribut Zeitgeist zuteilt. Bezeichnet Zeitgeist jedoch in etwa ein intellektuelles, moralisches und kulturelles Klima unserer Epoche, so ist Anti-Aging davon weit entfernt.

Beschäftigung mit dem Alter ist alt

Der Wunsch, immer älter zu werden und sich dabei jung zu fühlen, ist menschimmanent. Etwa in der antiken Philosophie (Platon „Politeia"), in der altgriechischen Medizin (Hippokrates „Über die gesunde Lebensweise"), in der Renaissance (Paracelsus „Liber de Vita longa"), in der Kunst (Lucas Cranach d.Ä. „Jungbrunnen") und in der ersten wissenschaftlichen Präventivmedizin des Christoph Wilhelm Hufeland („Makrobiotik – Die Kunst das Leben zu verlängern") ist langes Leben und gleichzeitige Jugend zwischen Suche und Sehnsucht thematisiert.

! Und egal in welchen Kulturen und medizinischen Traditionen, praktisch anwendbare Methoden gegen das Älterwerden, also Anti-Aging, war immer ein Thema, und zwar vornehmlich der vermögenden Bevölkerungsschicht.

In der **Kulturgerontologie**, d.h. in der literarischen Behandlung des Alterns und Alters, ist eine umfangreiche Altersliteratur entstanden, die sich Philosophen, Theologen, Mediziner und Dichter aufteilen. Klassische Abhandlungen wie etwa Ciceros „De senectute" („Cato der Ältere über das Alter") wurden Jahrhunderte später immer wieder aufgenommen, zitiert und immer wieder variiert.

Im **Hochmittelalter** kam eine Literaturgattung (Regimina sanitatis) dazu, die in der Renaissance als Gesundheitsschriften zunehmend in Mode kam. Sie basierten sowohl auf der Naturheilkunde und der antiken Diätetik als auch auf Elementen der Lebensverlängerung durch einen eigenverantwortlichen Lebensstil. Klassisches Beispiel sind die „Discorsi intorno alla vita sobria" von Alvise Cornaro, die als „Traktat vom massvollen Leben" erstmals 1558 gedruckt wurden (Cornaro/Bergdolt 1997). Wenn Cornaro damals eine bescheidene Ernährungsweise als die wichtigste gesunderhaltende und lebensverlängernde Maßnahme pries und einen ausschweifenden Lebensstil als lebensverkürzend brandmarkte, so kann das moderne medizinische Anti-Aging unmittelbar hierauf zurückgreifen.

Hufeland hat 250 Jahre später diese Themen wissenschaftlich (zeitgemäß) behandelt. Der Arzt Christoph Wilhelm Hufeland (1762–1836) war wohl der berühmteste Vorreiter und Verfechter der präventiven Verhaltensmedizin und damit des medizinischen Anti-Aging. Er gilt seither als *der* Gesundheitserzieher, der erstmals auf streng naturwissenschaftlicher Basis Krankheitsvorbeugung betrieb und lehrte, und Lebensverlängerung durch Veränderung des Lebenswandels erreichte.

Mit seinem 1797 erschienenen Hauptwerk „Die Kunst, das menschliche Leben zu verlängern" wurde Hufeland weltberühmt. Das zweiteilige Buch erschien in allen wissenschaftlich benutzten Sprachen, sogar in einer chinesischen Übersetzung. Er fordert in dieser Präventionslehre, die er als **Makrobiotik** bezeichnete, ein ausgewogenes Maß zwischen Askese und Schlemmerei, denn „alle Extreme verhindern die Verlängerung des Lebens". Sein Wirken war darauf ausgerichtet, durch eine gesunde Lebensführung den Menschen eine für damalige Verhältnisse bestmögliche Lebensqualität zu ermöglichen. Hufelands Ethik seiner propagierten Verhaltens- und Behandlungsprinzipien fußten auf der natürlichen Lebensweise der Diätetik (die er durchaus an die antike Diaita der gesunden Lebensordnung anlehnte) und auf naturheilkundlichen Prinzipien. Seine Untersuchungen und Schlussfolgerungen zur Makrobiotik bezeichnete er als „die Kunst, Langlebigkeit, also Makrobiose, durch entsprechende Lebensweise zu erreichen".

Durch sein „Journal der practischen Arzneykunde und Wundarzneykunst" schaffte Hufeland seinen Kollegen auch ein Forum für neue, zu dieser Zeit noch weithin abgelehnte (alternative) Methoden, wie etwa Akupunktur, Schutzimpfung, Wasserheilkunde und die gerade populär werdende Lehre der Homöopathie. Er sah in diesen medizinischen (komplementären) Betätigungsfeldern wertvolle Ergänzungen zu den bisherigen diagnostischen und therapeutischen Verfahren. So wirkt das Schaffen und die Hinterlassenschaft von Christoph Wilhelm Hufeland nach mehr als 200 Jahren sehr aktuell in das ganzheitliche Verständnis einer schulmedizinischen und unkonventionellen, vom Präventionsgedanken geprägten Heilkunde unserer Zeit hinein.

Darüber hinaus bildete er bereits eine ethische und wissenschaftliche Grundlage für ein medizinisches transdisziplinäres Prinzip des Good-Aging.

Alt werden ist keine Exklusivität unserer Tage. Lag in der Jahrtausende langen Periode von der Vorzeit bis zur Antike die Lebenserwartung durchschnittlich unter 25 Jahren, so stieg sie erst mit der Industrialisierung signifikant an. Aber eine selektionierte Gruppe von Menschen wurde auch früher alt, ja betagt (Abb. 1.**3**).

Kein Kunstwerk zeichnet den Wunsch nach Wiedererlangung von Jugend und Schönheit eindringlicher als das von Lucas Cranach dem Älteren im Jahre 1546, damals selbst 74-jährig, geschaffene **Gemälde vom Jungbrunnen**. Gebrechlich und alt werden Menschen zum Jungbrunnen, einem magischen Wasser, getragen und gefahren; verjüngt, verschönt und aktiv steigen sie makellos wieder aus dem Bade auf (Abb. 1.**4**).

Die überlieferte **Tradition des Wunsches nach langem Leben** bzw. des Alters lässt sich in ihrer Zielrichtung folgendermaßen einordnen:

- **Antike: Pro-Aging** – der Alte als Stütze der Gesellschaft (Platon, Hippocrates, Cicero, Seneca, Galen),
- **Neuzeit: Good-Aging** – oder „Die Kunst, das Leben zu verlängern", Eigenverantwortung in der Gesundheit (Cornaro, Hufeland, van Swieten),
- **20. Jahrhundert: Anti-Aging** – sich vor dem Alter sträuben; Jugendwahn; die Alten als gesellschaftliche Gefahr (Gronemeyer, Birg, Lehr, Schlaffer),
- **21. Jahrhundert: Die neuen Alten** – die Alten als neue Ressource. Angesichts der Tatsache, dass Ältere immer gesünder und finanziell unabhängiger sind, setzt sich heute der Gedanke durch, wieder von ihren Altersstärken (Lebensklugheit, Gelassenheit, Besonnenheit, soziale Kompetenz, emotionale Intelligenz) zu profitieren (Schirrmacher).

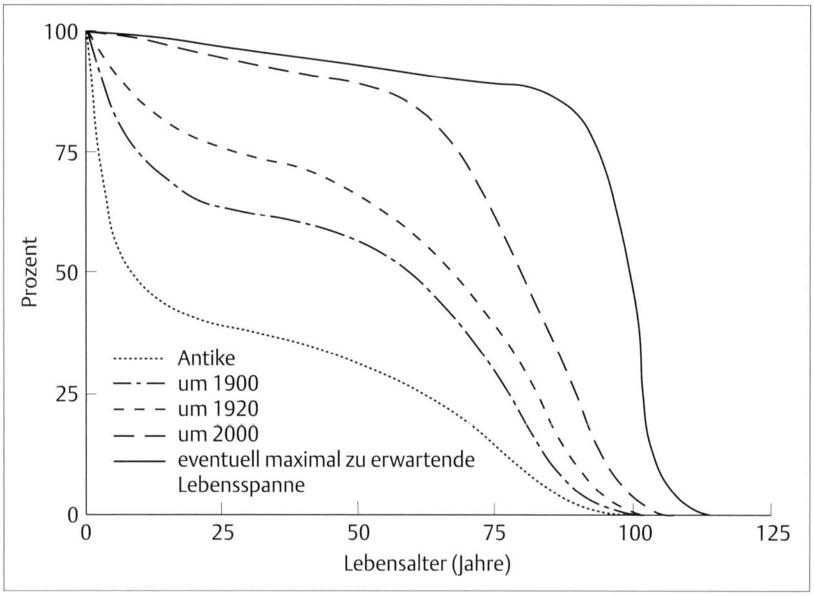

Abb. 1.**3** Ungefährer prozentualer Anteil der europäischen Bevölkerung an der erreichten Lebenserwartung: Durchschnittliche Lebenserwartung: Vorzeit/Antike < 25 J., Deutschland um 1800 ca. 30 J., um 1900 ca.45 J., 1950 bereits 65 J., 2000 75 J., 2050 geschätzt 85 Jahre.

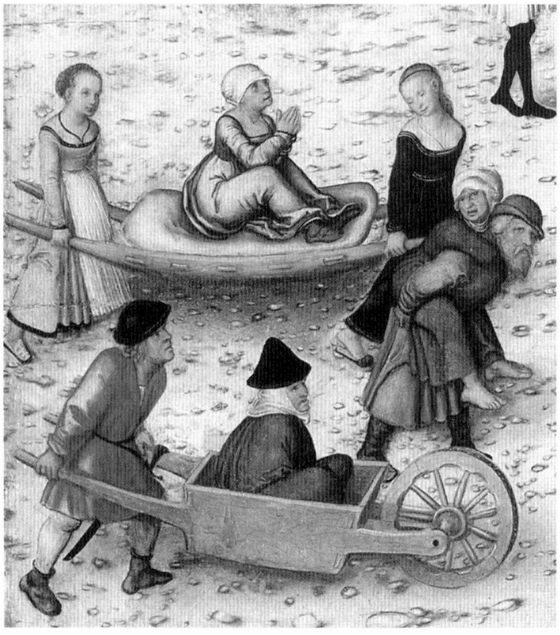
a

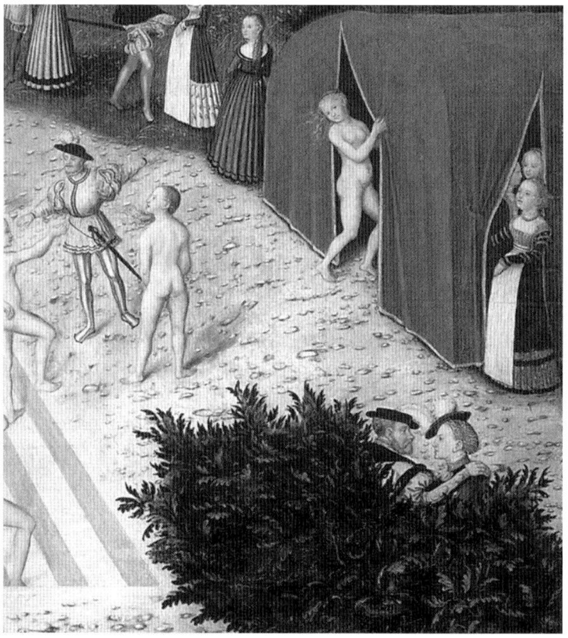
b

Abb. 1.**4a, b** Jungbrunnen (Details) von Lucas Cranach dem Älteren (1472–1553); Staatliche Museen, Berlin.

Mythen über das lange Leben und ewige Jugend

Legenden und Mythen zum Thema der Lebensverlängerung lassen sich in 3 Bereiche einteilen:

➤ Die **Vorzeitlegende** betrifft die alttestamentarische Hochaltrigkeit biblischer Stammväter. Sie ist als Symbol für die überragende Rolle dieser Männer in der Menschheitsgeschichte zu verstehen.

➤ Die **Ferne-Länder-Legende** für besonders langes Leben ist von der griechischen Mythologie bis in die Neuzeit zu verfolgen. Sie diente dazu, bei den Sterblichen Sehnsüchte zu erwecken, sich zu weit entlegenen Gegenden immerwährenden Lebens (und Glücks) aufzumachen.

➤ Die **Jungbrunnenlegende** treibt Blüten bis in die heutige Zeit. Ihre vordringliche Bestrebung ist es, lang anhaltende Jugendlichkeit und damit Vitalität zu bescheren. Sie entspringt der Angst vor den Folgen des Älterwerdens.

> **!** Die **Geschichte von Narziss** wirkt wie ein kulturtypisches Zeitphänomen heute: Überbetonung von Jugendhaftigkeit, Verleugnung der Vergänglichkeit, Verdrängung des Alters als Normalität.

Eine Geschichte aus der griechischen Mythologie, eine aus der Literatur des 19. Jahrhunderts und ein Kinofilm aus unserer Zeit sind hier angeführt, die als exemplarisch für vieles bisher Überlieferte oder Geschriebene gehalten werden können:

Eos, die Göttin der Morgenröte

Eos, die Göttin der Morgenröte, hatte viele Liebhaber. Eines Tages entbrennt in ihr die Liebe zu Tithonos, einem Sterblichen. Wegen seines guten Aussehens entführt sie ihn von der Erde und erbittet für ihn von Zeus Unsterblichkeit, damit er für immer ihr Geliebter sei. Dabei vergisst sie, Zeus auch um dessen ewig währende Jugend zu bitten. So erfreute Tithonos seine Eos zunächst in strahlender Jugend: „Wickle mich ein in dein Haar, das nach Honig riecht. Eine Weile hält es mich fest. Bis der Wind wieder aufkommt, der fessellose Wind aus dem Grauen."

Und als das Alter ihn einholt, muss Eos auf seine Liebe verzichten. So altert Tithonos und schrumpft und welkt dahin. Zeus versagt sich Eos' Flehen, doch das Geschenk der Unsterblichkeit zurückzunehmen. „Uns widert die Süße bald und dann lecken wir Salz von den Steinen, wo das Meer übertritt."

Als ihr Menschen-Partner schließlich kein Glied mehr rühren kann, sperrt sie ihn ein, von wo sein endloses Klagen erklingt (Homerischer Hymnos V auf Aphrodite, 218ff.; Apollodor, Bibliothek, III/147). Nach einer anderen Fassung verwandelt sie ihn in einen Grashüpfer.

Dorian Gray

Dorian Gray ist Oscar Wildes Romanfigur, die aus Gier nach ewiger Jugend schmachvoll scheitert. Der narzisstische Titelheld Dorian Gray darf ewig jung bleiben, nur sein Portrait altert. Doch der Preis ist hoch: Dorian Gray hat seine Seele dem Teufel verkauft, um den Alterungsprozess nicht erleben zu müssen. Im Roman altert nur sein Portrait. Er kann zusehen, wie Furcht erregend er sich von seinem selbst eingebildeten Idealbild des jungen Dandys entfernt.

„Denn nur so kurze Zeit wird Ihre Jugend dauern – nur so kurze Zeit! Die Menge der Feldblumen welkt, aber sie blühen wieder. Die Blüten der Bohne sind ebenso goldgelb im nächsten Juni wie heute. [...] Aber uns kehrt niemals die Jugend zurück. Der Pulsschlag der Freude, der uns mit zwanzig durchzuckte, wird matt und träge. Unsere Glieder werden schwer, unsere Sinne entschwinden. Wir entarten zu scheußlichen Gliederpuppen, in denen nur ein Gedächtnis spukt [...]. Jugend! Jugend! Es gibt nichts in der Welt außer der Jugend!"

Der **moderne Dorian Gray** greift bei so genannten körperdysmorphen Störungen zu Lifestyle-Medikamenten: Mit Haarwuchsmitteln, Schlankheitsmedikamenten oder Tabletten zur Steigerung der sexuellen Potenz wird versucht, dem Fitnessideal gerecht zu werden. Viele suchen ihr Heil auch in kosmetischen Operationen, die immer häufiger ausschließlich der optischen Verjüngung dienen.

Der Jugendlichkeitswahn hat von Psychiatern den Namen **Dorian-Gray-Syndrom** erhalten. Die Störung betrifft Menschen zwischen 20 und 50 Jahren, Frauen bevorzugt. Sie neigen zu psychosomatischen Störungen, Depressionen bis hin zu Suizidabsichten.

Cocoon

Cocoon, so heißt ein amerikanischer Oscar-preisgekrönter Spielfilm von 1984, in dem der Wunsch nach ewiger Jugend modern bearbeitet ist. Eine Gruppe Außerirdischer landet in Florida, um nach ihren Kameraden, die seit vielen Jahren auf der Erde verschollen sind, zu suchen. Sie finden ihre Artgenossen, die sich, die Gestalt von Menschen angenommen, in Kokons eingesponnen haben und so in einem ausgedienten Swimmingpool existieren.

Rentner aus einem nahegelegenen Seniorenheim geraten zufällig in dieses Schwimmbecken, nehmen die Energie der Außerirdischen auf und werden dadurch plötzlich auf sensationelle Weise jung und leistungsfähig. Und es entsteht unter den verjüngten Menschen ein Konflikt, ob sie bei ihren Freunden, d.h. in ihrer Gesellschaft bleiben oder mit den Außerirdischen in deren Heimat und damit in die ewige Jugend fliegen sollen. Der Verlockung nach der Reise in die Galaxie der ewigen Jugend können sich die Alten kaum erwehren.

Anti-Aging – die Wirklichkeit

Definition mit Schwierigkeiten

> **!** Ziel des präventiven Ansatzes von Anti-Aging ist es, dem Menschen durch eine verantwortungsvolle gesundheitsbewusste Lebensführung ein langes, mobiles und eigenständiges Leben zu ermöglichen.

In der Sprache des Betreffenden (manchmal auch des Betroffenen) geht es um das uralte Grundbedürfnis, jung zu bleiben und dabei alt zu werden. Gemeint ist nicht, die Lebensdauer des Menschen schlechthin, d.h. seiner Genetik und Lebensumstände trotzend zu verlängern. Vielmehr geht es darum, das so genannte 3. Lebensalter, das in den Industrieländern zwischen 60 und 80 Jahren angesetzt wird, **mit geringerer Morbidität und damit mehr Lebensqualität** zu gestalten.

Das Ende des 4. Lebensalters, das derzeit noch bei 80 Jahren beginnt, markiert die genetisch fixierte Altersgrenze. Gutes Anti-Aging könnte dazu beitragen, das Ende des 3. Alters auf 85 oder sogar 90 Jahre zu verschieben. In diesem Zusammenhang erscheint es wichtig, den Stellenwert des Alterns in der Biologie festzumachen. So stellt Altern im weitesten Sinne die Summe aller nicht umkehrbaren Veränderungen in einem Individuum dar (Reitz 2004).

Von Kritikern oder Gegnern eines medizinischen Anti-Aging wird angeführt, die Alters- und Alternsmedizin (Geriatrie) decke alle Belange des guten Älterwerdens ab. Dem ist entgegenzuhalten, dass Geriatrie eines der gerontologischen Fachgebiete ist, in dem die Gerontoprävention bisher keinen besonderen Schwerpunkt dargestellt hat.

Gemäß der Wortherkunft (griech. „geront" = „alter Mensch") beschäftigt sich die **Gerontologie** mit der „Beschreibung, Erklärung und Modifikation von körperlichen, psychischen, sozialen, historischen und kulturellen Aspekten des Alterns und Alters, einschließlich der Analyse von alternsrelevanten und alternskonstituierenden Umwelten und sozialen Umwelten" (Baltes u. Baltes, 1992).

Zu den von Wahl und Heyl (2004) herausgestellten essenziellen Merkmalen einer gerontologischen Herangehensweise (was sich im Anti-Aging durchaus wiederfindet) gehören, dass Älterwerden ein dynamischer Prozess ist, der sowohl Verluste wie Gewinne beinhaltet, und dass der Prozess u.a. biologisch, medizinisch, sozial, ökonomisch und geschlechtsspezifisch bestimmt wird. Darüber hinaus ist Altern ein lebenslanger und biografisch verankerter Prozess, der sich multidimensional auf verschiedenen Ebenen vollzieht.

Dementsprechend ist es an dieser Stelle notwendig, professionelles Anti-Aging auf dem Terrain der gerontologischen, transdisziplinären Arbeitsfelder zu positionieren (Tab. 1.**2**). Einen fachübergreifenden Überblick zur Psychologie des Alterns und zur gerontologischen Forschung gibt Ursula Lehr (Lehr 2003).

Während die klinische Geriatrie sich mit Krankheiten des Alters beschäftigt, wird die Grundlagenforschung zum Altern und zur Alternsprävention von den Biowissenschaften abgedeckt. Experimentelle Forschung zum Altern und seiner zeitlichen Beeinflussung erfolgt auf den 5 Ebenen *Molekül – Zelle – Gewebe/Organ – Organismus und Population*. Aufgrund der ökonomischen Sachzwänge erfährt die Alternsforschung zunehmend eine politische Dimension.

Tabelle 1.**2** Einbettung von Anti-Aging in die Gerontologie

➤ Medizinische Gerontologie (Alters- und Alternsmedizin [Geriatrie] mit organ- und funktionsbezogenen Teilgebieten)
➤ Gerontoprävention (Anti-Aging)
➤ Gerotechnologie (Technik zugunsten älterer Menschen)
➤ Sozialgerontologie (Gerontopsychologie, Alternssoziologie, Geragogik /Gerontagogik [Lernen im Alter], Kulturgerontologie [literarische Behandlung des Alters], Geschichte und Philosophie des Alterns und Alters)

Mittlerweile hat ein Komplex von Dienstleistungen und Industriebranchen mit einem unüberschaubaren Sortiment an Produkten den Präventionsmarkt belegt. Aufwändige Diagnostik, Ernährungssupplemente, Hormone zur Substitution oder schlichtweg als „Wunderdroge", lebensstilkompensierendes Körper- und Seelentraining, Schönheitspflege und Wohlfühlstrategien laufen sich den Rang ab. Sie alle bedürfen kritischer Hinterfragung.

Wann fängt Anti-Aging an?

! Wenn Anti-Aging soviel wie „länger gesund leben" heißt, dann handelt es sich zwangsläufig um eine Herausforderung für das ganze Leben, d.h. um eine lebensbegleitende Prävention.

In ihrem ersten Heft des damals neu gegründeten „Journal of Gerontology" hatte die American Gerontological Society im Januar 1946 mit dem Slogan *„Trying to add life to years, not years to life"* eine Wunschvorstellung formuliert, welche in den darauffolgenden Jahrzehnten für ein qualitatives Älterwerden stand.

Diese Zielvorstellung lässt sich wie in Abb. 1.**5** darstellen: Der natürliche Leistungsabfall (und damit die zufällige Lebenskurve) wird durch frühzeitig im Leben einsetzende Anti-Aging-Maßnahmen abgebremst. Der Zugewinn an Vitalität, Leistungsfähigkeit und damit Unabhängigkeit ist Lebensqualität. Altersforscher sprechen von *morbidity compression* und benennen damit das Ziel, die Zeitspanne von Krankheit und sozialer Abhängigkeit im Alter so weit wie möglich zu komprimieren.

Voraussetzung ist, die Genetik spielt mit. Es wird geschätzt, dass zum Erreichen einer 4. Lebensphase (jenseits der 80 Jahre) die genetische Mitgift und epigenetische Veränderungen maßgebend sind, während in der 2. und 3. Lebensphase die Lebensumstände die Überhand gewinnen.

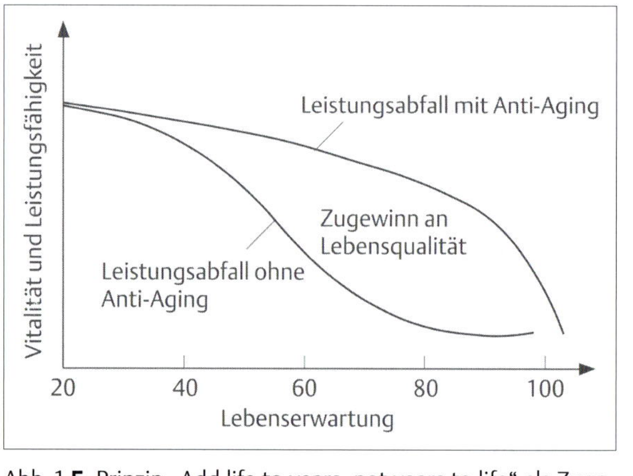

Abb. 1.**5** Prinzip „Add life to years, not years to life" als Zugewinn von Lebensqualität (= Vitalität, Leistungsfähigkeit) und nicht Lebensverlängerung *per se* als oberstes Gebot.

In utero sind **Noxen** wie etwa Nikotin, Alkohol und Adipositas der Mutter in der Lage, uns für das Leben zu zeichnen. Die Insulinresistenz der Mutter kann Grundstock für frühkindliche Fehlernährung sein und zum kindlichen Übergewicht überleiten. Es folgen Bewegungsmangel, Dystress und Adipositas im Schulalter. Rauchen und Alkohol in der Adoleszenz sind bei dem Einen flüchtige Erscheinung in einer instabilen Lebensphase, bei dem Anderen Ausgangspunkt für lebenslange Sucht. Zwischen 30 und 40 Jahren tritt als erste **Zivilisationskrankheit** die Hypertonie auf. Sie bildet zusammen mit körperlicher Untätigkeit den Grundstock für das metabolische Syndrom zwischen 40 und 50 Jahren. Danach folgt das erste alarmierende Signal in Form von Apoplex und Herzinfarkt. Oft erfolgt jetzt erstes Gegensteuern im Lebensstil. Nach dem 60. Geburtstag folgt die steigende Krebsgefahr.

! Jenseits der 70 Jahre verläuft die Situation dichotom: Entweder hat man alles gut überstanden, beugt weiter vor und hat eine sehr gute Altersprognose; oder es resultiert Multimorbidität mit Verwaltung der Krankheiten bei unbefriedigender Lebensqualität. Wer die 80 ohne größere Hürden überschritten hat, der wird auch ohne Lifestyle-Korrektur noch älter.

Dass Anti-Aging nicht erst im Alter anfängt, ergibt sich schon aus den Wünschen des älter Werdenden. So fällt es schwer, einen 60-Jährigen, dem eine Lebenserwartung von einem Vierteljahrhundert verbleibt, mit einem einzigen Etikett, nämlich dem *Alternden* zu versehen. Vielmehr signalisieren die **Themen, mit denen sich der „Alternde" beschäftigt**, in die er investiert, nach Ergebnissen der Berliner Altersstudie in hohem Maße Aktivität (Staudinger et al. 1996):

- eigene Gesundheit,
- Wohlergehen der Angehörigen,
- geistige Leistungsfähigkeit,
- Beziehung zu Freunden und Bekannten,
- Nachdenken über das Leben,
- Hobbys und andere Interessen,
- Unabhängigkeit,
- Sterben und Tod,
- berufliche und vergleichbare Tätigkeit, und
- Sexualität.

Angesichts der Gefahr, dass wir uns ein „immer älter werden" mit einer längeren Periode von Siechtum und Abhängigkeit erkaufen, wird mit Recht die **Lebensqualität** als *das* erstrebenswerte Merkmal längeren Lebens benannt. Denn je länger wir leben, umso länger sind wir auch alt. Und was früher eine zum Tode führende Krankheit war, hat die moderne Medizin nicht etwa ausgerottet, sondern oft genug zu nicht tödlichen und jetzt chronischen Krankheiten gemacht. Medizinisches Anti-Aging birgt auch diese Gefahr.

Was hält gesund? – oder: wie Gesundheit entsteht (*Salutogenese*)

Warum ein Kettenraucher an Lungenkrebs, ein chronischer Trinker an Leberzirrhose und ein fettsüchtiger Hochdruckkranker ohne Körpertraining am Herzinfarkt erkrankt, ist wissenschaftlich belegt. Warum aber Menschen mit ähnlichen Risiken gesund bleiben und dabei alt werden, ist anhand der pathogenetischen Denkweise nicht ohne weiteres zu erklären. Hinweis auf „gute Gene", das Fehlen von riskanten Polymorphismen (Kapitel 32) reicht dafür nicht aus.

Der Frage nach den Ursachen für Gesundheit ist der Medizinsoziologe Aaron Antonovsky nachgegangen. In den 1970er und 80er Jahren hat er ein Modell entwickelt, das er *Salutogenese* nannte (Antonovsky 1997). Das Salutogenese-Konzept hat in Deutschland nur zögernd Eingang in das Verständnis von Gesunderhaltung gefunden und ist im Anti-Aging weitgehend unbekannt.

Die Denkweise im herkömmlichen Prinzip der Pathogenese geht von der sachlichen Ursache und Entstehung von Krankheit und entsprechend kausaler Behandlung aus (s. Seite 15).

! Salutogenese richtet sich auf die Entstehung bzw. die Erhaltung der Gesundheit.

Die salutogenetische Denkweise geht davon aus, dass alle Menschen mehr oder weniger gesund und damit gleichzeitig weniger oder mehr krank sind. Damit wird Gesundheit zu einem labilen, sich dynamisch regulierenden Geschehen; der Mensch bewegt sich auf einem Gesundheits-Krankheits-Kontinuum. Während die Pathogenese danach fragt, welches Risiko zur Entstehung einer bestimmten Krankheit vorliegt und wie es reduziert wird, fragt die Salutogenese, warum Menschen gesund bleiben und welche besonderen Fähigkeiten und Eigenschaften sie ausweisen.

Zentrales Regulativ im Salutogenese-Modell ist das **Kohärenzgefühl**, der Kohärenzsinn (s. Seite 16–18). „Sense of Coherence" beschreibt all die beim Einzelnen vorhandenen Ressourcen, die er nutzen kann, um Gesundheit und Wohlbefinden zu erhalten. Das Kohärenzgefühl setzt also eine aktive Grundeinstellung (Ressourcen und Kompetenzen) voraus und ist eine früh erworbene, grundlegende Lebenseinstellung. Sie beinhaltet das Gefühl der optimistischen Zuversicht, dass sich alles zum Guten wenden wird, d.h. das „Gefühl des Bewältigen-könnens", so dass schwierige Situationen lösbar sind. Zum Kohärenzgefühl gehören generalisierte Widerstandsressourcen, die auf kultureller oder sozialer Stabilität beruhen.

! Damit meint der Kohärenzsinn eine Grundstimmung oder Grundsicherheit, Unterstützung zu finden, und ist ausschlaggebend für die Erhaltung oder Wiedererlangung der Gesundheit (Antonovsky 1997, Bengel et al. 2002, Schiffer 2001).

Wie lässt sich das Prinzip der Salutogenese auf die Bedürfnisse eines medizinischen Anti-Aging anwenden?

1. Während das Interventionsprinzip des herkömmlichen Denkens im Sinne der Pathogenese gerade im Anti-Aging die „Wunderwaffe" (magic bullets) ist, setzt Salutogenes auf die Mobilisierung des Kohärenzsinns.
2. Dadurch können heilsame Ressourcen mobilisiert und weiterentwickelt werden, was in eine aktive Anpassung mündet. Älterwerden und altersabhängige Beschwerden werden eher als eine Entwicklung auf dem labilen Gesundheits-Krankheits-Kontinuum verstanden, als die mit allen verfügbaren externen Mitteln zu bekämpfende, in gefühltes Alter einmündende, und auf ein bestimmtes Organ projizierte Krankheit.
3. Salutogenese unterstützt das Reduzieren von Risikofaktoren als ein vordringliches Anti-Aging-Ziel, indem Ressourcen der Selbstverantwortung freigesetzt werden können.
4. Salutogenetisches Denken hilft dem Individuum, von Krankheits- und Altersrisiken als alleinige Determinanten für problemloses Älterwerden abzulenken und Eigeninitiative und Mobilisierung von Selbsthilfekräften als mitverantwortliche Mediatoren zu verstehen.
5. Auf Eigenkompetenz abzielende Strategien zur Altersprävention sollten möglichst die Prinzipien der Salutogenese mitberücksichtigen.

Was macht alt?

Genetik und Epigenetik

Nach Populations- und Zwillingsstudien hat der Alterungsprozess zu etwa 25% eine **genetische Komponente**. Für das Erreichen eines hohen Alters wird ein Locus auf Chromosom 4 des humanen Genoms angenommen. In einem scheint das Genom des Menschen und das der Bäckerhefe erstaunliche Übereinstimmung zu besitzen: Im Hefezellmodell (McMurray u. Gottschling 2003) durchlaufen Organismen auf chromosomaler Ebene eine Art Midlife-Crisis, indem plötzlich die genetische Instabilität um das 200fache zunimmt.

> **!** Somit ist Alter *per se* das wichtigste „Karzinogen". Aber *länger Leben* heißt nicht unbedingt, weniger genetische Defekte zu bekommen, sondern den genetischen Defekten zu trotzen.

Caenorhabditis elegans ist als Fadenwurm ein harmloser Bewohner von Garten- und Blumenerde. Er dient als ideales Labortier für die Erforschung des Alterungsprozesses und altersabhängiger Erkrankungen wie etwa Diabetes und Krebs. Zwei Drittel der Gene von C. elegans sind mit denen des Menschen verwandt. In C. elegans wurde kürzlich ein Schlüssel-Gen entdeckt, das die Alterung steuert. Es bildet ein Enzym namens SGK-1, das unter der Kontrolle von Insulin steht. Der Insulin-Signalweg als bedeutendes Steuerungsinstrument des Lebensalters wurde vor einigen Jahren erkannt.

Das Enzym SGK-1 verhindert normalerweise, dass ein körpereigener Schalter lebensverlängernde Gene aktivieren kann. Jetzt wurde gezeigt, dass die Manipulation von SGK-1, entweder durch Mutation des Gens oder unter dem Einfluss von Stress und chemischen Substanzen, diese Blockade aufhebt. Dadurch wird die Alterung des Wurms um über zwei Drittel verlangsamt. C. elegans lebt normalerweise nur etwa 14 Tage und zeigt in den letzten Lebenstagen typische Alterserscheinungen. Würmer mit manipuliertem SGK-1 verhalten sich nach 2 Wochen noch wie junge Tiere.

Da der Mensch auch ein Gen besitzt, das das Enzym SGK-1 exprimiert, könnte es Funktionen zumindest ähnlich wie beim Fadenwurm haben.

Neben der Genetik spielen **Methylierungsreaktionen von DNA-Bausteinen (Epigenetik)**, wodurch Gene aktiviert oder inaktiviert werden, eine entscheidende Rolle im Alterungspotenzial von Zellen, Geweben und Organismen.

Die Faktoren Ernährung, Bewegung, Eigenverantwortung

> **!** Die WHO hat im Mai 2004 ein Zuviel an Fett, Zucker und Salz in der Ernährung als nächst dem Rauchen gefährlichste Ursache (60%) vermeidbarer Todesfälle deklariert.

Politiker in besonders betroffenen Ländern rufen zum offenen Kampf gegen Fettsucht auf. Die Industrie hat längst reagiert: „Kühlregal als Jungbrunnen" – unter diesem Schlagwort lässt sich mit dem Verkauf von Wässern und Säften, Pillen, Pflanzenpresslingen, Cerealien, Joghurts, Brotaufstrich u.a.m. zu Anti-Aging-Zwecken ein gigantisch zunehmender Verbrauchertrend umschreiben: konfektionierte Lebensmittel, oder **Functional Food** (Kapitel 34). Der Weltmarkt wird auf derzeit 70 Milliarden Euro geschätzt.

Dem liegt die Devise zu Grunde, dass essen nicht mehr reine Energieaufnahme sein darf. Über- und Fehlernährung und deren Krankheitsfolgen sollen durch maßgeschneiderte Lebensmittel bekämpft werden: Essen für die Gesundheit. „Gesundigt" statt gesündigt haben wird zum Anti-Aging-Ziel der Industrie!

Was früher hieß „schone Dich" heißt heute „beweg Dich". Es ist durch evidenzbasierte Untersuchungen belegt, dass Ältere und auch Kranke von **Übungs- und Trainingsempfehlungen** im Sinne von *morbidity compression* profitieren. Auf der anderen Seite erstaunt, dass die Bedeutung regelmäßiger körperlicher Aktivität als elementarer Bestandteil des Alltags jeder Lebensphase nicht Allgemeinwissen ist. Im Hinblick auf eine behinderungsfreie, krankheitsfreie, aktive Lebenserwartung haben neben sportlichem Training auch regelmäßige muskuläre Beanspruchungen in Alltag, Beruf und Freizeit einen nicht zu unterschätzenden leistungs- und gesunderhaltenden Effekt. In prospektiven Studien ist eine positive Korrelation zwischen regelmäßiger körperlicher Aktivität und „erfolgreichem Älterwerden" gut belegt (Jeschke u. Zeilberger, 2004).

Millionen Männer und Frauen haben für sich beschlossen, bewusst ihre Lebenserwartung um 10–13 Jahre zu verkürzen. Denn so lang beträgt der Verlust an Jahren (von Krankheit und Siechtum abgesehen), den Menschen, die mit dem **Rauchen** beginnen und durchhalten, akzeptieren. Wer in Zeiten unbegrenzter Informationsmöglichkeit eine solche Lebensverkürzung bewusst in Kauf nimmt, handelt ohne Eigenverantwortung. Er kann keine wirkungsvollere Anti-Aging-Methode erwarten als das Rauchen aufzugeben. Wenn Heilberufler im Bestreben um Anti-Aging authentisch sein wollen, können sie nicht Raucher sein.

Ganz gleich mit welchem speziellen Anliegen uns im Hinblick auf gesundes Älterwerden Klienten oder Patienten aufsuchen, die primäre Ausrichtung jeglicher Anti-Aging-Strategie muss auf die **Minimierung kardiovaskulärer Risiken** gerichtet sein. Denn in allen Todesursachenstatistiken stehen Herz-Kreislauf-Erkrankungen an erster Stelle.

Anti-Aging – Zielgruppen und Anbieter

Praktisches medizinisches Anti-Aging hat das Potenzial, sich zu einer neuartigen Sparte in der wissenschaftlichen, evidenz-basierten Medizin zu entwickeln. Dieses Betätigungsfeld ist nicht geeignet für Mediziner ohne Fachbezug, die sich in einem Wochenendseminar die Nomenklatur aneignen. Medizinisches Anti-Aging kann der Devise „learning by doing" nicht gerecht werden. Präventive Verhaltensmedizin lebt von der täglichen Auseinandersetzung mit Patienten und Klienten.

Je nach der von den Leistungsanbietern und von der Industrie angesprochenen Klientel haben wir zwischen 2 unterschiedlichen und in sich wiederum inhomogenen **Marktsegmenten** zu unterscheiden.

- **Der ältere Mensch im Ruhestand**, der erstmals in seinem 3. Lebensabschnitt darauf aufmerksam wird, dass er an der Schwelle zu einer Lebenssituation steht, wo ein rigoroses Umdenken angezeigt ist, um noch gesetzte Ziele leichter und sicherer erreichen zu können. Diese Menschen haben meist 20 Jahre oder länger wenig aktiv für ihre Gesunderhaltung getan und selten Ärzte, Therapeuten oder Trainer konsultiert. Sie haben beruflichen Aufstieg oder familiäre Entwicklung in den Vordergrund gestellt. Jetzt bedürfen sie häufig ärztlicher Behandlung, sind aber auch für Prävention motivierbar.
  Für die Industrie (und das „Produkte-Anti-Aging") erweist sich diese Generation als Wachstumsbranche der Zukunft. Eines ihrer Ziele ist es, das Altwerden zu bagatellisieren und den Tod zu verdrängen. Eigentlich ist das nicht der Sinninhalt unseres Begriffs von Anti-Aging. Für Hochbetagte ist eine industrielle Lobby noch nicht erkennbar.
- **Der aktive Mensch in der Lebensmitte**, der – noch in seinem Lebensentwurf begriffen – erfährt, dass zum intakten Vorankommen ganzheitliches Wohlbefinden unabdingbare Voraussetzung ist. Viele aus der Generation der 35- bis 50-Jährigen haben durch gesunde Ernährung und Sport bisher primäre Prävention betrieben. Einige müssen sich aber eingestehen, dass ihnen durch Ignoranz oder mangelnde bisherige Aufklärung, durch anders gelagerte Interessen und durch Verdrängung, falsch verstandene Scham und unbegründete Angst in den letzten Jahren schwere Fehler in ihrem Verständnis von Gesundheitspflege und Krankheitsprävention unterlaufen sind.

Sekundäre präventive Maßnahmen können sich hier schwierig gestalten, da sie nur mit der Aufgabe eines viele Jahre eingeschliffenen riskanten Lebensstils Erfolg versprechend sind. Der Begriff Anti-Aging wird von dieser zweiten Zielgruppe nicht angenommen, da Altwerden für sie noch in weiter Ferne liegt. Ihr geht es eher darum, irgendwann auf ein geglücktes (gelungenes) Leben zurückschauen zu können. Der Wunsch **„Gesund aus der Lebensmitte"** vermittelt hier wesentlich treffender die Zielrichtung.

> **!** Anti-Aging wird belegt von den unterschiedlichsten Sparten des Gesundheitsmarkts und von Medizinern verschiedener Fachrichtungen. Auch wenn der Begriff benutzt wird und sich Klienten wie Leistungserbringer darauf beziehen, ist Anti-Aging kein medizinisches Fachgebiet und kein eigener Wissenschaftszweig (Butler et al. 2000 u. 2003).

Vielmehr setzt diese präventive Verhaltensmedizin die von den Fachgebieten Endokrinologie, Andrologie, Gynäkologie, Urologie, Ernährungswissenschaft und Geriatrie bekannten Grundzüge und Erkenntnisse der Gesundheitsprävention und Krankheitsprophylaxe in interdisziplinärer Vielfalt bereits in einer möglichst frühen Lebensperiode aktiv um (Fisher u. Morley 2002, Wick 2002). Demnach ist eine immer wieder krampfhaft formulierte Anti-Aging-Medizin nicht existent (Binstock 2003, de Grey 2002 et al.). Auch taugt dieses Betätigungsfeld nicht zur Rettung schlecht gehender Arztpraxen.

Unter den mannigfaltigen Anbietern (Institute, Kliniken, Beratungsfirmen, Praxen von Ernährungsberatern, Ärzte und Heilpraktiker, Hotels, Fitnesseinrichtungen, Schönheitsstudios, Touristikunternehmen, Pharmaindustrie, Ernährungsbranche, Produktverkauf) ist eine scharfe Abgrenzung zu den Gebieten Wellness, Beauty, allgemeine Diätenempfehlung, westliche Naturheilkunde, traditionelle chinesische Medizin und Ayurveda oft zu vermissen. Während die kosmetische Dermatologie und die plastisch-rekonstruktive Chirurgie wertvolle Dienste im Feld Anti-Aging leisten können, werden rein dekorative („ästhetische") Dienstleistungen als Machbarkeitsleistungen (so genannte „Can-do-" oder „Du willst – Du kriegst-Medizin") vom Kompetenzfeld „Gutes Älterwerden" abgegrenzt.

Kritischer Ausblick

„Bad news": Ab Mitte 2004 ist in England der Lipidsenker *Rosuvastatin* (Crestor) in Apotheken frei verkäuflich. Den Laien wird Selbstbehandlung empfohlen bei Risikofaktoren wie familiäre Belastung von Fettstoffwechselstörungen, Rauchen und Übergewicht. Damit ist der Ring frei für Cholesterinsenker als Lifestyle-Medikament, als „Die Pille für das Fett danach" (Die ZEIT 27. 5. 2004) – verantwortungsvolles Anti-Aging ade?

„Good news": Soeben gelang Lübecker Wissenschaftlern die Isolierung und Differenzierung pluripotenter Stammzellen aus Pankreasgewebe. Die Gewebekulturen konnten in eine sich selbst reproduzierende Vermehrung überführt werden, was bisher beim Menschen nur mit embryonalen Stammzellen möglich war. Die Bedeutung dieser Forschung für die reparative und regenerative Medizin und damit für das medizinische Anti-Aging ist nicht abzusehen.

Man stelle sich vor, der Industrie gelänge das galenische Meisterwerk einer **Multipille** folgenden Inhalts zur täglichen Einnahme: leichtes Antihypertensivum, Acetylsalicylsäure, ein Statin, Vitamine E und C, Folsäure, ein Carotinoid, Selen, ein nebenwirkungsarmer Appetitzügler und ein gering dosierter PDE-5-Hemmer in einer Rapsöldarreichung mit n-6 PUFAs (Kapitel 5). Die Tablette für ein langes (und evtl. lustvolles) Leben, und zwar ohne den Lebensstil mit Übergewicht, Rauchen, Fehlernährung und körperlicher Untätigkeit aufgeben zu müssen? Das klingt verlockend, ist aber unrealistisch, da die Komponente der Eigenverantwortung weitgehend fehlt.

Zu den **im Tierexperiment erwiesenen Möglichkeiten einer Lebensverlängerung** gehören u.a.

- die Kalorienrestriktion,
- Genveränderungen mit dem Resultat der Verringerung des IGF-1 und anderer insulinähnlicher Signalfaktoren,
- Reduktion von oxidativem Stress, etwa durch Supplementierung von Mikronährstoffen,
- Erhöhung der metabolischen Stressresistenz,
- Hormonsubstitution und
- Anwendung von Stammzellen und Zellersatz.

> **!** Erst Langzeituntersuchungen am Menschen werden in Zukunft dazu beitragen, diesen Methoden den ihnen gebührenden Platz im Bestreben um eine Alternsdezeleration zuzuweisen. Zwischenzeitlich ist es sinnvoll, nicht von einer Anti-Aging-Medizin zu sprechen.

Denn eine Kampfansage an eine solche seitens der (schulmedizinischen) Geriatrie dient weniger den Klienten/Patienten als einer allgemeinen Aufwertung einer Branche (Binstock 2003). Stattdessen bezeichnet **medizinisches Anti-Aging** eine wissenschaftlich fundierte Bestrebung, die sich von der präventiv ausgerichteten Geriatrie nicht abzugrenzen braucht (Butler et al. 2002, Binstock 2003;).

In Amerika wird von Gerontologen empfohlen, statt von Anti-Aging-Medizin besser von **Longevity-Medizin** zu sprechen, um dem Ziel einer auf natürliche Weise möglichen Lebensverlängerung besser gerecht zu werden (Butler et al. 2000). Das betrifft sowohl Produkte als auch Maßnahmen und Prozeduren mit Anti-Aging-Anspruch.

> **!** **Gutes medizinisches Anti-Aging** hat das Potenzial, aus Sorge Gelassenheit und Hoffnung werden zu lassen. Hingegen ist unehrliches Anti-Aging in der Lage, unerfüllbare Hoffnung in Sorge zu kehren. Gutes Anti-Aging hingegen holt Menschen dort ab, wo sie mitten in ihrem selbst gewählten oder aufgepfropften Lebenswandel stehen.

Dabei geht es bei den heute gebräuchlichen Anti-Aging-Produkten im Prinzip nur um eine einzige kritische Frage, nämlich „Wie können wir ihre Anti-Aging-Eigenschaften für uns jetzt bereits nutzbar machen?" Die Lebensverlängerungsbranche wird in Zukunft leichtes Spiel haben. Sie wird in den G8-Staaten auf finanziell relativ unabhängige (reiche) Jungsenioren und Senioren eines vorher nie da gewesenen guten Gesundheitszustandes treffen. Sie wird die Botschaft vermitteln, dass es nie zu spät ist, in noch längeres Leben zu investieren. Aufgabe von präventiven Verhaltensmedizinern ist es, den „Verbraucher" auf diese Situation gut vorzubereiten.

„Unser Leben kann sicherlich durch die Ärzte um keinen Tag verlängert werden, wir leben, so lange es Gott bestimmt hat; aber es ist ein großer Unterschied, ob wir jämmerlich wie arme Hunde leben oder wohl und frisch, und darauf vermag ein kluger Arzt viel."

(J. W. v. Goethe im Gespräch mit Kanzler Friedrich von Müller, 12. 8. 1827; [Goethe und die Medizin, Insel Verlag Frankfurt 1992])

Literatur

1. Antonovsky A. Salutogenese – Zur Entmystifizierung der Gesundheit. Deutsche erweiterte Herausgabe von A. Franke. Tübingen: dgvt Verlag; 1997.
2. Baltes PB, Baltes MM. Gerontologie – Begriff, Herausforderung und Brennpunkte, in: Baltes PB, Mittelstrass J (Hrsg.). Zukunft des Alterns und gesellschaftliche Entwicklung, Berlin: Verlag Walter de Gruyter; 1992.
3. Beck U. Risikogesellschaft. Auf dem Weg in eine andere Moderne, Frankfurt: Suhrkamp Verlag; 1986.
4. Bengel J, Strittmatter R, Willmann H. Was erhält Menschen gesund? Antonovskys Modell der Salutogenese – Diskussionsstand und Stellenwert. Erw. Neuauflage Band 6 in der Schriftenreihe Forschung und Praxis der Gesundheitsförderung, hrsg. von der BzgA Köln, 2002.
5. Binstock RH. The War on „Anti-Aging Medicine". Gerontologist 2003;43:4–14.
6. Birg H. Die demographische Zeitenwende. München;Verlag CH Beck;2003.
7. Butler RN, Fossel M, Harman SM, et al. Anti-aging medicine. What makes it different from geriatrics? Geriatrics 2000;55:p36,39–43.
8. Butler RN, Fossel M, Harman SM, et al. Is There an Antiaging Medicine? J Gerontol A Biol Sci Med Sci. 2002;57:B333–338.
9. Cornaro A. Vom maßvollen Leben oder die Kunst, gesund alt

zu werden. Bergdolt K (Hrsg.); Heidelberg: Manutius Verlag; 2. überarb. Auflage 1997.
10. Fisher A, Morley JE. Editorial: Antiaging medicine: the good, the bad, and the ugly. J Gerontol A Biol Sci Med Sci. (United States) 2002;57(10):pM636–9.
11. de Grey ADNJ, Gavrilov L, Olshansky SJ, et al. Antiaging technology and pseudoscience. Science 2002;296(5568):656.
12. Gronemeyer R. Die Entfernung vom Wolfsrudel. Düsseldorf: Claassen Verlag; 1989.
13. Gronemeyer R. Kampf der Generationen. München: Deutsche Verlags-Anstalt; 2004.
14. Höhn H. Genetische Aspekte von Langlebigkeit und Altern. In: Biomolecular Aspects of Aging – The Social and Ethical Implications. Hrsg. von der Max-Planck-Gesellschaft München, 2002.
15. Hufeland Ch W. Makrobiotik oder die Kunst das menschliche Leben zu verlängern. Jena: Academische Buchhandlung; 1797.
16. Jeschke D, Zeilberger K. Altern und körperliche Aktivität. Dtsch Ärztebl. 2004;101:A789–798.
17. Lehr U. Psychologie des Alterns. Wiebelsheim: Quelle & Meyer Verlag, 10., korrigierte Auflage; 2003.
18. Lütz M. Lebenslust – wider die Diät-Sadisten, den Gesundheitswahn und den Fitness-Kult. Pattloch, München 2002.
19. McMurray MA, Gottschling DE. An age-induced switch to a hyper-recombinational state. Science 2003;301:1908–1911.
20. Reitz M. Prinzip Uhr-Gen. Wie unser Altern programmiert ist. Stuttgart: S. Hirzel Verlag; 2004.
21. Schiffer E. Wie Gesundheit entsteht. Salutogenese: Schatzsuche statt Fehlerfahndung. Weinheim: Beltz Verlag; 2001.
22. Schirrmacher F. Das Methusalem-Komplott. Karl Blessing Verlag, München 2004.
23. Schlaffer H. Das Alter – Ein Traum von Jugend. Frankfurt: Suhrkamp Verlag; 2003.
24. Schwartz LM, Woloshin S, Fowler Jr FJ, Welch HG. Enthusiasm for cancer screening in the United States. JAMA 2004;291:71–78.
25. Staudinger UM, Freund AM, Linden M, Maas I. Selbst, Persönlichkeit und Lebensgestaltung im Alter. In: Mayer KU, Baltes PB (Hrsg.) Die Berliner Altersstudie. Berlin: Akademie Verlag;1996:321–350.
26. Swieten van G. Rede über die Erhaltung der Gesundheit der Greise. Übers. von H. Glaser. Leipzig 1964 (zuerst Wien 1787).
27. Vaillant GE. Aging Well – Surprising Guideposts to a Happier Life from the Landmark Harvard Study of Adult Development. Boston: Little, Brown & Company; 2002.
28. Wahl HW, Heyl V. Gerontologie – Einführung und Geschichte, Grundriss Gerontologie, Band 1, Stuttgart: Verlag W. Kohlhammer; 2004.
29. Wick G. „Anti-aging" medicine: does it exist? A critical discussion of „anti-aging health products". Exp Gerontol. 2002;37:1137–1140.
30. Will H. Fetisch Gesundheit. In: Begemann H, Voswinckel P (Hrsg.) Identifikationen – Arzt und Patient unter Erfolgszwang. München: Verlag Urban & Schwarzenberg; 1988.

2 Gesundheitskonzepte und Gesundheitstheorien

Regina Brinkmann-Göbel

Vorüberlegungen zur Komplexität des Begriffs „Gesundheit“

„Gesundheit ist mehr als die Abwesenheit von Krankheit“: Diese Aussage kann heute als allgemeingültig betrachtet werden und verweist gleichzeitig auf die Schwierigkeiten, den Begriff der „Gesundheit“ zu definieren. Udris (1992) stellt nach seiner Literaturrecherche eine Anzahl von Kriterien zur Beschreibung von Gesundheit zusammen, die einen Einblick in die Vielfalt heute gängiger Vorstellungen vermittelt:

- Gesundheit als Abwesenheit von Symptomen, Krankheit oder Behinderung, Schmerz- und Beschwerdefreiheit,
- keine funktionelle Beeinträchtigung von Lebensqualität,
- positiv bewertete psychologische Erfahrung,
- adäquate Einschätzung der eigenen Handlungskompetenz,
- Liebes- und Genussfähigkeit, aber auch Fähigkeit zu trauern,
- Resistenz gegenüber Belastungen,
- Kapazität und Potenzial, selbstständig Ziele zu setzen und diese zu verfolgen,
- Fähigkeit, Umwelt- und soziale Anforderungen, Belastungen, Krisen zu bewältigen, und
- Suchen und Finden von „Sinn“ in allen Lebensaktivitäten.

Gesundheit erweist sich demzufolge als ein hochkomplexer Begriff, der nicht nur negativ zu definieren ist, im Sinne der Abwesenheit von Schmerzen, Beeinträchtigungen usw., sondern positive Dimensionen umfasst, wie Liebe und Genussfähigkeit, Selbstregulation und Stressresistenz, Sinnfindung in den Alltagsbezügen des Individuums.

Diese Feststellung ist im medizinischen Anti-Aging von fundamentaler Bedeutung, dass der jugendwillige Klient oft nur recht vordergründig Fitness als umfassendes Bedürfnis abfragt. Im heute vorherrschenden **bio-psycho-sozialen Gesundheitsverständnis** wird die Interaktion und wechselseitige Einflussnahme der drei Bereiche Soma, Psyche und Soziales betont, aktuelle Gesundheitstheorien gehen darüber hinaus und beziehen die ökologische Dimension mit ein (Hurrelmann u. Laaser 1998).

Gesundheit stellt einen Teil der Identität jedes Individuums dar, die ihrerseits als aktive, konstruktive Leistung in der Auseinandersetzung mit den wechselnden Bedingungen des Lebens und damit auch Älterwerdens zu begreifen ist. Gesundheit, immer zugleich Bedingung und Ergebnis dieses Auseinandersetzungs- und Anpassungsprozesses, sollte demzufolge nicht als statischer Zustand gesehen werden.

In die gleiche Richtung weist die Definition Baduras (1999), wenn er **Gesundheit** konzipiert als

„... Fähigkeit zur Problemlösung und Gefühlsregulierung, durch die ein positives seelisches und körperliches Befinden und ein unterstützendes Netzwerk sozialer Beziehungen erhalten oder wiederhergestellt wird.“

Damit rückt Gesundheit in die Nähe von Begriffen wie Lebensqualität oder Wohlbefinden, die den subjektiven Erlebensaspekt von Gesundheit hervorheben. Psychisches Befinden, Funktionsfähigkeit in Alltag und Beruf, soziale Beziehungen, die körperliche Verfassung können als zentrale Komponenten gesundheitsbezogener Lebensqualität aufgezeigt werden (Aaronson et al. 1988).

> **!** So greifen gesundheitspräventive Maßnahmen, die auf ein „langes Leben in Gesundheit“ (Dinkel 1999) abzielen, zu kurz, wenn sie sich einseitig auf die Modifikation des Gesundheitsverhaltens alternder Menschen (bevorzugt im Sinne einer Reduktion gesundheitsbelastender bzw. -riskanter Verhaltensweisen) konzentrieren.

Wohlgefühl, d.h. sich gesund und wohl zu fühlen, weist die gleichen Definitionsprobleme wie die Begriffe Gesundheit und Lebensqualität auf. Eindeutig wird hiermit auf die Befindenskomponente verwiesen, die in einer umfassenden Konzeption von Gesundheit durch die Handlungskomponente zu komplettieren ist. Dabei stehen beide auch empirisch in einem Zusammenhang, da Wohlbefinden als positives Gesundheitserleben das konkrete Gesundheitsverhalten (einschließlich der wahrgenommenen Gesundheits- und Krankheitsbewältigungskompetenz) wie auch den (objektiven) Gesundheitszustand selbst beeinflusst (Mayring 2003). Mayring kommt nach seiner empirischen Befundlage zu einem 4-Faktoren-Modell des Wohlbefindens, das sich zusammensetzt aus:

- Belastungsfreiheit,
- Freude,
- Zufriedenheit und
- Glück.

Belastungen, z.B. infolge chronischer Erkrankungen und/oder Funktionsbeeinträchtigungen im Alter, stellen hiermit nur einen unter mehreren Faktoren dar, die das Wohlbefinden ausmachen.

Verkompliziert wird das Bild über Gesundheit und Krankheit angesichts des häufigen Auseinanderfallens **subjektiver und objektiver Gesundheitsurteile**: Beruhen erstere auf der Selbstreflexion und Selbsterfahrung von Menschen, eingebettet in ihre subjektiven, sozial stets mitkonstruierten, gesundheitsbezogenen Konstrukte, so verwenden letztere Expertenwissen, in der Regel in Form wissenschaftlich gesicherter Parameter, im Kontext übergeordneter, die Wissensgenerierung und Theoriebildung leitender Paradigmen.

„Die Verfechter im Widerstreit liegender Paradigmen … nehmen verschiedene Sachen wahr, wenn sie vom selben Standort aus in die gleiche Richtung schauen … was man der einen Gruppe von Forschern nicht einmal vorzuführen vermag, ist für eine andere intuitiv selbstverständlich" (Kuhn 1970, zit. nach Engel 1996, S. 4).

Maßnahmen der Gesundheitsförderung und Prävention sowie die dafür bereitgestellten (u.a. ökonomischen) Ressourcen beruhen auf Expertenwissen und -konsens, das sich auf diese verschiedenen, paradigmatisch eingebetteten Theorien stützt. Eine Kontrastierung des heute in der Medizin nach wie vor dominanten (erweiterten) Risikofaktorenmodells mit dem salutogenetischen Modell Antonovskys vermag sehr anschaulich darzustellen, wie unterschiedlich die Auswahl der im Fokus stehenden Faktoren in Abhängigkeit von der zugrunde liegenden Theorie ausfällt.

In gleicher Weise weichen auch die Vorstellungen über Rolle und Dynamik der verschiedenen Einflussgrößen im Gesundheits- und Krankheitsgeschehen deutlich voneinander ab und lassen daher unterschiedliche Schlussfolgerungen im Hinblick auf eine effiziente Gesundheitsförderung und Prävention zu.

Individuelles Gesundheitsverhalten richtet sich schon im Stadium der Absichtsbildung nur bedingt an wissenschaftlichen Theorien aus, die z.B. in den Medien oder beim Arztbesuch vermittelt werden. Vielmehr führen hier die verschiedensten Quellen der Erfahrungsbildung und des Wissenserwerbs im Alltag zu subjektiven Theorien über Gesundheit und Krankheit, die mit der eigenen sozialen Bezugsgruppe in einem mehr oder weniger ausgeprägten Konsens stehen.

Diese **Laientheorien** nehmen entscheidenden Einfluss darauf,

- welche und in welchem Maße überhaupt präventive Bemühungen zur eigenen Gesunderhaltung unternommen werden,
- in welcher Weise und mit welchem Aufwand Krankheiten zu bewältigen versucht werden,
- welche wissenschaftlich ausgewiesenen (vom Arzt nahe gelegten) Verhaltensänderungen dem Individuum in seinem Lebenskontext sinnvoll erscheinen und zu realisieren versucht werden.

Ein einseitiges Verständnis von Gesundheit im wissenschaftlichen Sinne unter Ausblendung subjektiver Gesundheitskonzepte und -theorien birgt die Gefahr, Gesundheitsförderung an den Anliegen, Bedürfnissen, Einstellungen und Überzeugungen der Zielgruppe bzw. der Zielgruppen vorbei zu planen und wichtige Ansatzpunkte für eine adressatenorientierte Gesundheitsberatung außer Acht zu lassen (Kapitel 33).

Grundzüge des Risikofaktorenmodells und seiner Erweiterungen

Das Risikofaktorenmodell weist in seiner ursprünglichen Fassung eine deutliche Nähe zum biomedizinischen Krankheitsmodell auf, das sich nahezu ausschließlich nur den körperlichen Organen und ihren Funktionen zuwendet. Vertreten wird eine rein **pathogenetische Sichtweise**, indem die Aufmerksamkeit auf die körperlichen Symptome gerichtet wird, die als Zeichen einer Störung möglichst frühzeitig zu erkennen, präzise zu diagnostizieren und zu behandeln sind.

Pathogenetische Sichtweise

In Analogie zum mechanistischen Maschinenmodell stellt eine genaue Analyse der Organsysteme und ihrer -strukturen sowie der physiologischen Prozesse die Voraussetzung dar, Abweichungen im Sinne von Defekten möglichst exakt bestimmen und beheben zu können.

„Wie ein Techniker auf der Basis eines Schaltplans den Betriebsschaden eines Autos, eines Fernsehers oder Computers lokalisieren und danach die Reparatur ausführen kann, so kann der Arzt eine Krankheit, die als Betriebsschaden im menschlichen Körper … lokalisiert wurde, mit gezielten technischen Eingriffen (chirurgischer oder medikamentöser Art) reparieren" (Uexküll u. Wesiak 1996, S. 13).

Im Einklang mit der Vorstellung von einer mechanischen Erklärbarkeit der Lebensvorgänge sollen Störungen oder Defekte auf eindeutig identifizierbare Ursachen zurückführbar sein, wobei gleichen Ursachen bei allen Menschen gleiche Wirkungen (Folgen) zugeschrieben werden. Der Reduktionismus, Mechanismus dieses die medizinische Forschung und Praxis der letzten 2 Jahrhunderte prägenden Maschinenmodells ist nicht unbeachtet geblieben und hat zu teilweise vehementen Kritiken geführt (beispielhaft seien die Schriften des amerikanischen Sozialmediziners Engel angeführt).

Der Nachweis einer biochemischen Abweichung stellt für Engel (1996) eine notwendige, aber keinesfalls hinreichende Bedingung zur Kennzeichnung des Phänomens „Krankheit" dar; er sagt weder etwas über das subjektive Erleben noch die Bedeutungsgebung durch den Betroffenen aus. Von daher fordert Engel bereits für die Phase der Diagnosestellung die gleichberechtigte Anerkennung der Beobachtung (als empirisch-analytischen Zugang) wie auch des ärztlichen Dialogs mit dem Patienten.

! Trotz der Flut von empirischen Belegen, die den maßgeblichen Einfluss psychischer und sozialer Faktoren auf das Gesundheits- und Krankheitsgeschehen belegen, scheint das biomedizinische Modell auch für das medizinische Handeln in der Gegenwart prägend.

Prävention als Risikominimierung, Edukation

Die Zunahme chronisch-degenerativer Erkrankungen, die auch bei frühzeitiger Diagnose und deutlichen Forschritten der kurativen Medizin in ihrem progredienten Verlauf zwar zu verlangsamen, aber letztendlich nicht zu stoppen (d.h. zu heilen) sind, rückt die Prävention in den Fokus gesundheitspolitischer Aufmerksamkeit.

Dabei steht die Reduktion und möglichst Minimierung von Faktoren im Vordergrund, die anhand epidemiologischer Daten und Statistiken in einem positiven Zusammenhang mit dem Auftreten bestimmter Krankheiten stehen. Über die Reduktion dieser krankheitsspezifischen Risikofaktoren (z.B. durch psychoedukative oder auch medikamentöse Maßnahmen) soll die Inzidenzrate der entsprechenden Krankheit gesenkt werden.

In breit angelegten epidemiologischen Studien zur Erforschung koronarer Herzerkrankungen in den 50er Jahren wurden signifikante Zusammenhänge mit hohen Blutfettwerten, Tabakkonsum, Bluthochdruck und Übergewicht ermittelt, die somit als Risikofaktoren zu bewerten sind. In Erweiterung des biomedizinischen Krankheitsmodells werden zunehmend auch psychologische, psychosoziale und nicht zuletzt ökologische Faktoren (emotionale Gehemmtheit, Einsamkeit, Stress, kritische Lebensereignisse, Lärmexposition etc.) in die Forschung einbezogen und als Risikofaktoren identifiziert.

Dessen ungeachtet bleibt das **Risikofaktorenmodell** den Prämissen der naturwissenschaftlichen Medizin verhaftet, pathogenetisch ausgerichtet und in seinem Kern Krankheitsforschung. Dazu Hurrelmann u. Laaser (1998, S. 24):

„Was das Modell in seiner bisherigen wissenschaftlichen Umsetzung nicht leistet, ist eine Erforschung der Gesundheitsdynamik im Gegensatz und auch im Bezug zur Krankheitsdynamik."

Die **Schwächen dieses Forschungsansatzes** zeigen sich nicht nur in der oft unzureichend begründeten Auswahl der Faktoren, die in die Forschung eingehen, in der Bestimmung von Toleranzgrenzen (bei welcher Ausprägung kann von einem Risikofaktor gesprochen werden), sondern auch in ihrer Behandlung als isolierte Größen ohne Berücksichtigung möglicher ätiologischer Zusammenhänge (ähnlich den Krankheitserregern in der biomedizinischen Forschung). Diese Sichtweise setzt sich in den Interventionen und Programmen, die eine Reduktion von Risikofaktoren durch Senkung gesundheitsbelastender bzw. -gefährdender Verhaltensweisen zum Ziel haben, häufig fort.

„Der Mensch interessiert nur als Bündel von Risikomerkmalen und wird so seiner Subjekthaftigkeit entkleidet" (Faltermaier 1994, S. 26).

Ergebnisse der **Stressforschung**, aber auch der beraterischen Praxis zeigen deutlich, dass empirisch ermittelte Risikofaktoren wie Rauchen, Alkohol, Fehlernährung häufig mit einem hohen Grad an subjektiv erlebter Belastung einhergehen, für das Individuum alltägliche Stressreaktionsweisen geworden sind, die zumindest kurzfristig eine spannungsreduzierende Wirkung entfalten. Präventive Bemühungen, die den Abbau stressreduzierender Bedingungen und/oder den **Aufbau personaler und sozialer Ressourcen** zur effektiveren Stressbewältigung zum Ziel haben, sollten hier bessere Ergebnisse erzielen, als rein psychoedukative, auf eine einseitige Reduktion der „Fehlverhaltensweisen" gerichtete Maßnahmen.

Im Risikofaktorenmodell wird ein Menschenbild vertreten, das den autonomen, über seine Verhaltensalternativen frei verfügenden Menschen in den Mittelpunkt stellt, der persönliche Verantwortung für seine Gesundheit zu tragen, aber in diesem Zusammenhang auch potenziell Schuld auf sich laden kann. Diese „Schuld" lässt sich anhand physiologischer und biochemischer Parameter, die gesundheitliches Wohlverhalten oder gesundheitsriskante Verhaltensweisen widerspiegeln, anscheinend objektiv belegen.

Gesellschaftliche Bedingungen für Gesundheit und Krankheit spielen in diesem Modell nur eine sehr untergeordnete, zu vernachlässigende Rolle. Dazu Schröder (2003, S. 751):

„Wenn das ätiologische Modell „individuelles Risikoverhalten" im Vordergrund steht, so ergibt sich von daher und zwangsläufig ein normativer Druck zur Anpassung an die als gesundheitsgünstig erkannten Verhaltensweisen […]. Ein gesellschaftliches Normativ „individuelle Pflicht zur Gesundheit" führt über normative Alltagsurteile schnell zu einer Diskriminierung von gesundheitlich beeinträchtigten Personen."

Das salutogenetische Modell von Aaron Antonovsky

„Wie die Frage gestellt wird, ist entscheidend für die Richtung, die man einschlägt, um die Antworten zu finden" (Antonovsky 1979, zit. nach Bengel et al. 1998, S. 27).

Antonovsky fragt nicht danach, was Menschen krank macht, sondern wie Menschen angesichts von verlusthaften, bedrohlichen oder traumatischen Ereignissen, die für ihn wie selbstverständlich zum Leben gehören, gesund bleiben können. Gleichgewicht stellt für das pathogenetische Modell, das eine Homöostasevorstellung vertritt, den Normalfall dar. Kritische Lebensereignisse oder Krankheiten, die diesen Zustand beeinträchtigen, gelten als Ausnahmefälle und erfordern Energie zur Wiederherstellung des Gleichgewichts. Über das Entfernen krank machender, atomistisch gedachter Faktoren kann der Zustand relativer äußerer und innerer Stabilität gesichert werden.

Antonovsky vertritt dagegen ein **Heterostasemodell**, in dem Spannung und Ungleichgewicht bestimmend sind, in dem der Entropie ständig negative Entropie entgegengesetzt werden muss. Antonovsky verwendet zur Veranschaulichung seines Modells die Metapher des Flusses:

„Pathogenese ... beruht auf der Idee, es könne Menschen geben, die in der überwiegenden Zeit ihres Lebens trockenen Fußes den Verlauf des Flusses abschreiten und sich nur in Ausnahmefällen die Füße nass machen ... Wir alle sind von der Empfängnis bis zu dem Zeitpunkt, an dem wir die Kante des Wasserfalls passieren und sterben, im oben genannten Fluss und damit beschäftigt, kleine Wasserfälle, Stromschnellen, Angriffe von gefährlichen Wasserlebewesen abzuwehren. Es mag Phasen geben, in denen der Fluss ruhig dahin fließt, in denen das Schwimmen wenig Energie kostet, in denen wir uns treiben lassen können – dennoch würde auch dort das Einstellen aller Bewegungen zum Untergang führen" (Antonovsky 1993, zit. nach Welbrink u. Franke 2002, S. 45)

Was ist Kohärenzgefühl?

Inwieweit die Adaptation an eine mit verschiedensten Stressoren gefüllte Umwelt gelingt, ist nach Antonovsky abhängig von der Stärke des Kohärenzgefühls („sense of coherence", SOC). Das Kohärenzgefühl selbst stellt für ihn keine Widerstandsressource dar, sondern eher

„eine komplexe Lebensorientierung, die eine Person befähigt, angesichts einer Bedrohung oder Herausforderung aus ihrem Repertoire generalisierter und spezifischer Widerstandsressourcen (Coping-Strategien) flexibel eine ihr angemessen erscheinende Kombination auszuwählen (Antonovsky 1997)."

Gleichzeitig führt ein hohes Kohärenzgefühl zu kognitiv günstigen Bewertungen der Situation, zielgerichteten Emotionen und schafft damit eine emotional günstige Ausgangslage für die flexible und rationale Handhabung von Coping-Stilen.

Das **Kohärenzgefühl** setzt sich aus den folgenden 3 Komponenten zusammen:

- Gefühl von **Verstehbarkeit** als die Erwartung bzw. Fähigkeit, Reize und Situationen, mit denen der Mensch alltäglich konfrontiert wird, als geordnete, konsistente, strukturierte Informationen wahrzunehmen (kognitives Verarbeitungsmuster),
- Gefühl von **Handhabbarkeit bzw. Bewältigbarkeit** als Überzeugung, den Anforderungen mit den verfügbaren Ressourcen begegnen zu können (kognitiv-emotionales Verarbeitungsmuster, welches das instrumentelle Vertrauen mit einbezieht) und
- Gefühl von **Sinnhaftigkeit** bzw. Bedeutsamkeit zur Beschreibung des Ausmaßes, in dem man das Leben als emotional sinnvoll empfindet. Diese motivationale Komponente wird von Antonovsky als die wichtigste betrachtet, weil ohne die Erfahrung von Sinnhaftigkeit und ohne positive Erwartungen das Leben als Qual empfunden wird und sich auf diese Weise kein starkes Kohärenzgefühl herausbilden kann.

Dabei impliziert das Modell Antonovskys positive und negative Regelkreise, die eine Bewegung hin oder weg von dem Pol Gesundheit auf dem **Gesundheits-Krankheits-Kontinuum** bedeuten. Ein starkes Kohärenzgefühl befähigt den Menschen, nicht nur über einen klugen und flexiblen Einsatz seiner Widerstandsressourcen den Anforderungen und Stressoren der Umwelt optimal zu begegnen, sondern darüber hinaus, an diesen erfolgreichen Bewältigungen zu wachsen, d.h. ein höheres Selbstvertrauen, Zuwachs an Kompetenzen und nicht zuletzt eine weitere Stärkung seines Kohärenzgefühls zu erfahren.

Ein niedriges Kohärenzgefühl verhindert die optimale Nutzung der ohnehin eingeschränkt vorhandenen Widerstandsressourcen und erhöht damit die Wahrscheinlichkeit, geschwächt aus diesem Bewältigungsprozess hervorzugehen.

Die Zusammenhänge zwischen der Stärke des (anhand Fragebogens messbaren) Kohärenzgefühls und der Gesundheit sind nach empirischer Befundlage nicht ganz eindeutig, liegen aber tendenziell in der von Antonovsky erwarteten Richtung (die höchsten Korrelationen ergeben sich zwischen dem Kohärenzgefühl und Maßen der psychischen Gesundheit, insbesondere Depressivität und Ängstlichkeit, zusammenfassend Bengel et al. 1998).

Relativierung des Kohärenzgefühls

Neben einer Vielzahl von Kritiken, die in den letzten Jahren an diesem Konzept und der Operationalisierung des Kohärenzgefühls („Sense of coherence") vorgebracht wurden, erscheinen die **kritischen Aspekte**, auf die Welbrink und Franke (2002) hinweisen, bemerkenswert:

- Gesundheit und Krankheit werden bei Antonovsky eindimensional im Sinne eines Kontinuums mit den Polen Gesundheit und Krankheit gesehen. „Weniger Krankheit" und „mehr Gesundheit" werden hier mit den gleichen Faktoren in Zusammenhang gebracht. Dabei bleiben Faktoren (Ressourcen, positive Lebensereignisse), die sich direkt (und nicht indirekt über ein effektives Bewältigungsverhalten) auf die Gesundheit auswirken, in Antonovskys Modell relativ unbeachtet. Günstiger erscheint in diesem Zusammenhang ein orthogonales Modell (Schmidt 1998), das Gesundheit und Krankheit auf zwei getrennten Dimensionen verortet und damit eine genaue Differenzierung von gesundheitsfördernden und gesundheitsbeeinträchtigen Faktoren bzw. Bedingungen zulässt.
- Antonovskys Position ist zwar salutogenetisch, aber einseitig stress- und anforderungsorientiert, d.h. Faktoren, die nicht mit aktiver Bewältigung in Zu-

sammenhang stehen, werden von ihm so gut wie nicht berücksichtigt und fließen auch nicht in seine Konzeption des Kohärenzgefühls ein. Dazu gehören persönliche und soziale Ressourcen, die nicht den Stellenwert von „Widerstandsressourcen“ haben, sondern „eher im Sinne personimmanenter Bestrebungen positive Entwicklungen ermöglichen, wie etwa die Fähigkeit, ein positives Lebensgefühl und Wohlbefinden herzustellen, Zielgerichtetheit, Selbstaktualisierungstendenz, Motivation zum Lernen und zur Weiterentwicklung“ (Welbrink u. Franke 2002, S.48).

- Gleichermaßen fehlen direkt auf die Gesundheit einwirkende Faktoren, die Lutz (1996) dem euthymen Erleben und Handeln zuordnet, also alles was der Seele, dem „Gemüt“, gut tut (wie Spaß, Freude, Entspannung, Ausgeglichenheit). Optimales Bewältigungsverhalten im Sinne Antonovskys wie auch euthymes Erleben und Verhalten sollten nach Welbrink u. Franke als förderliche Faktoren für die Gesundheit betrachtet werden.

Jenseits dieser Kritiken wird Antonovsky gerade heute – nicht zuletzt angesichts der zunehmend kritischeren Einschätzung des Risikofaktorenmodells und der geringen Erfolge der darauf basierenden Präventionsbemühungen – vermehrte Aufmerksamkeit gewidmet und das Verdienst zugesprochen, den Blickwinkel auf salutogenetische oder protektive Faktoren erweitert zu haben.

Dabei sollte nicht übersehen werden, dass eine Vielzahl von Gesundheitsförderungsmaßnahmen, die sich dem Salutogenesekonzept verpflichtet fühlen, letztendlich pathogenetisch ausgerichtet sind. Dieser Widerspruch liegt u.a. in der „Natur“ des Kohärenzgefühls, das als individuelle Disposition, durch kurzzeitige Interventionen nur sehr schwer zu verändern ist, sondern eher überdauernde Erfahrungen im Sinne konstruktiver, erfolgreicher Bewältigung zu seiner Stärkung voraussetzt.

Subjektive Gesundheitskonzepte und Gesundheitstheorien

Subjektive Vorstellungen von Gesundheit und Krankheit weisen als „komplexes Aggregat themenbezogener Annahmen“ durchaus strukturelle Parallelitäten mit objektiven (wissenschaftlichen) Theorien auf. Dem zugrunde liegt ein Menschenbild einer in ihrem Alltag bewusst und aktiv handelnden Person, ausgestattet mit reflexiven Fähigkeiten, die ihr Wissen über sich und die Welt prinzipiell nicht anders strukturiert und erworben hat als ein Wissenschaftler (zum „epistemeologischen Subjektmodell“ Groeben u. Scheele 1977).

Subjektive Theorien erfüllen weitgehend die zu objektiven (wissenschaftlichen) Theorien parallelen Funktionen der Erklärung, Prognose und Technologie (Scheele u. Groeben 1988). Darüber hinausgehend müssen sich subjektive Wissensbestände im Alltag bewähren, denn „Alltagswissen“ ist „Gebrauchswissen“ und erhält darüber seine Stabilität und Veränderungsresistenz.

Faltermaier untersuchte, ausgehend von der These, dass Menschen auch gesundheitsbezogenes Wissen und Handeln reflexiv, bewusst und aktiv herstellen, d.h. Gesundheit subjektiv konstruieren, die subjektiven Gesundheitsvorstellungen Erwachsener (Faltermaier 1994, Faltermaier et al. 1998, Faltermaier 2003): Gesundheitsvorstellungen beziehen sich auf die kognitiven Repräsentationen, also die Überzeugungen, Erwartungen, Einstellungen, Überlegungen und Annahmen einer Person oder einer Gruppe von Personen.

Im Zentrum dieser Vorstellungen stehen die subjektiven Konzepte von Gesundheit, die beschreiben, was Menschen unter Gesundheit verstehen. Gesundheitskonzepte erwachsener Menschen in unserer Gesellschaft beinhalten positive und negative Bestimmungen von Gesundheit in einem multidimensionalen Sinne (körperlich-psychisch-sozial).

In der **positiven Akzentsetzung** werden das eigene Befinden (Wohlbefinden, Kraft/Stärke, Harmonie) sowie Handlungs-, Leistungs- und Arbeitsfähigkeit mit Gesundheit assoziiert, in der **negativen Akzentsetzung** bedeutet Gesundheit die Abwesenheit bzw. ein geringes Maß von Beschwerden, Schmerzen, (körperlichen und/oder psychischen) Problemen. Die Vorstellungen von Gesundheit umfassen nicht nur inhaltliche, sondern auch dynamische Aspekte, die sich zu **4 Typen von Gesundheitskonzepten** verdichten lassen (Faltermaier 2003, S.66):

- **Schaltermodell**: Gesundheit in einer On-Off-Dynamik, d.h. es gibt nur 2 Zustände, Gesundheit oder Krankheit, die sich bei Veränderung übergangslos abwechseln.
- **Batteriemodell**: Gesundheit als Reduktionsprozess, bei dem mit dem Alter eine mehr oder weniger starke Abnahme eines in jungen Jahren optimalen Potenzials an Gesundheit erfolgt.
- **Akkumulator-Modell**: Gesundheit als Regenerationsprozess; das Potenzial an Gesundheit kann zwar im Lebenslauf abnehmen, sich durch günstige Bedingungen aber auch wieder auffüllen.
- **Generator-Modell**: Gesundheit wird expansiv gesehen, d.h. unter bestimmten (optimalen) Bedingungen kann das Gesundheitspotenzial sogar zunehmen.

Aufbauend auf dem jeweiligen individuellen Gesundheitskonzept lassen sich bei Menschen komplexe Vorstellungen finden, was ihre Gesundheit in positiver oder negativer Weise beeinflusst. Subjektive Gesundheitstheorien beinhalten Überzeugungen, Annahmen und Vermutungen über die Bedingungen von Gesundheit. Als wichtigste Einflussbereiche, die von Laien in Bezug auf ihre Gesundheit wahrgenommen werden, lassen sich

- Konstitution/Disposition,
- Lebensweise,
- Umwelt und
- Alter/Schicksal anführen.

Daneben werden von Laien dynamische Einflussprozesse wahrgenommen, die sich in Kombination mit den angeführten Einflussbereichen zu **4 charakteristischen**

Gesundheitstheorien komprimieren lassen (Faltermaier 2003, S. 69f):

- **Gesundheitstheorie A**: „Risiken, Belastungen und Umweltfaktoren gefährden die Gesundheit". Hier dominiert die Annahme, dass Risiken (mit zunehmendem Alter) die Gesundheit belasten und zu Krankheiten führen. Werden diese Risiken überwiegend in der Umwelt oder in schwer veränderbaren externen Bedingungen (z.B. Stress am Arbeitsplatz) verortet, wird die personale Kontrolle entsprechend gering wahrgenommen. Die stärkere Betonung von Risiken in der eigenen Lebensweise lässt dagegen über eine Verhaltensänderung einen Abbau dieser Risiken zu (vergleichbar den Annahmen der wissenschaftlichen Risikofaktorentheorie).
- **Gesundheitstheorie B**: „Die Erhaltung und Stärkung externer oder interner Ressourcen erhält die Gesundheit, ihre Schwächung gefährdet sie." Gesundheitliche Ressourcen, die ungünstige Einflüsse auf die Gesundheit abzuwehren vermögen, werden v.a. in der körperlichen und psychischen Disposition, der eigenen Lebensweise und der sozialen Umwelt gesehen. Gesundheitshandeln richtet sich hier auf den Erhalt und die Stärkung dieser Ressourcen.
- **Gesundheitstheorie C**: „Gesundheit kann erhalten werden, indem Risiken ausgeglichen werden oder indem ein Gleichgewicht zwischen körperlichen, psychischen und sozialen Prozessen geschaffen wird". Hier werden Interaktionen zwischen gesund erhaltenden und gefährdenden Einflüssen derart wahrgenommen, dass Risiken durch Ressourcen in anderen Bereichen ausgeglichen bzw. kompensiert werden können, z.B. viel Ruhe und Entspannung in der Freizeit als Ausgleich hoher Belastungen am Arbeitsplatz. Daneben zeigt sich in einer Variante dieser Theorie eine Erweiterung des Ausgleichsgedankens zwischen negativen und positiven Einflüssen durch die Idee einer Balance von körperlichen, psychischen und sozialen Kräften. Die Überzeugung, persönlich auf die Gesundheit Einfluss nehmen zu können, ist in dieser Theorie am stärksten ausgeprägt, die Einflussmöglichkeiten werden als vielfältig wahrgenommen.
- **Gesundheitstheorie D**: „Gesundheit verschwindet, wenn eine Krankheit schicksalshaft eintritt". Schicksal, biologische Alterungsprozess bestimmen in dieser Theorie weitestgehend die Gesundheit. Ein persönlicher Einfluss wird kaum für möglich gehalten, daher werden auch präventive Bemühungen als eher irrelevant betrachtet.

Die subjektiven Gesundheitstheorien unterscheiden sich nicht nur im Grad ihrer Komplexität und Elaboration, sondern lassen v.a. eine sehr unterschiedliche Wahrnehmung persönlicher Kontrolle und Einflussnahme auf die Gesundheit erkennen. Ihr Stellenwert für gesundheitsförderliche Maßnahmen erscheint außerordentlich:

„Subjektive Theorien stellen die subjektive Wirklichkeit aus der Sicht einer Person dar; es stellt sich daher nicht primär die Frage, ob sie richtig oder falsch sind. Vielmehr sind sie der subjektive Ausgangspunkt für alle Möglichkeiten der Veränderung" (Faltermaier 2003, S. 75).

Faltermaier betrachtet in seinem theoretischen Rahmen Gesundheit und Krankheit als getrennte Dimensionen und stellt an seine Interviewten entsprechend differenzierte Fragen. Daneben verfügen Laien in gleicher Weise über ausdifferenzierte subjektive Krankheitskonzepte und subjektive Krankheitstheorien, die in hohem Maße ihre Anstrengungen zur Krankheitsbewältigung bestimmen.

Zur Relevanz einer komplementären Perspektive im medizinischen Anti-Aging

Sowohl wissenschaftlich begründete Gesundheitstheorien als auch in der Lebenswelt der Subjekte verankerte Gesundheitstheorien weisen erhebliche Unterschiede in ihrer Perspektive auf Gesundheit, dem zugrunde liegenden Menschenbild und nicht zuletzt in ihrer Konzeption von Leben auf. Dessen ungeachtet lassen sich diese Theorien, unter komplementärem Gesichtspunkt betrachtet, in ihrem jeweiligen Stellenwert für eine funktionale und möglichst umfassende Gesundheitsförderung im Sinne des Anti-Aging nutzen.

Nicht nur im Hinblick auf Gesundheitstheorien, sondern auch für die Konzeption von Gesundheitsförderungsprogrammen und -maßnahmen sollte ein höherer Grad an Differenzierung (z.B. durch Einnahme verschiedener Perspektiven, Anerkennung der Vielfalt von Zielen und Mitteln, „viele Wege führen nach Rom ...") ein verbessertes Lösungspotenzial bereitstellen. Auf diese Weise können Menschen mit den verschiedensten Überzeugungen, in den verschiedensten Lebensphasen und Problemlagen adressatenorientiert angesprochen werden.

Dabei sollte nicht übersehen werden, dass die anzustrebende Komplexität in der gesundheitsbezogenen Theorienbildung noch aussteht, da einer zunehmenden Differenzierung gesundheitsbezogener Aspekte noch keine entsprechende Integration in eine umfassende Gesamttheorie gegenübersteht.

! Wir verfügen derzeit über keine komplexe Gesundheitstheorie, welche die verschiedenen Theoriestränge aufeinander bezieht und zu einem Gesamtbild möglicher Einflussfaktoren – einschließlich ihrer Wechselwirkungen – auf Gesundheit fügt. Solange diese Gesamttheorie fehlt, werden Anti-Aging-Maßnahmen sich stärker an der einen oder anderen Theorie orientieren. Dabei entscheidet letztendlich der Rezipient über die Gültigkeit (im Sinne ökologischer Validität) und Angemessenheit (im Sinne von Funktionalität oder Viabilität) einer Theorie sowie über die Effektivität der darauf basierenden Gesundheitsberatung (Kapitel 33).

Literatur

1. Aaronson NK, Bullinger M, Ahmedzai S. A modular approach to quality of life in cancer clinical trials. Recent Results in Cancer Research 1988,101.231–249.
2. Antonovsky A. Salutogenese. Zur Entmystifizierung der Gesundheit. Deutsche erweiterte Herausgabe von A. Franke. Tübingen,dgvt:1997.
3. Bandura B. Betriebliche Gesundheitsförderung. Unveröffentlichtes Manuskript, Universität Bielefeld:1997.
4. Bengel J, Strittmatter R, Willmann H. Was erhält Menschen gesund? Antonovskys Modell der Salutogenese – Diskussionsstand und Stellenwert. Köln: Bundeszentrale für gesundheitliche Aufklärung 1998.
5. Dinkel R. Demographische Entwicklung und Gesundheitszustand. Eine empirische Kalkulation der Healthy Life Expectancy für die Bundesrepublik auf der Basis von Kohortendaten. In: Häfner H (Hrsg.). Gesundheit – unser höchstes Gut? Berlin: Springer;1999.61–82.
6. Engel GL. Wie lange noch muss sich die Wissenschaft der Medizin auf eine Weltanschauung aus dem 17. Jahrhundert stützen? In: Adler RH, Herrmann JM, Schonecke OW, Uexküll T v., Wesiak W (Hrsg.). Psychosomatische Medizin. München: Urban & Schwarzenberg,1996:3–11.
7. Faltermaier T. Subjektive Theorien von Gesundheit und Krankheit. In: Jerusalem M, Weber H (Hrsg.). Psychologische Gesundheitsförderung. Göttingen:Hogrefe;2003.57–77.
8. Faltermaier T. Gesundheitsbewusstsein und Gesundheitshandeln. Weinheim: Beltz, Psychologie – Verlagsunion: 1994.
9. Faltermaier T, Kühnlein I, Burda-Viering M. Gesundheit im Alltag. Laienkompetenz in Gesundheitshandeln und Gesundheitsförderung. Weinheim, München;Juventa.1998.
10. Groeben N, Scheele B. Argumente für eine Psychologie des reflexiven Subjekts. Darmstadt:Steinkopf;1977.
11. Hurrelmann K, Laaser U. Entwicklung und Perspektiven der Gesundheitswissenschaften. In: Hurrelmann K, Laaser U (Hrsg.). Handbuch Gesundheitswissenschaften. Weinheim, München: Juventa;1998;17–45.
12. Lutz R. Gesundheit und Genuss: Euthyme Grundlagen der Verhaltenstherapie. In: Margraf J (Hrsg.). Lehrbuch der Verhaltenstherapie, Bd. 1, Berlin: Springer;1996:113–128.
13. Mayring Ph. Gesundheit und Wohlbefinden. In: Jerusalem M, Weber H (Hrsg.). Psychologische Gesundheitsförderung. Göttingen: Hogrefe;2003;1–15.
14. Scheele B, Groeben N. Dialog-Konsens-Methoden zur Rekonstruktion Subjektiver Theorien: die Heidelberger Struktur-Lege-Technik (SLT), konsensuale Ziel-Mittel-Argumentation und kommunikative Flussdiagramm-Beschreibung von Handlungen. Tübingen:Francke;1988.
15. Schmidt L. Zur Dimensionalität von Gesundheit und Krankheit. Zeitschrift für Gesundheitspsychologie, 1998;6:161–178.
16. Schröder H. „Healthismus" und Lebensqualität. In: Jerusalem M, Weber H (Hrsg.). Psychologische Gesundheitsförderung. Göttingen: Hogrefe;2003:743–762.
17. Udris I. Arbeiten, gesund sein und gesund bleiben. Theoretische Überlegungen zum Ressourcenkonzept. Psychosozial 1992;15,4:9–22.
18. v. Uexküll T, Wesiak W. Psychosomatische Medizin, München: Urban und Schwarzenberg; 1996.
19. Welbrink A, Franke A. Zwischen Genuss und Sucht – das Salutogenesemodell in der Suchtforschung. In: Wydler H, Kolip P, Abel Th (Hrsg.). Salutogenese und Kohärenzgefühl. Grundlagen, Empirie und Praxis eines gesundheitswissenschaftlichen Konzepts. Weinheim, München: Juventa;2002;43–55.

3 Mechanismen des zellulären Alterns

Tilman Grune

Zelluläre Seneszenzmodelle – Pro und Contra

In der molekularen Altersforschung werden seit einiger Zeit Modelle verwendet, die darauf beruhen, dass unter definierten Bedingungen einzelne Zellen altern. Um diesen Prozess von der tatsächlichen *In-vivo*-Alterung von Zellen unterscheiden zu können, spricht man hier meist von Seneszenz.

Warum werden solche Modelle benötigt?

Der Alterungsprozess ist grundsätzlich von vielen verschiedenen Faktoren abhängig, u.a. von der Lebensweise, den Umwelteinflüssen, Nahrungsangebot, der Genetik und natürlich von der Spezies. Messungen von Alterungsprozessen über die gesamte Lebensspanne eines Organismus sind oft nicht möglich oder sehr teuer, v.a. bei langlebigen Organismen.

Die Untersuchung des Alterungsprozesses von Primaten oder dem Menschen bleibt damit oft nur auf die Messung verschiedener Parameter im Längsschnitt einer Population beschränkt (Kapitel 4). Mechanistische Studien über die gesamte Lebensspanne eines Organismus sind oft nicht möglich. Solche Studien sind den klassischen Untersuchungsmöglichkeiten im Labor vorbehalten, d.h. sie werden z.B. an Nagern, Würmern oder Pilzen durchgeführt.

Auf den Menschen sind solche Untersuchungen aber nur bedingt übertragbar. Aus diesem Grund sind weitere Modelle gefragt, die die bestehende Lücke füllen können. Weiterhin ermöglichen zelluläre Modelle den Einsatz der ganzen Breite biochemischer, molekularbiologischer, gentechnischer und immunologischer Verfahren, über die die moderne Forschung heute verfügt.

Es ist möglich, in diesen zellulären Modellen konstante Bedingungen zu schaffen, so dass intrinsische zelluläre Veränderungen gemessen werden. Einflüsse anderer Zellen, der extrazellulären Matrix oder die altersbedingte Veränderung der Zusammensetzung der Organe aus unterschiedlichen Zelltypen können so ausgeschlossen werden (Abb. 3.**1**).

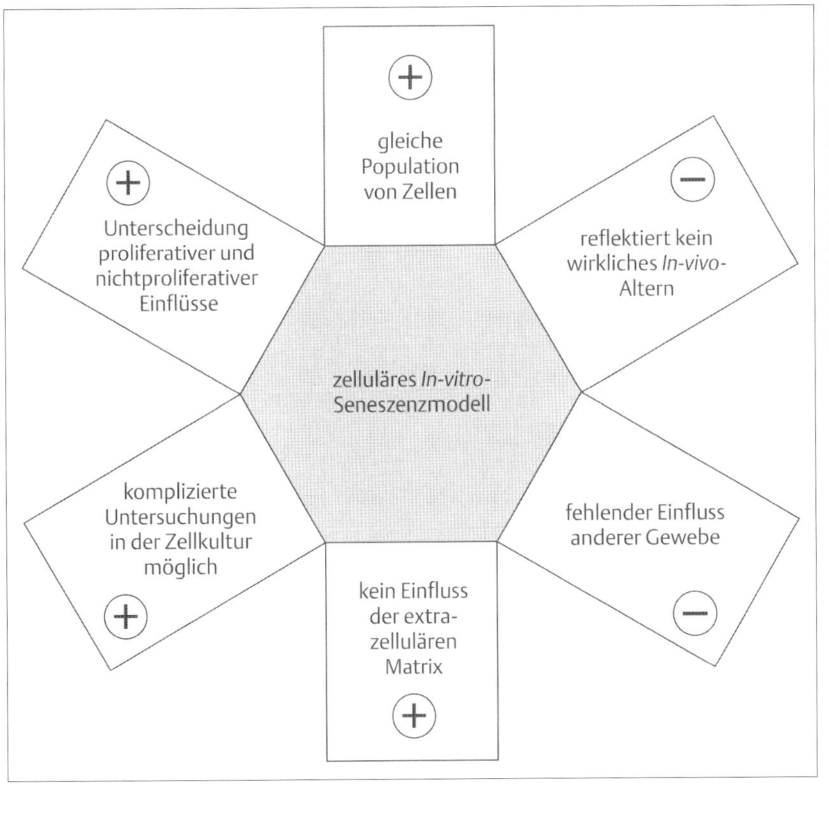

Abb. 3.**1** Vor- und Nachteile zellulärer Seneszenzmodelle: Als Modelle weisen die etablierten zellulären Alterungssysteme einige Vor- aber auch Nachteile auf. Das isolierte Betrachten einzelner Zellpopulationen lässt es zu, detaillierte biochemische und zellphysiologische Prozesse zu betrachten (+), und das unabhängig von äußeren Einflüssen. Da sich die äußeren Einflüsse aber ändern, widerspiegelt solch ein Modell nur einen Teil des komplexen Alterungsprozesses (−).

! Es ist wichtig, hier am Anfang dieses Kapitels zu bemerken, dass die zelluläre Seneszenz nur einen Teilaspekt des *In-vivo*-Alterns darstellt. Dies liegt eben auch am Modell, in dem Einflüsse anderer Gewebe und Zelltypen, veränderte Nährstoffkonzentrationen, Hormonspiegel etc. ausgeschlossen werden.

Es wurden bisher verschiedene zelluläre Seneszenzmodelle verwendet, die entweder auf einzelligen Organismen oder Zellen mehrzelliger Organismen basieren (Nyström, Osiewacz 2004).

Einzeller als Modell für die zelluläre Alterung

Es wurde allgemein angenommen, dass Einzeller immortal sind. Durch die fortschreitende Zellteilung kommt es zu identischen Tochterzellen. Das gilt für **Bakterien**. Hier werden bei Nährstoffrestriktion Veränderungen im Stoffwechsel festgestellt und eine Einstellung der Teilung wird beobachtet. Einige Autoren betrachten diese Prozesse als eine Art „nicht proliferierendes Altern". Es sei dahingestellt, ob solch eine Stoffwechselumstellung mit dem Alterungsprozess mehrzelliger Organismen im Zusammenhang steht.

Bei Untersuchungen der **Hefe** unterscheidet man 2 Alterungsprozesse. Zum einen die stationäre Phase des Wachstums einer Hefekultur. Diese ist wahrscheinlich ebenfalls auf Nährstoffrestriktion zurückzuführen. Der andere Alterungsprozess ist das Mutterzell-spezifische Altern. Ausgehend von der Erkenntnis, dass bei der Zellteilung der Hefe nicht zwei *identische* Tochterzellen entstehen, sondern es zu einer asymmetrischen Zellteilung kommt, stellt sich die Frage nach dem Schicksal der Mutter- und Tochterzelle.

Es wird davon ausgegangen, dass die meisten Tochterzellen (mit Ausnahme der letzten) die Mutterzelle zum Zeitpunkt ihres Entstehens widerspiegelt. Die Mutterzelle unterliegt aber durch die fortschreitenden Teilungen Veränderungen, die schließlich die Einstellung der Zellteilungen bedingen. Der Alterungsprozess in der Mutterzelle hängt nur von der Anzahl der erzeugten Tochtergenerationen ab und ist von Hefeklon zu Hefeklon unterschiedlich.

Wesentliche Gesetze des zellulären Alterungsprozesses, wie mitochondriale DNA-Mutationen und Telomerenverkürzung, konnten an der Hefe nachvollzogen werden.

Die Verwendung von Zellen mehrzelliger Organismen als Zellmodell

Dieser Abschnitt konzentriert sich auf die Verwendung von Zellen, die aus Säugern isoliert wurden. Vor 40 Jahren stellte Hayflick (1965) fest, dass menschliche Fibroblasten eine endliche Lebenserwartung in der Zellkultur haben. Die Alterung dieser Zellen erfolgt klonal, d.h. Zellen von einer einzelnen Mutterzelle hören nach einer definierten Anzahl von Zellteilungen auf, sich zu teilen. Diese Begrenzung wird in der Literatur als das **„Hayflick-Limit"** bezeichnet.

Die Zellen verändern sich während der Teilung offenbar bereits so, dass weitere Teilungen über das Hayflick-Limit hinaus nicht möglich sind. Dieser Ablauf des klonalen Wachstums wird als **„proliferative Seneszenz"** bezeichnet. Obwohl sich Zellen nach Erreichen des Hayflick-Limits nicht mehr teilen, sind sie doch noch vital und können (oft über Jahre) ihre Stoffwechselfunktion normal erfüllen. Dieser Prozess wird als **„postmitotische Seneszenz"** bezeichnet, da die Zellen aus dem mitotischen Zyklus ausgeschert sind.

Eine weitere Phase der Alterung ist die **„nicht teilende Seneszenz"**. Diese ist durch ein vorrübergehendes Ausscheiden aus aufeinanderfolgenden Mitosen bedingt und beinhaltet die Möglichkeit, nach Überwindung dieser Phase wieder in den mitotischen Zyklus zurückzu-

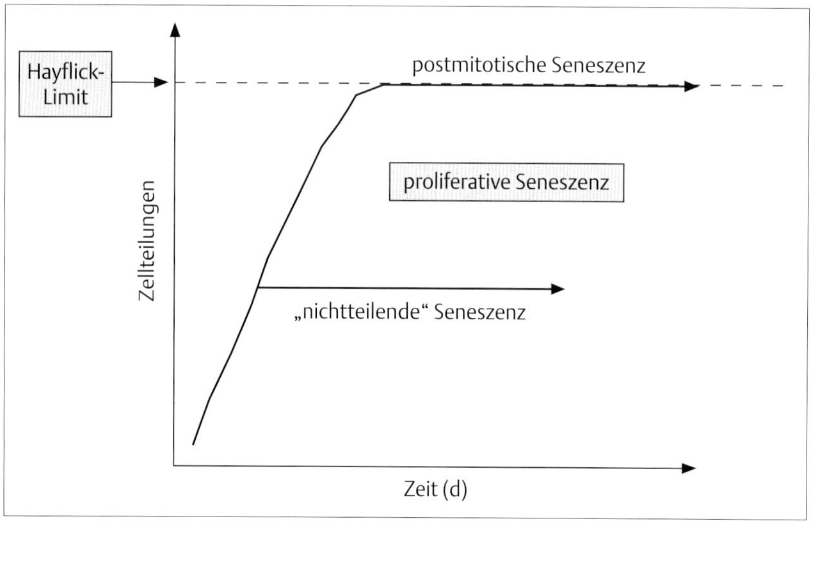

Abb. 3.**2** Die auf dem Hayflick-Modell basierenden *In-vitro*-Seneszenzprozesse: Ein *In-vitro*-Seneszenzprozess besteht aus mehreren Phasen. Während der Proliferationsphase kommt es zu fortlaufenden mitotischen Zyklen („proliferative Seneszenz"), die man durch die Anzahl der akkumulierenden Zellteilungen charakterisiert. Nach Erreichen des „Hayflick-Limits" sind die Zellen nicht mehr in der Lage sich zu teilen, leben aber weiter in der G_0-Phase. Dieser als „postmitotische Seneszenz" bezeichnete Prozess kann über Jahre andauern. Einige Zellen sind in der Lage, zwischenzeitlich aus den mitotischen Zyklen auszuscheren („nicht teilende Seneszenz") und zu einem späteren Zeitpunkt ihn wieder aufzunehmen.

kehren. In der Literatur wird dieser Vorgang auch als **„Quieszenz"** bezeichnet. In Abb. 3.**2** ist der prinzipielle Zusammenhang zwischen den einzelnen Alterungssprozessen dargestellt.

Solche Modelle wurden bisher für Keratinozyten, glatte Muskelzellen, Endothelzellen, Lymphozyten, Chondrozyten, Fibroblasten u.a.m. verwendet. Es ist bis heute nicht bekannt, ob das Hayflick-Limit *in vivo* eine Relevanz hat, ob es jemals durch verschiedene Zelltypen erreicht wird.

Untersuchungen zeigten jedenfalls, dass Hautfibroblasten von Hundertjährigen noch zu Zellteilungen in der Lage sind. Die Anzahl der Teilungen war zwar im Durchschnitt geringer als bei Hautfibroblasten junger Menschen, aber das Hayflick-Limit war bei weitem noch nicht erreicht.

Es wird allgemein angenommen, dass viele potenziell teilungsfähige Zelltypen *in vivo* im Stadium der Quieszenz so lange ausharren, bis die Zellteilung vom Organismus wieder benötigt wird. Bei Fibroblasten wäre dies etwa der Zeitpunkt, der physiologischerweise beim Prozess der Wundheilung erreicht wird. Andere Zellen mit spezialisierten Funktionen, wie wahrscheinlich die Zellen des Immunsystems, teilen sich fortlaufend und ohne Ruhephasen. Auch wird unter Forschern immer mehr angenommen, dass gewebespezifische Stammzellen einer Alterung unterliegen.

In vitro teilen sich Fibroblasten zwischen 70- und 100-mal. Dieser Vorgang dauert zwischen einigen Monaten und einem Jahr, danach setzt die postmitotische Seneszenz ein. Diese Zahlen verdeutlichen, dass auch zelluläre Seneszenzmodelle nicht einfach zu handhaben sind. Nichtsdestotrotz sind eine Reihe wesentlicher Erkenntnisse über die Alterung an zellulären Modellen gewonnen und weltweit bestätigt worden.

Metabolische Änderungen in zellulären Seneszenzmodellen

Änderung der Telomerenlänge

Ein wichtiger Prozess, der die zelluläre Seneszenz erklären kann, ist die Verkürzung der Telomerenlänge mit zunehmendem Alter der Zelle. Diese ist in der **„telomere hypothesis of aging"** beschrieben.

> **!** Danach hängt die Lebensspanne eines Individuums von der Anzahl der Zellteilungen ab. Telomeren stellen die Endstücke der chromosomalen DNA dar.

Chemisch gesehen sind sie eine große Anzahl von Wiederholungen eines Motivs guaninreicher Oligonukleotidsequenzen. Geht man von intakten Telomeren aus, verliert die Zelle bei jeder Zellteilung einen Teil der Telomeren, da für die Endstücke dieser DNA-Abschnitte kein Replikationsmechanismus existiert (Abb. 3.**3**, linker Teil).

> **!** Damit stellt die Anzahl der Zellteilungen eine Art biologische Uhr dar, welche die abgelaufenen Zellteilungen und damit die Länge der proliferativen Seneszenz misst.

In Vergleichen zwischen den Telomerenlängen von jungen und alten Fibroblasten konnte gezeigt werden, dass die alten Zellen ein Längendefizit von 5–15 kb (kb = kilobasen = tausend Basenpaare) aufweisen. Diese Beobachtung ließ vermuten, dass die Telomerenlängen einiger Körperzellen im Alter individuell verkürzt werden.

Interessant ist die Beobachtung des Phänomens, dass sich die Telomerenverkürzungsrate durch Umwelteinflüsse (insbesondere durch Oxidanzien) beeinflussen lässt. Eine Erklärung dafür ist die Beobachtung, dass DNA-Strangbrüche in den Telomeren sehr langsam oder unvollständig repariert werden. Hieraus resultiert, dass Telomere ständig eine gewisse Menge an nicht reparierten Strangbrüchen aufweisen. Kommt es zur Zellteilung und zur Entwindung des DNA-Doppelstrangs, so geht ein Teil des Telomers verloren, da er keine Verbindung mehr zum Centromer hat. Kommt es danach zur Replikation der DNA, entsteht ein kürzeres Telomer (Abb. 3.**3**). So scheinen sich die Theorie der Telomerenverkürzung und die **„free radical theory of aging"** anzunähern.

Im Modell des telomerbedingten Alters ist die Telomerenlänge der limitierende Faktor für die Alterung, d.h. für die Anzahl der Zellteilungen. Das würde bedeuten, dass bei Zellen, die sich nicht mehr teilen, kein weiterer Alterungsprozess stattfindet. Wir wissen aber heute, dass gerade postmitotische Zellen, also Zellen, die sich nicht mehr teilen (z.B. Neuronen und Muskelzellen), ebenfalls Alterungsprozessen unterliegen. Neben der Verkürzungsrate oder der Länge der Telomere scheint es also **weitere zelluläre Mechanismen der Alterung** *in vivo* wie *in vitro* zu geben.

Akkumulation von Lipofuszin

Während der Alterung kommt es zur Anhäufung verschiedener Abfallprodukte des Stoffwechsels. Kommt es zur unzureichenden Entsorgung von modifizierten (insbesondere oxidierten) Proteinen, so entsteht das Abfallprodukt Lipofuszin. Dieses fluoreszierende „Alterspigment" (lat. fuscus: dunkelbraun, schwarzgelb) wurde in früheren Untersuchungen hauptsächlich aufgrund der begrenzten technischen Möglichkeiten in histomorphologischen Studien untersucht. Erst später erfolgten analytische Untersuchungen, die Lipofuszin als ein Gemisch aus hauptsächlich 3 Grundbestandteilen ausweist:
- Lipide (20–50%),
- Proteine (30–50%) und
- hydrolyseresistente Reste (10–30%).

Wie kommt es zur **Entstehung von Lipofuszin**? Im normalen Stoffwechsel werden Proteine während ihrer Lebenszeit immer wieder geschädigt. Viele dieser Schädigungen sind oxidativer Natur. Es kommt aber auch zur so

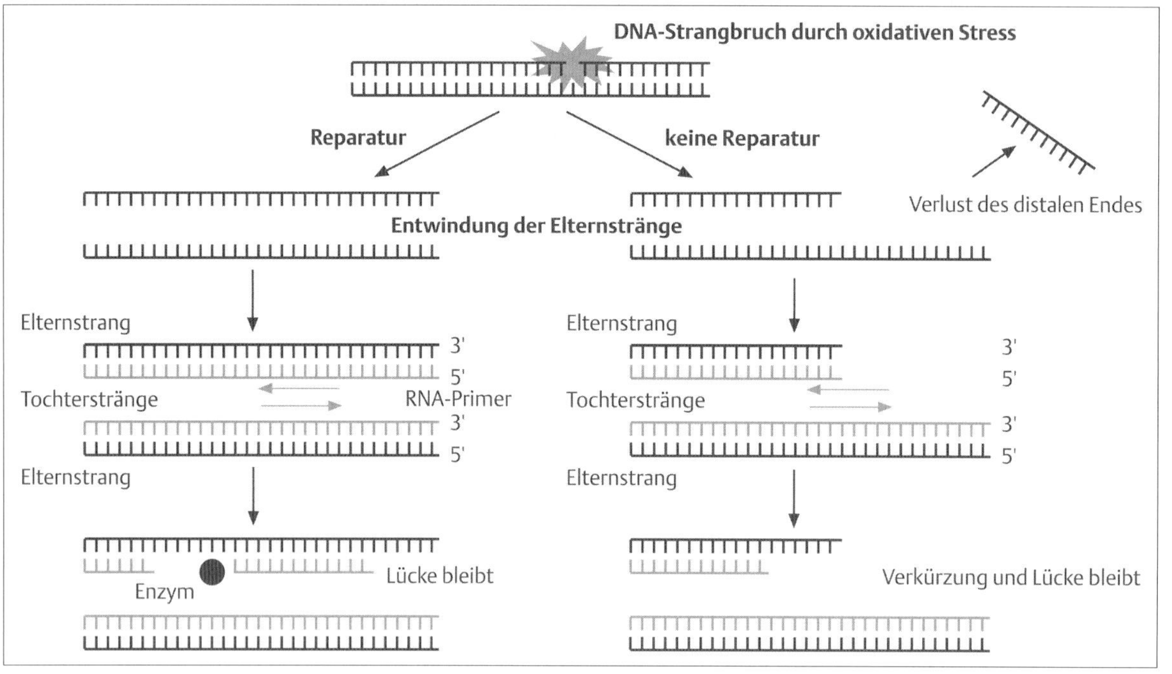

Abb. 3.**3** Telomerenverkürzung durch Replikation und durch nicht reparierte DNA-Strangbrüche: Die Telomerenverkürzung beruht wahrscheinlich auf 2 grundlegenden Prozessen; zum einen auf der unvollständigen Möglichkeit, das distale Ende eines der Tochterstränge bei der DNA-Replikation wiederherzustellen (rechte Seite). Dieser als „Endreplikationsproblem" bezeichnete Prozess läuft in allen normalen Körperzellen ab. Stammzellen und Tumorzellen besitzen ein Enzym, das diese DNA-Enden wieder ergänzt. Zusätzlich ist gezeigt worden, dass DNA-Strangbrüche in den Telomeren langsam (oder gar nicht) repariert werden. Bei der Entwindung der DNA kommt es damit zu einem Ablösen des distalen Endes nach dem Strangbruch. Die Telomeren werden verkürzt. Danach setzt die „normale" Verkürzung durch das Endreplikationsproblem ein.

genannten thermischen Entfaltung, zur nicht enzymatischen Glykierung und vielen anderen schädigenden Stoffwechselereignissen.

Oft verlieren Proteine während dieser Modifikation ihre Funktion, d.h. Enzyme werden inaktiviert. Diese nicht mehr funktionellen Proteine werden im Normalfall abgebaut. Dies geschieht unter Beteiligung des proteasomalen Systems (Abb. 3.**4**), dessen Kernstück das **20S-Proteasom** ist. Dieses multikatalytische Enzym unterliegt einer hochgradigen Regulation durch eine Vielzahl unterschiedlicher Regulatoren und Mechanismen. Ist die Kapazität dieses Systems nicht ausreichend, kommt es zur Ansammlung von oxidiertem Proteinmaterial in der Zelle.

Diese nicht mehr funktionellen Proteine haben oft, durch die Modifikation bedingt, sehr reaktive Oberflächen. Chemisch gehören zur modifizierten Oberfläche solcher Enzyme radikalisierte Gruppen, Hydroperoxide und Carbonylgruppen. Durch die Reaktivität dieser Gruppen kommt es zur Interaktion mit anderen zellulären Bestandteilen sowie mit weiterem angesammelten Proteinmaterial.

Es kommt zur schrittweisen Vernetzung des Materials. Das daraus entstehende „Produkt" ist weiterhin reaktiv und fluoresziert. Durch Bindung von Lipiden, Nukleinsäuren und Kohlenhydraten kommt es zur weiteren „Reifung" dieses Pigments, zum Lipofuszin.

In den letzten Jahren wurde erkannt, dass Lipofuszin nicht nur ein inertes Endprodukt des Stoffwechsels ist, sondern den Metabolismus der Zelle aktiv beeinflusst. Vor allem eine Hemmung des proteolytischen Systems der Zelle ist beschrieben (Abb. 3.**4**). Durch diese Hemmung kommt es zu einem noch langsameren Abbau der modifizierten Proteine. So entsteht ein **Teufelskreis**, der schließlich mit dem **Zelltod** endet. Wo dieser Teufelskreis seinen Ursprung nimmt, in der erhöhten Produktion von Oxidanzien und der erhöhten Bildung oxidierter und modifizierter Proteine oder in einer Fehlfunktion der Abbaumechanismen, ist nach wie vor unklar (Grune u. Davies, 2001).

Mitochondriale DNA-Mutationen

Die mitochondriale DNA (mtDNA) ist ein doppelsträngiges, ringförmiges Molekül mit etwa 16 Kilobasenpaaren (kB). In diesem mitochondrialen Genom werden Proteine der mitochondrialen Elektronentransportkette kodiert. Obwohl nicht alle Proteine dieses Stoffwechselsystems aus den Mitochondrien kommen, sind die mitochondrial kodierten doch essenziell.

Neben diesen Proteinen kodiert das mitochondriale Genom auch den Proteinsyntheseapparat der Mitochondrien, also die mitochondrialen ribosomalen und die tRNAs. Zum Schutz der mtDNA fehlen die im Zellkern vorhandenen Schutzmechanismen und Reparatursyste-

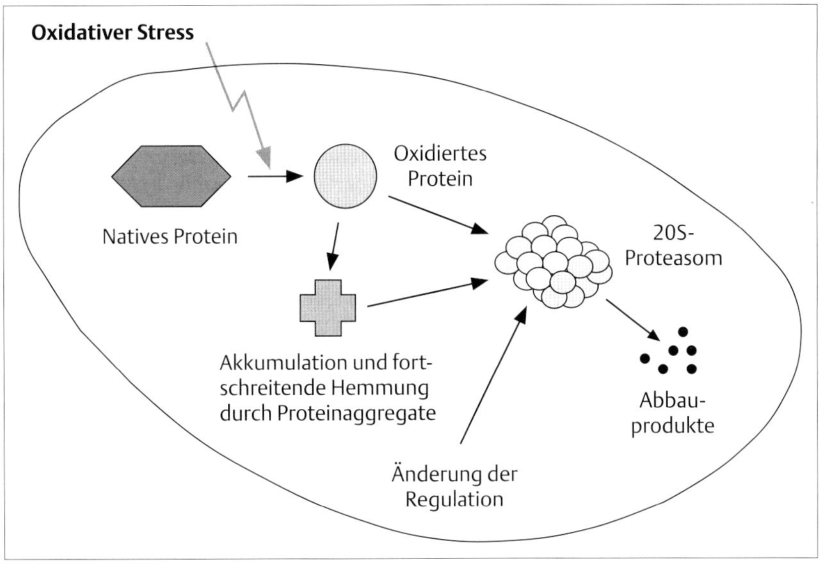

Abb. 3.**4** Proteinoxidation und Proteasom: Oxidativer Stress führt zu einer ständigen oxidativen Modifikation von Proteinen. Der Großteil dieser Proteine wird erkannt und durch das proteasomale System zu Aminosäuren und Peptiden abgebaut. Das 20S-Proteasom unterliegt einer vielfältigen Regulation, die sich während des oxidativen Stresses ändert. Ein Teil der oxidierten Proteine wird nicht rechtzeitig durch das Proteasom erkannt und akkumuliert in der Zelle. Mit der Zeit bilden sich immer größere Proteinaggregate. Diese sind wiederum in der Lage, das Proteasom zu hemmen.

me. Da die mtDNA in unmittelbarer Nähe der ständigen Radikalbildung der Elektronentransportsysteme der Mitochondrien lokalisiert ist, kommt es zu wiederholten Mutationen in dieser DNA.

Durch das Vorhandensein zahlreicher Kopien dieser DNA wird die Konsistenz der genetischen Information über einen langen Zeitraum bewahrt. Zahlreiche Mutationen in der mtDNA wurden beschrieben. Sie umfassen vor allem Basenmodifikationen, von denen das **8-Hydroxyguanin** (8OHdG) die häufigste ist. Bis zu 10fach höhere Konzentrationen an 8OHdG wurden in mtDNA im Vergleich zur nukleären DNA gefunden. Andere Basenmodifikationen wurden in mtDNA ebenfalls beschrieben.

Neben diesen kommt es v.a. zu **Deletionen** von Teilen der mtDNA. Bis zu 120 Bruchpunkte der humanen mtDNA wurden beschrieben. Diese „hot spots" bilden die Grundlage der häufigsten DNA-Deletionen in Mitochondrien. Unter diesen ist die **4977-Basenpaar-Deletion** die häufigste. Deshalb wird sie auch als die „common deletion" bezeichnet (Abb. 3.**5**). Dabei entsteht ein verkürztes mtDNA Molekül.

Eine Mutation in einer einzelnen Kopie der mtDNA würde noch keinen nennenswerten Schaden anrichten. Aber durch die Replikation des entstehenden kürzeren DNA-Abschnitts entstehen mehr Kopien und dadurch werden wiederum mehr fehlerhafte Proteinkomplexe der Elektronentransportkette produziert. Dies führt zum Anstieg fehlerhafter Redoxreaktionen und somit zu einer verstärkten Radikalbildung. Das zieht wiederum funktionelle Konsequenzen nach sich und schädigt das mitochondriale Genom weiter.

In-vitro-Modelle wurden benutzt, um den Effekt von mtDNA-Mutationen zu untersuchen. Allerdings konzentrierten sich diese Studien fast ausschließlich auf die Untersuchungen von mitochondrialen Myopathien. Die endgültige Klärung, inwieweit definierte mtDNA-Mutationen den zellulären Seneszenzprozess *in vitro* beeinflussen, steht noch aus. Immerhin steigt die „common deletion" in menschlichen Fibroblasten mit fortschreitender Proliferation an.

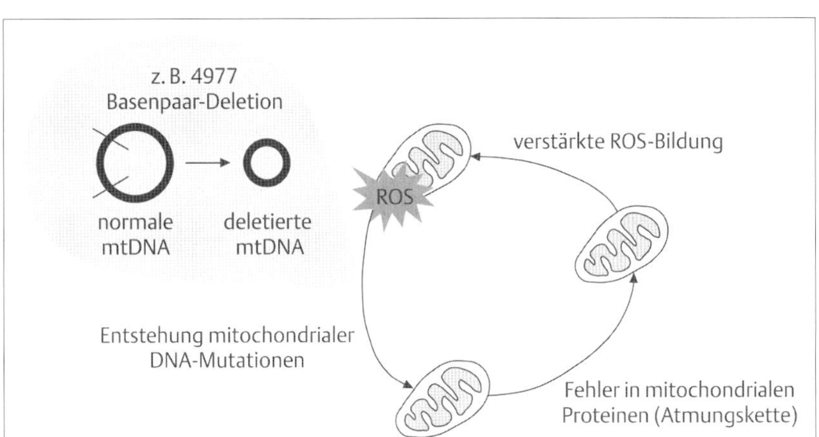

Abb. 3.**5** Mitochondriale DNA-Mutationen und oxidativer Stress: Mitochondrien sind eine der Hauptquellen der Radikalbildung in der Zelle. Es kommt damit immer wieder zu Schädigungen der mitochondrialen DNA. Dazu gehören Basenmodifikationen und auch Deletionen. Einige dieser Deletionen sind besonders häufig, wie die „common deletion" vom 4977-Basenpaar. Durch Replikation der mitochondrialen DNA entstehen mehrere Kopien der modifizierten DNA. Es entstehen fehlerhafte Proteinkomplexe der Atmungskette; diese produzieren wieder mehr Oxidanzien.

Warum altern wir?

Alternsphänomene werden im Alltag oft durch biologischen Verschleiß erklärt. Aber Altern ist keineswegs ein universelles biologisches Phänomen. Es gibt Arten, deren Mortalität nicht mit dem Alter steigt und deren Fertilität nicht im Verlauf des Lebens sinkt, etwa beim amerikanischen Hummer oder bei der Landschildkröte (Finch 1990).

! Altern ist kein unausweichliches, universelles Ergebnis biologischen Verfalls. Biologen erklären vielmehr die Evolution des Alterns als Folge eines natürlichen Selektionsprozesses und heben dabei das Zusammenspiel von Mortalität und Fertilität besonders hervor.

Drei theoretische Modelle dominieren die aktuelle biodemografische Diskussion. Ein viertes Modell von Ronald Lee ist erst 2003 publiziert und hat deshalb noch nicht sehr breite Anerkennung gefunden. Aber es ist ein sehr viel versprechender sozialer Ansatz, der auf den Einfluss intergenerativer Transfers abstellt und eine klaffende Erklärungslücke schließt.

In Abb. 4.**2** werden die verschiedenen Evolutionstheorien des Alterns dargestellt.

- Die **Mutations-Akkumulationstheorie** verweist auf den schrumpfenden Selektionsdruck mit steigendem Alter (Abb. 4.**2a**). Wenn unter natürlichen Bedingungen nur noch wenige Individuen einer Population überleben, öffnet sich ein Selektionsfenster, durch das verschiedenste genetische Veränderungen (Mutationen) unkontrolliert in die Keimbahnen gelangen. Diese Allele mit schädlichen späten Effekten akkumulieren über Generationen und führen, weil sie unselektiert sind, zu einer großen Heterogenität in der Bevölkerung (Charlesworth 1994; Martin et al. 1996). Sichtbar werden die akkumulierten Defekte erst, wenn beschützte Populationen altern.
- **Antagonistische Pleiotropie** heißt eine zweite Theorie (Abb. 4.**2b**), laut der Gene immer dann einen Selektionsvorteil haben, wenn sie sich früh im Leben positiv auswirken, auch um den Preis späterer nachteiliger Effekte. Ein kleiner früher Überlebensvorteil kann so schädliche, möglicherweise lebensbedrohliche Folgen im höheren Alter übertreffen (Williams 1957).

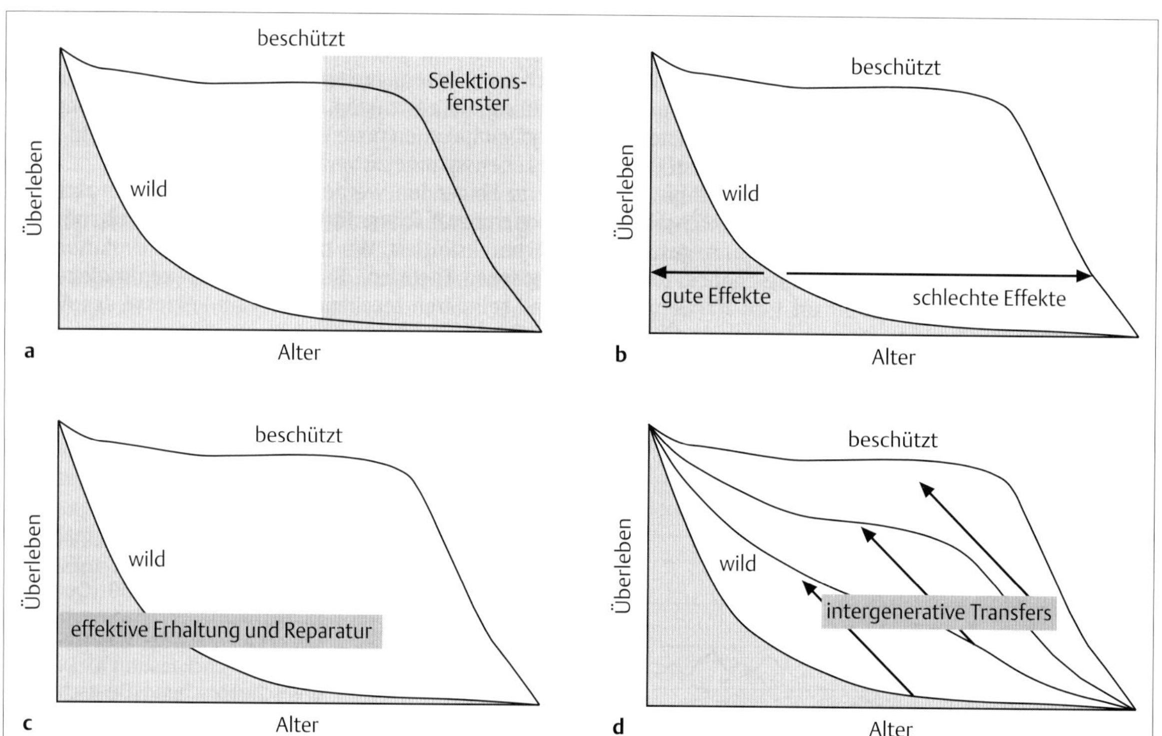

Abb. 4.**2a–d** Evolutionstheorien des Alterns:
a Das „Selektionsfenster" im höheren Alter führt bei fehlendem Selektionsdruck über Generationen zu einer Akkumulation von schädlichen Allelen und Genen.
b Pleiotrope Gene wirken sich in jungen Jahren günstig, in späteren Jahren negativ auf die Überlebensfähigkeit des Organismus aus.
c Der Selektionsdruck, metabolische Ressourcen in das Überleben und in die Reparatur von somatischen Funktionen zu investieren, sinkt mit steigendem Alter.
d Transferleistungen der Eltern und Großeltern an ihre Nachkommen erhöhen den Selektionsdruck auf jüngere und postreproduktive Lebensalter und erweisen sich im evolutionären Verlauf als bessere Überlebensstrategie (Lee 2003) (erweitert nach einer Vorlage von Kirkwood und Austad 2000).

- Die Idee, Lebenszeit auszutauschen, charakterisiert auch die dritte **Theorie der ersetzbaren Körper** (Abb. 4.**2c**), im Englischen „disposable soma theory" (Kirkwood 1977). Die Theorie unterstellt eine im Verlauf der Evolution entwickelte optimale Aufteilung von metabolischen Ressourcen zwischen dem körperlichen Überleben und der Reproduktion (Kirkwood 1977).

  Als optimal erweist sich die Investition in einen guten körperlichen Zustand nur, solange das Überleben in freier Wildbahn hoch wahrscheinlich ist. Kirkwood und Austad (2000) führen als Beispiel Wildmäuse an, von denen 90% im ersten Jahr versterben. Von allen Anstrengungen, die das physiologische Überleben nach dieser Zeit sichern, profitieren nur noch 10% der Population. Folglich werden Wildmäuse alle ihre verfügbaren, knappen Ressourcen darauf verwenden, ihren Wärmehaushalt und ihre Reproduktion aufrecht zu erhalten. Aufwändigere Reparaturmechanismen, die Alterungsprozesse verlangsamen und den späteren Tod hinauszögern, wären weniger effizient und werden deshalb ausselektiert.
- Die drei Theorien (Abb. 4.**2a–c**) lassen unerklärt, warum die Mortalität vom Anfang des Lebens bis zum Jugendalter kontinuierlich sinkt. Ronald Lee (2003) entwirft deshalb eine **soziale Alternstheorie intergenerativer Transfers** (Abb. 4.**2d**), die den evolutionären Nutzen elterlicher Fürsorge aufzeigt. Elterliche Pflege erhöht die Überlebenschancen der Nachkommen, die dadurch einem stärkeren Selektionsdruck ausgesetzt sind. Im evolutionären Entwicklungsverlauf spiegelt sich diese hohe Selektivität in einer sinkenden Mortalitätsrate wider. Allgemein resultiert nach Lees mathematischer Theorie der altersspezifische Selektionsdruck aus dem gewichteten Durchschnitt der verbleibenden Fertilität, gemäß der klassischen Erneuerungstheorie und der verbleibenden intergenerativen Transfers an andere.

  Unterstellt wird, dass jedes Individuum eine ausgeglichene Konsum- und Produktionsbilanz anstrebt oder besitzt (kritisch dazu Rogers 2003). Dadurch wird es möglich, eine Analyse mit verschiedenen evolutionären Gleichgewichten hinsichtlich der elterlichen Pflege und anderer Transfers zu konstruieren.

  Hat eine Spezies ein optimales Gleichgewicht zwischen Qualität und Quantität der Nachkommen erreicht, bestimmt nur noch der Transfereffekt die Mortalitätsselektion. Die Bedeutung intergenerativer Transfers erklärt auch, warum Individuen ihre Postreproduktion überleben, die Zahl der Nachkommen beschränken und mehr in ihre Nachkommen investieren.

Mechanismen des Alterns

Die evolutionären Alternstheorien beschreiben das Alternsphänomen auf der Aggregatebene von Arten. Kausale Mechanismen erklären Altern auf der Ebene einzelner Individuen.

Oxidative Schäden

Bereits 1956 vermutete Denham Harman, dass freie Sauerstoffradikale, von der Zelle produziert, Schäden und Mutationen verursachen, die mit dem Alter akkumulieren. Von dem aufgenommenen Sauerstoff werden *in vitro* 1–2% in reaktive Sauerstoffspezies wie Superoxidanionen, Hydrogenperoxid oder Hydroxyl-Radikale umgewandelt. Reaktive Sauerstoffspezies (Kapitel 10) führen zu einer molekularen Schädigung von Proteinen, Lipiden und Nukleinsäuren, besonders mitochondrialen Nukleinsäuren (mtDNA).

In vivo ist der Anteil reaktiver Sauerstoffspezies geringer, weil verschiedene antioxidative Substanzen und Enzyme, wie Superoxid-Dismutase, Katalase, Glutathion, Glutathiontransferase, -peroxidase und -reduktase, Vitamin C und E sowie Coenzym Q protektive Wirkungen entfalten. Die Balance zwischen schädigenden und protektiven Prozessen bestimmt den Grad an oxidativem Stress und das Tempo des Alterns.

> **!** Frühe Studien weisen an menschlichen diploiden Fibroblasten nach, dass Zellen eine längere Lebensdauer haben, wenn sie in Umgebungen mit geringer Sauerstoffkonzentration aufwachsen (Packer 1977). Und umgekehrt verkürzen hohe Sauerstoffkonzentrationen die Lebensspanne von Zellen (Zglinicki et al. 1995).

Forschungen zu den Alternseffekten **kalorischer Restriktion** folgen diesem Argumentationsstrang (S. 52). Sie zeigen, dass eine begrenzte Nahrungsaufnahme die Lebenserwartung verschiedener Arten erhöht. Reduziert man etwa die Nahrung von Mäusen um 40% des selbst gewählten Energiebedarfs, so verlängert sich ihre Lebensspanne um 50%. Bei Nagetieren konnte zudem eine Verlangsamung altersbedingter Erkrankungen festgestellt werden (Masoro 2000). Vermutet wird auch hier eine gedrosselte Generierung reaktiver Sauerstoffspezies (Sohal und Weindruch 1996).

Die signifikant verminderte Produktion von Oxidanzien in den Mitochondrien und eine Abnahme der altersassoziierten oxidativen Schädigung von Proteinen, Lipiden und DNA bei Mäusen nach kalorischer Restriktion spricht für diese Vermutung. Kalorische Restriktion verhindert zudem zahlreiche altersabhängige Veränderungen der Genexpression und Aktivität der Transkriptionsfaktoren.

Ferner erhöht die begrenzte Nahrungsaufnahme die Resistenz von Nagetieren gegenüber einer Reihe von physiologischen Stressformen, verbessert die Thermotoleranz und vermindert hitzeinduzierte zelluläre Schäden (Finkel und Holbrook 2000).

Weitere Belege für oxidative Schädigungen liefern transgene Tiere, die Gene für antioxidative Enzyme überexprimieren (Finkel und Holbrook 2000). Eines der am besten untersuchten Modellsysteme für das Altern ist hier der Fadenwurm *Caenorhabditis elegans* (*C. elegans*). Es zeigt sich, dass Fadenwürmer mit Mutationen im *age-1* Gen eine um 65% verlängerte Lebenserwartung haben. Die Mutanten produzieren mehr antioxidative Enzyme, Superoxid-Dismutase und Katalase und sind vor oxidativem Stress, Hitzeschock und ultravioletter Bestrahlung geschützt (Larsen 1993). Mutationen in *mev-1* dagegen, das eine Untereinheit des mitochondrialen Enzyms Succinat-Dehydrogenase kodiert, fördern die Alterung und verkürzen die Lebensspanne (Ishii 1998). Pharmaka mit antioxidativen Eigenschaften verlängern das Überleben von Fadenwürmern um 50% (Melow et al. 2000).

DNA-Schäden

Mutationen verändern nicht nur das antioxidative System der Zelle. Schon frühe zytologische Untersuchungen belegen die Zunahme verschiedenster Chromosomenveränderungen mit steigendem Alter. So nimmt die **Rate punktueller Mutationen** im Verlauf des Lebens zu. Aber auch umfangreichere DNA-Instabilitäten und eine systematische Verkürzung der Chromosomenenden, der **Telomere**, die die Teilung der Zelle mitsteuern, kennzeichnen ältere Zellen. Diese Befunde ergeben sich nicht nur aus der Addition spontaner Mutationen. Vermutet werden vielmehr noch nicht genau entschlüsselte molekulare Prozesse, die sich negativ verstärken und ab einem bestimmten Schwellenwert genetische Reparaturprogramme behindern oder ganz ausschalten (Sinclair 2003).

Maligne Neoplasien sind das auffälligste phänotypische Beispiel für genomische Instabilität im Alter. Für Menschen steigt das Risiko, an Krebs zu erkranken, exponenziell in den letzten Dekaden des Lebens (s. Kapitel 6). Über die gesamte Lebenszeit wird einer von 2 Männern und eine von 3 Frauen an Krebs erkranken (DePinho 2000). Neoplasien beruhen auf klonaler Amplifikation, also der selektiven Vermehrung eines bestimmten Gens, mit Ausbildung einer Krebsgeschwulst.

Ebenso belegt der Prävalenzanstieg von Trisomie-Produkten, z.B. Trisomie 21 (Down-Syndrom) bei Frauen über dem 35. Lebensjahr, dass die Fragilität der DNA in Geschlechtszellen, aber auch die der DNA von somatischen Zellen während des Alterns zunimmt.

Ein weiteres Indiz für die im Lebensverlauf steigende genetische Instabilität liefern **extrachromosomale zirkuläre DNA-Elemente**, die Alterungsprozesse mitbeeinflussen. Auch beim Menschen sind mitochondriale DNA-Instabilitäten im Alter und bei verschiedenen neurodegenerativen Erkrankungen nachgewiesen worden. Mit der Klonierung spezifischer Gene, die die genomische Stabilität kontrollieren, lassen sich in Zukunft Versuchsanordnungen entwickeln, die eine kausale Analyse der zugrunde liegenden Mechanismen ermöglichen.

Genetische Alternsprogramme

Evolutionsbiologische Erklärungen präferierten lange Zeit Alternsparadigmen, die eine stochastische, aber kontinuierliche Schädigung des zellulären Stoffwechsels unterstellen. Eine genetische Alternsprogrammierung schien zunächst wenig plausibel. Erst die Theorie pleiotroper Gene und die Theorie austauschbarer Körper unterstellen eine systematische Steuerung des Alternsprozesses. Neuere Befunde (Guarente und Kenyon 2000) lassen vermuten, dass das Altern durch ein molekulares Netzwerk von basalen wie artspezifischen Mechanismen programmiert ist, die sich im Verlauf der Evolution im genetischen Code abgespeichert haben.

Konkret führen einzelne **Genmutationen** in den bevorzugten Modellorganismen der Alternsforschung, etwa der Bäckerhefe *P. anserina*, dem Fadenwurm *C. elegans*, der Taufliege *Drosophila melanogaster* und Mäusen zu einer signifikanten Verlängerung der Lebensspanne (Martin et al. 1996).

Beim Fadenwurm z.B. dehnt eine durch Mutation ausgelöste Abnahme des *daf-2* Gens, das für ein **Insulin/IGF-1-Rezeptor-Homolog** kodiert, die aktive und jugendliche Lebenszeit und verdoppelt dadurch die Lebensspanne. Wichtig für diese langlebigen Mutanten ist die gleichzeitige Aktivität des *daf-16* Gens, das für einen homologen **Forkhead-Transkriptionsfaktor** kodiert und das durch Insulin und IGF-1 vermittelte Signale inaktiviert wird.

> **!** Dieser Signaltransduktionsweg beweist, dass Alterungsprozesse von *C. elegans* hormonell gesteuert sind, ganz ähnlich wie altersbedingte Prozesse beim Menschen auch, etwa bei der Pubertät oder der Menopause.

Die Gründe für das lange Überleben sind noch nicht abschließend geklärt. Aber es zeigt sich, dass Fadenwürmer mit stark ausgeprägten *daf-2* Mutationen in einem Dauerstadium verharren. Dauer ist ein stressresistentes Larvenstadium, in dem das Wachstum arretiert. Dadurch kann die Vermehrung bis zur Verbesserung der Lebensumstände hinausgezögert werden. Mit Eintritt in die Pubertät ist ein Dauerstadium nicht mehr möglich.

Ebenfalls bei *C. elegans* wurde kürzlich ein lange gesuchtes Schlüsselgen entdeckt, das unter der Kontrolle von Insulin steht und die Alterung steuert. Das von diesem Gen kodierte **Enzym SGK-1** verhindert normalerweise, dass bestimmte lebensverlängernde Gene „eingeschaltet" werden. Durch eine Veränderung des SGK-1, z.B. durch eine Genmutation, hat es keinen solchen hemmenden Einfluss mehr: der Fadenwurm altert um mehr als zwei Drittel langsamer und bleibt länger „jung" und agil (Hertweck und Baumeister, Albert-Ludwigs-Universität Freiburg).

Die systematische **Stilllegung von Genen** kennzeichnet einen weiteren Prozess, der bei der Alterung von Hefe eine wichtige Rolle spielt. An diesen Vorgängen der Genstilllegung sind **s**ilent **i**nformation **r**egulator-Proteine (Sir), v.a. das Sir2-Protein beteiligt, das instabile rDNA-Regionen stabilisiert (s. Kapitel 6). Mutanten mit einer weiteren Sir2 Kopie haben eine deutlich höhere Lebenserwartung, Mutanten ohne Sir2 leben wesentlich kürzer als die nicht mutierte Population (Guarente u. Kenyon 2000).

Nicht eine vollständige Unterbindung, aber doch eine Verlangsamung von verschiedenen Lebensprozessen verursachen **mutierte Clock-Gene** bei *C. elegans*. Die gedrosselte Zellteilung, Nahrungsaufnahme und Defäkation verlängern die Lebensspanne um 15–30%, vermutlich aufgrund der niedrigeren metabolischen Rate und oxidativen Schädigung.

Studien, die nach spezifischen menschlichen Langlebigkeitsgenen oder **Gerontogenen** fahnden, stützen sich auf Vergleiche zwischen hochaltrigen und jüngeren Kohorten. Dabei wurde das **Apolipoprotein E-Gen** (*Apo-E*) entdeckt. Es kodiert für ein Protein, das in Leber, Gehirn, Milz, Nieren und Makrophagen hergestellt wird.

Es tritt in menschlichen Populationen in 3 typischen Allelen auf: E2, E3 und E4. Träger des *Apo-E4*-Allels haben im Alter von 75 und 80 Jahren ein um 85% höheres Sterberisiko als Nichtträger. Auch sind sie einem signifikant höheren Alzheimer-Risiko (Kapitel 14) und einem höheren Risiko, an ischämischen Herzerkrankungen zu sterben, ausgesetzt. Individuen mit einem *Apo-E2*-Allel sind dagegen sehr viel zahlreicher unter den Hundertjährigen (12,8%) als unter der repräsentativen Kontrollgruppe (6,8%) zu finden (Carey 2001).

Es scheint, dass *Apo-E* mit dem Essensverhalten interagiert, konkret mit dem Konsum von Fetten. Aber genau ist dieser wie viele andere Wirkmechanismen noch nicht entschlüsselt.

Reproduktion und Mortalität

Klarheit besteht hingegen darin, dass Reproduktion und Mortalität zusammenhängen. Selektionsstudien liefern hierfür den Beweis. Die meisten Experimente sind an Fruchtfliegen durchgeführt worden. Dabei zeigt sich, dass ein erhöhter Selektionsdruck auf spätere Phasen des Lebens auch die Lebenserwartung signifikant verlängert. Erzielt wird dieser Selektionsdruck durch eine systematische Beschränkung der Reproduktion auf höhere Lebensalter.

Zudem korreliert eine längere Lebenserwartung mit einer geringeren biologischen Fruchtbarkeit (Fekundität). Auch zeigen Populationen, die keinen äußeren Mortalitätsrisiken ausgesetzt sind, längere Entwicklungsphasen, eine geringe frühe Fekundität und ein längeres Leben. Diese Befunde sprechen für einen **Lebenszeitaustausch zwischen Fortpflanzung und Überleben** (Vaupel et al. 1998).

Interessant ist in diesem Zusammenhang auch das postreproduktive Überleben. Welchen evolutionären Vorteil verspricht etwa die menschliche Menopause? Es kann, so wird argumentiert, ein evolutionärer Vorteil sein, wenn die Spezies ihre Reproduktion auf ein Alter begrenzt, in dem es relativ sicher scheint, überlebensfähige Nachkommen groß zu ziehen. Zum einen, weil Mutationen in den Keimzellen noch selten sind, zum anderen, weil das Überleben der Mutter für eine bestimmte Zeit sicher scheint.

> **!** Tatsächlich hat der Elternteil, der sich primär um die Nachkommen kümmert, eine längere Lebenserwartung (Allman et al. 1998). Es gibt zudem Hinweise, dass die Großmutterschaft signifikant das Überleben der Enkelgeneration fördert.

In der Bedeutung, die dem intergenerativen Austausch, der Umwelt für das Überleben der Spezies zugeschrieben wird, spiegelt sich auch die Plastizität des Alterns. Am deutlichsten wird dieser Einfluss wohl an der unterschiedlichen Lebensspanne von Königinnen und Arbeiterinnen im Insektenstaat. Die Lebenserwartung einer Königin übersteigt die der Arbeiterin um mehr als das 100fache, obwohl beide aus Eizellen der gleichen Mutter und des gleichen Vaters stammen.

Der Unterschied resultiert aus der Fütterung im Larvenstadium. Die spätere Stoffwechselrate ist hingegen bei Königinnen, die im Jahr Hunderttausende von Eiern produzieren, kaum geringer als bei Arbeiterinnen (Finch 1990).

Folgen des Alterns, Ausblick

Alle Forschungen belegen die Plastizität des Alterns, die durch eine Vielzahl von Mechanismen beeinflusst wird. Die Fortschritte in der Gentechnik wecken Hoffnungen, biologische Alternsmechanismen auszuhebeln oder doch abzuschwächen. Eine Verlangsamung der Alternsrate, eine bessere Prävention von Krankheiten oder auch ein späteres Erwachsenwerden, alles partiell genetisch kontrollierte Prozesse, könnten die Langlebigkeit verändern (Carey 2001).

Aber auch wenn gentechnische Manipulationen in Zukunft machbar sein sollten, so zeigen die Befunde schon heute, dass Alternsprozesse immer auch stochastischen Einflüssen ausgesetzt sind. Wenn wenige Schlüsselgene die Überlebens- und Reparaturmechanismen der Zelle regulieren (und dafür gibt es immer mehr Hinweise), dann verändern mögliche Mutationen die Funktionalität und Überlebenschancen jeder einzelnen Zelle anders.

Im Lebensverlauf wächst so die Varianz zwischen genetisch gleichen Zellen. Heterogenität in alternden Gesellschaften resultiert aus diesem essenziellen Zufall, neben genetischen Einflüssen und Umwelteinflüssen. Dieser Zufall prägt auch die altersspezifische Mortalitätskurve, die ihren typischen Verlauf selbst in genetisch gleichen Gruppen und unter gleichen Umwelteinflüssen bewahrt.

Aber mit welchem Gewicht prägen die einzelnen Alternsfaktoren die Lebenserwartung?

> **!** Vaupel et al. (1998) schätzen, dass bis zu 25% der Lebenserwartung von Menschen genetisch determiniert, 25% durch frühe und 50% durch späte, primär soziale Lebensereignisse bestimmt sind.

Für die **Zukunft** prognostizieren alle Experten einen weiteren Anstieg der menschlichen Lebenserwartung. Gestritten wird allerdings über die Geschwindigkeit des demografischen Fortschritts (Wilmoth 1998). Kritisch wird in diesem Zusammenhang auch die weit verbreitete Idee einer maximalen Lebensspanne beurteilt. Nicht nur die Gentechnik, auch der Blick in die Vergangenheit zeigt, dass Annahmen über ein Limit der menschlichen Lebenserwartung schon wenige Jahre nach der Publikation von der Realität eingeholt wurden (Oeppen u. Vaupel 2002).

Was ist für die Zukunft realistisch zu erwarten? Offizielle **Bevölkerungsvorhersagen** beziehen sich auf unterschiedliche Szenarien, die mehr oder weniger willkürliche Trends unterstellen und deren Folgen durchrechnen. So geht das Statistische Bundesamt in seiner 9. Bevölkerungsprognose davon aus, dass bis zum Jahr 2035 auch in Deutschland die schon heute in anderen Ländern realisierten günstigsten altersspezifischen Sterbewahrscheinlichkeiten gelten. In 2050 würden deutsche Frauen und Männer, gleichgültig ob sie in Ost- oder Westdeutschland leben, mit einer durchschnittlichen Lebenserwartung von 84,5 Jahren bzw. 78,1 Jahren rechnen können. Das ist ein Anstieg im Vergleich zu der aktuellen Lebenserwartung in Westdeutschland von 4 Jahren bei Frauen und 3,7 Jahren bei Männern.

In einer weiteren Variante wird ein noch stärkerer linearer Anstieg der Lebenserwartung angenommen, der Frauen in 2050 eine durchschnittliche Lebenslänge von 86,4 Jahren und Männern von 80,1 Jahren beschert. Dieser Anstieg hat zur Folge, dass die Alterspyramide in Deutschland bei gleichbleibender Zuwanderung Kopf steht (Abb. 4.**3**). Bis in die allerhöchsten Lebensalter sind die Jahrgangsstärken der 65-Jährigen und Älteren größer als die der jüngeren Kohorten.

Kritik entzündet sich an der Tatsache, dass deterministische Prognosen systematisch tatsächliche Zufallsentwicklungen und -schwankungen ausblenden, die aber das individuelle und soziale Altern prägen. Eine Alternative versprechen stochastische Modelle. Denn sie nutzen

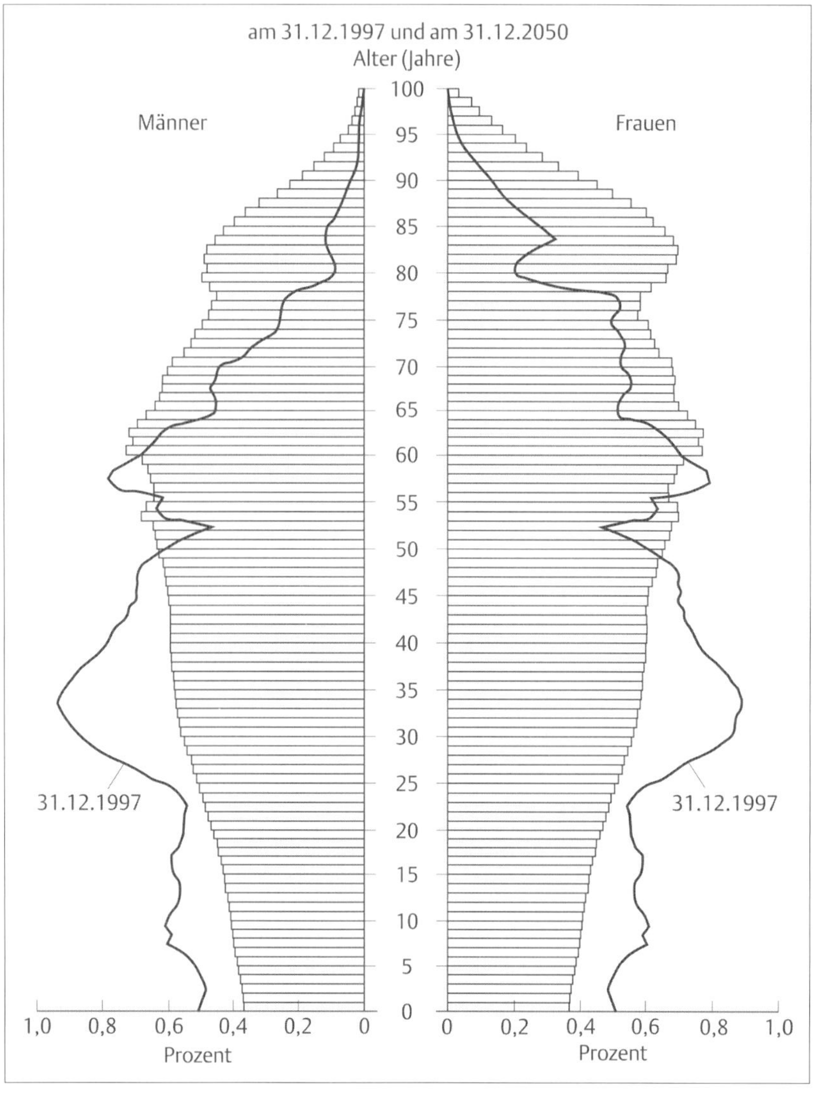

Abb. 4.**3** Der Altersaufbau der Bevölkerung heute und 2050 in Deutschland (Basis 31. 12. 1997, Ergebnis der laufenden Bevölkerungsfortschreibung. Quelle: Statistisches Bundesamt 2000. 9. Koordinierte Bevölkerungsvorausberechnung bis zum Jahr 2050.).

vergangene Trends und deren Varianz, um zukünftige Bevölkerungen vorherzusagen.

Tuljapurkar u. Mitarb. (2000) haben eine stochastische Prognose für die damaligen G7-Länder errechnet und zeigen, dass alle offiziellen Vorhersagen, sowohl in allen Szenarien wie auch in allen Ländern, die Dynamik der vergangenen Mortalitätsentwicklung deutlich unterschätzen. Für Deutschland ermitteln die Autoren eine für Frauen und Männer kombinierte Lebenserwartung von 83,5 Jahren in 2050. Die zentrale offizielle Prognose liegt bei 81,5 Jahren.

Im internationalen Vergleich liegt Deutschland mit dieser Lebenserwartung nur über den USA. Menschen in Kanada, Frankreich, Italien, Japan und Großbritannien wird ein längeres Leben prognostiziert.

Zahlreiche Studien belegen, dass ein längeres Leben nicht durch länger andauernde Krankheiten erkauft wird. Im Gegenteil, der Gewinn an Lebenszeit bedeutet gesunde Lebenszeit (Crimmins 2001). Es ist sinnvoll anzunehmen, dass diese Entwicklung sich auch in Zukunft fortsetzt. Nur werden es andere medizinisch-technische Fortschritte sein, und sie werden andere Folgen nach sich ziehen als die Erfolge, die v.a. bei der Behandlung von Herz-Kreislauf-Erkrankungen in den vergangenen Jahrzehnten errungen worden sind. Deshalb ist es nicht ausreichend, die Vorhersage allein auf den aggregierten Trend der vergangenen Jahrzehnte zu stützen.

An dieser Stelle ist das Expertenurteil gefragt. Experten sollten zukünftige Entwicklungen in der Gentechnologie, aber ebenso – das haben die Studien immer wieder gezeigt – einflussreiche zukünftige soziale Umweltbedingungen wie intergenerative Austauschbeziehungen wirklichkeitsnäher abschätzen. Ein solcher Ansatz würde schließlich auch helfen, die enormen Steuerungspotenziale, über die wir bei der Verlängerung des Lebens verfügen, effektiver und effizienter zu nutzen.

„In other words, long-term investment in science and education provides the tools for extending longevity which, in turn, make more attractive the opportunity cost of long-term investments in individual education, and thus help humans gain progressively greater control over their environment, their health and overall quality of life“ (Carey u. Judge 2001).

Literatur

1. Allman J, Rosin A, Kumar, R, Hasenstaub A. Parenting and survival in anthropoid primates: Caretakers live longer. Proceedings of the National Academy of Sciences 1998;95:6866–6869.
2. Carey JR., Genetics of Longevity. In: Smelser NJ, Baltes PB (eds.): International Encyclopedia of the Social & Behavioral Sciences (pp.9052–9057). Amsterdam: Elsevier Science Ltd., 2001.
3. Carey JR, Judge DS. Principles of biodemography with special reference to human longevity. Population: An English Selection 2001;13:9–40.
4. Charlesworth B. Evolution in age-structured populations. Cambridge: Cambridge University Press, 1994.
5. Crimmins EM. The changing pattern of American mortality decline, 1940–1977, and its implications for the future. Population and Development Review 1981;7:229–254.
6. Crimmins EM. The Biodemography of Mortality. In: Smelser NJ, Baltes PB (eds.), International Encyclopedia of the Social & Behavioral Sciences (pp.10060–10065). Amsterdam: Elsevier Science Ltd.; 2001.
7. DePinho RA. The age of cancer. Nature 2000;408:248–254.
8. Finch CE. Longevity, senescence, and the genome, University of Chicago Press. Chicago 1990.
9. Finkel T, Holbrook NJ. Oxidants, oxidative stress and the biology of ageing. Nature 2000;408:239–247.
10. Gjonça A, Brockmann H, Maier H. Old age mortality in Germany prior to and after reunification. Demographic Research 3; 2000, 1.
11. Guarente L, Kenyon C. Genetic pathways that regulate ageing in model organisms. Nature 2000;408:255–262.
12. Haman D. Ageing: A theory based on free radical and radiation chemistry. J. Geront. 1956;11:298–300.
13. Ishii, N. A mutation in succinate dehydrogenase cytochrome b causes oxidative stress and ageing in nematodes. Nature 1998;394:694–697.
14. Kirkwood TBL. Evolution of ageing. Nature 1977;270:301–304.
15. Kirkwood TBL, Austad SN. Why do we age? Nature 2000;408:233–238.
16. Larsen PI. Aging and resistance to oxidative damage in Caenorhabditis elegans. Proceedings of the National Academy of Sciences 1993;90:8905–8909.
17. Lee RD. Rethinking the evolutionary theory of aging: Transfers, not births, shape senescence in social species. Proceedings of the National Academy of Sciences 2003;100:9627–9642.
18. Martin GM, Austad SN, Johnson TE. Genetic analysis of aging: Role of oxidative damage and environmental stresses. Nature Genetics 1996;13:25–34.
19. Masoro EJ. Caloric restriction and aging: An update. Experimental Gerontology 2000;35:299–305.
20. Melow S, Ravenscroft J, Malik S, et al. Extension of life with superoxide dismutase / catalase mimetics. Science 2000;289:1567–1569.
21. Oeppen J, Vaupel JW. Broken limits to life expectancy. Science 2002;296:1029–1031.
22. Olshansky SJ. On the biodemography of aging: A review essay. Population and Development Review 1998;24:381–393.
23. Packer L, Fuehr K Low oxygen concentration extends the lifespan of cultured human diploid cells. Nature 1977;267:423–425.
24. Rogers AR. Economics and the evolution of life histories. Proceedings of the National Academy of Sciences 2003;100:9114–9115.
25. Sinclair, DA. An age of instability. Science 2003;301:1859–1860.
26. Sohal RS, Weindruch R. Oxidative stress, caloric restriction, and aging. Science 1996;273:59–63.
27. Statistisches Bundesamt. Bevölkerungsentwicklung Deutschlands bis zum Jahr 2050 – Ergebnisse der 9. koordinierten Bevölkerungsvorausberechnung. Wiesbaden; 2000.
28. Tuljapurkar S, Li N, Boe C. A universal pattern of mortality decline in the G7 countries. Nature 2000;405:789–792.
29. Vaupel JW. Mortality of the oldest old. In: Smelser NJ, Baltes PB (eds.) International Encyclopedia of the Social & Behavioral Sciences (pp. 10075–10079). Amsterdam: Elsevier Science Ltd.;2001.
30. Vaupel JW, Carey JR, Christensen K, et al. Biodemographic trajectories of longevity. Science 1998;280:855–860.
31. Williams GC. Pleiotropy, natural selection and the evolution of senescence. Evolution 1957;11:398–411.
32. Wilmoth JR. The future of human longevity: A demographer's perspective. Science 1998;280:395–397.
33. Zglinicki T v., Saretzki G, Docke, W, Lotze C. Mild hyperoxia shortens telomeres and inhibits proliferation of fibroblasts: A model for senescence? Experimental Cell Research 1995;220:186–193.

II Alternsrisiken

5 Ernährung als Prävention vorzeitigen Alterns

Ute Gola

Einleitung

Immer mehr Menschen haben heute die Chance nicht nur alt, sondern sogar sehr alt zu werden. Jedoch leiden viele ältere Menschen an chronisch-degenerativen Erkrankungen und können im letzten Lebensabschnitt kein gesundes und unabhängiges Leben mehr führen. Befragt man rüstig gebliebene Hochaltrige nach den Gründen für ihr langes Leben, so werden fast immer die Themen Ernährung, körperliche Aktivität bis ins Alter und das „Gläschen in Ehren" genannt.

Den meisten unter ihnen ist die große Bedeutung bewusst, die gutes Essen als Quelle von Kraft und Gesundheit einnimmt („Essen und Trinken hält Leib und Seele zusammen"). Dabei scheinen, zum Erstaunen mancher Wissenschaftler, die unterschiedlichsten Ernährungsphilosophien und -regeln in ähnlichem Maße erfolgreich zu sein. Auch wenn die Ursachen vieler chronisch-degenerativer Erkrankungen nicht in allen Details geklärt sind, lässt sich bereits jetzt sagen, dass eine bedarfsdekkende Ernährung und altersgemäße Bewegung dazu beitragen, dass mehr Menschen als bisher das hohe Alter in einer körperlich und geistig guten Verfassung erleben.

Eine gesunde, präventive Lebensweise einschließlich entsprechender Ernährung beginnt bereits in utero (Barker et al. 1989) und trägt später wesentlich zu einem gesunden Altern bei. Bei der gesunden Lebensweise besteht Einigkeit, dass folgende Faktoren den Alterungsprozess positiv beeinflussen:

- nicht rauchen,
- regelmäßige Bewegung,
- ein Body Mass Index (BMI, Kapitel 8) unter 25 und
- eine optimistische Lebenseinstellung.

Die so genannte „gesunde Ernährung" als wichtige Säule eines primär präventiven Lebensstils kann quantitativ unter dem Blickwinkel der Energiezufuhr und qualitativ in Bezug auf ihre Inhaltsstoffe bewertet werden.

Kalorische Restriktion der Nahrungszufuhr

Interessant und durch Tierversuche gut belegt sind die Theorien der Lebensverlängerung durch kalorische Restriktion (Kapitel 6 u. 25). Bedenkt man, dass Adipositas unabhängig von der Ernährung die Hauptstörgröße gesunden Alterns ist (Kapitel 7 u. 8), so überzeugen diese Theorien, wenn es darum geht, Übergewicht abzubauen und das erreichte Normalgewicht durch angepasste Reduktion der Energiezufuhr zu halten.

Die Tatsache, dass Würmer, Insekten und Nager durch Kalorienreduktion länger leben, kann eng damit zusammenhängen, dass diese Experimente unter Laborbedingungen und nicht in der quasi freien Wildbahn durchgeführt worden sind. Im Käfig hat die Ratte wenig Bewegung und ständigen Zugang zu Futter mit der Tendenz zur Überernährung. Sie lebt folglich kürzer als ihre wild lebende Artgenossin; konsequenterweise wird die Laborrate älter, wenn sie auf Diät gesetzt wird.

Übertragen auf den Menschen (und in der Literatur bekannt; Kapitel 7 u. 8), scheint kalorische Restriktion auch bei nicht ausreichender Bewegung zur Erhaltung oder Reduktion des Körpergewichts günstiger für die Lebenserwartung zu sein als weiterbestehende Adipositas. Wird auch die körperliche Aktivität optimiert, so lässt sich dieser Effekt vermutlich noch erhöhen.

Die Empfehlung einer Kalorienreduktion um bis zu 30% zur Lebensverlängerung unterstellt eine Diät, die lediglich in ihrer Energie reduziert ist, ansonsten aber reich an Proteinen und Mikronährstoffen, insbesondere Antioxidanzien (Kapitel 10 u. 35) ist.

Eine derartige Diät ist im Alltag aber schwer zu realisieren, d.h. ein Mangel ist vorprogrammiert. Kurzfristig könnte eine bis zu 30%ige Energiereduktion evtl. vorteilhaft sein. Die Folgen chronischer Energiereduktion auf Morbidität und Lebenserwartung sind aus Regionen mit langfristigem Nahrungsmittelmangel und bei institutionalem Wohnen im Alter bekannt (Kapitel 25).

Weltweit sind Adipositas und das damit vergesellschaftete Metabolische Syndrom (Kapitel 7 u. 9) als wichtigste Ursachen von vorzeitigem Altern in einer Zunahme von erschreckendem Ausmaß begriffen.

Good-Aging-Tipp für die Praxis

Normalgewicht, ob genetisch geschenkt oder in mühevollem Kleinkrieg gegen sich selbst erobert und verteidigt, scheint eine der wichtigsten nutritiv gestaltbaren Komponenten gegen vorzeitiges Altern zu sein. Wahrscheinlich hat keine einzelne Komponente unserer Nahrung einen so starken Einfluss auf unsere Herz-Kreislauf-Morbidität wie abdominale Adipositas (Hu u. Willett 2001).

Wie sollte eine gesunde Ernährung aussehen?

Kohlenhydrate

Kohlenhydrate, die in der **Vorackerbauzeit** als Lebensmittel genutzt wurden, stammten im Wesentlichen aus Wurzeln, Samen und Früchten. Getreidekörner gehörten kaum zu dieser Ernährungsweise. Der natürliche Einschluss von Stärke und Zuckern innerhalb der unzerstörten Pflanzenzellwände (Ballaststoffanteil) in rohen oder nur wenig verarbeiteten Lebensmitteln ist typisch für diese Ernährungsweise und führt im Verlauf der Verdauung zu einer sehr verzögerten Glucosefreisetzung.

Je stärker die Pflanzenzellwände zerstört sind (hoch verarbeitete Nahrungsmittel), je weniger also die Kohlenhydrate und Zucker eingeschlossen sind, desto rascher gelangt die Glucose ins Blut und resultiert in einem deutlichen Anstieg des Blutzuckers. Die Folgen dieser immer wieder auftretenden Glucoseanstiege sind besonders dann fatal, wenn eine Insulinresistenz vorliegt (Kapitel 7,9).

Die **Insulinresistenz** war für den Menschen von Vorteil in Zeiten, in denen er Lebensmittel mit nur geringer Verfügbarkeit von Glucose (niedriger glycämischer Index) als Hauptbestandteil seiner Nahrung hatte. Dies war während der **Eiszeit** der Fall, in der kohlenhydratreiche vegetabile Nahrungsbestandteile nur selten vorhanden waren und deshalb mehr Fleisch und damit auch Fett verzehrt wurde.

Wie Untersuchungen zur **Ernährung von Jägern und Sammlern** ergeben haben, mussten diese, um ihren sehr hohen Energieverbrauch decken zu können (bis zu 6000 kcal/Tag) größere Mengen an Fett und Eiweiß verzehren. Durch die damit einhergehenden geringeren Anstiege der Blutglucose und auch niedrigerer reaktiver Insulinanstiege war bei normal reagierenden Individuen die anabole Potenz des Insulins eher gering. Personen mit Insulinresistenz dagegen hatten einen wesentlichen Vorteil, indem sie besser Fett einspeicherten und damit ein echtes Überlebensmerkmal aufwiesen.

Durch Veränderung des Nahrungsmittelangebots in unserer Zeit mit der zunehmenden Prozessierung von Lebensmitteln kamen pflanzliche Nahrungsmittel auf den Markt, bei denen durch Verarbeitung Glucose aus Polysacchariden biologisch besser verfügbar war und damit zu einem sehr hohen glycämischen Index führte. Dieser starke Anstieg der Glucose hat reaktiv eine Hyperinsulinämie zur Folge, um die Blutglucosekonzentration wieder auf Normalmaß zu senken.

Glycämischer Index und glycämische Ladung

> **!** Der **glycämische Index** (GI) bezieht sich auf den Anstieg der Blutglucose nach dem Verzehr der Menge eines Lebensmittels, die 50g Kohlenhydrate enthält.

Seine Bedeutung ist seit den 1980er Jahren bekannt. Dabei wird der Prozentsatz im Vergleich zur Aufnahme der gleichen Menge an Kohlenhydraten in Form von Glucose berechnet. Der glycämische Index ist somit kohlenhydratstandardisiert. Es wird beispielsweise der postprandiale Blutzuckeranstieg von 1250g Magerquark verglichen mit dem von 101g Weißbrot. Die Praxisrelevanz ist somit gering (Tab. 5.**1**).

Um diesen Sachverhalt besser zu berücksichtigen, nutzt man zunehmend den Begriff der „glycemic load" (GL), übersetzt glycämische Last (auch: **glycämische Ladung** oder glycämische Belastung).

> **!** Die glycämische Ladung berechnet sich aus dem glycämischen Index unter Berücksichtigung des Kohlenhydratgehalts der Lebensmittel.

Der Zusammenhang zwischen glycämischem Index bzw. glycämischer Last und ernährungsabhängigen Erkrankungen ist heute Gegenstand zahlreicher Untersuchungen.

Tabelle 5.**1** Glycämischer Index (GI) und glycämische Ladung (GL) von ausgewählten Nahrungsmitteln

Lebensmittel	Portion in g	GI (Glucose)	GL
Brotaufstrich			
Honig	25	55	10
Erdbeermarmelade	30	51	10
Nutella	20	33	4
„Sättigungsbeilage"			
Couscous	150	65	23
Langkornreis	150	56	24
Basmatireis	150	58	2
Parboiled Reis	150	47	7
Instantreis	150	87	36
Jasminreis	150	109	46
Bulgur	150	48	12
Nudeln (Hartweizen)	180	44	21
Bratkartoffeln	150	60	18
Salzkartoffeln	150	56	14
Pommes Frites	150	75	22
Kartoffelpürree (Instant)	150	85	17
Obst			
Apfel	120	28	6
Banane	120	52	12
Trauben	120	46	8
Kiwi	120	53	6
Mango	120	51	8
Orange	120	42	5

! Große prospektive epidemiologische Studien belegen, dass eine Ernährung mit einem hohen glycämischen Index und einer hohen glycämischen Last die Entstehung von Typ-2-Diabetes mellitus bei Männern und auch bei Frauen begünstigt.

Zeitgleich mit der Verbesserung der Lebensmitteltechnologie und damit der besseren Bioverfügbarkeit der Inhaltsstoffe von Lebensmitteln entwickelte sich auch die Industrialisierung des gesamten Alltags: einerseits höherer glycämischer Index, höhere Insulinausschüttung und dadurch metabolisch begünstigte Fettspeicherung – andererseits immer geringer werdende körperliche Alltagsaktivität mit weltweit zu beobachtendem Anstieg des Übergewichts.

Damit aber wurde die Insulinresistenz, die sich vormals als überlebenswichtig gezeigt hatte, ein eindeutiger Nachteil. Durch Übergewicht und letztendlich nach Erschöpfung der Sekretionsleistung der Beta-Zellen des Pankreas entwickelte sich Diabetes mellitus (Typ II) endemisch (Kapitel 9).

Nicht erst die Entwicklung eines Diabetes kann den Alterungsprozess z.B. an Gefäßen und Augenlinse beschleunigen; bereits lange vorher tragen erhöhte Glucosekonzentrationen im Blut zu einer beschleunigten Alterung von Endothelzellen bei. Es muss hierbei jedoch berücksichtigt werden, dass der glykämische Index nicht nur starken individuellen Schwankungen unterliegt, sondern auch extrem abhängig von der Art und Behandlung der Kohlenhydrate und der Zusammensetzung der jeweiligen Nahrung ist. So hat ein höherer Fettanteil in der Nahrung (z.B. Schokolade) durch Verzögerung der Resorption eher einen dämpfenden Effekt auf den Glucoseanstieg. Je nach Verarbeitung können stärkehaltige Lebensmittel (z.B. Kartoffeln) sehr unterschiedliche „Lieferanten" von Glucose sein.

Good-Aging-Tipp für die Praxis

In Bezug auf Kohlenhydrate scheint eine Ernährung, die den glycämischen Index bzw. die glycämische Ladung berücksichtigt, präventiven Charakter zu haben. Kohlenhydrate sind die Hauptkomponente in der Zusammensetzung unserer Nahrung. Die gängigen Empfehlungen bewegen sich im Bereich 45–55% der Gesamtkalorienzufuhr. Kohlenhydrate sollten wenig verarbeitet sein (z.B. Vollkornprodukte) und einen niedrigen glycämischen Load haben (cave: süße Getränke).

Tabelle 5.**2** Ballaststoffgehalt einzelner Lebensmittel

Brot und Backwaren:		
Geringer Ballaststoffanteil (< 4 g pro 100 g)	**Mittlerer Ballaststoffanteil** (4–6 g pro 100 g)	**Hoher Ballaststoffanteil** (> 6 g pro 100 g)
Weizenbrötchen (mit und ohne Saaten)	Knäckebrot, Kleiebrötchen, Roggenbrot, Mischbrot	Vollkornbrot, Pumpernickel
Getreide und Getreideprodukte:		
Geringer Ballaststoffanteil (< 5 g pro 100 g)	**Mittlerer Ballaststoffanteil** (5–10 g pro 100 g)	**Hoher Ballaststoffanteil** (> 10 g pro 100 g)
Buchweizen, Mais (Cornflakes, Polenta), Hirse, Reis	Dinkel, Gerste, Grünkern, Hafer, Weizen, Roggen	Kleie- und Vollkornprodukte der Getreide mit mittlerem Ballaststoffanteil
Obst:		
Geringer Ballaststoffanteil (< 3 g pro 100 g)	**Mittlerer Ballaststoffanteil** (3–6 g pro 100 g)	**Hoher Ballaststoffanteil** (> 6 g pro 100 g)
Ananas, Apfel, Apfelsine, Avocado, Banane, Feige, Grapefruit, Mango, Melone, Zitrone, Kirsche, Pfirsich, Mirabelle, Pflaume	Beeren (Brombeeren, Himbeeren, Heidelbeeren, Johannisbeeren, Preiselbeeren, Stachelbeeren), Kiwi	Trockenobst, Rosinen
Gemüse:		
Geringer Ballaststoffanteil (< 3 g pro 100 g)	**Mittlerer Ballaststoffanteil** (3–6 g pro 100 g)	**Hoher Ballaststoffanteil** (> 6 g pro 100 g)
Aubergine, Mohrrüben, Kohlrabi, Radieschen, Rettich, Bleichsellerie, Broccoli, Chinakohl, Blattsalate, Spargel, Spinat, Weißkraut, Wirsing, Gurke, Paprikaschote, Tomate, Zucchini, Champignons	Sellerieknolle, Fenchel, Blumenkohl, Grünkohl, Rosenkohl, Zwiebel, Zuckermais	Artischocke, Schoten (Zuckererbsen), Schwarzwurzel, Erbsen, Kichererbse, Linse, Bohnensamen
Nüsse:		
Geringer Ballaststoffanteil (< 3 g pro 100 g)	**Mittlerer Ballaststoffanteil** (3–6 g pro 100 g)	**Hoher Ballaststoffanteil** (> 6 g pro 100 g)
Cashew	Walnuss, Pistazie, Paranuss	Erdnuss, Haselnuss, Kokosnuss, Mandel

Ballaststoffe

Je geringer die körperliche Aktivität (insbesondere Alltagsaktivität), umso sorgfältiger sollte die Zusammensetzung der Kohlenhydrate betrachtet werden. Insulinresistenz hat zwar auch genetische Ursachen, nimmt aber mit steigendem Alter und Inaktivität zu. Empfohlen wird der Verzehr von **möglichst naturbelassenen und damit auch ballaststoffreichen Kohlenhydraten**. Ballaststoffreiche Nahrung

- vermittelt einen besseren Sättigungseffekt,
- hat protektive Einflüsse auf die Darmflora und
- reguliert die Verdauung.

Diese Gesichtspunkte sind wesentlich für das „Durchhalten" bei Kalorienrestriktion. Schon lange wird auch ein Zusammenhang zwischen der Höhe der Ballaststoffzufuhr, der Erkrankung an **Dickdarmkrebs** und dem Auftreten von Darmpolypen vermutet. Große Studien der letzten Jahre sprechen dafür: z.B. EPIC (*European Prospective Investigation into Cancer and Nutrition*) zeigte, dass die Erhöhung der Ballaststoffzufuhr von 15 auf 35 g/Tag das Kolonkarzinom-Risiko um 40% senken kann (Bingham et al. 2003). Tab. 5.**2** nennt den Ballaststoffgehalt der wichtigsten Lebensmittel.

Good-Aging-Tipp für die Praxis

Der Empfehlung, 30 g Ballaststoffe täglich aufzunehmen (DGE 2004) und ihrer praktischen Umsetzung stehen aber mit steigendem Alter rigidere Essgewohnheiten und oft auch ernsthafte Unverträglichkeiten entgegen. Als Kompromiss ist zu empfehlen: Schrittweise Anhebung des Anteils naturbelassener Produkte und Gemüse (Ballaststoffzufuhr monatlich um 5 g/Tag erhöhen, bis auf etwa 30 g/Tag).

Fette

! Unter gesundheitlichem Aspekt sollte die tägliche Fettzufuhr 30–35% der Gesamtenergie nicht übersteigen.

Diese Konsens-Empfehlung ist Ergebnis vieler wissenschaftlicher Studien. Es gibt jedoch auch durchaus Populationen, die bei hoher Fettzufuhr gesund bleiben und alt werden. Welche Rolle hierbei die genetische Disposition spielt, und ob es sinnvoll ist, für alle den prozentualen Fettgehalt festzulegen, muss die zukünftige Forschung zeigen. Tab. 5.**3** stellt den geschätzten Energiebedarf des Erwachsenen und die akzeptable Verteilung auf die einzelnen Makronährstoffe dar.

Senkung der Kalorienzufuhr und Gewichtsreduktion können zusammen mit körperlicher Bewegung dazu beitragen, hohe Triglycerid- und Cholesterinwerte im Blut zu senken. Damit geht eine Minderung des Risikos für koronare Herzkrankheit, Krebs und Metabolisches Syndrom einher. Bereits eine mäßige Gewichtsreduktion (5 kg) kann das Risiko für diese alterskritischen Erkrankungen signifikant reduzieren.

Tabelle 5.**3** Vereinfachte Widergabe des geschätzten Energiebedarfs und der akzeptablen Verteilung von Makronährstoffen beim Erwachsenen bei einer Energieaufnahme von 2500–3100 kcal/Tag (modifiziert n. Gassmann, 2003) (PUFA = mehrfach ungesättigte Fettsäuren)

Makronährstoff	Prozent der Nahrungsenergie
Fett	20–35
n-6-PUFA (Linolsäure)	5–10
n-3-PUFA* (Alpha-Linolensäure)	0,6–1,2
Kohlenhydrate	45–65
Proteine	10–35

* ungefähr 10% davon langkettig

Während erhöhte Triglyceridwerte stark ernährungsabhängig sind, ist die Höhe der Cholesterinwerte besonders von metabolischen und genetischen Faktoren (Respondertypus) abhängig. Folglich kann allein durch cholesterinarme Ernährung (ohne Gewichtsreduktion) nur eine mäßige Senkung (ca. 8–10%) erreicht werden. Bei der Reduzierung der Fettzufuhr sollte beachtet werden, dass diese nicht auf Kosten der pflanzlichen Öle geht, da diese wichtige Träger fettlöslicher Vitamine und essenzieller Fettsäuren sind.

Welches Nahrungsfett kann empfohlen werden?

Multivarianzanalysen von Daten, die im Rahmen der *Nurses Health Study* (NHS) (Hu et al. 1997) erhoben wurden, zeigten, dass der Austausch von 5% Energie aus gesättigten Fetten im Vergleich zu einer äquivalenten Menge von Kohlenhydraten zu einem 17% höheren Risiko für kardiovaskuläre Erkrankungen führte. Verglichen mit der äquivalenten Energiemenge aus Kohlenhydraten war das relative Risiko für 2% der Energie aus trans-Fetten 1,93, für 5% der Energie von einfach ungesättigten Fettsäuren 0,81 und für 5% Energie von mehrfach ungesättigten Fettsäuren 0,62. Es fand sich keine signifikante Beziehung der Gesamt-Fettaufnahme zum kardiovaskulären Risiko.

! Die Ergebnisse zeigen, dass ein Ersetzen der gesättigten und trans-Fette durch unhydrogenisierte einfach und mehrfach ungesättigte Fette offenbar einen größeren Effekt in der Prävention von kardiovaskulären Erkrankungen hat als die Reduktion des Gesamtfetts (Hu et al. 1999).

Insbesondere kommt es darauf an, den Anteil von trans-Fetten (Margarine, Fertigprodukte, Süßwaren, fette Milchprodukte) zu reduzieren. **Nüsse** bestehen zu mehr als 50 Energie% aus Fett und wurden deshalb bisher kaum empfohlen. In der NHS konnte jedoch gezeigt werden, dass regelmäßiger Verzehr von Nüssen (hoher Anteil ungesättigter Fettsäuren) durchaus mit einem niedrigeren Risiko für eine koronare Herzkrankheit einhergeht.

Eier wurden in den letzten 20 Jahren vermutlich zu Unrecht als Verursacher von Störungen im Lipidstoffwechsel angeschuldigt (Tab. 5.**4**). Es gibt immer wieder Hinweise, dass Nahrungscholesterin zu einem höheren Serumspiegel von totalem und von LDL-Cholesterin führen kann. Diese Effekte sind jedoch, verglichen mit denen gesättigter und trans-Fettsäuren, relativ klein. Die NHS und andere Studien zeigten keine signifikante Korrelation zwischen der Cholesterinzufuhr und dem Risiko für Herz-Kreislauf-Erkrankungen.

Demgegenüber korreliert **Fischverzehr** gut mit einem geringeren Herz-Kreislauf-Risiko. Kromhout et al. (1985) zeigten, dass Männer mit einem täglichen Fischkonsum von 30g Fisch ein um 50% niedrigeres Risiko für Herz-Kreislauf-Mortalität hatten als Männer, die sehr selten Fisch aßen. Tab. 5.**5** fasst den hohen nutritiven Stellenwert von Fisch im Hinblick auf den Gehalt an Omega-3-Fettsäuren zusammen.

Hauptanteil des zugeführten Fetts sollte aus **pflanzlichen Ölen** bestehen, die reich an einfach ungesättigten und n-3-Fettsäuren sind (z.B. Rapsöl). Besondere Bedeutung haben die **Fettsäuren der n-3- und n-6-Familie** (Alpha-Linolensäure und Linolsäure). Während die n-3-Fettsäuren vorwiegend im Fisch, aber auch in Raps- und Leinöl vorkommen, finden sich die n-6-Fettsäuren in nahezu allen Lebensmitteln pflanzlichen Ursprungs (Abb. 5.**1**). Wegen der entgegengerichteten Wirkungen dieser beiden Fettsäuren bei der Thrombozytenaggregation und im Immunsystem sollte auf ein „günstiges" Verhältnis dieser Fettsäuren mit Blick auf die Arteriosklerosеprävention in der Ernährung geachtet werden. Das derzeitig übliche Verhältnis von n-6- zu n-3-Fettsäuren liegt bei 10:1, wünschenswert wäre aber 4–5:1. Die Fettsäuren der n-3-Familie sind auch für eine gesunde und strapazierfähige Haut von Bedeutung.

Tabelle 5.**4** Fettsäuren- und Cholesteringehalt eines Eies in Bezug zu den DACH-Empfehlungen; das Verhältnis der verschiedenen Fettsäuren (SAFA : MUFA : PUFA [%] = 1 : 1,5 : 0,5) entspricht in etwa der Empfehlung von 1 : 1,3 : 0,7 seitens der DACH.

	DACH-Empfehlung	1 Ei (60 g)
Omega-6-FS (g)	10	0,6
Omega-3-FS (g)	2	0,2
Omega-6-FS zu Omega-3-FS	5 : 1	3,7 : 1
Cholesterin (mg)	< 300	220

DACH = Deutsche Gesellschaft für Ernährungsmedizin (DGE), Österreichische Gesellschaft für Ernährung, Schweizerische Gesellschaft für Ernährungsforschung und Schweizerische Vereinigung für Ernährung
SAFA = gesättigte Fettsäuren
MUFA = einfach ungesättigte Fettsäuren
PUFA = mehrfach ungesättigte Fettsäuren

Tabelle 5.**5** Gehalt an Omega-3-Fettsäuren im Fisch

Fischsorte	Fett (g)	EPA (g)	DHA (g)
Lachs	7–10	0,5–0,7	0,5–0,9
Makrele	5–20	0,4–1,7	0,4–1,7
Hering	10–19	0,9–1,9	0,9–1,9
Forelle	3,4	0,1	0,1
Heilbutt	2–14	0,1–0,5	0,3–0,4

EPA = Eicosapentaensäure
DHA = Docosahexaensäure

Darf es beim Abnehmen auch etwas fetter sein?

Es darf, vorausgesetzt, die energetische Restriktion wird erreicht! Aber die klassische Atkins-Diät (keine Kohlenhydrate, aber alle Fette erlaubt) bleibt vorerst „out". In letzter Zeit machten Studien auf sich aufmerksam, die mit einer kohlenhydratarmen (20–30g KH/d) und fettreichen Diät eine gute Gewichtsreduktion erreichen konnten (Foster et al. 2003, Samaha et al. 2003). Langzeitergebnisse stehen noch aus, und bis zu welchem Kohlenhydratgehalt diese Diäten sicher sind, wird gegenwärtig intensiv untersucht.

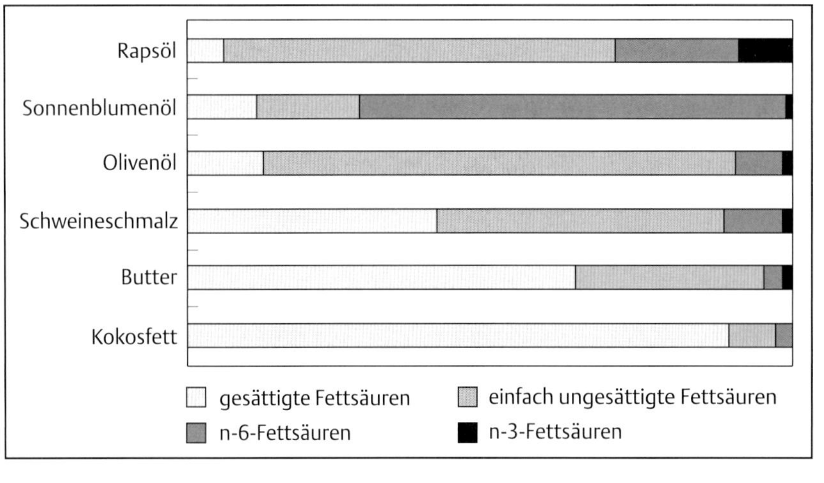

Abb. 5.**1** Fettsäure-Zusammensetzung verschiedener Fette.

Good-Aging-Tipp für die Praxis

Die zur Zeit noch unsichere Datenlage ermöglicht noch keine klare Auskunft darüber, wer langfristig von einer kohlenhydratreduzierten Ernährungsweise (Low-Carb-Diät) profitieren könnte. Bei Personen in einem Alter von über 50 Jahren, bei Diäten, die länger als 90 Tage dauern und solchen mit weniger als 20 g/d Kohlenhydrate ist derzeit noch Vorsicht geboten (Bravata et al. 2003).

Fettbeurteilung einzelner Lebensmittel

Naturbelassene Backwaren enthalten wenig Fett. Dazu gehören die bei uns üblichen Brotsorten (Vollkornbrot, Mischbrot, Mehrkornbrot, Pumpernickel, Knäckebrot). Auch auf Brote mit Ölsaaten muss, wegen eines erwarteten höheren Fettanteils, nicht verzichtet werden.

Obst und Gemüse enthalten im Allgemeinen viel Wasser und sind bis auf eine Ausnahme – Avocado – fettfrei. Avocado enthält 22g Fett auf 100g verzehrbaren Anteil, zum größten Teil allerdings gesunde, einfach ungesättigte Fettsäuren (leckerer Brotaufstrich!).

Nüsse enthalten allgemein 50–60% Fett (Macadamia > 70%). Da diese Fette eine günstige Zusammensetzung haben (Alpha-Linolensäure und einfach ungesättigte Fettsäuren), sind sie in Maßen (ca. 200g/Woche) sehr empfehlenswert.

Hülsenfrüchte enthalten so gut wie kein Fett. Ausnahme: Sojabohne (ca. 20% der Trockenmasse).

Fleisch enthält vor allem gesättigte Fettsäuren; deshalb ist der Fettgehalt zu berücksichtigen. (Merke: Je feiner zerkleinert das Fleisch ist, desto höher ist der Fettgehalt in Fleisch und Wurstwaren [vergleiche: Schnitzel versus Bockwurst]).

Fisch: Makrele, Lachs und Hering enthalten viel Fett, allerdings einen sehr hohen Anteil gesunder Omega-3-Fettsäuren und sollten deshalb regelmäßig verzehrt werden.

Milch und Milchprodukte: fettreduzierte Produkte sind heute ausreichend im Handel vertreten.

Die Wertigkeit der einzelnen Nahrungsmittel entsprechend ihres Fettgehalts ist in Tab. 5.**6** aufgelistet.

Protein

Eine ausreichende Proteinzufuhr (ca.15% der Gesamtenergiezufuhr) sollte sowohl durch tierisches als auch durch pflanzliches Eiweiß gewährleistet werden. Bei „normaler" Mischkosternährung ist ein Proteinmangel unwahrscheinlich, sofern nicht schwere Erkrankungen vorliegen. Anders kann es bei andauerndem Diät halten oder veganer Ernährung aussehen.

Tabelle 5.**6** Fettgehalt einzelner Lebensmittel nach Portionsgrößen und pro 100g

Lebensmittel	Fett (g) pro Portion	Fett (g) pro 100 g
Kuchen		
Apfelkuchen (Hefeteig), 100 g	3	3
Quark-Obst-Torte, 100 g	10	10
Rührkuchen, 100 g	18	18
Sahnetorte, 120 g	25	21
Nusstorte, 100 g	24	24
Kekse, 100 g	16	16
Fleisch- und Wurstwaren		
Schweineschnitzel, 125 g	2	2
Rinderfilet, 125 g	5	4
Tatar, 100 g	3	3
Hackfleisch gemischt, 100 g	20	20
Bockwurst, 100 g	30	30
Schinken gekocht, 30 g	1	3
Bierwurst, 30 g	6	20
Gelbwurst, 30 g	8	27
Fleischwurst, 30 g	8	27
Salami, 30 g	9	30
Leberwurst, 30 g	11	37
Geflügel		
Putenbrust/-schnitzel, 125 g	1	1
Huhn, Brathuhn, 125 g	12	10
Ente, 125 g	21	17
Gans, 125 g	38	30
Fisch und Fischprodukte		
Makrele, 150 g	18	12
Lachs, 150 g	20	14
Lachs, geräuchert, 50 g	3	6
Heringsfilet in Tomatensoße, 100 g	15	15
Brathering, 125 g	19	15
Kabeljau, Dorsch, Seelachs, 150 g	1	1
Scholle, 150 g	3	2
Forelle, 150 g	4	3
Milch und Milchprodukte		
Fettarme Milch, 1,5% Fett, 0,2 l	3	1,5
Vollmilch, 3,5% Fett, 0,2 l	7	3,5
Fettarmer Joghurt, 1,5% Fett, 150 g	2	1
Vollmilch-Joghurt, 3,5% Fett, 150 g	5	3
Saure Sahne, 10% Fett, 1 EL	1,5	10
Schlagsahne, 30% Fett, 1 EL	5	30
Magerquark, 100 g	Spuren	
Kräuterquark, 40% Fett, 100 g	11	11
Schnittkäse, 45% Fett i. Tr., 30 g	9	30
Schnittkäse, 30% Fett i. Tr., 30 g	5	17
Weichkäse (Brie), 45% Fett i. Tr., 30 g	6	20
Weichkäse (Brie), 30% Fett i. Tr., 30 g	4	13

Biologische Wertigkeit von Proteinen

! Die Beurteilung eines Lebensmittels hinsichtlich der ausgewogenen Zusammensetzung mit Aminosäuren liefernden Proteinen bezeichnet man als Proteinqualität. Diese auch als **biologische Wertigkeit** bezeichnete Qualität wird bestimmt durch die Möglichkeit, aus dem zugeführten Nahrungseiweiß die notwendigen körpereigenen Proteine zu bilden.

Je mehr also die Zusammensetzung des Nahrungsproteins hinsichtlich der einzelnen benötigten Aminosäuren für die Proteinsynthese dem individuellen Bedarf entspricht, desto höher ist die jeweilige Wertigkeit (Tab. 5.**7**). Dies bedeutet auch, dass bei vegetarischer Ernährung durch geschickte Kombination einzelner Proteinquellen durchaus bedarfsangepasste Proteinqualitäten erzeugt werden können. Komplementäre Proteinquellen sind Getreide und Leguminosen: Getreideprotein ist arm an Lysin, Threonin und Tryptophan, enthält aber größere Mengen an Methionin, das im Protein der Samen von Leguminosen die limitierende Aminosäure darstellt. Der höhere Gehalt an Threonin und Tryptophan verbessert die Proteinqualität dieser Kombination.

Durch eine Kombination von Nahrungsproteinen mit unterschiedlichen Aminosäurenmustern, insbesondere essenzielle Aminosäuren, kann eine Qualitätssteigerung auch dahingehend erfolgen, dass weit weniger Protein in Kombination benötigt wird, um bedarfsdeckend zu sein, als wenn nur auf eine Quelle zurückgegriffen wird (Tab. 5.**8**).

Milch als Protein- und Calciumquelle ist nicht nur wegen seiner guten Verträglichkeit beliebt, sondern steht immer wieder auch im Hinblick auf eine mögliche Prävention der Osteoporose im Fokus. Menschen mit hohem Milchkonsum, insbesondere unter Ausnutzung von fettarmen Milchprodukten, sind weniger adipös und leiden seltener an Erkrankungen des Metabolischen Syndroms und an Gicht (Choi et al. 2004). Eine besondere Rolle scheinen dabei die Milchproteine zu spielen, über deren Bedeutung im Einzelnen noch wenig bekannt ist. Als bioaktive Peptide haben sie antimikrobielle, immunmodulatorische, antithrombotische, mineralbindende und opioidagonistische Eigenschaften.

In den letzten Jahren ist ein Trend zu „Low-Carb-Diäten" zu verzeichnen. Rationale ist dabei die erhoffte geringere Insulinantwort. Folglich erhöht sich dadurch der Protein- und/oder Fettgehalt der Nahrung. Der Einfluss der Proteinzufuhr auf das **Herz-Kreislauf-Geschehen** wurde in 7 Langzeitstudien untersucht. 5 Studien wiesen keinen Zusammenhang aus (Esrey et al. 1996, Fehily et al. 1993, Gordon et al. 1981, Kromhout et al. 1984, Kushi et al. 1985), eine Studie fand ein erhöhtes Risiko.

Bei der Auswertung hatte man allerdings wesentliche Einflussfaktoren unberücksichtigt gelassen (McGee et al. 1984).

! Die bisher weltweit sorgfältigste Langzeitstudie zu diesem Thema, die „Nurses Health Study", kam zu dem Ergebnis, dass eine hohe Eiweißzufuhr (durch pflanzliches wie auch tierisches Eiweiß) das Herzinfarktrisiko signifikant senkt (Hu et al. 1999).

Die Frage nach dem Zusammenhang zwischen hoher Eiweißaufnahme und **Osteoporose-Risiko** wird in Expertenkreisen noch kontrovers diskutiert. Die Mehrheit der epidemiologischen Studien konnte aber auch hier kein erhöhtes Risiko nachweisen. Es ist davon auszugehen, dass unter einer gemischten, abwechslungsreichen Kost, die reichlich Gemüse und Milchprodukte enthält, sowie einem Mindestmaß an täglicher Bewegung eine Kno-

Tabelle 5.**7** Biologische Wertigkeit verschiedener Lebensmittel

Lebensmittel	Biologische Wertigkeit
Hühnerei	100
Schweinefleisch	85
Rindfleisch/Geflügel	80
Kuhmilch	72
Sojaprotein	81
Kartoffeln	76
Mais	72
Reis	72
Pflanzliche Proteinmischung	55–75
Weizen	55

Tabelle 5.**8** Durch geschickte Kombination lässt sich die biologische Wertigkeit erhöhen

Einzeleiweiß	Biologische Wertigkeit	Mischungsverhältnis	Biologische Wertigkeit
Vollei	100	Vollei/Kartoffel 1 : 2	138
Kartoffel	86	Vollei/Soja 3 : 2	123
Milch	84	Vollei/Milch 5 : 2	122
Soja	84	Vollei/Weizen 3 : 1	118
Rindfleisch	83	Vollei/Reis 3 : 2	106
Reis	83	Milch/Weizen 3 : 1	106
Weizen	58	Rindfleisch/Kartoffel 3 : 1	90

chenentkalkung durch erhöhte Proteinzufuhr extrem unwahrscheinlich ist (Heaney 1998).

Im Gegensatz zu den Risikowarnungen (Niere, Herz-Kreislauf) werden potenziell positive Effekte einer proteinreichen Ernährung zu selten erwähnt. Die im Folgenden genannten Aspekte sind in ihrer **präventiven Potenz** besonders für das höhere Lebensalter nicht zu unterschätzen.

- Eiweiß reguliert den Blutzuckerspiegel durch eine Erhöhung des Insulinspiegels und eine Verbesserung der Insulinsensitivität,
- Eiweißkonsum hebt den Grundumsatz leicht an,
- eiweißreiche Kost senkt alle relevanten Blutfettwerte bei gleichzeitiger Erhöhung des HDL-Cholesterins,
- hoher Eiweißkonsum ist eng mit einem niedrigen Blutdruck und geringer Sterblichkeitsrate für Schlaganfälle verknüpft und
- eine Steigerung des Eiweißkonsums erhöht die Überlebenschancen bei Brustkrebs signifikant.

Etwas mehr Protein für eine gute Sättigung?

Der Schlüssel zum Erfolg im Kampf um die schlanke Linie ist das Erreichen einer Sättigung trotz Energiereduktion. Zu starker Hunger in der Phase der Energiereduktion ist ein signifikanter Prädiktor für die gefürchtete Gewichtszunahme nach Ende einer Diät. Der Proteingehalt der Nahrung, besonders auch die jeweilige Eiweißquelle, haben einen Einfluss auf die kurzfristige Sättigung und damit auf die Menge an zugeführter Nahrung. So haben 50g Eiweiß einen stärker sättigenden Effekt als vergleichbare Mengen Fett oder Kohlenhydrate.

Eine gute Thermogenese und ausreichende Sättigung lassen sich mit einer höheren Proteinzufuhr als üblich erreichen (Tab. 5.**9**). In verschiedenen Studien konnte dieser Kurzzeiteffekt auch wiederholt gezeigt werden.

Inwieweit Eiweiß allerdings einen längerfristigen Einfluss auf das Körpergewicht hat und v.a. geeignet ist, das Körpergewicht langfristig zu reduzieren, wird zur Zeit noch kontrovers diskutiert. Es muss auch berücksichtigt werden, dass einer einseitig stark auf tierisches Eiweiß betonten Kost eine Vielzahl von Mikronährstoffen und protektiven Inhaltsstoffen fehlen, die nur in pflanzlichen Lebensmitteln vorkommen. Auch hier gilt also wieder, dass eine gesunde präventive Kost eine **Mischkost aus pflanzlichen und tierischen Lebensmitteln** darstellt.

Mikronährstoffe

Vitaminversorgung

! Eine gezielte therapeutische Anwendung einzelner Vitamine, v.a. in hoher Dosis sollte entweder nur bei biochemisch nachgewiesenem Mangel oder bei hinreichendem Verdacht in der Vorgeschichte erfolgen. Nach den Untersuchungen der DGE e.V. ist Deutschland auf keinen Fall pauschal als Vitaminmangel-Land zu bezeichnen.

In der letzten zu diesem Thema veröffentlichen Stellungnahme (DGE 2004) wird nochmals auf den Unterschied zwischen Vitaminmangel und Vitaminunterversorgung, d.h. Nichterreichen der Referenzwerte hingewiesen (Kapitel 25 u. 35). **Vitaminmangel** stellt immer den Endpunkt einer Entwicklung dar und schließt ein, dass es infolge einer langdauernden unzureichenden Versorgung bereits zu klinisch fassbaren Störungen und typischen Mangelerscheinungen gekommen ist. Bekanntestes Beispiel ist Skorbut als Folge eines Vitamin-C-Mangels.

Demgegenüber beschreibt eine **Vitaminunterversorgung** die mengenmäßige Unterschreitung der empfohlenen Referenzwerte (RDA) für die tägliche Zufuhr. Diese Zufuhrempfehlungen gelten für gesunde Personen, differenziert nach Altersgruppen und Geschlecht. Sie dienen auf der einen Seite der Beurteilung der Versorgungssituation der Bevölkerung und andererseits für den Einzelnen als Orientierung für die Mahlzeitenplanung.

Da die Referenzmengen allen Schwankungen und Lebenssituationen entsprechen sollen, schließen die Empfehlungen bereits Zuschläge von 20–30% mit ein.

! Daraus ergibt sich, dass ein Nicht-Erreichen der Referenzwerte **nicht** gleichzusetzen ist mit dem Unterschreiten des Bedarfs.

Tabelle 5.**9** Ernährungsempfehlungen zur maximalen Erhöhung der Thermogenese und des Sättigungsgefühls (modifiziert n. Tremblay u. Doucet 2000)

Energiesubstrat	Tägliche Energiezufuhr	Empfehlenswerte Nahrungsmittel
Protein	20–25%	fettarmes Fleisch, Milchprodukte mit geringem Fettgehalt
Kohlenhydrat	40–45%, ballaststoffreich, 20–25 g/Tag	Vollkornprodukte und Leguminosen, Obst und Gemüse, naturbelassene Nahrungsmittel
Fett	25–30%, hoher Anteil ungesättigter Fettsäuren	fettarmes Fleisch, Milchprodukte mit geringem Fettgehalt, Samen und Körner, Öle, ungehärtete Margarine
Alkohol	weniger als 5%	

Die Ernährungsberichte der DGE zeigen, dass bis auf Vitamine D, Folsäure und evtl. Vitamin E die Referenzwerte in Deutschland erreicht werden.

Risikogruppen für eine unzureichende Aufnahme meist mehrerer Vitamine sind Personen mit folgenden Ernährungsgewohnheiten und -zuständen:

- Kalorienaufnahme unter 1500 kcal/Tag (WHO-Grenze bei 1800 kcal/Tag), z.B. im Rahmen von Diäten und im Alter,
- sehr einseitige Ernährungsgewohnheiten,
- chronischer Konsum von Alkohol und Nikotin,
- Störungen der Verdauung, Resorption und Verwertung von Nahrung,
- vegane oder andere extreme Kostformen und
- Einnahme von Medikamenten.

International werden **Schwangere und Stillende und Senioren** zusätzlich als Risikogruppen angesehen.

Die europäische SENECA-Studie, an der auch deutsche Zentren beteiligt sind, hat seit 1988 eine große Menge Daten zu Fragen von Ernährung, Lifestyle, mentaler Gesundheit und Vitaminstatus im Alter zusammengetragen (de Groot et al. 1991). Demnach sind die Aufnahmen von Vitamin B_6 und Vitamin D bei älteren Menschen in Europa suboptimal (Kapitel 25).

Die umfangreichen NHS- and PHS-Studien untersuchen seit Jahrzehnten u.a. das Ernährungsverhalten von fast 150.000 Amerikanern. Einer der Initiatoren, Walter Willett, hat 2001 im renommierten *New England Journal of Medicine* auf die Frage, was Ärzte ihren Patienten bezüglich Vitaminpräparaten empfehlen sollten, pragmatisch die großzügige Gabe von Multivitaminprodukten mit Dosierungen angeregt, die nicht über denen in Nahrungsmitteln liegen sollten (100% RDA).

Diese Haltung wird nicht überall geteilt, da bei uns ausreichend Nahrungsmittel in großer Vielfalt und bezahlbar zur Verfügung stehen, um ganzjährig die Referenzwerte für die Zufuhr sicher zu erreichen. Auch ein Multivitaminpräparat kann nicht die Vielfalt an zusätzlichen sinnvollen Nahrungsbestandteilen abdecken.

Interessant sind die vorab veröffentlichten Ergebnisse der SUVIMAX-Studie, in der über 13.000 Männer und Frauen über 8 Jahre verfolgt wurden (Hercberg et al. 2004):

- Bei Frauen und Männern konnte durch die Einnahme von Antioxidanzien-Supplementen keine schützende Wirkung gegen kardiovaskuläre Erkrankungen festgestellt werden.
- Auf der anderen Seite soll (nur bei Männern) die tägliche Einnahme von antioxidativ wirksamen Vitaminen A, E und C sowie den Mineralstoffen Zink und Selen in Nahrungsmitteldosierungen das Risiko bei allen Krebserkrankungen um 31% im Vergleich zu Plazebo senken.
- Das grundsätzliche Sterberisiko bei Männern in der Verumgruppe im Vergleich zur Plazebogruppe wurde um beachtliche 37% verringert.

Bis vor kurzem wurden Vitamine und andere Mikronährstoffe nur zur Vermeidung der klassischen Mangelsymptome verwendet. Moderne biologische Verfahren haben uns jedoch wachsende Einsicht in die Bedürfnisse des menschlichen Organismus auf molekularer und zellulärer Ebene gegeben. Dies führte zu einer differenzierteren Definition des gesundheitlichen Nutzens von Mikronährstoffen (Kapitel 34 u. 35).

Obst und Gemüse

Sekundäre Pflanzenstoffe

Die bedeutende Rolle, die pflanzliche Lebensmittel mit ihrem Gehalt an sekundären Pflanzenstoffen (*Phytochemicals*) in der gesunden Ernährung spielen, wird in präventiven Strategien und insbesondere im medizinischen Anti-Aging immer wieder betont. Daher wird dieser Thematik in Kapitel 35 besonderer Raum gewidmet.

! Zweifellos gibt es hinreichend Daten aus epidemiologischen Studien dafür, dass eine Ernährung, deren wesentliche Komponenten aus pflanzlichen Bestandteilen zusammengesetzt ist, vor der Entwicklung typischer Alterserkrankungen, also besonders solcher, die den Alterungsprozess beschleunigen oder das Alter beschwerlich machen, schützt.

Dass dies so ist, erklärt man sich heute mit der Beobachtung, dass Vorgänge des Alterns, also auch die Entwicklung chronisch-degenerativer Erkrankungen, eine gemeinsame Grundlage haben, und zwar chronische oxidative Veränderungen mit unterschiedlichen Folgen für die betroffenen Gewebe. Solche oxidative Veränderungen führen zu langsamer und schrittweiser Funktionseinbuße von Zellen und Geweben sowie zu Mutationen (Kapitel 3,10,30,41).

Die Wirkungsweise von Gemüse und Obst als gesundheitsvorbeugende und alterspräventive Kost erklärt sich aus der Tatsache, dass Pflanzen wegen der Ortsgebundenheit antioxidativ wirksame Farbstoffe entwickeln mussten, um sich vor der Oxidation durch Sauerstoff in Zusammenhang mit UV-Licht zu schützen (Kapitel 13). Nun nehmen wir all diese Substanzen teilweise unverändert auf, so dass sie die gleichen Schutzeigenschaften vor übermäßiger Oxidation (oxidativer Stress) auch in unserem Körper entwickeln können.

Da Altern *per se* auch ein schleichender Oxidationsprozess auf zellulärer Ebene ist, kann durch Gemüse und Obst auch der Alterungsvorgang gebremst werden.

Das „5-am-Tag-Programm" kann im Sinne einer gesunden Ernährung auch dahingehend als eine Komponente einer ausgewogenen, einer „gesunden Mischkost" angesehen werden, indem eben 5 Portionen Obst als Frucht oder Saft (je eine Hand oder ein Glas voll) in die tägliche Ernährung eingebaut werden. Wer mehr mag, kann mehr nehmen, ab und zu weniger schadet auch nicht.

Auf die Schutzwirkung von „Phytochemicals" im Hinblick auf die Krebsentstehung wird in Kapitel 35 eingegangen.

Hilft Gemüse beim Abnehmen?

In einer Studie, in der die Teilnehmer eine traditionelle Kost (Haiti) mit Obst und Gemüse nach freier Wahl, aber mit reduzierter Fettmenge erhielten, ging die täglich aufgenommene Energiemenge von 2500 auf 1500 kcal zurück, ohne dass von den Teilnehmern über eine Veränderung der Sättigung geklagt wurde. Innerhalb von 3 Wochen sank das Körpergewicht im Mittel um 10 kg (Ausgangs-BMI 39). Durch die Wahl von vegetabilen Lebensmitteln mit niedriger Energiedichte (bei freier Wahl der Menge!) konnte eine Energiereduktion ohne Hungergefühle erreicht werden.

Wie sieht denn nun die gesunde Kost aus?

Good-Aging-Tipp für die Praxis

Die einfache Regel kann lauten, dass im Rahmen einer ausgewogenen Mischkost, die auch Fleisch und tierische Produkte enthält, den pflanzlichen Lebensmitteln in unterschiedlichster Zubereitungsform (Saft, blanchiert, gekocht, roh) – und dies v.a. wechselnd – Priorität eingeräumt werden sollte. Dabei muss darauf hingewiesen werden, dass „nur“ pflanzliche Kost ebenso ungesund ist wie „nur“ Fleisch oder „nur“ Fett.

Die **praktische Umsetzung**, d.h. die Empfehlung von mehr Obst und Gemüse, wurde in einer Reihe von Studien überprüft. Dabei kam es zu einem erstaunlichen aber wesentlichen **Effekt der adäquaten Beratung**. Wurden die Teilnehmer angehalten, den Obst und Gemüseverzehr zu steigern, ohne dass gleichzeitig ein Hinweis auf die Reduktion des Körpergewichts, also auch auf eine Verringerung der Energieaufnahme erfolgte, so kam es trotz Steigerung der Obst und Gemüsezufuhr nicht zu einem Gewichtsverlust. Wurden die Teilnehmer jedoch auf die Reduktion des Körpergewichts hingewiesen und beraten, auf die Einschränkung der Fettzufuhr zu achten, so ergab sich eine sehr positive Bilanz: Eine Reduktion der Fettzufuhr, bei gleichzeitiger Steigerung der Aufnahme von Obst und Gemüse führte in 9 von 12 Studien zu einem signifikanten Gewichtsverlust, der auch über längere Zeit (bis zu 4 Jahre) gehalten wurde.

Noch deutlicher sind die Resultate, wenn die Empfehlung zu mehr Obst und Gemüse im Rahmen eines Programms zur Gewichtsreduktion unter fachlicher Anleitung erfolgt. Hier konnten in 6 großen Interventionsstudien bei den Probanden deutlich größere Gewichtsverluste erzielt werden als in Programmen, in denen nur eine schriftliche Empfehlung gegeben worden war. In einer Studie bewirkte die Aufnahme von Gemüse (Karotten, Spinat, Bohnen) in Mengen zwischen 150 und 300g/Tag ein besseres Sättigungsgefühl bei niedrigerer Energiedichte als eine isokalorische Vergleichsmahlzeit. Besonders sättigend erwiesen sich rohe Karotten. Die Zulage von isolierten Ballaststoffen führte zwar zu einer besseren Sättigung, aber auch zu einer Minderung des Geschmacks.

Als **Groborientierung für gesunde Ernährung** können (mit oder ohne Anti-Aging-Ziel) die in Abb. 5.**2** gegebenen Empfehlungen angesehen werden.

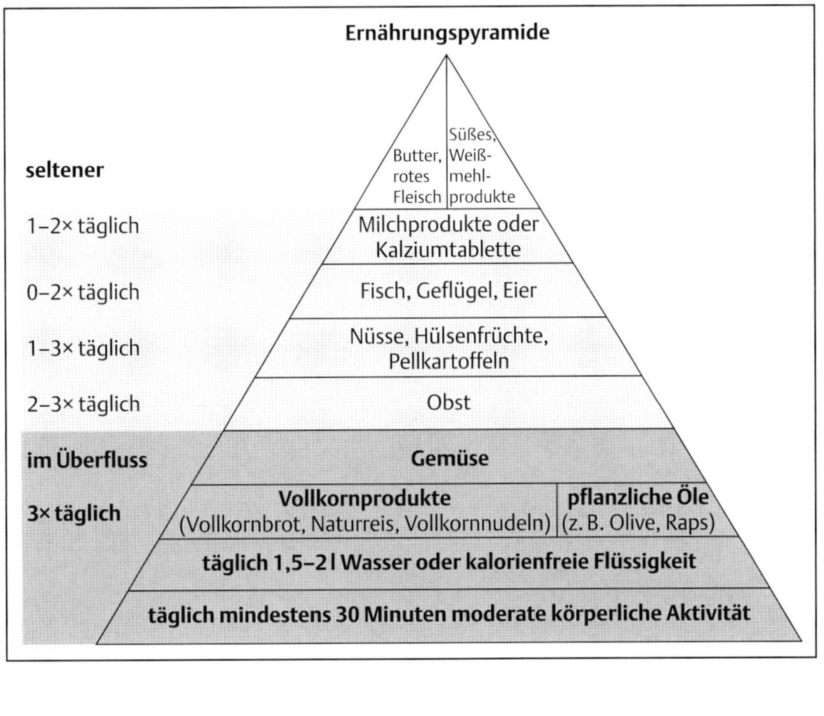

Abb. 5.**2** Praktische Ernährungspyramide einer gesunden Ernährung; bei Bedarf und spezieller Indikation sind Multivitamin-Präparate bzw. Mineralstoffprodukte (RDA-Dosierung) möglich; falls keine Kontraindikationen bestehen, ist moderater Alkoholgenuss (Kapitel 29) akzeptiert.

Good-Aging-Tipp für die Praxis

Eine alternspräventive Ernährung erreicht ihren größten Effekt als Teil eines gesunden Lebensstils. Sie sollte kalorisch so gestaltet sein, dass der Bedarf knapp gedeckt ist, um Übergewicht zu vermeiden. Kurzfristige kalorische Restriktion scheint sinnvoll zu sein. Der Mikronährstoffgehalt, insbesondere was Antioxidanzien betrifft, ist am höchsten bei frischen, saisonalen Produkten, die schonend verarbeitet werden. Naturbelassene Kohlenhydrate (Vollkornprodukte) mit einem niedrigen glycämischen Load sollten neben hochwertigen Fetten mit niedrigem Gehalt an gesättigten Fettsäuren und ausreichend Protein die Basis der Ernährung sein.

Die Relationen der Makronährstoffe untereinander sollten der individuellen Stoffwechselsituation und den persönlichen Bedürfnissen angepasst sein. Ernährungskonzepte innerhalb des medizinischen Anti-Aging sollten nie Selbstzweck sein, und es ist schade, wenn sie nicht von Zeit zu Zeit genüsslich ignoriert werden.

Literatur

1. Bingham SA, Day NE, Luben R, et al. Dietary fibre in food and protection against colorectal cancer in the European Prospective Investigation into Cancer and Nutrition (EPIC): an observational study. Lancet. 2003 May 3;361(9368):1496–1501.
2. Bravata DM, et al. Efficacy and safety of Low-Carbohydrate Diets. JAMA 2003;289:1837–1850.
3. Choi HK, et al. Purine rich food, dairy and protein intake, and the risk of gout in men. New Engl J Med. 2004;350:1093–1103.
4. DGE Info, Ernährungsumschau 2004, 51;2.
5. Esrey KL, Joseph L, Grover SA. Relationship between dietary intake and coronary heart disease mortality: lipid research clinics prevalence follow-up study. Journal of Clinical Epidemiology 1996;49:211–216.
6. Fehily AM, Yarnell JW, Sweetnam PM. Diet and incident ischaemic heart disease: the Caerphilly Study. British Journal of Nutrition 1993;69:303–314.
7. Foster GD, et al. A Randomized Trial of a Low-Carbohydrate-Diet for Obesity. N Engl J Med. 2003;348:2082–2090.
8. Gassmann B. Dietary Reference Intake (DRI), Report 6. Ernährungsumschau 2003;50:128.
9. Gordon T, Kagan A, Garcia-Palmieri M. Diet and its relation to coronary heart disease and death in three populations. Circulation 1981;63:500–515.
10. de Groot LCPGM et al. EURONUT-SENECA. Nutrition and the elderly in Europe. Eur. J. Clin. Nutr. 1991; 45 (Suppl.):1–196.
11. Heaney RP. Excess dietary protein may not adversely affect bone. J Nutr. 1998;128:1054–1057.
12. Hercberg S, et al. The SU. VI. MAX study: A trandomised, placebo-controlled trial on the health effects of antioxidant Vitamins and minerals. Arch. Int. Med. 2004.
13. Hu FB, et al. Dietary fat intake and the risk of coronary heart disease in women. N Engl J Med.1997;337:1491–1499.
14. Hu FB, Willett WC. Diet and Coronary Heart Disease: Findings from the NHS and HPFU. J Nutr Health and Aging. 2001;5:132–137.
15. Hu FB., Stampfer MJ, Manson JE. Dietary protein and risk of ischemic heart disease in women. American Journal of Clinical Nutrition 1999;70:221–227.
16. Kromhout D, de Lezenne Coulander C. Diet, prevalence and 10-year mortality from coronary heart disease in 871 middle-aged men. The Zutphen Study. Am J Epidemiol 1984; 119:733–741.
17. Kromhout D, et al. The inverse relation between fish consumption and 20-year mortality from coronary heart disease. N Engl J Med. 1985;312:1205–1209.
18. Kushi LH, Lew RA, Stare FJ. Diet and 20-year mortality from coronary heart disease. The Ireland-Boston Diet-Heart Study. New Engl J Med. 1985;312:811–818.
19. McGee DL, Reed DM, Yano K. Ten-year incidence of coronary heart disease in the Honolulu Heart Program. Relationship to nutrient intake. Am J Epid. 1984; 119:667–676.
20. Samaha FF, et al. A low-Carbohydrate as Compared with a Low-Fat Diet in Severe Obesity. N Engl J Med. 2003;348:2074–2081.
21. Tremblay A, Doucet E. Obesity: a disease or a biological adaptation? Obes Rev. 2000 May;1(1):27–35.
22. Willett WC. Clinical practice. What vitamins should I be taking, doctor? N Engl J Med. 2001;345:1819–1824.

6 Krebs und Alterungsprozess

Johannes Huber

Krebs, kein Abnutzungsschaden

> ! Das Alter ist der größte Risikofaktor für die Entstehung von Krebs. Bösartige Tumoren zählen umgekehrt zu den häufigsten mit dem Alter assoziierten Erkrankungen.

Bis zum Lebensende nimmt die Wahrscheinlichkeit, an einem Karzinom zu erkranken, kumulativ zu und liegt bei einem von 2 Männern und bei einer von 3 Frauen. Das Karzinom ist damit ein Hauptproblem in der Altersmedizin und in der Altersprävention (Tab. 6.**1**).

Die 5 häufigsten Tumoren in der Altersgruppe von 65–85 Jahren sind beim Mann das Prostata-, Bronchial-, Kolon-, Magen- und Rektumkarzinom. Bei der Frau ist die Reihenfolge Mamma-, Kolon-, Magen- und Rektumkarzinom. Bei Hochbetagten (> 95 Jahre) ist das häufigste Malignom der epitheliale Hautkrebs.

Die altersbereinigte Sterblichkeit an Krankheiten des Kreislaufsystems hat in Zentraleuropa für Männer und Frauen seit gut 30 Jahren deutlich abgenommen. Dieser Trend ist für die Krebssterblichkeit inkonstant.

> ! Vielmehr muss damit gerechnet werden, dass in etwa 20 Jahren bei anhaltender Überalterung Krebs zur häufigsten Todesursache wird.

Es ist v.a. das **epitheliale Malignom**, das Karzinom, das ab dem 40. Lebensjahr in seiner Inzidenz kontinuierlich ansteigt. Mesenchymale Malignome (Sarkome) und hämatopoetische Krebsarten (Hämoblastosen) prädominieren dagegen in der ersten Lebenshälfte.

Von jeher wurden **Genmutationen** mit der Krebsentstehung im Alter in ursächlichen Zusammenhang gebracht. Die spontane Mutationsrate des Menschen liegt bei 2×10^{-7} pro Gen und Zellteilung. In den letzten Jahren wird aber immer mehr in Frage gestellt, ob für das „Altersrisiko Krebs" die kumulative Belastung durch Mutationen verantwortlich ist. Mutationen, also die Irrtumsanfälligkeit des menschlichen Genoms, ist mit derjenigen der Elektronik vergleichbar und weist eigentlich eine hohe Präzision auf. Für die Praxis würde dies bedeuten, dass jede Zelle während ihrer Lebenszeit nur eine Hand voll Mutationen aufweisen würde.

Tabelle 6.**1** Todesursachen im Überblick bei Männern und Frauen (adaptiert nach dem DKFZ, Heidelberg 2004)

Frauen	Männer
Herz-Kreislauf-Erkrankungen 50%	**Herz-Kreislauf-Erkrankungen 50%**
Krebserkrankungen 17%, darunter: Brustkrebs 4% Darmkrebs 3,5% Lungenkrebs 1,5%	**Krebserkrankungen 34%,** darunter: Lungenkrebs 5,5% Darmkrebs 2,5% Prostatakrebs 2%

(Bei anderen Krebsarten beträgt der Anteil an der Gesamtsterblichkeit unter 1%.)

Dies ist einer der Gründe dafür, dass man das „Automodell" immer weniger auf den Menschen umzulegen beginnt. Der Mensch altert nicht, und erkrankt in der Folge auch deshalb nicht vermehrt an Krebs, wie ein Auto, das mit zunehmender Kilometerleistung in zunehmender Weise Schäden aufweist. Denn die Schäden der DNA bewirken einerseits sofortige und effektive **Reparaturmechanismen** innerhalb der Zelle. Andererseits kann der Zellkern bei nicht mehr reparierbaren DNA-Schäden über die Mitochondrien jederzeit die Notbremse der Apoptose ziehen, mit denen Zellen mit veränderter DNA in den „programmierten Selbstmord" geschickt werden.

> ! Deswegen geht man zunehmend von dem Modell ab, dass Mutationen in beliebigen Zellen zum Karzinom führen.

Die **Karzinogenese** ist ein vielschichtiges, multifaktorielles, komplexes Geschehen. Dennoch setzt sich die Auffassung durch, dass Genomveränderungen, die möglicherweise tatsächlich zur Onkogenese führen, für die meisten Zellen aber irrelevant sind. Demgegenüber wird den **Progenitorzellen** eine direkte karzinogene Verantwortung zugesprochen. Progenitorzellen sind einerseits zur klonalen Expansion fähig, andererseits besitzen sie antiapoptotische Mechanismen.

Onkologie der Progenitorzellen

Chromosomale Instabilitäten und/oder der Verlust der ohnedies nicht sehr ausgeprägten apoptotischen Mechanismen in Progenitorzellen können zu einer Zellproliferation führen. Dieser Mechanismus kann mit Karzinogenese assoziiert sein.

Die onkogene Potenz von Progenitorzellen wurde zunächst anhand der Stammzellen der Haut beschrieben. Die kutanen Stammzellen sind normalerweise dort positioniert, wo der M. arector pili an den Haarschaft ansetzt.

Von dieser Stelle aus können Stammzellen einerseits die Keratinozyten, andererseits auch die Haarpapille regenerieren.

Die Progenitorzellen unterliegen dabei einer Balance: Solange sie nicht das **p53-Molekül**, sondern nur die verwandten p63- und p73-Moleküle exprimieren, bleiben sie in einem teils dedifferenzierten Zustand. In symmetrischer Weise entsteht bei jeder Zellteilung aus einer Stammzelle eine andere. Das p53-Molekül wird in dem Augenblick transskribiert, in dem die Zelle die symmetrische Teilung und damit den Progenitorstatus verlässt und beginnt, sich in asymmetrischer Weise zu teilen. Hieraus resultiert die Differenzierung in eine Reihe von Keratinozyten.

Die Ausreifung der oberflächlichen Hautzellen ist mit dem Erscheinen des apoptotischen p53-Moleküls verbunden, über das undifferenzierte, aber höchst teilungsfähige Progenitorzellen nicht verfügen. Dies erklärt, warum hoch differenzierte Zellen – über das in ihnen freigesetzte p53-Molekül – leicht der Apoptose unterworfen werden können und damit nicht in gleicher Weise karzinomanfällig sind wie Stammzellen, in denen offensichtlich Teile des apoptotischen Regulationsmusters downreguliert sind.

Die Bedeutung von **p53 als Tumorsuppressorgen** liegt auch darin, dass es das wahrscheinlich am häufigsten mutierte Gen in der Krebsentstehung ist. Die häufigsten Punktmutationen in p53 haben zur Folge, dass das Molekül nicht mehr an die DNA binden kann. Man weiß heute, dass das p53-Protein das Fortschreiten von Zellen im Zellzyklus in negativer Weise beeinflusst und somit eine Kontrollfunktion im Rahmen der Zellvermehrung ausübt. Denn nach Eintreten von DNA-Schäden werden diese auf noch unbekannte Art und Weise registriert, und sodann wird die Bildung von p53-Protein aktiviert.

Involviert sind auch jene **Steuerungsproteine,** die für Reparaturmechanismen – über Progenitorzellen – verantwortlich sind und die bei der onkogenen Explosion der entsprechenden Progenitorzellen ebenfalls beteiligt sind. Die Steuerungsfamilie der **Notch-Proteine** ist für die Hämatopoese aus Blutstammzellen, aber auch für die Ausbildung der Milchgänge – neben zahlreichen anderen Faktoren – mitverantwortlich. Deshalb ist es verständlich, wenn diese Stammzellproteine auch bei der Leukämie sowie beim Mammakarzinom an der entarteten Signaltransduktion teilnehmen.

Andere Stammzell-Steuerungsmoleküle unterstützen die neuronale Regeneration aus entsprechenden Vorläuferzellen und sind auf der anderen Seite auch an der Entstehung des Medulloblastoms kausal beteiligt. Von besonderer Bedeutung sind die Wnt-Verbindungen, Steuerungssubstanzen für Stammzellen, die für die kontinuierliche Regeneration des Darms (ebenfalls aus Progenitorzellen am unteren Teil der Krypten) verantwortlich sind. Die gleichen Wnt-Proteine findet man auch beim Kolonkarzinom.

! Es gibt immer mehr wissenschaftliche Hinweise dafür, dass sich Karzinome aus „alt gewordenen“ Stammzellen ableiten. Dies führt auch zu einer Diskussion über die Entwicklung neuer therapeutischer Strategien in der Onkologie.

Die konventionellen Therapien, deren Ziel es ist, möglichst viele Tumorzellen, die meist nur ein limitiertes proliferatives Potenzial haben, zu eliminieren, wird durch eine andere Auffassung ergänzt. Stammzellen entziehen sich meist der konventionellen onkologischen Behandlung. Dies erklärt die traurige Erfahrung, dass selbst nach primär als radikal erachteten Karzinomoperationen trotzdem Rezidive auftreten.

! Momentan sind Behandlungsstrategien in Entwicklung, die sich v.a. gegen die Krebsstammzellen richten. Werden sie selektiv zerstört, verliert der Tumor die Fähigkeit zur klonalen Expansion.

Mechanismen der Stammzellalterung: Telomerenkrise

Die immer kürzer werdenden Telomere (Kapitel 3) sind offenbar ein zentraler Mechanismus, der die Karzinogenese im Alterungsprozess miterklärt. Durch die kontinuierliche Zellteilung kommt es zu einer kontinuierlichen Erosion der DNA-Endabschnitte, der Telomeren, die letztendlich in eine „zelluläre Krise“ einmündet. Eine telomereninduzierte genomische Instabilität ist die Folge (Abb. 6.**1**).

Die Dysfunktion der Telomeren bewirkt eine Fusion von Chromosomen mit einem anschließenden Bruch derselben, wodurch die bekannte Polyploidie, eines der

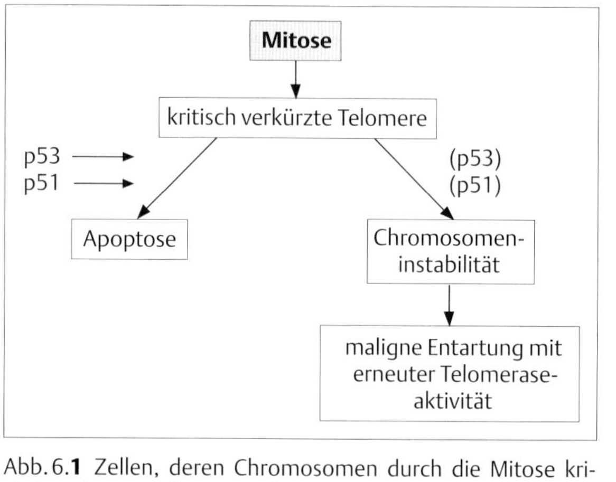

Abb. 6.**1** Zellen, deren Chromosomen durch die Mitose kritisch verkürzte Telomere aufweisen, werden normalerweise in die Apoptose geschickt. Wenn dieser Kontrollmechanismus aufgrund defizitärer p53- oder p51-Moleküle fehlt, kommt es zu Chromosomeninstabilität und möglicherweise zur malignen Entartung.

Kennzeichen epithelialer Karzinome, ausgelöst wird. Um den Zusammenhang zwischen Zellteilung, Karzinogenese und die Rolle der Telomeren zu verstehen, muss man mit den **Grundprinzipien der Mitose** vertraut sein.

Um die DNA im Laufe der Replikation vervielfältigen zu können, trennt ein Enzymkomplex beide Stränge. Die Polymerase sorgt dafür, dass jeder Base die komplementäre andere Base gegenübergestellt wird. Die beiden DNA-Stränge sind jedoch antiparallel zueinander angeordnet, der eine verläuft in die Richtung „drei bis fünf", der andere umgekehrt, nämlich in „fünf zu drei".

Die Polymerase kann jedoch nur in „drei zu fünf"-Richtung lesen und fährt am Leading-Strang in einem Zug entlang, was schnell geht, allerdings die Fehlerrate erhöht. Im anderen Strang ist dies schwieriger: die Polymerase liest ihn nur stückweise in der „drei zu fünf"-Richtung ab. Um der Polymerase, die nur in der „drei zu fünf"-Richtung lesen kann, auch den kontralateralen DNA-Strang in dieser Richtung anzubieten, bildet er eine Schlinge, wodurch für einen kurzen DNA-Abschnitt die „drei zu fünf"-Richtung „künstlich" hergestellt wurde.

Die Polymerase arbeitet damit „stückweise". Während die RNA sich ohne Primer verdoppeln kann, benötigt die DNA ein Initiationsstück, das komplementär an die DNA andockt und die Verdopplung in Gang bringt. Dieser Primer lässt jedoch ein kleines DNA-Stück zurück, das nicht mehr repliziert worden ist, wobei diese Abschnitte am „fünf zu drei"-DNA-Strang größer sind. Dies ist letztendlich der Mechanismus, der erklärt, warum bei jeder Zellteilung die Chromosomen kontinuierlich kürzer werden, was schlussendlich zum Verlust der Stabilität führt.

Die Chromosomen assoziieren, werden polyploid, und Karzinomzellen sind entstanden. Polyploide Zellen werden normalerweise in die Apoptose geschickt. Wenn allerdings davon Stammzellen betroffen sind, führt dies zu einer schwer zu hemmenden Expansion maligner Zellen. Manche Zellpopulationen verfügen über eine Telomeraseaktivität, die in der Lage ist, die Chromosomenenden wieder zu restituieren. Die Mehrheit der somatischen Zellen weist dieses Enzym jedoch nicht auf.

! Der einzige Weg, sich vor der Karzinogenese zu schützen, bestünde in der Reduktion der Mitose-Geschwindigkeit, oder dass Zellen (auch Progenitorzellen) dafür sorgen, durch Wachstumsfaktoren nicht in einen zu schnellen Proliferationsdruck zu geraten.

Beispiel Mammakarzinom

Die Östrogenabhängigkeit des Mammakarzinoms ist ein Beispiel für den gerade genannten Mechanismus: Epithelzellen der Brustdrüse werden durch Progesteron und durch Östradiol stimuliert. Wird die steroidale Balance innerhalb der Zelle gestört, so kann dies zu einer östrogeninduzierten Brustkrebsentstehung führen.

Auch hier ändert sich allerdings ein Dogma. Denn die Mehrzahl der Mammakarzinome entsteht zu einem Zeitpunkt, an dem das Östrogen im Ovar nicht mehr gebildet wird und daher auch die Brustdrüse eigentlich nicht mehr belasten kann. Deshalb muss ein anderer Mechanismus angenommen werden, der auf der Wirkung des Östrogens im Sinne der Induktion einer Zellproliferation beruht:

In der Postmenopause ist das Brustdrüsenparenchym in der Lage, sich aus Cholesterin und Steroidvorstufen eigene Hormone zu bilden, die letztendlich für die Mitosegeschwindigkeit der Brustzellen verantwortlich sind. Dabei wird von der Brust einerseits die Aromatase aktiviert, welche aus Testosteron das Östradiol und aus Androstendion das Östron metabolisiert.

Die Brust besitzt also Enzyme, welche jene **Wachstumsfaktoren** zu bilden imstande sind, die einen hormonabhängigen Mitosedruck im Brustgewebe auslösen. Andererseits ist die Brustzelle fähig, die **Gegenspieler der Östrogene** zu bilden; das sind C19-Steroide, die nicht in Östrogene umgewandelt werden können. Dabei handelt es sich um androgenaktive Substanzen, v.a. um das Dihydrotestosteron (DHT, Kapitel 19). Es wird vom Brustepithel selbst hergestellt und wirkt direkt am Rezeptor antiöstrogen. Außerdem hemmt DHT die Aromatase, welche aus Testosteron das Östradiol bereitstellen kann.

! Die zur Behandlung des Mammakarzinoms eingesetzten Aromataseinhibitoren sind von ihrer Chemie her androgene Verbindungen. Die Brust synthetisiert also ihr eigenes Antiöstrogen, das die Wirkung der Brustöstrogene ausgleicht.

Ab dem 40. Lebensjahr nimmt die Fähigkeit der Brust, Androgene bereitzustellen, bei manchen Frauen ab. Dadurch entsteht reaktiv eine lokale, zunächst nur auf die Brust begrenzte Hyperöstrogenämie, begleitet von einer Hypoandrogenämie. Dies wiederum erklärt die östrogeninduzierten Brustschmerzen, die Größenzunahme der Brust und die mitunter schmerzhafte Mastopathie.

Es gibt viele verlässliche Hinweise dafür, dass dieser Mechanismus auch eine Erklärung für die kontinuierliche Zunahme des Brustkrebs bei älteren Frauen, auch bei solchen, die keine Hormone einnehmen, ist. Nach Metaanalysen erkranken zwischen dem 50. und dem 70. Lebensjahr 45 Frauen pro 1000 an einem Mammakarzinom, ohne dass sie je ein Hormon eingenommen hätten (würde eine Frau 5 Jahre ununterbrochen Östrogene einnehmen, so wären es 2 Frauen pro Tausend mehr).

Die in der Brust gebildeten „männlichen Hormone", die die Östrogene antagonisieren, sind nicht durch eine konventionelle Untersuchung im peripheren Blut nachzuweisen, da das Hormon nicht von einer Drüse in den Blutstrom abgegeben, sondern parakrin vom Organ synthetisiert wird, wo es verbleibt. Der weitere Metabolisierungsschritt ist die Glucuronierung.

Eine gute **Messgröße** dieser parakrin gebildeten Östrogenantagonisten stellt die Bestimmung des

- Androsteronglucoronid,
- Androstan-3-beta-17-beta-Glucoronid und
- Androstan-3-alpha-17-beta-Glucoronid dar.

Epigenetische Suppression der Apoptose in Progenitorzellen

Am p53-Molekül konnte demonstriert werden, dass Progenitorzellen eine reduzierte apoptotische Aktivität aufweisen. Wird diese noch weiter supprimiert, so kann dies ebenfalls zur Karzinogenese beitragen. Zahlreiche Hinweise sprechen dafür, dass der **epigenetische Code** für den Alterungsprozess – und auch für die Entstehung von Karzinomen – von entscheidender Bedeutung ist.

! Unter dem epigenetischen Code versteht man die gezielte Verpackung der DNA, die um Proteine, die Histone, gewickelt ist, und sich je nach der jeweiligen Histonstruktur den Transskriptionsfaktoren unterschiedlich präsentiert.

Darüber entscheidet letztendlich die Konfiguration der Histone, die von Einfachmolekülen (Methylreste, Acetylreste, Phosphatreste) einer Ordnung folgend in ihrer Konfiguration und damit auch in ihrer Funktion geändert werden können.

Grundsätzlich kann man davon ausgehen, dass Acetylierungen eine Aktivierung, Methylierungen eine Suppression der Genaktivität bewirkt. Damit wird die Transskription steuerbar. Außerdem werden durch die unterschiedliche Präsentation unterschiedlicher DNA-Stücke auch jene DNA-Stücke, welche letztendlich Transskriptionsfaktoren zugänglich sind, moduliert. Im Rahmen des Alterns und auch der Tumorentstehung ändert sich das Methylierungsmuster.

Es kommt zu einer **erhöhten Aktivität der Methyltransferasen**, und in umschriebenen Bezirken des Genoms zu einer De-novo-Methylierung von CpG-Inseln. Demonstriert werden konnte dies an einem gegenteiligen Bild: Die Abnahme der DNA-Methyltransferase-Aktivität und damit auch die Abnahme der Methylierung führt zu einer Abnahme der Bildung von Dickdarmpolypen und Kolonkarzinomen. Methyliert werden dabei offensichtlich die Gene für Tumorsuppressorproteine, v.a. für das p16-Tumorsuppressorgen. Beim Kolonkarzinom fand man auch eine Hypermethylierung des Östrogenrezeptorgens. Hierdurch lässt sich auf molekularbiologische Weise die epidemiologisch bekannte Schutzfunktion der Östrogene auf den Dickdarm erklären.

Die **Hypermethylierung von Promotoren** führt aber nicht nur zu einer Ruhigstellung der Gene, sondern auch zu einer Zunahme der Mutation durch Austausch des Nukleotids Guanin durch Adenosin. Die Methylierung im Promoterbereich kann damit auch zu einer erhöhten Mutationsrate führen. Generell gilt jedoch, dass mehr Gene durch eine Methylierung als durch eine Mutation inaktiviert werden.

Die zentrale Frage, warum es im Alter zu einer Hypermethylierung von Funktionsabschnitten des Genoms kommt, ist noch nicht beantwortet. Man nimmt an, dass dies die negative Folge eines Selbstschutzmechanismus ist, mit dem die DNA versucht, sich von viraler, in unser Genom eingedrungener DNA zu schützen.

Auch in Stammzellen dringen im Laufe des Lebens durch Infektion Fremd-DNA-Partikel ein, welche inaktiviert werden müssen, um keine falsche Transskription in Gang zu setzen. Dies geschieht unter Zuhilfenahme der Methylierung. Diese nimmt umso mehr zu, je mehr Fremd-DNA in unser Genom eingedrungen ist. Dieser Mechanismus kann die im Alter beobachtete Hypermethylierung und damit auch die Veränderung der Transskriptionsrate bestimmter Proteine erklären.

Die epigenetische Ruhigstellung apoptotischer Vorgänge in Stammzellen ist ein Erklärungsmodell für die im zweiten Lebensabschnitt zu beobachtende starke Zunahme von Karzinomen.

Adduktbildungen im Genom

Exogene Noxen und endogene Metabolite können an der DNA Adduktbildungen hervorrufen. Sie haben in Stammzellen desaströse Folgen. Von polyzyklischen aromatischen Hydrocarbonen ist bekannt, dass sie ihre toxische und letale Wirkung über derartige DNA-Addukte entfalten. Auch **17-beta-Östradiol** kann während seines Stoffwechsels Adduktbildungen verursachen, die im Alter vermehrt vorkommen.

Prinzipiell erfolgt der Stoffwechsel in 2 Richtungen: 17-beta-Östradiol wird entweder in der 2er- oder in der 4er-Position beziehungsweise in der 16er-Position hydroxyliert, wodurch es nierengängig gemacht wird. Die beim Abbau der 17-beta-Östradiol entstandenen hydroxylierten Östrogene werden entweder über die Katecholmethyltransferase methyliert und dadurch ausgeschieden, oder in Semichinone und Gnone konvertiert, die mit der DNA reagieren.

Die Bildung **stabiler Addukte** oder **depurinierter Addukte** ist die Folge. Die Chinone des 2-Hydroxyöstrogens bilden stabile Addukte, die des 4-Hydroxyöstrogens depurinierte Addukte, welche genotoxisch sind.

! Der Metabolisierung von Östrogenen kommt wegen der dadurch möglicherweise verstärkten Genombelastung in der Altersprävention besondere Bedeutung zu. Die Umgehung der Chinone kann durch eine Stimulation der Katecholmethyltransferase durch Folsäure umgangen werden.

Chronische Entzündung und Onkogenese

Der Alterungsprozess ist mitunter durch Symptome einer chronischen Entzündung begleitet. Interleukin 6, der Tumornekrosefaktor TNFα sowie das C-reaktive Protein (CRP) steigen an. Umgekehrt wurde gezeigt, dass die Hemmung inflammatorischer Prozesse (z.B. durch COX-Inhibitoren) eine protektive Wirkung im Sinne einer unterdrückten Onkogenese hat.

Das Ineinandergreifen zwischen chronischer Entzündung und Veränderung des epigenetischen Codes (beides häufige Altersbefunde) ist am **Beispiel der Entstehung des Prostatakarzinoms** dokumentierbar.

Dem Prostatakarzinom geht eine proliferative inflammatorische Atrophie voraus, die mit einer Veränderung des Endoribonuklease-Gens RNASE einhergehen kann. Vor allem der **Makrophagen-Scavenger-Rezeptor** (MSR1), dessen Gen auf Chromosom 8 p22 lokalisiert ist, ist für den Übergang von normalem Prostataepithel in die proliferative inflammatorische Atrophie mitverantwortlich. Es kodiert eine Untereinheit des Makrophagen-Scavenger-Rezeptors, der eine Reihe von Liganden bindet, darunter auch bakterielle Lipopolysaccharide und oxidiertes LDL. Das MSR1 mutierte Allel konnte bei 3% der an Prostatakarzinom erkrankten, allerdings nur bei 0,4% der nicht erkrankten Männer gefunden werden.

Der Übergang der proliferativen inflammatorischen Atrophie in die **prostatische intraepitheliale Neoplasie** (PIN, Kapitel 24) geht mit epigenetischen, aber auch entzündungsinduzierenden Prozessen einher. Die Hypermethylierung der CpG-Sequenzen in der Nähe des Promotors für die Gluthation-S-Transferase macht die DNA verletzlicher bei genomgefährdenden Stress-Situationen. In mehr als 90% der Fälle von Prostatakarzinomen, in denen das Glutathion-S-Transferase-Gen nicht exprimiert wird, ist die Hypermethylierung dafür verantwortlich.

Dabei handelt es sich nicht um eine Keimzellmutation, sondern um eine **somatische Veränderung**, welche die Transskription von GST1 verhindert. Das Protein dieses Gens schützt die Prostata vor Karzinogenen und vor allem vor der durch die Karzinogene ausgelösten Inflammation.

! Das demonstriert anschaulich, wie Veränderungen der Epigenetik und erhöhte Entzündungsbereitschaft im Gewebe an der Karzinogenese maßgeblich mitbeteiligt sein können. Dies trifft auch für Tumorsuppressorgene zu, deren Veränderung im Laufe des Lebens (somatische Mutation) für den Übergang der intraepithelialen Neoplasie in ein manifestes Prostatakarzinom verantwortlich sind.

Auf dem Niveau der Stammzellalterung (Telomerenkrise) können Mechanismen, wie sie oben für die Östrogenabhängigkeit des Mammakarzinoms beschrieben wurden, auch bei der Induktion des Prostatakarzionoms gerade in der Phase angenommen werden, in der die testikuläre Androgenproduktion altersentsprechend abnimmt.

Krebsprävention ist Alternsprävention

In der Alternsprävention spielen präventive Strategien gegen die Krebsentstehung eine bedeutende Rolle. Epidemiologische Untersuchungen belegen, dass bestimmte **Lebensstilmuster** (Sport, Idealgewicht, Stressanpassung) und **Ernährungsweisen** (Antioxidanzien, Spurenelemente, ballastreiche Faserstoffe, Cholesterinrestriktion, sekundäre Pflanzenstoffe etwa in Soja) eine krebspräventive Wirkung haben. Das Präventionsziel in Bezug auf die im Alter vermehrt auftretenden Karzinome ist die Reduktion bekannter Risiken der Krebsentstehung (Tab. 6.**2**). Wirksam sind

- die Reduktion der Mitose,
- die Verstärkung apoptotischer Mechanismen und
- die Verhinderung von DNA-Beschädigungen.

Zwei weitere wirksame Mechanismen zur Krebsprävention und Unterdrückung von Mechanismen der Zellalterung sind die **nächtliche Hibernation** und die **Kalorienrestriktion**.

Tabelle 6.**2** Hauptsächliche Risiken der Krebsentstehung als Ansatz für eine primäre Prävention

Risikofaktor	Anteil an der Krebsentstehung	Betroffene Tumoren
Rauchen	30%	Mundhöhle, Speiseröhre, Kehlkopf, Lunge, Bauchspeicheldrüse, Harnblase, Gebärmutterhals
Ernährungsgewohnheiten	30%	Mundhöhle, Speiseröhre, Kehlkopf, Bauchspeicheldrüse, Magen-Darm-Trakt, Brust, Prostata
Berufliche Exposition	6%	Lunge und Harnblase
Genetische Vorbelastung	5%	Auge, Darm, Brust, Eierstöcke
Infektionen	5%	Leberkrebs (Hepatitis-B- und -C-Viren), Gebärmutterhalskrebs (Papilloma-Viren), Lymphome (Epstein-Barr-Virus), eine bestimmte Leukämie (HTL-Virus-1) und Magenkrebs (Helicobacter pylori)
Übermäßiger Alkoholgenuss	3%	Mundhöhle, Rachen, Speiseröhre, Kehlkopf, Leber
Schadstoffbelastung	2%	Lunge

Andere Faktoren wie Medikamente oder Strahlung liegen unter 1%.

Nächtliche Hibernation

Für die biologischen Leistungen des Körpers ist eine vorgegebene Temperatur von grundsätzlicher Bedeutung. Diese führt zu einer physikalischen Instabilität, von der auch Chromosomen und Gene betroffen sind. Deswegen ist die **Thermoinstabilität** eine Erklärung, warum einerseits Leistung und andererseits Stabilität nur schwer vereinbar sind.

Bei der für biochemische Reaktionen notwendigen Körpertemperatur von 37°C kommt es in jeder Körperzelle innerhalb von einem Tag zu erheblichen DNA-Veränderungen durch Basenverluste, Basenveränderungen, Strangbrüche und Adduktbildungen. Man kann dies im Laufe eines Lebens anhand der Lymphozyten beobachten, die mit zunehmendem Alter Zellpopulationen aufweisen, die in der G_2-Phase des Zellzyklus liegen bleiben, weil sie offensichtlich bereits ein geschädigtes Genom besitzen.

Um diese Thermolabilität zu reduzieren, wäre das Absenken der Körpertemperatur von 37°C auf 34°C eine effektive Möglichkeit, endogene DNA-Schädigungsprozesse zu verringern und damit die Lebenszeit zu verlängern. Auf der Basis von Modellrechnungen könnte der Mensch damit womöglich 200 (bis maximal 280!) Jahre alt werden. Eine massive, dauerhafte Absenkung der Körpertemperatur bleibt deswegen jedoch Utopie, weil viele biochemische (enzymatische) Reaktionen ein bestimmtes Temperaturoptimum voraussetzen. Dennoch bleibt die Frage, ob die Gesetze der Wärme und der biologischen Reaktionen nicht leicht modifiziert (zu Gunsten der Zellstabilität und zu Ungunsten der Leistung) durch das **passagere Absenken der Körpertemperatur** beeinflussbar ist.

Ähnlich wie das Hungergefühl ist auch die Temperaturregulation gut mit Gegenregulationsprozessen abgesichert und schwer zu manipulieren. Trotzdem existieren einfache Maßnahmen, die Kerntemperatur geringgradig zu senken. Man weiß vom weiblichen Menstruationszyklus, dass sich die Kerntemperatur im Laufe eines Monatszyklus ändert und zumindest in einigen Zehntelgrad durch innere Mechanismen beeinflussbar ist.

> **!** Die medizinische Forschung bemüht sich derzeit, Medikamente zu finden, die ein leichtes, passageres und ungefährliches Absenken der Körpertemperatur erlauben.

Kalorienrestriktion

Während Entzündungsherde und hochkalorische Mahlzeiten die Körpertemperatur erhöhen, kann eine Kalorienrestriktion sie erniedrigen. So ist es durchaus sinnvoll und wahrscheinlich erfolgreich, Zeiten und Tage zu markieren, an denen der Körper die Möglichkeit bekommt, die Temperatur abzusenken, um damit Leistungen zu verringern und gleichzeitig die Abbaurate des Körpers abzubremsen. Dies gelingt am besten mit der **nächtlichen Kalorienrestriktion**.

Lässt man den Magendarmtrakt für 12–14 Stunden frei von Nahrung, so sinkt dadurch der Glucosespiegel. Es entsteht eine **verstärkte Apoptose prämaligner Präkursorzellen**. Prämaligne Zellen benötigen einen erhöhten Stoffwechsel und holen sich das dafür notwendige ATP aus der Glykolyse. Ein Absinken des Glucosespiegels verstärkt die Apoptose.

Vor allem geht die Kalorienrestriktion mit einer **Verringerung der Mitosegeschwindigkeit** und mit einer **verstärkten Reparatur der DNA** einher. Bleibt nämlich der Organismus frei von Nahrung, so wechselt das Coenzym NAD seine Funktion: aus einem Coenzym der Verdauung (NADP**H**) wird ein Coenzym der DNA-Reparatur. Das nicht reduzierte NAD assoziiert sich mit dem Sir2 (**S**ilent **i**nformation **R**egulator/Gene-Silencing). Sir2 und NAD docken an der DNA an und bewirken dort eine Deacytelierung, d.h. eine Veränderung des epigenetischen Codes (Abb. 6.**2**).

Dadurch wird die DNA kurzfristig ruhig gestellt, die Mitoseaktivität und der Zellzyklus sind dadurch reduziert. Gleichzeitig bewirkt dieser Zustand aber eine verstärkte Reparatur, wodurch die Integrität der DNA wiederhergestellt wird.

> **!** Hypokalorämische Zustände induzieren demnach die Apoptose und wirken gleichzeitig korrigierend auf die DNA.

Abb. 6.**3** zeigt die Absenkung der nächtlichen Kerntemperatur durch „Dinner Cancelling".

Tatsächlich beweisen tierexperimentelle Studien (s. Seite 87) und legen Daten aus der Humanepidemiologie nahe, dass durch eine Kalorienrestriktion bei ausreichender Zufuhr von Mikronährstoffen sich nicht nur die Lebenserwartung verlängern, sondern v.a. das Auftreten von Malignomen reduzieren lässt. Einer breiten Anwendung stehen jedoch vielerlei Ressentiments entgegen.

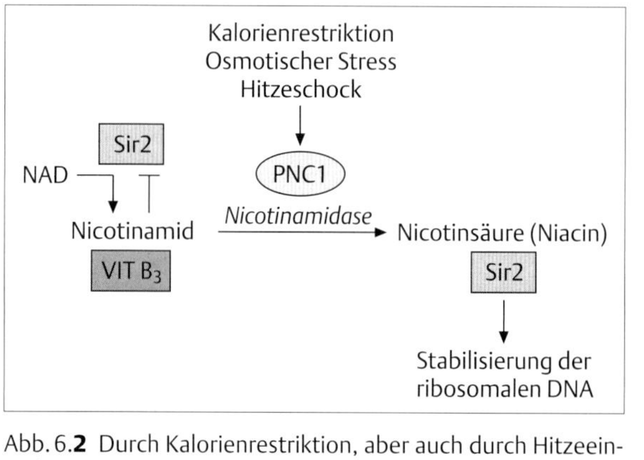

Abb. 6.**2** Durch Kalorienrestriktion, aber auch durch Hitzeeinwirkung spaltet die Nikotinamidase das Nikotinamid in Nikotinsäure, das sich mit dem Sir2 Molekül assoziiert und damit Reparaturvorgänge an der DNA vermittelt. Dieser molekularbiologische Mechanismus scheint ein entscheidender Schritt in der Altersprävention zu sein.

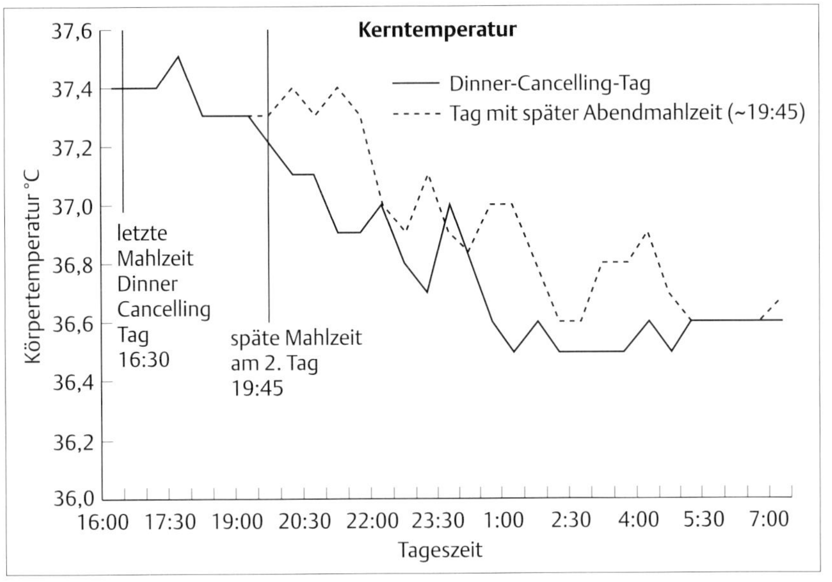

Abb. 6.**3** Durch abendliche reduzierte Kalorienaufnahme („Dinner-Cancelling") kommt es zu einem kontinuierlichen Absenken der Körpertemperatur. Die durchgezogene Linie zeigt die nächtliche Kerntemperatur, wenn das Abendessen gestrichen wurde.

Melatonin – das Hibernisierungshormon

Melatonin unterliegt einem zirkadianen Rhythmus. Unter Lichteinfluss sinkt die Synthese im Pinealorgan ab, in der Nacht steigt die Melatoninsekretion und die Melatoninkonzentration im Blut an. Die Neueinstellung des Tag-Nacht-Rhythmus nach einem Transatlantikflug im Rahmen des Jetlag-Syndroms oder bei Schichtarbeit ist bekannt. Die Wirkung des Melatonins kann dabei als erwiesen angesehen werden.

Der zirkadiane Melatonin-Rhythmus scheint von Individuum zu Individuum konstant zu bleiben und stellt offenbar ein „Fingerprint-Charakteristikum" dar. Zur Dokumentierung eines Melatoninmangels wird aufgrund der kurzen Halbwertszeit von 50 Minuten eine stündliche Blutuntersuchung notwendig. Praktikabler ist die Auswertung des Melatonins als 6-Sulfatoxymelatonin. Dieser Metabolit wird in 6-stündlichen Perioden über 24 Stunden gesammelt und der Melatoninspiegel in µg/6h oder nmol/6h angegeben.

Beim Menschen reagiert Melatonin auf Lichtveränderungen und kann demnach als Zeitgeber unserer inneren Uhr angesehen werden. Die Lichtempfindung der Retina wird über den Nucleus opticus (Hypothalamus – Ncl. paraventricularis – Ncl. supraopticus – oberes Thorakalmark – obere sympathische Halsganglien – adrenerge Nervenfasern) dem Beta-Rezeptor des Pinealozyten vermittelt. Der Nucleus supraopticus scheint dabei die innere Uhr zu sein, die beim Menschen einen endogenen Rhythmus von 24 Stunden aufweist.

Melatonin
- wirkt antigonadotrop,
- reduziert die Kerntemperatur und
- senkt den Blutdruck.

! Diese „bremsenden" biologischen Effekte beruhen auf der reduzierenden Wirkung, die Melatonin in den ubiquitären Second messengers, nämlich den G-Proteinen, ausübt. Zahlreiche biologische Reaktionen werden verlangsamt. Damit wird im Rahmen Entropie-ähnlicher Vorgänge der Alterungsprozess hinausgeschoben.

Melatonin ist ein Hibernisierungshormon, das nicht nur während der Nacht, sondern auch im Winter entsprechend der Dauer der Tagessonneneinstrahlung vermehrt synthetisiert wird. Beim Menschen und anderen Spezies, die eine aktive Tages- und eine inaktive Nachtphase aufweisen, nimmt Melatonin in der Nacht biologische Funktionen zurück, die während der Dunkelheit nicht in dem Ausmaß benötigt werden wie tagsüber.

Melatonin hilft demnach dem Körper zu „sparen". So wird eine Alterungsprävention durch gezielten Einsatz von Melatonin denkbar. Voraussetzung für die Aufforderung des Melatonin zur „Stoffwechselruhe" ist eine Funktionsruhe des Intestinaltrakts. Zum Energiespareffekt von Melatonin gehört ebenfalls seine Wirkung als Radikalenfänger sowie seine induktive Wirkung auf selenhaltige Glutathionperoxidase-Enzymsysteme.

Good-Aging-Tipp für die Praxis

Obwohl prospektiv randomisierte Untersuchungen noch nicht vorliegen, spricht von Seiten der grundsätzlichen Überlegung vieles für die These, dass die gleichzeitige Einnahme von Melatonin und die Restriktion von Kalorien (Verzicht auf das Abendessen / so genanntes Dinner-Cancelling) protektiv gegen „Thermolabilität" wirkt und wahrscheinlich den Alterungsprozess verzögert. Damit könnte dieser Präventionsansatz zu einer durchgreifenden Anti-Aging-Strategie werden.

Organregeneration und Altersprävention durch Stammzellen

Die Regeneration des Körpers wird durch Stammzellen gewährleistet, welche einerseits einen verbleibenden Stammzellpool sicherstellen, andererseits Teile des Stammzellkontingents für die Gewebserneuerung nützen. Hämatopoetische Stammzellen werden seit Jahrzehnten maßgeblich zur Regeneration des Knochenmarks verwendet. Neuerdings wurden auch in der Haut, im Auge, in den Darmkrypten, im Herzmuskel und in anderen Geweben regenerationsfähige Stammzellnester entdeckt, die für die regenerative Medizin von Interesse sein dürften.

Die **Konservierung des Stammzellpools** (in den Gonaden und in peripheren Geweben) ist für die Altersprävention von größter Bedeutung. Reproduktionsfähigkeit und Lebensalter sind im Interesse der Arterhaltung von der Evolution streng korreliert und gegenseitig abgestimmt. Dies wird auch durch die Stammzellbiologie bekräftigt, da sich ein physiologischer Zusammenhang zwischen Gonadenaktivität und peripheren Stammzellen abzuzeichnen beginnt.

Zwei grundlegende Prinzipien greifen in den **Regenerations- und Alterungsprozess** – soweit er von Stammzellen abhängig ist – ein:

- die Fähigkeit des Körpers, alte und verletzte Organe bzw. Zellen aus dem Stammzellpool zu erneuern, sowie
- diesen Pool derart zu erhalten, dass auch nach zahlreichen Regenerationsvorgängen noch Progenitorzellen in ausreichendem Maße vorhanden sind und das Stammzellreservoir nicht erschöpft wurde.

Die **Forschung** konzentriert sich auf diese zwei Vorgänge:

- einerseits auf Faktoren, die für Differenzierung und Regeneration aus Stammzellen notwendig sind,
- sowie auf jene Steuerungsmoleküle, die andererseits eine zu rasche Vergeudung von Stammzellen verhindern und dafür sorgen, dass aus einer Stammzelle wiederum eine Progenitorzelle hervorgeht.

Beide Prozesse werden durch eine symmetrische bzw. asymmetrische Teilung gesteuert.

Spezifische Zellleistungen machen eine Differenzierung der Zellen notwendig. Hieraus resultiert auch eine höhere Irrtumsanfälligkeit. Regenerationszellen sind funktionsärmer und damit von einer höheren genetischen Integrität. Wird diese allerdings verletzt, so ist die onkogene Potenz groß; Krebszellen können entstehen.

Bei **symmetrischen Zellteilungen** bleiben beide Tochterzellen Stammzellen. Bei der **asymmetrischen Zellteilung** werden aus Stammzellen differenzierte Zellen. Das Signal dafür scheinen Cytokine und Faktoren der Zell-Umgebung zu geben.

Eine besondere Spielart der Interaktion zwischen Basalmembran und Progenitorzellen scheint bei der **Metastasierung von Krebsgeschwülsten** von Bedeutung zu sein. Der Cross-talk zwischen transformierter Epithelzelle und den sie umgebenden mesenchymalen Strukturen ist für die Entstehung und für das Wachstum von Tumoren biologisch wichtig. Die Ereignisse, die man bei der Metastasierung findet, ähneln der Expansion von Progenitorzellen, nachdem sie aus ihrem Verband losgelöst sind.

Die epitheliale-mesenchymale Interaktion und Transformation ist für die Metastasierung von Tumoren von großer Bedeutung, da die epithelialen Zellen nach Loslösung in die Blutbahn gelangen, aktiviert werden und dann Metastasen setzen können. Umgekehrt hat man den Eindruck, dass der Primärtumor Mechanismen aktiviert, die die klonale Explosion von Zellen verhindert.

! Die Umgebung scheint auf Stammzellen einen derartig wichtigen Einfluss auszuüben, dass sie sogar ihre ursprüngliche Bestimmung ändern, wenn sie in eine andere Körperregion überführt werden. Dies wirft naturgemäß die Frage auf, ob Organe nicht auch unter Zuhilfenahme gewebsfremder Stammzellen aus anderen Körperteilen zu regenerieren sind.

Literatur

Huber J. Grundlagen der Altersprävention. Wien: Verlag Wilhelm Mandrich; 2004.

7 Adipositas und Metabolisches Syndrom als Alternsfaktoren: Grundlagen

Peter Rösen

Das Szenario

Der prozentuale Anteil an übergewichtigen und adipösen Menschen in den westlichen Industrieländern hat bereits epidemische Ausmaße angenommen. Besonders alarmierend ist die stetig und schnell ansteigende Anteil der übergewichtigen Kinder und Jugendlichen, deren Anzahl sich in den letzten 3 Jahrzehnten verdreifacht hat. Ähnlich wie in der US-amerikanischen Bevölkerung sind in Deutschland etwa zwei Drittel der männlichen und die Hälfte der weiblichen Bevölkerung übergewichtig oder adipös (Abb. 7.**1**).

> **!** Übergewicht ist an sich zunächst nicht als Krankheit anzusehen, stellt aber in Abhängigkeit von der Fettverteilung nicht nur ein erhöhtes Risiko für Folgeerkrankungen wie etwa Bluthochdruck, Koronare Herzkrankheit, Typ-2-Diabetes, Fettstoffwechselstörungen und Gicht dar, sondern beschleunigt vermutlich auch zelluläre Alterungsprozesse (Benecke u. Vogel 2003, Unger 2003).

Dieses Cluster von Übergewicht oder Adipositas mit assoziierten Risikofaktoren und Erkrankungen wird als **metabolisches Syndrom** bezeichnet. Es prädisponiert zum Typ-2-Diabetes mit all seinen die Lebenserwartung und -qualität einschränkenden Folgen (Benecke u. Vogel 2003, Unger 2003, Reaven 1988). Untersuchungen an 65- bis 74-jährigen Personen im Raum Augsburg aus dem Jahr 2003 deckten nahezu jeden zweiten Mann und

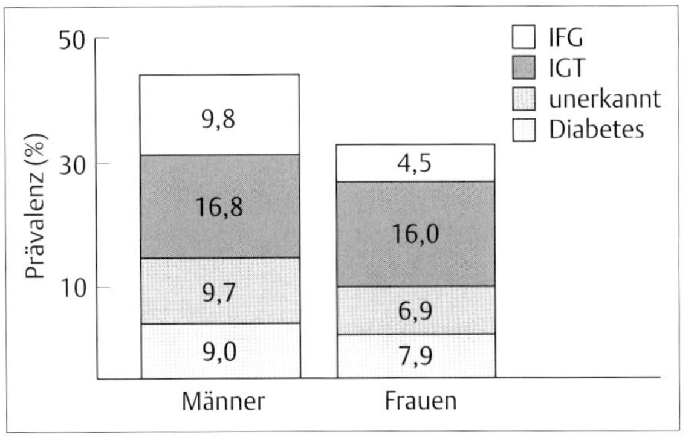

Abb. 7.**2** Prävalenz von Diabetes und Prädiabetes in einer Bevölkerung von 65- bis 74-jährigen Personen aus dem Raum Augsburg (KORA-Studie) (Rathmann et al. 2003) (IFG = impaired fasting glucose, gestörte Nüchternglucose; IGT = impaired glucose tolerance, eingeschränkte Glucosetoleranz).

jede dritte Frau als Diabetiker oder „Prädiabetiker" auf (Abb. 7.**2**) (Rathmann et al. 2003).

Die besonderen Merkmale des Typ-1- und Typ-2-Diabetes sind in Kapitel 9 erläutert. Nach neueren Daten verschiebt sich der Zeitpunkt der Manifestation seit einigen Jahren parallel mit der Zunahme der Zahl an übergewichtigen Personen in frühere Lebensabschnitte, so dass es heute keine Seltenheit mehr ist, Typ-2-Diabetiker im Alter von 30 oder 40 Jahren anzutreffen.

Ursache für die Entwicklung von Übergewicht und Adipositas und damit auch des metabolischen Syndroms und seiner Komplikationen ist ein Ungleichgewicht zwi-

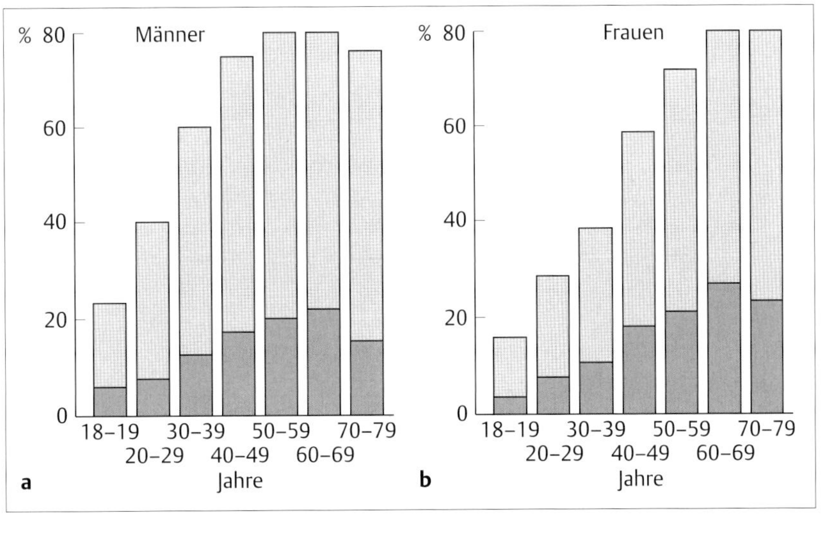

Abb. 7.**1a, b** Prozentualer Anteil der Übergewichtigen und Adipösen an der Gesamtbevölkerung der BRD in Abhängigkeit vom Alter (Benecke u. Vogel 2003).

schen Energieaufnahme und Energieverbrauch. Resultat ist eine positive Energiebilanz.

Eine **genetische Disposition**, die es begünstigt, mit der vorhandenen Nahrung und Energie haushälterisch-sparsam umzugehen, spielt ebenfalls eine Rolle. Es wird vermutet, dass diese genetische Disposition („thrifty genes" Hales u. Baker 2001; Kapitel 32) die Speicherung von überschüssiger Energie in Form von Triglyceriden begünstigt und damit eine wesentliche Voraussetzung für eine kontinuierliche Energiebereitstellung darstellt. So ist auch in Notzeiten das Überleben gesichert, indem bedarfsabhängig Energie aus den Fettspeichern mobilisiert und anderen Organen und Geweben (Herz, Muskulatur) zur Verfügung gestellt werden kann. Es wird vermutet, dass dieser Speicher- und Freigabemechanismus im Verlauf der Evolution einen Überlebensvorteil bedeutete.

In Zeiten lang anhaltenden, kontinuierlichen Überschusses und gleichzeitig geringer körperlicher Aktivität wie in den westlichen Gesellschaften muss es bei genetisch prädisponierten Personen fast zwangsläufig zur Entwicklung von Übergewicht und Adipositas kommen. Die in frühen Zeiten der Evolution einen Überlebensvorteil darstellende genetische Ausstattung entwickelt sich unter Bedingungen des Überschusses zu einem Nachteil, da Übergewicht, Adipositas und metabolisches Syndrom Ursachen für die Verminderung der Lebenserwartung und vorzeitiges Altern sind.

! Adipositas und Übergewicht beschleunigen somit die Entwicklung von Diabetes mellitus, Hypertonus sowie von anderen, insbesondere kardiovaskulären, Erkrankungen und stellen somit kardiovaskuläre Risikofaktoren dar. Adipositas und Übergewicht sind weiterhin per se Ursache für stressbedingte zelluläre Alterungsvorgänge (Abb. 7.**3**).

Nahrungsüberfluss als Ursache vorzeitigen Alterns?

Altern ist ein komplexer Prozess, der von vielen Faktoren abhängig ist. Dazu gehören

- die genetische Prädisposition,
- Einflüsse von Hormonen und Wachstumsfaktoren,
- Körpergewicht,
- der Fettgehalt des Körpers sowie
- Umweltbedingungen.

Dass die Nahrungszufuhr eine entscheidende Größe darstellt, folgt aus Untersuchungen am Menschen und einer Vielfalt von Organismen quer durch das Tierreich.

Durch Begrenzung der Nahrungszufuhr (nicht durch Hungern!) lässt sich Altern verzögern und die Lebenszeit verlängern (Bluher et al. 2003). Dieser Hypothese liegt die Annahme zugrunde, dass eine Verlangsamung des Stoffwechsels, ein verminderter Sauerstoffverbrauch und damit eine reduzierte Generation von schädigenden Sauerstoffradikalen das Altern verzögern (Kapitel 10). Tatsächlich wurde ein derartiger Zusammenhang bei niedrigen Organismen wie *Caenorhabditis elegans* und der Fruchtfliege *Drosophila melanogaster* beobachtet. Bei Nagern verlängert eine Restriktion der Nahrung zwar auch die Lebenserwartung, beeinflusst den Stoffwechselumsatz jedoch nicht.

Es ist nicht klar, ob Ursache für das verlängerte Überleben tatsächlich die Kalorienrestriktion selbst ist, oder biochemische Wirkungen und Variablen ausschlaggebend sind, die mit einem „schlanken" Zustand verbunden sind.

Kürzlich wurde gezeigt, dass zumindest bei Nagern nicht die Restriktion der Kalorien, sondern die Eigenschaften der Fettzellen von Bedeutung sind (Bluher et al. 2003). Die Wissenschaftler stellten mit gentechnischen Methoden eine Maus her, bei der exklusiv im Fettgewebe der Insulinrezeptor entfernt wurde, die so genannte **FIR-**

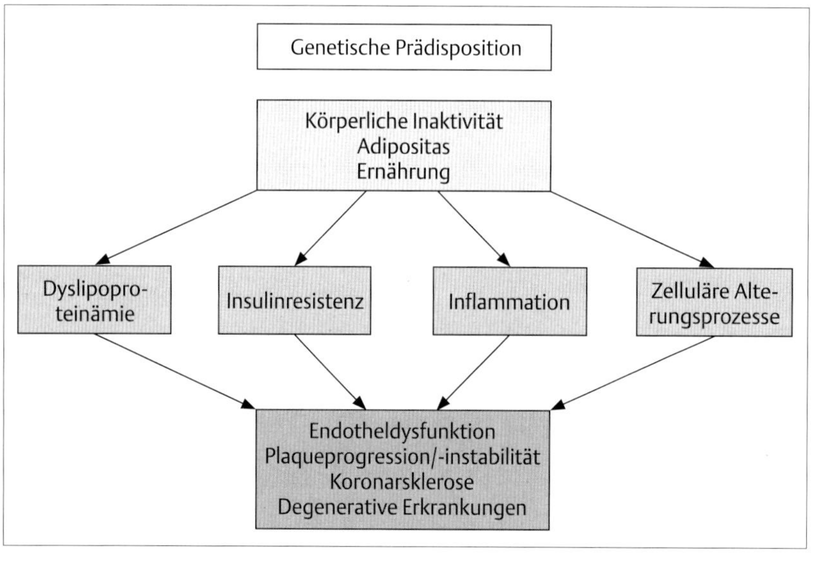

Abb. 7.**3** Einfluss von Ernährung, körperlicher Aktivität und Adipositas auf Risikofaktoren koronarer und degenerativer Erkrankungen.

KO-Maus („**f**at specific **i**nsulin **r**eceptor **k**nock**o**ut"-Maus). Bei der FIRKO-Maus ist im Vergleich zu rezeptorintakten Mäusen das Fressverhalten und die Nahrungsaufnahme unverändert, der Fettanteil am Körpergewicht aber deutlich vermindert. Gleichzeitig ist die Lebenserwartung dieser Tiere um ca. 40% verlängert.

Ein ähnlicher Zusammenhang liegt auch bei *C. elegans* und *Drosophila m.* vor. Eine Mutation, die zur Abschwächung der Insulin-Signal-Kette führt, ist bei beiden Spezies mit einer über 50%igen Lebensverlängerung verbunden.

Ob ähnliche Zusammenhänge auch beim **Menschen** bestehen, ist derzeit nicht bekannt. Bekannte „Loss-of-function"-Mutationen führen hier in der Regel zu schwerem Diabetes und Adipositas, die die Lebenserwartung deutlich vermindern. Allerdings betreffen die bekannten Mutationen beim Menschen meist den Insulinrezeptor oder die Insulinsignal-Kaskade generell und nicht selektiv nur den Rezeptor im Fettgewebe wie bei der FIRKO-Maus.

! Daraus folgt, dass weder die Restriktion der Nahrungsaufnahme noch die übermäßige Speicherung von Triglyceriden im Fettgewebe das Altern selbst und Risikofaktoren für ein vorzeitiges Altern begünstigen. Vielmehr sind es Eigenschaften der Fettzellen selbst bzw. Signale und Mediatoren, die vom Fettgewebe in die Peripherie abgegeben werden. Der Cross-talk zwischen dem Fettgewebe und den umgebenden Organen und Geweben wie Leber, Muskulatur, Pankreas, Gefäßsystem und Nebennieren ist gestört (Hamann et al. 2001, Lewis et al. 2002, Unger 2003).

Das Fettgewebe als metabolisch aktives, endokrines Organ

Eine der wichtigsten Aufgaben des Fettgewebes ist das Speichern von Energie in Form von Lipiden (Triglyceriden) (Hamann et al. 2001, Lewis et al. 2002, Unger 2003). Fett wird aber nicht nur gespeichert, sondern unterliegt einem Turnover, der mit einer ständigen Freisetzung von freien Fettsäuren in die Zirkulation einhergeht.

Bei Adipositas ist die basale Geschwindigkeit dieses Turnovers erhöht, gleichzeitig aber die die Lipolyse hemmende Wirkung von Insulin abgeschwächt. Daraus resultiert ein vermehrter Abstrom von Fettsäuren in die periphere Zirkulation und eine vergrößerte Verfügbarkeit von Fettsäuren für Muskulatur, Herz, Leber und Pankreas.

Wahrscheinlich ist diese **erhöhte Verfügbarkeit von Fettsäuren in der Peripherie** und die damit ermöglichte ektopische Speicherung von Lipiden in den genannten Geweben und Organen eine zentrale Komponente für die Entstehung des metabolischen Syndroms, der Insulinresistenz und die resultierenden kardiovaskulären Risiken (Hamann et al. 2001, Lewis et al. 2002, Unger 2003).

Der Adipozyt ist aber nicht nur Lipid- und Energiespeicher, sondern ein aktives endokrines Organ, das zahlreiche Mediatoren (**Adipokinine**) sezerniert.

Dazu gehören:

- Leptin,
- Tumornekrose-Faktor (TNF-α),
- Adiponektin,
- Resistin,
- Plasminogenaktivator-Inhibitor I (PAI-1),
- Interleukine (IL-1, -4, -6, -8, -18),
- Angiotensin II
- und verschiedene Prostaglandine (Fasshauer u. Paschke 2003, Hamann et al. 2001, Saltiel 2001).

So verschieden die Struktur dieser Mediatoren auch ist, so unterschiedlich ist auch ihr Wirkspektrum. Sie sind beteiligt an der Regulation des Stoffwechsels und insbesondere der Glucosehomöostase, der Regulation des Vasotonus, der Steuerung des Essverhaltens und der Energiebilanz.

Die Fehlsteuerung ihrer Synthese und Freisetzung verursacht Insulinresistenz und trägt zur Entwicklung von Bluthochdruck und zentraler Adipositas bei.

! Die Adipokinine bilden ein dichtes Netzwerk von Signalen und Interaktionen, die Stoffwechsel und Funktion von Organen und Geweben mit der Aktivität des Fettgewebes verknüpfen (Fasshauer und Paschke 2003, Hamann et al. 2001, Saltiel 2001).

Leptin ist das Hormon, das auf den Reiz der Nahrungszufuhr vermehrt vom Fettgewebe in die Zirkulation freigesetzt wird und nach Passage der Blut-Hirn-Schranke dem zentralen Nervensystem die Nahrungsaufnahme signalisiert. Es stimuliert dort die Freisetzung von anorektischen Peptiden (Alpha-MSH, Serotonin, GLP-1, Cholezytokinin) und hemmt die Bildung von orektischen Mediatoren (u.a. Neuropeptid Y), so dass ein Gefühl der Sättigung ausgelöst und die Nahrungsaufnahme begrenzt wird. Eine defekte Leptin-Signalkette (unzureichende Sekretion durch das Fettgewebe, defekte Wirkung am Zielorgan = „Leptinresistenz") führt zu ernsthaften Störungen im Stoffwechsel und zur Adipositas (Hamann et al. 2001, Saltiel 2001).

Diese und weitere Mechanismen helfen, Energiezufuhr über die Nahrung und Energieverbrauch aneinander anzupassen, so dass das Körpergewicht konstant bleibt (Saltiel 2001). Leptin wird bei Übergewicht und Adipositas vermehrt exprimiert und sezerniert, so dass eine enge Korrelation zwischen der Fettmasse und der Plasmakonzentration an Leptin besteht (Fasshauer und Paschke 2003).

Insulin gilt als einer der potentesten Mediatoren der Leptin-Biosynthese. Es wird vermutet, dass der postprandiale Anstieg des Leptins durch Insulin vermittelt ist.

Adiponektin erleichtert die Aufnahme, Verwertung und Verbrennung von Fettsäuren in der Muskulatur, so dass die Insulinsensitivität dieses Organs erhöht wird. Reduzierte Adiponektin-Spiegel sind mit Insulinresistenz und metabolischem Syndrom assoziiert und erhöhen das Risiko für Adipositas und Typ-2-Diabetes. Adiponektin wirkt also als „Insulinsensitizer" und verknüpft die Glucosehomöostase des gesamten Organismus mit dem Fettgewebe (Yamauchi et al. 2001).

Die Mehrzahl der anderen Adipokine (die Interleukine IL-1, -6, -8, -18, PAI-1) sowie das Angiotensin II haben eine zum Adiponektin entgegengesetzte Wirkung. Eine Übersicht gibt Tab. 7.**1**.

Angiotensin II ist eine der am stärksten vasokonstriktorisch wirksamen Substanzen und spielt als primär vasoaktives Hormon des Renin-Angiotensin-Systems (RAS) eine entscheidende Rolle in der Pathophysiologie der Hypertonie und anderer kardiovaskulärer Erkrankungen (Sharma et al. 2002). Ein gewebsständiges RAS wurde nicht nur im zentralen Nervensystem, dem Herzen, der Niere und den Gefäßen nachgewiesen, sondern auch im Fettgewebe.

Die Synthese von Angiotensin II durch das Fettgewebe nimmt mit der Fettmasse bzw. der Größe der Adipozyten zu (Sharma et al. 2002). Neben seiner direkten vasokonstriktorischen Wirkung fördert Angiotensin II die Aktivierung des Sympathikus durch Freisetzung von Noradrenalin und trägt auch über diesen Mechanismus zur Entwicklung eines Hypertonus und einer Reduktion der Insulinsensitivität bei. Die Aktivität des Sympathikus ist beim hypertonen, übergewichtigen Patienten gesteigert (Sharma et al. 2002).

Down-Regulation des Beta-Rezeptors als Ursache der altersabhängigen Zunahme des Körpergewichts?

Die Masse an Gesamtkörperfett nimmt mit zunehmendem Alter progressiv zu. Wie aus Abb. 7.**1** ersichtlich, steigt der Körpermasse-Index im Laufe des Lebens kontinuierlich sowohl bei Männern als auch Frauen an. Ein Maximum wird bei 60- bis 70-Jährigen registriert. Erst bei den über 70-Jährigen ist diese kontinuierliche Gewichtszunahme nicht mehr zu beobachten; stattdessen tritt eine leichte Gewichtsreduktion ein (Benecke u. Vogel 2003).

Als Ursache werden ein verminderter Energieverbrauch aufgrund des im Alter reduzierten Grundumsatzes, der verminderten Thermogenese und der verringerten körperlichen Aktivität diskutiert (Hamann et al. 2001, Unger 2003). Zwar ist bei älteren Personen in der Regel auch die Nahrungsaufnahme reduziert, aber im Allgemeinen nicht in dem Maße wie der Energieverbrauch. So resultiert insgesamt eine positive Energiebilanz, d.h. eine Zunahme der Fettmasse und des Körpergewichts.

Dabei ist zu bedenken, wie eng die Regulation der Energiebilanz sein muss, um ein konstantes Körpergewicht zu gewährleisten. Denn eine Abweichung der Energiebilanz lediglich von 1% vom Gleichgewicht ergibt bei einem normalgewichtigen Mann (Gesamt-Energieaufnahme im Jahr ca. 900.000 Kcal oder 2500 Kcal/Tag) einen Energieüberschuss von ca. 9000 Kcal/Jahr oder ca. 25 Kcal/Tag. Dies entspricht im Verlauf eines Jahres einer Zunahme der Fettmasse um 1,3 kg. Über Jahre hinweg würde eine derartige geringe Abweichung ohne Gegensteuerung bereits zu einem beachtlichen Übergewicht und letztlich zur Adipositas führen (Hamann et al. 2001).

Tabelle 7.**1** Sekretionsprodukte von Fettzellen bei Adipositas und ihre Wirkungen

Produkt	Sekretion	Folge
Adiponektin	↓	Oxidation von Fettsäuren gehemmt: ➤ intramyozelluläre Lipidspeicherung ➤ Insulinresistenz ➤ Arteriosklerose
TNFα, IL-6 und andere Zytokine	↑	➤ Insulinresistenz ➤ Typ-2-Diabetes ➤ chronische Inflammation ➤ Arteriosklerose
Fettsäuren	↑	➤ Hyperlipidämie (Triglyceride erhöht) ➤ Insulinresistenz
Angiotensin II	↑	➤ vasokonstriktiv ➤ fördert die Bildung von Aldosteron und oxidativen Stress: Hypertonie ➤ hemmt die Differenzierung von Präadipozyten: intramyozelluläre Lipidspeicherung, Insulinresistenz
PAI-1	↑	➤ Koagulationsstörungen ➤ Thromboembolien
CETP	↑	➤ Reduktion von HDL-Cholesterin

PAI-1: Plasminogenaktivator-Inhibitor-1, CETP: Cholesteryl-Ester-Transfer-Protein

Die **pathophysiologischen Ursachen** für die altersabhängige Gewichtszunahme sind nicht eindeutig geklärt. Seals und Bell (2004) schlugen kürzlich eine interessante Hypothese vor, die die angedeuteten Zusammenhänge verständlich machen können (Abb. 7.**4**): Die Autoren gehen davon aus, dass es im Alter aufgrund einer chronisch positiven Energiebilanz (Übergewicht und überschießende Nahrungszufuhr) zu einer langfristigen Stimulation der Leptin- und Insulinsekretion kommt.

Die sich daraus ergebende Hyperleptinämie und Hyperinsulinämie wirkt zwar initial und für kurze Zeit über die Aktivierung des Beta-Rezeptors der Entwicklung von Übergewicht und Adipositas entgegen. Langfristig hat die chronische Aktivierung des Beta-Rezeptors aber eine Down-Regulation dieses Rezeptors zur Folge, so dass die kompensatorische Aktivierung der vom Sympathikus abhängigen, den Energieverbrauch erhöhenden Mechanismen ausbleibt.

! Als **Folge** trägt somit letztlich ein Mechanismus, der ursprünglich dazu angelegt ist, die Speicherung von zusätzlicher Energie in Form von Fett zu vermindern, zur Entwicklung von Übergewicht und Adipositas im Alter bei. Diese Hypothese stellt eine plausible Erklärung für das Entstehen von Übergewicht und Adipositas dar und steht in Einklang mit einer Reihe von experimentellen und klinischen Beobachtungen (Seals u. Bell 2004).

Altern von Adipozyten

Die Anzahl von Adipozyten im Fettgewebe wurde lange Zeit hindurch für annähernd konstant gehalten. Neuere Befunde belegen aber, dass die Fettgewebszellen einem Turnover unterliegen, was ihre Heterogenität hinsichtlich Größe und Funktion im Fettgewebe erklären könnte (Yu u. Zhu 2004).

Im Gegensatz zu der lange vorherrschenden Meinung ist es auch im Erwachsenenalter noch möglich, bei Bedarf aus fibroblastenähnlichen Zellen reife Adipoyzten zu differenzieren, so dass die Kapazität zur Speicherung von Lipiden zunimmt. Andererseits sind reife Adipozyten einem kontinuierlichen Alterungsprozess ausgesetzt und können schließlich durch den Prozess der Apoptose – des so genannten programmierten Zelltodes – eliminiert werden (Yu u. Zhu 2004).

Mit der Reifung und Alterung sind charakteristische Veränderungen ihrer Größe, ihres Stoffwechsels und Sekretionsvermögens verbunden.

Alte Adipozyten:
- sind metabolisch inerter,
- metabolisieren weniger Glucose und weisen eine verringerte Insulinsensitivität auf,
- werden mit zunehmendem Gehalt an gespeicherten Lipiden größer, und
- das Spektrum der von ihnen sezernierten Adipokinine verändert sich mit zunehmender Größe und Alterung (Hamann et al. 2001).

Aus experimentellen Untersuchungen folgt, dass fettreiche Diäten die Hypertrophie und das Altern von Adipozyten beschleunigen. Sollte dies tatsächlich auch *in vivo* stattfinden, würde eine positive Energiebilanz letzten Endes die Zusammensetzung der Adipozyten-Population selbst verändern; es entstünde eine Population von frühzeitig gealterten Fettgewebszellen, deren Sekretionsvermögen (Angiotensin II) den Alterungsprozess in einem positiven Feedback beschleunigte (Sharma et al. 2002, Yu u. Zhu 2004).

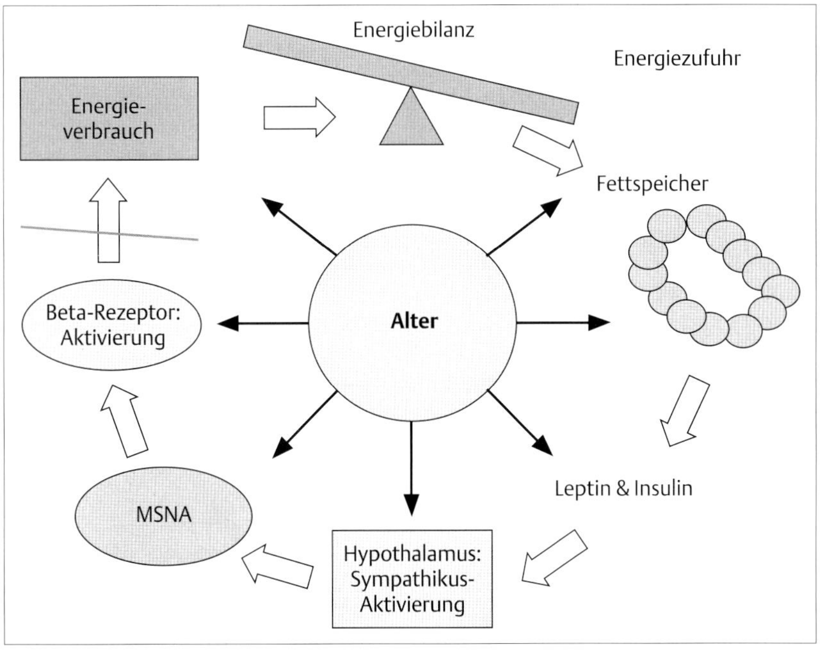

Abb. 7.**4** Leptin führt zusätzlich zur Hemmung der Nahrungsaufnahme über die Aktivierung des Beta-Rezeptors zum erhöhten Energieverbrauch und trägt damit zum Ausgleich der Energiebilanz bei. Im Alter ist bei Hyperleptinämie („Leptinresistenz") die Aktivierung des Beta-Rezeptors durch Down-Regulation gehemmt. Als Folge ergibt sich eine mit dem Alter zunehmende positive Energiebilanz (Übergewicht) (Seals u. Bell 2004); (MSNA = muscle sympathetic nerve activity, die vom Muskel direkt abgeleitete sympathische Nervenaktivität).

Auch die im Adipozyten gespeicherten Triglyceride unterliegen einem Turnover. Sie werden lipolytisch gespalten, aber nur ein Teil der bei diesem Prozess entstehenden Fettsäuren wird in die Blutbahn abgegeben. Die restlichen Fettsäuren werden unter Verbrauch von ATP wieder zu Glyceriden verestert, so dass ein Energie verbrauchender Kreislaufprozess („futile cycle") entsteht.

In älteren Adipoyzten ist die lipolytische Aktivität vermindert, gleichzeitig aber die Geschwindigkeit und das Ausmaß der Reveresterung reduziert, so dass sie weniger in der Lage sind, den Abstrom von Fettsäuren zu kontrollieren. Der Anteil an Fettsäuren, der in die Blutbahn sezerniert wird, ist bei älteren Adipozyten im Vergleich zu jüngeren erhöht. Ältere Adipozyten tragen zur systemischen Lipotoxizität bei (Hamann et al. 2001, Yu u. Zhu 2004).

Umgekehrt zur Masse an gespeicherten Lipiden nimmt die **Insulinsensitivität** und die Freisetzung von Adiponektin ab. Im Fettgewebe kommt die verringerte Insulinsensitivität in einer verminderten Hemmung der Lipolyse und damit einer gesteigerten Freisetzung von Fettsäuren in die Zirkulation zum Ausdruck. Die verminderte Sekretion von Adiponektion hat eine reduzierte Verbrennung von Fettsäuren in der Muskulatur zur Folge, was die ektopische Speicherung von Lipiden begünstigt.

Die Synthese und Freisetzung von Leptin nimmt proportional zur Masse an gespeicherten Lipiden zu. Folge ist eine **altersbedingte Hyperleptinämie**, die sich unter chronischen Bedingungen zur Leptinresistenz entwikkeln kann.

Altersabhängig und abhängig von der Menge an gespeicherten Lipiden verändert sich das Spektrum der von der Fettgewebszelle sezernierten Signale. Im Alter überwiegen proinflammatorische Mediatoren, was die enge Korrelation von Übergewicht/Adipositas zu einem chronischen inflammatorischen Zustand, der bei übergewichtigen Patienten häufig beobachtet wird, erklärt. Dieser **chronisch inflammatorische Zustand** ist gleichzeitig ein Marker des erhöhten Risikos für kardiovaskuläre Ereignisse und die Entwicklung von Typ-2-Diabetes (Hamann et al. 2001, Unger 2003).

Auch die Freisetzung von Angiotensin II und IL-6 ist altersabhängig verstärkt. Beide gehen synergistisch mit den abfallenden Konzentrationen an Adiponektin mit einer Hemmung der Insulinsignalwirkung (Insulinresistenz) und der Entstehung einer chronischen Inflammation einher (Hamann et al. 2001).

Zwei für das Schicksal des gesamten Organismus wichtige Konsequenzen ergeben sich aus dem veränderten „Cross-talk" und der ektopischen Speicherung von Lipiden mit fatalen Folgen für die Funktion der betroffenen Organe und Gewebe:

- die systemische Lipotoxizität und
- der oxidative Stress.

Lipotoxizität verursacht Insulinresistenz

Die unzureichende Speicherung von Lipiden im Fettgewebe aufgrund der Alterung von Adipozyten sowie der ohnehin im Alter verminderte Energieverbrauch haben bei entsprechender genetischer Disposition zur Folge, dass Fettsäuren und Triglyceride vermehrt in der Zirkulation zur Verfügung stehen.

Damit es zur ektopischen Speicherung von Fettsäuren in Form von Triglyceriden und langkettigen Derivaten (Acyl-CoA und -Carnitine) kommt, muss aber noch eine zweite Voraussetzung erfüllt sein: die Verbrennung der Fettsäuren in der Betaoxidation darf nicht im gleichen Maße ansteigen wie ihre Aufnahme; die Aufnahme muss die Kapazität zur Oxidation übertreffen. Erst unter derartigen Bedingungen kommt es zur ektopischen Speicherung von Lipiden etwa in Muskulatur, Herz, Pankreas und Leber (McGarry 2002).

Warum es zur Akkumulation von intramyozellulären Lipiden kommt, ist bisher nicht vollständig geklärt. Auffällig ist jedoch, dass in den betroffenen Geweben und Organen parallel mit der Fettspeicherung auch die Konzentration eines Intermediärprodukts des Lipidstoffwechsels, des **Malonyl-CoA**, erhöht ist, das nach den derzeitigen Vorstellungen die Funktion eines „Fuel-Sensors" innehat (An et al. 2004, McGarry 2002). Bei erhöhtem Energiebedarf (körperliche Aktivität) im Substratmangel (AMP steigt an) ist die Konzentration an Malonyl-CoA niedrig, bei reichlichem Substratangebot hoch.

Entscheidend für das Verständnis ist die Beobachtung, dass Malonyl-CoA nicht nur ein Zwischenprodukt der Lipogenese ist, sondern darüber hinaus ein Regulator der Fettsäureverbrennung: es hemmt die Carnitin-Palmitoyltransferase 1 (CPT-1), die den Einstrom von aktivierten Fettsäuren (Acyl-Carnitinen) in die Mitochondrien und damit an den Ort der Endoxidation reguliert. Ist die CPT-1 gehemmt (hohes Malonyl-CoA), werden aktivierte Fettsäuren in geringerem Umfang in die Mitochondrien transportiert; als Folge stehen bei entsprechendem Angebot mehr langkettige Fettsäure-CoA zur Reveresterung und damit zur Synthese von Triglyceriden, Diglyceriden und anderen komplexen Lipiden (Ceramide) zur Verfügung.

Im Substratmangel und bei Energiebedarf ist die Konzentration an Malonyl-CoA jedoch erniedrigt, wodurch die Hemmung der CPT-1 aufgehoben wird und vermehrt Fettsäuren in die Mitochondrien zur Endoxidation transportiert und zur Synthese von ATP oxidiert werden. Ursache für die Modulation der Malonyl-CoA-Konzentration ist die Aktivität der AMP-abhängigen Proteinkinase (AMP-Kinase), die durch Phosphorylierung der Acetyl-CoA-Carboxylase und der Malonyl-CoA-Decarboxylase die Synthese von Malonyl-CoA hemmt und seinen Abbau beschleunigt (Abb. 7.**5**) (McGarry 2002).

Als Ergebnis der Aktivierung der AMP-Kinase ergibt sich somit eine Verminderung der Konzentration an Malonyl-CoA, eine reduzierte Hemmung der CPT-1 und damit ein vermehrter Einstrom und eine gesteigerte Oxidation von Fettsäuren.

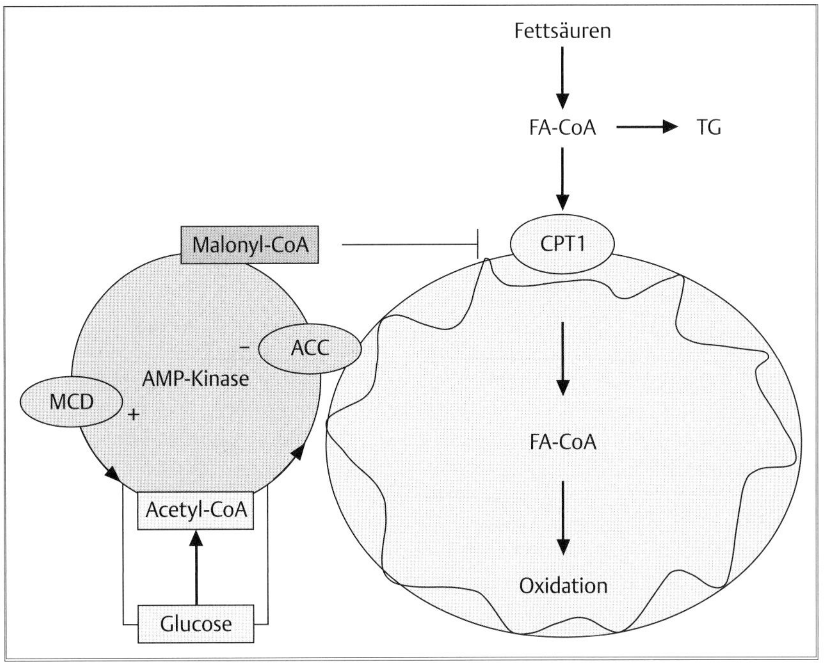

Abb. 7.**5** Malonly-CoA hemmt die Carnitinpalmitoyl-Transferase (CPT) und damit die Oxidation von Fettsäuren. Sie dient als „Fuel-Sensor" (McGarry 2002). Aktivierung der AMP-aktivierten Proteinkinase (AMP-Kinase) im Energiedefizit phosphoryliert die Acetyl-CoA-Carboxylase (ACC) und die Malonyl-CoA-Decarboxylase (MCD). Als Folge der Phosphorylierung ist die ACC gehemmt, die MCD aktiviert, so dass die Konzentration an Malonyl-CoA abfällt und mehr Fettsäuren verbrannt werden. Hohe Malonyl-CoA Konzentrationen als Folge eines ausreichenden Substratangebots hemmen die Aktivität der CPT und führen damit zur vermehrten Speicherung von Fettsäuren (Tri- und Diglyceride, Ceramide, langkettige Acyl-CoA und -Carnitine) (FA = fatty acid, Fettsäuren).

Unter **Bedingungen des Substratüberschusses** wie bei Übergewicht und Adipositas unterbleibt die Aktivierung der AMP-Kinase mit der Folge, dass die Malonyl-CoA-Konzentration hoch und die mitochondrielle Oxidation von Fettsäuren gehemmt ist.

Welche entscheidende Rolle Malonyl-CoA als „Fuel-Sensor" spielt, zeigen experimentelle Untersuchungen, in denen in der Leber die Malonyl-CoA-Decarboxylase überexprimiert wurde. Der beschleunigte Abbau von Malonyl-COA

- erniedrigte dessen stationäre Konzentration,
- enthemmte die CPT-1,
- verhinderte die Lipidakkumulation in der Leber,
- reduzierte die Konzentration an Fettsäuren in der Zirkulation und
- verbesserte die Insulinsensitivität von Leber und Muskulatur (An et al. 2004).

Was sind die **Folgen der ektopischen Lipidspeicherung**? In der Muskulatur ist die intramyozelluläre Speicherung von Lipiden mit der Entwicklung einer Insulinresistenz assoziiert (An et al. 2004, Virkamaki et al. 2001). Die ansteigende Konzentration an aktivierten Fettsäuren und die vermehrte Bildung von Diglyceriden hat – und dafür gibt es gute Hinweise – Auswirkungen auf die Insulin-Signalkaskade; die Insulinwirkung wird abgeschwächt: die Phosphorylierung des Insulinrezeptor-Substrat 1 (IRS-1) ist vermindert, die Aktivierung der Phosphoinositol-3-Kinase (PI3-Kinase) und der Proteinkinase B sind deutlich reduziert, so dass typische Insulinwirkungen wie die Translokation des Insulin-abhängigen Glucosetransporters (Glut4) oder die Aktivierung der NO-Synthase ausbleiben oder abgeschwächt sind.

Ursächlich ist vermutlich die Aktivierung einer Serinkinase (einer Isoform der Proteinkinase C, vermutlich ϑ). Die dadurch verursachte Phosphorylierung von IRS-1 stört die Rekrutierung und die Aktivierung der PI3-Kinase im weiteren Verlauf des Signalweges, so dass sich eine Insulinresistenz ergibt. Folgen sind erhöhte Nüchternglucose und eine verschlechterte Glucosetoleranz als Vorstufen eines Typ-2-Diabetes (Rösen et al. 2001).

! Im **Herzen** resultiert aus der ektopischen Lipidspeicherung nicht nur eine Insulinresistenz der Kardiomyozyten, sondern die Triglycerid-Akkumulation ist mit einer verminderten kontraktilen Funktion, mit Hypertrophie sowie Störungen der Kalziumhomoöstase assoziiert (Rösen et al. 2001). Akkumulierende Ceramide sind in Gefäßzellen und Kardiomyozyten Ursache für die Induktion von Apoptose, so dass ausdifferenzierte Herzmuskelzellen verloren gehen (Fiordaliso et al. 2001). Schwere kardiale Perfusions- und Funktionsstörungen sind die Folge.

Fettsäuren verursachen oxidativen Stress

Ursache des oxidativen Stress ist die mit zunehmendem Alter losere Kopplung des Elektronenflusses in der mitochondriellen Atmungskette. Bereits physiologischerweise entkommen ca. 0,4–4% der Elektronen der Atmungskette und reduzieren Sauerstoff zu Superoxid-Anionen, einer Form von reaktiven Sauerstoffradikalen so genannten ROS (Melov 2002, Sastre et al. 2003). Es ist davon auszugehen, dass dieser Anteil mit dem Alter zunimmt. Zusätzlich nimmt die Aktivität der mitochondriellen Superoxid-Dismutase ab, deren Aufgabe es ist,

Superoxid-Anionen zu inaktivieren und damit einer Schädigung der Mitochondrienstruktur und -funktion entgegenzuwirken (Melov 2002, Sastre et al. 2003).

Unter **Bedingungen des Substratüberschusses** oder des „Substratstress", wie sie bei adipösen Patienten vorliegen, wird die mitochondrielle Bildung von reaktiven Sauerstoffradikalen weiter beschleunigt, worauf elegante Untersuchungen von Brownlee (2001) hinweisen. Durch die Oxidation von Acetyl-CoA als Zwischenprodukt der Verstoffwechslung von Glucose und Fettsäuren entstehen in den Mitochondrien NADH und $FADH_2$ als Substrate der Atmungskette. Da in Abhängigkeit von der Aktivität der Atmungskette (NADH und $FADH_2$) Protonen über die innere Mitochondrienmembran gepumpt werden, nimmt das Membranpotenzial proportional zur Aktivität zu. Bei Überschreiten eines kritischen Grenzpotenzials wird der Elektronenfluss in Komplex III gehemmt, so dass Elektronen vom Coenzym Q direkt auf Sauerstoff übertragen werden können.

Nach neueren Untersuchungen ist dieser Mechanismus der Bildung von Sauerstoffradikalen nicht nur charakteristisch für Gefäßzellen und Leukozyten, sondern lässt sich auch in Muskelzellen und Beta-Zellen unter Bedingungen von Überfluss an Energiesubstraten („Substratstress", Glucose, Fettsäuren) nachweisen.

! Die mitochondrielle Bildung von reaktiven Sauerstoffradikalen stellt somit eine generelle Zellantwort auf Stress dar.

Die bei Substratüberlastung entstehenden Sauerstoffradikale sind nach dieser „unifying hypothesis" von Brownlee (2001) auch Ursache für eine Hemmung der Glycolyse (Glycerinaldehyd-3-P-Dehydrogenase), so dass die Verstoffwechslung von Glucose durch die Glycolyse zu Pyruvat und Laktat gehemmt ist. Als Folge werden alternative Stoffwechselwege (Hexosamin-Stoffwechsel, Aktivierung von Proteinkinase-C-Isoformen, O-Glycosilierung, Bildung von „Advanced Glycation Endproducts") aktiviert, die letztlich für die Entstehung der vaskulären Spätfolgen des Diabetes verantwortlich sind (Brownlee 2001, Rösen et al. 2001).

Verstärkt wird der von Substrat und Stoffwechsel abhängige oxidative Stress im Alter noch durch 3 weitere Mechanismen:

1. die antioxidativen Abwehrkräfte nehmen ab,
2. die Versorgung mit antioxidativen Vitaminen (Vitamin C, Vitamin E, Folsäure) ist im Alter häufig unzureichend und
3. die Aktivität wichtiger antioxidativer Schutzsysteme (Glutathion-System, Superoxid-Dismutase) ist gleichzeitig vermindert (Rösen u. Toeller 1999).

Zusätzlich gibt es gute Hinweise dafür, dass unter den beschriebenen Bedingungen auch die NAD(P)H-Oxidase aktiviert wird – möglicherweise als Folge des vom Fettgewebe sezernierten Angiotensin II –, und dass es zumindest zur partiellen Entkopplung des Elektronenflusses im Stickstoffmonoxid-Komplex kommt (Rösen et al. 2001). Beide Mechanismen würden den in den Mitochondrien entstehenden oxidativen Stress in das Cytosol und den Kern der Zelle weiterleiten, so dass die gesamte Zelle betroffen ist.

! Mitochondrieller oxidativer Stress ist somit ein Charakteristikum von zellulärem Altern (Abb. 7.**6**). Schädigungen der mitochondriellen DNA nehmen mit dem Alter zu.

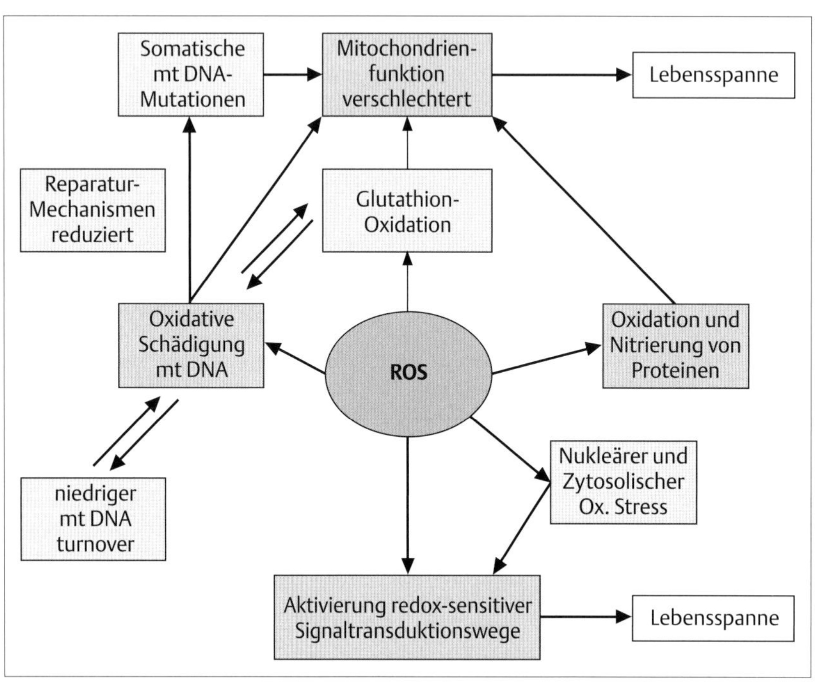

Abb. 7.**6** Die mitochondrielle Generation von reaktiven Sauerstoffradikalen (ROS) beeinträchtigt die Funktion und Aktivität von Mitochondrien (ATP-Produktion, Apoptose) (Sastre et al. 2003); (mt = mitochondriell).

Was sind die **Konsequenzen**? Da der oxidative Stress in den Mitochondrien entsteht, ist es nicht verwunderlich, dass auch ihre Struktur und Funktion unmittelbar betroffen sind (Melov 2002).

Nach Untersuchungen von Meccoci et al. (1993) ist die Anzahl der mitochondriellen DNA-Schädigungen etwa 10-mal so hoch wie die von Veränderungen der nukleären DNA. Dieser Prozess wird dadurch beschleunigt, dass mit zunehmendem Alter die ohnehin nur gering ausgebildeten DNA-Reparaturmechanismen in den Mitochondrien weiter abgeschwächt werden. Oxidativer Stress verursacht aber nicht nur Schädigungen an der mitochondriellen DNA, sondern auch der mitochondriellen Proteine und Lipide.

Die Folgen sind in Abb. 7.**7** dargestellt:

- eine Reduktion des Membranpotenzials und der Dichtigkeit der Elektronentransportkette,
- die Bildung von Peroxiden,
- die zunehmende Heterogenität der Mitochondrien in Größe und Funktion,
- die Inaktivierung spezifischer Enzymsysteme wie der Aconitase im Zitrat-Zyklus, der antioxidative wirkenden Superoxid-Dismutase, der Adeninnukleotid-Translokase sowie
- die Verlangsamung des Turnovers und der Biogenese der Mitochondrien. Die Aktivität der Atmungskette und die Fähigkeit zur Bildung von ATP wird beeinträchtigt.

Parallel zu diesen funktionellen Defekten in den Mitochondrien werden Prozesse aktiviert, die entweder zum Zellarrest, zum Stopp des Zellzyklus, und damit dem Verlust der Proliferation oder auch zur **Apoptose** führen.

So geht die Reduktion des mitochondriellen Glutathiongehalts als Folge des oxidativen Stress mit einer Verminderung des Membranpotenzials und der Öffnung von Poren in der Mitochondrienmembran („permeability transition pores") einher, so dass Cytochrom C aus den Mitochondrien in das Zytosol diffundiert und dort den Zelltod durch Aktivierung der Caspase-Signalkaskade auslösen kann (Fiordaliso et al. 2001).

Einen alternativen Weg stellt die Aktivierung der Poly(ADP-Ribose)-Polymerase dar. Dieses Enzym ist im Kern lokalisiert und an der Reparatur von stressbedingten DNA-Schäden, und an der Regulation der Replikation und des Zellzyklus beteiligt. Seine Aktivierung führt zum Verlust an Nicotinamid-Adenindinukleotiden (NAD) und ATP und damit zur Induktion des programmierten Zelltodes aufgrund von Energiemangel.

Oxidativer Stress aktiviert auch MAP-Kinasen, die das Tumorsuppressor-Protein p53 phosphorylieren und aktivieren, ein Protein, das in der Lage ist, entweder Apoptose, Zellarrest oder auch Seneszenz auszulösen (Fiordaliso et al. 2001). Ein derartig bedingter Verlust an Zellen durch Apoptose wurde in den Insulin sezernierenden Beta-Zellen des Pankreas, im Herzen, im Nervengewebe und der Muskulatur nachgewiesen. Die Folgen sind fatal, insbesondere wenn Pankreas (Insulinsekretion), Herz und Nervenzellen betroffen sind.

Weitere Folgen des oxidativen Stress betreffen weniger den Alterungsprozess selbst oder den Zelltod spezifischer Zellen, sondern erhöhen das **Risiko, krankheitsabhängig vorzeitig zu altern**.

Dazu gehört insbesondere die Expression kardiovaskulärer Risikofaktoren, die die Entwicklung der Arteriosklerose beschleunigen (Hypertonie, chronische Inflammation, erhöhte Thrombogenität). Eine entscheidende Rolle hierbei spielt die Aktivierung von redoxsensitiven Signaltransduktionswegen. Redoxabhängig kommt es zur Phosphorylierung und Dissoziation des inaktiven $NF_{\kappa}B$-Inhibitor, wodurch der Transkriptionsfaktor freigesetzt wird und nach Passage in den Kern die Gen-Expression spezifisch beeinflusst wird.

Die Expression pro-inflammatorischer Zytokine (u.a. IL-6, MCP-1), von Adhäsionsproteinen (VCAM-1, ICAM-1) und Metalloproteinasen, die die Stabilität von bereits gebildeten Plaques vermindern und ihre Ruptur und damit den akuten Infarkt begünstigen, sind wenige, aber typische Beispiele für die vielfältigen Wirkungen von $NF_{\kappa}B$ (Rösen et al. 2001).

Die mit der **Aktivierung von $NF_{\kappa}B$** einhergehende chronische Inflammation scheint einer der wichtigsten

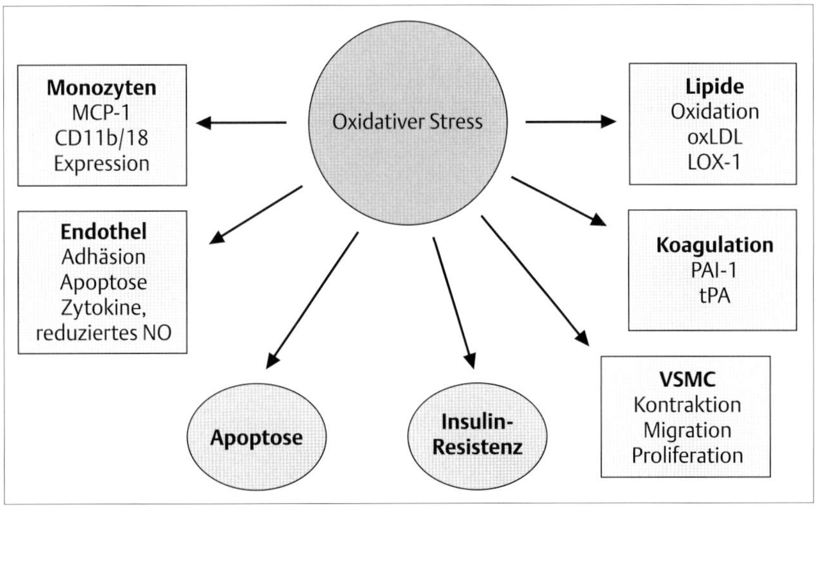

Abb. 7.**7** Oxidativer Stress als Ursache von Insulinresistenz, Apoptose und weiteren Faktoren, die eine Gefäßdysfunktion bedingen (Endotheldysfunktion, thromboembolische Komplikationen, Veränderungen in der Struktur und Funktion durch Wachstum und Migration von glatten Muskelzellen).
oxLDL = oxidierte Low Density Lipoproteine,
PAI-1 = Plasminogenaktivator-Inhibitor-1,
tPA = Gewebeplasminogenaktivator,
VSMC = vascular smooth muscle cell, glatte Muskelzellen,
NO = Stickstoffmonoxid,

Mechanismen für typische Alterserkrankungen zu sein, darunter

- die rheumatische Arthritis,
- der Typ-2-Diabetes,
- die Koronare Herzerkrankung und
- die Alzheimer-Erkrankung.

$NF_{\kappa}B$ initiiert und unterhält die Synthese pro-inflammatorischer Zytokine und damit die chronische Inflammation, die als „secret killer", als Auslöser der genannten Erkrankungen, angesehen wird.

Reaktive Sauerstoffradikale inaktivieren Stickstoffmonoxid zu Peroxinitrit. Dadurch werden die gefäßprotektiven Wirkungen von Stickstoffmonoxid (antiproliferativ, antiatherosklerotisch, antithrombotisch, vasodilatativ) inhibiert. Eine Endotheldysfunktion entsteht und die Bildung von makro- und mikroangiopathischen Läsionen ist begünstigt (Rösen et al. 2001).

Good-Aging-Tipp für die Praxis

Zusammengefasst ist oxidativer Stress auch Folge von metabolischen Veränderungen, die sich im Verlauf der Adipositas und der Veränderung der Fettgewebszellen mit zunehmender Größe und zunehmendem Alter entwickeln.

Oxidativer Stress beeinträchtigt einerseits die Funktionsfähigkeit der Mitochondrien und damit die energetische Versorgung des Organismus, verursacht aber andererseits den Verlust von differenzierten Zellen durch Apoptose und die Aktivierung redox-sensitiver Transkriptionssysteme. Zusammen mit der ektopischen Speicherung von Lipiden ist er Ursache für die Entstehung von Endotheldysfunktion (verminderte Dilatation, erhöhte Thrombogenität) und eines chronisch-inflammatorischen Zustandes.

Damit entsteht ein kardiovaskuläres Risikopotenzial, wie es charakteristischerweise mit der Adipositas assoziiert ist.

Sauerstoffradikale begünstigen auch die Manifestation des Diabetes, indem sie Apoptose induzieren und damit entweder den Verlust von funktionsfähigen Beta-Zellen verursachen oder die Insulinsekretion beeinträchtigen, da die Synthese von ATP unter Bedingungen des oxidativen Stress reduziert ist.

Durch die Induktion der anhaltenden Synthese von Zytokinen verursacht er schließlich eine chronische Inflammation und trägt damit zur Entstehung von in den westlichen, durch Überernährung und Bewegungsmangel gekennzeichneten Gesellschaften typischen „Alterserkrankungen" wie der Koronaren Herzkrankheit, des Typ-2-Diabetes und der Demenz vom Typ Alzheimer bei.

Literatur

1. An J, Muoio DM, Shiota M, et al. Hepatic expression of malonyl-CoA decarboxylase reverses muscle, liver and whole-animal insulin resistance. Nat Med. 2004;19:268–274.
2. Benecke A, Vogel H. Übergewicht und Adipositas. Gesundheitsberichterstattung des Bundes. Robert-Koch-Institut; Berlin, 2003:Heft 16.
3. Bluher M, Kahn BB, Kahn CR. Extended longevity in mice lacking the insulin receptor in adipose tissue. Science 2003;299:572–574.
4. Brownlee M. Biochemistry and molecular cell biology of diabetic complications. Nature 2001;414:813–820.
5. Fasshauer M, Paschke R. Regulation of adipocytokines and insulin resistance. Diabetologia 2003; 46:1594–1603.
6. Fiordaliso F, Leri A, Cesselli D, et al. Hyperglycemia activates p53 and p53-regulated genes leading to myocyte cell death. Diabetes 2001;50:2363–2375.
7. Hales CN, Barker DJ. The thrifty phenotype hypothesis. Br Med Bull. 2001; 60:5–20.
8. Hamann A, Munzberg H, Algenstaedt P, Tafel J. Molecular principles of obesity. Herz 2001;26:178–184.
9. Lewis GF, Carpentier A, Adeli K, Giacca A. Disordered fat storage and mobilization in the pathogenesis of insulin resistance and type 2 diabetes. Endocr Rev. 2002;23:201–229.
10. McGarry JD. Banting lecture 2001: Dysregulation of fatty acid metabolism in the etiology of type 2 diabetes. Diabetes 2002;51:7–18.
11. Mecocci P, MacGarvey U, Kaufman AE, et al. Oxidative damage to mitochondrial DNA shows marked age-dependent increases in human brain. Ann Neurol. 1993;34:609–616.
12. Melov S. Therapeutics against mitochondrial oxidative stress in animal models of aging. Ann NY Acad Sci. 2002;959:330–340.
13. Rathmann W, Haastert B, Icks A, et al. High prevalence of undiagnosed diabetes mellitus in Southern Germany: target populations for efficient screening. The KORA survey 2000. Diabetologia 2003;46:182–189.
14. Reaven GM. Banting lecture 1988. Role of insulin resistance in human disease. Diabetes 1988;37:1595–1607.
15. Rösen P, Nawroth PP, King G, Moller W, Tritschler HJ, Packer L. The role of oxidative stress in the onset and progression of diabetes and its complications: a summary of a Congress Series sponsored by UNESCO-MCBN, the American Diabetes Association and the German Diabetes Society. Diabetes Metab Res Rev. 2001;17:189–212.
16. Rösen P, Toeller M. Vitamin E in diabetes. Increased oxidative stress and its prevention as a strategy to prevent vascular complications? Int J Vitam Nutr Res. 1999;69:206–212.
17. Saltiel AR. You are what you secrete. Nat Med. 2001;7:887–888.
18. Sastre J, Pallardo FV, Vina J. The role of mitochondrial oxidative stress in aging. Free Radic Biol Med. 2003;35:1–8.
19. Seals DR, Bell C. Chronic sympathetic activation: Consequence and cause of age-associated obesity? Diabetes 2004;53:276–284.
20. Sharma AM, Janke J, Gorzelniak K, Engeli S, Luft FC. Angiotensin blockade prevents type 2 diabetes by formation of fat cells. Hypertension 2002;40:609–611.
21. Unger RH. Minireview: Weapons of lean body mass destruction: the role of ectopic lipids in the metabolic syndrome. Endocrinology 2003;144:5159–5165.
22. Virkamaki A, Korsheninnikova E, Seppala-Lindroos A, et al. Intramyocellular lipid is associated with resistance to in vivo insulin actions on glucose uptake, antilipolysis, and early insulin signalling pathways in human skeletal muscle. Diabetes 2001;50:2337–2343.
23. Yamauchi T, Kamon J, Waki H, et al. The fat-derived hormone adiponectin reverses insulin resistance associated with both lipoatrophy and obesity. Nat Med. 2001;7:941–946.
24. Yu YH, Zhu H. Chronological changes in metabolism and functions of cultured adipocytes: A hypothesis for cell aging in mature adipocytes. Am J Physiol Endocrinol Metab. 2004;286:E402-E410.

8 Adipositas und Mortalität

Ute Gola

Rückblick

Adipositas als singuläre Erscheinung gab es schon immer. Bereits im 17. Jahrhundert war Adipositas als Ursache für Tod und Behinderung bekannt. Im legendären New Yorker „Harper's Weekly Journal of Civilization" von 1865 sind Instruktionen zur Gewichtsreduktion beschrieben, die durchaus Ähnlichkeit mit unseren heutigen Empfehlungen haben. Waren damals die Interventionsmöglichkeiten noch weitgehend im Verhalten angesiedelt, so hat sich in den letzten 20 Jahren unser Wissen über die Ursachen und Folgen der Adipositas und die entsprechenden Interventionen erheblich entwickelt.

Epidemiologie

Übergewicht und Adipositas sind weltweit inzwischen so verbreitete Phänomene, dass sie beginnen, Unterernährung und Infektionen als Hauptverursacher von Erkrankungen zu verdrängen. Die bedrohliche Entwicklung ist gerade einmal während des letzten halben Jahrhunderts zu verzeichnen, wie Abb. 8.**1** verdeutlicht.

Die stetige Zunahme von Übergewicht und Adipositas in den letzten 100 Jahren kann man sehr anschaulich in den Aufzeichnungen von Militärärzten nachlesen. Ein amerikanischer Rekrut mit einer Größe von 173 cm wog im Jahre 1863 noch 67 kg, 1962 dann schon 76 kg, was einer Zunahme von 13% entspricht.

1990 waren 56% aller erwachsenen **Amerikaner** übergewichtig und 23% adipös, 10 Jahre später betrug die Rate bereits 64% bzw. 31%. Aber nicht nur der Anteil Adipöser steigt, sondern innerhalb dieser Gruppe erhöht sich besonders der Anteil massiv Adipöser mit einem BMI von über 40 = kg/m². Während 1986 auf 200 Amerikaner eine Person mit einem BMI von > 40 kam, hat sich die Zahl im Jahr 2000 vervierfacht, d.h. einer auf 50 (Spake 2004).

In **Deutschland** war 1985 knapp jede zweite Person übergewichtig, jede fünfte adipös. 1999 war nur noch ein Drittel der männlichen erwachsenen Bevölkerung normalgewichtig, bei den Frauen knapp die Hälfte. Im Alter von 30–60 Jahren ist Adipositas bei Frauen und Männern etwa gleich häufig, danach ist Adipositas bei Frauen häufiger. Abb. 8.**2** zeigt die Verteilung des BMI in der deutschen Bevölkerung.

! Adipositas ist kein „Gewichtsproblem", sondern Leitsymptom für einen bestimmten Lebensstil, der mit „Western Lifestyle" umschrieben wird und für die Entwicklung in den letzten 50 Jahren in Europa und Amerika (und heute zunehmend in Asien) steht.

Dieser Lebensstil zeichnet sich u.a. aus durch:

- abnehmende körperliche Aktivität sowohl im Beruf als auch in der Freizeit (Motorisierung, TV, Computer),
- ständige Verfügbarkeit von Nahrungsmitteln, die zum Teil auch stark verarbeitet sind (fast food, convenience food), und durch den
- Verlust traditioneller, stressreduzierender Rituale durch Veränderung der Familienstruktur.

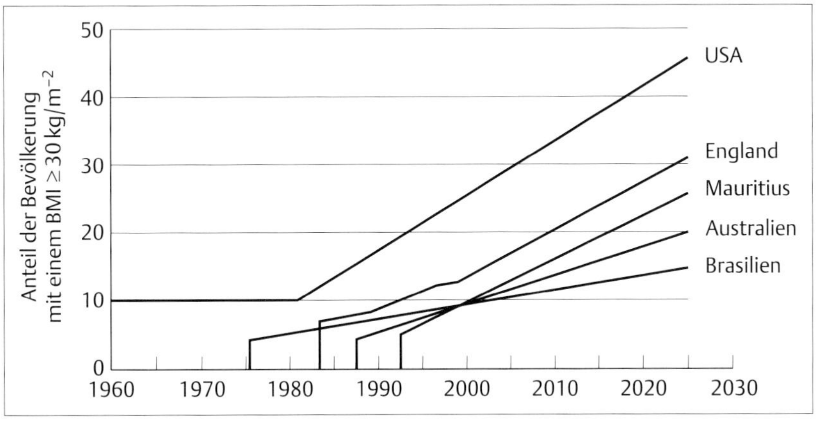

Abb. 8.**1** Sprunghafter und im weiteren Verlauf linearer Anstieg des Anteils der Bevölkerung mit BMI >30 kg/m² in den vergangenen 40 Jahren; Darstellung der zeitlichen Verzögerung zu USA in Europa (England), in Australien und in den Schwellenländern Mauritius und Brasilien mit Prognose bis 2025 (nach: Kapelman, 2000).

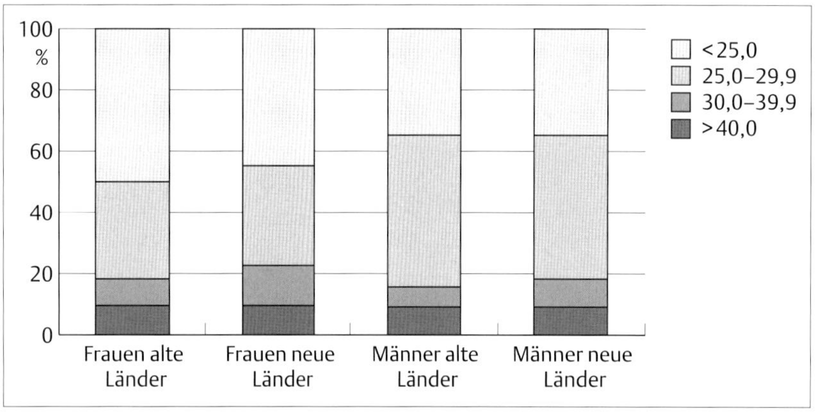

Abb. 8.**2** Männer und Frauen in Deutschland (Ost/West) mit prozentualem Anteil des BMI in 4 Gruppen (nach Angaben des Robert-Koch-Instituts, 2003).

Wann ist man übergewichtig, wann adipös?

! Adipositas kann definiert werden als Erkrankung, bei der sich das Körperfett in einem so starken Maße angehäuft hat, dass die Gesundheit dadurch beeinträchtigt wird.

Tabelle 8.**2** Klassifikation der Adipositas nach BMI

Klassifikation	BMI (kg/m²)
Untergewicht	< 18,5
Normalgewicht	18,5–24,9
Grad I Übergewicht	25,0–29,9
Grad II Adipositas	30,0–39,9
Grad III Morbide Adipositas	> 40,0

Laut vorsichtiger Schätzungen der ökonomischen Belastung durch Adipositas in den entwickelten Ländern machen diese Erkrankung und ihre Folgen ungefähr 2–7% der Gesamtgesundheitskosten aus. Spake (2004) schätzt die Ausgaben der USA für Erkrankungen im Zusammenhang mit Adipositas auf 75 Milliarden Dollar.

Weltweit hat sich seit mehr als 100 Jahren die von dem belgischen Mathematiker, Statistiker und Astronomen Lambert Adolphe Quetelet (1796–1874) entwickelte Richtgröße (**Quetelet-Index**) zur Beschreibung des 2- und 3-dimensionalen Wachstums des Körpers bewährt, die heute unter dem Begriff **Body Mass Index** (BMI) bekannt ist. Die WHO hat den BMI als einfach zu eruierendes Maß vorgeschlagen, um die Definition der Adipositas zu standardisieren (Tab. 8.**1**).

Mit dem BMI (kg/m^2) werden nur Gewicht und Körperlänge erfasst. Die Körperzusammensetzung, d.h. die Differenzierung nach Anteil Muskulatur, Knochen, Wasser und Fett, wird dabei vernachlässigt. Tab. 8.**2** zeigt die Klassifikation der Adipositas entsprechend den Empfehlungen der WHO-Expertenkommission (Chopra et al. 2002).

Die Studien vor 1998 bezogen sich häufig auf verschiedene BMI-Klassifikationen, was deren Vergleichbarkeit erschwert. Der BMI erlaubt keine Beurteilung der Verteilung des Körperfetts. Für die gesundheitlichen Folgen des Übergewichts ist aber der **Körperfettanteil** von Bedeutung und dabei insbesondere das abdominale oder viszerale Fett. Ein hoher Anteil viszeralen Fetts bei Adipositas (und die damit häufig assoziierte Insulinresistenz) wird heute als Leitsymptom des metabolischen Syndroms angesehen (Kapitel 7).

Gut geeignet für die Abschätzung des abdominalen und viszeralen Fetts ist der **Taillenumfang**. Liegt der

Tabelle 8.**1** Methoden zur Beschreibung/Quantifizierung von Adipositas

Methode	Definition	Vorteile/Grenzen
BMI	Gewicht (kg) geteilt durch Körpergröße(m) im Quadrat	BMI korreliert stark mit Densitometrie-Messungen des Fettgewebes; er unterscheidet aber nicht zwischen Fett- und Nichtfettgewebe
Taillenumfang	gemessen in cm zwischen unterem Ende der Rippen und oberem Ende des Beckens	Taillenumfang und Taille-Hüft-Quotient erlauben eine Beurteilung der Fettverteilung am Oberkörper; keine Beurteilung des viszeralen Fetts möglich
Hautdickemessung	Messung der Hautdicke in cm	Messungen weisen starke Variationen je nach Beobachter auf, keine Information über abdominales und intramuskuläres Fett
Bioimpedanz	misst den elektrischen Widerstand: Nichtfettgewebe leitet Strom besser als Fettgewebe	Geräte sind einfach, praktisch, gut reproduzierbar bei sorgfältiger Präanalytik, keine „Fettmessung“

BMI deutlich über 30, so ist meist auch der Taillenumfang erheblich erhöht. Anders kann die Situation bei einem BMI zwischen 25 und 30 sein.

Ein weiterer Parameter ist das Verhältnis vom Taillen- zum Hüftumfang (**Waist-to-hip-Ratio** [WHR]). Bei Frauen mit einer typisch gynoiden Fettverteilung und bei starken Rauchern, die zwar einen „Bauch", aber kein hohes Körpergewicht haben, beschreibt der Taillenumfang das gesundheitliche Risiko besser als der BMI. So sind bei Frauen mit einem BMI von 25 oder niedriger der Taillenumfang und Taille-Hüft-Quotient (WHR) deutlich mit einem erhöhten Risiko für koronare Herzerkrankungen assoziiert schlank. Frauen mit WHR von 0,88 oder höher haben ein um 3,25 höheres relatives Risiko als Frauen mit einer Ratio unter 0,72 (Rexrode et al. 1998). Die Bestimmung der WHR ist auf Seite 313 angegeben.

Janssen und Mitarbeiter (2004) regten unlängst an, anstelle des BMI den Taillenumfang allein als Indikator des gesundheitlichen Risikos von Adipositas zu verwenden. Als Richtschnur gilt Tab. 8.**3**.

Tabelle 8.**3** Taillenumfang und damit assoziiertes gesundheitliches Risiko

	Taillenumfang	Gesundheitliches Risiko
Männer	➤ < 94 cm ➤ > 102 cm	➤ kein Risiko ➤ erheblich erhöhtes Risiko
Frauen	➤ < 88 cm ➤ > 88 cm	➤ kein Risiko ➤ erheblich erhöhtes Risiko

Welche Faktoren beeinflussen die Entwicklung der Adipositas?

! Übergewicht ist keine isolierte Störung, sondern multifaktoriell bedingt. Körpergewicht wird durch Interaktion zwischen genetischen, Umwelt- und psychosozialen Faktoren bestimmt (Abb. 8.**3**).

Je nach Untersuchung geht man heute von einer zumindest genetisch mitbedingten Ursache der Adipositas in den Größenordnungen von 30–60% aus. Das viszerale Fett wird dabei deutlicher als das subkutane vererbt. Adipositas ist eine polygenetische Erkrankung. Monogenetische Erscheinungsformen sind äußerst selten. Ein Beispiel für eine Einzelgenerkrankung ist das Prader-Willi-Syndrom, das charakterisiert ist durch Adipositas v.a. am Oberkörper, relativ kleine Statur, mentale Retardierung und Hypogonadismus. Es tritt mit einer Häufigkeit von ungefähr 1/25.000 Geburten auf.

Im weitesten Sinne genetisch mitgeprägt ist der **Energieverbrauch**. Alle Komponenten wie Grundumsatz, Thermogenese und körperliche Aktivität sind beteiligt. Gerade am Beispiel des Energieverbrauchs zeigt sich auch die Rolle von Umweltfaktoren. Die körperliche Aktivität repräsentiert mit ungefähr 20–50% des Gesamtenergieverbrauchs eine bedeutende Komponente. Unser „Western-Lifestyle", der in einem hohen Maße mit körperlicher Inaktivität verbunden ist, ist eine wesentliche Ursache für eine langsame, aber stetige Gewichtszunahme.

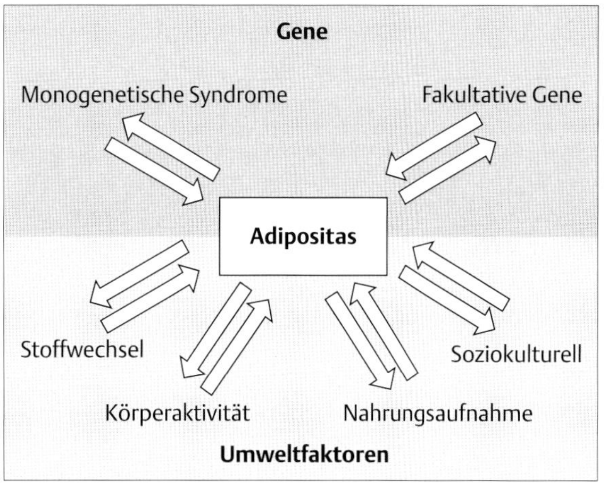

Abb. 8.**3** Genetische Einflussgrößen und Umweltfaktoren (einschließlich Lifestyle) bei der Entwicklung einer Adipositas.

In den Vereinigten Staaten steigt das relative Risiko für Adipositas bei Kindern, die mehr als 5 Stunden täglich TV sehen, um den Faktor 5, verglichen mit Kindern, die täglich weniger als 2 Stunden fernsehen.

Essen Übergewichtige wirklich mehr?

... oder ist die unzureichende Bewegung entscheidend? Die Antwort auf diese Frage ist wissenschaftlich gegenwärtig noch nicht eindeutig entschieden. Denn es gibt überraschenderweise keine in großen Studien ermittelte direkte Korrelation zwischen der beobachteten Prävalenz von Adipositas und einer absolut angestiegenen Energiezufuhr. Abb. 8.**4a–d** zeigt den Zusammenhang zwischen der Entwicklung der Adipositas in den letzten Jahrzehnten in Großbritannien, wenn Energie- bzw. Fettzufuhr, der Besitz von PKWs und die TV-Zeit pro Woche als Parameter genommen werden.

Adipositas scheint das Resultat einer langdauernden Imbalance zwischen Energiezufuhr und -verbrauch zu sein. Auch wenn Underreporting, d.h. die zu geringe Angabe der zugeführten Energie in Ernährungsprotokollen häufig bei Adipösen beobachtet wird (Blundell 2000), sind das Verschwinden von Berufen mit hoher körperlicher Arbeitsleistung gepaart mit dem Trend zum „lazy lifestyle" weltweit entscheidende Promotoren der Adipositasentwicklung. Dieser Trend ist in niedrigen sozialen Schichten stärker ausgeprägt als bei Menschen eines hohen Sozialstatus.

Die individuellen Relationen der **Makronährstoffzufuhr** (Protein, Fett und Kohlenhydrate) unterscheiden sich bei Adipösen deutlich. Fett hat eine schlechte Sättigungskapazität, verglichen mit Proteinen oder Kohlenhydraten. Offenbar wird in der Bevölkerung Ernährung mit hohem Fettanteil mit einem hohen Risiko für die Entwicklung einer Adipositas assoziiert.

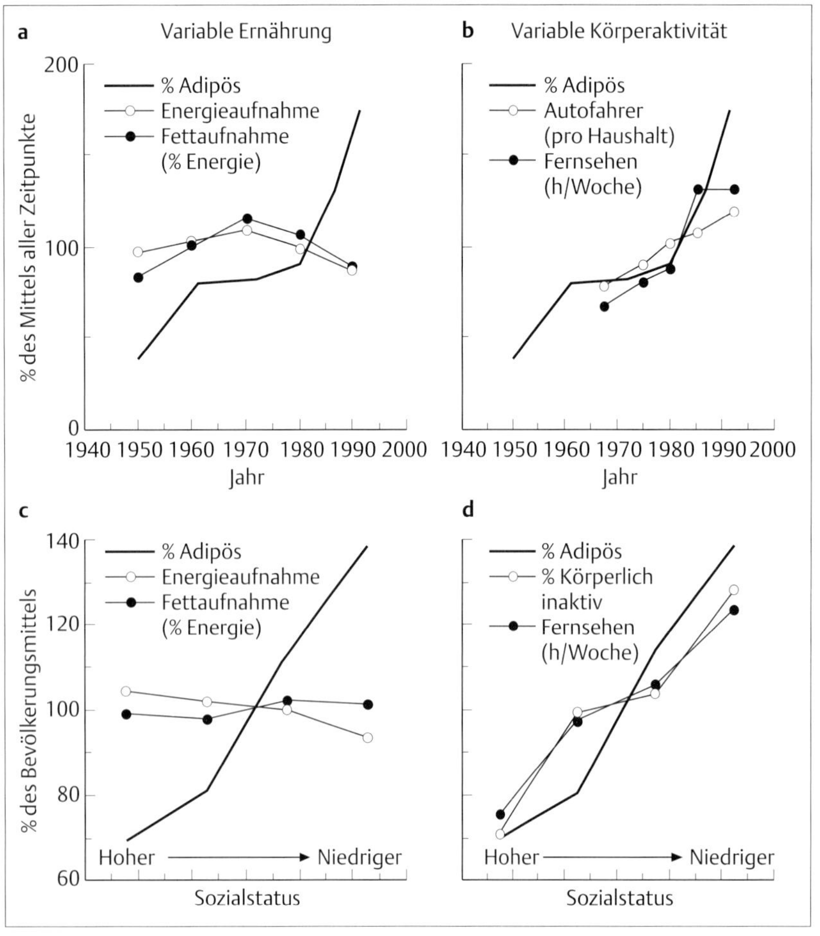

Abb. 8.**4a–d** Einfluss von Ernährung, körperlicher Aktivität und Sozialstatus auf die Entwicklung von Adipositas in Großbritannien; als Variable der Körperaktivität wurde die Zeit vor dem Fernsehen und die Anzahl der Autos pro Haushalt untersucht (modifiziert nach Prentice Jebb 1995).

Hinweise für die kritische Rolle von **Umweltfaktoren** bei der Entwicklung der Adipositas kommen in vielen Fällen von Studien mit Migranten. So erfolgt die Gewichtszunahme bei migrierten Ethnien beim Wechsel von der traditionellen Küche zur Ernährung nach einem „Western-Lifestyle". Mit dieser Gewichtszunahme vergesellschaftet sind im Allgemeinen auch eine deutliche Zunahme von Risikofaktoren und Erkrankungen.

Pima-Indianer in den Vereinigten Staaten sind im Durchschnitt 25 kg schwerer als Pima-Indianer in Mexiko. Ein ähnlicher Trend stellt sich bei Afrikanern dar, die in den Vereinigten Staaten leben. In Nigeria ist der durchschnittliche BMI für Männer 21, in den Vereinigten Staaten steigt er bei diesen Männern auf 27 an (Kopelman 2000).

In den letzten Jahren beschäftigt sich die Adipositas-Forschung zunehmend auch mit Fragen der **fetalen Ernährung**. Mangelernährung des Fetus während der Schwangerschaft kann später zu Entwicklung von Übergewicht, Bluthochdruck und Typ-2-Diabetes unabhängig von der Genetik beitragen (Barker et al. 1989). Dieses Phänomen (**Barker-Hypothese**) legt nahe, dass es als Konsequenz von verändertem intrauterinen Wachstum zu Langzeitprogrammierungen von genetischen Expressionen im weiteren Leben kommt. Prädisposition für Typ-2-Diabetes, Herz-Kreislauf-Erkrankungen und Adipositas bei Erwachsenen könnte demnach als Folge einer Adaptation an intrauterine Mangelernährung verstanden werden.

Adipositas und Morbidität

Die komplexe metabolische und regulatorische Funktion des Adipozyten führt bei steigender Körperfettmasse und abhängig von deren Verteilung im Körper zu starken Veränderungen der physiologischen Funktionen (Kapitel 7).

Tabelle 8.**4** Mit einem BMI über 30 steigt das Risiko von Erkrankungen (James 1998): Relatives Risiko von adipositasassoziierten Gesundheitsstörungen

3fach und mehr erhöhtes Risiko	doppelt bis 3fach erhöhtes Risiko	bis doppelt erhöhtes Risiko
Diabetes mellitus	KHK	Karzinome
Dyslipidämie	Hypertonie	Infertilität
Insulinresistenz	Hyperurikämie	Lumbago
Dyspnoe	Gonarthrose	(Depression)
Schlafapnoe		

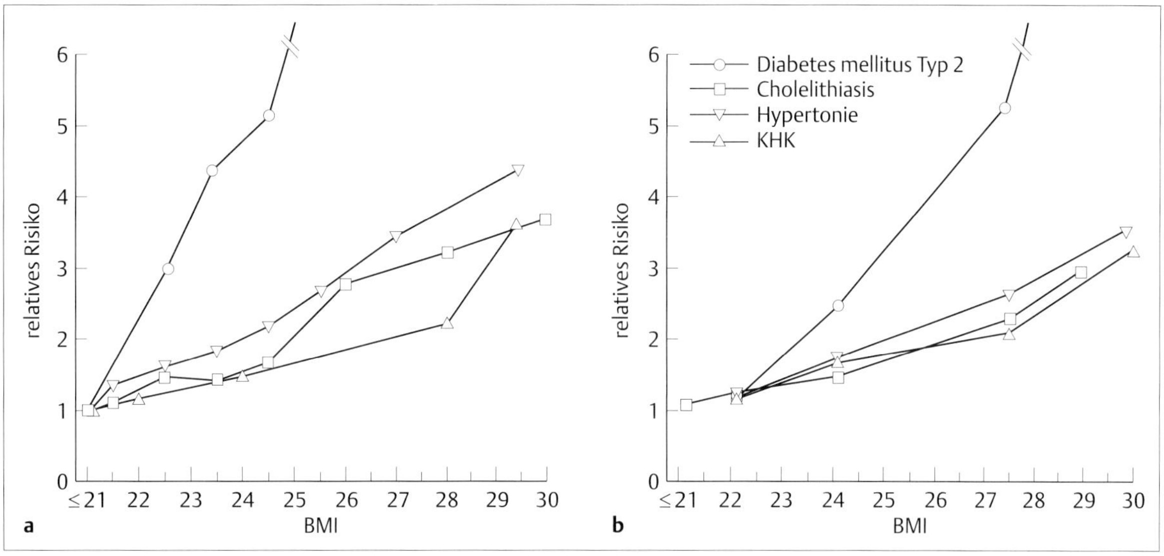

Abb. 8.**5** Beziehungen zwischen einem BMI über 30 und dem relativen Risiko von Diabetes mellitus Typ 2, Hypertonie, koronarer Herzkrankheit (KHK) und Gallensteinen bei Frauen (links) und Männern (rechts), die initial 40 bis 65 Jahre alt waren und 10 Jahre verfolgt wurden (Willet et al. 1999).

Die PROCAM-Studie verfolgte fast 20.000 Betriebsangehörige im Raum Augsburg im Alter von 40–65 Jahren über 6–7 Jahre. Hiernach war bereits bei einem BMI zwischen 25 und 30 die Prävalenz von Risikofaktoren für Herz-Kreislauf-Erkrankungen deutlich erhöht, bei Männern von 12,4% (normaler BMI) auf 47,8% (Assmann 1993).

Noch weiter reichende Gesundheitsrisiken als Folge einer Adipositas ergaben Untersuchungen von Willett u. Mitarb. (1999), die in Abb. 8.**5** zusammengefasst sind. Ebenfalls hat James 1998 auf den Zusammenhang zwischen abdominaler Adipositas und der Häufigkeit von Typ-2-Diabetes hingewiesen (Tab. 8.**4**).

Auch die Nurses Health Study (NHS), die fast 120.000 amerikanische Krankenschwestern seit 1972 begleitet, zeigt, dass Adipositas Hauptrisikofaktor für die Entwicklung von Diabetes mellitus vom Typ 2 bei Frauen ist.

Verändert Adipositas die Mortalität?

Wenn Adipositas die Morbidität erhöht, dann könnte Adipositas auch eine vorzeitige Alterung und damit Sterblichkeit nach sich ziehen – dick sein etwa als Todesurteil? Eine effektive Anti-Aging-Maßnahme wäre dann die konsequente Verhütung von Adipositas.

Erste Daten zu dieser Frage stammen aus den Anfängen der Versicherungswirtschaft in Amerika um 1900. Zeitgleich mit dem Beginn der Reformbewegung, die gesunden Lebensstil mit natürlicher Ernährung und Sport forderte, begann das Bild vom Adipösen als Symbol für einen glücklichen und gesunden Menschen zu wanken.

Adipositas und Mortalität in der Kindheit und Adoleszenz

Die schweren Komplikationen von massiver Adipositas im Kindesalter, zu denen orthopädische Probleme, Pseudotumor cerebri, Schlafapnoe, Gallenblasenerkrankungen und das polyzystische Ovarsyndrom zählen, treten bereits im Kindesalter auf. Die klinischen Vollbilder der Folgen kindlicher Adipositas, wie etwa die koronare Herzkrankheit und der Diabetes mellitus vom Typ 2 treten meist erst im Erwachsenenalter zutage.

Obwohl übergewichtige Kinder ein erhöhtes Risiko für koronare Herzkrankheit und vorzeitigen Tod haben, ist es nicht sicher, ob diese Beziehung unabhängig ist vom Gewicht im Erwachsenenalter und abhängig von der Entwicklung der Adipositas während kritischer Wachstumsperioden der Kindheit. Es scheint so, dass der Gewichtsstatus im Erwachsenenalter eher einen Einfluss auf die Mortalität hat als Adipositas in der Kindheit.

In der **Rancho-Bernardo-Studie** (Holbrook et al. 1989) war der Gewichtsanstieg ab einem Alter von 18 Jahren ein starker Prädiktor für Typ-2-Diabetes. Auch in der Nurses Health Study war das Diabetes-Risiko übergewichtiger Kinder abhängig von der Gewichtszunahme nach der Pubertät (Friedman et al. 2002). Whitacker u. Mitarb. (1997) zeigten, dass eine Adipositas in der Präpubertät (6–9 Jahre, relatives Risiko 8,8) und Pubertät (10–14 Jahre, relatives Risiko 22,3 bzw. 15–17 Jahre, relatives Risiko 17,5) mit großer Wahrscheinlichkeit zu einer Adipositas im Erwachsenenalter führt.

Aufschlussreiche Ergebnisse zu dieser Frage lieferte auch die **Bogalusa Heart Study**, die 11.500 Kinder und Jugendliche zwischen 1973 und 1993 zu 7 verschiedenen Zeitpunkten untersuchte. In dieser weltweit größten und am längsten nachbeobachteten Studie zu diesem Thema entwickelten nur adipöse Kinder beim Übergang

die zu erwartenden gesundheitlichen Einschränkungen durch Multimorbidität im Alter, und um so größer wird die Wahrscheinlichkeit, früher zu sterben. Prävention von Adipositas als Lebensstilmaßnahme ist die beste Anti-Aging-Strategie für Gesundheit und Wohlbefinden im Alter und gegen vorzeitiges Altern und frühzeitigen Tod.

Gleichzeitig scheint ein über die gesamte Erwachsenenzeit stabiles Gewicht unterhalb der Adipositasgrenze eine gute Voraussetzung für eine lange Lebensdauer zu sein. Gezielte Gewichtsreduktion verbessert die Morbidität von mit einer Adipositas assoziierten Erkrankungen in jedem Alter. Inwieweit hierdurch auch altersunabhängig die Mortalität vermindert werden kann, bleibt derzeit offen.

Literatur

1. Assmann G. Lipid metabolism disorders and coronary heart disease. München: Medizin Verlag 1993, S. 19–67.
2. Barker DJP, et al. Growth in utero, blood pressure in childhood and adult life and mortality from cardiovascular disease. BMJ 1989;298:654–657.
3. Blundell JE. What foods do people habitually eat? A dilemma for nutrition, an enigma for psychology. Am J Clin Nutr. 2000 Jan;71(1):3–5.
4. Bray GA. Overweight is risking fate. Ann N Y Acad Sci. 1987;499:14–28.
5. Calle EE, Rodriguez C, Walker-Thurmond K, Thun MJ. Overweight obesity and mortality from cancer in a prospectively studied cohort of U.S. adults. N Engl J Med 2003;348:1625–1638.
6. Chopra et al. Bull World Health Organ 2002;80:952–958.
7. Elia M. Obesity in the Elderly. Obes Res. 2001;9:244S-248S.
8. Fontaine KR, Redden DT, Wang C, Westfall AO, Allison DB. Years of life lost due to obesity. JAMA. 2003;289(2):187–93.
9. Friedman DS, MK Serdula, LK Khan. The Adult Health Consequences of Childhood Obesity. In: Chen C, Dietz WH (Hrsg.). Obesity in Childhood and Adolescence. Nestle Nutrition Workshop Series; 2002, Vol. 49, 63–82.
10. Holbrook TL, Barrett-Connor E, Wingard DL. The association of lifetime weight and weight control patterns with diabetes among men and women in an adult community. Int J Obes. 1989; 13:723–729.
11. James WP. What are the health risks? The medical consequences of obesity health risks. Exp Clin Endocrinol Diabetes. 1998;106 Suppl 2:1–6.
12. Janssen I, Katzmarzyk PT, Ross R. Waist circumference and not body mass index explains obesity-related health risk. Am J Clin Nutr. 2004;79:379–384.
13. Jiang X, Srinivasan SR, Bao W, Berenson GS. Association of fasting insulin with longitudinal changes in blood pressure in children and adolescents. The Bogalusa Heart Study. Am J Hypertens. 1993;6:564–569.
14. Kopelman PG. Obesity as a medical problem. Nature. 2000;404 Suppl:635–643.
15. McGinnes JM, Foege WH. Actual causes of death in the United States, JAMA. 1993;270:2207–2212.
16. Mokdad AH, Marks JM, Stroup DF, Gerberding JL. Actual causes of death in the United States, 2000. JAMA 2004; 291:1238–1245.
17. Peeters A. Obesity in adulthood and its consequences for life expectancy. A life-table analysis. Ann Intern Med. 2003;138:24–32.
18. Prentice AM, Jebb SA. Obesity in Britain: gluttony or sloth? BMJ. 1995 Aug 12;311(7002):437–439.
19. Rexrode KM, Carey VJ, Hennekens CH, et al. Abdominal adiposity and coronary heart disease in women. JAMA 1998;280:1843–1848.
20. Robert Koch Institut. Gesundheitsberichterstattung des Bundes, Heft 16, Übergewicht und Adipositas; August 2003.
21. Samaras TT. Longevity, mortality and body weight. Ageing Research Reviews 2002;1:673–691.
22. Spake A. Rethinking weight. U.S. News & World Report. 2004, 9:50–56.
23. Svec F, Nastasi K, Hilton C, Bao W, Srinivasan SR, Berenson GS. Black-white contrasts in insulin levels during pubertal development. The Bogalusa Heart Study. Diabetes 1992;41:313–317.
24. Whitaker C, Wright JA, Pepe MS, Seidel KD, Dietz WH. Predicting obesity in young adulthood from childhood and parental obesity. New Engl J Med. 1997;337:869–873.
25. Willet WC, Dietz WH, Colditz GA. Guidelines for healthy weight. N Engl J Med. 1999, 341:427–434.

9 Diabetes und Metabolisches Syndrom als Alternsrisiko

Baptist Gallwitz

Krankheitsdefinition

Als Metabolisches Syndrom wird das gehäufte gemeinsame Auftreten eines Diabetes mellitus Typ 2, einer stammbetonten Adipositas, einer arteriellen Hypertonie und einer Fettstoffwechselstörung bezeichnet.

Reaven hat diese Konstellation auch als das „tödliche Quartett" bezeichnet, da die kardiovaskuläre Mortalität bei Menschen mit Metabolischem Syndrom deutlich erhöht ist (Reaven 1988). Ferner sind beim Metabolischen Syndrom häufig auch eine Hyperurikämie, eine Mikroalbuminurie und eine vermehrte Gerinnungsneigung feststellbar. Dem Cluster aus den folgenden Stoffwechselabnormitäten liegt eine Insulinresistenz als gemeinsames Merkmal zugrunde (Wilson u. Grundy 2003):

- Erhöhung der Plasmaglucose,
- Erhöhung der Triglyceride und Zunahme des Bauchumfangs,
- Erniedrigung des HDL-Cholesterins und
- Vorliegen einer arteriellen Hypertonie.

Das Cluster liegt gewöhnlich in unterschiedlicher Ausprägung der einzelnen Veränderungen vor.

Zur **Diagnose** des Metabolischen Syndroms reicht es aus, wenn 3 dieser 5 Stoffwechselauffälligkeiten vorliegen. Die Grenzwerte, die in dem Adult Treatment Program III (ATP III) des National Cholesterol Education Program (NCEP) (Executive Summary of NCEP 2001) festgelegt wurden, sind in Tab. 9.**1** zusammengefasst.

Eine etwas ältere Definition der WHO (Definition, Diagnosis and Classification of Diabetes mellitus, WHO 1999) hat v.a. für den Blutdruck höhere Werte angesetzt und unterscheidet sich im Übrigen v.a. durch die Aufnahme der Mikroalbuminurie in die Liste der Diagnosekriterien.

Die Mikroalbuminurie ist ein wichtiger Risikofaktor für kardiovaskuläre Erkrankungen und beträgt beim Metabolischen Syndrom > 20 µg/min (oder vom Albumin/Kreatinin-Quotienten > 30 mg/g). Beim Maß für die Adipositas wird in der WHO-Definition die „Waist-to-hip-ratio" angegeben. In der Praxis hat sich die Angabe des Bauchumfangs mehr bewährt.

Tab. 9.**1** Diagnosekriterien des Metabolischen Syndroms

Faktor	Diagnosekriterium
1	Bauchumfang: Frauen > 88 cm, Männer > 102 cm
2	HDL-Cholesterin: Frauen < 50 mg/dl, Männer < 40 mg/dl
3	Nüchtern-Triglyzeride > 150 mg/dl
4	Blutdruck > 130/85 mmHg
5	Nüchtern-Glucose ≥ 110 mg/dl

Für die **Behandlung** des Metabolischen Syndroms sollten die in Tab. 9.**1** angegebenen Grenzwerte, die zur Diagnosestellung herangezogen werden, als Zielwerte gelten (Haffner u. Taegtmeyer 2003, Wilson u. Grundy 2003).

Klinik

Das Metabolische Syndrom ist zunächst symptomarm. Zumindest zu Beginn der Erkrankung sind die Symptome unspezifisch. Am augenfälligsten ist die stammbetonte Adipositas. Die anderen Komponenten sind v.a. an den auffälligen Messwerten erkennbar und werden meist zufällig bei einer Untersuchung erkannt. Diabetes mellitus, Hypertonus und Fettstoffwechselstörung rufen zunächst keine Beschwerden hervor.

Epidemiologische Daten weisen darauf hin, dass der Diabetes in der Regel erst ca. 4–7 Jahre nach Auftreten diagnostiziert wird (Harris et al. 1992). Erst eine ausgeprägte Hyperglykämie führt v.a. zu Müdigkeit und Leistungsschwäche und ggf. auch, aber nicht zwingend, zu Durst und Polyurie.

Sehr häufig wird der Diabetes aber erst durch das **Auftreten von Folgeerkrankungen** erkannt, dann treten v.a. kardiale Symptome (Angina pectoris, Belastungsdyspnoe) oder polyneuropathische Beschwerden, besonders der Füße und Beine mit Dysästhesien, in den Vordergrund. Arterielle Hypertonie kann zu Kopfschmerzen und Schwindel oder pektanginösen Beschwerden oder Luftnot bei Belastung führen.

> ! Der Patient sucht den Arzt nicht *wegen* eines Metabolischen Syndroms sondern *mit* einem solchen auf. Die Feststellung des Syndroms ist Folge eines längeren Zusammenspiels verschiedener ungünstiger Befunde, die nicht zwangsläufig mit Symptomen einherzugehen haben.

Epidemiologie, Risikofaktoren, Konsequenzen

Das Metabolische Syndrom und der Diabetes mellitus, von Gesundheitsökonomen gern als Volkskrankheit benannt, sind in den westlichen Industrieländern eine Herausforderung der präventiven Verhaltensmedizin ersten

Ranges. Die steigende Lebenserwartung sowie veränderte Lebensgewohnheiten und Umweltbedingungen lassen den Typ-2-Diabetes weltweit ständig zunehmen. Derzeit liegt die Prävalenz der Erkrankung in Europa bei über 8%. Gut begründeten Prognosen zufolge muss bis zum Jahr 2010 mit einer weiteren Zunahme auf mindestens 10% der Weltbevölkerung gerechnet werden (Zimmet et al. 2001).

Die **Ursachen** sind offensichtlich: Anstelle einer ausgewogenen Mischkost mit ausreichendem Anteil komplexer Kohlenhydrate setzt sich zunehmend eine hyperkalorische, fettreiche „Fast-Food"-Ernährung durch. Besonders hervorzuheben ist ein zunehmender Kohlenhydratanteil mit hohem glycämischen Index bzw. hoher **glycämischer Load** (Seite 37). Gleichzeitig wird regelmäßige ausreichende körperliche Bewegung eher zu einem Luxusgut der Freizeitindustrie (Tab. 9.**2**), das der Mehrheit der Bevölkerung vorenthalten bleibt.

In diesem Zusammenhang ist das zunehmende Auftreten von Adipositas und Typ-2-Diabetes bereits im Kindes- und Jugendalter besonders erschreckend (Sinha et al. 2002). Galt ein Typ-2-Diabetes in der Altersklasse der unter 18-Jährigen bis vor wenigen Jahren noch als Rarität, so gibt es heute bereits Berichte mit einer höheren Inzidenz eines Typ-2-Diabetes als eines Typ-1-Diabetes in dieser Altersklasse.

Die Risiken sind bekannt: Besonders das kardiovaskuläre Risiko von Patienten mit Diabetes übersteigt das von stoffwechselgesunden Personen um etwa das 4-fache.

Der Typ-2-Diabetes ist immer noch der wesentliche Verursacher von Erblindungen, Major-Amputationen und terminaler, dialysepflichtiger Niereninsuffizienz.

Die **gesundheitsökonomischen Konsequenzen** sind gravierend, die Ausgaben der gesetzlichen Krankenkassen für einen Diabetiker mit mikro- und makrovaskulären Folgeerkrankungen liegen um einen Faktor 4 über denen für einen durchschnittlichen Versicherten.

Die **Prävalenz der Adipositas** steigt dramatisch in einer Bevölkerung, die zudem immer älter wird. In der vorhersehbaren Zukunft werden mindestens die Hälfte aller Menschen über 60 Jahre die derzeit gültigen Diagnosekriterien des Metabolischen Syndroms erfüllen. Wenn zusätzlich noch die Marker für eine Entzündungskomponente und die Insulinresistenz in die Diagnosekriterien aufgenommen würden, nähme das Risikoausmaß epidemische Züge an.

Tabelle 9.**2** Risiko für das Auftreten eines Metabolischen Syndroms: Genetik und Umwelt – Das Dilemma

- **Früher:** Bewegung garantiert und regelmäßig → Essen nicht garantiert und wenig.
- **Heute:** Essen garantiert und viel → Bewegung nicht garantiert und wenig.

Pathophysiologie im Bezug zum Alterungsprozess

Die Funktionsreserve vieler Organsysteme nimmt im Alter ab. Damit erfährt der in Abb. 9.**1** dargestellte Energiestoffwechsel messbare Veränderungen.

Neben dem verminderten Grundumsatz im Alter und einem geringeren Energie- bzw. Kalorienbedarf sind **gastrointestinale Ursachen** wie eine schlechtere Resorptionsleistung des Darms u.a. durch Durchblutungsstörungen, Abnahme der Resorptionsfläche und eine veränderte Motilität erwähnenswert.

Die Leber als größtes Stoffwechselorgan zeigt im Alter bisweilen eine geringere Funktionskapazität. Über die Veränderungen der endokrinen Pankreassekretion und damit v.a. der Insulinsekretion wird weiter unten eingegangen.

Als Richtgrößen seien für den täglichen durchschnittlichen Energieverbrauch eine Abnahme von etwa 150

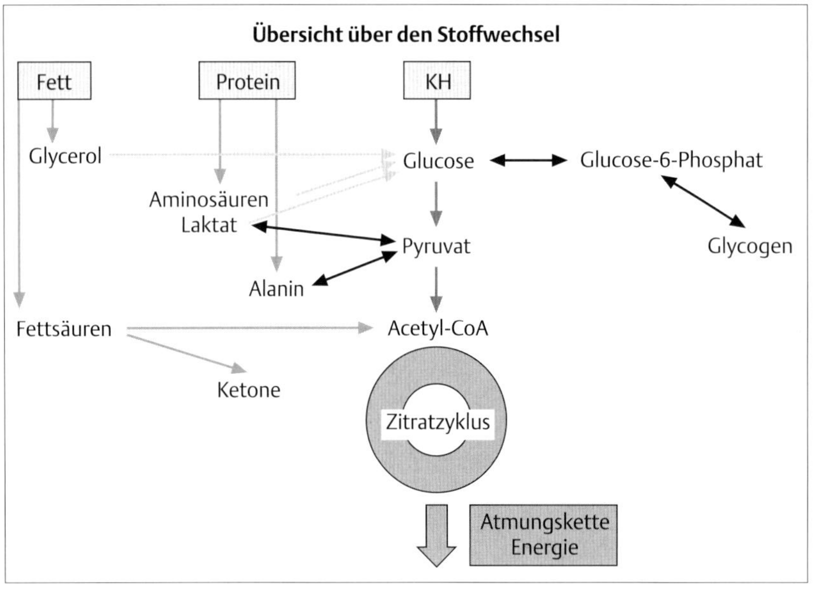

Abb. 9.**1** Übersicht über den Energiestoffwechsel. Die einzelnen Makronährstoffe (Fett, Proteine, Kohlenhydrate [KH]) unterliegen einem komplexen Intermediärstoffwechsel, der letztendlich über den Zitratzyklus in die Energiegewinnung führt. KH → Zitratzyklus = Glycolyse.

kcal pro Dekade für Männer und von 100 Kcal pro Dekade für Frauen genannt (Elia 2001). Der niedrigere Energieverbrauch ist in erster Linie durch eine Abnahme der körperlichen Bewegung bedingt. Erst sekundär trägt eine geringere basale Stoffwechselrate im Alter hierzu bei.

Als **Folge** des verminderten Bedarfs an Energieträgern nehmen Fettreserven zu. Augenfällig ist hier der Anteil an **abdominellem Fettgewebe**. Dieses Fettdepot ist mit einem erhöhten Morbiditäts- und Mortalitätsrisiko behaftet. Daneben spielen angeborene immunologische Faktoren eine Schlüsselrolle bei der Entstehung der Insulinresistenz, der chronischen Entzündung und der einzelnen Komponenten des Metabolischen Syndroms. Beteiligt sind die Wirkung der Adipokine (z.B. Leptin, Adiponektin, Resistin) und Zytokine (z.B. Tumornekrosefaktor-alpha, Interleukin-6) auf die Leber, den Skelettmuskel und die Zellen des Immunsystems (Abb. 9.**2**).

Zusätzlich können von den Monozyten/Makrophagen und Fettzellen sezernierte Faktoren direkte atherothrombotische Effekte ausüben, die die Entwicklung der atherosklerotisch bedingten kardiovaskulären Ereignisse auslösen. Häufige genetische Anlagefaktoren (Polymorphismen) und Umweltfaktoren können die Entwicklung der **Atherosklerose** auf verschiedenen Ebenen durch Auswirkungen auf die zentrale Adipositas, das Immunsystem, den Glucose- und Fettstoffwechsel und die Endothel- und Gefäßfunktion beeinflussen (Haffner u. Taegtmeyer 2003, Kereiakes u. Willeson 2003, Wilson u. Grundy 2003).

Energiestoffwechsel auf zellulärer Ebene – oxidativer Stress

Das Altern stellt eine zunehmende Veränderung in grundlegenden Stoffwechselfunktionen dar, die sich gemeinsam auf die Zunahme des Morbiditäts- und Mortalitätsrisikos auswirken. Die Kaskade dieser Veränderungen ist noch nicht bis ins letzte Detail charakterisiert. 2 wichtige bekannte Mechanismen betreffen:

- die zunehmende Bildung freier Radikale, die einen deletären Effekt auf die Struktur und Funktion von Proteinen, Nukleinsäuren und Lipiden haben;
- die gesteigerte Glycierung von Proteinen und Nukleinsäuren, die eine Rolle im zellulären Alterungsprozess spielt.

Die **Glycierung** ist eine unspezifische, in 2 Schritten ablaufende chemische Reaktion zwischen Eiweiß und Zucker (auch als Maillard-Reaktion bekannt). Sie führt zu zahlreichen zellulären Veränderungen. Die Endprodukte (auch als **A**dvanced **g**lycation **e**ndproducts oder **AGEs** be-

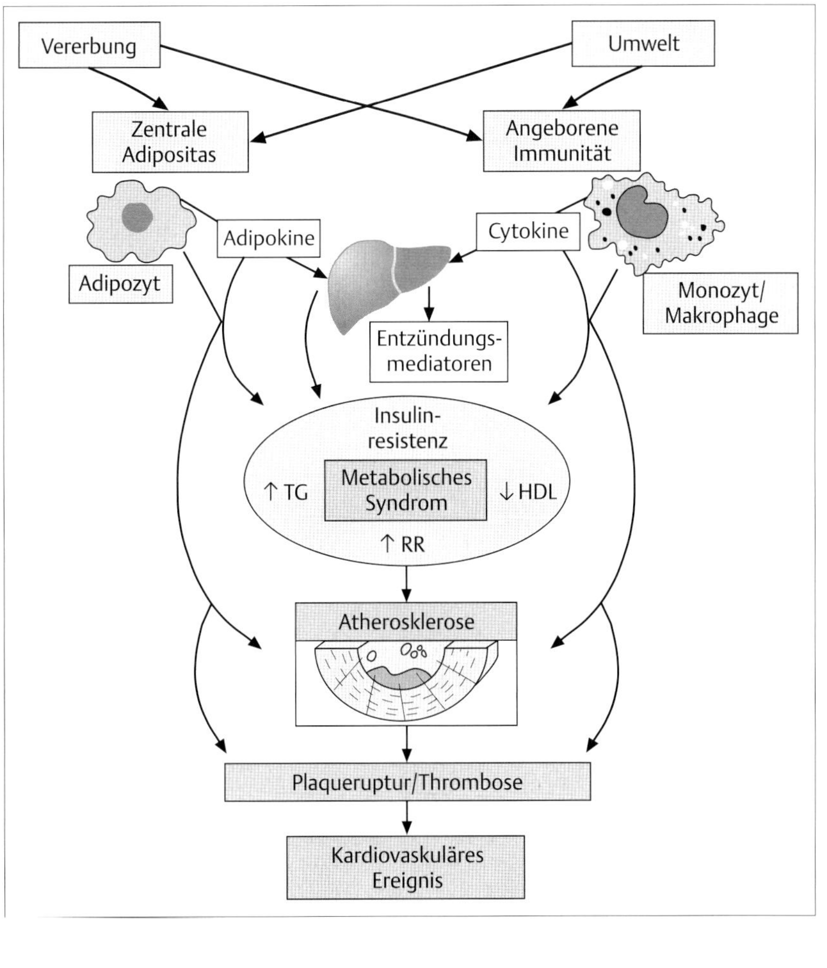

Abb. 9.**2** Pathophysiologie der kardiovaskulären Komplikationen beim metabolischen Syndrom; Erläuterungen im Text.

zeichnet) sind so genannte glykierte Proteine. Sie entstehen nicht nur aus der Reaktion mit Glucose, sondern auch aus der Reaktion mit anderen Zuckern und Reaktionsprodukten des Zuckerstoffwechsels (Abb. 9.**3**).

AGEs zeichnen sich durch eine starke Heterogenität und große strukturelle Komplexizität aus. Wenngleich noch nicht alle AGEs charakterisiert sind, werden sie mittlerweile in 5 unterschiedliche Klassen eingeteilt. AGEs spielen eine wichtige Rolle bei Funktionsveränderungen am Endothel und damit bei der Entstehung von diabetesbedingten Folgeerkrankungen. Mittlerweile besteht auch darüber Klarheit, dass AGEs selbst zu einer vermehrten Bildung von freien Sauerstoff-Radikalen beitragen können, die dann kettenreaktionsartig zu chemischer Modifizierung umliegender Moleküle (besonders relevant sind Proteine und Nukleinsäuren) führen.

! Der primäre Faktor, der die Lebensspanne ausschlaggebend mitbeeinflusst, ist die kumulative Schädigung des genetischen Materials durch chemische ungezielte Redox-Reaktionen durch Radikale, die nicht komplett durch Reparaturmechanismen ausgeglichen werden können. Dieses Phänomen wird auch häufig als „oxidativer Stress" bezeichnet (Kapitel 10).

Ein weiterer wichtiger zellulärer Mechanismus, der beim Altern eine Rolle spielt, ist die graduelle, altersabhängige **Funktionsstörung der Mitochondrien**. Hier kommt es zu einer zunehmenden Mutationsfrequenz in der mitochondrialen DNA sowie zu einer Veränderung der Struktur und der Komposition der Mitochondrienmembranen. Diese betrifft die Lipidstruktur, so dass Stoffwechselvorgänge, die sich an Enzymen der Mitochondrienmembran abspielen oder bei denen transmembranärer Transport aus dem Cytosol in die Mitochondrien und umgekehrt eine Rolle spielen, beeinträchtigt sind.

Veränderungen im Energiestoffwechsel auf Organebene

Die größten Auswirkungen haben die altersbedingten Veränderungen im Energiestoffwechsel auf

- das kardiovaskuläre System,
- den Bewegungsapparat,
- das Fettgewebe sowie
- die neuro-endokrinen Regelkreise.

Am **Gefäßsystem** erhöht sich durch Einlagerungen von thrombogenem Material und durch die zunehmende Endotheldysfunktion die Rigidität der Gefäßwände. Hierdurch kommt es zu einer Erhöhung der Blutdruckamplitude und zu einer weiteren Schädigung der Gefäßwand. Die Mikrozirkulation und somit die Versorgung des Gewebes mit Substraten verschlechtert sich, es entsteht ein Circulus vitiosus, bei dem über die Aktivierung des autonomen Nervensystems auf Sympathikusseite und Aktivierung des Renin-Angiotensin-Systems schließlich eine arterielle Hypertonie, die koronare Herzkrankheit, eine Herzinsuffizienz und eine Niereninsuffizienz folgen können.

Über die **Sympathikusaktivierung** wird außerdem die Insulinresistenz der peripheren Gewebe, v.a. des Muskels und des Fettgewebes, verstärkt.

Beim **Bewegungsapparat** ist die altersbedingte Abnahme der Muskelmasse entscheidend. Die Abnahme

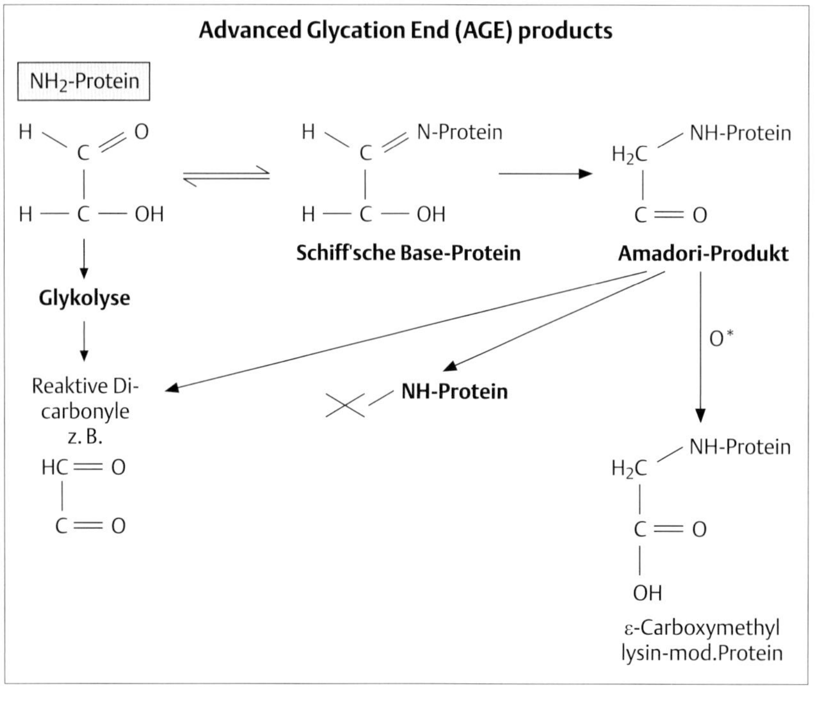

Abb. 9.**3** Entstehung von „Advanced glycation endproducts" (AGEs). Die 2-schrittige Reaktion von Proteinen mit Zuckern über die Schiff-Base als reversibles Zwischenprodukt ist als Schema dargestellt. Die Endprodukte können miteinander wiederum vernetzen; dies ist durch die Pfeile gekennzeichnet, die vom Amadori-Produkt weiterführen.

der Muskelmasse trägt mit zur zunehmenden Insulinresistenz im Alter bei und führt zudem zu einer geringeren Beweglichkeit und damit letztendlich zu einer eingeschränkten Bewegungsaktivität. Die Abnahme der Knochendichte und Knochenmasse führt zu einer erhöhten Frakturgefährdung, besonders bei pathologischen Belastungen. Körperliche Inaktivität im Alter beschleunigt den Abbauprozess und leistet so der Entwicklung der Osteoporose Vorschub. Degenerative Gelenkerkrankungen spielen v.a. bei Adipositas und Fehlbelastung der Gelenke eine Rolle und können zur körperlichen Inaktivität maßgeblich beitragen.

Die **Masse des Fettgewebes** nimmt im Alter zu, wobei hier besonders die Zunahme des abdominellen Fettgewebes eine Rolle spielt. Hierdurch wird ebenso wie durch die Abnahme der Muskelmasse die Insulinresistenz gefördert. Durch Abnahme der Muskelmasse und Zunahme des abdominellen Fettgewebes und der Insulinresistenz verschlechtert sich die Glucoseaufnahme und die periphere Glucoseverwertung besonders durch die Muskulatur.

Diabetes mellitus als Alterungsrisiko

Adipositas und Typ-2-Diabetes beschleunigen die oben geschilderten degenerativen Vorgänge besonders am Gefäßsystem. Arteriosklerose mit dem erhöhten Risiko für tödliche kardiovaskuläre Ereignisse und kongestive Herzinsuffizienz sowie zerebrovaskuläre Insuffizienz mit Schlaganfall stehen am Ende dieser Kausalkette. Insgesamt ist das kardiovaskuläre Risiko bei Personen mit Diabetes um das etwa 3- bis 5-fache erhöht; Patienten mit Diabetes, die noch kein kardiovaskuläres Ereignis hatten, haben ein ebenso hohes Risiko für ein solches Ereignis, wie Personen ohne Diabetes, die bereits ein kardiovaskuläres Ereignis erlitten haben.

Kardiovaskuläre Ereignisse machen die Haupt-Todesursache bei Diabetespatienten aus, 75% der Todesfälle bei Diabetespatienten sind hierdurch bedingt.

Die Insulinresistenz und der relative Insulinmangel sind kennzeichnend beim Typ-2-Diabetes. Klinisch fallen hierbei hohe Nüchtern-Glucosekonzentrationen im Plasma auf. Die Nüchtern-Hyperglykämie ist entscheidend durch die erhöhte hepatische Glucoseproduktion bedingt. Die hohen Blutzuckerwerte entstammen also in erster Linie der endogenen Produktion, nicht unbedingt exogener Nahrungszufuhr. Erhöhte hepatische Glucoseproduktionsraten findet man schon ab einer Nüchtern-Glucosekonzentration von 140 mg/dl.

! Während beim Gesunden nach oraler Glucoseaufnahme die Gluconeogenese gehemmt wird, ist dies bei Patienten mit Typ-2-Diabetes nicht der Fall. Der Typ-2-Diabetes ist somit durch eine unzureichende Suppression der hepatischen Glucoseabgabe bei unvermindert niedriger Glucoseaufnahme in die peripheren Gewebe (Fettgewebe und Muskel) gekennzeichnet.

Der Alterungsprozess des Organismus ist bereits von früher Jugend an mit zahlreichen Reparaturmechanismen versorgt. Diese Kompensationsmechanismen betreffen v.a. den Energiestoffwechsel. Hier spielen der Fettstoffwechsel und die Insulinresistenz eine besonders wichtige Rolle. Lebensstil und genetische Voraussetzungen sind entscheidend für den Nettoeffekt der Alterungsprozesse. Die Bedeutung einer ausgeglichenen Energiebilanz ist wissenschaftlich gesichert.

! Experimentell wie klinisch ist gut belegt, dass Adipositas die Lebenserwartung deutlich senkt.

Therapie des Metabolischen Syndroms

Da das Metabolische Syndrom seitens des Krankheits- und Todesrisikos mehr zu Buche schlägt als seine einzelnen Befundkomponenten (Reilly u. Rader 2003) ist die Therapie grundsätzlich multimodal. So spielen nicht medikamentöse und medikamentöse Behandlungsstrategien eine Rolle. Den **nicht medikamentösen Elementen** wird hier ein ganz besonders wichtiger Stellenwert eingeräumt und sie sollten immer zuerst zum Einsatz kommen.

Als wichtigster Punkt sei hier die Informationsvermittlung und „Schulung" des Patienten genannt, die zu einer **Änderung der Lebensgewohnheiten** („Lifestyle-Intervention") führen soll. Eine Änderung der Lebensgewohnheiten soll zu mehr Bewegung und einer gesünderen Ernährung führen und damit eine Gewichtsreduktion begünstigen. Ferner ist ein Aufgeben des Rauchens und eine Einschränkung des Alkoholkonsums unabdingbar.

Bei der Informationsvermittlung, um diese Änderungen zu erreichen, ist es jedoch nicht mit der reinen Wissensvermittlung getan. Vielmehr kommt es auf die gemeinsame Vereinbarung eines Therapieziels zwischen Patienten und therapeutischem Team an. Das therapeutische Team aus Diabetesberaterinnen, ärztlichem Personal und ggf. Physiotherapeuten, Ernährungsberatern und Psychologen unterstützt den Patienten beim Erreichen seines selbstdefinierten Behandlungsziels.

An **medikamentösen Therapiemöglichkeiten** kommen für die Normalisierung des Gluosestoffwechsels unterschiedliche Substanzgruppen zum Einsatz, die entweder die Insulinsekretion stimulieren (Sulfonylharnstoffe und Glinide), die Insulinresistenz abschwächen (Metformin und Glitazone) oder die Kohlenhydratresorption aus dem Darm verlangsamen (Alpha-Glucosidase-Inhibitoren). Diese oral wirksamen Medikamente können nicht in jedem Fall in Einzelgabe oder in Kombination das Therapieziel erreichbar werden lassen. Bei der Therapie des Metabolischen Syndroms müssen neben der Kohlenhydratstoffwechselstörung ebenso der erhöhte Blutdruck und die Fettstoffwechselstörung behandelt werden.

Prävention (Anti-Aging)

Jeder Patient mit Typ-2-Diabetes durchläuft im Rahmen der Krankheitsentwicklung das Stadium einer eingeschränkten Glucosetoleranz (**„impaired glucose tolerance“: IGT**) Sie ist definiert als eine Plasmaglucose-Konzentration zwischen 140 und 200 mg/dl 2 Stunden nach 75g oraler Glucose. Eine IGT kann bereits mit strukturellen Veränderungen des Endothels und damit erhöhtem kardiovaskulärem Risiko assoziiert sein. Dieses Risikokollektiv muss rechtzeitig diagnostisch erfasst werden.

! Leider wird die Diagnose Diabetes mellitus viel zu spät gestellt. Es kann von einer Latenz von ca. 4–7 Jahren von der Manifestierung eines Typ-2-Diabetes bis zur Diagnose ausgegangen werden. Der Einsatz des oralen Glucosetoleranz-Tests (OGTT) als frühes diagnostisches Instrument ist daher wichtig.

Da ein Screening der gesamten Bevölkerung mit einem OGTT in regelmäßigen Abständen unpraktikabel ist, hat die amerikanische Diabetes-Gesellschaft (ADA) jüngst Richtlinien zum **Diabetes-Screening** vorgeschlagen (American Diabetes Association 2002). Hiernach sollten alle Patienten > 45 Jahre mit Übergewicht (Body-Mass-Index = BMI >25 kg/m^2) auf eine Störung des Glucosestoffwechsels untersucht werden.

Bei Personen >45 Jahren mit BMI <25 kg/m^2 erscheint der OGTT sinnvoll, sofern ein anderer der folgenden **Risikofaktoren** präsent ist:

- Erstgradige Verwandte mit Typ-2-Diabetes,
- Frauen mit einem Gestationsdiabetes in der Anamnese,
- arterielle Hypertonie,
- Dyslipidämie,
- Zugehörigkeit zu einer nicht kaukasischen ethnischen Gruppe mit besonders erhöhtem Diabetesrisiko (z.B. Afro-Amerikaner, „Hispanics“, u.a.) oder
- Vorliegen einer KHK.

Die Untersuchung sollte auch Patienten unter 45 Jahren einschließen, wenn sie einen BMI >25 kg/m^2 und einen zweiten Risikofaktor aufweisen.

Zusammengefasst gilt also die Empfehlung eines OGTT bei:

- Personen von < 45 Jahren mit einem BMI ≥ 25 und einem zusätzlichen Risikofaktor,
- Personen von ≥ 45 Jahren mit einem BMI < 25 und einem zusätzlichen Risikofaktor und
- Personen von ≥ 45 Jahren mit einem BMI ≥ 25.

Die Störung der Glucosehomöostase kann zum einen anhand des Nüchtern-Glucosewerts („impaired fasting glucose“ (IFG): Nüchtern-Glucosekonzentration zwischen 110 und 125 mg/dl) oder anhand des 2-Stunden-Wertes im OGTT diagnostiziert werden (Tab. 9.**3**).

Da sich der 2-Stunden-Wert im OGTT in epidemiologischen Untersuchungen als klar richtungsweisenderer Wert zur Diagnose und Vorhersage eines Typ-2-Diabetes erwiesen hat als die Nüchtern-Glucose, wird die Durchführung des OGTTs gefordert.

Diabetesprävention – die Studienlage

Das gesteigerte kardiovaskuläre Risiko bei IGT sowie die hohe Konversionsrate zum Typ-2-Diabetes legten nahe, schon in diesem Stadium die Diabetesentwicklung zu verzögern oder aufzuhalten. Kleinere Studien hatten Hinweise auf den Nutzen einer medikamentösen Intervention und einer Verhaltensänderung in Hinblick auf die Entstehung eines Typ-2-Diabetes und makrovaskulärer Komplikationen erbracht.

Drei große prospektive randomisierte Interventionsstudien liegen jetzt vor (Tab. 9.**4**):

- die finnische „Diabetes Prevention Study“ (DPS) (Tuomilehto et al. 2001),
- das „Diabetes Prevention Program“ (DPP) (The Diabetes Prevention Program 2000) und
- die „STOP-NIDDM“-Studie (Chiasson et al. 1998).

Diabetes Prevention Study (DPS)

Es wurden die Auswirkungen einer so genannten „Lifestyle-Intervention“ auf die Diabetesentstehung untersucht. 522 Personen mit IGT wurden zu einer intensiven „Lifestyle“-Interventions-Gruppe und einer Kontrollgruppe randomisiert (Tuomilehto et al. 2001). Die Teilnehmer der Kontrollgruppe erhielten nur eine allgemeine Ernährungsberatung sowie generelle Empfehlungen hinsichtlich der günstigen Auswirkungen ausreichender Bewegung auf den Stoffwechsel.

Den Teilnehmern in der „Lifestyle“-Gruppe wurde ein sehr individuell abgestimmtes, umfangreiches Programm mit definierten Interventionszielen angeboten. Es fand eine bedarfsadaptierte Beratung mit dem Ziel einer Gewichtsreduktion, Ernährungsumstellung und Er-

Tabelle 9.**3** Diagnose eines Diabetes mellitus anhand des oralen Glucosetoleranz-Tests (venöse Plasmaglucose)

Zeitpunkt	Normale Glucosetoleranz	Gestörte Nüchternglucose (IFG), eingeschränkte Glucosetoleranz (IGT)	Diabetes mellitus
Nüchtern	< 110 mg/dl (6,0 mmol/l)	110–125 mg/dl (6,0–7,0 mmol/l)	≥ 126 mg/dl (7 mmol/l)
2 h nach 75 g oraler Glucose	< 140 mg/dl (7,8 mmol/l)	140–199 mg/dl (7,8–11,2 mmol/l)	≥ 200 mg/dl (11,2 mmol/l)

weiterung des täglichen Bewegungsausmaßes statt. Ernährungsprotokolle wurden 4-mal jährlich während der gesamten Studiendauer von 4 Jahren geführt und mit einem ausgebildeten Ernährungsberater besprochen. Die Teilnehmer erhielten kostenlosen Zugang zu Sportstudios, wo sie individuell angeleitet wurden und Gelegenheit hatten, an Gruppen-Programmen teilzunehmen.

Am Ende der Studie (im Mittel nach 3,2 Jahren) lag die Diabetesinzidenz in der Interventionsgruppe um 58% unter der in der Kontrollgruppe (relatives Risiko). Die „number needed to treat" (= Anzahl von Patienten, die behandelt werden muss, um ein Ereignis zu verhindern) lag bei 8,3. Bemerkenswert ist v.a. die klare Abhängigkeit der Risikoreduktion vom Erreichen der jeweiligen Interventionsziele:

! Bei keinem der Teilnehmer, die mindestens 4 der vorher festgelegten 5 Therapieziele (Reduktion des Körpergewichtes, Erhöhung des Ballaststoffanteils der Nahrung, Verringerung der Gesamt-Fettzufuhr, Verringerung des Anteils gesättigter Fettsäuren, Erhöhung des Bewegungsausmaßes) erreicht hatten, trat während der Beobachtungszeit ein Diabetes auf.

Diabetes Prevention Program (DPP)

Hier wurden 3234 Probanden mit IGT randomisiert in 3 Studienarme eingeteilt (The Diabetes Prevention Program 2000).

- „Lifestyle"-Interventions-Gruppe,
- Metformin-Arm,
- Kontrollgruppe.

Die Teilnehmer in der Lifestyle-Gruppe erhielten ein individuelles Beratungsprogramm hinsichtlich ausgewogener Ernährung, Bewegung und Verhaltensänderung. Zusätzlich wurden über die gesamte Studiendauer monatliche Einzel- und Gruppensitzungen mit Beratern angeboten, um die Teilnehmer beim Erreichen und Erhalten ihrer jeweiligen Interventionsziele zu unterstützen.

Ebenso wie in der finnischen DPS-Studie wurden die Probanden der beiden übrigen Gruppen in allgemeiner Form über Ernährungs- und Bewegungsmaßnahmen informiert. Am Studienende nach 2,8 Jahren zeigte sich eine Verminderung des relativen Diabetesrisikos in der „Lifestyle"-Gruppe von 58% und in der Metformin-Gruppe von 31% gegenüber der Kontrollgruppe.

Die „number needed to treat" lag für die „Lifestyle"-Intervention bei 6,9, für Metformin bei 13,9. Es zeigte sich ferner, dass v.a. übergewichtige, jüngere Personen von der medikamentösen Intervention mit Metformin profitierten.

STOP-NIDDM-Studie

Hier wurde die Wirkung einer medikamentösen Intervention mit Acarbose auf die Konversion einer IGT zu einem Typ-2-Diabetes untersucht (Chiasson et al. 1998). Es zeigte sich nach der Beobachtungszeit von 3,3 Jahren eine Reduktion des relativen Diabetesrisikos um 36%. Kardiovaskuläre Ereignisse und Neuauftreten von Hypertonie wurden signifikant gesenkt.

In der 3-monatigen Nachbeobachtungsphase nach Beendigung der medikamentösen Intervention mit Acarbose stieg die zuvor verminderte Konversionsrate zum Typ-2-Diabetes abrupt an.

Präventionsmaßnahmen und deren Nutzen

Gut belegt ist also die Möglichkeit, einem Diabetes mellitus durch Veränderung des Lebensstils zuvorzukommen. Merkmale einer erfolgreichen Prävention, die lange in der Erfahrungsmedizin als offensichtlich galten, ließen sich in randomisierten Studien beweisen:

- Änderung des Ernährungsverhaltens und
- verstärkte körperliche Bewegung.

Es scheint ausschlaggebend, dass die hierzu notwendigen Kenntnisse und Fertigkeiten, aber auch die Motivation hierzu in strukturierten Programmen vermittelt werden. Eine medikamentöse Therapie der IGT ist auch effektiv, jedoch weitaus weniger als die Veränderung des Lebensstils.

Ob ein Diabetes mellitus bei Personen mit IGT jedoch auf Dauer gänzlich verhindert werden kann, lässt sich

Tabelle 9.**4** Vergleich der 3 aktuellen Interventionsstudien bei Personen mit eingeschränkter Glucosetoleranz

Studie Literatur	Anzahl Probanden (n)	Intervention	Studiendauer (Jahre)	Relative Risikoreduktion (%)	Absolute Risikoreduktion (%)	Number needed to treat
Diabetes Prevention Study (DPS)*	257	Kontrolle	2,3	–	–	–
	265	Lifestyle	2,3	58	12	8,3
Diabetes Prevention Program (DPP)**	1082	Kontrolle	2,8	–	–	–
	1079	Lifestyle	2,8	58	6,2	6,9
	1073	Metformin (2 × 850 mg/Tag)	2,8	31	3,2	13,9
STOP-NIDDM***	715	Kontrolle	3,3	–	–	–
	714	Acarbose (3 × 100 mg/Tag)	3,3	36	9,0	11

* Toumilehto et al. 2001; ** The Diabetes Prevention Program Research Group 2000; *** Chiasson et al. 1998

nicht abschließend beantworten. Allerdings zeigte die STOP-NIDDM-Studie, bei der sich an die Therapiephase eine 3-monatige Phase ohne medikamentöse Therapie anschloss, dass die positiven Effekte nach Absetzen der Acarbose nicht weiter anhielten. Dies lässt vermuten, dass wahrscheinlich nur eine lebenslange Fortführung der Therapie zum gewünschten Effekt führt.

Im direkten Vergleich der Studien erweist sich die „Lifestyle"-Veränderung als deutlich effektivste Methode. Die Wirkungen von Acarbose und von Metformin sind vergleichbar, aber weniger effektiv.

! Somit kann eine durchgreifende, nachhaltige Änderung der Lebensgewohnheiten für Diabetes mellitus als Präventionsmaßnahme der ersten Wahl angesehen werden.

Es ist jedoch unrealistisch zu erwarten, dass alle Patienten gleichermaßen ihre Interventionsziele auf diese Weise erreichen können. Verschiedene persönliche, ethnische, ökonomische und soziale Ursachen werden sicherlich bei einem nennenswerten Teil der Betroffenen dazu führen, dass tief greifende Veränderungen ausbleiben oder nicht mit der notwendigen Dauer aufrechterhalten werden können (Kapitel 33). Für diese Patienten kann eine **medikamentöse Therapie durchaus als sinnvolle Alternative** angesehen werden. Dies beinhaltet wiederum die womöglich lebenslange Einnahme von Medikamenten mit allen damit verbundenen Problemen.

Metformin hat sich im Rahmen des „Diabetes Prevention Program" als sicher und nebenwirkungsarm erwiesen. Aufgrund der vorliegenden und weiterer zukünftiger Erfahrungen könnte sich durchaus ein differenziertes Behandlungsangebot für Betroffene mit unterschiedlichen Voraussetzungen (je nach Alter, Geschlecht, Begleit- und Folgeerkrankungen) ergeben.

Perspektiven

Die Entstehung eines Typ-2-Diabetes kann aufgehalten werden! Damit steht Präventivmedizinern ein wirkungsvolles Anti-Aging-Instrument zur Verfügung. Die effektivste Maßnahme ist zweifelsfrei eine eingehende Veränderung der Lebensgewohnheiten. Hierbei ist es jedoch nicht mit der einfachen Empfehlung zu mehr Bewegung und ausgewogener Ernährung getan. Umfangreiche, **multiprofessionelle Strategien** müssen von Ärzten, Psychologen, Ökotrophologen, Kostenträgern und Politikern gemeinsam erarbeitet werden.

Umsetzbare Hilfestellungen zu einer Ernährungsumstellung, welche die Patienten individuell befriedigt und nicht Bedenken in Richtung einer Beschneidung ihrer Lebensqualität aufkommen lässt, müssen geleistet werden. Zudem müssen Sportmöglichkeiten angeboten werden, die für den Normalbürger finanzierbar und erreichbar sind und nicht nur von einer jugendlichen, finanzkräftigen Fitness-Generation genutzt werden.

Einer Ausgrenzung älterer und möglicherweise übergewichtiger Menschen muss von vornherein entgegengewirkt werden. Auch reicht die einmalige Schulung der Patienten sicher nicht aus, um die Diabetesentwicklung aufzuhalten. Vielmehr muss die Prävention den Patienten lebenslang durch regelmäßige Beratungen und Schulungen begleiten.

Erste strukturierte Behandlungsprogramme bei adipösen Kindern zeigen, dass schon intensive, multiprofessionelle kontinuierliche Betreuung notwendig ist, wenn bereits Lebensgewohnheiten bestehen, die einer Adipositas Vorschub leisten. Unter diesem Aspekt wäre es sicher günstig, mit einer niedrigschwelligen „Lifestyle-Intervention" schon in Kindergärten und Schulen zu beginnen.

Derartige Veränderungen bedürfen zunächst großer und langfristiger finanzieller Unterstützung, eines politischen Willens und eines gesellschaftlichen Konsens. Dennoch ist es heute an der Zeit, den Wandel von einer reparativen Medizin hin zu einer präventiven Medizin zu vollziehen. Inwieweit derartige Visionen jedoch vor dem Hintergrund der heutigen gesundheitspolitischen Finanz- und Strategieplanung realisierbar sind, ist eine noch offene Frage.

Literatur

1. American Diabetes Association, National Institute of Diabetes Digestive and Kidney Diseases. The prevention or delay of type 2 diabetes. Diabetes Care 2002;25:742–749.
2. Chiasson JL, Gomis R, Hanefeld M, Josse RG, Karasik A, Laakso M. The STOP-NIDDM Trial: An international study on the efficiacy of an alpha-glucosidase inhibitor to prevent type 2 diabetes in a population with impaired glucose tolerance: rationale, design, and preliminary screening data. Study to prevent Non-Insulin-Dependent Diabetes Mellitus. Diabetes Care 1998;21:1720–1725.
3. Definition, Diagnosis and Classification of Diabetes Mellitus and Its Complications: Report of a WHO Consultation. Geneva, Switzerland: Department of Noncommunicable Disease Surveilance, World Health Organisation; 1999.
4. Elia M. Obesity in the elderly. Obes Res. 2001;9 Suppl 4:244S-2485.
5. Executive Summary of The Third Report of The National Cholesterol Education Program (NCEP) Expert Panel on Detection, Evaluation, and Treatment of High Blood Cholesterol in Adults (Adult Treatment Panel III). JAMA 2001;285:2486–2497.
6. Haffner S, Taegtmeyer H. Epidemic obesity and the metabolic syndrome. Circulation 2003;108:1541–1545.
7. Harris MI, Klein R, Welborn TA, Knuiman MW. Onset of NIDDM occurs at least 4–7 yr before clinical diagnosis. Diabetes Care 1992;15:815–819.
8. Kereiakes DJ, Willeson JT. Metabolic syndrome epidemic. Circulation 2003;108:1552–1553.
9. Reaven GM. Banting lecture 1988. Role of insulin resistance in human disease. Diabetes 1988;37:1595–1607.
10. Reilly MP, Rader DJ. The Metabolic Syndrome. More than the sum of its parts? Circulation 2003;108:1546–1551.
11. Sinha R, Fisch G, Teague B, et al. Prevalence of impaired glucose tolerance among children and adolescents with marked obesity. N Engl J Med. 2002;346:802–810.
12. The Diabetes Prevention Program Research group. The Diabetes Prevention Program: baseline characteristics of the randomized cohort. Diabetes Care 2000;23:1619–1629.
13. Tuomilehto J, Lindström J, Eriksson JG, et al. Prevention of type 2 diabetes mellitus by changes in lifestyle among sub-

jects with impaired glucose tolerance. N Engl J Med. 2001;344:1343–1349.
14. Wilson PWF, Grundy SM. The Metabolic Syndrome. Practical Guide to Origins and Treatment: Part I. Circulation 2003;108:1422–1425.
15. Wilson PWF, Grundy SM. The Metabolic Syndrome. Practical Guide to Origins and Treatment: Part II. Circulation 2003;108:1537–1540.
16. Zimmet P, Alberti KG, Shaw J. Global and social implications of the diabetes epidemic. Nature 2001;414:782–787.

10 Oxidativer Stress und Altern

Tilman Grune

Freie Radikale und Altern

Seit 1956 existiert die **„Free Radical Theory of Aging"**. Sie beschreibt den Alterungsprozess als einen von freien Radikalen und Oxidanzien bedingten Prozess (Harman 1992). In dieser Theorie ist die Ansammlung der durch reaktive oxidative Spezies (ROS) verursachten Schäden kritisch bzw. limitierend für die verbleibende Lebensspanne.

Dabei geht man davon aus, dass die ständig im Stoffwechsel entstehenden oxidierenden Produkte sowie aus der Umwelt einwirkenden Oxidanzien bereitwillig mit intrazellulären Komponenten reagieren und so dauerhafte Schäden in Zellen verursachen. Bei einer unvollständigen Reparatur dieser Schäden kommt es zur fortschreitenden Veränderung des Stoffwechsels und der mangelhaften Erfüllung von zellulären Funktionen.

Diese Veränderungen werden als die Grundlagen des Alterungsprozesses angesehen. Intensive Forschungen in den letzten Jahren führten zur mehrmaligen Revision und Veränderung dieser sicher etwas vereinfachenden Theorie (Beckmann u. Ames 1998). So leitet sich die **„mitochondriale" Alterungstheorie** eindeutig von der „Free Radical Theory of Aging" ab. Sie legt nur die maßgebliche Quelle des Hauptanteils der Oxidanzien eindeutig auf die Mitochondrien fest (Kirkwood u. Kowald 1997).

Viele Resultate bestätigen, dass verschiedene Einflussfaktoren, wie genetische Polymorphismen, Ernährung, Lifestyle usw. die Alterungsrate von Organismen und auch von Zellen beeinflussen können. Weiterhin konnte gezeigt werden, dass oxidativer Stress die Verkürzungsrate der Telomere wesentlich beeinflusst. Damit scheinen sich die bereits erwähnte Theorie der Telomerverkürzung (Kapitel 3 u. 6) und die „Free Radical Theory of Aging" zu ergänzen.

Neben den genannten Theorien über das Wesen des Alterungsprozesses gibt es mittlerweile zahlreiche andere (Kapitel 4). Trotz der großen Anzahl von verschiedenen theoretischen Ansätzen zur Alterung ist keine in der Lage, den komplexen Prozess des biologischen Alterns hinreichend zu erklären oder vorherzusagen.

Oxidativer Stress – Wechselspiel zwischen Radikalenbildung und antioxidativem Schutz

Aerob lebende Organismen sind während ihres gesamten Lebens dem oxidierenden Einfluss des Sauerstoffs ausgesetzt. Zugleich ist ohne Sauerstoff, d.h. ohne die umfängliche Energiebereitstellung durch Oxidation, ein multizelluläres Leben nicht möglich.

Im physiologischen und im pathophysiologischen Stoffwechsel entstehen **reaktive Sauerstoffverbindungen** (**r**eactive **o**xygen **s**pecies = **ROS**). Zu diesen gehören freie Radikale wie das Hydroxylradikal und das Superoxid-Anionradikal, aber auch Verbindungen nicht radikalischer Natur, wie das Wasserstoffperoxid und der Singulettsauerstoff.

Diese ROS sind mehr oder weniger reaktiv. Während das Superoxid-Anionradikal relativ reaktionsträge ist, reagiert das Hydroxylradikal mit fast allen organischen Verbindungen schnell. Andere, wie das Wasserstoffperoxid, reagieren nur mit bestimmten Substanzen. Alle ROS sind in normal funktionierenden Zellen vorhanden, wenn auch oft in äußerst geringen Konzentrationen. Etwa 1–5% des vom Menschen konsumierten Sauerstoffs enden in einer der unter ROS zusammengefassten Verbindungen.

Neben den ROS sind seit einigen Jahren die **reaktiven Stickstoffspezies RNS** (**r**eactive **n**itrogen **s**pecies) in den Mittelpunkt des Interesses gerückt. Mit der Entdeckung des Stickstoffmonoxid (NO) als „Endothelial Derived Relaxing Factor (EDRF)" begann die Untersuchung der RNS. NO ist ein, wenn auch reaktionsträges, Radikal, das in der Lage ist, mit anderen Verbindungen zu reagieren. In der Reaktion mit dem Superoxid-Anionradikal wird Peroxynitrit gebildet. Dies ist ein sehr aggressives Oxidans, das in der Lage ist, verschiedenste Reaktionen einzugehen.

Somit kann aus 2 relativ reaktionsträgen Radikalen eine aggressive oxidierende Substanz entstehen, die sehr komplexe zelluläre Schädigungsreaktionen hervorruft.

> **!** Zusammen mit den ROS sind die RNS die hauptsächlichen Oxidanzien in biologischen Systemen. Sie bilden ein enges Netzwerk, sind ineinander umwandelbar und entfalten ihre Wirkung v.a. in der Anwesenheit von katalytisch wirksamen Eisenionen über das Fe^{2+}/Fe^{3+}-Redoxsystem. Oxidanzien sind in der Lage, alle bekannten biologischen Stoffklassen anzugreifen, strukturell zu modifizieren und ihre normale Funktion zu stören.

Die endogene Bildung freier Radikale und anderer Oxidanzien in unserem Organismus muss als normal angesehen werden. Zusätzlich ist unser Organismus **exogenen Radikalen- und Oxidanzienquellen** ausgesetzt:

- sowohl in chemischer Form (Nahrungsbestandteile, Umwelttoxine, Medikamente)
- als auch in physikalischer Form (UV-Strahlung, ionisierende Strahlung).

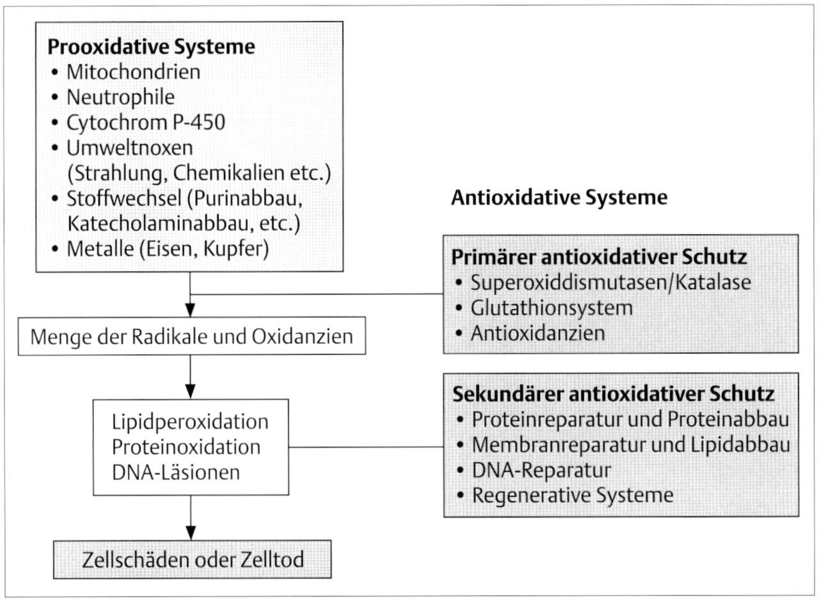

Abb. 10.**1** Die Wirkung von pro- und antioxidativen Systemen.

Zum Schutz gegen die ständige Präsenz des Sauerstoffs entwickelte sich in der Evolution ein vielschichtiges **antioxidatives Schutzsystem**. Dieses besteht aus primär schützenden und aus reparierenden Komponenten (Abb. 10.**1**).

Zu den primär schützenden Komponenten dieses Systems gehören Mechanismen, die die schädigende Wirkung von Oxidanzien verhindern, d.h. bereits gebildete Oxidanzien beseitigen, bevor es zu einer Oxidation von zellulären Makromolekülen kommt.

Die reparierenden Komponenten dagegen beseitigen einmal oxidierte, oft nicht mehr funktionelle Bestandteile der Zelle entweder durch Wiederherstellung des Ausgangszustandes oder durch Abbau und Ersetzen durch neu synthetisierte Bestandteile. So sind z.B. die seit einiger Zeit beschriebenen DNA-Reparaturprozesse Teil des antioxidativen Schutzes von Zellen. Dazu gehören weiterhin die Proteinreparatur und der Proteinabbau und Membranreparaturprozesse.

Der antioxidative Schutz besteht somit aus einer Vielzahl von enzymatischen Systemen, die oft auch an anderer Stelle in den Stoffwechsel eingebunden sind. Hierzu gehören v.a. das Superoxiddismutasen/Katalase-System und das Glutathion-System. Daneben sind hier v.a. die endogenen und die exogenen niedermolekularen Antioxidanzien zu nennen (Kapitel 41).

Das **Superoxiddismutasen/Katalase-System** ist darauf gerichtet, das Superoxid über das Wasserstoffperoxid zu Wasser und Sauerstoff zu entgiften. Es gibt im menschlichen Organismus 3 Formen der Superoxiddismutase, in denen die Spurenelemente Kupfer, Zink und Mangan vorkommen. Die Katalase enthält als reaktives Zentrum ein Häm-Eisen. Hier sind keine weiteren Komponenten erforderlich.

Dagegen ist das Glutathion, das Tripeptid Gamma-Glutamyl-Cysteinyl-Glycin, zentrales Molekül im **enzymatischen Glutathion-System**. Zu diesem System gehören u.a. die Glutathionperoxidasen, die Glutathionreduktase, die Glutathiontransferasen und verschiedenen Membran-Transportproteine. Das System ist in der Lage, Wasserstoffperoxid und organische Hydroperoxide zu entgiften.

Weiterhin gehören **niedermolekulare Antioxidanzien** zur Gruppe der direkt schützenden Komponenten des antioxidativen Schutzsystems. Antioxidanzien reagieren chemisch mit Radikalen oder Oxidanzien, absorbieren deren Reaktivität und verbrauchen sich währenddessen teilweise selbst. Hinsichtlich ihrer chemischen Struktur sind Antioxidanzien sehr verschieden, obwohl man sie häufig in wasser- und fettlösliche einteilt. Unter beiden gibt es sowohl endogene als auch exogene Stoffe.

Zu den klassischen Antioxidanzien gehören:

- Vitamin E,
- Vitamin C,
- Carotinoide,
- Ubichinon (Coenzym Q),
- Liponsäure und viele andere mehr.

Zu den endogenen Antioxidanzien gehört u.a. die Harnsäure. Entsprechend ihrer Löslichkeit, Verteilung und Reaktivität wirken diese Substanzen als Schutz verschiedener Strukturen. Die antioxidative Wirkung der einzelnen Substanzen wird durch die Wechselwirkung mit anderen von unterschiedlicher Reaktivität und Löslichkeit potenziert.

Viele andere Metabolite unseres Stoffwechsels oder Nahrungsbestandteile besitzen eine antioxidative Wirkung. Neben den klassischen antioxidativen Vitaminen zeigen die Vitamine D, K und einige Vitamine der B-Reihe antioxidative Effekte, die *in vivo* jedoch umstritten sind. In der Nahrung existiert eine Unmenge weiterer, größtenteils nicht erforschter Substanzen, die antioxidative Wirkung besitzen.

Die Zahl der antioxidativen Wirkstoffe wird allgemein mit mehreren Tausend angegeben. Sie sind vorwiegend in sekundären Pflanzenstoffen enthalten (Kapitel 13, 34,

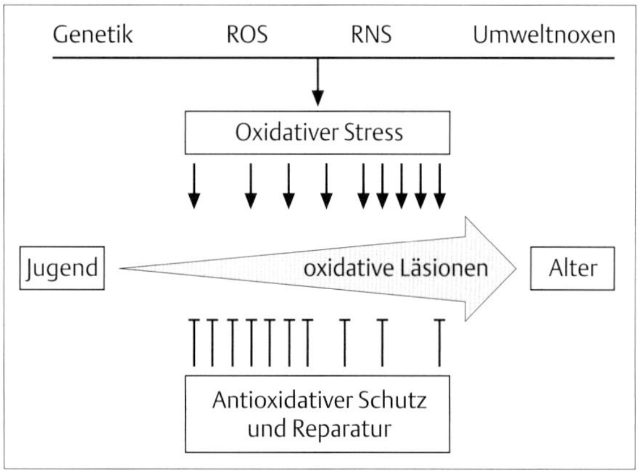

Abb. 10.**2** Die Akkumulation oxidativer Schäden im Alter (ROS: **r**eactive **o**xygen **s**pecies; RNS: **r**eactive **n**itrogen **s**pecies).

35). Die Behandlung der Nahrungsmittel kann den Gehalt, die Resorption, die Wirksamkeit sowie weitere Eigenschaften verändern.

Im Zentrum des wissenschaftlichen Interesses stehen heute v.a. Polyphenole, Tocotrienole und Carotinoide.

Zusätzlich zu den natürlich vorkommenden Antioxidanzien gibt es **verschiedene synthetische Medikamente und Wirkstoffe**, die ebenfalls antioxidative Eigenschaften besitzen. Dazu gehören z.B. nichtsteroidale Anti-Rheumatika (NSAR), Lazaroide oder die Substanz PBN (N-t-Butyl-alpha-Phenyl-Nitron), ein Radikalenfänger.

! Oxidativer Stress ist das Resultat einer verstärkten Bildung von oxidierenden Spezies, einer Schwächung der antioxidativen Abwehr oder der Kombination von beidem.

Zu solchen Änderungen kommt es bei einer Vielzahl von akuten und chronischen Erkrankungen. Oxidativer Stress ist ein Begleitsymptom entzündlicher Erkrankungen, degenerativer Erkrankungen und Durchblutungsstörungen. Weiterhin findet man Anzeichen von oxidativem Stress während des Alterungsprozesses (Abb. 10.**2**).

Oxidativer Stress während der Alterung

Da oxidativer Stress das Resultat einer Verschiebung des Gleichgewichts zwischen pro- und antioxidativen Systemen ist, kann man bei oxidativem Stress während der Alterung davon ausgehen, dass es entweder zu einer Erhöhung der Fehlerrate enzymatischer Reaktionen und damit einer verstärkten Produktion von Oxidanzien kommt oder sich die antioxidativen Schutzsyteme dramatisch ändern.

Eine konkrete Aussage über die erhöhte Fehlleistung von Stoffwechselwegen während der Alterung aufgrund der akkumulierenden, posttranslational modifizierten Enzyme lässt sich nicht grundsätzlich treffen. Beschrieben wurde die Akkumulation von modifizierten Proteinen und Enzymen im alternden Organismus, jedoch ist eine Korrelation mit einer fehlerhaften metabolischen Funktion oft nicht untersucht. Wie bereits in Kapitel 3 beschrieben, kommt es durch die akkumulierenden mitochondrialen Mutationen offensichtlich zu Fehlleistungen dieser Organellen. Diese Tatsache trägt möglicherweise zu einer verstärkten Radikalenbildung im alternden Organismus bei.

Viele Untersuchungen über altersbedingte Veränderungen enzymatischer Schutzsysteme (Superoxiddismutasen, Katalase, Glutathionsystem) geben keinen eindeutigen Aufschluss über Tendenzen. Eine Anzahl von Untersuchungen zeigte altersabhängige Veränderungen in der Konzentration niedermolekularer Antioxidanzien. Höchste Konzentrationen scheint man hier im Bereich der mittleren Lebensspanne zu erreichen. Dies trifft v.a. für die häufig angewendeten Vitamine E und C zu. Hohe Konzentrationen dieser Vitamine in Personen über 65 Jahre führen zu einer eindeutigen Verbesserung der Gedächtnisleistungen.

Damit sind Spekulationen über die potenzielle pharmakologische Anwendung von Vitaminen zur Verlangsamung von Alterungsprozessen möglich.

Ein Problem des Alterungsprozesses generell ist die **verminderte Reaktivität des Organismus**, also die ausbleibende oder langsamere Anpassung an sich verändernde Umwelteinflüsse. Dies trifft auch für die adaptive Anpassung an oxidative Belastungen zu. Biologische Systeme sind nach wiederholter oxidativer Belastung in der Lage, Dosierungen von Oxidanzien unbeschadet zu

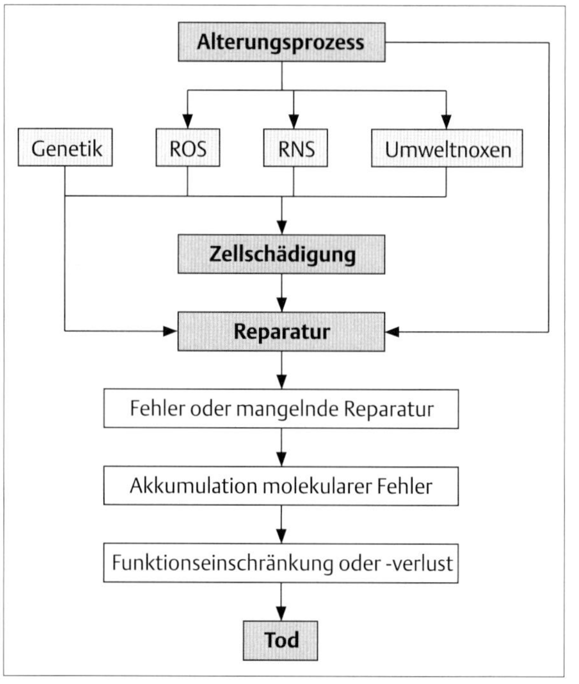

Abb. 10.**3** Die altersbedingte Funktionseinschränkung und oxidativer Stress (ROS: **r**eactive **o**xygen **s**pecies; RNS: **r**eactive **n**itrogen **s**pecies).

widerstehen, die im naiven System letal wären. Diese Eigenschaft ist mit der gesteigerten Expression verschiedener antioxidativer Schutzsystem verbunden.

Während der Alterung kommt es zur Einschränkung dieser Möglichkeiten von Organismen. So kommt es während des Alterungsprozesses zu einer stetig steigenden oxidativen Belastung. Da der Organismus immer weniger in der Lage ist, auf diesen oxidativen Stress zu reagieren, kommt es zur Akkumulation oxidativer Produkte (Abb. 10.**3**). Diese wiederum können den Stoffwechsel beeinflussen und zu weiteren Schäden führen. Eine Vielzahl von Untersuchungen hat verschiedene altersbedingte Oxidationsprozesse dokumentiert. Dabei wurden sowohl Lipid-Peroxidationsprozesse, Protein-Oxidationsprozesse als auch oxidative DNA-Läsionen dokumentiert (Grune u. Davies 2001).

Umweltbedingter oxidativer Stress und sein Beitrag zur Alterung

Organismen sind während ihres gesamten Lebens einer Vielzahl von Umwelteinflüssen ausgesetzt. Viele dieser Einflüsse sind mit oxidativem Stress verbunden. Solche (oft negativen) Umwelteinflüsse können auf unterschiedliche Art und Weise ihre Wirkung entfalten.

Einige solcher Noxen werden aktiv oder passiv aufgenommen, verteilen sich im Intra- oder Extrazellularraum und sind dort an der Bildung freier Radikale beteiligt. Zu diesen Noxen gehören die meisten **Umweltgifte und Xenobiotika** (inkl. Arzneimittel und Kosmetika), die in der Lage sind, auf unterschiedliche Weise im Körper Radikale zu erzeugen. Die hauptsächlichen Mechanismen der Radikalerzeugung sind

- Autoxidationsprozesse,
- Redox-Cycling von Substanzen und
- der Stoffwechsel durch das Cytochrom P-450.

Hier kommen wesentlich verschiedene Aufnahmeprozesse, Verteilungsvorgänge und metabolische Aktivitäten des Organismus zum Tragen. Andere Umweltnoxen generieren Radikale und Oxidanzien durch die Aktivierung von Makrophagen oder Neutrophilen.

Ein **weiterer Typ von Umweltnoxen** ist in der Lage, Oxidanzien im Organismus zu produzieren, ohne dass die Noxe selbst im Körper präsent ist. Hierzu gehören die verschiedenen **Strahlungen**, die von außen auf den Körper einwirken und dort Oxidanzien freisetzen können. Von der Art der Noxe hängt im Wesentlichen die Wechselwirkung mit der biologischen Matrix und die Eindringtiefe ab. UV-Strahlung z.B. wirkt im Wesentlichen auf die Haut, während Gamma-Strahlung auch in tiefere Schichten des Organismus eindringt.

Eine dritte Möglichkeit ist die **Generation von Radikalen und Oxidanzien durch Umweltnoxen außerhalb des Organismus**, die dann über die Atemwege, den Verdauungstrakt oder die Haut aufgenommen werden. Dazu gehören z.B. einige organische Hydroperoxide, die durch Nahrungszubereitung entstehen oder Stickoxide bzw. andere Verunreinigungen der Luft.

Durch die Zunahme der Umweltverschmutzung ist der menschliche Organismus zusätzlich einer großen Anzahl von unterschiedlichen Oxidanzien ausgesetzt, die durch die anhaltende Belastung über viele Lebensjahrzehnte zum Alterungsprozess beitragen können.

Andere Faktoren, wie die erhöhte UV-Strahlung für nicht adaptierte Personen (vermehrte Reisetätigkeit), tragen ebenfalls zur Alterung bei. So wird die UV-Strahlung als wichtigster Faktor der Hautalterung angesehen (Kapitel 13 u. 38). Andere Quellen von Umweltbelastungen sind erhöhte Belastungen mit ionisierender Strahlung (kosmische Strahlung bei Flugreisen, medizinische Diagnostik), die zunehmende Anzahl von Chemikalien in unserer Umgebung und der erhöhte Verbrauch von Arzneimitteln.

Die Situation wird verstärkt durch die Mangelversorgung mit Antioxidanzien in der industriellen Produktion von Nahrungsmitteln und durch Umstellung der Ernährungsgewohnheiten.

Somit ist abzuschätzen, dass trotz steigender Lebenserwartung die oxidative Belastung durch die Umwelt zugenommen hat und der umweltbedingte oxidative Stress gleichzeitig zunehmender Anteil des oxidativen Stresses während der Alterung darstellt.

Nachweis von Oxidation im Alterungsprozess

Lipidperoxidation während der Alterung

Trotz der 40-jährigen Untersuchung von Prozessen der Lipidperoxidation existiert keine einfache und standardisierte Methode zur Messung von oxidationsbedingten Veränderungen der zellulären Lipide. Dies gestaltet die gesicherte und valide Messung von Lipid-Peroxidationsprodukten in der Alterung schwierig (Kapitel 41).

Eine verstärkte Lipidperoxidation wurde im Hirn und in der Leber von alten Versuchstieren gefunden. Regionale Unterschiede in der altersbedingten Lipidperoxidation führen dazu, dass einige Hirnabschnitte stark, andere dagegen überhaupt nicht betroffen sind. Auch in menschlichem Plasma konnte eine Akkumulation von Lipid-Peroxidationsprodukten im Alter nachgewiesen werden.

Obwohl die Untersuchung von Lipidperoxidationsprozessen im Gewebe weiterhin schwierig ist und die Ergebnisse verschiedener Autoren nicht immer übereinstimmen, gibt es generellen Konsens zur Akkumulation von Lipidperoxidationsprodukten in verschiedenen Geweben.

Werden Gewebe verschiedener Altersstadien einem definierten oxidativen Stress ausgesetzt, so findet sich übereinstimmend eine verstärkte Bildung von Lipid-Peroxidationsprodukten in Geweben von alten Organismen. Dies deutet eindeutig auf eine Verringerung des antioxidativen Schutzes als eine mögliche Ursache altersbedingten oxidativen Stresses hin.

Oxidierte Proteine und deren Abbau im Alterungsprozess

Der Gehalt oxidierter Proteine nimmt mit steigendem Zellalter im Hirngewebe zu. Weiterhin ist ein Anstieg des Gehalts an oxidierten Proteinen in Lebergewebe, Lymphozyten, Herz- und Hautzellen sowie Zellen der Skelettmuskulatur in verschiedenen Spezies nachweisbar. Ein direkter Zusammenhang zwischen Lebensspanne und Gehalt an oxidierten intrazellulären Proteinen wird für mehrere Spezies diskutiert.

Seit der Erkenntnis, dass Mitochondrien einen großen Teil zur intrazellulären Radikalbildung beitragen, hat man sich speziell mit den intramitochondrialen Veränderungen des Proteinstoffwechsels beschäftigt. An Tiermodellen konnte für Mitochondrien gezeigt werden, dass die Konzentration der oxidierten mitochondrialen Proteine stetig mit dem Proliferationsalter ansteigt. Nicht alle Proteine sind gleich stark betroffen. Eine Akkumulation oxidierter Formen mitochondrialer Proteine betrifft die mitochondriale Aconitase und den Adeninnukleotidtranslokator.

Bisher ist es jedoch unklar, ob dieser vereinzelte Anstieg an einer erhöhten Angreifbarkeit gegenüber den Radikalen liegt oder durch einen verringerten Abbau bedingt ist. Außer dem Anstieg von bestimmten oxidierten Proteinen konnte auch eine Abnahme der katalytischen Aktivität verschiedener Enzyme gemessen werden. Zu diesen Enzymen zählen die Glutaminsynthetase, Glucose-6-Phosphatdehydrogenase, Tyrosinhydroxylase und zahlreiche antioxidativ wirksame Schutzenzyme.

Oxidierte Proteine werden normalerweise durch intrazelluläre Proteasen abgebaut. Dazu gehören v.a. das zytosolisch und nukleär lokalisierte Proteasom und die mitochondriale Lon-Protease. Für beide ist ein altersabhängiger Abfall in der Aktivität beschrieben.

Damit kommt es sowohl durch die steigende Bildung oxidierter Proteine als auch durch einen Abfall der Aktivität der normalen „Entsorgungswege" zu einer verstärkten Ablagerung oxidierter Proteine in Zellen und Gewebe. Diese akkumulierenden Proteinaggregate sind chemisch und biologisch aktiv. Sie sind u.a. in der Lage, mit Metaboliten und Proteinen zu reagieren, kovalente Bindungen einzugehen und sich somit ständig zu vergrößern. Andererseits beeinflussen sie den Stoffwechsel und können u.a. Proteasen hemmen und Apoptose auslösen.

> **!** Zusammenfassend kommt es mit zunehmendem Alter in den meisten Geweben und Organen zu einem Anstieg von oxidierten Proteinen. Ansteigende Proteinoxidation, abfallende Reparaturmechanismen und mangelhafte proteolytische Systeme können multifaktoriell als Verursacher angesehen werden.

Altersbedingte Oxidation der DNA

DNA-Schäden können sowohl durch die direkte Analyse der DNA-Moleküle als auch durch die Konzentration oxidierter Basen in Plasma oder Harn von Organismen bestimmt werden. Beide Herangehensweisen reflektieren Aspekte der DNA-Schädigung als auch der DNA-Reparaturmechanismen.

Seit langem ist eine Korrelation zwischen der metabolischen Rate (d.h. dem Sauerstoffverbrauch) und der Exkretion von oxidierten Nucleobasen bekannt. Da der Sauerstoffverbrauch mit der Lebenserwartung eine inverse Korrelation eingeht, korreliert die Ausscheidung von oxidierten Nucleobasen ebenfalls invers mit der Lebenserwartung.

Es gibt mindestens 20 verschiedene oxidative Reaktionsprodukte von DNA-Basen, von denen das **8-Hydroxy-desoxy-Guanin** (8-OHdG) eines der bedeutendsten ist. Interessanterweise enthält mitochondriale DNA eine um ein Vielfaches höhere Konzentration an Guanin 8-OHdG als die DNA des Zellkerns (Kapitel 3). Eine besonders hohe Konzentration an 8-OHdG wurde in Mitochondrien alter Zellen gefunden. Ähnlich zu den anderen Oxidationsprozessen scheint die altersabhängige Akkumulation von 8-OHdG gewebespezifisch zu sein.

Neben den oxidativen Veränderungen von DNA-Basen kommt es mit zunehmenden Alter zu einer immer größer werdenden Zahl von DNA-Deletionen, d.h. von Verlusten ganzer DNA-Stücke in den Mitochondrien. Zusätzlich zu den Veränderungen in der mitochondrialen DNA zeigen sich ebenfalls Veränderungen in der nukleären DNA mit altersbedingtem Abfall der DNA-Reparatur.

> **!** Offensichtlich können solche Mutationen, DNA-Deletionen und die sich anschließenden DNA-Umstrukturierungen eine breite Palette metabolischer Veränderungen erzeugen, die oft altersbedingte Auslenkungen des Stoffwechsels weiter verstärken und so den fortschreitenden Altersprozess beschleunigen.

Oxidativer Stress und Alterskrankheiten

Der Zuwachs an Lebenserwartung ist nicht unbedingt mit einem Zuwachs an Lebensjahren in guter Lebensqualität verbunden, d.h. Gesundheitserwartung und Lebenserwartung differieren deutlich. Die gewonnenen Jahre werden überwiegend in mäßiger oder schlechter Lebensqualität verbracht, oft verbunden mit Multimorbidität. Alterskrankheiten („age-related diseases") stellen eine neue Herausforderung der Medizin und der Altersforschung dar. Zu nennen sind:

- Herz-, Kreislauf- und Stoffwechselerkrankungen sowie
- neurodegenerative Erkrankungen und
- Krebs.

Viele altersbedingte metabolische, endokrinologische, angiologische oder immunologische Umstellungen sind nicht oder nicht dominant mit der vermehrten Bildung und Wirkung von Oxidanzien verbunden. Hierzu gehören die hormonellen Veränderungen des Klimakteriums (Kapitel 16). Aber selbst bei Arthrosen haben wir es mit einem Krankheitsbild mit einer vermehrten Bildung von Oxidanzien zu tun.

! In der Tat sind die meisten, mit zunehmendem Alter gehäuft auftretenden Erkrankungen pathogenetisch mit oxidativem Stress verbunden. Zumindest sind reaktive Sauerstoff-Spezies und ihre Folgeprodukte eine der kausalen Komponenten. In fast allen Fällen führt zudem Schweregrad und Chronifizierung der Krankheit zu einer verstärkten oxidativen Belastung für das betroffene Organ, Organsystem und den Gesamtorganismus.

In besonderem Maße gilt dies für alle Erkrankungen, die mit zeitweiliger oder dauernder regionaler oder generalisierter Durchblutungsverminderung einhergehen (Arteriosklerose, KHK, Hirninsult, chronisch obstruktive Lungenerkrankungen). Hier kommt es konstant oder periodisch zur Minderversorgung mit Sauerstoff, zu Gewebsischämien, und reaktiv zum so genannten Reperfusionssyndrom, das mit vermehrter Radikalbildung einhergeht. Im Krankheitsverlauf kommt es auch zum chemotaktischen „Anlocken" und zur Aktivierung von Neutrophilen und Makrophagen, die weiter zur Radikalbildung beitragen. Superoxidanionenradikale, H_2O_2, HOCl und Chloraminsäure werden gebildet.

Bei der Therapie von Erkrankungen, die mit Ischämie-Reperfusion verbunden sind, besteht ein möglicher wichtiger Therapieansatz in der Zufuhr von Antioxidanzien oder der Entfernung von Leukozyten durch Leukozytenfiltration.

Die mit autoaggressiven Reaktionen einhergehende **rheumatoide Arthritis** beginnt meist zwischen dem 45. und 55. Lebensjahr. Im akuten Schub, in dem meist mehrere große Gelenke befallen werden, wird der gesamte Organismus mit Produkten radikalischer Reaktionen belastet.

Neben den genannten Erkrankungen werden v.a. die **Tumorentstehung** (Kapitel 6 u. 24) und **neurodegenerative Erkrankungen** (Kapitel 14) mit den verstärkten oxidativen Prozessen im Alter in Zusammenhang gebracht.

Die Entstehung von Krebs durch oxidativen Stress im Alter kann entweder durch die verstärkte Anzahl an Mutationen (s. DNA-Schäden) oder durch eine nachlassende Funktion von Tumor-Suppressorgenen bedingt sein. Im Normalfall werden potenzielle Tumorzellen durch solche Suppressorgene in Wachstum und Teilung gehindert und dann durch apoptotische Mechanismen aus dem Gewebe entfernt. Beide Prozesse können gestört sein.

In der Neurodegeneration kommt es zu einem verstärkten Absterben von Neuronen. Obwohl die Mechanismen bei unterschiedlichen Erkrankungen durchaus unterschiedlich sind, spielt oxidativer Stress oft (zumindest sekundär) eine Rolle.

! Diese Beispiele verdeutlichen, dass v.a. im Alter eine erhöhte Morbidität mit einer verstärkten Radikalbildung einhergehen kann. Aus diesem Grund wurden **antioxidative Therapien** immer wieder empfohlen. Allerdings sind bei einigen Erkrankungen die positiven Effekte nicht durch ausreichende klinische Studien belegt.

Modulation des Alterungsprozesses durch Senkung des oxidativen Stresses

Ausgehend von der Theorie, dass oxidative Faktoren wesentlich zum Alterungsprozess beitragen, wurde versucht, durch eine gezielte Beeinflussung der Radikalbildung bzw. durch Stärkung antioxidativer Schutzsysteme den Alterungsprozess zu verlangsamen.

Eine der drastischsten Möglichkeiten der Verminderung der Radikalbildung ist die Verringerung der metabolischen Rate. Diese wird insbesondere durch die Kalorien- und Proteinzufuhr bestimmt.

! Die **Reduktion der Kalorienzufuhr** ist bis heute die einzige speziesübergreifende Methode, die durchschnittliche und maximale Lebenserwartung eines Organismus zu verlängern (s. Seite 52).

Eine Reduktion der Kalorienzufuhr auf ca. 60–75% der normalen (bei gleichbleibender Versorgung mit Vitaminen, Mineralstoffen und Flüssigkeit) hat bei Versuchstieren eine Verlängerung der Lebenserwartung um 30–50% zur Folge.

Die Reduktion der Kalorienzufuhr geht einher mit einer verringerten Akkumulation von Lipid-Peroxidationsprodukten, Lipofuszin und Protein-Oxidationsprodukten. Zur Zeit werden solche Untersuchungen auch an Primaten durchgeführt. Eine **Ursache** für die geringere Akkumulation von Oxidationsprodukten ist v.a. die geringere Radikalbildungsrate, bedingt durch einen geringeren Stoffwechsel und einen niedrigeren Sauerstoffverbrauch.

In Fruchtfliegen gibt es eine Mutation im **INDY-Gen**, die ähnliche Änderungen hervorruft. Das Produkt dieses Gens ist dafür verantwortlich, die Resorption von Nährstoffen im Darm der Fliege zu beschleunigen. Bei Mutationen des INDY-Gens kommt es also zu einer genetisch bedingten kalorischen Restriktion. Es ist möglich, dass die kalorische Restriktion weitere Effekte hat, wie z.B. die Stabilisierung von Reparatursystemen und antioxidativen Schutzsystemen.

Neben der Kalorienrestriktion hat es Versuche gegeben, altersbedingte oxidative Veränderungen durch **Beeinflussung der antioxidativen Schutzsysteme** zu erzielen. Durch genetisch manipulierte Überexpression von Katalase und Superoxiddismutase wurde versucht, das Leben von Fruchtfliegen zu verlängern. Während die Überexpression eines dieser Enzyme keinen Effekt hatte, kam es bei der gleichzeitigen Erhöhung beider Proteine zu einer 30%igen Verlängerung der Lebenserwartung. Ähnliche Ergebnisse liegen aus anderen Spezies vor. Es existieren bis heute keine Untersuchungen an Säugern, die eine Veränderung der Lebenserwartung bei genetischer Manipulation antioxidativer Schutzenzyme beschreiben.

Viele Untersuchungen beschäftigten sich auch mit dem Effekt einer **Supplementierung von Antioxidanzien** auf die Lebenserwartung (Kapitel 5, 25, 35). Dabei kamen sowohl die Vitamine C und E, als auch Liponsäure, Coenzym Q sowie die synthetischen Antioxidanzien PBN, Tempol und BHT zur Anwendung.

PBN, Tempol und BHT entgiften Radikale durch die Bildung stabiler Produkte und können einige Parameter des Alterungsprozesses positiv beeinflussen. So kann Vitamin E beispielsweise bei Nagern die Akkumulation von oxidierten Bestandteilen im Gehirn herabsetzen. Hohe Dosen von Vitamin E haben ebenfalls einen stabilisierenden Effekt auf das Immunsystem von Mäusen. Ähnliche Effekte konnten für Vitamin C und Liponsäure beschrieben werden. Das Coenzym Q scheint keinen Einfluss auf die Lebenserwartung bei Ratten zu haben.

Basierend auf solchen Untersuchungsergebnissen kann eine Stabilisierung des oxidativen Status durch eine Supplementierung mit Antioxidanzien und damit verbundenen positiven Effekt auf die Lebenserwartung und Lebensqualität im Alter erwartet werden. Durch welche Antioxidanzien dieses über einen langen Zeitraum erreicht werden kann, ist nach wie vor offen. Das trifft sowohl auf die Dosierung als auch auf das verwendete Agens zu.

Good-Aging-Tipp für die Praxis

Da die aufgenommenen Antioxidanzien in enger Wechselwirkung untereinander und mit zellulären Strukturen stehen, ist es entweder nicht wünschenswert oder sogar nutzlos, einzelne Komponenten dieses Systems durch hohe Dosierungen selektiv zu erhöhen. Eine **ausgewogene Versorgung mit allen in der Nahrung vorkommenden Antioxidanzien und Mineralstoffen** scheint weiterhin eine der besten Voraussetzungen für gesundes Altern zu sein.

Literatur

1. Beckmann KB, Ames BN. The free radical theory of aging matures. Physiol Rev. 1998;78:547–581.
2. Grune T, Davies KJA. Oxidative Processes in Aging. In: Handbook of the Biology of Aging, Fifth Edition. Academic Press,25–58;2001.
3. Harman D. Free radical theory of aging. Mutation Res. 1992;275:257–266.
4. Kirkwood TB, Kowald A. The network theory of aging. Exp Gerontol. 1997;32:395–399.

11 Einfluss von körperlicher Bewegung auf das Altern und umgekehrt

Frank Sommer und Theodor Klotz

Physiologische Bewegungseinbußen – nicht erst im Alter

Der Körper des Menschen ist ebenfalls für Bewegung geschaffen, und er braucht von seiner Organstruktur her auch ein geregeltes Maß an Fitness – heute wie vor 2 Millionen Jahren. Nur durch gesunde Bewegung können Skelett, Muskulatur und ihre Verbindungen (Bewegungsapparat) optimal funktionieren.

Mit der vorhersehbaren Entwicklung der Altersstruktur in unserer Bevölkerung (Kapitel 4) gewinnen bewegungsassoziierte Zivilisationskrankheiten und typische Altersbeschwerden immer größere Bedeutung.

Alter kann als zeitbedingte Modifikation von Struktur und Funktion definiert werden. Dieser abstrakten Begrifflichkeit liegt im Prinzip die veränderte Leistungsfähigkeit zugrunde. So sind Alterungsvorgänge generell durch 3 Charakteristika geprägt (Dietz u. Mattheis 2002, Hollmann u. Hettinger 2000, Sommer u. Klotz 2003):

- eine Reduzierung der Leistungsfähigkeit um etwa 10–15% pro Dekade,
- eine langsame Verringerung der funktionellen Kapazität fast aller Organsysteme, und
- eine veränderte Adaptionsfähigkeit.

Speziell beim Mann ist man aufgrund zahlreicher Untersuchungen zu der Erkenntnis gekommen, dass der Alterungsprozess bereits mit dem 40. Lebensjahr beginnt (Dietz u. Mattheis 2002). Sportwissenschaftler und Sportmediziner beziffern den Verlust der globalen funktionellen Kapazität auf 10–15% pro Lebensjahrzehnt. Alterungsprozesse und Folgen durch Bewegungsmangel weisen viele Gemeinsamkeiten auf:

- Rückgang der kardiopulmonalen Leistungsfähigkeit und der Muskelmasse,
- Abnahme des Mitochondrienvolumens und der Aktivität von Enzymen,
- Verringerung des Myoglobingehalts und der Glycogenmenge,
- Reduktion der Kapillarisierung in der Skelettmuskulatur,
- verminderte Hormonproduktion sowie
- im zentralen und peripheren Nervensystem Abnahme von Synapsengröße und Dendritenzahl.

! Alterungsprozesse und Erscheinungen bei chronischem Bewegungsmangel haben einen Rückgang der koordinativen, muskulären und der Ausdauer-Leistungsfähigkeit gemeinsam, sowie auch eine verringerte Flexibilität.

Körperliche Bewegung als Überlebenschance

Die durch Bewegungsmangel ausgelöste „Hypofunktion" lässt die Adaptationsreserven unbeeinflusst und ist bei jungen Menschen völlig reversibel. **Altersbedingter Leistungsabbau** erfolgt hingegen zu Lasten der Adaptationsreserven und ist nur insofern reversibel, als dass durch Training eine noch vorhandene, wenn auch verringerte Anpassungsreserve mobilisiert wird (Hollmann u. Hettinger 2000). Dies gilt insbesondere für Männer.

Good-Aging-Tipp für die Praxis

Körperliche Aktivität und Sport gehören unverzichtbar zu einem „gesunden" Alterungsprozess. Sportwissenschaftler betonen, dass körperliches Training die einzige wissenschaftlich gesicherte Maßnahme ist, den altersbedingten Leistungseinbußen von Herz, Kreislauf, Atmung, Stoffwechsel, Skelettmuskulatur und Nervensystem entgegenzuwirken.

Nur durch ein differenziertes Krafttraining ist es möglich, altersbedingte Kraftverluste und Zellmasseverluste sowie assoziierte Prozesse, wie etwa die Osteoporose, einzudämmen (Hollmann et al. 1992). Die positiven Auswirkungen von regelmäßigem Sport auf die wichtigsten Gesundheitsparameter sind in Tab. 11.**1** zusammengefasst.

Mit zunehmendem Alter stellt sich zudem das Problem der **Gewichtszunahme** ein. Übergewicht stellt jedoch keinen eigenständigen Risikofaktor dar. Es begünstigt allerdings die Entstehung der wichtigsten Risiken für vorzeitiges Altern, wie Hypertonie, Diabetes mellitus und Hyperlipidämie, deren gemeinsames Auftreten im Rahmen des **Metabolischen Syndroms** zunehmend an Bedeutung gewinnt (Kapitel 7, 8, 9).

Abb. 11.**1** zeigt sehr vereinfacht diese Zusammenhänge.

Viele argumentieren auf die Frage nach fehlender sportlicher Betätigung und nicht vorhandener Rücksichtnahme auf die Bedürfnisse des Körpers, wie gesunde Ernährung, Stressbewältigung und regelmäßige Gesundheitsvorsorge, mit akutem Zeitmangel (Meryn u. Kindel 2000). So steht in der Leistungsgesellschaft mit immer höheren beruflichen und gesellschaftlichen Anforderungen Körpertraining auf der Liste der Verpflichtungen weit unten. Doch bleibt die Frage, ob ein angeschlagener oder kranker Körper den Anforderungen der Konsum- und Leistungsgesellschaft Rechnung tragen kann? Denn 60% des Alterungsprozesses sind abhängig vom Lebensstil und 40% von den Genen.

Das **Training der Ausdauer** wird nach dem Anteil der arbeitenden Muskulatur (lokal/allgemein), nach der Art der Energiebereitstellung (aerob/anaerob) und nach der Art der Muskelarbeit (statisch/dynamisch) differenziert. Darüber hinaus lässt sich die Ausdauer nach zeitlichen Kriterien (Kurz-, Mittel- und Langzeitausdauer) sowie im Wechsel mit anderen motorischen Hauptbeanspruchungsformen beschreiben (Kraftausdauer, Schnelligkeitsausdauer).

Unter den 8 verschiedenen Ausdauerformen ist die wichtigste die so genannte **allgemeine aerobe Ausdauer**. Die positiven Auswirkungen eines regelmäßigen Ausdauertrainings wirken sich auf den gesamten Organismus aus (Tab. 11.**2**).

So hat Ausdauersport **positive Auswirkungen auf den Gesamtorganismus**. Im Sinne eines effektiven Anti-Aging sind auch die günstigen Stoffwechseleffekte auf die Cholesterin- und Harnsäurebelastung zu werten. Die Sensitivität gegenüber Insulin wird erhöht und somit die Glucosetoleranz verbessert (Kapitel 7 u. 9).

Neben den genannten Organen und Funktionssystemen wirkt sich Sport auch auf die **Schlafqualität** aus. Ausdauertraining verbessert die Schlafqualität bei 40% der Menschen mit Schlafstörungen.

Durch gezieltes Fitnesstraining wird die Durchblutung in den trainierten Muskelgruppen deutlich verbessert. Trainingseinflüsse auf die Blutbeschaffenheit sind die Verringerung des Fibrinogengehalts sowie die verminderte Adhäsion und Aggregation der Thrombozyten. Es resultiert eine Verbesserung der Fließeigenschaften des Bluts und ein antithrombotischer Effekt.

Ein individuell erstelltes Trainingsprogramm hat neben der verbesserten Leistungsfähigkeit und Belastbarkeit auch **psychotrope Effekte**. Der Körper wird ansehnlicher und straffer, was seelisches und soziales Wohlbefinden fördern kann. Die psychische Belastbarkeit nimmt zu, die psychische Belastung selber dagegen nimmt ab (Jacobi 2003). Durch eine vermehrte Serotoninausschüttung kann Ausdauersport sogar als Antidepressivum wirken. Sport und körperliche Aktivität hat auf fast alle physiologischen Variablen einen günstigen Einfluss (Tab. 11.**3**).

Die erreichbare **maximale Leistung der Lunge** liegt bei Männern bei einem Alter zwischen 18–20 Jahren und ist etwa 25–30% höher als bei Frauen. Ohne regelmäßiges Training ist eine Abnahme der aeroben Leistungsfähigkeit ab dem 30. Lebensjahr zu verzeichnen. Mit Erreichen der 6. Lebensdekade haben Männer etwa ⅓ bis ¼ der ehemaligen Maximalkapazität verloren (Sommer 2003).

Als Ursache können u.a. der Rückgang der maximal erreichbaren Herzfrequenz, des maximalen Schlagvolumens und dadurch das maximale Herzzeitvolumen angesehen werden. Die körperliche Ausdauer hängt letztendlich neben dem Zustand von Knochen, Bändern und Gelenken vom Funktionszustand des Herz-Kreislauf-Systems und der Lunge ab.

Die Lungenleistung (maximale Sauerstoffdiffusionskapazität) erfährt bei untrainierten Personen bereits ab dem 30. Lebensjahr einen Rückgang (Abb. 11.**4**). Der Rückgang des arteriellen O_2-Partialdrucks kann als Ausdruck aller Veränderungen der Atmung angesehen werden. Hierzu zählt der Elastizitätsverlust im knöchernen Thorax und im Lungengewebe sowie die Verminderung der Alveolen und Lungenkapillaren. Durch altersgekoppelte Ektasien der Alveolargänge kommt es zur Altersatrophie („Altersemphysem").

Im Zusammenhang mit einer gesundheitsorientierten Verbesserung der Ausdauerleistungsfähigkeit ist stets ein **aerobes Training** zu empfehlen (Froböse u. Nellessen 1998, Hollmann et al. 1992). Hierbei deckt der eingeatmete Sauerstoff den Bedarf des Körpers für die gewählte Geschwindigkeit und notwendige Herzarbeit beim Training. Kohlenhydrate und Fette werden bei ausreichend Sauerstoff in der Muskulatur oxidiert und verwertet.

Beim **Training unter anaeroben Bedingungen** wird Energie unter Sauerstoffmangelbedingungen hauptsächlich aus der Glykolyse gewonnen. Der Organismus geht eine Sauerstoffschuld ein. Dabei fallen schädliche freie Sauerstoffradikale an (Kapitel 10).

Die Ausdauerleistungsfähigkeit bestimmt sich insbesondere durch die so genannte **aerob-anaerobe Schwelle**, die den Übergangsbereich von aerober zu anaerober Energiebereitstellung definiert. Ermittelt wird diese

Tabelle 11.**3** Physiologie – trainiert versus untrainiert bei Normalpersonen; * = Werte für den Mann (Klotz 2000)

	Normalpersonen trainiert	Normalpersonen untrainiert
Ruhepuls (/min)	40–60	60–80
Blutdruck (mmHg)	120/65	135/78
Vitalkapazität (l)	6,2	5,8
Blutvolumen*	6,0–7,4	4,7–5,6
Muskelkapillardichte (mm^2)	300–500	200–300
Körperfett*	6–13%	15–25%

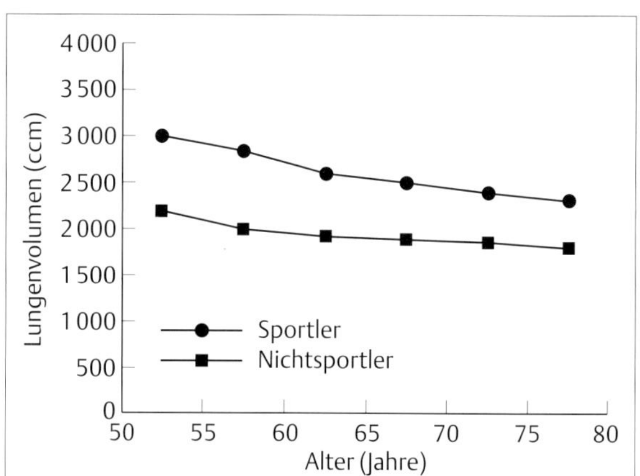

Abb. 11.**4** Veränderung des Lungenvolumens mit dem Alter bei Sportlern und Nichtsportlern.

Schwelle meist über die Registrierung der Laktatkonzentration im Blut. Sobald der Wert über 4 mmol/l steigt, ist die optimale Pulsgrenze überschritten. Optimal wäre ein Laktatwert bei 3,9 bis 4,0.

Da diese Verfahren sehr aufwändig sind, hat sich im Freizeit- und Breitensport die Bestimmung der maximalen sowie submaximalen Leistungsfähigkeit durch die Ergometrie durchgesetzt (Geiger 1999). Die Herzfrequenz steigt bei zunehmender Belastung linear an und flacht im Bereich der anaeroben Schwelle ab. Für praktische Belange bedeutet der Zeitpunkt vom Übergang des linearen Pulsfrequenzanstiegs in die asymptotische Abflachung die Ausnutzung der aeroben Stoffwechsellage. Dieses Verfahren wird in guten Fitness-Studios in der Eingangsanalyse angewendet. Die aerob-anaerobe Schwelle lässt sich durch Ausdauertraining erhöhen.

Selbst ältere Menschen profitieren hiervon. In Abb. 11.**5** ist die maximale Sauerstoffaufnahme von untrainierten Männern zwischen dem 55. und 70. Lebensjahr vor und nach einem 8-wöchigen Ausdauertraining mit jeweils 3-mal wöchentlich 40 Min. aerobem Training dargestellt. In der Studie resultierte ein Anstieg der maximalen Sauerstoffaufnahme im Mittel um 18% sowie ein gesundheitsförderlicher Anstieg der aerob-anaeroben Schwelle um 22% (Hollmann et al. 1992).

Eine andere Möglichkeit zur Bestimmung der optimalen Trainings-Herzfrequenz besteht in der Berechnung des persönlichen Belastungsoptimums über Alter und Ruhe-Herzfrequenz. Die maximale Herzfrequenz wird errechnet, indem man von der Zahl 220 das jeweilige Lebensalter subtrahiert. Den Ruhepuls misst man am besten morgens nach dem Aufwachen (Tab. 11.**4**).

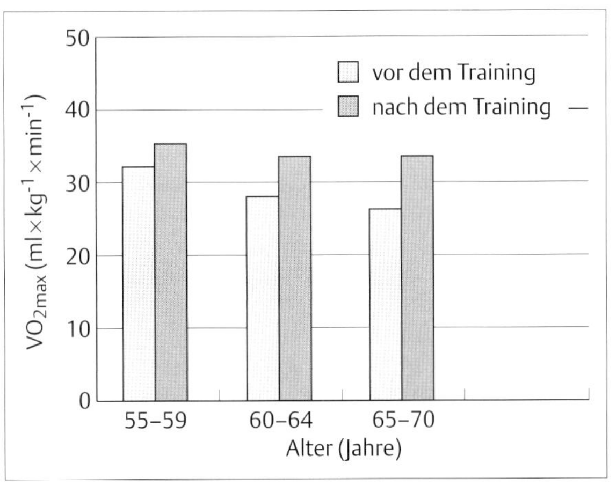

Abb. 11.**5** Zunahme der maximalen Sauerstoffaufnahme/Min. pro kg Körpergewicht bei jahrzehntelang untrainierten Personen im Alter von 55–70 Jahren nach 8-wöchigem Training. Das Körpergewicht hatte sich als Mittelwert nach dem Training nicht verändert; es resultierte ein Anstieg der maximalen Sauerstoffaufnahme im Mittel um 18% sowie ein gesundheitsfördernder Anstieg der aerob-anaeroben Schwelle um 22% (Hollmann et al. 1992).

Tabelle 11.**4** Ermittlung der empfohlenen Pulsfrequenz für Dauertraining

220 – Lebensalter = maximale Herzfrequenz (X)
Ruhepuls = **Y**
X–Y = Z
Z × ⅔ = **V** für Breitensportler (**Z** × ¾ = **V** für Leistungssportler)
Y+V = empfohlene Herzfrequenz für Dauertraining

50-jähriger Breitensportler	**20-jähriger Leistungssportler**
220–50 = 170 (maximale Herzfrequenz) (= X)	220–20 = 200 (maximale Herzfrequenz) (= X)
70 (Ruheherzfrequenz) (= Y)	60 (Ruheherzfrequenz) (= Y)
170–70 = 100 (= Z)	200–60 = 140 (= Z)
100 × ⅔ = 67 (= V)	140 × ¾ = 105 (= V)
70+67 = 137 (= empfohlene Pulsfrequenz für Dauerlauftraining)	105+60 = 165 (= empfohlene Pulsfrequenz für Dauerlauftraining)

Schnelligkeit

Schnelligkeit als definitionsgemäß höchstmögliche Bewegungsgeschwindigkeit besaß im evolutionären Überlebenskampf (Flucht, Jagd) eine herausragende Bedeutung, die heute nur noch im Leistungssport zum Tragen kommt. Als reine Schnelligkeitsformen unterscheidet man

- die **Reaktionsschnelligkeit** als Fähigkeit, auf einen Reiz in kürzester Zeit zu reagieren, von der
- **Aktionsschnelligkeit**, die als Fähigkeit azyklische Bewegungen mit höchster Geschwindigkeit gegen einen Widerstand auszuführen definiert wird.

Als maximale bzw. submaximale Schnelligkeitsausdauer wird die Widerstandsfähigkeit gegen einen ermüdungsbedingten Geschwindigkeitsabfall bei maximalen/submaximalen Kontraktionsgeschwindigkeiten beschrieben.

Gemeinsam ist den Unterteilungen der Schnelligkeit die **hauptsächlich anaerobe Energiebereitstellung**. Dieser Umstand bedeutet eine starke Laktatproduktion mit entsprechendem Abfall des pH-Werts, Anstieg von Adrenalin und Noradrenalin sowie eine relativ hohe Belastung des Herz-Kreislauf-Systems.

Faktoren der Grundschnelligkeit wie Reaktionszeit und maximale Kontraktionsgeschwindigkeit gehen schon jenseits des 30. Lebensjahres zurück (Hollmann u. Hettinger 2000). Gerade nach längerer sportlicher Nichtbetätigung sollte aus medizinischer Sicht wegen der erhöhten Verletzungsgefahr von Muskeln, Sehnen, Bändern, Gelenken und Knochen ein Schnelligkeitstraining anfangs vermieden werden.

Good-Aging-Tipp für die Praxis

Individuell angepasstes Ausdauertraining ist eine hervorragende Möglichkeit zur Verbesserung der ganzheitlichen Leistungsfähigkeit in fast jedem Lebensalter. Alle physiologischen Variablen des Herz-Kreislauf-Systems und der Lunge werden positiv beeinflusst. Gutes Ausdauertraining erfolgt im aeroben Bereich, der sich durch die empfohlene Pulsfrequenz erreichen lässt. Schnelligkeitstraining ist wie „Gift“ für den älteren Menschen!

Kraft

! Als Kraft wird die Fähigkeit des Nerv-Muskel-Systems bezeichnet, durch Innervations- und Stoffwechselprozesse mit Muskelkontraktionen Widerstände zu überwinden (konzentrische Arbeit), ihnen entgegenzuwirken (exzentrische Arbeit) oder sie zu halten (statische Arbeit) (Meinel u. Schnabel 1998).

Die Kraft der Skelettmuskulatur kann als Basisform jeglicher Mobilität angesehen werden.

Im Krafttraining unterscheidet man 2 Arbeitsweisen:

- Dynamisch-konzentrische Arbeitsweise: Hierbei bewegt der Muskel das Gewicht, während er sich verkürzt.
- Dynamisch-exzentrische Arbeitsweise: Hierbei muss der Muskel unter erhöhter Gewichtsbelastung langsam nachgeben.

Darüber hinaus gibt es noch die statisch-isometrische Arbeitsweise, wobei der Muskel unter Anspannung das Gewicht hält, ohne dabei seine Länge zu verändern.

Der Gesamtmuskel setzt sich aus **verschiedenen Muskelfasertypen** zusammen, die sich bezüglich ihrer spezifischen Aufgaben (Stütz-/Zielmotorik) unterscheiden. Vereinfacht kann man die Muskelfasern unterteilen in

- so genannte aerob langsam arbeitende (rote) Muskelfasern (*Slow-Twitch-/Typ-I-Fasern*), welche primär für langsame bis zügig durchgeführte Kraftbelastungen zuständig sind und
- die schnellen anaerob arbeitenden (weißen) Muskelfasern (*Fast-Twitch-/Typ IIa und Typ IIb*) für zügige bis schnelle Bewegungen und hohe Kraftbelastungen.

Slow-Twitch-Fasern zeichnen sich durch eine hohe Ermüdungswiderstandsfähigkeit aus, Fast-Twitch-Fasern durch eine rasche Ermüdung (Froböse u. Nellessen 1998).

Der Untrainierte kann trotz maximaler Anspannung höchstens 45–60% seiner gesamten Muskelfasern willkürlich aktivieren. Durch entsprechendes Training gelingt eine Erhöhung bis 90% (intramuskuläres Koordinationstraining). Der Rest ist Reservekapazität.

In Kenntnis dieser Sachzusammenhänge sollte das Krafttraining eine gerade so hohe Intensität und Bewegungsgeschwindigkeit aufweisen, dass der Bewegungsapparat (Sehnen, Bänder, Gelenke) nicht überfordert wird. Gleichzeitig ist zu beachten, dass Krafttraining im Vergleich zum Ausdauertraining zu einer höheren Ermüdungstiefe mit entsprechend verlängerter Regenerationszeit führt. Nach einem mittelintensiven Krafttraining dauert es je nach Lebensalter beim Untrainierten zwischen 36 und 72 Std. bis zur vollständigen Regeneration (Superkompensation), beim Trainierten nur halb so lang.

Entscheidend für den Erfolg ist deshalb die richtige **Trainingsdosierung**. Bewährt hat sich ein stufenweiser Einstieg bis zu trainingswirksamen Belastungen. Optimal ist eine anfängliche Hilfestellung durch geschulte Trainer sowie ein individuell zusammengestellter Trainingsplan. Tab. 11.**5** gibt die positiven Auswirkungen eines Krafttrainings wider.

Tabelle 11.**5** Positive Aspekte des Krafttrainings

➤ Verbesserung und Erhalt der Muskelkraft
➤ Verbesserung und Erhalt der lokalen Muskelkraftausdauer
➤ Veränderung der Muskelstruktur
➤ Verminderung der alters- oder ruhebedingten Muskelatrophie
➤ Anpassung an den passiven Bewegungsapparat (Skelettsystem)
➤ Aufbau und Verbesserung der Körperhaltung
➤ Ganzkörpertraining zur Stabilisation des Rumpfes und der Extremitäten
➤ Förderung der Fettverbrennung
➤ Förderung des Selbstbewusstseins durch „wohlgeformtes“ Erscheinungsbild und
➤ Steigerung der Selbstwahrnehmung und der Körperwahrnehmung

Muskelarbeit hat von allen Organtätigkeiten den höchsten Energieverbrauch im Organismus. Im Alltag wird jedoch zumeist nur 40% des Muskelgewebes beansprucht. Eine Zunahme dieser Beanspruchung durch Sport bedeutet somit auch Fettverbrennung und Regulierung des Körpergewichts.

Bei Männern ist die maximale Muskelkraft mit der 2. Lebensdekade erreicht, bei Frauen schon mit dem 16. Lebensjahr. Die Muskelkraft verringert sich ab dem 40. Lebensjahr um etwa 1,5% pro Jahr. Die Rücken- und Armmuskelkraft nimmt erst ab dem 7. Lebensjahrzehnt deutlich ab. Im Gegensatz dazu steht die schon früher einsetzende Verringerung der Bein- und Rumpfmuskulatur.

Mit zunehmendem Alter kommt es sowohl bei Frauen als auch bei Männern zu einer Abnahme der Muskelmasse (Hollmann u. Hettinger 1990). Diese kann u.a. als prozentuale Abnahme der statischen Maximalkraft dargestellt werden (Abb. 11.**6**).

Bei nicht trainierenden Menschen ist ein Abfall der Muskelmasse vom 20.–70. Lebensjahr um etwa 20–40%

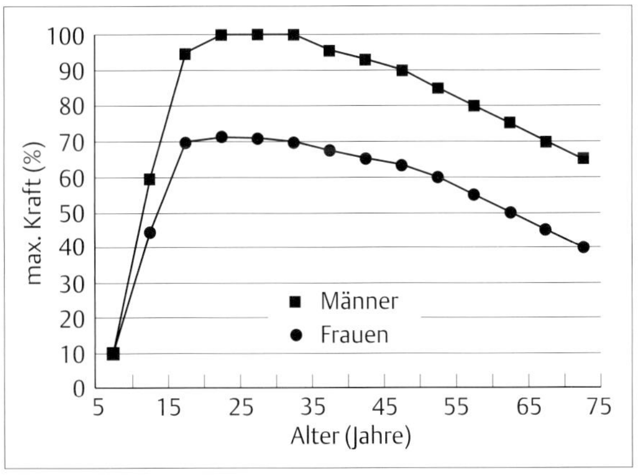

Abb. 11.**6** Verlauf der prozentualen statischen Maximalkraft im Altersgang bei untrainierten Frauen und Männern; 100% entsprechen der Maximalkraft junger Männer.

zu beobachten. Durch die hohe Stoffwechselaktivität des Muskels kommt es bei einem Verlust von Muskelmasse zu einer Reduktion des Ruheumsatzes. Dadurch erklärt sich bei gleichbleibendem Essverhalten die Zunahme des Körpergewichts und v.a. des zunehmenden Körperfettanteils im Alter.

Durch Krafttraining können organisch gesunde Menschen bis jenseits der 7. Lebensdekade den altersbedingten Kraftverlust verlangsamen und frühzeitiger Arthrose und Osteoporose effektiv entgegenwirken.

Kraftmessungen werden meist gleichgesetzt mit der Durchführung von Maximalkrafttests, wie sie in der leistungssportlichen Trainingssteuerung üblich sind. Darüber hinaus gibt es noch isokinetische Diagnoseverfahren, die aufgrund des hohen Anschaffungspreises in der Praxis eher selten eingesetzt werden. Für den Freizeit- und Breitensport ist der Test nach der Wiederholungsmethode zu empfehlen. Hierbei soll die Testperson eine definierte Übung über einen bestimmten Zeitraum so oft wie möglich wiederholen. Anhand von Normwerten kann dann ein Fitnesslevel ermittelt werden.

Good-Aging-Tipp für die Praxis

Krafttraining ist ein oft vernachlässigter Faktor im Anti-Aging. Zwei mal 30 Minuten Krafttraining pro Woche sind das Minimum, um sich vor Verlust an Muskelmasse und vor Osteoporose zu schützen. Ein stufenweiser Einstieg unter Anleitung eines Trainers ist unbedingt zu empfehlen.

Flexibilität

Neben der Entwicklung der Kraft zählt die Verbesserung der Flexibilität der Muskulatur zu einem Schwerpunkt des Muskeltrainings.

!

- Flexibilität, auch Beweglichkeit oder Gelenkigkeit genannt, bezeichnet die Fähigkeit, Bewegungen mit einem möglichst großen Bewegungsausmaß in einem oder mehreren Gelenken auszuführen.

Es wird unterschieden zwischen der
- **aktiven Flexibilität**, welche durch den willkürlich und aus eigener Kraft ausgeführten Bewegungsumfang gekennzeichnet ist, und der
- **passiven Flexibilität**, welche durch den möglichst hohen Bewegungsumfang mit Hilfe äußerer Kräfte definiert ist.

Flexibilität wird von vielen Faktoren wie Tageszeit, Ermüdungs- und Aufwärmzustand, inhibitorischen Mechanismen (Schmerz) sowie der intramuskulären Koordination beeinflusst. Je besser die Koordination in einem Bewegungsablauf ist, desto geringer ist die unerwünschte (Mit-)Innervation der antagonistischen Muskulatur. Hierdurch wird ein größeres Bewegungsausmaß und eine höhere Kraftentfaltung möglich.

Schon ein tägliches 5- bis 10-minütiges Dehnungsprogramm
- führt zu einer Optimierung der Gelenkbeweglichkeit,
- dient der Verbesserung der Kontraktilität und Plastizität der Muskulatur,
- der muskulären Entspannung und Lockerung,
- der Vorbeugung von Fehlhaltungen/-stellungen und
- der Verletzungsprophylaxe.

Darüber hinaus führt regelmäßiges Beweglichkeitstraining zu einer verbesserten muskulären Steuerungsfähigkeit und einem erhöhten Körpergefühl.

Es wird die aktive Dehnmethode von der passiven Dehnmethode unterschieden (Abb. 11.**7**).

Zur Erhaltung der Muskelelastizität und Gelenkbeweglichkeit sowie zur Trainingsvorbereitung sind statische Dehnübungen mit mittlerer Intensität vorzuziehen (Petersen 2001).

Standardtestverfahren überprüfen meistens die früher so genannte „zur Abschwächung neigende" Muskulatur wie die Brust-, ischiokrurale Muskulatur sowie die des vorderen Oberschenkels, die Hüftbeuge- und Rückenmuskulatur.

Das Maximum an Flexibilität wird zwischen dem 11. und 14. Lebensjahr erreicht. Ab dem 25. Lebensjahr nimmt die Flexibilität bei Untrainierten ab. Bei trainierten Männern zeigt sich eine Abnahme der Flexibilität ab der 5. Lebensdekade.

Good-Aging-Tipp für die Praxis

Durch eine regelmäßig betriebene, Flexibilitätsbeanspruchung in den wichtigsten Gelenken kann einer fortschreitenden Steifheit effizient entgegengewirkt werden (Hollmann et al. 1992).

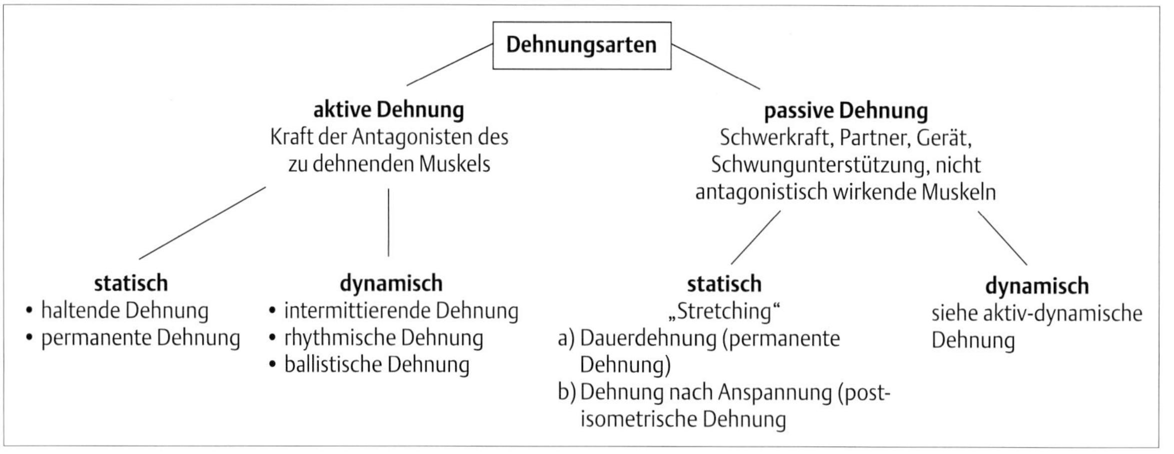

Abb. 11.**7** Einteilung der Dehnmethoden in aktive und passive bzw. statische und dynamische Formen.

Koordination

> **!** Koordination wird als die Organisation von Bewegungsvollzügen in Abhängigkeit von einem geplanten Ziel definiert (Meinel u. Schnabel 1998). Dem liegt ein gerichtetes Zusammenwirken von ZNS und Skelettmuskulatur innerhalb eines gezielten Bewegungsablaufs zugrunde (Hollmann u. Hettinger 1990).

Es wird zwischen der **intra**muskulären Koordination (Zusammenwirken von Nerven und Muskulatur) und der **inter**muskulären Koordination (Zusammenspiel von Muskelgruppen) innerhalb eines gezielten Bewegungsablaufs unterschieden. Nach Meinel und Schnabel (1998) lassen sich **7 koordinative Fähigkeiten** unterscheiden. Sie sind in ihrem Zusammenspiel für eine ökonomische Bewegung ausschlaggebend:

- Differenzierungsfähigkeit,
- Orientierungsfähigkeit,
- Kopplungsfähigkeit,
- Umstellungsfähigkeit,
- Reaktionsfähigkeit,
- Rhythmisierungsfähigkeit und
- Gleichgewichtsfähigkeit.

Die Bewegungskoordination gilt als eine wichtige qualitative Komponente der Motorik. Sie ist gekennzeichnet durch hohe Ökonomie, angemessene Bewegungsstärke, entsprechendes Bewegungstempo und damit durch eine hohe Bewegungskonstanz und Präzision der Bewegung.

Abb. 11.**8** gibt eine Übersicht zu den mitbestimmenden motorischen Fähigkeiten bei sportlicher Leistung.

Während die konditionellen Fähigkeiten, zu denen Kraft, Ausdauer und Schnelligkeit zählen, durch energetische Prozesse determiniert sind, werden koordinative Fähigkeiten hingegen durch die Prozesse der Bewegungssteuerung und -regelung (Informationsfluss) bestimmt.

Koordinative Fähigkeiten sind komplex wirkende Voraussetzungen für Muskelleistung. Eine Bewegung besteht immer aus einem Beziehungsgefüge mehrerer koordinativer und konditioneller Fähigkeiten. Koordinative Fähigkeiten sind in der Regel verfestigte und generalisierte Abläufe in den Steuerungs- und Regelungsprozessen motorischer Handlungen. Sie sind Voraussetzungen für die adäquate Ausführung von Bewegungen.

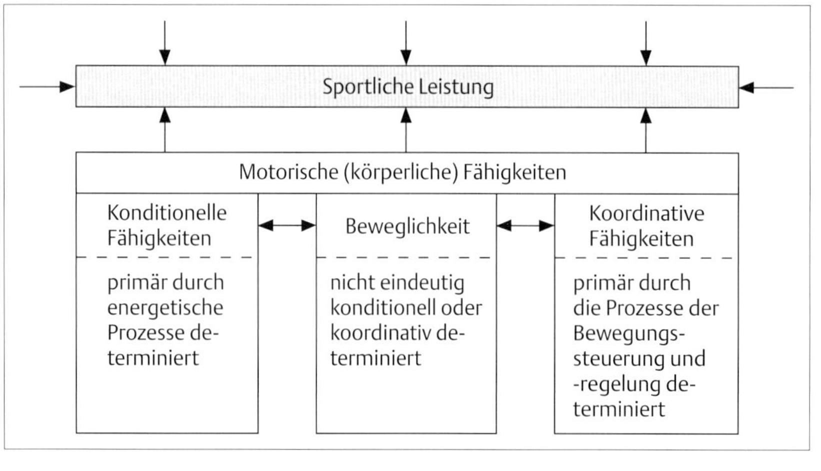

Abb. 11.**8** Übersicht zu den die sportliche Leistung mitbestimmenden motorischen Fähigkeiten.

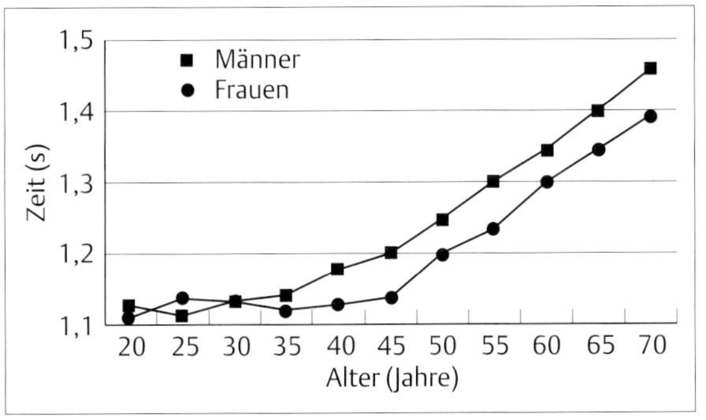

Abb. 11.**9** Zeitbezogene Lösung manueller Geschicklichkeitsaufgaben von Männern und Frauen in Abhängigkeit vom Alter (Platen 2001).

Günstige Auswirkungen eines Koordinationstrainings auf den Körper sind:

- Ökonomisierung der Bewegungsabläufe,
- Verbesserung der motorischen Lernfähigkeit,
- erhöhte motorische Anpassungsfähigkeit an nicht standardisierte Situationen,
- verbesserte Reaktions- und Gleichgewichtsfähigkeit (Unfallprophylaxe),
- ökonomischer Krafteinsatz und somit eine verminderte Ermüdbarkeit und
- Reduzierung des Sauerstoffbedarfs.

Alle die Motorik determinierenden Fähigkeiten, wie die Gleichgewichtsfähigkeit, die Orientierungs- und Reaktionsfähigkeit sowie die manuelle Geschicklichkeit (Abb. 11.**9**), verschlechtern sich ab dem 40. Lebensjahr. Männer sind insbesondere bei der Feinmotorik eher betroffen als Frauen.

Ohne Training kommt es zum Verlust der Koordinationsfähigkeit. Die Ursachen der alterungsbedingten koordinativen Qualitätsverluste sind primär im Nervensystem zu suchen. Im Vordergrund dürften Synapsenatrophien (vielfach durch ungenügende Beanspruchung bei Arthrose) stehen.

Koordinatives Training ist in vielen Sportarten schon integriert, kann aber durch ein spezielles Techniktraining noch zusätzlich gefördert werden.

Good-Aging-Tipp für die Praxis

Flexibilitäts- und Koordinationstraining sollte regelmäßig in das sportliche Programm eingebaut werden. Das kann auch im Rahmen des Ausdauersports (beispielsweise Ballspiele zur Förderung der Koordination) erfolgen.

Fitness ist Lebensqualität

Fitness im körperlichen, motorischen Sinne bedeutet genau so Lebensqualität wie Fitness im psychischen, mentalen und sozialen Bereich. Wirklich gesund fühlt sich nur derjenige, der versucht, sein volles Potenzial auszuschöpfen, und zwar in jeglicher Hinsicht.

Die Kraftquellen des Menschen kommen zum einen aus der geistig-seelischen Ebene wie Naturerlebnisse, Musik, Literatur, Meditation sowie aus der sozialen Ebene der Freundschaften und Begegnungen zum Tragen. In den Äußerlichkeiten ist die Wertschätzung bei Frauen mehr auf dem Gebiet von Schönheit und körperlicher Harmonie, bei Männern eher in der kraftvollen Muskulatur und der Figur angesiedelt.

Wer Verantwortung für den eigenen Körper übernimmt und ihn täglich aufs Neue fordert, stärkt sein Selbstvertrauen und erweitert seinen Horizont, anstatt sich einschränken zu lassen. Die heute als neu apostrophierte, aber von jeher in allen Kulturen geschätzte Köperästhetik diente immer dem Einzelnen auch in seiner Beziehung zur Gesellschaft.

! Ein normales Körpergewicht, eine leistungsbereite Muskulatur, ein trainierter Kreislauf und ein freier Geist sind Grundlage einer lebenslangen „Leichtigkeit des Seins" und damit auch Grundlage des gesunden Alterns. Gute Anti-Aging-Konzepte sind ohne körperliches, auch abverlangendes Training undenkbar.

Literatur

1. Dietz J, Matheis K. Fit, gesund und vital – der umfassende Anti-Aging-Ratgeber. Zürich: Orell Füssli Verlag AG; 2002.
2. Frischknecht R. Effect of training on muscle strength and motor function in the elderly. Reprod Nutr Dev. 1998,38:167–174.
3. Froböse I, Nellessen G (Hrsg.). Training in der Therapie – Grundlagen und Praxis. Wiesbaden: Ullstein Medical 1998.
4. Geiger L. Gesundheitstraining. München: BLV Sportwissen; 1999.
5. Hollmann W, Hettinger T. Sportmedizin. Arbeits- und Trainingsgrundlagen. Stuttgart: Schattauer; 2000.
6. Hollmann W, Rost R, Mader A, Liesen H. Altern, Leistungsfähigkeit und Training. Deutsches Ärzteblatt 1992;(30), 89,Heft 38.
7. Jacobi GH (Hrsg.). Praxis der Männergesundheit. Stuttgart: Thieme; 2003.
8. Klotz T. Männergesundheit unter sportphysiologischen Aspekten. In: Aging male – Man(n) wird nicht jünger. Marburg: Kilian; 2000.
9. Meinel K, Schnabel G. Bewegungslehre Sportmotorik. Berlin: Sport Verlag; 1998.
10. Meryn S, Kindel G. Kursbuch Mann. München: Heyne Verlag; 2000.
11. Morris J, Everitt M, Pollard R, Clave S. Vigorous exercise in leisure – time protection against coronary heart disease. Lancet 1980;2:1207.
12. Paffenbarger RS, jr., Hyde RT. Exercise in the prevention of coronary heart disease. Prev Med 1984,13:3–22.
13. Petersen O. Lifepower – Das Anti-Aging-Programm. Hamburg: Rowohlt Taschenbuch Verlag; 2001.
14. Platen P. Sport in der Peri- und Menopause. J. Menopause 2001;2:43–49.
15. Rost R (Hrsg.). Lehrbuch der Sportmedizin. Köln: Deutscher Ärzte Verlag; 2001.
16. Roth K, Willimczik K. Bewegungswissenschaft. Hamburg: Rowohlt Taschenbuch Verlag; 1999.
17. Sommer F, Graf C. „Sports meets Medicine – Urologie und Sport – Lifestyle, Sexualität, Onkologie und Sport". Göttingen: Cuvillier-Verlag; 2002.
18. Sommer F, Klotz T. Mann intakt. Göttingen: Cuvillier Verlag; 2003.
19. Sommer F. VigorRobic – Potenter durch gezieltes Fitnesstraining. Aachen: Meyer & Meyer; 2000.

III Einfluss des Alterns auf sensible Organe

12 Altern und Sinnesorgane

12.1 Sehverlust im Alter und Prävention

Konrad Kohler und Hans Konrad Biesalski

Bedeutung des Sehens

Ein Verlust der visuellen Fähigkeiten und eine Verminderung der Sehkraft bedeutet für die Betroffenen in einer visuellen Kommunikationsgesellschaft eine zunehmende Isolation von Informationen und von gesellschaftlichen Vorgängen.

Hinzu kommt, dass die Mobilität des Einzelnen ganz wesentlich von seinem Sehvermögen bestimmt wird, und ein Verlust des Gesichtssinns die Beweglichkeit erheblich einschränkt. Isolation und Abhängigkeit sind die Folge. Es verwundert daher nicht, dass bei Umfragen der Verlust der Sehkraft mit Abstand als die am meisten gefürchtete Behinderung genannt wird.

Entwicklung des Sehens

Bei der Reduktion unserer Funktionen im kognitiven Bereich in relativ frühen Phasen des Alterungsprozesses lassen sich für das Sehen 2 Komplexe unterscheiden:

- Zum einen altersbedingte Veränderungen in den optischen Komponenten des Auges,
- zum anderen direkte Verluste bei der sensorischen Rezeption des Lichts an den Photorezeptoren und damit bei der Umsetzung des physikalischen Lichtsignals in ein neuronales Signal.

Beide Arten der altersbedingten Veränderungen, die optischen wie die neurosensorischen, spielen sich direkt im Auge ab und sind von ihrer Ätiologie her recht gut zu erfassen.

Das Auge hat Phasen der Differenzierung und des Wachstums, einer ausgereiften Entwicklung (Maturität) und eines altersbedingten Abbaus (Seneszenz). Da sich die Strukturen im Auge während des ganzen Lebens ändern, ändert sich auch die Qualität der Funktionen des Auges und damit die Qualität des Sehens.

Nach der Geburt benötigt das Auge 12–15 Jahre, um seine volle Funktionalität und Sehschärfe zu entwickeln, um dann für mehrere Dekaden in einen Zustand relativer Stabilität einzutreten. Etwa um das 50. Lebensjahr herum setzen strukturelle Veränderungen sowohl in den optischen als auch neuronalen Teilen des Auges ein, die sich im Laufe des Älterwerdens immer stärker ausprägen.

Diese Veränderungen treten nicht abrupt auf, sondern zeigen einen langsamen, sich über Jahre erstreckenden Verlauf, so dass die dadurch verursachten Verschlechterungen der Sehleistung in ihren Anfangsphasen oft gar nicht wahrgenommen werden.

> **!** Es muss betont werden, dass es sich bei diesen Veränderungen um natürliche Alterungsvorgänge im Auge und beim Sehen handelt, die ohne einen pathologischen Hintergrund sind, es sei denn, das Altern selbst wird als Krankheit begriffen.

Natürliche altersbedingte Veränderungen im Auge

Bei den folgenden Angaben handelt es sich um gemittelte Werte aus den Industrieländern.

Optische Komponenten

In der 2. Hälfte der 4. Lebensdekade kommt es zur Ausbildung einer Altersweitsichtigkeit (Presbyopie), die durch einen Verlust der Elastizität der Linse verursacht wird. Dadurch wird das Akkommodieren, d.h. die Scharfeinstellung des Auges auf einen nahen Punkt, das zu einer Stauchung der Linse und damit zu einer Erhöhung ihrer Lichtbrechung führt, erschwert; der Nahpunkt für das scharfe Sehen rückt immer mehr in die Ferne. Eine Korrektur dieser Fehlsichtigkeit erfolgt mit einer Lese- oder Gleitsichtbrille.

Die Altersweitsichtigkeit erreicht etwa Mitte 60 ihren Gipfelpunkt, und die Veränderungen an der Linse gehen dann wieder in Richtung einer Kurzsichtigkeit zurück. Verursacht wird dies nicht durch eine Rückgewinnung an Elastizität, sondern durch Veränderungen in der Zusammensetzung der Zellen innerhalb der Linse. Folge ist eine Erhöhung ihres Brechungsindex und Kompensierung der verloren gegangenen Verformbarkeit. Personen um die 90 Jahre sind daher im Durchschnitt mit −0,4 Dioptrien leicht kurzsichtig.

Die Zunahme des Brechungsindex wird von einem fortschreitenden Verlust in der Transparenz der Linse begleitet, so dass sie bereits bei einem 50-Jährigen um rund das 10fache weniger durchsichtig als bei einem Kind sein kann. Zwangsläufig führt die Minderung der Transparenz der Linse, wie beim Blick durch eine immer dichter werdende Milchglasscheibe, auch zu einer stetigen Abnahme der Sehschärfe. Linsentrübungen sind die Folge eines normalen Alterungsprozesses und stellen keine krankhafte Veränderung im Sinne einer Katarakt dar (s.u.).

Speziell die Eintrübung der Linse unterliegt einer starken Variabilität, so dass es auch im hohen Alter Personen mit vollständig klaren Linsen wie bei Kindern gibt.

Zwischen dem 30. und 80. Lebensjahr geht auch der Pupillendurchmesser, unter gleichen Beleuchtungsbedingungen gemessen, um rund 60% zurück, wodurch die Lichtmenge, die die Retina dann noch erreicht, auf etwa ein Drittel reduziert wird. Eine einfache Modellrechnung, bei der die beiden oben angegebenen Faktoren für die Linsentrübung und den reduzierten Pupillendurchmesser zusammengenommen werden, ergibt eine Verminderung der Bildhelligkeit auf der Retina von älteren Personen um das 30fache. Diese Zahl macht eindrücklich deutlich, warum wir mit fortschreitendem Alter im Dunkeln schlechter sehen.

Good-Aging-Tipp für die Praxis

Es ist hilfreich, wenn im häuslichen Lebensbereich mit zunehmendem Alter auch die Anzahl der Leuchten in einem Raum und die Wattstärke der Leuchtmittel zunimmt. Hierdurch lässt sich die altersbedingt verminderte Bildhelligkeit auf der Retina wenigsten teilweise kompensieren.

Neurobiologische Komponenten

Die Photorezeptoren, die die äußere Retina bilden, und die Neurone, die in den inneren Schichten der Retina für eine erste Verarbeitung der Lichtsignale verantwortlich sind, verhalten sich bei fortschreitendem Alter ganz unterschiedlich.

In der inneren Retina bleibt die Dichte der Nervenzellen im Laufe des Lebens annähernd konstant und auch die Zahl der Axone der Ganglienzellen, die den optischen Nerv bilden und durch die die Signale aus der Retina zu den höheren Gehirnarealen weitergeleitet werden, ist bis ins hohe Alter stabil.

Dagegen kommt es bei den Photorezeptoren zwischen dem 40. und 90. Lebensjahr in den zentralen Bereichen der Retina zu einem kontinuierlichen und massiven Verlust von etwa einem Drittel der für das so genannte skotopische Sehen (das „farblose“ Sehen bei geringen Lichtintensitäten) zuständigen Stäbchen. Um eine Zahlenvorstellung für diesen normalen altersbedingten Abbau in der Retina zu geben: Für die zentralen 15° des Sehwinkels ergibt sich ein Verlust von rund 100 Stäbchen pro Tag!

Ursachen für natürliche Alterungsprozesse an der Linse und der Retina

Gene

Jüngste Untersuchungen haben in der Retina rund 2 Dutzend Gene nachgewiesen, deren Expression sich mit dem Alter ändert. Damit konnten zum ersten Mal Mechanismen identifiziert werden, die biologisch vorgegeben und spezifisch für die Retina an altersabhängigen Veränderungen beteiligt sind.

Eine genetische Prädisposition spielt auch bei Alterungsprozessen des Sehens eine nicht unerhebliche Rolle. Ob wir eine Altersweitsichtigkeit früher oder später entwickeln, und wann oder ob es überhaupt zu der Ausbildung einer altersbedingten Katarakt (Grauer Star) kommt, liegt auch in der individuellen „Gen-Ausstattung“ begründet.

Da eine Prädisposition auf einer Vielzahl von Genen beruht, bleibt ihre direkte Verbindung zu Reduktion einer einzelnen biologischen Leistung offen. Wie allgemein eine solche genetische Prädisposition aufgestellt sein kann, zeigt sich z.B. daran, dass die Ausbildung einer altersabhängigen Makuladegeneration (s.u.) bei Menschen mit starker Hautpigmentierung gegenüber Hellhäutigen deutlich reduziert ist (Prävalenz bei schwarzen US Bürgern: 0,1%, bei weißen US Bürgern 3,5%). Über welche direkten oder indirekten Mechanismen die gene-

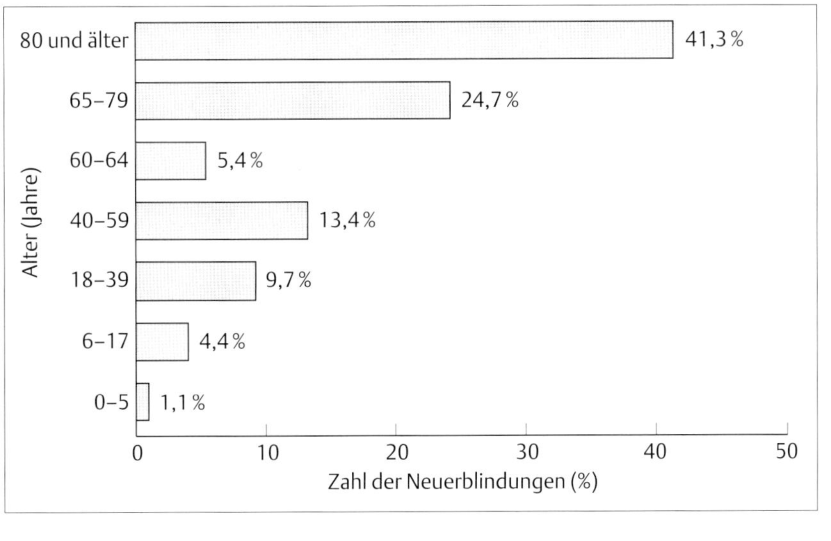

Abb. 12.**1** Jenseits des 50. Lebensjahrs steigt das Risiko für eine Erblindung sprunghaft an. Die Graphik schlüsselt die prozentuale Anzahl der Neuerblindungen in den verschiedenen Altersgruppen auf. Die Gesamtzahl der Neuerblindungen ist als 100% gesetzt. (Quelle: Deutscher Blinden- und Sehbehindertenverband).

tische Festlegung „Hautpigmentierung“ und die verminderte Ausbildung einer altersabhängigen Makuladegeneration zusammenhängen, bleibt offen.

Umwelt und Lebensgewohnheiten

Bei den Alterungsprozessen im Auge sind äußere, umweltbedingte Faktoren und individuelle Lebensgewohnheiten von ganz entscheidender Bedeutung. Die Aufgabe, für die die Evolution das Auge entwickelt hat, ist die Aufnahme von elektromagnetischer Strahlung von Wellenlängen im Bereich von 400 nm bis knapp 700 nm. Sowohl die optischen (Linse) als auch die neuronalen Komponenten (Photorezeptoren und Neurone) des Auges sind einer permanenten Strahlenexposition ausgesetzt. Dies kann physiologischer Stimulus, aber auch Schaden für das Auge bedeuten.

Der wesentliche Mechanismus der Schädigung besteht in der Bildung von toxischen Sauerstoffradikalen durch die permanente Lichtexposition und den hohen Sauerstoffgehalt im Auge (Augustin et al. 2001). Die Radikalschädigungen betreffen besonders die ungesättigten Fettsäuren (Lipidperoxidation), die DNA im Zellkern und den Um- und Abbau von Proteinen. Ernährung und schädlicher Lebensstil (Rauchen) spielen eine wesentliche Rolle bei pathologischen Veränderungen im alternden Auge. Die Prävalenz der Erblindung mit dem Alter geht aus Abb. 12.**1** hervor.

Pathologische Veränderungen und altersabhängige Erkrankungen der Retina und der Linse

Altersabhängige Makuladegeneration

! Die altersabhängige Makuladegeneration (AMD) ist in den Industrieländern zur häufigsten Ursache für die Verminderung der Sehleistung jenseits des 50. Lebensjahres geworden und ist die häufigste irreversible Erblindungsursache im Alter (Holz 2003, Holz et al. 2003). Aufgrund der demografischen Entwicklung gewinnt diese Netzhauterkrankung mit dem Alter als wichtigstem Risikofaktor weiterhin an Bedeutung. Möglichkeiten der Prophylaxe und Prävention machen die AMD zu einem Paradebeispiel im medizinischen Anti-Aging.

Krankheitsdefinition

Die AMD ist eine multifaktorielle, komplexe Erkrankung, bei der sowohl genetische als auch Umweltfaktoren eine Rolle spielen. Stoffwechselveränderungen im Bereich des retinalen Pigmentepithels führen letztendlich zum Untergang der Photorezeptoren in der Makula. Die Makula ist die zentrale Region in der neuronalen Netzhaut (Retina) des Menschen, und stellt die Stelle des schärfsten Sehens dar. Bei einer AMD tritt der Verlust der Sehleistung genau in diesem zentralen Gesichtfeld auf, das die höchste Bildauflösung besitzt und für das Lesen von ausschlaggebender Bedeutung ist.

Der Mehrzahl der Patienten mit später AMD verbleibt ein Restsehvermögen im Sinne der deutschen Definition von „hochgradiger Sehbehinderung“ (Sehvermögen oder Visus $< 1/35$ im besseren Auge) und „Sehbehinderung“ (Visus $< 1/15$ im besseren Auge). Einige Patienten mit später AMD erleiden einen Verlust an Sehleistung bis hin zur legalen Blindheit (Visus $< 1/50$).

Symptome

Die AMD verursacht keine Schmerzen. Die Sehdefizite treten meist zuerst nur an einem Auge auf. Häufig merken die Betroffenen die ersten Anzeichen beim Lesen: in der Mitte des Schriftbildes tritt ein verschwommener Fleck oder ein grauer Schatten auf, der mit der Zeit größer wird. Gerade Linien, z.B. an Fensterrahmen, können verzerrt erscheinen, Farben wirken blasser, die Sehschärfe lässt akut nach.

Grundsätzlich werden **2 verschiedene Verlaufsformen**, die „trockene“ und die „feuchte“ AMD unterschieden, wobei die „trockene“ AMD etwa 80% der Fälle ausmacht.

Bei der **„trockenen“ Form** wird ein Früh- von einem Spätstadium unterschieden. Ein typisches Merkmal der Frühmanifestation der AMD sind so genannte Drusen, die sich am Augenhintergrund bilden und die für den Augenarzt beim Blick mit dem Augenspiegel in das Augeninnere als kleine gelbe Ablagerungen sichtbar werden. Im Spätstadium kommt es zu flächigen Degenerationen, bei denen die Photorezeptoren zugrunde gehen. Im Gegensatz zur „feuchten“ schreitet die „trockene“ AMD aber sehr viel langsamer voran.

Bei der **„feuchten“ oder „exudativen“ AMD** sprossen als Reaktion auf die Drusen und andere Veränderungen im Bereich des retinalen Pigmentepithels kleine neue Gefäße unter die Retina ein (chorioidale Neovaskularisation). Diese neu gebildeten Gefäße sind undicht und lekken, was zu einem Ödem und gelegentlich auch zu Blutungen unter die Makula führt. Als Folge kommt es zur Ausbildung von fibrösem Narbengewebe und zum Untergang der Photorezeptoren. Im Gegensatz zur trockenen Spätform kann die feuchte Form mitunter sehr rasch voranschreiten. Die Spätform der „feuchten“ AMD ist für 60–80% der Blindheitsfälle durch AMD verantwortlich.

Inzidenz und Risikofaktoren

Die Inzidenz der AMD steigt mit fortschreitendem Alter rapide (AREDS Report No. 8). In den USA erkrankten innerhalb einer Periode von 5 Jahren 4,5% der unter 75-Jährigen und 20,4% der über 75-Jährigen neu an AMD. So ist in der 2. Hälfte des 7. Lebensjahrzehnts jeder Vierte mit dieser Erkrankung konfrontiert.

> ! Die Identifikation von Risikofaktoren ist ein wesentlicher Schritt hin zu gezielten Vorbeugemaßnahmen. Hier können Anti-Aging-Maßnahmen den Zeitpunk für ein Einsetzen der AMD hinauszögern oder ihre Ausprägung mildern.

Zweifellos haben **genetische Faktoren** einen starken Einfluss auf die Ausbildung einer AMD. Bisher wurde aber noch kein „AMD-Gen“ gefunden, so dass von einer Vielzahl genetischer Determinanten für eine AMD ausgegangen werden muss. So entwickeln z.B. nur 0,1% der schwarzen US-Amerikaner Spätformen der AMD, während dies bei 3,5% der weißen der Fall ist. Frauen tragen gegenüber Männern ein etwa 2,5fach höheres Risiko für eine AMD. Zur Erklärung wurden sowohl hormonelle Faktoren herangezogen, wie auch die Tatsache, dass Frauen deutlich weniger Pigmente in der Makula besitzen als Männer.

Zu den gesicherten Risikofaktoren zählen bei der AMD auch das **Rauchen** (Verdopplung des AMD-Risikos) und **kardiovaskuläre Erkrankungen mit Bluthochdruck**. Daneben bestehen zahlreiche Hinweise für oxidative Schädigungsmomente, die im Laufe des Lebens akkumulieren und vorhandene zelluläre Kompensationssysteme überfordern.

> ! Damit handelt es sich bei der AMD um eine typische Erkrankung, bei der durch Anti-Aging eine wirkungsvolle Prävention möglich ist.

Pathophysiologie in Bezug zum Alterungsprozess

Durch die Exposition des Auges mit hochenergetischem kurzwelligen Licht und durch den hohen Sauerstoffgehalt der Netzhaut kann es zur Freisetzung toxischer Radikale kommen, die bevorzugt Lipide in Membranen peroxidieren. Die Außensegmente der Photorezeptoren sind besonders reich an solchen Membranen, die hier als Scheiben in dicht gepackten Stapeln vorliegen (Abb. 12.**2**).

Diese Scheiben werden andauernd am proximalen Ende der Außensegmente neu gebildet und dadurch weitergeschoben, bis sie schließlich am distalen Ende abgestoßen werden. Dieser kontinuierliche Erneuerungsvorgang an den Photorezeptoren wird als „disc shedding“ bezeichnet. Die abgestoßenen Membranen werden dann durch das retinale Pigmentepithel (RPE) aufgenommen, abgebaut und entsorgt.

Werden nun vermehrt Membranen mit photochemisch veränderten Molekülen vom retinalen Pigmentepithel phagozytiert, kommt es in den für den Abbau zuständigen Lysosomen des RPE zu einer Akkumulation toxischer und phototoxischer Metaboliten (z.B. Lipofuszin), die nicht mehr entsorgt werden können und den normalen Zellstoffwechsel nachhaltig stören. Da die Zellen des retinalen Pigmentepithels nicht mehr teilungsaktiv sind, kommt es im Laufe der Lebens zu einer immer stärkeren Anhäufung von „Membranabfall“. Folgereaktionen dieses inkompletten Abbaus sind die Bildung von Drusen (s.o.) zwischen Pigmentepithel und Choroid, die wiederum die „Auslösestationen“ für die AMD sein können.

> ! Theoretisch kann die Produktion freier Radikale und damit „unverdaulicher Membranen“ durch die Steigerung der Konzentration an Antioxidanzien in der Netzhaut reduziert werden. So wurde auch angenommen, dass eine Einnahme von Vitaminen mit antioxidativen Eigenschaften wie Vitamin C oder E vorteilhaft sein könnte.

Eine besondere Rolle beim **Schutz der Makula** scheinen verschiedene **Carotinoide** zu spielen. Carotinoide sind Farbstoffe in Pflanzen, die diese nutzen, um sich gegen zellzerstörende Wirkungen von UV-Licht und Sauerstoff

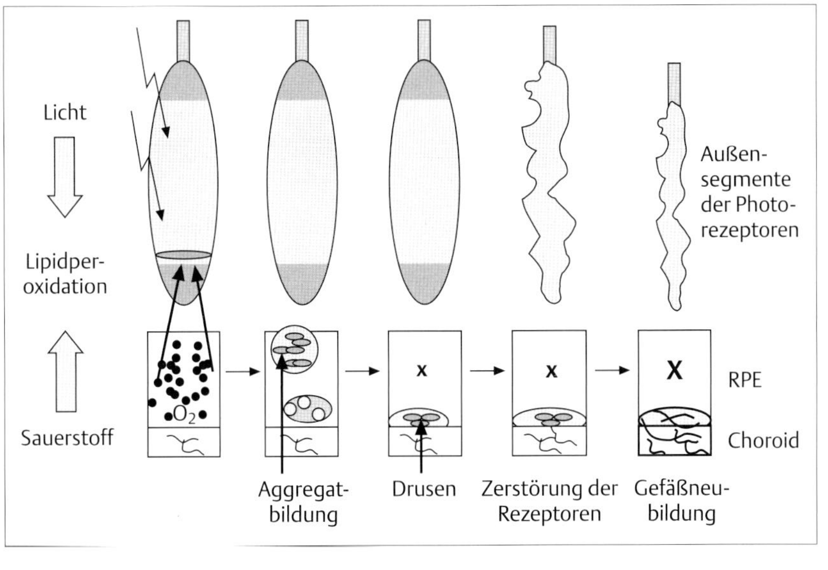

Abb. 12.**2** Degeneration der lichtsensitiven Außensegmente der Photorezeptoren in der Retina als Folge von Lipidperoxidation, Drusenbildung und Neovaskularisierung. Das X im retinalen Pigmentepithel (RPE) symbolisiert die zunehmende Störung im Zellstoffwechsel des RPE.

zu wehren. Sie können so genannte reaktive Sauerstoffverbindungen (ROS, Radikale, Kapitel 10) inaktivieren. Damit schützen sie die Pflanze vor aggressiven oxidativen Attacken.

Menschen nehmen mit pflanzlichen Lebensmitteln Carotinoide weitgehend unverändert auf, so dass diese ihre antioxidative Wirkung in gleicher Weise entwickeln können. Besonders in Haut (Seite 123–124) und Auge, wo UV-Licht zusammen mit Sauerstoff zur Bildung der toxischen Radikale beiträgt, finden sich hohe Konzentrationen an verschiedenen Carotinoiden.

In der Makula sind besonders die beiden (gelb-orange-farbigen) Carotinoide **Lutein und Zeaxanthin** vorhanden. Die Makula wird daher auch als „Gelber Fleck“ bezeichnet. Lutein und Zeaxanthin können durch Radikale ausgelöste Schäden verhindern und somit der Entwicklung der AMD vorbeugen. Messungen der Luteinkonzentration in der Makula haben ergeben, dass Patienten mit AMD deutlich geringere Werte aufweisen als gesunde Vergleichspersonen.

Gleichzeitig konnte kürzlich eindrucksvoll demonstriert werden, dass die Supplementierung mit Lutein in Dosisbereichen, die auch durch Ernährung erzielt werden können, zu einer messbaren Anreicherung dieses Carotinoids in der Makula führt. Unterstützt werden die Carotinoide durch die antioxidativen Vitamine C und E und möglicherweise durch einzelne Spurenelemente wie Zink und Kupfer.

Diese gemeinsame Wirkung von Carotinoiden, antioxidativen Vitaminen und Spurenelementen konnte erstmals in einer Studie an über 3000 AMD-Betroffenen in unterschiedlichen Krankheitsstadien bestätigt werden (ARED-Studie, 2001). Durch die Einnahme einer Kombination aus Vitamin E, C, Beta-Carotin, Zink und Kupfer konnte das Risiko für ein Fortschreiten der AMD bei bestimmten Patientengruppen deutlich gesenkt werden.

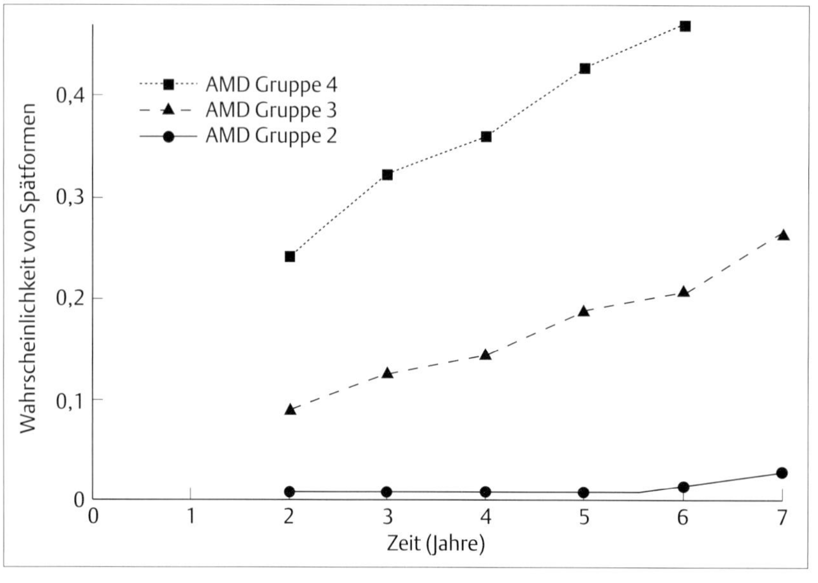

a

Abb. 12.**3a, b** Age-Related Eye Disease Study (ARED).
a Wahrscheinlichkeit innerhalb der verschiedenen Patientengruppen der ARED-Studie, Spätformen der AMD zu entwickeln. (Gruppeneinteilung s. Seite 105)

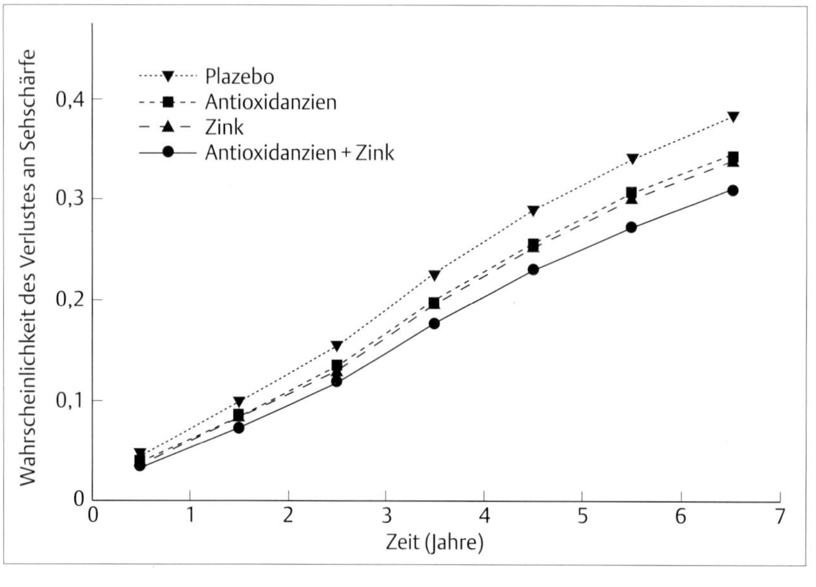

b

b Wahrscheinlichkeit für eine Visusverschlechterung in den Patientengruppen 3 und 4 der ARED-Studie bei der Einnahme von Plazebo, Antioxidanzien, Zink, oder Antioxidanzien + Zink. Für die Kombination Antioxidanzien + Zink war das Risiko gegenüber der Plazebogabe für einen durch AMD bedingten Visusverlust nach 6,3 Jahren um 25% vermindert.

Therapie

Eine kausale Therapie für eine manifeste trockene AMD gibt es nicht.

Zum jetzigen Zeitpunkt sind die Laserphotokoagulation und die photodynamische Therapie an kleinen Gefäßen in den zentralen Makulabereichen (Fovea) der einzige Therapieansatz mit einem gewissen Erfolg. Die Verfahren sind nur bei Patienten mit einer feuchten AMD sinnvoll. Rezidive sind mit 50% innerhalb von 2–5 Jahren häufig.

Prävention der AMD durch Einnahme von Supplementen

Um eine Grundlage im Sinne der evidenz-basierten Medizin zur Wirksamkeit von Antioxidanzien und Spurenelementen zu schaffen, wurde in den 1990er Jahren die **Age-Related Eye Disease Study (ARED)** initiiert. Untersucht wurde der Effekt einer Hochdosistherapie mit Vitamin C, Vitamin E, Zink und Beta-Carotin in 5- bis 15fach höheren Mengen als üblicherweise von Ernährungswissenschaftlern für den täglichen Bedarf empfohlen.

Bei dem Studiendesign handelt es sich eine randomisierte, placebokontrollierte Studie. Die durchschnittliche Beobachtungszeit der 3640 Patienten im Alter zwischen 55 und 80 Lebensjahren betrug 6,3 Jahre. Die Patienten wurden nach dem Befund im Bereich der makulären Netzhaut und deren Ausprägungsgrad in 4 verschiedene Gruppen eingeteilt:

- Gruppe 1: keine oder nur einzelne, harte Drusen ($<$ 63 μm),
- Gruppe 2: multiple kleine Drusen, einige mittlere Drusen (63–124 μm) oder Hyperpigmentation,
- Gruppe 3: viele mittlere Drusen, große Drusen ($>$ 125 μm) oder nichtzentrale Areale mit geographischer Atrophie,
- Gruppe 4: Spätform der AMD in einem Auge (choroidale Neovaskularisation, exsudative Makulopathie, geographsiche Atrophie im Zentrum).

Teilnehmer aus jeder der 4 AREDS-Gruppen wurden mit einer der folgenden Zusammensetzungen behandelt:

- Plazebo,
- Antioxidanzien (Vitamin C 500 mg, Vitamin E 400 IU, Beta-Carotin 15 mg),
- Zinkoxid (80 mg, Kupferoxid 2 mg) und
- Antioxidanzien plus Zink.

Die Auswertung der Daten erbrachte für Probanden der Gruppe 1 und 2 keinen Wirksamkeitsnachweis für eine der Wirkstoffkombinationen. Das heißt, das Auftreten von Spätformen der AMD oder eines Visusverlusts wurde nicht signifikant durch die Einnahme der Präparate beeinflusst.

In den Gruppen 3 und 4 ist dagegen die Wahrscheinlichkeit, eine Spätform der AMD zu entwickeln, deutlich gesteigert (Abb. 12.**3a**). In diesen beiden Gruppen führte eine tägliche Einnahme von Antioxidanzien plus Zink gegenüber der nur mit einem Plazebo versorgten Kontrollgruppe zu einem um 25% geringeren Risiko, AMD-Spätformen zu entwickeln (Abb. 12.**3b**). Auch die alleinige Einnahme des Antioxidanzien-Cocktails oder von Zink reduzierte das Risiko, allerdings zu einem deutlich geringeren Ausmaß (Antioxidanzien 17%, Zink 21%). Der günstigste Effekt wurde somit mit einer Kombination aus allen verabreichten Präparaten beobachtet.

Good-Aging-Tipp für die Praxis

Patienten mit mittelschweren und Spätformen der AMD können von einer Supplementierung mit Vitaminen C, E, Beta-Carotin und Zink profitieren.

Die in der ARED-Studie verabreichten Mengen an Antioxidanzien und Spurenelementen sind durch entsprechende Diät alleine nicht zu erreichen. Gegenwärtig sind mehrere Präparate auf dem Markt erhältlich, die die ARED-Medikation auch mit den geprüften Dosierungen enthalten. Eine Kostenübernahme durch die Kassen besteht im Allgemeinen nicht.

Welche Dimension der prophylaktische Effekt bevölkerungsweit haben kann, wurde durch Hochrechnungen vom Wilmer Eye Institute in Baltimore deutlich. In den USA besitzen ca. 6 Millionen aus der Altersgruppe der 55- bis 80-Jährigen ein hohes Risiko, an einem fortgeschrittenen Stadium der AMD zu erkranken. Innerhalb dieser Gruppe werden etwa 1,2 Millionen innerhalb von 5 Jahren dieses AMD-Stadium erreichen. Würden die 6 Millionen die ARED-Therapie mit Antioxidanzien und Zink einnehmen, könnte basierend auf der 25%igen Risikoreduktion ca. 300.000 Menschen dieses Schicksal erspart bleiben.

AMD-Prävention durch Ernährung

Im Bereich der AMD-Prävention durch eine entsprechende Diät existiert eine Vielzahl von Untersuchungen mit nicht einheitlichen Ergebnissen. Insgesamt konnten die epidemiologischen Studien die Bedeutung der Carotinoide in der Prävention der AMD bestätigen. So haben Personen, die reichlich die beiden Carotinoide Lutein und Zeaxanthin verzehren, ein signifikant geringeres Risiko für AMD.

Auch korreliert ein hoher Plasmawert an Lutein und Zeaxantin mit einer hohen Pigmentdichte der Makula. Letztere ist wiederum mit einem reduzierten AMD-Risiko verbunden. Durch Anwendung von Lutein sowie anderen Antioxidanzien ist also eine wirksame Prävention dieser Alterserkrankung möglich. Die beiden Carotinoide Lutein uns Zeaxanthin kommen in besonders hoher Konzentration in tiefgrünem Gemüse vor (Abb. 12.**4**).

Good-Aging-Tipp für die Praxis

Bereits regelmäßige kleine Portionen Spinat oder Grünkohl genügen, um das Auge ausreichend mit den wichtigen Carotinoiden zu versorgen. Die Versorgung mit dem antioxidativen Vitamin E lässt sich durch Pflanzenöl, mit Vitamin C durch Paprika oder Zitronen in ausreichender Menge erreichen.

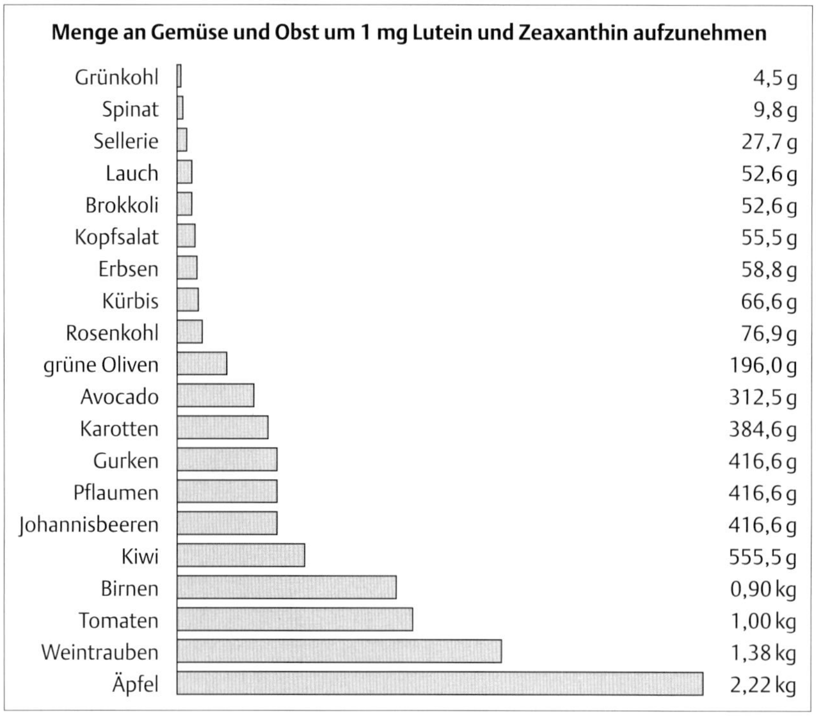

Abb. 12.**4** Aufnahme von Lutein und Zeaxanthin beim Verzehr verschiedener Gemüse und Obstsorten. Besonders effektiv wird Lutein beim Essen tiefgrüner Blattgemüse aufgenommen.

Katarakt

Krankheitsdefinition

Als altersabhängige, senile Katarakte (Grauer Star, Linsentrübung) werden Trübungen der Augenlinse bezeichnet, die sich ohne ersichtliche Ursache etwa ab dem 60. Lebensjahr ausbilden und zu einer Einschränkung der Sehschärfe führen (Kottler et al. 2003). Die Pathogenese ist multifaktoriell. Das Krankheitsbild entwickelt sich langsam und in enger Verbindung mit normalen Alterungsprozessen oft über Jahre.

Die senilen Katarakte stellen kein einheitliches Krankheitsbild dar, sondern werden nach ihrer Lokalisation in der Linse (nukleär bzw. kortikal) und der Ausprägung der Linsentrübung klassifiziert.

Symptome

Das Hauptsymptom ist eine allmähliche Sehverschlechterung meist über Monate hin, die oft als Grauschleier empfunden wird. Vor allem bei Trübungen der hinteren Linse kommt es zu Blendungsempfinden, bei nukleärer Katarakt (der Kern der Linse bricht stärker als die Rinde) zu monokularen Doppelbildern.

Gelegentlich wird durch die Zunahme der Brechung an der Linse eine Altersweitsichtigkeit vorübergehend kompensiert, so dass zeitweise Lesen ohne Brille wieder möglich wird.

Inzidenz und Risikofaktoren

Weltweit sind Katarakte die häufigste Ursache für Erblindungen (Sehschärfe $< 0{,}05$) mit ca. 25 Millionen Betroffenen. Katarakte verursachen bei ca. 110 Millionen Menschen eine schwere Sehbehinderung (Sehschärfe unter 0,1). Die altersbedingte Katarakt stellt hierbei die Hauptgruppe.

Bei der allmählichen Manifestation der Katarakt ist eine genaue Angabe der Anzahl der Neuerkrankungen schwierig. Die Durchführung von rund 600.000 Kataraktoperationen jährlich allein in Deutschland gibt eine gute Vorstellung von der Inzidenz innerhalb der Bevölkerung der westlichen Welt.

Der Diabetes mellitus ist neben dem Alter der bedeutendste **Risikofaktor** für die Entwicklung einer Katarakt. Bei altersdiabetischen Patienten konnte eine 3- bis 4-mal höhere Kataraktprävalenz bis zum 65. Lebensjahr nachgewiesen werden. Für Frauen stellt der Diabetes einen 3fach höheren Risikofaktor für eine Kataraktentwicklung dar als für Männer.

Weitere Risikofaktoren für eine senile Katarakt wurden von der US-amerikanischen Age-Related Eye Disease Study Research Group (AREDS Report Nr. 9, 2001) an über 4000 Personen im Alter zwischen 60 und 80 Jahren erhoben. Dabei ergab sich eine Mischung aus genetischen, umweltbedingten und soziologischen Faktoren. Ein erhöhtes Risiko für die Entwicklung einer Katarakt besteht bei

- Diabetes mellitus,
- Rauchern,
- hoher Sonnenlichtexposition (UVB-Strahlung),
- Frauen,
- farbigen Personen nicht-kaukasischer Rasse,
- Gewichtszunahme um mehr als 25 kg seit dem 20. Lebensjahr,
- Ausbildung von so genannten Drusen im Augenhintergrund,

- Personen mit dunkler Irisfarbe (geringe Signifikanz) und
- Einnahme von Schilddrüsenhormonen (geringe Signifikanz).

Good-Aging-Tipp für die Praxis

Alle Faktoren, die das Diabetesrisiko senken, vermindern auch das Kataraktrisiko! Daher gilt: Eine fettarme und ballaststoffreiche Ernährung, eine Erhöhung des Anteils an ungesättigten Fettsäuren (Olivenöl) und Omega-3-Fettsäuren (Fisch) plus mehr als 4 Stunden körperliche Bewegung pro Woche.

Pathophysiologie im Bezug zum Alterungsprozess

Die Linse setzt sich aus transparenten Proteinfasern zusammen, die eine hochgeordnete Struktur aufweisen und die während der gesamten Lebenszeit neu gebildet werden. Dadurch wächst die Linse lebenslang und nimmt an Umfang und Gewicht zu.

Im Laufe der Zeit vernetzen sich die Proteine im Kern der Linse stärker, werden wasserunlöslicher und verfärben sich gelblich-braun. Diese Verfärbung und die Verdichtung des Kernproteins in der alternden Linse ist *kein* krankhafter Vorgang. Im Gegenteil werden durch die Gelbfärbung die blauen Lichtanteile einschließlich des besonders schädigenden UV-Lichts besser gefiltert und damit die hinter der Linse liegende Retina vor energiereicher Strahlung besser geschützt. Diese physiologischen Altersveränderungen verursachen keine Katarakt.

Erst wenn es im Laufe des Lebens zu einer Akkumulation von biochemischen Veränderungen der Linsenproteine kommt, kann sich eine Katarakt entwickeln. Die wesentlichen Mechanismen sind auch hier **photooxidative Stressreaktionen** ähnlich wie in der Retina bei der Entstehung der AMD. Die Sauerstoffradikale oxidieren die Lipide in den Membranen der Linsenzellen, was zu Störungen im membrangebundenen Transportsystem und im Wasser- und Elektrolythaushalt führt.

Die Folgen sind Strukturveränderungen der Proteine und die Veränderung ihrer lichtbrechenden Eigenschaften. Die Proteine büßen ihre Transparenz ein und erscheinen opak-weißlich. Die Trübung tritt in unterschiedlicher Schwere meist in beiden Augen auf.

Zu den unmittelbaren oxidativen Schäden kommt noch ein altersbedingter Verlust der Aktivität von Enzymen mit antioxitativer Wirkung (Superoxiddismutase, Glutathionperoxidase). Dadurch wird die Reparatur der oxidativen Schädigungen immer langsamer und ineffektiver.

Therapie

Die Katarakttherapie der Wahl ist das operative Entfernen der trüb gewordenen Linse und die Implantation einer Kunstlinse. Kataraktoperationen sind die am häufigsten durchgeführten operativen Eingriffe überhaupt. Sie erfolgen normalerweise unter Lokalanästhesie und dauern 10–20 Minuten. Eine Indikation zur Operation liegt gewöhnlich dann vor, wenn die Sehleistung durch eine Katarakt so reduziert ist, dass wichtige Dinge des täglichen Lebens nicht mehr alleine bewältigt werden können.

Prävention

Der **Schutz des Auges vor intensiver Lichtexposition** entweder durch Kopfbedeckung oder Brillen mit Lichtschutzgläsern gilt als effektive Kataraktvorbeugung. Evidenz-basierte Studienergebnisse liegen hierzu nicht vor. Dennoch besteht mittlerweile allgemeiner Konsens, starke Lichteinwirkung insbesondere mit hohen UV-Anteilen (im Hochgebirge, an der See) zu vermeiden. Die empfohlene Expositionsprophylaxe sollte bereits frühzeitig im Leben beginnen.

Eine weitere Möglichkeit der Kataraktprophylaxe bietet die **Stärkung des antioxidativen Schutzsystems** der Linse. Zum Einsatz kamen bisher in Studien Vitamin C, Vitamin E, Folsäure, Riboflavin, Beta-Carotin, Lutein, Zeaxanthin und Zink.

Einzelne Untersuchungen zeigten dabei erhebliche protektive Effekte: Nach der Einnahme von Vitamin C, Vitamin E oder Multivitaminpräparaten war in der **Beaver-Dam-Studie** das Kataraktrisiko um 60% gegenüber der Kontrollgruppe ohne Supplementierung reduziert. Folsäure scheint bei Rauchern die Entstehung nukleärer Katarakte zu verhindern. Bei hohen Tagesdosen von Lutein und Zeaxanthin (rund 14.000 μg/Tag) wurde in der **Nurses' Health Study** einer 22%ige Reduktion an Kataraktoperationen gegenüber eine Gruppe mit rund 10fach geringerer (1200μg/Tag) Dosis berichtet.

Dagegen konnten in der **ARED-Studie** mit der eingesetzten Supplementierung von Vitamin C, Vitamin E, Beta-Carotin und Zink keine protektiven Effekte auf die Ausbildung einer Katarakt gefunden werden.

! Eine Risikominderung durch Antioxidanzien kann erst nach einer langen, über 10 Jahre dauernden Einnahme der Nahrungsergänzungsstoffe erwartet werden. Außerdem ist zu bedenken, dass alle Supplemente in einer Hochdosierung gegeben wurden. Bei der überwiegenden Mehrzahl der Untersuchungen zur Kataraktprophylaxe handelt es sich um Daten, die nach einer zusätzlichen Gabe von Antioxidanzien zur normalen Ernährung erhoben wurden. Die *Nurses' Health Study* konnte zeigen, dass der Verzehr von gekochtem Spinat 2-mal pro Woche zu einer Senkung des Risikos für Kataraktoperationen führt.

Literatur

1. AREDS Report No. 8. Age-Related Eye Disease Study Group. A randomized, placebo-controlled, clinical trial of high-dose supplementation with vitamins C and E, beta carotene, and zinc for age-related macular degeneration and vision loss. Arch Ophthalmol. 2001;119:1417–1436
2. AREDS Report No. 9. Age-Related Eye Disease Study Group. A randomized, placebo-controlled, clinical trial of high-dose supplementation with vitamins C and E, and beta carotene for age-related cataract and vision loss. Arch Ophthalmol. 2001;119:1439–1452.

3. Augustin AJ, Dick HB, Winkgen A, Schmidt-Erfurth U. Ursache und Prävention oxidativer Schäden des Auges. Der Ophthalmologe 2001;98:776–797.
4. Holz FG. Die altersabhängige Makuladegeneration – AMD. Medgen 2003;15:1–6.
5. Holz FG, Pauleikhoff D, Spaide RF, Bird AC. Altersabhängige Makuladegeneration. 2. Auflage. Springer Verlag, 2003.
6. Kottler UB, Dick HB, Augustin AJ. Ist die Katarakt vermeidbar? Der Ophthalmologe 2003;100:190–196.

12.2. Hören

Donatus Nohr und Hans Konrad Biesalski

Prävalenz

Ab dem 65. Lebensjahr leidet die Hälfte der Bevölkerung unter Hörstörungen, mit 90 sind es 90%. Der Prozess beginnt etwa ab dem 30. Lebensjahr. Da er anfangs sehr langsam verläuft, werden aufgrund des Gewöhnungsprozesses deutliche Beschwerden erst viel später bewusst. Erfahrungsgemäß werden Hörstörungen auch relativ lange (aus Eitelkeit?) verdrängt oder auf aktuelle äußere Einflüsse geschoben. Hierzu zählen besonders die Akustik des jeweiligen Raums, etwa eine undeutliche Aussprache des Gegenübers oder ein lauter Fernseher.

Physiologie des Hörens

Schallwellen aus dem luftgefüllten Umgebungsraum werden über das Außenohr aufgefangen und gebündelt über den äußeren Gehörgang auf das Trommelfell übertragen (Abb. 12.**5**).

Dieses steht in direkter Verbindung mit den drei im luftgefüllten Mittelohr liegenden Gehörknöchelchen Hammer, Amboss und Steigbügel. Der Hammer überträgt die vom Trommelfell ausgeführten Schwingungen mechanisch über Amboss und Steigbügel auf das membranverschlossene ovale Fenster, eine Öffnung zur flüssigkeitsgefüllten *Scala vestibuli* (Abb. 12.**6**).

Diese verläuft bis zur Spitze der Kochlea, dem Helicotrema und verläuft dann parallel zur *Scala vestibuli* als *Scala tympani* zum runden Fenster an der Basis der Kochlea, das ebenfalls durch eine Membran gegenüber dem Mittelohr verschlossen ist. Die Perilymphe (nicht komprimierbare Flüssigkeit) überträgt die Schwingung sowohl auf die Basilarmembran, die beide Scalen trennt und der das Corti-Organ, der eigentliche Sitz der Rezeptoren, aufsitzt, als auch auf die Reissner-Membran (Abb. 12.**7**).

Diese trennt die *Scala vestibuli* vom dritten, mit Endolymphe gefüllten Gang, die *Scala media*. In diese ragen die Hörsinneszellen, die inneren und äußeren Haarzellen, hinein, wobei ihre apikalen Stereovilli von der Tektorialmembran bedeckt werden.

Die in einer Reihe liegenden inneren Haarzellen nehmen den Reiz auf und leiten ihn über das Ganglion spirale cochleae, den 8. Hirnnerven (*N. cochlearis*) und eine Reihe weiterer Hirnkerne jeweils bilateral zur primären Hörrinde. Die in drei Reihen liegenden äußeren Haarzellen sind aktiv beweglich und können dadurch den Reiz modulieren, d.h. sie können ihn bedarfsgerecht verstärken oder, im Falle von Lärm, auch dämpfen. Dieser aktive Prozess kann bei Überbeanspruchung zu einer metabolischen Erschöpfung der Zellen mit entsprechendem Hörverlust und zu einer Vermehrung reaktiver Sauerstoffspezies (ROS) führen.

Die bilaterale Verschaltung innerhalb des Gehirns ist wesentlich für unsere Fähigkeit, im luftgefüllten Raum die Richtung einer Schallquelle allein aus der Zeitdifferenz festzustellen, mit der ein Schall bei einer Geschwindigkeit von ca. 333 m/sec zeitverzögert auf das abgewendete Ohr eintrifft.

Altersbedingter Hörverlust

Die Ätiologie des Hörverlusts im Alter (Presbyacusis) ist multifaktoriell. Störungen oder Veränderungen des Außen-, des Mittel- als auch des Innenohrs und letztendlich auch der neuronalen Verschaltung sind möglich. Ursächliche Zusammenhänge bestehen mit

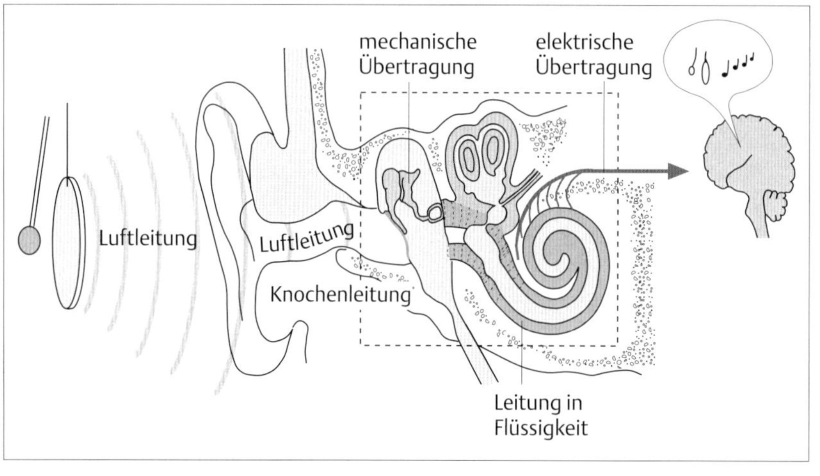

Abb. 12.**5** Übersicht über die Lage des Hörsinns im knöchernen Schädel und die prinzipielle Reizaufnahme und -weiterleitung (aus S. Silbernagl u. A. Despopoulos, Thieme Verlag Stuttgart 2003).

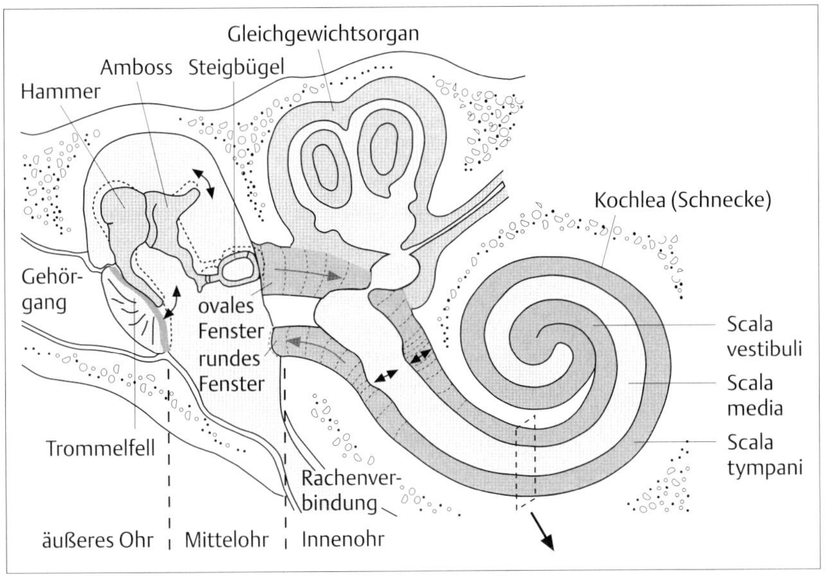

Abb. 12.**6** Detailansicht aus Abb. 12.**5**: Mechanische Reizübertragung vom Trommelfell über die Gehörknöchelchen auf die Lymphe im Innenohr (aus S. Silbernagl u. A. Despopoulos, Thieme Verlag Stuttgart 2003).

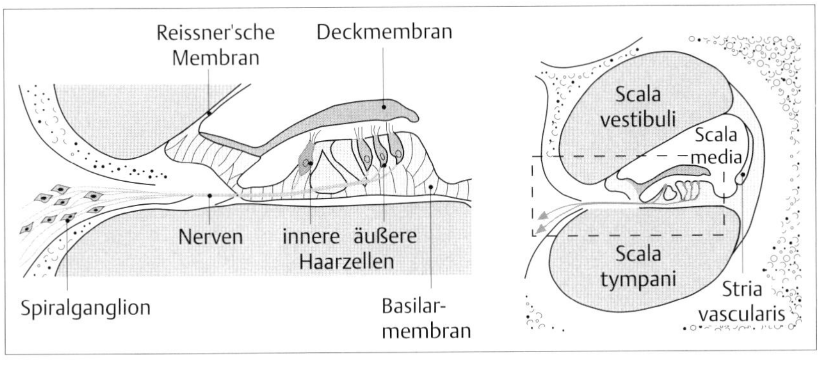

Abb. 12.**7** Lage der Sinneszellen (Haarzellen) im Corti-Organ des Innenohrs (aus S. Silbernagl und A. Despopoulos, Thieme Verlag Stuttgart 2003).

- Diabetes mellitus,
- Hyperthyreose,
- Bluthochdruck,
- koronarer Herzkrankheit,
- Schlaganfall und
- Gefäßerkrankungen.

Exogene Faktoren können Lärmexposition und Lifestyle (Ernährung, Alkohol, Nikotin, Medikamente) sein.

Zu den auch ursächlich zu nennenden **natürlichen Alterungsprozessen** (Seidman et al. 2002) zählen:

- die Gen-Repression mit letztendlichem Ausfall biologischer Systeme,
- eine Störung der interzellulären Kommunikation, z.B. Mutationen von Connexin-26, einem Gap-junction-Protein,
- Akkumulation von Abfallstoffen wie Lipofuszin, zerstörtes Kollagen oder eine Intimaverdickung sowie
- progressiver Verlust diverser Zellfunktionen.

Beginn ist eine zunehmende, bilaterale Verminderung der Hörfähigkeit. In den meisten Fällen sind zuerst die hohen Frequenzen nicht mehr zu erkennen. Interessanterweise wird „schlecht Hören" oft mit „schlecht Verstehen" verwechselt; bei Letzterem ist ein Erkennen und Bewerten der aufgenommenen Töne erschwert, nicht die Lautaufnahme selbst.

! Männer erleiden meist einen stärkeren Hörverlust als Frauen, der früher beginnt und auch schneller voranschreitet. Hohe Frequenzen sind besonders betroffen. Andererseits erleiden Frauen einen stärkeren Hörverlust bezogen auf niedrige Frequenzen.

Das **Außenohr** trägt relativ wenig zur Presbyacusis bei. Verengung des Gehörgangs, eine Verlegung des äußeren Gehörgangs durch Cerumen (Ohrschmalz) sind möglich.

Das **Trommelfell** verliert mit zunehmendem Alter an Elastizität, wodurch die Frequenzübertragung zum Mittelohr eingeschränkt ist. Dies trifft v.a. auf bereits vorgeschädigte Membranen (z.B. Vernarbung nach Perforation) zu.

Mittelohr: Eine Verkalkung (Otosklerose) und/oder Beeinträchtigungen der verbindenden Gelenke der Gehörknöchelchen führen je nach Schweregrad zur Schwerhörigkeit. Spezielle Muskeln schützen den Hammer (*M. tympanicus*) und Steigbügel (*M. stapedius*) vor mechanischer Schädigung durch zu starke Schwingungen. Dies dient dem Schutz vor physikalischer Überlastung wie auch vor zu lauter Wahrnehmung. Auch eine generelle Hördämpfung bei extremem Lärm ist so in Grenzen möglich.

Bei permanenter hoher Belastung am Arbeitsplatz (Presslufthammer, Maschinengeräusche, Flugzeuge; Tab. 12.**1**) ist Hörschutz erforderlich. Untersuchungen belegen, dass beim natürlichen Altern ohne extreme Hörbelastung keine signifikanten Veränderungen im Bereich des Mittelohrs auftreten, so dass hier die Presbyacusis auf andere Auslöser (Lärm, Infekte, Medikamente) zurückzuführen ist.

Tabelle 12.**1** Beispiele für Lärmbelastung (Schalldruck) durch verschiedene Geräuschquellen (Merke: eine längerfristige Exposition zu ≥ 85 dB führt zu Hörschäden, die Schmerzschwelle wird im Mittel bei 120 dB angesetzt)

Motorsäge	120 dB
Laute Diskomusik	110 dB
Presslufthammer / Walkman	100 dB
LKW	90 dB
Stehender Autoverkehr / Haar-Fön	80 dB
Staubsauger	70 dB
Normale Unterhaltung	50 dB
Geflüster	30 dB
Ticken einer Uhr	10 dB

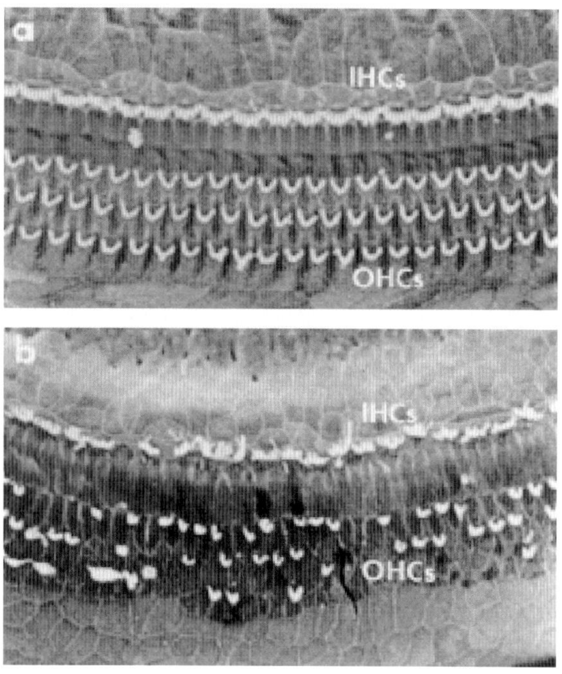

Abb. 12.**8** Rasterelektronenmikroskopische Aufnahme aus einer intakten (**a**) und einer geschädigten (**b**) Cochlea. Die inneren Haarzellen (IHCs) stehen in einer Reihe, während die äußeren Haarzellen (OHCs) drei Reihen bilden. Weiß erscheinen die Stereovilli der einzelnen Zellen (aus Ryan 2000, Courtesy of Elizabeth M. Keithley).

Innenohr: Das im Felsenbein eingebettete, flüssigkeitsgefüllte Labyrinth des Hör- und Gleichgewichtsorgans zeigt neben den neuronalen Anteilen wohl die ausgeprägtesten Altersveränderungen des Hörsystems. Die Haarzellen und Neurone stellen die verwundbarsten Anteile der Cochlea dar und sind beim Menschen nicht regenerierbar (Abb. 12.**8**).

Der dadurch auftretende sensoneurale Hörverlust ist progredient und irreversibel. Erst Ende der 1980er Jahre wurden erste Resultate zur Erklärung dieses Prozesses erzielt: freie Radikale, apoptotische Prozesse, Protektion durch Wachstumsfaktoren (NGF, BDNF, GDNF, FGF-2).

Eine im Alter verstärkte Ischämie der Cochlea (Regression der Stria vascularis) sorgt ebenso wie extremer Lärm für eine Schwellung der Dendriten von Zellen des Ganglion spirale. Der Verlust an Haarzellen führt zu einer anterograden Degeneration primär-auditiver Neurone.

Die Erkenntnis, dass die Informationsübertragung von Haarzellen zu Neuronen über Glutamat-Rezeptoren vermittelt wird, führte zu Untersuchungen von Glutamat-Antagonisten zu therapeutischen Zwecken. Auch Stickoxid (NO) wird als potenter Hörmediator diskutiert, da die Dendriten der Spiralganglienneurone große Mengen des NO-synthetisierenden Enzyms NO-Synthase enthalten.

Zentralnervöse Effekte: Wie für die anderen Sinnesorgane führen altersbedingt nachlassende kognitive und Gedächtnisleistungen auch zu einer verminderten Hörfähigkeit. Dies trifft nicht nur auf die Perzeption einzelner Frequenzen zu, sondern auch auf das Erkennen von Geräuschen und Sprache. So tritt bei der Alzheimer-Krankheit (Kapitel 14) und anderen kognitiven/neurodegenerativen Erkrankungen ein beschleunigter Hörverlust auf.

Die assoziativen Leistungen zwischen den vielfältigen beteiligten Hirnarealen insbesondere im Bereich von Hören, Sprechen und Erinnern sind reduziert. Der verminderte Umgang mit aufgenommenen Tönen, Geräuschen oder Worten führt neben dem Informationsverlust längerfristig zu sozialer Vereinsamung und stark beeinträchtigter Lebensqualität.

Rolle von reaktiven Sauerstoffspezies, Vitaminen und Antioxidanzien

Ein potenziell negativer Einfluss so genannter reaktiver Sauerstoffspezies (ROS) oder freier Radikale ist für unterschiedlichste Zell- und Organsysteme erwiesen (Kapitel 3, 10, 13, 35, 41). Normalerweise besteht ein Gleichgewicht zwischen physiologisch anfallenden ROS und endogenen antioxidativen Verbindungen. Eine Störung dieses Gleichgewichts zugunsten der ROS kann auch im Innenohr zu Funktionsausfällen führen.

In der Cochlea finden mit zunehmendem Alter und bei Presbyacusis vermehrte Deletionen in mitochondrialer DNA (mtDNA) statt, wodurch die zelluläre Energieversorgung beeinträchtigt wird („mitochondrial clock theory"). Im Tierversuch kann die dadurch auftretende Hörbeeinträchtigung durch die Gabe von Acetyl-l-Carnitine und Alpha-Liponsäure verringert werden. Die auditorischen Symptome sowohl bei der Menière-Krankheit als auch bei plötzlichem idiopathischem Hörverlust konnten durch Antioxidanzien (**Vitamine C, E**) oder **Radikalenfänger** (Scavengers; Rebamipid, Glutathion) signifikant verbessert werden. **Alpha-Tocopherol** schützt vor durch Gentamicin induziertem Verlust an äußeren Haarzellen und verlangsamt den Hörverlust.

Neben den antioxidativen Vitaminen spielt auch **Vitamin A** im Innen- und Mittelohr eine Rolle. Eine Supplementierung mit Vitamin A kann bei Lärmarbeitern das Ausmaß der lärminduzierten Hörverschlechterung verringern. Der Nachweis von Vitamin A in den äußeren und inneren Haarzellen sowie die Beobachtung, dass ein Vitamin-A-Mangel (noch ohne klinische Symptome) im Tierversuch die Empfindlichkeit gegenüber lärminduziertem Hörverlust steigert, haben die Bedeutung des Vitamins für die strukturelle Integrität des Innenohrs weiter belegt. Dazu gehört die Wirkung von Vitamin A bei der Bildung von Gap-junctions und für die Regeneration von Sinneszellen im Innenohr.

Ob die immer wieder beschriebenen Wirkungen einer oralen oder auch intravenösen Gabe der Vitamine A und E bei Hörsturz dadurch zu begründen sind, bleibt offen. Eine gute Vitamin-A-Versorgung scheint auch einen Einfluss auf Infektionen des Mittelohrs zu haben. Hier lässt sich die beschriebene Wirkung durch die Bedeutung des Vitamins für die regelrechte Funktion und die strukturelle Integrität der Schleimhäute erklären.

Potenzieller Einfluss auf die Hörleistung durch geeigneten Lifestyle

Wie für viele andere Organe ist auch für das Hörsystem **allgemeine körperliche Fitness** von Vorteil. Viele Studien belegen, dass Menschen mit guten kardiovaskulären Werten sowohl besser hören als auch unempfindlicher gegen Lärm sind. Beide Parameter konnten von untrainierten Personen innerhalb eines 2-monatigen Aerobicprogramms erheblich verbessert werden. Eine besondere Rolle wird hierbei der Durchblutung des Innenohrs und des Gehirns zugesprochen. Andere Studien zeigen deutliche Hörstörungen bei Hyper- als auch bei Hypotonikern.

Lärm als starker kurzzeitiger Lärm oder Dauerlärm sollte unbedingt vermieden werden. Dies betrifft sowohl den Schutz am Arbeitsplatz als auch den meist privaten Musikgenuss, d.h. kontrollierte Lautstärke bei Lautsprechern und Kopfhörern, Vermeiden von Dauerlärm.

Alkohol in hohen Dosen und andauernd führt (wahrscheinlich mittelbar) zu verstärkten Hörverlusten. Moderater Alkoholgenuss jedoch wirkt einem Hörverlust eher entgegen, und zwar unabhängig von Alter und Geschlecht.

Rauchen führt nach einer amerikanischen Studie zu einem 1,7fachen Risiko des Hörverlusts v.a. im Bereich der hohen Frequenzen, wobei die Raucheranamnese eine wesentliche Rolle spielt. Keine Rolle spielen in diesem Zusammenhang Alter, Geschlecht, Erziehung, Alkohol oder Lärmexposition.

Medikamente können ebenfalls direkte Effekte auf das Hören haben. Für Antibiotika ist dies seit langem bekannt. Hochdosierte Salizylate bei Arthritis können zu Hörverlust und Tinnitus führen, ebenso wie Cisplatin bei der Krebstherapie. Beta-Adrenergika und Antihistaminika können bei Frauen zu Hörbeeinträchtigungen führen.

Eine prospektive Studie an postmenopausalen Frauen (alleinige Östrogentherapie versus Östrogene plus Gestagene versus unbehandelte Frauen) ergab, dass die reine Östrogentherapie den altersbedingten Hörverlust verlangsamt, nicht aber die Kombinationsbehandlung.

Good-Aging-Tipp für die Praxis

Ein gesunder Lebensstil, d.h. ausreichend Bewegung, wenig Lärmbelastung, vernünftiges vitamin- und ballaststoffreiches Essen, wenig Alkohol und Verzicht auf Nikotin sind in jedem Alter die besten Voraussetzungen zur Verringerung von Hörschäden im Alter. Eine pharmakotherapeutische Intervention ist derzeit kaum verfügbar, da die hauptsächlich betroffenen Haarzellen und Neurone des Innenohrs als auch der zentralnervösen Systeme nicht regenerierbar sind.

Literatur

1. Berner B, Odum L, Parving A. Age-related hearing impairment and B vitamin status. Acta otolaryngol. 2000; 120(5):633–637.
2. Biesalski HK. Aspects of vitamin A metabolism in sensory epithelia (inner ear, olfactory bulbus, pineal gland). Int J Vitam Nutr Res Suppl. 1985;27:225–245.
3. Biesalski HK, Wellner U, Weiser H. Vitamin A deficiency increases noise susceptability in guinea pigs. J Nutr. 1990;120(7):726–737.
4. Duan M, Agerman K, Ernfors P, Canlon B. Complementary roles of neurotrophin 3 and a N-methyl-D-aspartate antagonist in the protection of noise and aminoglycoside-induced ototoxicity. PNAS 2000;97(13):7597–7602.
5. Kilicdag EB, Yavuz H, Bagis T, Tarim E, Erkan A, Kazanci F. Effects of estrogen therapy on hearing in postmenopausal women. Am J Obst Gyn. 2004;190:77–82.
6. Lefebvre PP, Malgrange B, Staecker H, Moonen G, van de Water TR. Retinoic acid stimulates regeneration of mammalian auditory hair cells. Science 1993;260:692–695.
7. Ryan AF. Protection of auditory receptors and neurons: evidence for interactive damage. PNAS 2000;97(13):6939–6940.
8. Scott DM. Multicultural aspects of hearing disorders and audiology. In: Battle D. (ed) Communication disorders in multicultural populations. 2. Aufl.; Stoneham: Butterworth-Heinemann 1998.
9. Seidman MD. Effects of dietary restriction and antioxidants on presbyacusis. Laryngoscope 2000;110:727–738.
10. Seidman MD, Ahmad N, Bai U. Molecular mechanisms of age-related hearing loss. Ageing Res Rev. 2002;1:331–343.
11. Stenklev NC, Vik O, Laukli E. The aging ear: an otomicroscopic and tympanometric study. Acta otolaryng. 2004; 124(1):69–76.
12. Takumida M, Anniko M, Ohtani M. Radical scavengers for Meniere's disease after failure of conventional therapy: a pilot study. Acta otolaryngol. 2003;123(6):697–703.
13. Willott JF, Chisolm TH, Lister JJ. Modulation of presbycusis. Audiol Neurootol. 2001;6:231–249.
14. Wolf KE, Hewitt EC. Hearing impairment in elderly minorities. Clin Gereat. 1999;7(12).

12.3 Riechen und Schmecken

Donatus Nohr und Hans Konrad Biesalski

Physiologie des Geschmacks

Die beiden Sinne Riechen und Schmecken liegen nicht nur anatomisch, sondern auch physiologisch funktionell eng beieinander. Jedem ist der Trick vertraut, dass bei zugehaltener Nase der Geschmack auf die basalen Grundempfindungen *salzig, süß, sauer* und *bitter* reduziert ist, eine Differenzierung oder gar der Genuss verschiedener Speisen nahezu unmöglich ist.

Geschmack wird über spezielle Rezeptoren wahrgenommen, die in der Hauptsache auf der Zunge vorkommen, jedoch auch in die Schleimhaut von Gaumen, Pharynx und Larynx eingebettet sind. Entgegen früherer Lehrmeinungen, dass es für die verschiedenen Grundgeschmäcker spezielle Felder auf der Zunge gibt, ist es wohl mehr so, dass diese über die gesamte Zunge (und die anderen Regionen) mehr oder weniger gleichmäßig verteilt sind. Die verantwortlichen Geschmacksknospen liegen eingebettet in Vertiefungen neben den Zungenpapillen und bestehen aus bis zu 50 Geschmackssinneszellen (Chemosensoren), die auf der Oberfläche eintreffende Substanzen bezüglich der Grundgeschmäcker differenzieren können.

Es wird angenommen, dass Natrium- und Kaliumkanäle sowie Second-messenger-Systeme (Adenylatcyclase, Phosphatidylinositol) und eine Gustducin-Phosphodiesterase-Bahn beteiligt sind. Über den Rezeptoren zugeordnete Nervenbahnen der Hirnnerven VII, IX und X werden die Informationen zum *Nucleus tractus solitarii* geleitet, wo ebenfalls Informationen des Riechnerven und aus weiteren Teilen des gastrointestinalen Systems (Ösophagus, Magen, Darm, Leber) eintreffen. Von hier werden Informationen an den *Nucleus dorsalis nervi vagi* weitergeleitet, der motorisch den Verdauungstrakt innerviert (Sekretionsanregung). Die eigentliche Wahrnehmung findet im Großhirn statt und wird hier mit Informationen aus dem Gedächtnisbereich verknüpft (Abb. 12.**9**).

Neuerdings wird immer häufiger eine 5. Geschmacksrichtung aufgeführt: „*umami*" („wohlschmeckend"). Verantwortlich für diese nach dem japanischen Entdekker Ikeda Umami benannte Geschmacksrichtung ist die Aminosäure Glutamat. Untersuchungen verschiedener japanischer Labors zeigten, dass diese Substanz keinen synergistischen Effekt in Bezug auf die anderen 4 Geschmacksarten hat. Sie zeigten außerdem in Untersuchungen an Mäusen, Ratten, Katzen, Hunden und Affen, dass der Rezeptor für *umami* mit keinem bekannten Glutamatrezeptor identisch ist.

Andere Studien zeigten, dass Ratten mit Proteinmangel keine *Umami*-Substanzen fraßen, diese jedoch bei

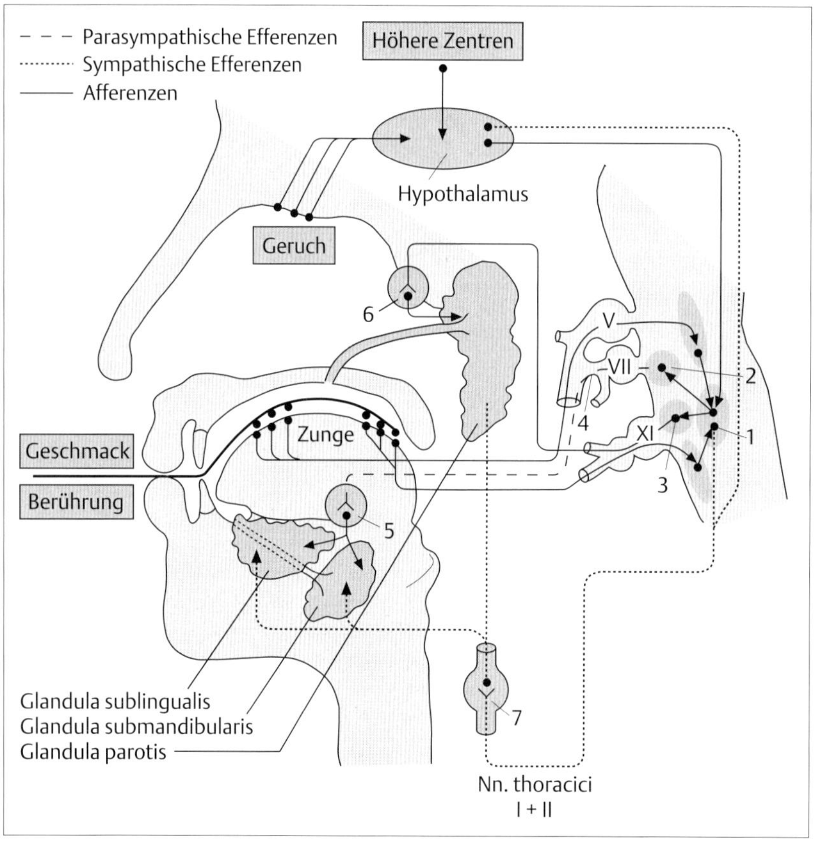

Abb. 12.**9** Lage und Verschaltung der Geschmacks- und Geruchswahrnehmung einschließlich der Innervation der Speicheldrüsen
1 = „Speichelzentrum";
2 = oberer Speichelkern;
3 = unterer Speichelkern;
4 = Chorda tympani;
5 = Ggl. submandibulare;
6 = Ggl. oticum;
7 = Ggl. cervicale superius,
(aus S. Silbernagl u. A. Despopoulos, Taschenatlas der Physiologie, Thieme Verlag Stuttgart 2003)

normalen Proteinspiegeln durchaus bevorzugten. Funktionelle Magnetresonanzuntersuchungen an diesen Tieren zeigten spezifische Antworten hypothalamischer Neurone auf die Gabe von Lysin, so dass eine zentrale Steuerung der Aminosäurenhomöostase in Zusammenhang mit der Geschmacksperzeption vorstellbar ist.

Es gibt verschiedene **Störungen des Geschmackssinns**, die nicht nur im Alter, sondern auch aus unterschiedlichsten Gründen bei jüngeren Menschen auftreten können. Diese sind krankheitsbedingt, durch Medikamente induziert oder unklarer Ursache (idiopathisch). Man unterscheidet:

- Dysgeusie (Parageusie; Fehlempfindung des Geschmackssinns; N. lingualis),
- Hypogeusie (Geschmacksabschwächung) und
- Ageusie (Geschmacksverlust).

Physiologie des Geruchs

Der Geruchssinn beginnt im so genannten Riechepithel, einem etwa Centstück großen Areal, das beidseits des Nasenseptums das Dach der Nasenhöhle auskleidet. Die hier vorliegenden Riechepithelzellen, ebenfalls Chemosensoren, nehmen die Geruchsstoffe mittels auf der Oberfläche ausliegender, fadenförmiger Fortsätze auf. Die Geruchsinformation wird über Riechfäden (*Fila olfactoria*) durch die knöcherne Basis der vorderen Schädelgrube zum Riechkolben geleitet, der zum *N. olfactorius*, dem 1. Hirnnerven gehört.

Wie beim Geschmack wird auch hier die Information an höhere Zentren (Rhinencephalon) weitergeleitet, wo sie mit Gedächtnisinformation verquickt und dann entsprechend wahrgenommen wird (Abb. 12.**9**). Der Geruchssinn ist der Sinn, der uns die über die Grundgeschmacksarten hinausgehenden und allgemein ebenfalls als „Geschmack" bezeichneten Wahrnehmungen vermittelt. Eine Nahrung wird also nicht am Geschmack, sondern an ihren Duftmolekülen erkannt. Beim Krankheitsbild der Anosmie (fehlende Geruchswahrnehmung) ist es ein großes Problem der Betroffenen, ihr Essen nicht schmecken zu können.

Zu erwähnen ist eine Verbindung der beiden Sinnessysteme zum Limbischen System, dem Teil unseres Gehirns, in dem Emotions- und auch Gedächtnisverarbeitung stattfindet. „Geschmack" wird im übertragenen Sinne auch für Gefallen/Nichtgefallen benutzt und der emotionale Ausdruck „mir stinkt es" hat originär auch nichts mit einer direkten Geruchswahrnehmung zu tun.

> **!** Geschmack und Geruch sind 2 Sinneswahrnehmungen, die zwar getrennte Sinnesorgane besitzen, in ihrer Wahrnehmung jedoch eng miteinander verknüpft sind. Den 4 (5) Grundgeschmacksrichtungen salzig, süß, sauer, bitter und (umami) des Geschmackssinns stehen eine nahezu unzählbare Anzahl an Geruchsempfindungen zur Seite.

Altersbedingte Veränderung der Geschmacks- und Geruchsorgane

Wie der Körper insgesamt, so unterliegen auch die Sinnesorgane für Geruch und Geschmack altersbedingten Veränderungen. Sie führen in erster Linie zu einer Verringerung ihrer Leistungsfähigkeit, so dass die Fähigkeiten zu riechen und zu schmecken abnehmen. Immer häufiger tritt mit einem Alter ab 50–60 Jahren das Phänomen auf, dass altvertraute Gerichte anders, in erster Linie fade, schmecken, obwohl sich nachweislich nichts an deren Zubereitung geändert hat.

In diesem Zusammenhang ist es bedeutsam, dass etwa 80–90% der Information, die wir als Geschmack empfinden, eigentlich über den Geruchssinn wahrgenommen wird. So müssen altersbedingte Defizite immer auch in diesem Zusammenhang gesehen werden.

Eine Umfrage in den USA ergab, dass die Rate der Personen mit chronischen Geschmacksproblemen von 1/1000 bei 18- bis 24-Jährigen später auf 20/1000 bei über 75-Jährigen ansteigt. Der Anteil derer mit zunehmenden Geruchsproblemen steigt von 5/1000 auf 46/1000. Das relative Risiko (Odds ratio) chemosensorischer Probleme steigt für Geschmack von 1 bei der Gruppe der 25- bis 34-Jährigen signifikant auf 3,8, beim Geruch auf 2,9 und für beide zusammen auf 3,7 bei den über 75-Jährigen an.

> **!** Geschlechtsunterschiede bestehen darin, dass Frauen generell und in jedem Alter besser riechen können und darüber hinaus zusätzlich ein geringeres Risiko in Bezug auf den Geruchsverlust haben. Ihr Risiko in Bezug auf den Geschmack gegenüber gleichaltrigen Männern steigt jedoch ebenso wie in Bezug auf beide Parameter zusammen.

Auf der Suche nach den Gründen für das Nachlassen dieses chemosensorischen Systems werden mehrere Faktoren derzeit beschrieben bzw. diskutiert.

Geschmack: Der Funktionsverlust hat nicht ausschließlich mit der abnehmenden Menge oder Dichte der Geschmacksknospen zu tun, obwohl hier ab 50 Jahren ein Verlust auf letztlich 80–10% zu beobachten ist. Bei Säuglingen wird eine Zahl von etwa 10.000 Knospen angegeben; die Alterswerte sinken je nach Untersuchung auf 1000–5000. Offensichtlich hängt der Erhalt des Geschmacksinns im Alter auch vom allgemeinen Gesundheitszustand ab.

Das relative Risiko einer Funktionseinbuße des Geschmackssinns bei Personen mit gleichzeitig anderen Krankheiten ist erhöht. Vergleicht man altersentsprechende Gesunde (Risiko 1) mit Personen mit Gehörschäden, so haben letztere ein auf 2,3 erhöhtes Risiko für gleichzeitige Geschmacksstörungen.

Folgende **neurophysiologische Faktoren** haben im Alter einen zunehmenden Einfluss auf den Geschmacksverlust:

- Auch Neurone altern und können ihre Funktionen nicht mehr vollständig erfüllen. Dies kann zu einer verminderten synaptischen Übertragungsrate durch reduzierte Transmitterausschüttung und reduzierte Rezeptorenzahl führen. Eine Störung der Kopplung der Sinneseindrücke zwischen Sinnesorgan und Großhirn ist die Folge.
- Die im Alter zunehmenden degenerativen ZNS-Veränderungen in Richtung Demenz gehen nicht nur mit einem offensichtlichen Vergessen einher, sondern betreffen auch das Erinnerungsvermögen für unterschiedliche Geschmäcker.

Oft bleiben später nur noch diffuse Vorstellungen oder Erinnerungen an spezifische Geschmacksrichtungen. Das tägliche Essen wird dann nur noch undifferenziert erkannt und somit oft als fade schmeckend empfunden. Mit der Zeit ergibt sich daraus eine oft beobachtete zunehmende Appetitlosigkeit und ungenügende Nahrungsaufnahme.

Dieser Effekt wird noch dadurch verstärkt, dass auch die Speichelproduktion im Alter abnimmt und die Speichelzusammensetzung sich ändert. Geringere Anteile an Muzin und antibakteriellen Substanzen führen zu Mundtrockenheit, Brennen, Zungenschmerzen bis hin zu Pilzbefall der Mundschleimhaut.

Diese Alterseffekte werden durch eine Ergänzung der Nahrungsmittel mit **Geschmacksstoffen** kompensiert, was deren „Attraktivität" erhält. Dies wiederum führt zu erhöhtem Speichelfluss mit all seinen positiven Konsequenzen. Sehr gute Ergebnisse werden mit Mononatriumglutamat erzielt, das in Speisen einen zusätzlichen Geschmacksfaktor einbringt, ohne die anderen Geschmacksqualitäten zu beeinflussen. Dies führte bei älteren Menschen und Krebskranken zu einer erheblichen Steigerung der Akzeptanz von Fleisch und Gemüse.

Good-Aging-Tipp für die Praxis

Es ist sinnvoll, auf einen zu hohen, permanenten Gebrauch von extrem scharfen und geschmacksverstärkenden Gewürzen zu verzichten, da hierdurch ein Gewöhnungseffekt auftreten kann. Später im Alter, wenn der Geschmackssinn nachlässt, ist dann eine Steigerung der Geschmacksempfindung kaum noch möglich.

Im Alter reduziert sind die Wahrnehmungen für bitter (Koffein), salzig (NaCl) und, wenn auch weniger prägnant, für sauer (Zitronensäure). Die Geschmacksqualität süß (Sukrose) scheint nicht betroffen zu sein. Womöglich ergibt sich hieraus ein gewisser Schutz vor überzuckerter Nahrung bei Diabetikern. Die Beeinträchtigung für die Geschmacksqualitäten „bitter" und „sauer" kann zu einer mangelnden Wahrnehmung höherer Konzentrationen potenziell schädlicher Substanzen führen.

Die Beeinträchtigung der Geschmacksqualität „salzig" im Alter wird durch Nachsalzen der Speisen ausgeglichen. Die Gefahr einer zu hohen Kochsalzaufnahme sollte durch die Verwendung additiver bzw. alternativer Geschmacksverstärker (z.B. Mononatriumglutamat) reduziert werden.

An erster Stelle der **exogenen Faktoren** stehen **Medikamente**. Eine Vielzahl von Pharmaka speziell mit Indikationen beim älteren Menschen verursachen eine Dysgeusie oder gar Ageusie. Diese sind abhängig von Dosis und Expositionszeit und betreffen die Wahrnehmung unterschiedlicher Geschmacksrichtungen. Etwa die Hälfte der in einer japanischen Studie untersuchten Patienten wies einen Zinkmangel auf. Eine Therapie mit Zinksulfat führte zu einer Besserung des Zustandes, doch schwand der Erfolg mit der Krankheitsdauer und mit dem Alter.

Eine Übersicht über die relevanten Medikamente findet sich bei Tomita und Yoshikawa (2002).

Rauchen spielt ebenfalls eine Rolle bei der Geschmacksperzeption. Zwei japanische Studien ergaben für alle 4 Grundgeschmäcker Hinweise für erhöhte Schwellenwerte; statistisch signifikant war die Geschmacksstörung durch Rauchen jedoch nur für bitter und sauer. Einen womöglich sozialen Faktor beschreibt eine holländische Studie, die signifikante Unterschiede in der Geschmackswahrnehmung zwischen Menschen, die unabhängig lebten (bessere Wahrnehmung) und Personen in Altenheimen (schlechtere Wahrnehmung) beschreibt. Tendenziell waren die Unterschiede bei Frauen größer als bei Männern.

Geruch: Auch die Riechsinneszellen werden im Alter weniger neugebildet, so dass sich ihre Gesamtzahl reduziert. Zunehmend wird das Riechepithel durch ein respiratorisches Epithel ersetzt. Bezogen auf die Reizweiterleitung und Verarbeitung im Gehirn gilt sinngemäß dasselbe wie für den Geschmack, d.h. auch hier findet eine Minderung der Leistungsfähigkeit statt. Beschrieben wurden axonale Degeneration und Veränderungen im

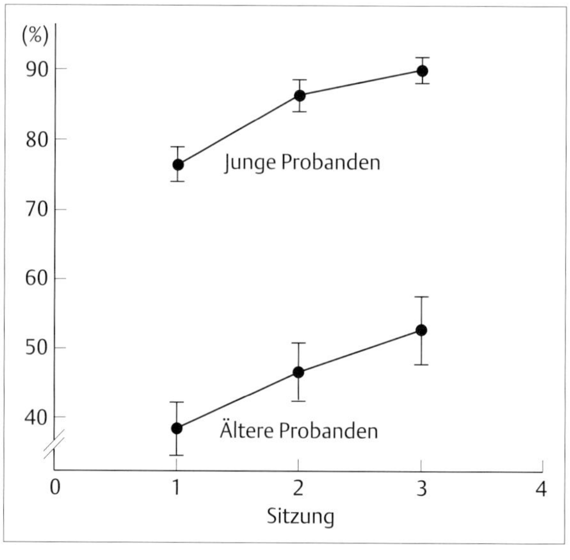

Abb. 12.**10** Prozentualer Anteil richtiger Nennung von Alltagsgerüchen in drei verschiedenen Sitzungen. Beide Altersgruppen zeigen einen Lerneffekt, doch zeigen die Älteren generell schlechtere Resultate (aus Cain u. Stevens, 1989).

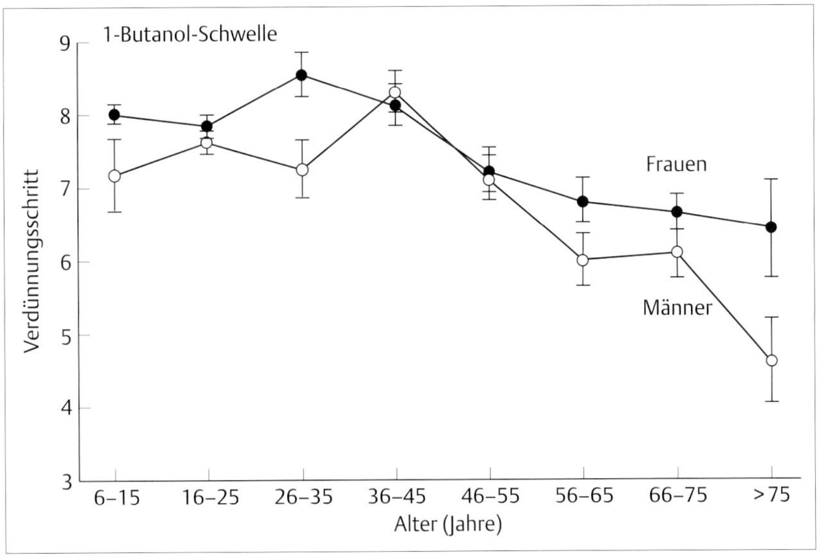

Abb. 12.**11** Abnahme der Riechleistung mit dem Alter am Beispiel von 1-Butanol. Zu beachten sind die Geschlechtsunterschiede ab der 6. Dekade (aus Cain u. Stevens, 1989).

Bulbus olfactorius (Abnahme der Glomeruli; Umschaltung von Rezeptorzellen auf Folgeneurone).

Die reduzierte Anzahl der Riechsinneszellen kann aber nicht als einziger Grund für nachlassende Riechleistungen im Alter herangezogen werden, da auch wenige Riechzellen durchaus zur Perzeption von Gerüchen ausreichen. Jedoch ist das Erinnern von Gerüchen nach wiederholter Geruchsexposition bei alten Menschen schwieriger als bei jungen.

Abb. 12.**10** zeigt die Ergebnisse einer Untersuchung, in der jüngere und ältere Menschen 40 verschiedene Alltagsgerüche in 3 Versuchen erkennen sollten. Die älteren Menschen gaben nur knapp 50% richtige Antworten.

Geruchsverlust ist nicht exklusiv ein Phänomen des höheren Alters. Verlust des Riechvermögens beginnt schon ab etwa 20 Jahren und setzt sich kontinuierlich fort. Männer sind in stärkerem Maße hiervon betroffen als Frauen (Abb. 12.**11**).

Die **Auswirkungen des nachlassenden Geruchssinns** im Alter werden kontrovers diskutiert. Während das persönliche Wohlbefinden (Appetit, Hunger) unumstritten beeinflusst wird, gibt es unterschiedliche Meinungen bezogen auf die Auswahl und aufgenommene Menge an Nahrungsmitteln Es gibt keine Korrelation zwischen Geruchsleistung und der Aufnahme von Nahrungsmittelmenge oder der Art des Nährstoffs (Fett, Kohlenhydrate). Zweifelsohne bedeutet die partielle oder komplette Einbuße der Geruchs- und/oder Geschmacksempfindung einen schweren Verlust an Lebensqualität.

Eine Prävention dieser altersbedingten Störungen ist nicht bekannt.

Good-Aging-Tipp für die Praxis

Beide Sinnesqualitäten nehmen mit zunehmendem Alter natürlicherweise ab. Hauptsächlicher exogener Risikofaktor sind Medikamente. Während eine allgemein gute Gesundheit auch die Qualität dieser Sinnessysteme auf höherem Niveau erhält, haben Rauchen und langfristige Schadstoffbelastung einen negativen Einfluss. Geschlechtsunterschiede treten bezogen auf den Geschmack kaum, beim Geruch etwas stärker, und zwar mit besseren Altersleistungen der Frauen, auf.

Entsprechend der persönlichen Geruchs- und Geschmackswahrnehmung sollte die Ernährung geschmacklich attraktiv und wohlriechend sein, so dass eine qualitativ adäquate Versorgung mit Lebensmitteln gewährleistet ist.

Literatur

1. Cain WS, Stevens JC. Uniformity of olfactory loss in aging. Ann NY Acad Sci. 1989;561:29–38.
2. DeJong N, Mulder I, DeGraaf C, van Staveren WA. Impaired sensory functioning in elders: the relation with ist potential determinants and nutritional intake. J Gerontol. 1999; 54A:B324-B331.
3. Hoffman HJ, Ishii EK, Macturk RH. Age-related changes in the prevalence of smell/taste problems among the United States adult population. Ann NY Acad Sci. 1998;855:716–722.
4. Kaneda H, Maeshima K, Goto N, Kobayakawa T, Ayabe-Kanamura S, Saito S. Decline in taste and odor discrimination abilities with age, and relationship between gustation and olfaction. Chem Senses. 2000; 25:331–337.
5. Mojet J, Christ-Hazelhof E, Heidema J. Taste perception with age: generic or specific losses in threshold sensitivity to the five basic tastes? Chem Senses. 2001;26:845–860.
6. Nordin S, Jill Razani L, Markison S, Murphy C. Age-associated increases in intensity discrimination for taste. Exp Aging Res. 2003;29:371–381.
7. Rawson NE, Gomez G, Cowart B, Restrepo D. The use of alfactory receptor neurons (ORNs) from biopsies to study changes in aging and neurodegenerative diseases. Ann NY Acad Sci. 1998;855:701–707.
8. Schiffman SS, Graham BG, Suggs MS, Sattely-Miller EA. Effect of psychotropic drugs on taste responses in young and elderly persons. Ann NY Acad Sci. 1998;855:732–737.
9. Tomita H, Yoshikawa T. Drug-related taste disturbances. Acta Otolaryngol Suppl. 2002;546:116–121.

13 Hautalterung: Hormonelle Einflüsse und protektive Rolle der Ernährung

Johannes Huber und Hans Konrad Biesalski

Einleitung

Die Haut als größtes und nach außen gerichtetes Organ ist vielfachen **extrinsischen Schadenseinwirkungen** (Kapitel 38) und **intrinsischen Einflüssen** ausgesetzt. Der Funktionszustand und die Gesundheit und damit auch die „Attraktivität" der Haut wird sowohl von der Genetik als auch von selbst beeinflussbaren Faktoren wie etwa UV-Strahlung, Rauchen, Ernährung, Stress u.a.m. beeinflusst.

In besonderer Weise ist das Organ Haut **hormonellen Einflüssen** ausgesetzt. Zum einen ist die Haut ein differenziertes parakrines Organ. Außerdem unterliegt sie einer komplexen hormonell-immunologischen Regulation. Endokrine Mangelzustände im Hinblick auf den sich im Alter ändernden Hormonstoffwechsel bei Frau und Mann schlagen sich zwangsläufig auf der Haut des alternden Menschen nieder.

Schon wegen der Vielschichtigkeit ihrer Funktionen und der Besonderheiten der Belastungen muss die Haut ausreichend und spezifisch ernährt werden. Neben Makronährstoffen, Vitaminen, Mineralstoffen und Spurenelementen benötigt die Haut viele Substanzen, um nicht nur gesund auszusehen, sondern um auch den täglichen Attacken chemischer und mechanischer Art gewachsen zu sein.

Hautalterung durch UV-Strahlen (Photoalterung)

Photobiologische Schädigung

Durch UV-Einstrahlung werden reaktive Sauerstoffverbindungen (ROS; Kapitel 3 u. 10) in der menschlichen Haut generiert. Als Folge entstehen DNA-Strangbrüche. Zusammen mit der Bildung toxischer, so genannter Photoprodukte kommt es zur vorzeitigen Alterung der Haut und zu einem erhöhten Hautkrebsrisiko. Um eine photobiologische Reaktion hervorzurufen, müssen die Photonen die Haut durchdringen und von Zielmolekülen, den **Chromophoren**, absorbiert werden.

Im **UV-B-Bereich** absorbieren v.a. Nukleinsäuren und Proteine, daneben auch NADH, Chinone, Flavine, Tetrahydrobiopterin, Protein-Kofaktoren und lösliche Metaboliten. Viele Chromophore, die im **UV-A-Bereich** absorbieren, sind nur in geringen Konzentrationen in der Zelle enthalten. Je langwelliger das Licht ist, desto tiefer kann es in die Haut eindringen. Aus diesem Grund sind v.a. die oberen Gewebeschichten der Haut von Strahlenschäden betroffen.

Längerwelliges Licht ist v.a. über Einzelstrangbrüche an der DNA-Schädigung beteiligt, die nicht als Resultat einer DNA-Photon-Interaktion, sondern durch ROS entstehen. Diese reagieren mit der DNA und bilden Oxidationsprodukte wie 8-Hydroxyguanin, welche wiederum zu Strangbrüchen führen.

Maßgeblich im molekularen Initialisierungsmechanismus der photobiologischen Schädigung sind die Chromophoren, welche als **Photosensitizer** wirken. Ein Photosensitizer im angeregten Zustand kann ein Elektron oder Energie auf molekularen Sauerstoff übertragen und so das Superoxid-Anion (O_2-) oder Singulettsauerstoff ($^1O_2$) bilden. Singulettsauerstoff reagiert mit ungesättigten und mehrfach ungesättigten Fettsäuren unter Bildung von Hydroperoxiden. Diese zerfallen unter Beteiligung eines Katalysators (Fe^{2+}) und bilden dabei modifizierte Lipide und weitere Radikale. Durch diese Kettenreaktion kann ein einziges $^1O_2$-Molekül die Oxidation von mehreren Lipidmolekülen initiieren.

Bedeutung der extrazellulären Matrix

> **!** Der Begriff **„Photoaltern"** wurde erst in neuerer Zeit geprägt und bezeichnet die Verstärkung der intrinsischen Hautalterung durch chronische Sonnenlichtexposition (**„Umweltalterung"**). Mehr als 80% der äußerlich sichtbaren und histologisch nachweisbaren Veränderungen der Haut, die wir als Alterserscheinungen (Kapitel 38 u. 39) deklarieren, werden durch UV-Licht verursacht.

Während für den normalen Alterungsprozess die Verfestigung des Kollagens durch Quervernetzungen einzelner Proteinketten mitverantwortlich ist, wird durch Lichteinwirkung ein Kollagenabbau durch Proteolyse ausgelöst. Das Signal für die dazu erforderliche Expression der **M**atrix**m**etallo**p**roteinasen (MMPs) wird über Transskriptionsfaktoren wie AP-1 und NF$_\kappa$B (s.u.) vermittelt. Selbst bei suberythemalen UV-Strahlendosen werden schon innerhalb von Minuten die Transskriptionsfaktoren hochreguliert (Abb. 13.**1**).

Viele der beim Kollagenabbau entstehenden Stoffwechselprodukte sind entzündungsauslösend. Die Photoalterung der Haut ist daher auch als ein **Zustand einer chronisch persistierenden Entzündung** anzusehen. Morphologisch wandelt sich dabei die Dermis der Haut in eine amorphe Masse um. Die lichtgealterte Haut erscheint komplett desorganisiert. Wahrscheinlich können die Schäden nicht wieder vollständig repariert werden, und die wiederholt einsetzende Verletzung hinterlässt eine unsichtbare Narbe.

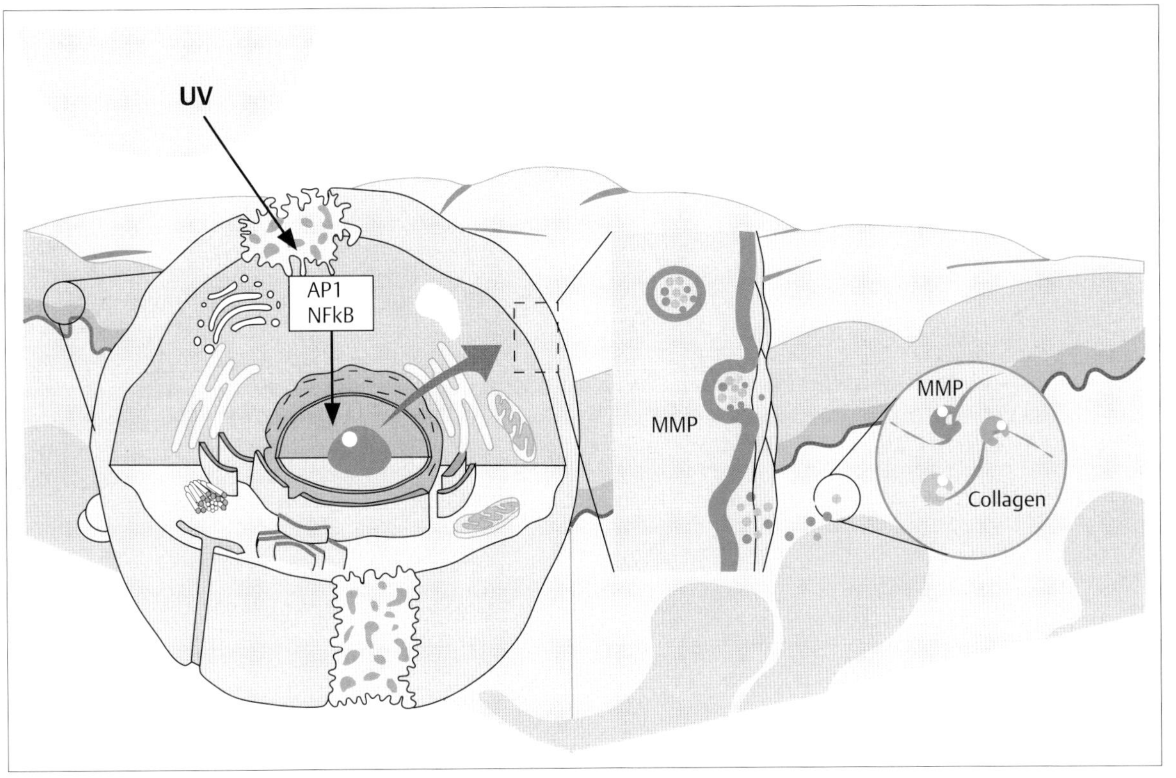

Abb. 13.1 UV-induzierte Aktivierung von zellulären Transskriptionsfaktoren AP-1 und dem nukleären Faktor NF$_\kappa$B; in der Folge kommt es zur Expression der **M**atrix**m**etallo**p**roteinasen (MMPs), die beim Photoaltern eine maßgebliche Rolle spielen.

Die Ansammlung dieser Narben einer über Jahre andauernden Sonnenlichtexposition führen zu den sichtbaren Veränderungen der Hautoberfläche, welche für das Erscheinungsbild des Photoalterns verantwortlich sind.

Die für den Zusammenbruch der extrazellulären Matrix verantwortlichen MMPs haben sich als **Marker des dermalen Photoalterns** auf molekularer Ebene etabliert. So kann der Effekt einer Beta-Carotin-Behandlung auf die Hemmung der durch UV-Strahlung induzierten Expression von MMP-1 und MMP-3 an biopsiertem Gewebe lichtexponierter und geschützter Hautareale demonstriert werden.

Grundlage der Altersprävention der Haut

Alterspräventive Interventionen an der Haut sind mit den Mechanismen der Zytokinsteuerung, die während der Embryonalentwicklung die Hautbildung modulieren und von denen einige im späteren Leben weiter regenerierende und unterstützende Aufgaben in der Haut wahrnehmen, eng verknüpft. Die Regeneration der Haut gleicht, ähnlich wie bei anderen Organen, einem Dialog zwischen dem aus dem Ektoderm stammenden Epithel und den darunter liegenden mesodermalen Schichten.

In der Haut sind zwei Anteile zu unterscheiden, die während der embryonalen Entwicklung interagieren und eng miteinander verbunden sind: Die **Epidermis** (Oberhaut) und die **Dermis** (Lederhaut).

Erstere entsteht aus dem Ektoderm, die Dermis aus dem Mesoderm, im Kopfbereich auch aus dem Mesektoderm (Neuralleiste). Die Proliferation der basalen epidermalen Zellen wird durch Wachstumsfaktoren kontrolliert:

- EGF, TGFα, IGF1 und FGF1/-2 fördern die Proliferation;
- Interferone TNFα und TGFβ reduzieren sie.

Diese **Zytokine** haben auch für die Regeneration der Haut im adulten Leben Bedeutung, genauso wie die Steuerung der Ektodermdifferenzierung durch die Dermis. Wird etwa Ektoderm der Fußsohle mit der Dermisanlage der Kopfhaut kombiniert, dann entwickelt sich die typische Kopfhaut mit Haaren. Dies unterstreicht den auch für die Hautregeneration notwendigen Dialog zwischen Dermis und Epidermis. Als Mediatoren dieser dermoepidermalen Interaktion fungieren die Catherine, der NGF, der EGF und die Retinoide.

Für die Altersprävention der Haut ist das Verständnis von **symmetrischer und asymmetrischer Zellteilung** der noch in der Haut enthaltenen Stammzellen wichtig. Während die asymmetrische Mitose, in der aus Stammzellen Prokeratinozyten und Keratinozyten entstehen, durch die erwähnten Wachstumsfaktoren und Zytokine gesteuert werden, wird bei der symmetrischen Teilung aus einer Stammzelle wieder eine neue Stammzelle, die noch nicht differenziert ist. Bei der Steuerung der symmetrischen Zellteilung spielen embryonale Wachstumsfaktoren, aber auch die Proteine p53, p63 und p73 eine wichtige Rolle.

Die Stammzellen für die Haut finden sich in der Nähe des Haarfollikels, in engem Kontakt zum M. arrector pili. Die Stammzellen können sich zu **„Transit amplifying (TA)"-Zellen** teilen, die so flexibel sind, dass sie entweder Haare bilden oder nach außen wandern und zu Epidermis werden. In ähnlicher Weise besitzt auch die Kornea des Auges eine Nische, in der Stammzellen beheimatet sind, welche vertikal auswandern und die Hornhaut regenerieren.

Die Haarfollikelumgebung ist eine Quelle epidermaler Stammzellen, die durch die hohe Synthese von Beta-1-Integrinen identifiziert werden können. Die Rolle des p53-Moleküls ist gerade an der Haut in seiner Funktion als Stammzellkoordinator gut dokumentiert (Kapitel 6).

Bei der **endogenen Seneszenz der Haut** spielt das **Hormonmilieu** eine herausragende Rolle. Gemeint sind auch die zahlreichen Wachstumsfaktoren, die während der Embryonalzeit die Ausbildung der Haut und den ektodermal-mesenchymalen Dialog steuern und auch im adulten Leben an der Regeneration der Haut beteiligt bleiben. Einen zentral regulierenden Einfluss auf die Hautregeneration haben die Sexualsteroide, v.a. Östrogene und Progesteron.

! Die Keratinozyten sind in der Lage, aus Cholesterin Steroide zu bilden, eine Eigenschaft, die mit zunehmendem Alter abnimmt. Dadurch leidet auch die Hautqualität, was durch eine topische Behandlung mit Sexualsteroiden ausgeglichen werden kann.

Die Epidermis, ein parakrines Hormongewebe

Östrogene wirken auf die Epidermis anabol. Sie stimulieren die epidermale Differenzierung und erhöhen die mitotische Aktivität im Stratum germinativum.

Damit steht die protektive und kosmetische Wirkung dieses C18-Steroids außer Zweifel. Vom **Östrogen** abhängig sind andere Wachstumsfaktoren in der Haut, unter denen der durch Östrogene induzierte **IGF-1** eine herausragende Bedeutung hat. Durch den Östrogenrezeptorkomplex werden die in der Epidermis liegenden Fibroblasten angeregt, den IGF freizusetzen, der dann in einem zweiten Schritt das Epithel, nämlich die Epidermis stimuliert.

IGF-1 ist ein mitosesteigerndes Protein, das in zahlreichen Zellen über die S-Phase in den Zellzyklus eingreift und nicht nur in der Haut, sondern auch in anderen Organen vom 17-beta-Östradiol als zwischengeschaltete Relaysubstanz, die erst die eigentliche Wirkung vermittelt, benutzt wird. Die östrogeninduzierte Produktion des IGF findet nicht in den Keratinozyten selbst statt, sondern in den kutanen Fibroblasten, die die Keratinozyten in die S-Phase bringen.

Im Stratum basalis und im Stratum spinosum finden sich hohe Konzentrationen des IGF-Rezeptors. Wird er auch in den höheren Hautschichten der Epidermis exprimiert, so kann dies zu einem überschießenden, völlig ungeordneten Wachstum der Keratinozyten führen; das klinische Bild der Psoriasis resultiert. Im Laufe des Lebens und v.a. während des Alterungsprozesses variiert die Konzentration der IGF1-Rezeptoren in der Haut. Die parakrine Aktivität der Haut ist in Abb. 13.**2** dargestellt.

Testosteron erhöht den Keratingehalt. Dies geschieht über eine gesteigerte Synthese der Tonofilamente, die eine höhere Bereitstellung des Keratins in den Korniozyten ermöglichen. Der Androgenrezeptor und der nukleäre Faktor kappa B ($NF_{\kappa}B$) konkurrieren um einen gemeinsamen Koaktivator, nämlich um das CREB-Bindungsprotein. **$NF_{\kappa}B$** ist eines der wichtigsten Transskriptionsproteine bei inflammatorischen Reaktionen, die während des Alterungsprozesses fortdauernd zunehmen.

Sexualsteroide besitzen die Fähigkeit, den aktivierten $NF_{\kappa}B$ zu binden. Möglicherweise erklärt dies die antiinflammatorische Wirkung der Androgene. Ebenfalls interferiert der Androgenrezeptor mit Transskriptionsfaktoren, die für die Matrixmetalloproteinasen (Abb. 13.**1**) verantwortlich sind. Die unterdrückende Wirkung der

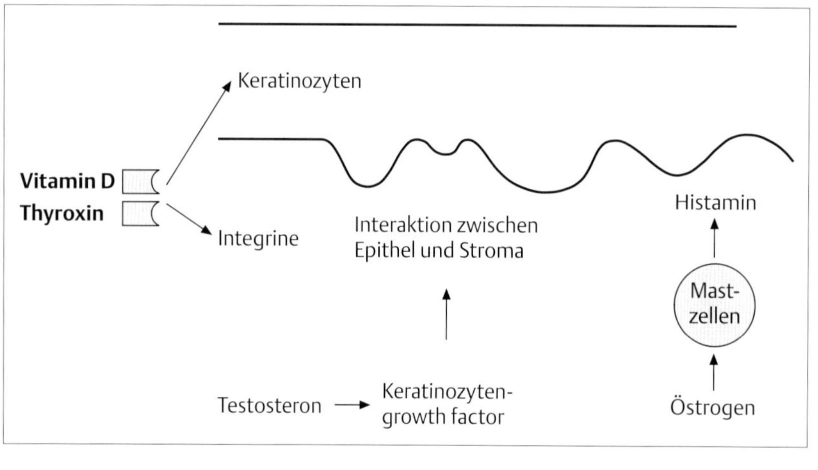

Abb. 13.**2** Sowohl die Epidermis wie auch die Dermis und die Subkutis stehen unter dem Einfluss zahlreicher systemischer und parakriner Hormone, welche für die Gesundheit der Haut mitverantwortlich sind. Vitamin D3 und Thyroxin steuern die Proliferation der Keratinozyten. In der Dermis regulieren sie die Integrinsynthese. Testosteron wirkt wie ein Keratinozyten-Wachstumsfaktor. Östrogene stimulieren die in der Haut vorkommenden Mastzellen zur Freisetzung von Histamin.

Androgene auf MMPs ist ein weiterer protektiver Mechanismus, den man auch beim Progesteron findet.

Über einen ähnlichen molekularbiologischen Rezeptormechanismus, dessen sich die Geschlechtssteroide bedienen, agiert auch das **Vitamin D3**, das entsprechend seiner chemischen Struktur und entsprechend seines Rezeptors als Steroidhormon-Analog einzustufen ist.

! Vitamin-D-Synthese und damit die Vitamin-D-Konzentration nehmen in der alternden Haut ab. Dieser Aspekt ist für die Altersprävention der Haut von Bedeutung, da Vitamin D die Orthokeratose der Keratinozyten steuert.

Wie Östrogene übt Vitamin D3 so auf die epidermale Differenzierung einen positiven Einfluss aus. An den Keratinozyten stimuliert das Vitamin D die Differenzierung und reduziert gleichzeitig die Proliferation.

Neben den Keratinozyten findet man in der Haut auch Melanozyten, Merkelzellen und Langerhanszellen. Letztere entstehen aus Monozyten, die vom Knochenmark in die Haut einwandern und sich dort differenzieren. Sie spielen bei allergischen Reaktionen eine Rolle. Da sie in der Lage sind, Interleukine zu synthetisieren, wird eine Rolle bei der stressbedingten Haut- und Haaralterung angenommen. Testosteron, Östradiol und Progesteron haben unterschiedliche Aktivitäten an den genannten Zelltypen (Abb. 13.**3**).

Mit der Hautalterung verbunden ist auch eine **veränderte Aktivität der Melanozyten**. Diese synthetisieren

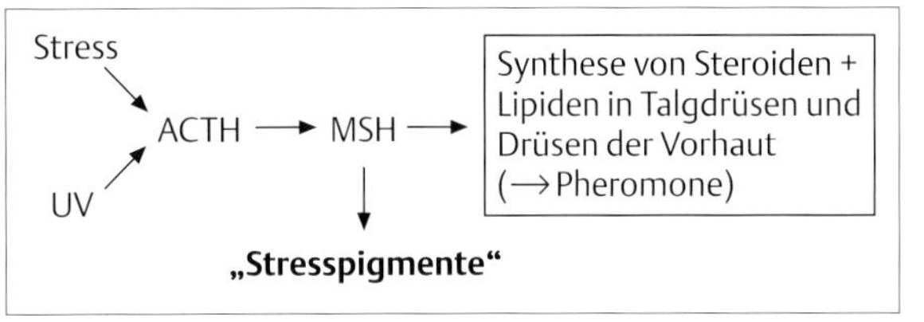

Abb. 13.**4** Sowohl durch Stresssituationen wie auch durch UV-Exposition wird in der Haut ACTH stimuliert, welches das Melanozyten stimulierende Hormon (MSH) zur Pigmentbildung und Synthese von Lipiden spezieller Funktion anregt.

und speichern das Hautpigment Melanin in den Melanosomen und geben es an die benachbarten Keratinozyten ab. Die Stimulierung der Melanozyten ist nicht nur UV-abhängig, sondern über ACTH auch durch Stress getriggert (Abb. 13.**4**). Dies kann den Zusammenhang zwischen langer Stressexposition (endogen oder exogen) und **Altersflecken** erklären.

Unter **Östradiol** nehmen die Melanozyten an Größe und Melaningehalt zu. Normale Sexualpigmentierung und Hyperpigmentierung im Gesicht während der Schwangerschaft (Chloasma) sind die Folge. Progesteron moduliert die Verteilung der Melaningranula in den Melanozyten. So können Pigmentverschiebungen durch Östrogene und in geringem Maß auch durch Gestagene verursacht werden, was v.a. bei der Einnahme von Kontrazeptiva und bei der Hormonersatztherapie zu beachten ist.

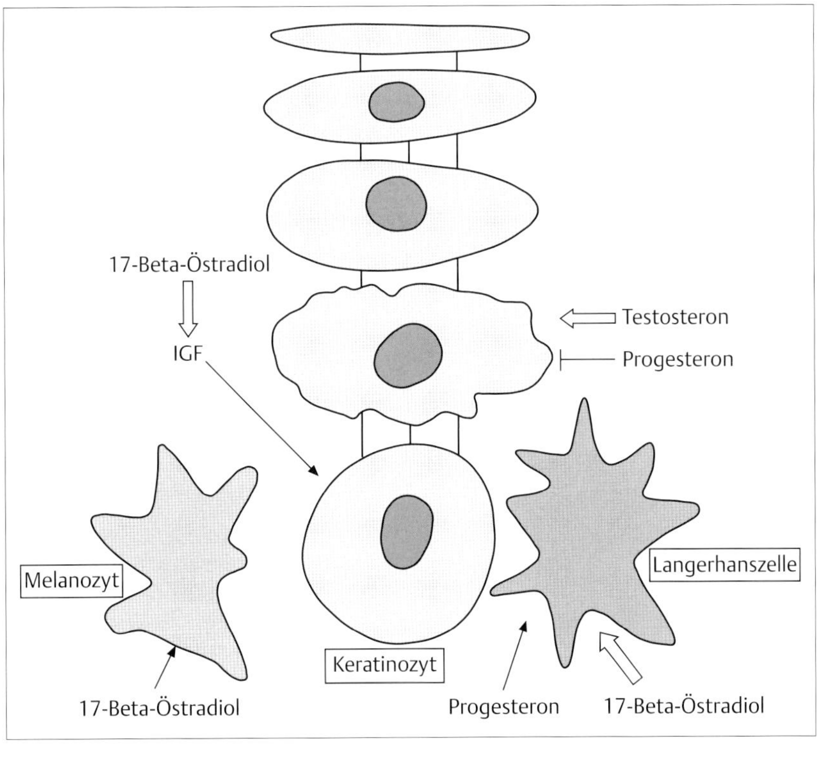

Abb. 13.**3** Während Testosteron auf die Keratinozytenreifung genauso wirkt wie Östradiol (IGF-vermittelt), hat Progesteron v.a. auf die Langerhanszellen in der Haut einen Einfluss.

! Um unter einer Östrogenzufuhr Pigmentierungserscheinungen zu vermeiden, empfiehlt sich die Hormoneinnahme am Abend oder das Verwenden von Lichtschutzmitteln.

Altersflecken können unterschiedlicher Genese sein. Hauptursache ist zweifellos die gestörte Melaninsynthese durch endogene oder exogene Stressfaktoren. Ein weiterer Mechanismus ist die im Alter zunehmende Glycosylierung von Proteinen, die **Schiff'sche-Basen** erzeugen (Kapitel 9). Diese lagern sich im Kollagen und im Bindegewebe ab und beeinträchtigen die Integrität der Stützmoleküle. Schiff'sche-Basen entstehen präferenziell bei einer Hyperglycosämie im Rahmen eines Diabetes mellitus, können aber auch durch die Anwesenheit freier Radikale induziert werden.

Freie Radikale können über das Retinol-Retinaldehyd-System die Ausbildung der Schiff'sche-Basen beschleunigen. Der die Radikale hemmende Effekt von Östradiol scheint auch hier zur Wirkung zu kommen. Da die Glycolysierung zur Schiff'sche-Base führt, ist wahrscheinlich ein normaler Zuckerhaushalt auch für die Haut wichtig.

Scavenger-Mechanismen in der Haut

Die eingangs beschriebenen photobiologischen Schädigungen der Haut durch freie Radikale induzieren einen Alterungsprozess. Als Abwehrreaktion hat die Haut zahlreiche Mechanismen entwickelt, um sich vor freien Radikalen zu schützen, allen voran durch die **Etablierung radikalfangender Enzyme**.

An der Außenseite der Keratinozyten wirkt die Thioredoxinreduktase, die die Reduktion von Sauerstoffradikalen zu Peroxidionen katalysiert. Auch eine Katalase ist in den Keratinozyten zu finden, die mit dem Grad der Differenzierung ansteigt. Da die äußere Keratinozytenschicht im besonderen Maße freien Radikalen ausgesetzt ist, besitzt sie die höchste Aktivität an Katalase. Auch die dazwischen gelagerten Fibroblasten weisen eine derartige Enzymaktivität auf. Sie können die Expression der Glutathionperoxidase sowie der Superoxiddismutase abrufen, wenn eine starke Radikalbelastung in der Haut stattfindet. Auch Co-Enzym Q ist in hoher Konzentration in der oberen Hautschicht enthalten. Aminoguanin kann in der Haut die Ausbildung von Schiff'sche-Basen hemmen (Abb. 13.**5**).

Unabhängig davon befinden sich in der Haut auch Thiole. Das sind Schwefelwasserstoffreste, die aus der Aminosäure Glutathion herausragen und in der Lage sind, in direkter Weise Radikale zu binden. Thiole fungieren aber auch als Kofaktoren für die Glutathionperoxidase.

Einen direkten radikalschützenden Einfluss auf die Haut haben **Östrogene**. Sie sind in der Lage, direkt zwischen den einfachen Doppelbindungen des Phenolringes Radikale einzufangen und wirken demnach ähnlich wie die Vitamine E und C.

Dass ein Überschuss an freien Radikalen bei der Hautalterung tatsächlich eine Rolle spielt, wird bei der altersbedingten Lipofuszin-Einlagerung (Lentigo senilis) deutlich. Denn sie ist durch eine Abnahme der lokalen Glutathionreduktase verursacht. Freie Radikale verändern auch die Strukturen von Makromolekülen, v.a. von den in den Zellmembranen eingelagerten Fettsäuren und Lipoproteinen.

Die Dermis

Sie ist die unter der Epidermis gelegene Hautschicht, die sich bis zum subkutanen Fett erstreckt und aus verschiedenen Zellarten besteht. Sie stammt aus dem Mesoderm und kontrolliert und moduliert die Stützfunktionen in der Epidermis.

Fibroblasten synthetisieren das intrazelluläre Gerüst der Haut, das Kollagen, das Elastin sowie die dermale Matrix. Die primäre Aufgabe der Histiozyten ist die Phagozytose von abgestorbenen Zellen, Fetten und Proteinen. Sie sind immunologisch aktiv, produzieren Interferone und steuern damit endokrin-immunologische Vorgänge. Mastzellen vermitteln allergische und entzündliche Reaktionen und enthalten u.a. Histamin und Serotonin.

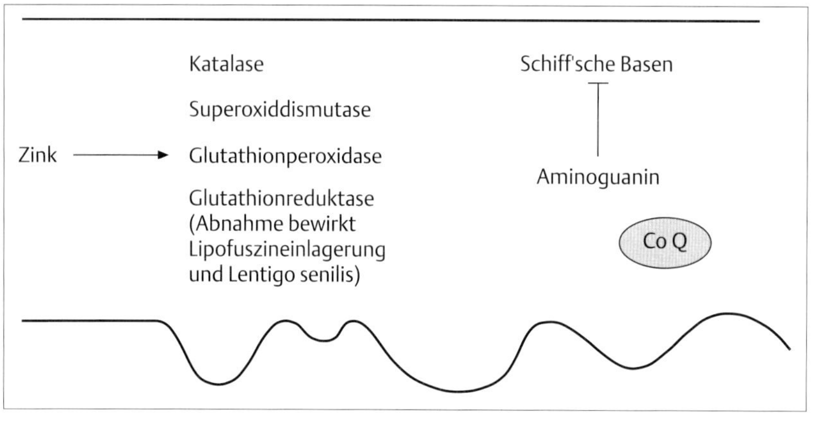

Abb. 13.**5** Eine Reihe von Radikalfangenzymen ist in der Haut lokalisiert, die für die Integrität dieses Organs von großer Bedeutung sind. Zink stimuliert die Glutathionperoxidase; Coenzym Q verhindert die Bildung von Schiff'sche-Basen.

Die dermale Matrix

Der Einfluss von Sexualsteroiden auf Histiozyten und Mastzellen ist hier von besonderem Interesse. Bekannt und bereits von hoher klinischer Bedeutung ist der positive Effekt von Östradiol auf die Kollagenfasern und auf das Elastin. Von den 7 Kollagenarten kommen in der Haut v.a. das Kollagen vom Typ I und vom Typ III vor. Östrogene sind starke Stimulatoren der Kollagensynthese und modifizieren darüber hinaus auch die Zusammensetzung der einzelnen Kollagenfasern.

Neben den Kollagenfasern wird in der Dermis die dermale Matrix gebildet. Hierunter versteht man ein Gerüst aus hauptsächlich Proteoglykanen. **Glykosaminglykane** sind die Hauptvertreter der Proteoglykane. Entsprechend den Zuckerresten, der Art ihrer Verbindung und der Zahl und Position der Sulfatgruppen, kann man die Glykosaminglykane in 4 Hauptgruppen einteilen:

- Hyaluronsäure,
- Chondroitinsulfat,
- Heparansulfat und Heparin sowie
- Keratansulfat.

Glykosaminglykane weisen eine hohe Dichte negativer Ladungen auf, die osmotisch Kationen anziehen und so beträchtliche Wassermengen in die Matrix einlagern. Dadurch entsteht in dieser extrazellulären Matrix ein Quelldruck (**Turgor**), der Druckkräften Widerstand entgegensetzt und neben den Kollagenfasern ebenfalls ein wichtiges stabilisierendes Element der Haut ist. Für die Funktionsfähigkeit, aber auch für die Frische der Haut ist dieser Aspekt von Bedeutung.

Ähnlich wie das Östrogen die Knochendichte vermehren, induziert es auch die **Kollagensynthese** in der Haut. Damit verbessert sich die Abwehr- und Stützfunktion dieses Organs. Östrogene stimulieren die Expression der **Hyaluronsäure**, einem wichtigen Bestandteil der Glykosaminglykane. Dies erklärt auch den zunehmenden Gewebsdruck und die Wassereinlagerung, die durch eine Östrogenbehandlung stattfindet.

Die Hyaluronsäure hat aber nicht nur die Aufgabe, im Gewebe einen Quelldruck zu erzeugen, sondern bildet eine hoch organisierte Matrix, in der Adhäsionsmoleküle eine gerichtete und direkte Zellwanderung möglich machen. Die Embryogenese, das Knochen-Remodelling, die Gewebserneuerung, aber auch die Kollagensynthese bedürfen dieser aus Hyaluronsäure bestehenden Matrix und werden wahrscheinlich durch Adhäsionsproteine gesteuert.

Neben den Kollagenfasern kommen in der Haut auch **elastische Fasern** vor, die über das gesamte Korium verteilt sind und subepidermal ein feines Netz bilden. Strukturell setzen sie sich aus 2 Komponenten zusammen:

- einem hohen amorphen Anteil aus Elastin
- sowie aus fibrillären Strukturen.

Die Fibrillen dienen als Gerüst, an dem sich die Elastinmoleküle in einer Faserstruktur ausrichten können. Für die Elastizität der Dermis sind diese elastischen Fasern wesentlich; sie sind v.a. im Gesicht in hoher Konzentration vorhanden. Ihre Synthese nimmt ab dem 30. Lebensjahr ab, was die Alterserscheinung der Haut mitverursacht.

Kollagen-Remodelling

Ähnlich wie der Knochen einem Remodelling-Mechanismus unterworfen ist, in dessen Rahmen es zu einer permanenten Erneuerung des Knochens durch einen koordinierten Ab- und Anbaumechanismus (Osteoklasten bzw. -blasten) kommt, existiert auch im Kollagen ein derartiger Remodelling-Mechanismus. Das „Steady state" des Kollagens, das sich aus der Kollagensynthese, seiner Verteilung und dem Kollagenabbau zusammensetzt, wird durch das endokrine Steroidmilieu stark beeinflusst.

Besonders stark wird der Kollagenmetabolismus während der Schwangerschaft beeinflusst. Der Kollagengehalt der Haut nimmt um den Faktor 5 zu, allerdings sinkt eher die Kollagenreaktion ab, da es zu einer massiven Hydratation kommt.

Östradiol ist v.a. für die Kollagenvernetzung, aber auch für seine Degraduierung verantwortlich. Es stimuliert die „Cross links" der Kollagenfibrillen. Die Kollagendegraduierung hängt von der Aktivität der Kollagenasen ab. Sie gehören zur Familie der Matrixmetalloproteinasen und sind die einzigen Enzyme, die intaktes Kollagen unter physiologischen Bedingungen abbauen können.

Kollagenasen sind intrazelluläre Enzyme, die in den Lysosomen in inaktiver Form (Prokollagenasen) gespeichert sind. Sie werden kontinuierlich in den extrazellulären Zwischenraum abgegeben und dort durch endogene Prokollagenasen-Aktivatoren (Stromelysin) aktiviert.

Matrixmetalloproteinasen sind für die alternde Haut von großer Bedeutung, da sie während des Alters vermehrt exprimiert werden, was die Hautalterung bewirkt. Angeregt werden diese Enzyme durch Noxen wie UV-Licht und Rauchen, gehemmt durch **Progesteron**. Der Alterungsprozess findet kontinuierlich statt. Dennoch gibt es Perioden, in denen verstärkt Alterssymptome hervortreten, so dass die Hautalterung kontinuierlich wie auch phasisch eintritt. Die Matrixmetalloproteinasen werden mit zunehmendem Alter vermehrt gebildet; ihre Inhibitoren nehmen kontinuierlich ab. Dies führt letztendlich zum vermehrten Kollagenabbau und zur Entstehung von Falten.

Konsequenzen im Anti-Aging

Eine **Verbesserung der Kollagensynthese** ist mit Östrogenen und Androgenen möglich. Haut- und Knochenmessungen zeigen, dass nach der Menopause – der Knochensubstanz vergleichbar – der Kollagengehalt der Haut absinkt und durch eine entsprechende Östrogensubstitution regeneriert wird (Abb. 13.**6**).

Damit kommt den **Östrogenen** und im weiteren auch dem **Testosteron** nicht nur für die Vorbeugung der Osteoporose, sondern auch für die Verhinderung des kutanen Kollagenverlusts Bedeutung zu. Allerdings ist bei

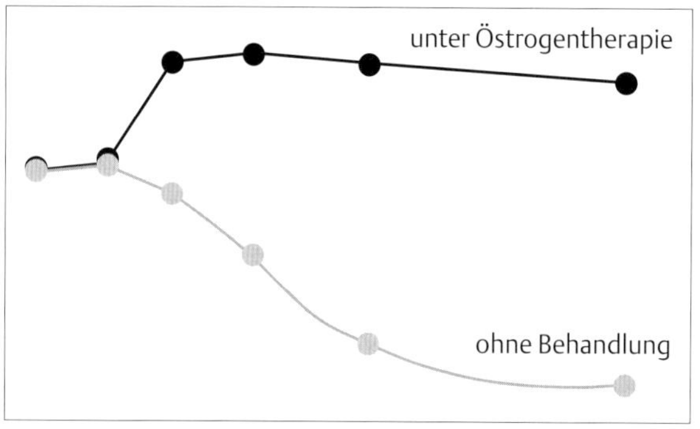

Abb. 13.**6** Östrogene beeinflussen den Kollagengehalt der Haut maßgeblich: Nach der Menopause vermindert sich der Kollagengehalt, was sich durch eine Hormonersatztherapie aufhalten lässt.

der therapeutischen Anwendung darauf zu achten, dass ein Equilibrium mit **Progesteron** erreicht wird. Eine erhöhte Östradioldosis kann eine vermehrte Aktivität der Kollagenasen und eine Auflockerung des Stützgewebes durch eine vermehrte Hyaluronsäuresynthese hervorrufen.

Die Substitution mit 2 mg Östradiolvalerat erhöht die Hautdicke um 20%, bei einer zusätzlichen zyklischen Gabe von 0,5 mg Norethisteron sogar um 30%.

Besondere Beachtung kommt dem Progesteron im Rahmen einer Substitutionstherapie zu, da es die Kollagenasen hemmt und damit verhindert, dass neu gebildetes Kollagen sofort wieder abgebaut wird.

Ist die Haut einem östrogendominanten Milieu ohne Progesteron ausgesetzt, so kann durch den östrogenen Effekt einerseits die Kollagensynthese tatsächlich angeregt, durch das fehlende Progesteron jedoch die Metabolisierung über die nicht gehemmten Kollagenasen ebenfalls stimuliert werden.

Kupfer ist ein wesentlicher Kofaktor für die Lysinoxydase, des Enzyms zur Ausbildung der Cross links. Dabei ist die Balance zwischen Kupfer und Zink essenziell, da die Überrepräsentation des einen Spurenelements das andere reduziert.

Zink ist für zahlreiche Metalloproteinasen Kofaktor und in die Regenerierung der Haut involviert. Die ausgewogene Balance zwischen **Eisen, Calcium, Magnesium, Kupfer und Zink** ist gerade in Hinblick auf diese Enzyme nicht nur für die Wundheilung, sondern auch für den Kollagen-Remodelling-Prozess von Bedeutung.

Die Subkutis

Die Frische der Haut ist auch eine Funktion der **Durchblutung**, die ebenfalls unter dem Einfluss der Sexualsteroide steht. Östrogene erweitern die Blutgefäße und erzeugen dadurch eine verbesserte Oxygenierung und einen vermehrten Abtransport von Schad- und Ballaststoffen. Ein bedeutender Mediator ist dabei das Stickstoffmonoxid, das durch 17-beta-Östradiol stimuliert wird. Die Subkutis besteht hauptsächlich aus Adipozyten, deren Wachstum v.a. im gluteofemoralen Bereich durch Östrogene und Progesteron stimuliert wird. Beide Sexualsteroide hemmen in dieser Region des weiblichen Körpers die Lipolyse und fördern die Inkorporation von Triglyceriden in die Fettzellen. Dadurch wird auch das subkutane Fettgewebe zu einem steroidabhängigen Organ.

Auch die neben den Adipozyten vorhandenen Fibroblasten haben eine hormonbildende Kompetenz. Sie exprimieren die Aromatase und fördern damit die Umwandlung der Androgene in Östrogene.

! Unterhautfettgewebe ist somit sowohl ein hormonbildendes Gewebe als auch ein Erfolgsorgan für Steroideinwirkungen.

Die Bindegewebssepten der Subkutis sind steroidabhängig: Bindegewebsfaserzüge, die das subkutane Fett in Logen zusammenfassen, werden von Östrogenen in einer parallelen Anordnung, von Androgenen hingegen in einer vernetzten Weise konzipiert, was für die **Ausbildung der Orangenhaut** (Cellulite) wichtig ist. Das subkutane Fettgewebe ist normalerweise von Kollagensträngen kreuzförmig durchzogen, wodurch das Binde- und Fettgewebe seinen Halt bekommt. Dieses „Crossing over" ist eine Funktion der Androgene.

Hautprotektive Rolle der Ernährung

Vitamine, Fettsäuren und so genannte Phytochemicals (biologisch aktive Substanzen in Pflanzen) entwickeln Schutzfunktionen besonders gegenüber UV-Licht als einem der wesentlichen die Haut „attackierenden" Faktoren. Am besten untersucht sind für ihre Anwendung in der Kosmetik neben dem **Vitamin A** die **Carotinoide** (Kapitel 38). In Bezug auf die tägliche Nahrungsaufnahme sind viele verschiedene Faktoren im Gespräch:

- Calcium,
- Phosphor,
- Magnesium,
- Zink,
- Silicium,
- Proteine,
- Antioxidanzien (Selen, Vitamin E, Vitamin C, Vitamin A),
- B-Vitamine,
- Biotin,
- Folsäure,
- Flavonoide,
- die Trinkmenge,
- die Aminosäure Cystein und
- ungesättigte Fettsäuren.

Fehlernährung zeigt sich frühzeitig als Veränderungen an der Haut. Dies betrifft die Ernährung als Ganzes sowie auch einzelne Inhaltsstoffe. So treten bei genereller Mangelernährung oder auch bei einem Ungleichgewicht der Eiweißzufuhr Veränderungen wie verstärkte Faltenbildung, Xerose, Verlust des subkutanen Fettgewebes oder auch Alopezie auf.

! Die Reduktion der Energiezufuhr im Rahmen von Diäten oder bei einseitiger Ernährung bewirkt unterhalb 1500 kcal/d die Gefahr einer Minderversorgung mit für die Haut essenziellen Mikronährstoffen.

Besonders deutlich wird dies bei Fällen von Anorexia nervosa, bei der typische Hautveränderungen wie Xerosis, brüchige Nägel, orange-gelbe Verfärbung, Lanugobehaarung und Alopezie zu beobachten sind.

B-Vitamine

B-Vitamine werden in der Haut- und Haarpflege eingesetzt, allen voran die **Pantothensäure**. Als wasserlösliches Vitamin weist sie einen positiven Effekt auf die Hautfeuchtigkeit auf. Solche Verbindungen, die auch als „Humectants" bezeichnet werden, tragen dazu bei, Wasser im Stratum corneum zu binden und die Haut damit scheinbar „weicher" erscheinen zu lassen. **Niacin** zeigt interessante anti-inflammatorische Effekte, die erfolgreich bei Akne eingesetzt werden können. In Keratinozyten bewirkt Niacinamid eine Stärkung der Epithelbarriere mit Senkung des transepidermalen Wasserverlusts nach topischer Anwendung. Auch als Antioxidans scheint Niacin eine Wirkung zu haben. Gleiches gilt für Biotin, dem eine antioxidative Wirkung nachgesagt wird.

Essenzielle Fettsäuren

Die essenziellen mehrfach ungesättigten **Omega-3-Fettsäuren** (PUFA: Eicosapentaensäure, Docosahexaensäure) spielen neben ihrer Bedeutung in der Risikominderung von Arteriosklerose, degenerativen Gelenkerkrankungen und chronischen Entzündungen auch als Hautschutzfaktoren eine Rolle. Erwiesen sind ihre Effekte als UV-Schutz und auf das kutane Immunsystem. Nachgewiesen ist eine Verringerung der PGE_2-Expression und damit einer Verringerung der Entzündungsantwort. Mit einem solchen Effekt sollte auch eine verringerte Bildung von ROS einhergehen.

Eine gute Quelle für Omega-3-PUFA ist fetter Fisch wie Makrele und Lachs, sowie Leinöl (Kapitel 5).

Antioxidanzien

Unterschieden werden endogene antioxidative Systeme (Enzyme, Proteine) von exogen zugeführten antioxidativ wirksamen Stoffen. **Exogene Antioxidanzien** sind Verbindungen, die in Lebensmitteln vorkommen und zu denen Vitamine, Spurenelemente (als Kofaktoren), Polyphenole, Flavonoide, Carotinoide und viele andere gehören. Allen gemeinsam ist, dass sie die ständig ablaufenden oxidativen Vorgänge mit Bildung von reaktiven Sauerstoffverbindungen in einem Gleichgewicht halten und so, v.a. bei verstärkter oxidativer Belastung, Schäden an Zellen und Geweben verringern.

Verstärkte Bildung von ROS als Folge spezieller Belastungen, wie UV-Licht, lokale Infektionen, Medikamente oder eine Dysbalance des antioxidativ/prooxidativen Systems durch unzureichende Zufuhr von Antioxidantien führt zu Schäden an Lipiden, Proteinen und Nukleinsäuren. Hauptvertreter der exogen zugeführten Antioxidantien in der Kosmetik zur Photoprotektion sind die **Vitamine C und E sowie das Beta-Carotin.**

Weiter gibt es Verbindungen mit antioxidativen Eigenschaften, die zu den **Phytochemicals** gezählt werden (z.B. Quercetin, Bioflavonoide).

Im Zuge der Hemmung der radikalischen Kettenreaktion gibt Vitamin E ein Proton ab und unterbricht die weitergehende Lipidperoxidation, indem es zum Vitamin-E-Radikal wird. Letzteres ist aber wesentlich reaktionsträger und kann schon aufgrund der Lage innerhalb der Membran keine weitere Lipidperoxidation initiieren.

Zur Reduktion des Vitamin-E-Radikals ist dann ein wasserlösliches Redoxsystem erforderlich, deren Funktion Vitamin C übernimmt. Wahrscheinlich wird Ascorbinsäure über das Glutathionsystem mit Hilfe von NADH oder NADPH ständig regeneriert. Das Vitamin E in der Lipidphase biologischer Systeme und die Antioxidanzien in der wässrigen Phase (Ascorbat und Glutathion) wirken damit synergistisch beim Schutz der Membranen gegen Lipidperoxidation (Abb. 13.**7**).

Good-Aging-Tipp für die Praxis

Die Vitamine E und C ergänzen sich in ihren antioxidativen Wirkungen, indem Vitamin C das bei dem Abfangen der ROS entstehende Vitamin-E-Radikal wieder zum Vitamin E reduziert. Folglich sollte eine Gabe von Vitamin E immer gleichzeitig mit Vitamin C im Verhältnis 1:3 erfolgen, um auf diese Weise eine ausgewogene antioxidative Balance zu sichern.

Antioxidative Vitamine können in unterschiedlichen Dosierungen die Reaktion der Haut auf UV-Licht modulieren. Einen Sonnenbrand verhindern sie in keinem Fall. Durch Stärkung des antioxidativen Netzwerks, was am besten mit einer Kombination unterschiedlicher Antioxidanzien gelingt, hat die Haut eine bessere Möglichkeit zur Abwehr UV-induzierter ROS. In diesem Zusammenhang kommt einer ausreichenden Versorgung mit antioxidativen Mikronährstoffen eine besondere Bedeutung zu.

Wenig sinnvoll erscheinen nach bisherigem Kenntnisstand die Anwendung einzelner Antioxidanzien in topischer Form, sofern nicht gesichert ist, dass diese auch in die Haut aufgenommen werden.

Der sicherste Schutz scheint eine **ausgewogene, mikronährstoffreiche Ernährung** zusammen mit einem **vernünftigen Umgang mit Sonnenlicht** zu sein. Bei empfindlicher Haut, bei zu erwartender höherer Belastung oder, wenn eine gesunde Ernährung nicht durchgeführt werden kann, ist eine Nahrungsergänzung vorübergehend zu empfehlen. Die topische Anwendung von Antioxidanzien wird in Kapitel 38 behandelt.

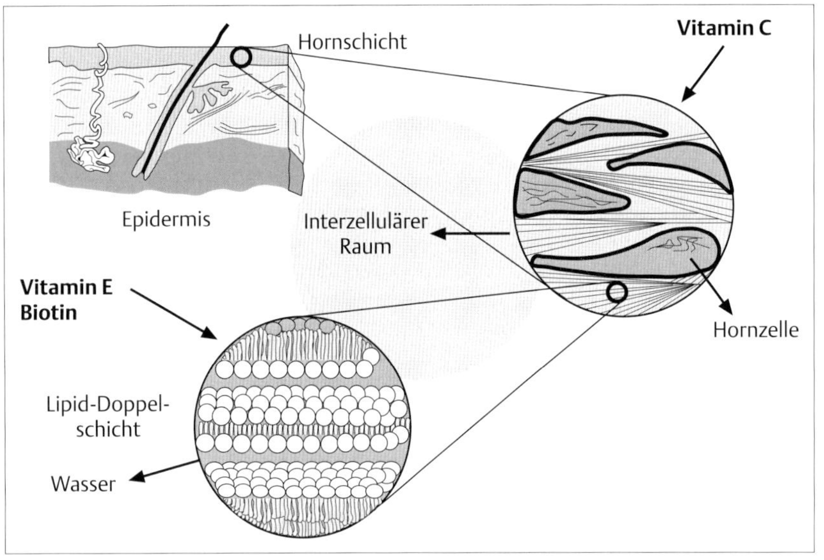

Abb. 13.**7** Barrieremodell der intrazellulären Hornschicht-Lipide. Die Lipide des Stratum corneum und die wässrige Phase bilden ein mehrschichtiges System zwischen den Keratinozyten und stellen so die eigentliche Barriere dar.
Vitamin E: Schutz vor Lipidperoxidation;
Vitamin C: Aufbau kollagener Fasern;
Biotin: essenziell für die Fettsynthese.

Carotinoide – Bedeutung in Prävention und Therapie

Das lange System konjugierter Doppelbindungen, welches das lichtabsorbierende Chromophor der Carotinoide ausmacht, bedingt deren Instabilität und macht sie außerordentlich reaktiv gegenüber oxidierenden Agentien und freien Radikalen. Durch ihre rasche eigene Oxidation vermögen Carotinoide die Oxidation anderer Stoffe zu verhindern. Der günstige Einfluss von Beta-Carotin auf biologische Systeme beruht auf 2 Besonderheiten:

- Singulettsauerstoff-Quenching-Eigenschaften, d.h. Bildung eines resonanzstabilisierten C-Atoms und
- Hemmung der Lipidperoxidation und damit Wirkung als kettenbrechendes Antioxidans.

Singulettsauerstoff-Quenching-Eigenschaften: Angeregt durch Licht können bestimmte Moleküle (Photosensitizer) in angeregte Singulettzustände übergehen, die nach sehr kurzer Halbwertszeit (10–11 s) ihre Energie wieder abgeben oder in einen neuen angeregten Triplettzustand übergehen. Die hieraus folgenden photochemischen Reaktionen führen wieder zur Bildung von Singulettsauerstoff oder direkt zu radikalkatalysierten Schäden. Der hoch aggressive Singulettsauerstoff wird durch Carotinoide abgefangen, indem das Molekül wie am Beispiel von Beta-Carotin aufgezeigt reagiert:

$$^{\bullet}O_2 + \text{Beta-Carotin} \rightarrow O_2 + {^{\bullet}\text{Beta-Carotin}}$$
$$^{\bullet}\text{Beta-Carotin} \rightarrow \text{Beta-Carotin} + \text{Wärme}$$

Hemmung der Lipidperoxidation: Carotinoide quenchen nicht nur Singulettsauerstoff, sondern tragen auch zur Hemmung der z.B. durch Singulettsauerstoff ausgelösten Lipidperoxidation und der damit verbundenen schädigenden Wirkungen bei. Carotinoide können Peroxylradikale inaktivieren und unterliegen dabei wiederum der Autooxidation. Besonders bei niedrigen Sauerstoffpartialdrücken bilden sich dabei resonanzstabilisierte Radikale, so dass sie auch als kettenbrechende Antioxidantien wirksam sind.

! Carotinoide ergänzen somit die Wirkung anderer endogener (z.B. Superoxiddismutase, Glutathionreduktase) und exogener (Tocopherol) Antioxidanzien.

Provitamin A

Von den über 600 natürlich vorkommenden Carotinoiden können nur wenige, darunter Beta-Carotin, zu Vitamin A metabolisiert werden. Beta-Carotin ist u.a. als Vorstufe des Retinals, eines Chromophors in allen bekannten Sehpigmenten, entscheidend am Sehvorgang beteiligt. Ein Mangel an Vitamin A äußert sich demnach zuerst in einer gestörten Dunkeladaptation des Auges, der Nachtblindheit.

Lichtschutz der Haut durch Carotinoide

Beta-Carotin und andere Carotinoide ohne Provitamin-A-Funktion haben protektive Effekte gegenüber der zellzerstörenden Wirkung von UV-Licht auf lichtsensible Zellen. So sind Carotinoide für die meisten photosynthetisch aktiven Organismen essenziell, indem sie einen vor der durch Photosensibilisierung des Chlorophylls ausgelösten Photooxidation schützen.

Die UV-Schutzstoffe der Pflanzen werden vom Menschen mit der Nahrung aufgenommen und haben auch dort eine entsprechende Lichtschutzwirkung. Die Wirksamkeit von Carotinoiden ist nicht auf die Lichtabsorption durch die Verfärbung der Haut aufgrund der Anreicherung im Stratum corneum und im Unterhautfettgewebe allein zurückzuführen. Vielmehr kommt es ganz wesentlich auf die Verhinderung der durch Photooxidation ausgelösten Zellzerstörungen an.

Die höchsten Konzentrationen der Carotinoide finden sich in der Epidermis, also der direkt dem Licht ausgesetzten Seite, und der Subkutis, dem den blutführenden Kapillaren am nächsten liegenden Bereich.

Je längerwellig das UV-Licht ist, desto tiefer kann es in die Haut eindringen. Aus diesem Grund sind v.a. die oberen Gewebeschichten von Strahlenschäden betroffen. Etwa 35–50% der oxidierenden UVA-Strahlung vermag die Dermis hellhäutiger Menschen zu durchdringen und mit ihren Bestandteilen zu interagieren. Fortgesetzte Sonneneinstrahlung führt dosisabhängig zu starker Reduzierung des Beta-Carotin-Gehalts im Blut und in der Haut.

Beta-Carotin und Sonnenbrand

Erytheme, erhöhte Pigmentation und eine gesteigerte Zytokinproduktion sind die unmittelbare Antwort normaler menschlicher Haut auf UV-Exposition. Beim Lichterythem, dem Sonnenbrand, handelt es sich um eine akute Entzündung der Epidermis. Der nach außen hin sichtbaren Hautrötung geht die Photoaktivierung der Arachidonsäurekaskade und damit der Prostaglandinsynthese voraus, wodurch der Entzündungsprozess in Gang gesetzt wird.

Durch ihr Eingreifen in die Regulation der Genexpression kann die UV-Strahlung zusätzlich zu den Hautschädigungen systemische Einflüsse ausüben. Ob eine UV-Dosis ein Erythem hervorruft, hängt sowohl von der Wellenlänge ab als auch von der individuellen MED (minimal erythema dose). Ab ca. 4 MED (Kapitel 38) ist mit einem Sonnenbrand zu rechnen, bei 8 MED bilden sich Blasen, wobei suberythemale Dosen von UVA oder UVB innerhalb von 24 Std. einen kumulativen Effekt haben.

! Die Sonnenbrandschwelle lässt sich durch hohe Dosen Beta-Carotin erhöhen. Durch die Supplementierung in physiologischen Mengen ist kein Schutz vor UV-induzierter Sonnenbrandbildung zu erwarten. Jedoch bieten moderate Beta-Carotin-Gaben vor und während der Sonnenlichtexposition zusammen mit topischen Sonnenschutzmitteln einen wirksameren Schutz als Sonnenschutzcremes allein.

Carotinoide und kutane Immunantwort

UV-Licht hat neben den akut schädigenden Effekten, welche zu Erythemen, Sonnenbrand und DNA-Läsionen führen, auch einen negativen Einfluss auf das örtliche und systemische Immunsystem. Folgen sind eine Unterdrückung der Hypersensibilisierung vom verzögerten Typ und Überempfindlichkeitsreaktionen. Die UV-induzierten Veränderungen im Immunstatus werden als besonders kritischer Schritt in der Karzinogenese von Hauttumoren (siehe unten) bewertet. Die Immunsuppression durch UV-Licht ist wellenlängenabhängig und wird insbesondere durch Wellenlängen des UVB-Bereichs, wie sie im natürlichen Sonnenlicht vorkommen, ausgelöst.

Zur Zeit werden verschiedene Mechanismen des protektiven Wirkungsspektrums der Carotinoide in Bezug auf die Photoimmunsuppression diskutiert. Carotinoide vermögen die Karzinogenese entweder direkt über ihre antioxidativen Eigenschaften zu beeinflussen oder indirekt über ihre Konversion zu Retinoiden.

Spezifische Einflüsse der Ernährung auf die Gesundheit der Haut

Die Kenntnisse um die Bedeutung der Mikronährstoffe für die Haut stammen aus Untersuchungen, bei denen man einen gezielten Mangel erzeugt und zeigen kann, dass eine Behebung dieses Mangels durch Ernährung oder ein Nahrungsergänzungsmittel zum Verschwinden der Symptome führt.

! Damit ist jedoch keinesfalls gezeigt, dass bei ausreichender Ernährung eine Supplementierung dieser Mikronährstoffe vergleichbare Symptome, die durch andere Einflüsse entstanden sind, beheben können, wie dies in der Lebensmittelwerbung gerne suggeriert wird.

Bei einer Vielzahl von Nährstoffen sind Mangelsymptome an der Haut bekannt und durch gezielte Supplementierung zu beheben (Tab. 13.**1**).

Sofern es sich um Hautveränderungen auf der Basis eines ernährungsbedingten Mangels handelt (laborche-

Tabelle 13.**1** Mangelsymptome an der Haut durch Fehlernährung

Substanz	Hautspezifische Mangelsymptome
Vitamin C	Korkenzieherhaare, follikuläre Hyperkeratose, Wundheilungsstörungen
Vitamin A	Xerosis, Plattenepithelmetaplasie
Vitamin B12	Generalisierte Hyperpigmentierung
Vitamin K	Unterhautblutungen
Biotin	Xerosis, Dermatitis, Alopezie
Riboflavin	Seborrhoische Dermatitis
Vitamin B6	Seborrhoische Dermatitis, Pellagra-ähnliche Dermatitis
Niacin	Symmetrische hyperpigmentierte Areale an sonnenexponierten Stellen
Zink	Acrodermatitis enteropathica
Kupfer	Pili torti
Antioxidanzien	Keine spezifischen Mangelsymptome bekannt; vermehrte Bildung von ROS durch UV-Licht kann zu chronischen Veränderungen (Photoaging) führen.
Essenzielle Fettsäuren	Alopezie, xerotische Ekzeme, verstärkter transepidermaler Wasserverlust

mische Erfassung möglich), führt eine Substitutionstherapie in den meisten Fällen zu einem raschen Rückgang der Symptome. Anamnestisch bedeutend ist die Zugehörigkeit zu einer Risikogruppe für einseitige Ernährungsweise oder Fehlernährung.

Eine gezielte Anwendung einzelner Vitamine, v.a. in hohen i.v.-Dosen, sollte nur bei biochemisch nachgewiesenem Mangel erfolgen.

Risikogruppen für Multi-Mikronährstoffdefizite sind:

- alte Menschen,
- Menschen mit Essstörungen oder einseitigen Diäten,
- Patienten mit Resorptionsstörungen bei gastrointestinalen Erkrankungen oder bei besonderen Belastungen der Haut.

Bei allgemein schlechtem Ernährungszustand empfiehlt sich die Anwendung von Multivitamin- und Multimineralpräparaten bei gleichzeitiger Umstellung der Ernährung.

Hautschutz als Prävention von Hautkrebs

Über funktionelle und kosmetische Aspekte hinaus gilt die Verhütung bösartiger Hautgeschwülste als Anti-Aging-Maßnahme erster Ordnung. Durch jahrelange ungeschützte Sonnenexposition besteht ein erhöhtes Hautkrebsrisiko. In der mehrstufigen Karzinogenese kommt es durch UV- (v.a. UVB-)Strahlen zu genetischen Veränderungen in der Zelle mit irreversiblen DNA-Schäden. Je nach Hautschicht der Entstehung werden drei Hautkrebsarten unterschieden: Basaliom, Spinaliom, malignes Melanom.

- Das **Basaliom,** auch Basalzellkarzinom genannt, ist die bei uns am häufigsten vorkommende Hautkrebsart. Das Basaliom entsteht aus entarteten Basalzellen der epidermalen Keimschicht. Basaliome treten meist nach dem 60. Lebensjahr auf, und übermäßige Sonnenbestrahlung ist Hauptursache. So entstehen sie gern in den der Sonne verstärkt ausgesetzten Hautarealen: zu 80% der Fälle im Gesicht-, Kopf- und Halsbereich. Menschen mit geringer Hautpigmentierung und bei täglichem Aufenthalt im Freien sind besonders gefährdet.
- Das **Spinaliom** (Plattenepithelkarzinom) tritt ebenfalls in der alternden Haut auf, bei Männern doppelt so häufig wie bei Frauen. Es geht von der epidermalen Stachelzellschicht (Stratum spinosum) aus. Hauptursache ist andauernde Vorschädigung wie chronische Entzündung, Schäden durch chemische Einwirkungen und v.a. jahrelange ungeschützte Sonnenbestrahlung: bevorzugtes Auftreten in verstärkt sonnenexponierten Hautarealen (90% im Gesicht, besonders gefährdet Hauttyp I, s. Kapitel 38).
- Das **maligne Melanom** (so genannter „schwarzer Hautkrebs“) ist der bösartigste Hauttumor. Wegen der frühen Metastasierung ist die Sterberate hoch. Am häufigsten befallen sind Menschen in der Lebensmitte. Insbesondere bei Hellhäutigen steigt die Inzidenz ständig an. In Deutschland sind jährlich knapp 7.000 Neuerkrankungen und 2.000 Todesfälle zu beklagen, in der Schweiz 1.000/200 und in Österreich 2.000/400. Die steigende Inzidenz des Melanoms insbesondere bei Hellhäutigen macht die Notwendigkeit von Maßnahmen zur primären Prävention und Früherkennung deutlich. Prädisponierende Faktoren sind Pigmentmale (Muttermale, Leberflecken) und die Anzahl der erworbenen Nävuszellnävi. Auch eine genetische Prädisposition ist von Bedeutung, da der schwarze Hautkrebs familiär „gehäuft“ vorkommt.

14 Neurodegenerative Erkrankungen – eine Anti-Aging-Herausforderung

Kurt A. Jellinger

Einleitung

Neurodegenerative Erkrankungen, die mit Ausnahme relativ seltener genetisch bedingter Formen vorwiegend im vorgerückten Lebensalter auftreten, sind durch langsam progredienten Verlauf und komplexe klinische und morphologische Phänotypen gekennzeichnet. Gemeinsam liegt ihnen ein langsam fortschreitender Funktionsverlust bis zum Ausfall von Nervenzellen in bestimmten sensiblen Bereichen des Zentralnervensystems (ZNS) zugrunde.

Diese Erkrankungen sind im Wesentlichen **Ausdruck von Störungen in Proteinverarbeitung und -abbau** mit Ablagerung fehlgefalteter Eiweißanteile in Nerven- und Gliazellen. Das morphologische Erscheinungsbild ist geprägt von Veränderungen der Zytoskelettproteine und Ablagerung unlöslicher Eiweißbruchstücke oder Einschlusskörper in Zytoplasma oder Zellkern, wie Amyloidablagerungen, Neurofibrillendegeneration, Lewy-Körper.

Das Risiko eines solchen abnormen zellulären Eiweißstoffwechsels nimmt mit fortschreitendem Lebensalter stark zu. Die meisten neurodegenerativen Erkrankungen werden daher heute als **Proteinopathien** aufgefasst und, soweit aufgeklärt, nach den wesentlichen betroffenen Mechanismen und abgelagerten Proteinen klassifiziert. Die häufigsten Vertreter dieser Krankheitsgruppe, die mit unaufhaltsamen Hirnfunktionsausfällen bis zu völliger Pflegebedürftigkeit und Tod fortschreiten, sind die degenerativen Demenzen, im Wesentlichen die Alzheimer-Krankheit, sowie die Parkinson-Krankheit als häufigste Bewegungsstörung im höheren Lebensalter.

Die Ursachen und grundlegenden molekularbiologischen Läsionsprozesse der meisten neurodegenerativen Erkrankungen sind trotz großer Fortschritte der modernen Neurowissenschaften bisher ungeklärt und eine kausale Behandlung daher unbekannt. Der Stellenwert der im Alter abnehmenden Sexualhormone für die Genese neurodegenerativer Prozesse ist umstritten.

Die klinisch diagnostische Treffsicherheit ist trotz Anwendung moderner Zusatzuntersuchungen und Konsensuskriterien begrenzt. Der Schwerpunkt der Bemühungen in Klinik und Forschung liegt auf einer Verbesserung der Früherkennung und Risikoabschätzung dieser mit dem Altersanstieg der Weltbevölkerung rasch zunehmenden Erkrankungen. Abklärung ihrer Ursachen und Risiken als Grundlagen für Frühdiagnose, Risikoverhütung (Prävention), Vorsorge und effizientes Management sind Kernpunkte der modernen Grundlagenforschung und klinischen Neurowissenschaften.

Szenario heute und in Zukunft

Neurodegenerative Erkrankungen gehen mit langsam fortschreitendem Funktionsverlust und Ausfall spezifischer Neuronenpopulationen und ihrer Verbindungen einher. Die Erkrankungen zeigen progressiven Verlauf mit charakteristischen klinischen, morphologischen und biochemischen Veränderungen.

Da sie vornehmlich, aber nicht ausschließlich, im fortgeschrittenen Alter auftreten, führen steigende Lebenserwartung und Zunahme des Anteils älterer Menschen zu einem erheblichen Anstieg dieser oft mit schweren neurologischen Ausfällen und Demenz einhergehenden Leiden. Im EU-Raum wird bis 2030 eine Zunahme der 60- bis 80-Jährigen um 50%, der über 80-Jährigen um 200% erwartet. Voraussichtlich ein Drittel der Bevölkerung wird über 65 und ein Viertel über 80 Jahre alt sein und hat daher ein erhöhtes Risiko für neurodegenerative Krankheiten und Demenzen.

Die **Alzheimer-Krankheit** (AK) und **Parkinson-Krankheit** (PK) als häufigste dieser Leiden zeigen weltweit eine erschreckende Zunahme. Typisch ist ein schleichender Beginn, meist zwischen dem 50. und 75. Lebensjahr und langsame Krankheitsprogredienz. Die Dauer beträgt 5–10 Jahre oder länger und führt meist durch Sekundärkomplikationen (Pneumonie, Harnwegsinfekte, Lungenembolie u.a.) oder Ausfall lebenswichtiger zerebraler Funktionen zum Tode. Angesichts der sich rasch verändernden Alterszusammensetzung der Bevölkerung und steigenden Gesundheitskosten ist diese Krankheitsgruppe ein aktuelles sozialmedizinisches wie gesundheitspolitisches Problem höchster Priorität.

! Die wichtigsten neurodegenerativen Erkrankungen des ZNS sind die Alzheimer-Krankheit (AK) und die Parkinson-Krankheit (PK). Sie beginnen durchweg im Alter (50–75 Jahre), sind fortschreitend und führen nach 5–10 (AK) bzw. 10–25 (PK) Jahren zum Tode. AK und PK sind Störungen in Proteinverarbeitung und -abbau mit Ablagerung fehlgefalteter Eiweißanteile in Nerven- und Gliazellen. So kommt es zu unaufhaltsamen Hirnfunktionsausfällen mit der Folge einer völligen Pflegebedürftigkeit. Zum Tode führen meist Sekundärkomplikationen (schwere Infektionen) oder der Ausfall lebenswichtiger zerebraler Funktionen.

Angesichts der sich rasch verändernden Alterszusammensetzung der Bevölkerung und steigenden Gesundheitskosten ist diese Krankheitsgruppe ein aktuelles sozialmedizinisches wie gesundheitspolitisches Problem höchster Priorität.

Klassifikation

Neurodegenerative Erkrankungen wurden traditionell nach **klinisch-pathologischen Kriterien** gegliedert, d.h. nach den besonders betroffenen Neuronensystemen und ihren klinischen Phänotypen. Man unterscheidet

1. physiologische und pathologische Alternsprozesse des Gehirns: senile und präsenile Demenzen, je nach Erkrankungsalter, Schweregrad und Verlauf der Hirnschäden;
2. neurodegenerative Prozesse (Systematrophien)
   - mit Vorzugsbefall der Stammganglien: Parkinson-Syndrome, Chorea Huntington;
   - der Motoneuronen: amyotrophe Lateralsklerose;
   - mit Befall der Kleinhirn-, Hirnstamm- und Rückenmarkssysteme: spinozerebellare Ataxien;
3. Prion-Erkrankungen (übertragbare spongiforme Enzephalopathien): Creutzfeldt-Jakob-Krankheit.

Nach modernen Erkenntnissen werden diese Erkrankungen nach den molekularbiologischen Prinzipien, etwa den betroffenen Proteinformen/Aggregaten, gegliedert.

Daneben unterscheidet man erbliche Erkrankungen, so genannte **Heredodegenerationen**, für welche die moderne Neurogenetik das verantwortliche Gen identifiziert hat, von so genannten **sporadischen Erkrankungen**, für die bisher keine hereditären Grundlagen erhoben wurden. Erbkrankheiten sind die Chorea Huntington, familiäre Alzheimer- und Parkinsonformen und spinozerebellare Ataxien.

Spezielle Erkrankungen

Alzheimer-Demenz

Definition

! Als Demenz (zu deutsch *Verstandesverlust*) bezeichnet man erworbene Störungen mehrerer kognitiver Funktionen mit Abnahme von Gedächtnis, Denkvermögen oder anderen höheren Hirnleistungen bei bewusstseinsklaren Personen.

Die Störungen betreffen:
- Sprache,
- Urteilskraft,
- Orientierung,
- Affektkontrolle und
- Persönlichkeit.

Die Krankheit führt zur Beeinträchtigung sozialer, beruflicher und anderer Alltagsaktivitäten. Häufigste Ursache ist die AK, deren Anteil 50–70% beträgt, gefolgt von der erst seit wenigen Jahren bekannten Demenz mit Lewy-Körpern (DLK), einer Kombination von Parkinson mit geistigem Abbau, vaskulären Demenzen bedingt durch Hirndurchblutungsstörungen, sowie anderen zu Demenz führenden Erkrankungen.

Epidemiologie und Häufigkeit

Das Demenzrisiko steigt mit zunehmendem Lebensalter drastisch an. Die Zahl dementer Menschen wird in Europa auf 8–10 Millionen, in den USA auf 5–7 Millionen mit Zunahme bis 2050 auf 14 Millionen geschätzt. Das lebensalterliche Risiko für Demenzen im Alter zwischen 65 und 100 Jahren beträgt 33% für Männer und 45% für Frauen.

Die jährliche Inzidenz steigt von 1–2% in der 7. bis über 4% in der 9. Lebensdekade, die Prävalenz von 1,5% in der 7. bis über 50% in der 10. Dekade mit Verdopplung alle 5 Jahre.

! **Risikofaktoren** einer Alzheimer-Demenz sind Alter, familiäre Belastung, Apolipoprotein Ee4, Bluthochdruck, Diabetes mellitus, Nikotinabusus, Hypercholesterinämie, weibliches Geschlecht (Hormonmangel), Schädelhirntrauma.

Klinik

Anfangs bestehen leichte, von Patienten und seiner Umgebung wenig bemerkte Störungen von Gedächtnis, Merkfähigkeit, Aufmerksamkeit und Informationsverarbeitung. Diese geringen Veränderungen ohne Hinweise auf Demenz bedingen noch keine Beeinträchtigung im Alltagsleben, doch zeigen spezifische neuropsychologische Tests bereits einen Leistungsabfall vom früheren Niveau (Kapitel 26). Diese Phase geht in bis zu 80% in eine Demenz über (Progressionsrate 10–15% pro Jahr).

Frühstadien von Alzheimer (Dauer 1–2 Jahre) mit Störungen von Kurzzeitgedächtnis, Konzentration, Depression bleiben bei guter „Fassade" oft verborgen. Später schreiten Störungen von Gedächtnis, Denken und Orientierung, Sprache und Handlungsabläufen oft verbunden mit Aggressivität, motorischer Unruhe, Apathie, Aphasie und Agnosie bis zu Desorientiertheit, Psychosen, Sprachzerfall, Gangstörungen, Harn- und Stuhlinkontinenz, Wahnbildung bis zur völligen Pflegebedürftigkeit fort.

Die **Diagnose** einer wahrscheinlichen AK kann durch sorgfältige Anamneseerhebung, klinische, psychologische, Laboruntersuchungen (Blutchemie, Harn, Apolipoprotein-E-Bestimmung im Serum, HIV, evtl. Amyloid- und Tau-Protein im Liquor) und bildgebende Verfahren (CT, MRT, PET) bei Anwendung etablierter Konsensuskriterien (ICD-10, DSM-IV, NINCDS-ADRDA) mit einer Sicherheit von etwa 90% gestellt werden. Eine eindeutige Diagnose ist bisher der histologischen Hirnuntersuchung (meist Autopsie, selten Biopsie) vorbehalten.

Neuropathologie

Die Erfassung der beiden Hauptveränderungen liegt den gängigen morphologischen Diagnosekriterien der AK zugrunde, nämlich die Ablagerung

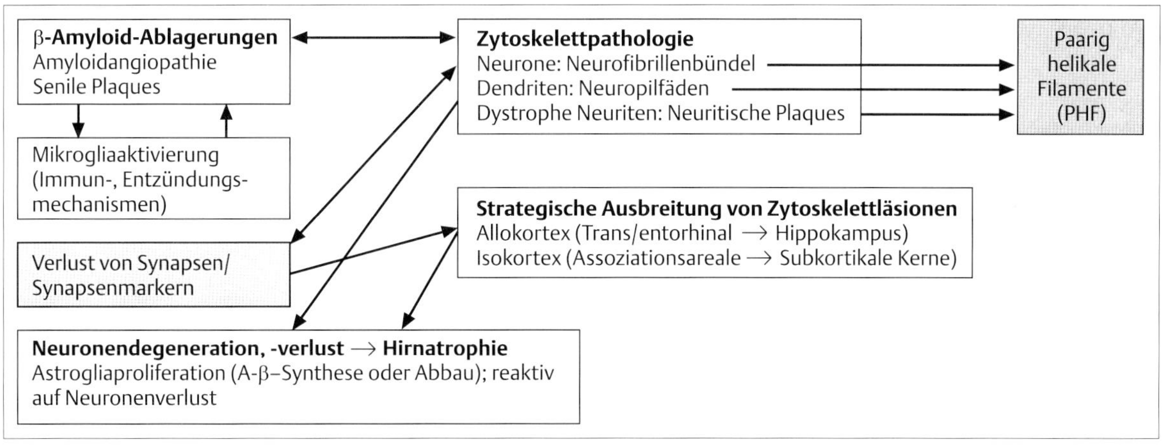

Abb. 14.**1** Pathologie und Diagnosekriterien der Alzheimer-Krankheit (AK) und Erfassung der Wahrscheinlichkeit von AK als Ursache der Demenz.
Diagnostische Marker (quantitativ-semiquantitativ): neuritische Plaques, Neurofibrillenbündel, Ausbreitungsmuster und Intensität neuritischer Läsionen.
Erfassung der Wahrscheinlichkeit von AK als Ursache der Demenz (NIA-RI-Kriterien):
1. Hoch: neuritische Plaques und NFD im Neokortex (CERAD C/häufig, Braak-Stadium V und VI);
2. Mittel: mäßig reichlich neokortikale Plaques, NFD in limbischen Arealen (CERAD B/mäßig, Braak-Stadium III und IV);
3. Gering: neuritische Plauqes und NFD vorwiegend auf limbische Areale beschränkt (CERAD 0–A/selten, Braak-Stadium 0–II).

- von Amyloid im Gewebe als Plaques und in Hirngefäßen durch Abbaustörungen des im ZNS ubiquitär vorhandenen Amyloid-Vorläufer-Proteins (APP) sowie
- von hyperphosphoryliertem Tau-Protein in Nervenzellen (Neurofibrillendegeneration), ihren Fortsätzen (Neuropilfäden) und um Amyloiddeposits (neuritische Plaques) (Abb. 14.**1**).

Während das Beta-Amyloidpeptid neurotoxisch wirkt, bindet sich das fibrilläre Tau-Protein an die Mikrotubuli (Transportstrukturen in der Nervenzelle) und führt durch synchrone Wechselwirkung zu Gewebsschädigung (Verlust von Synapsen und Nervenzellen); durch Unterbrechung wichtiger Nervenverbindungen kommt es zur Demenz.

Die neuritische Tau-Pathologie zeigt eine gesetzmäßige Ausbreitung mit Beginn in der (Trans-) Entorhinalrinde im mediobasalen Schläfenlappen (Ursache früher Merkfähigkeitsstörungen) über den Hippokampus mit dessen Funktionsabtrennung zu neokortikalen Assoziationsarealen mit Zusammenbruch der höheren Hirnfunktionen und subkortikalen Strukturen (Ursachen vegetativer u.a. Störungen).

Pathogenese

Bei den nur bei 5–8% aller Patienten auftretenden autosomalen AK-Formen führen Punktmutationen der Sekretasen Presenilin 1 und 2 oder des APP-Gens durch unvollständig aufgeklärte Einflüsse der genotypischen Konstellation des ApoEe4-Allels zur verstärkten Bildung von Beta-Amyloid mit 42 statt 40 Aminosäuren.

Nach der Amyloidhypothese stellt die Ablagerung von Amyloidpeptid durch fehlerhaften Abbau des im ZNS ubiquitär vorkommenden Amyloid-Vorläufer-Proteins (APP) den ersten Schritt in der Pathogenese dar, während die Tau-Pathologie mit Bildung fibrillärer Zellniederschläge durch Störungen in Bildung und Abtransport von Amyloid erklärt wird. Beide Prozesse beginnen lange vor der klinischen Manifestation.

Nach neueren Studien zeigen über 50% kognitiv intakter oder minimal beeinträchtigter Senioren bereits eine erhebliche AK-Pathologie und nur rund 20% sind weitgehend frei davon. Das weist auf Kompensationsfähigkeiten des Gehirns hin und erschwert die Abgrenzung zwischen fraglicher und sicherer Demenz.

Therapiemöglichkeiten

1. Medikamentöse Behandlung

a) kognitiver Symptome mittels Cholinesterasehemmern (Donepezil, Rivastigmin, Galanthamine), die Vigilanz steigender Substanzen (Memantin, ein NMDA-Hemmer), Nootropika (Piracetam, Gingko biloba, Vincamin, u.a.);
b) psychischer Begleitsymptome mittels Antidepressiva, bevorzugt Serotonin-Wiederaufnahmehemmer und atypische Neuroleptika (z.B. Risperidon).

2. Psychosoziale Maßnahmen:
Patientenführung, Umgebungsgestaltung, Angehörigenschulung, enge Kooperation von Hausarzt, Facharzt und Betreuer zur Verbesserung der Lebensqualität dementer Patienten.

3. Künftige Strategien:
Neurotrophe und neuroprotektive Substanzen, Aktivatoren von Nikotin- und Muscarinrezeptoren, Hemmung der Amyloid- und Tauablagerung (Impfung), Cholesterinsenker und Stammzellen sind in Erprobung.

Synukleinopathien

Diese komplexe Gruppe neurodegenerativer Proteinopathien ist gekennzeichnet durch pathologische Ablagerungen des veränderten und fehlgefalteten Hirnproteins Alpha-Synuclein als Lewy-Körper in Nervenzellen und Neuriten bzw. als Zytoplasmaeinschlüsse (Papp-Lantos-Körper) in Oligodendroglia und Neuronen bei Multisystematrophie. Die Ablagerungen gehen mit einer Degeneration multipler Neuronensysteme einher.

Parkinson-Krankheit

Epidemiologie

Die Parkinson-Krankheit (idiopathisches Parkinsonsyndrom) als häufigste Form extrapyramidaler Erkrankungen im höheren Lebensalter ist bedingt durch fortschreitende Degeneration der striato-nigralen und extranigraler Neuronensysteme sowie Auftreten vorwiegend subkortikaler Lewy-Körper („Hirnstammform der Lewy-Körper-Krankheit"). Ihre Prävalenz nimmt exponenziell mit dem Alter zu (10/100.000 der 50-Jährigen bis zu 150–200/100.000 in der 9. Dekade). Sie ist bei Männern etwa doppelt so häufig wie bei gleichaltrigen Frauen, vermutlich unabhängig von hormonalen Einflüssen.

Klinik

Im Allgemeinen liegt der Erkrankungsbeginn zwischen 55 und 65 Jahren. Wichtig ist es, an die Initialsymptome und Folgen der Parkinson-Krankheit zu denken:

- einseitiger Tremor und Rigor (Steifigkeit), gefolgt von
- Gang- und Haltungsstörungen,
- Bradykinese (Verlangsamung der Bewegungen);
- Maskengesicht und Mikrographie und
- vegetative Dysfunktionen bis zur Bewegungslosigkeit und Pflegebedürftigkeit.

Kognitive Störungen, wie frontaler Planungs- und Exekutionsverlust und Demenz treten in etwa 30% mit 6fachem Risiko gegenüber der Normalpopulation auf. Sie führen zu starker Verkürzung der Überlebenszeit von etwa 10 bis über 25 Jahren. Psychiatrische Komplikationen und Depression bei rund 50% der Patienten beeinträchtigen neben motorischer Behinderung wesentlich die Lebensqualität.

Neuropathologie

Neben Abblassung der Substantia nigra (schwarzer Kern) im Mittelhirn durch Verlust melaninhaltiger Neurone mit Dopaminmangel im Striatum finden sich weitläufig Lewy-Körper und dystrophe Neuriten im ZNS. Die Läsionsausbreitung beginnt in Kernen im verlängerten Mark und im olfaktorischen System (Stadium 1 und 2), gefolgt vom Befall des Mittelhirns und limbischen Systems (Stadium 3 und 4) mit inkonstantem Befall des Neokortex und seinen Assoziationsarealen (Stadium 5 und 6).

Neuropathologisch und pathophysiologisch zeigen die beiden klinischen Hauptformen der PK (akinetisch-rigider Typ und Tremordominanz-Typ) spezifische Läsionsmuster und neurotransmittervermittelte Funktionsstörungen. Für kognitive Störungen sind neben der Dysfunktion striato-subfrontaler Verbindungen das Zusammenwirken von Lewy-Körpern und Alzheimer-Pathologie im limbischen System und in der Großhirnrinde verantwortlich.

Pathogenese

Ätiologie und Pathogenese der PK sind bisher ungeklärt. Neben genetischen werden Umweltfaktoren angeschuldigt, die durch komplexe Läsionskaskaden über oxidativen Stress, Eisen-Melanininteraktion, Complex-I-Mangel, Mitochondrienstörungen, gestörte Proteolyse mit Bildung und Ablagerung fehlgefalteter, nicht abbaubarer Proteine (in Lewy-Körpern), Bildung freier Radikale, DNS-Schädigung, Störungen des Calciumeinstroms und Energiemangel zu Dysfunktion/Tod von Nervenzellen führen.

Zwar lieferten experimentelle Tiermodelle Aufschlüsse über den Pathomechanismus der PK, doch sind die grundlegenden molekularen Vorgänge und die Rolle der Lewy-Körper (schädigende/neurotoxische Effekte oder Schutzmechanismen der Zelle zur Proteinentgiftung) bisher wenig aufgeklärt.

Therapie

Als Goldstandard der PK-Behandlung gilt nach wie vor die **Dopaminsubstitution** durch den Vorläufer L-Dopa mit Decarboxylasehemmern (Benserazid oder Carbidopa) oder **Dopaminagonisten** (Bromocriptin, Pergolid, Cabergolin, Ropinirol, Pramipexol, Piribedil).

Bei jüngeren unbehandelten und älteren Patienten ohne kognitive Störungen wird eine Monotherapie mit Dopaminagonisten zwecks Minimierung der nach Dopa-Langzeitgaben auftretenden Nebenwirkungen (Halluzinationen, Verwirrtheit, Dyskinesien) empfohlen.

Moderne **operative Methoden** sind stereotaktische Ausschaltung bzw. Tiefenstimulation bestimmter Hirnstammkerne und die Thalamusstimulation bei Tremor. Die Transplantation dopaminerger fetaler Zellen wurde wegen mangelnden Langzeiteffekts und Dyskinesien kürzlich ernstlich in Frage gestellt.

Weitere Synukleinopathien sind:

- Demenz mit Lewy-Körpern (DLK) und
- Multisystematrophie (MSA).

Tauopathien

Diese heterogene Erkrankungsgruppe ist durch intrazelluläre Ablagerung unlöslicher Eiweißfibrillen aus hyperphosphoriliertem mikrotubulus-assoziiertem Tau-Protein in Nerven- und Gliazellen gekennzeichnet.

Progressive supranukleäre Lähmung

Diese auch Steele-Richardson-Olczewski Syndrom genannte Krankheit stellt die nach der Parkinson-Krankheit häufigste extrapyramidale Erkrankung (Prävalenz 3–6 pro 100.000) dar und tritt sporadisch, selten familiär auf.
Klinisch bestehen
- ein gegenüber L-Dopa refraktäres Parkinson-Syndrom,
- supranukleäre vertikale Blickparese,
- gehäufte Stürze,
- Dysarthrie,
- Dysphagie und
- frontale Demenz.

Morphologisch finden sich Atrophie der Stammganglien und anderer subkortikaler Kerne mit Tau-Ablagerungen in Neuronen (Fibrillendegeneration) und Glia sowie Befall von frontaler und limbischer Hirnrinde.

Pathogenetisch liegt ein Polymorphismus des Exons 10 im Intron 9 mit Prädisposition des H1/H1-Haplotyps des Tau-Gens vor.

Geringe **Therapieeffekte** wurden durch L-Dopa und Amitryptilin und Amantadin, evtl. lokale Botulinum-Toxin-A-Injektionen erzielt.

Weitere Tauopathien sind:
- Kortikobasale Degeneration,
- frontotemporale Demenz,
- Pick-Krankheit und
- Frontotemporaldemenz mit Parkinsonismus (Chromosom 17).

Polyglutamin-Erkrankungen

Einige neurodegenerativer Erkrankungen werden durch Verlängerung der Trinukleotidexpansion für Polyglutamine verursacht. Gemeinsames Merkmal ist die Anhäufung von Polyglutamin enthaltenden Proteinen als intranukleäre Neuroneneinschlüsse. Die Gruppe umfasst Chorea Huntington, spinozerebellare Ataxien und andere Erkrankungen.

Huntington-Krankheit (Chorea Huntington)

Die autosomal-dominant vererbte Erkrankung hat eine Prävalenz von 5–10/100.000. Sie beginnt zwischen dem 5. und 80. Lebensjahr, meist in der 4. oder 5. Dekade, doch sind auch juvenile Formen bekannt. Sie wird durch eine verlängerte Anzahl von Wiederholungen der Trinukleotidsequenz CAG (Cytosin-Adenosin-Guanidin) im Huntingtin-Gen bedingt, das am kurzen Arm des Chromosoms 4p kodiert ist. Die mutierte Form des Proteins Huntingtin ist neurotoxisch und bildet gemeinsam mit Ubiquitin neuronale Kerneinschlüsse.

Klinisch geht die Erkrankung einher mit
- anfänglichen Verhaltensstörungen und choreiformen Hyperkinesen (unwillkürliche Bewegungen größerer Muskelgruppen),
- Gangstörungen,
- gehäuften Stürzen,
- früh einsetzender fortschreitender Demenz,
- Depression und
- fakultativen Symptomen, wie Rigor, Akinese, Dystonien, Athetose, Ataxie, Sprach- und Schluckstörungen.

Sie führt nach 15–25 Jahren zum Tod.

Morphologisch bestehen Atrophie des Linsenkerns (Neostriatum) mit Erweiterung der Seitenventrikel und diffuse Hirnatrophie. Huntigtinhaltige Kerneinschlüsse betreffen Neurone von Striatum, limbischen Systemen und Großhirnrinde.

Pathogenetisch werden Exzitotoxizität und Mitochondrienschäden durch Interaktionen des mutierten Huntingtin mit anderen Proteinen, und Schädigung des Proteosomen-Ubiquitinsystems zur Entgiftung schädlicher Eiweißstoffe vermutet, doch sind die molekularen Ursachen trotz experimenteller Tiermodelle bisher ungeklärt.

Symptomatische Therapie mit Neuroleptika bzw Dopamin-blockierenden Substanzen dämpft die Hyperkinesen; eine kausale Behandlung ist unbekannt. Genetische Beratung ist essenziell.

Einfluss von Neurosteroiden auf die Neurodegeneration

Zusammenhang mit dem Alterungsprozess

! Die Mehrzahl neurodegenerativer Erkrankungen und Demenzprozesse mit Ausnahme seltener, genetisch bedingter Formen setzt im höheren Lebensalter mit unterschiedlicher Geschlechtsbeteiligung ein. Die Ursachen und Pathomechanismen der meisten Krankheiten sind bisher ungeklärt. Hauptrisikofaktor ist das Alter.

Von den häufigsten dieser Leiden betrifft die Alzheimer-Krankheit Frauen annähernd doppelt so häufig wie Männer, vermutlich durch Hormonmangel in der Menopause. Die Geschlechterverteilung bei der Parkinson-Krankheit ist umgekehrt.

Nach epidemiologischen und tierexperimentellen Daten dürften **Östrogene und Testosteron und andere Neurosteroide** eine wichtige Rolle in der Kognition und Neuroprotektion spielen. Sie wirken direkt auf Nervenzellen durch Bindung an spezifische Rezeptoren, zeigen antioxidative Wirkung, aktivieren verschiedene membrangebundene intrazelluläre Signal- und Transportprozesse, beeinflussen die Neurotransmission (Dopamin, Serotonin u.a.), besitzen immunosuppressive Eigenschaften sowie Beziehungen zu Apolipoprotein E, dem

Risikogen der Alzheimer-Krankheit. Diese und andere experimentell nachgewiesene Mechanismen können die Abwehr von Nervenzellen gegen neurotoxische und andere schädigende Faktoren und damit deren Überleben fördern.

Die Abnahme der Hormonspiegel im höheren Lebensalter (Meno- und Andropause) stellt einen vermutlich therapeutisch beeinflussbaren Risikofaktor für Demenzen und neurodegenerative Prozesse dar. So wird eine Komorbidität von Testosteronmangel und der Parkinson-Krankheit vermutet.

Während die Risikominderung der AK durch Östrogenersatztherapie bei älteren Frauen durch zahlreiche Studien gesichert ist, liegen für andere neurodegenerative Erkrankungen sowie allfällige Therapieeffekte durch Sexualhormongaben bei beiden Geschlechtern keine gesicherten Daten vor.

Präventiver Ansatz bei neurodegenerativen Erkrankungen

Wegen der engen pathogenetischen Beziehungen der meisten neurodegenerativen Erkrankungen zu zahlreichen bekannten Risikofaktoren (Bluthochdruck, Hypercholesterinämie, Diabetes mellitus, unvernünftiger „Lifestyle" und Ernährungsgewohnheiten, Vitaminmangel, toxische Unweltfaktoren und Alter) sind folgende vorbeugende Ansätze in Bezug auf Demenzen und verschiedene degenerative ZNS-Erkrankungen zu empfehlen:

- Vernünftiger „Lifestyle" mit ausgewogener, entsprechender Ernährung sowie körperlicher und geistiger Regsamkeit,
- Vermeidung bekannter o.g. Risikofaktoren und gesundheitsschädigender Faktoren,
- geistiges Training während des ganzen Lebens und insbesondere nach der Pensionierung (nach dem Grundsatz „use it or loose it"),
- vernünftiges körperliches Training und
- regelmäßige ärztliche Vorsorgeuntersuchungen.

Hormonersatztherapie bei postklimakterischen Frauen und bei älteren Männern mit PADAM (Kapitel 16 u. 19) ist hinsichtlich präventiver Wirkung von Demenzen und anderen Neurodegenerationen umstritten.

Literatur

1. Czlonkowska A, Ciesielska A, Joniec I. Influence of estrogens on neurodegenerative processes. Med Sci Monit. 2003; 9:RA247–56.
2. Dickson DW (ed). Neurodegeneration: The molecular pathology of dementia and movement disorders. Basel;SIS Neuropath. Press 2003.
3. Goetz CG (ed). Textbook of Clinical Neurology, 2nd ed. Philadelphia, Saunders, 2003.
4. Jankovic JJ, Tolosa E (eds). Parkinson's disease and movement disorders, 4th ed., Philadelphia; Lippincott Williams & Wilkins, 2002.
5. Jellinger KA. General aspects of neurodegeneration. J Neural Transm 2003;Suppl. 65:101–144.

15 Veränderungen im Alter – Muskel- und Skelettsystem

Frank Sommer, Nicole Baake, Christoph Kollmeier und Dietmar Pierre König

Veränderungen der Muskulatur als Alterungsprozess

Die Veränderungen des Bewegungssystems (Muskeln, Bänder, Sehnen, Knochen) haben im fortgeschrittenen Alter meist Auswirkungen auf die Funktionalität und Beweglichkeit des Menschen. Vom Volumen her ist die Muskulatur das größte Organ des menschlichen Körpers. Im Laufe der Zeit verliert die Muskulatur mehr als ein Drittel ihrer ursprünglichen Masse.

Sehr eindrücklich zeigt sich der Schwund der Skelettmuskulatur (Sarkopenie) in Bezug auf den Kraft- und Qualitätsverlust und der dadurch verlorenen Kapazitäten des alternden Menschen (Kressig u. Proust 1998) (Abb. 15.**1**).

Definition der Sarkopenie

Hierunter wird die Abnahme der Skelettmuskulatur im Verlauf des späteren Alters verstanden. Die Abnahme der Muskelfasern beginnt bereits mit dem 20. Lebensjahr und verläuft kontinuierlich. Mit dem 50. Lebensjahr sind bereits 10% der Fasern geschwunden. Bis zum 70. Lebensjahr hat sich die Faserzahl und Querschnittsfläche um bis zu 50% reduziert.

Der schwindende Muskelanteil wird durch Fett- oder Bindegewebe ersetzt (Fielding u. Meydani 1997). Damit einher geht eine Verringerung der Muskelkraft von 35–40% zwischen dem 20. und 80. Lebensjahr. Neben dem Alter hormonellen Faktoren und Fehl- und Mangelernährung sind Bewegungsmangel und Immobilisation die hauptsächlichen Entstehungsfaktoren.

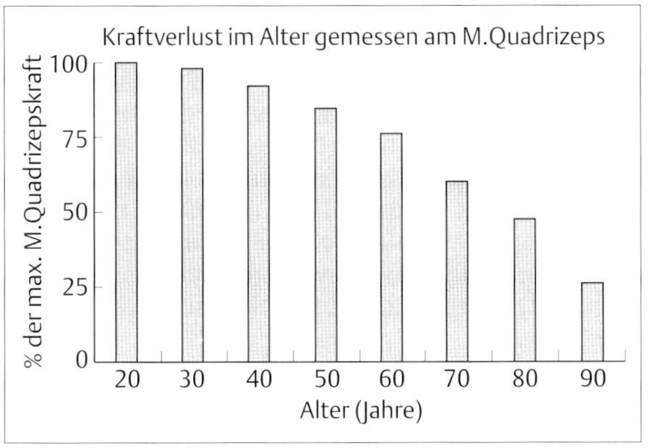

Abb. 15.**1** Muskelatrophie und Kraftverlust im Alter. Zwischen dem 20.und 80. Lebensjahr nimmt die Muskelmasse um 35–40% ab.

Pathophysiologie und Folgen

In der Muskelbiopsie zeigt sich eine stetige Verminderung der Muskelfibrillenzahl zwischen dem 20. und 70. Lebensjahr um 40%. Dabei bleibt das Verhältnis zwischen Muskelfibrillen des Typs I und des Typs II nahezu unverändert.

Der Verlust der Muskelmasse ist auf eine Größenreduktion der schnellen Muskelfasern des Typs II im Alter zurückzuführen (Lexell et al. 1988). Die Abnahme der Muskelmasse steht somit an erster Stelle des Alterungsprozesses. Die renale Kreatininausscheidung, die die Kreatininmasse des Muskels und damit die Muskelgesamtmasse widerspiegelt, nimmt zwischen dem 30. und 80. Lebensjahr um ca. 30% ab. Neben den o.g. Parametern verringert sich das Mitochondrienvolumen und die Enzymaktivität, es kommt zu einer Abnahme von Glycogen und des Myoglobingehalts sowie zu einer Reduktion der Kapillarisierung in der Skelettmuskulatur selber.

Diese Zusammenhänge führen unweigerlich zu verminderter Kraft- und Ausdauerleistung der vorhandenen Muskulatur. Insgesamt ist ein Verlust der Elastizität, Dehnbarkeit, Reißfestigkeit und Gleitfähigkeit von Muskelfasern, Bändern und Sehnen zu beobachten. Der durchschnittliche Kraftverlust liegt pro Lebensjahrzehnt bis zum 50. Lebensjahr bei ca. 15%, ab dem 70. Lebensjahr liegt er bereits bei 30% (Kallmann et al. 1990).

Im Tiermodell kann gezeigt werden, dass es zu einer Reduzierung der Quervernetzungen zwischen Aktin- und Myosinfilamenten der Muskulatur kommt. Beim Menschen verändert sich die **Mikrostruktur der Myosinfilamente** und in Kombination mit einer Testosteronabnahme kommt es insgesamt zu einer Verminderung der Muskelkraft. Die Muskeldichte verringert sich ebenfalls und der inter- und intramuskuläre Fettanteil steigt (Männer < Frauen).

Nervensystem, Redoxpotenzial, Energiestoffwechsel

Als weitere Ursache für den kontinuierlichen Muskelabbau gilt auch die **Degeneration des Nervensystems** und der damit verbundene Verlust der Motoneurone (Roos et al. 1997). Die Motoneurone sind als erste Bereiche des Nervensystems vom Alterungsprozess betroffen. Im ventralen Rückenmark ist ein Motoneuronverlust um 25% zwischen dem 5. und 10. Lebensjahrzehnt zu beobachten.

Im weiteren Verlauf wirkt sich die neuronale Degeneration auf die motorischen Einheiten der jeweils gekoppelten Muskelfasern aus. Die verbleibenden Nervenen-

Tabelle 15.**1** Empfohlene Calciumaufnahme pro Tag (Valkema et al. 1989)

	Altersgruppe	Optimale Zufuhr von Calcium (mg)
Kinder	1–5 Jahre 6–10 Jahre	800 800–1200
Jugendliche	11–24 Jahre	1200–1500
Erwachsene	25–65 Jahre über 65 Jahre	1000 1500

den Knochenaufbau zu geben. Die Nahrung sollte ausreichend Calcium und Vitamin D enthalten. Dabei bietet sich vor allem das Calcium aus der Kuhmilch an, da es einfach resorbierbar ist.

Im Kindes- und Jugendalter ist eine ausgewogene Ernährung mit ausreichend Proteinen, Mineralien und Vitaminen (Tab. 15.**1**), genauso wichtig wie ausreichend körperliche Aktivität. Bei Männern sollte ein Mangel an **Testosteron** als ernstzunehmendes Risiko gewertet werden, und wenn keine Kontraindikationen vorliegen (Seite 178), ausgeglichen werden. Werden keine ausreichenden Testosteronspiegel in der Jugend erreicht (primärer Hypogonadismus), so ist es für den Körper unmöglich, eine ausreichende Peak Bone Mass aufzubauen.

Östrogene spielen in geringerem Ausmaße auch beim Mann eine Rolle. Am Ende des Knochenwachstums sollten Männer 30–50% mehr Knochenmasse als Frauen erreicht haben. Frühes Rauchen und die frühe Einnahme der „Mini-Pille" reduzieren bei den Frauen die Peak Bone Mass. Bei Frauen mit hohem Sturzrisiko sollte eine Risikoreduktion zur Schenkelhalsfraktur mit Hüftprotektoren erfolgen. Körperliche Aktivität, insbesondere eine Kräftigung der Rückenmuskulatur, hilft die Inzidenz von vertebralen Frakturen zu reduzieren.

Nach dem 30. Lebensjahr geht es für den Körper nicht mehr darum, mehr Knochen aufzubauen, sondern den Knochenabbau möglichst lange hinauszuzögern. Die Calciumversorgung ist dann nicht mehr so entscheidend und eine normale Ernährung deckt den Calciumbedarf ab. Die Geschlechtshormone, und beim Mann v. a. das Testosteron, sind der entscheidende Faktor.

Osteoporose

Definition

! Die Osteoporose ist eine systemische Skeletterkrankung. Nach der WHO (1993) ist sie charakterisiert durch Verminderung der Knochenmasse und Verschlechterung der Mikroarchitektur des Knochengewebes, mit hierdurch reduzierter Festigkeit und erhöhter Frakturgefahr.

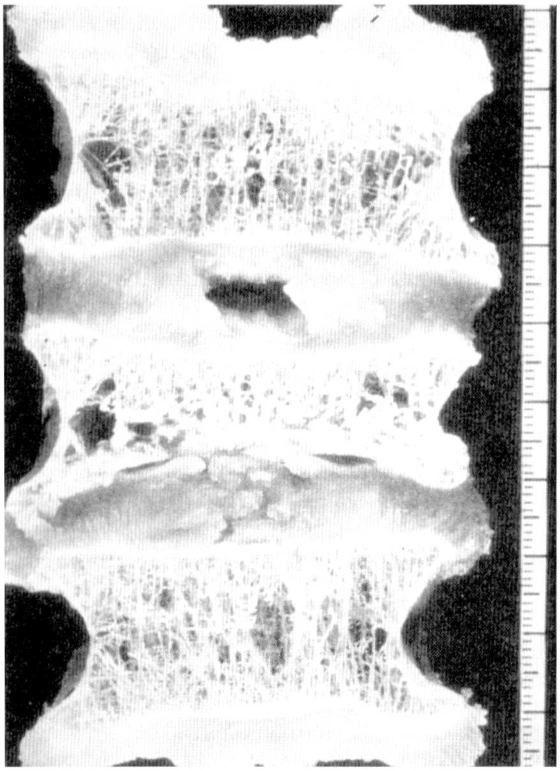

Abb. 15.**4a, b** Osteoporose der Wirbelkörper.
a Demineralisierung eines Wirbelkörpers einer Frau.

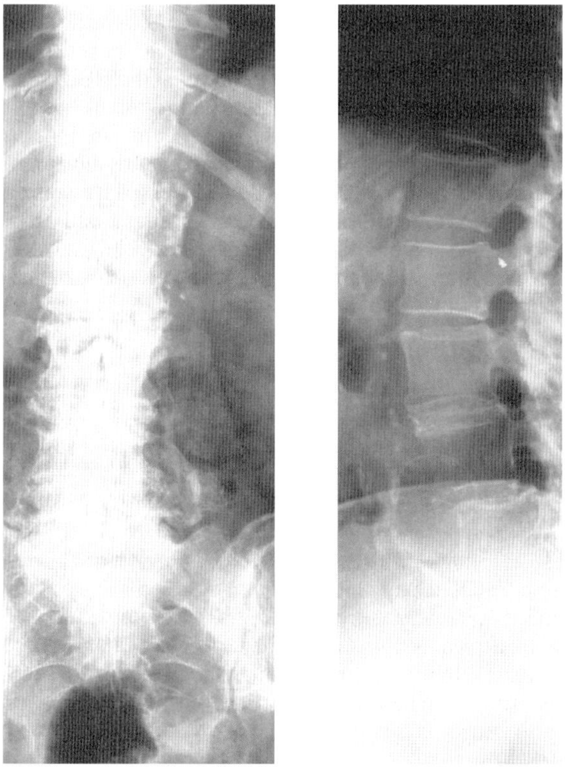

b Röntgenaufnahme der Lendenwirbelsäule eines 65-jährigen Mannes mit Osteoporose.

Diese Definition basiert auf dem messbaren Knochenmineralgehalt unter Verwendung der Dual-X-Ray Absorptiometry(DXA)-Messung (s. Seite 379) und dem Mittelwert der maximalen Knochenmasse einer Population kaukasischer Frauen. Gemessen wird an der Wirbelsäule von L2 bis L4. Liegt der Knochenmineralgehalt der Wirbelsäule altersunabhängig niedriger als −2,5 Standardabweichungen vom Mittelwert, so spricht man von einer Osteoporose. Abb. 15.**4a**, **b** zeigt die Verhältnisse an der Lendenwirbelsäule.

Epidemiologie

Die Inzidenz von Frakturen ohne Hochenergietrauma steigt mit dem Alter exponenziell an. In der **Europäischen Studie zur Vertebralen Osteoporose** (EVOS) wurde eine nahezu gleich hohe Prävalenz deutlicher Wirbelkörperhöhenminderungen bei Frauen und Männern im Alter von 50–79 Jahren beobachtet. Bei 7,6% der Frauen und 4,9% der Männer lag mindestens ein osteoporotischer Wirbelbruch vor. Nur bei 25% der Frauen war dieser Bruch zuvor festgestellt worden. 19% der Frauen berichteten über osteoporoseverdächtige Frakturen zumeist am distalen Radius.

Die Frakturhäufigkeit bei Männern ist bis zum 45. Lebensjahr höher als bei gleichaltrigen Frauen. Nach dem 45. Lebensjahr ist zunächst das Frakturrisiko der Frauen, bedingt durch menopausale Veränderungen, gesteigert. Im höheren Lebensalter steigt dann das Risiko für Knochenbrüche nach inadäquaten Traumen für die Männer erneut sprunghaft an.

Das Resultat der **Dubbo Osteoporosis Study** (Nguyen et al. 1996) war ein Frakturrisiko von 25% nach einem inadäquaten Trauma. Generell steigt bei beiden Geschlechtern das Frakturrisiko mit dem Alter an, bei Frauen auf Grund der früher einsetzenden Menopause jedoch früher als bei Männern. Aufgrund der steigenden Lebenserwartung der Männer beträgt der Anteil der Männer an den 1,7 Millionen Schenkelhalsfrakturen zur Zeit 30%. Im Jahre 2025 werden weltweit 3 Millionen Schenkelhalsfrakturen erwartet, der Anteil der Männer soll dann bereits 40% betragen (Cooper et al. 1992).

Pathophysiologie

Man unterscheidet 4 Typen der Osteoporose:
- postmenopausale Osteoporose,
- die altersassozierte Osteoporose,
- die corticosteroid-induzierte Osteoporose,
- die Osteoporose bei rheumatoider Arthritis.

Bei der Hormonmangel-Osteoporose kommen folgende pathogenetische Mechanismen zum Tragen:
- Ein Calciumleck in der Niere,
- eine verminderte Calciumabsorption,
- eine Osteoklastenapoptosis und
- eine über die Zytokine IL-1, IL-6 und TNF-α vermittelte Osteoporose.

Die corticosteroid-induzierte Osteoporose ist die häufigste der sekundären Osteoporose-Formen und eine der Hauptursachen für die Osteoporose des Mannes.

Bei der Osteoporose kommt es durch Sexualhormondefizite (Andropause, Somatopause; Kapitel 16, 19), aber auch durch Vitamin-D-Mangel zu einer Entkopplung des Knochenumbaus mit einem erniedrigten Knochenanbau bei zum Teil extrem erhöhten Knochenabbau (Tab. 15.**2**).

Corticosteroide reduzieren die Calciumabsorption im Darm und steigern den Calciumverlust über die Nieren. Neben der Corticosteroideinnahme der Patienten mit rheumatoider Arthritis ist der nachweisbare Abfall des Vitamin-D-Spiegels in Korrelation zum C-reaktiven Protein bei der Pathogenese der Osteoporose von Bedeutung.

Einen entscheidenden Einfluss auf die Frakturinzidenz hat die **Peak Bone Mass**. Darunter versteht man die maximale Knochendichte, die ein Mensch in seinem Leben erreicht. Die Spitze erreicht ein Mann um das 30. Lebensjahr. Weiteren Einfluss haben die geringeren Verluste an Knochenmineralgehalt und die niedrigere Sturzhäufigkeit der Männer gegenüber Frauen.

Bei Männern kommt es im Gegensatz zu postmenopausalen Frauen häufiger zu einer Typ-II-Osteoporose. Darunter versteht man die senile Osteoporose, also der im Alter auftretende Knochensubstanzverlust. In 30–50% der Fälle mit nicht traumatischen Frakturen sind keine grundlegenden Stoffwechselstörungen feststellbar: idiopathische Osteoporose (Ringe et al. 1997).

Tabelle 15.**2** Risikofaktoren für eine Osteoporose

Zunehmendes Alter > 70 Jahre	
Rassenzugehörigkeit: kaukasisch oder asiatisch	
Niedriges Körpergewicht: BMI < 20 kg/m^2	
Gewichtsverlust > 10% in den letzten Jahren	
Positive Familienanamnese, Polygenmorphismen	
Testosteron-/Östrogendefizit	
Calcium-/Vitamin-D-Defizit: schlechte Ernährung, gastrointestinale Erkrankungen, Hyperkalziurie, Hyperparathyreoidismus	
Corticoiddauertherapie	
Immobilisation, körperliche Inaktivität	
Medikamente: Antiepileptika, Heparin	
Kollagenstoffwechselerkrankungen	
Stoffwechselerkrankungen	
Lebensstil: Alkoholismus, Nikotinkonsum	
Chronisch entzündliche Erkrankungen: rheumatoide Arthritis	
Transplantationsosteoporose	
Zusätzliche Risikofaktoren für Frauen	**Zusätzliche Risikofaktoren für Männer**
Späte Menarche > 15 Jahre	Hypogonadismus, Hodenfibrose
Vorzeitige Menopause < 45 Jahre	Medikamentöser Testosteronentzug bei Prostatakrebs
Minipille	

In den anderen Fällen finden sich Ursachen, die einen stärkeren Knochensubstanzverlust erklären. Dabei spielt häufig der mit dem 60. Lebensjahr beginnende Verlust an bioverfügbarem Testosteron eine Rolle. Hinzu kommt auch ein eventueller Verlust an Androgenrezeptoren an den Osteoblasten. Dadurch unterbleibt die Androgenwirkung auf die Knochenbildung.

Mehrere genetische **Polymorphismen** sind bekannt, die ein Osteoporoserisiko verursachen (s. Seite 283).

Diagnose

Grundlage bildet eine systematische Anamnese und körperliche Untersuchung hinsichtlich Risikofaktoren und möglichen Krankheitszeichen. Als Basislabor bei Verdacht auf Osteoporose sollten folgende Parameter untersucht werden:

- BSG/CRP,
- Blutbild,
- Calcium,
- Phosphat,
- AP,
- GGT,
- Kreatinin,
- basales TSH und
- Eiweiß-Immunelektrophorese.

Messen der Knochendichte erfolgt mittels DXA (Abb. 15.**5**).

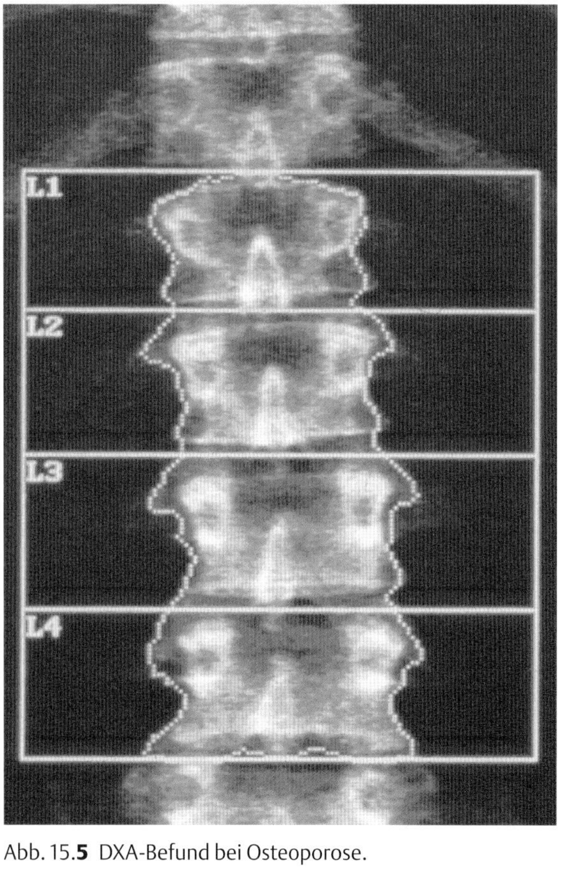

Abb. 15.**5** DXA-Befund bei Osteoporose.

Osteoporose als Beispiel einer Alterskrankheit

Die Osteoporose ist ein schleichender Knochensubstanzverlust. Dabei zeigt der Knochen nach außen keine Veränderungen, während im Inneren der Knochenabbau überwiegt. Dabei verändert sich die Zusammensetzung der Knochensubstanz nicht, nur die Menge im Inneren nimmt ab. Allein die Osteozyten nehmen im hohen Alter ab.

Der Grund des Knochenabbaus liegt dabei nicht direkt an den Osteoblasten und Osteoklasten selbst. Diese Zellen reagieren nur auf die äußeren Einflüsse und versuchen, dem Masseverlust mit einer Verstärkung der verbliebenen Substanz entgegenzuwirken. Die reibungslose Funktion erkennt man auch an der normalen Konsolidation aufgetretener Frakturen.

Eine Vielzahl von **exogenen und endogenen Faktoren** kann zu Osteoporose führen. Die mit dem Alter verbundene **geringere körperliche Aktivität** führt zu einem geringeren Reiz auf die Knochen. Wie wichtig körperliche Aktivität und die Beanspruchung von Knochen und Muskeln ist, zeigen die Erfahrungen, die in der Raumfahrt durch die in der Schwerelosigkeit arbeitenden Astronauten gesammelt wurden.

Eine weitaus häufigere Ursache sind hingegen die medikamentös und dort v.a. durch **Langzeit-Corticosteroidtherapie** bedingten osteoporotischen Veränderungen. Mit dem Alter steigen die Indikationen zur Corticosteroidtherapie, so dass diese Form der Osteoporose zu den häufigsten Krankheitsbildern im Alter gehört. Steroide können zu einem jährlichen Verlust von 10% der trabekulären Knochenmasse führen. Dabei kommt es zu einer Hemmung der Calciumresorption aus dem Gastrointestinaltrakt und zu einer Hemmung der Knochenneubildung. Schon nach wenigen Tagen Therapie treten diese Wirkungen zu Tage und sind abhängig von der Höhe und der Dauer der Therapie.

Während sich die trabekuläre Struktur bei der Osteoporose zurückbildet, versucht der corticale Knochen dieses durch verstärktes Wachstum zu kompensieren. Auch der trabekuläre Knochen versucht durch Verstärkung der noch vorhandenen Knochenstruktur dem Abbau entgegenzuwirken. So bilden z.B. die Wirbelkörper bei Knochenmasseverlust so genannte Arkaden aus, um eine höhere Stabilität zu erreichen, was zu einer Verstärkung der vertikalen Knochenbälkchen führt. Diese Umbauprozesse können den weiteren Abbau aber nur verlangsamen und die Folgen hinauszögern, jedoch nicht zu stoppen.

Auch das **Alter** an sich führt zu Knochenverlust und betrifft sowohl Männer als auch Frauen. Diese Art der Osteoporose beginnt zwischen dem 70. und 80. Lebensjahr und führt zu Veränderungen des trabekulären und corticalen Knochens. Rund ein Drittel der Betroffenen sind Männer, bevorteilt durch einen höheren Ausgangswert der Peak Bone Mass gegenüber den Frauen.

Die **typischen Folgen der senilen Osteoporose** sind die Schenkelhalsfrakturen der 70- und 80-Jährigen, wohingegen die Wirbelkörper- und Handgelenksfrakturen eher aufgrund der postmenopausalen Hormonumstellung zustande kommen.

Die altersbedingte Osteoporose findet ihre **Ursachen** in einer geringeren körperlichen Aktivität, Ernährungsdefiziten in den Bereichen Calcium, Vitamin D und Proteine, sowie in Hormonumstellungen. Im Alter kommt es zu einer verminderten Absorption von Calcium aus dem Darm und einer veränderten renalen Ausscheidung. Dadurch bedingt ist der Calciumspiegel im Alter gering und der Körper versucht kompensatorisch, den Calciumverlust durch eine vermehrte Freisetzung von Calcium aus dem Knochen zu kompensieren, was zu einem weiteren Knochenabbau führt. Dieser Abbau ist gleichmäßig auf Corticalis und Trabekularstruktur verteilt. Auch die Qualität der Knochenstruktur geht mit dem Alter verloren; im Verhältnis zur Knochendichte nimmt die Knochenstärke stärker ab. Dieser **Qualitätsverlust des Knochens** erklärt die stärkere Frakturgefährdung bei nur relativ weniger Knochenstrukturverlust als in den Lebensjahrzehnten zuvor.

Begleitend zum Qualitätsverlust der Knochenstruktur geht ein Verlust an Osteozyten einher. Es wird angenommen, dass durch den Verlust an Osteozyten und deren weit im Knochen verbreitetem Geflecht auch die innere Konsistenz des Knochens verloren geht.

Für einen gesunden Knochenbau spielt auch eine gesunde Muskulatur eine wichtige Rolle. Durch Kontraktionen der Skelettmuskulatur wird der Knochenaufbau stimuliert, bei fehlender oder verminderter Muskelaktivität wird der Knochen demineralisiert (Berard et al. 1997).

Good-Aging-Tipp für die Praxis

Funktionsveränderungen der Muskeln und des Skelettsystems gehören im Alter mit oder ohne begleitende Schmerzen zu den belastendsten Befindlichkeitsstörungen. Oft sind es „die Knochen", die den untrüglichen Hinweis auf das Älterwerden in Erinnerung bringen. Muskulatur und Knochen sowie Sehnen, Bänder und Gelenke beginnen jedoch schon im mittleren Erwachsenenalter mit dem (noch unbemerkten) Abbau spezifischer Leistungen. Vom Nervensystem ausgehende, sowie den Energiestoffwechsel und die Ernährung mit Vitaminen, Spurenelementen und Mineralstoffen betreffenden, Faktoren spielen oft eine entscheidende Rolle. Daneben kann ein langsamer Abfall der Geschlechtshormone bei Mann und Frau gerade an den Knochen zu fatalen Mängeln der Struktur und Funktion führen.

Während die schwere Muskelatrophie (Sarkopenie) das Hauptproblem Hochaltriger ist, sorgen altersbedingte Krankheiten der Knochen (Osteoporose) und Stützgewebe (Arthrose) oft schon Jahrzehnte früher für schmerzhafte Störungen der Bewegungsfähigkeit. Endogene Ursachen (familiäre Häufung, genetische Polymorphismen) sind hinzunehmen, nicht aber exogene Risiken, die durch frühzeitige Angleichung an einen vorteilhaften Lebensstil zu vermindern sind.

Faktoren sind adäquate Beanspruchung (Bewegung), Ernährung reich an Aufbaustoffen, Vermeiden von Konsumgiften und kritischen Medikamenten sowie ärztlich unterstützter Ausgleich eines Hormonmangels.

Muskelkraft und schmerzlose Gelenkigkeit bis ins hohe Alter werden immer ein Traum bleiben. Jedoch verfügt das medizinische Anti-Aging über Instrumente, um dem Bewegungsapparat lange Zeit Mobilität und Unabhängigkeit zu gewährleisten.

Literatur

1. Benninghoff A., Anatomie, 16. Aufl. München, Urban & Fischer: 2003.
2. Berard A, Bravo G, Gauthier P. Meta-analysis of the effectiveness of physical activity for the pervention of bone loss in postmenopausal women. Osteoporos Int. 1997;7:331–337.
3. Birdwood G. Understanding Osteoporosis. New York, Parthenon Publ.: 1996.
4. Burskirk ER, Hodgson JL. Age and aerobic power: the rate of change in men and women. Federation Proc 1987;46:1824–1829.
5. Colvard D, Eriksen P, Keeting E, et al. Identification of androgen receptor in normal human osteoblast like cells. Proc Nat Acad Sci. 1989;86:854–857.
6. Cooper C, Campion G, Melton L. Hip fractures in the elderly: a world wide projection. Osteoporosis Int. 1992;2:285–289.
7. Die DVO-Leitlinien zur Osteoporose. Osteologie 2003; 12:63–91.
8. Farrar FP, Monnin KA, Fordyce DE, Walters TJ. Uncoupling of changes in skeletal muscle beta-adrenergic receptor density and aerobic capacity during the aging process. Aging 1997;9:153–158.
9. Fielding RA, Meydani M. Exercise, free redical generation, and aging. Aging 1997;9:12–18.
10. Kallmann DA, Plato CC, Tobin JD. The role of muscle loss in the age-related decline of grip strength: cross-sectional and longitudinal perspectives. J Gerontol. 1990;45:M82-M88.
11. Kressig R, Proust J. Körperliche Aktivität und Alterungsprozess. Schweiz Med Wochenschr. 1998;128:1181–1186.
12. Lexell J, Taylor CC, Sjostrom M. What is the cause of the ageing atrophy? Total number, size and proportion of different fiber types studied in whole vastus lateralis muscles from 15 to 83 year old men. J Neurol Sci. 1988;84:275–294.
13. Nguyen T, Eisman J, Kelly P. Risk factors for osteoporotic fractures in elderly men. Am J Epidemiol. 1996; 144: 258–261.
14. Ringe JD, Dorst A, Faber H. Osteoporosis in Men. Osteologie 1997;6:81–86.
15. Roos MR, Rice CL, Vandervoort AA. Age-related changes in motor function. Muscle Nerve 1997;20:679–690.
16. Valkema R, Vismans F, Papapoulus SE, et al. Maintained improvement in calcium balance and bone mineral content in patients with osteoporosis treated with the biphosphonate APD. Bone Miner. 1989;5:183–192.

IV Spezifische Alterungsprozesse bei Frauen und Prävention

16 Weiblicher Hormonstoffwechsel und Ersatztherapie in den Wechseljahren

Anneliese Schwenkhagen und Katrin Schaudig

Situation im Jahr 2004

Die Menopause, die letzte spontane Menstruation, der ein Jahr lang keine weitere natürliche Blutung folgt, tritt durchschnittlich mit 50 Jahren ein. Durch den kontinuierlichen Anstieg der Lebenserwartung verlängert sich die Phase der Postmenopause zunehmend. Lag im Jahr 1850 die mittlere Lebenserwartung noch unterhalb des durchschnittlichen Menopausenalters, so hat eine Frau heutzutage, wenn sich erste Symptome der herannahenden Wechseljahre bemerkbar machen, noch die Hälfte bis ein Drittel ihres Lebens vor sich.

Klimakterische Beschwerden können in dieser Phase zu einer großen Belastung werden und zu einer empfindlichen Einschränkung der Lebensqualität führen. Dies liegt auch daran, dass sich das gesellschaftliche Bild der Frau in der 2. Lebenshälfte im Laufe des letzten Jahrhunderts stark verändert hat. Während sich Frauen dieser Altersgruppe früher oft dunkel kleideten, um sich von da an in erster Linie der Großfamilie und den Enkeln zu widmen, arbeiten Frauen heute z.T. bis ins hohe Alter, tragen zum Lebensunterhalt der Familie mit bei oder arbeiten als Alleinlebende für Lebensunterhalt und Alterssicherung. Viele haben sich bis zum Zeitpunkt der Menopause oft parallel schon über lange Jahre als Geschäftsführerinnen des „Unternehmens Familie" bewährt.

Wenn Frauen sich zu diesem Zeitpunkt zu einer **Beratung** vorstellen, geht es zum einen um Beschwerden, die eine unmittelbare Indikation darstellen, nämlich um die Frage nach einer adäquaten Behandlung der **Akutsymptome des Östrogenmangels** wie

- Hitzewallungen,
- Schweißausbrüche,
- urogenitale Atrophiezeichen,
- Effluvium und Hauttrockenheit,
- psychische Instabilität und
- Schlafstörungen.

Zum anderen stellt sich die Frage, ob und welche Möglichkeiten der Prophylaxe der für Morbidität, Mortalität und Immobilität im Alter verantwortlichen Erkrankungen bestehen (mittelbare präventive Indikation), wie

- Herz-Kreislauf-Erkrankungen,
- Demenz,
- Karzinome und
- osteoporotische Frakturen.

Relativ eindeutig ist die Studienlage der Hormonersatztherapie (**H**ormone **R**eplacement **T**herapy, HRT), wenn es um die **Behandlung der akuten klimakterischen Beschwerden** geht (Tab. 16.**1**). Zahlreiche Studien belegen hier die Effizienz einer Hormonersatztherapie.

Viel komplizierter ist die Sachlage bei der **Prävention**. In den letzten Jahren hat sich hier ein Paradigmenwechsel vollzogen. Noch vor wenigen Jahren war man der Ansicht, eine möglichst langfristige Anwendung von (nicht zu niedrig dosierten) Hormonen würde in vielerlei Hinsicht einen präventiven Ansatz darstellen, und vielen altersassoziierten Erkrankungen vorbeugen und pauschal den Erhalt von geistiger und physischer Gesundheit begünstigen. Von nennenswerten Nebenwirkungen wurde lange Zeit nicht ausgegangen.

Nachdem sich in den zurückliegenden Jahren kritische Stimmen insbesondere zur langfristigen Hormonersatztherapie mehrten, führte der Abbruch eines Behandlungsarms der **WHI-Studie** (**W**omen's **H**ealth **I**nitiative) im Juli 2002 zur eindeutigen Trendwende bei der Handhabung einer Hormonersatztherapie. Der präventive Ansatz wurde weitgehend verlassen und nur noch eine symptomorientierte Therapie akuter klimakterischer Beschwerden empfohlen.

Good-Aging-Tipp für die Praxis

Zu den unmittelbar therapeutischen Indikationen einer Hormonersatztherapie (Hormone Replacement Therapy: HRT) gehört das klimakterische Syndrom mit seinen Akutsymptomen und die chronische Genitalatrophie. Die generelle („routinemäßige") Prävention altersassoziierter Erkrankungen mit Hormonen ist verlassen worden. Eine mittelbare präventive Indikation stellt die Osteoporose bei bestehenden Risiken dar.

Pathophysiologie

Klinisches Beschwerdebild

Drei Viertel der Frauen haben klimakterische Beschwerden unterschiedlicher Ausprägung und Dauer. Die Akutphase des Klimakteriums dauert etwa 2 Jahre. Ein Viertel der Frauen hat aber bis zu 5 Jahre lang Beschwerden, teilweise auch noch über Jahre hinaus (Tab. 16.**1**).

Hormonelle Veränderungen und deren Auswirkung

Erstes klinisches Anzeichen der nachlassenden Ovarialfunktion ist ein Progesterondefizit in der 2. Zyklushälfte, die Zunahme anovulatorischer Zyklen und persistierende Follikel. Die **relative Östrogendominanz** verursacht Mastodynie, Wassereinlagerungen und Blutungsstörungen.

Tabelle 16.1 Akutsymptome des Klimakteriums

- Hitzewallungen
- Nachtschweiß
- Palpitationen
- Brustspannen
- Wassereinlagerungen
- Schlafstörungen
- Blutungsstörungen mit unregelmäßigen, z.T. verlängerten und verstärkten Blutungen
- Müdigkeit
- Stimmungsschwankungen
- Angst und Panikgefühle
- Verminderung der Libido
- Kopfschmerzen
- Konzentrationsschwäche
- Gelenkschmerzen
- Trockene, z.T. juckende Haut
- Vulvovaginale Atrophie-Symptome (Trockenheit, Dyspareunie, Kolpitis)
- Harninkontinenz und Neigung zu Harnwegsinfekten

Perimenstruell können schon erste Östrogenmangelsymptome wie Hitzewallungen, Nachtschweiß, Schlafstörungen und Stimmungsschwankungen auftreten. In der Folge kommt es immer seltener zum Heranreifen eines Follikels und damit zu einer Zunahme der Östrogenmangelphasen mit den typischen Östrogenmangelsymptomen. In diesem Zeitraum wechseln häufig **Phasen einer Östrogendominanz mit Phasen eines Östrogendefizits** ab.

Nach kompletter Erschöpfung des Follikelvorrats befindet sich die Frau in einem Östrogenmangelzustand. Lediglich geringe Mengen von Östrogenen stehen dann noch aus der Aromatisierung von Androgenen im Fettgewebe zur Verfügung. Ursprung dieser Androgene sind die Nebennierenrinde (Seite 171) sowie die Stroma- und Hiluszellen des Ovars. Im fortgeschrittenen Senium kommt es auch zum weitgehenden Versiegen der Androgenproduktion und damit zu einem weiteren Östrogenabfall.

Von einem **Klimakterium präcox** spricht man, wenn es vor dem 40. Lebensjahr zu einer ovariellen Erschöpfung kommt. Als Ursache kommen neben einer chirurgischen Entfernung der Ovarien, einer Strahlen- oder Chemotherapie, genetischen Faktoren (z.B. beim Turner-Syndrom) auch Autoimmunerkrankungen oder Virusinfektionen (z.B. nach Mumps) infrage.

Laborveränderungen

Die verminderte Ansprechbarkeit der Ovarien zeigt sich an einem Anstieg der Gonadotropine (Follikelstimulierendes Hormon [FSH] und Luteinisierendes Hormon [LH]) im Serum. In der Perimenopause können die Gonadotropinspiegel aber noch stark fluktuieren: z.T. werden noch normogonadotrope, z.T. aber auch schon hypergonadotrope Werte gemessen. Auch der Östrogenspiegel schwankt in dieser Phase noch erheblich.

Erst mit der völligen Erschöpfung des Vorrats an stimulierbaren Follikeln bleibt das Menopausengonadotropin FSH dann kontinuierlich im Serum über 30–40 IE/ml erhöht und Östradiol kontinuierlich unter 20 pg/ml erniedrigt (Abb. 16.1).

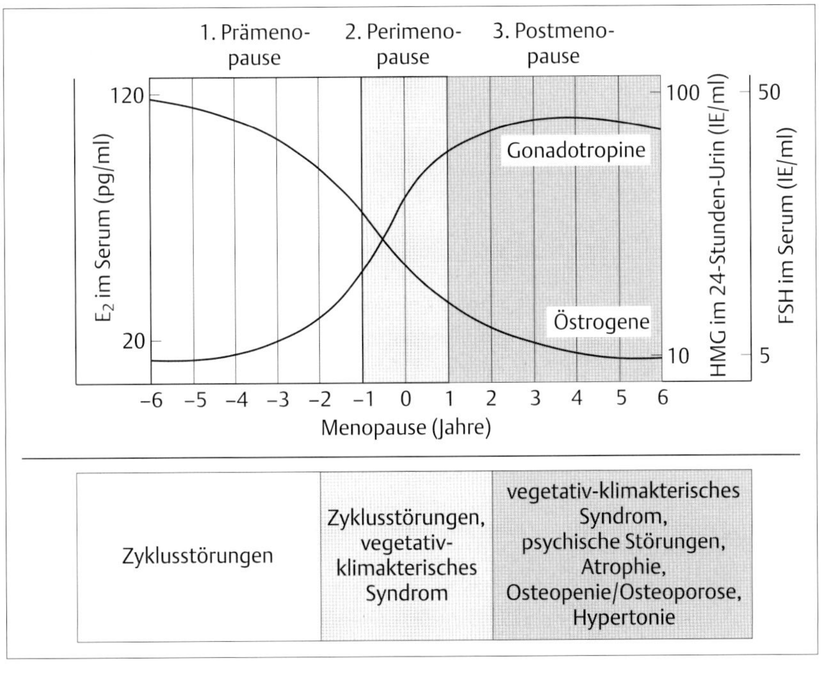

Abb. 16.1 Menopausen-Gonadotropin (HMG) im Urin, FSH-Spiegel im Serum und Östradiolspiegel (E_2) im Serum vor, während und nach dem Klimakterium (adaptiert nach Kaiser u. Daume; aus: Keck et al. 2002).

Nutzen der Hormontherapie

Unmittelbare therapeutische Indikation

Klimakterisches Syndrom

Durch plazebokontrollierte, doppelblinde Untersuchungen ist eindeutig der positive Effekt der Hormontherapie beim klimakterischen Syndrom belegt worden. Sowohl die klassischen vegetativen Beschwerden wie Hitzewallungen, Palpitationen, Hautrötung, aber auch Schlafstörungen und psychische Beeinträchtigungen (z.B. depressive Verstimmung und verstärkte Reizbarkeit) können durch Östrogengabe in vielen Fällen erfolgreich behandelt werden. Dies gilt für verschiedene Östrogene unabhängig von der Anwendungsform. Die Östrogene sind allen anderen Therapeutika in diesen Punkten eindeutig überlegen.

! Bei der Behandlung des klimakterischen Syndroms handelt es sich um eine unmittelbare therapeutische Indikation und der Nutzen der Hormongabe ist unbestritten.

Genitalatrophie

Östrogene sind für die Integrität von Vulva und Vagina von entscheidender Bedeutung. Ein Östrogenmangel führt zu einer Verminderung der vulvovaginalen Durchblutung, zu einer Verdünnung des Epithels mit zunehmender Atrophie. Niedrige Östrogenspiegel haben zusätzlich einen negativen Effekt auf das vaginale Milieu (Anstieg des pH-Werts), womit das Risiko für vaginale Infektionen ansteigt.

Die Atrophieerscheinungen können sowohl durch eine systemische als auch durch eine lokale Östrogentherapie behandelt sowie ihrer Entstehung vorgebeugt werden. Auch die im Klimakterium gelegentlich auftretende Drang-Inkontinenz kann bis zu einem gewissen Grad durch eine Östrogentherapie gebessert werden. Die heute übliche niedrig dosierte systemische Hormontherapie reicht in manchen Fällen aber nicht aus, um lokale Atrophieerscheinungen im Genitalbereich adäquat zu behandeln. In solchen Fällen kann auch eine kombinierte lokale und systemische Therapie notwendig werden, um Beschwerdefreiheit zu erzielen.

Liegt nur eine Genitalatrophie ohne weitere klimakterische Symptome vor, so sollte nur lokal behandelt werden.

Mittelbare präventive Indikation

Osteoporose

Mehr als 80% der Osteoporosefälle bei Frauen sind durch den physiologischen Abfall der Östrogene bei der Menopause hervorgerufen (Typ I oder Post-Menopauseosteoporose, Seite 137). Entsprechend steigt nach der Menopause die Knochenfrakturrate als mittelbare Folge deutlich an. Weitere Risikofaktoren sind in Abb. 16.**2** dargestellt. Aussagekräftige Studien zeigen, dass sich durch eine Hormongabe in der Postmenopause der Knochenmineralgehalt erhalten oder sogar verbessern lässt.

Dass hierdurch auch eine Reduktion der Frakturrate am Schenkelhals erreicht wird, konnte erstmals definitiv in der 2002 nach 5,2 Jahren vorzeitig abgebrochenen **WHI-Studie** belegt werden. Frauen, die mit 0,625 mg konjugierten equinen Östrogenen kombiniert mit 2,5 mg Medroxyprogesteronacetat behandelt worden waren, wiesen signifikant weniger Knochenfrakturen auf als die Frauen der Plazebogruppe: Senkung der Rate

- der Oberschenkelhalsfrakturen um 34%
- der Wirbelkörperfrakturen um 34%.

Dieser osteoprotektive Effekt wurde 2004 auch für die ausschließlich mit Östrogenen (ohne MPA) behandelten Frauen bestätigt: In der behandelten Gruppe wurden insgesamt 30% weniger Frakturen beobachtet, die Rate an Hüft- bzw. Wirbelkörperfrakturen nahm um 39% bzw. 38% ab.

! Kontrollierte vergleichende Studien der letzten Jahre haben gezeigt, dass auch durch eine Behandlung mit deutlich geringeren Tagesdosen als früher empfohlen, nämlich bereits durch 1 mg Östradiol oral, 25 μg Östradiol transdermal (Pflaster) oder 0,3 mg konjugierte equine Östrogene eine Erhaltung der Knochendichte bewirkt werden kann.

Möglicherweise lässt sich aber auch durch noch wesentlich niedrigere Hormondosierungen eine Osteoprotektion erreichen: Durch Gabe von 0,25 mg mikronisiertem Östradiol konnte bei postmenopausalen Frauen nach 3-jähriger Anwendung ein Anstieg des Knochenmineralgehalts nachgewiesen werden (Prestwood et al. 2003). Selbst bei 14 μg Östradiol transdermal sind positive Effekte auf den Knochen dokumentiert. Ein nachhaltiger Effekt im Sinne einer Osteoporose-Prävention ist allerdings nur durch eine langfristige Hormonersatztherapie über mehr als 5–10 Jahre zu erreichen.

Risiken der Hormontherapie

Mammakarzinom

Es ist nicht verwunderlich, dass das Mammakarzinom unter den Malignomen, die durch eine HRT negativ beeinflusst werden könnten, eine besondere Rolle spielt. Zum einen handelt es sich um eine sehr häufige Erkrankung, so dass sich auch kleine Effekte zahlenmäßig sehr stark (und statistisch signifikant) auswirken können, zum anderen ist die Angst vor der Erkrankung bei Ärzten und Patientinnen hoch.

Dass weibliche Sexualhormone Einfluss auf das Mammakarzinomrisiko haben, ist schon länger bekannt – mit einem gesteigerten Mammakarzinomrisiko einher gehen:

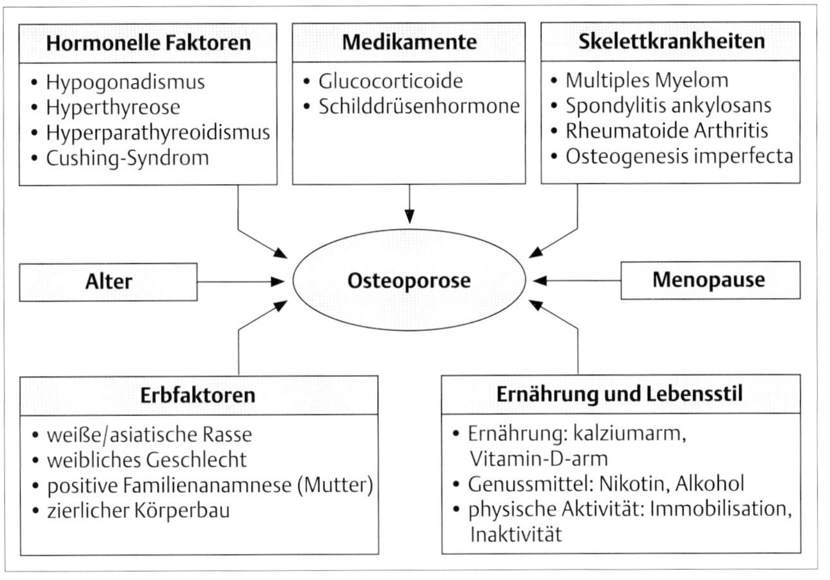

Abb. 16.**2** Ätiologie und Risikofaktoren der Osteoporose bei Frauen (nach Keck et al. 2002).

➤ frühe Menarche,
➤ späte Menopause

Dies wird zum Teil auf eine verlängerte bzw. verstärkte Östrogen- und möglicherweise auch Gestagenexposition des Brustdrüsengewebes zurückgeführt. In der Therapie des Mammakarzinoms gehören daher Therapiestrategien mit Antagonisierung der östrogenen Wirkung bzw. mit Östrogenentzug zum Standard.

Nurses' Health Study

Eine der ersten großen Einzelstudien, die sich mit dem Mammakarzinomrisiko unter HRT beschäftigte, war die so genannte **„Nurses' Health Study"**. An dieser Studie nahmen über 120.000 postmenopausale Krankenschwestern teil, die sich selbst für oder gegen eine hormonelle Substitutionstherapie entscheiden konnten. Die Daten der „current users" (Frauen unter einer Hormonersatztherapie) wurden mit denen der „past users" (Frauen nach Hormonersatztherapie) und „never users" (Frauen ohne Hormonersatztherapie) verglichen.

Ergebnisse. Bei den „current users" war das relative Risiko (RR) für ein Mammakarzinom auf 1,32 erhöht. Es zeigte sich damals bereits ein zeitlicher Zusammenhang: So war das relative Risiko bis zu einer Einnahme von 2 Jahren auf 1,14, bis zu 5 Jahren auf 1,20 und bis zu 10 Jahren auf 1,46 erhöht. Nach dem Absetzen der Hormonersatztherapie sank das erhöhte Risiko rasch und war nach 2 Jahren nicht mehr nachweisbar.

Meta-Analyse

Die 1997 im Lancet publizierte Meta-Analyse der Daten von über 100.000 Frauen zeigte dann ebenfalls, dass eine Hormonersatztherapie das Risiko für die Diagnose eines Brustkrebses erhöht (**C**ollaborative **G**roup on **H**ormonal **F**actors in **B**reast **C**ancer 1997).

Ergebnisse. Bei Einnahme von Sexualsteroiden in der Postmenopause wurde eine Zunahme von Mammakarzinomen um 2,3% pro Einnahmejahr innerhalb der ersten 4 Einnahmejahre errechnet. Bei Frauen, die 5 Jahre oder länger eine HRT angewandt hatten, war das Risiko um 35% erhöht. Diese Risikosteigerung ist mit dem Effekt einer verspäteten Menopause vergleichbar.

Da es sich bei den Untersuchungen, auf denen diese Meta-Analyse basiert, in erster Linie nur um Beobachtungsstudien handelt, wurde die nachgewiesene Risikoerhöhung des Mammakarzinoms durch HRT immer wieder in Zweifel gezogen (Bush et al. 2001).

WHI-Studie

Die erste große **prospektiv randomisierte, doppelblinde, plazebokontrollierte Studie**, die sich u.a. mit Mammakarzinomrisiko unter einer Hormonersatztherapie beschäftigte, war die WHI-Studie. Ziel der WHI-Studie ist die Evaluation des Effekts verschiedener Therapiestrategien (Hormonersatztherapie, diätetische Maßnahmen, Calciumgabe) zur primären Prävention von Erkrankungen bei gesunden postmenopausalen Frauen zwischen 50 und 79 Jahren.

Die Studie wurde 1992 begonnen:

➤ In einem Studienarm erhielten 16.608 Frauen mit verbliebenem Uterus entweder 0,625 mg konjugierte equine Östrogene (CEE) plus 2,5 mg Medroxyprogesteronacetat (MPA) oder Plazebo.
➤ In einem weiteren Studienarm erhielten 10.739 hysterektomierte Frauen entweder Plazebo oder nur 0,625 mg CEE ohne MPA.

Als **primäre Studienziele** wurden tödliche und nicht tödliche Herzerkrankung sowie die globale Nutzen-Risiko-Analyse definiert. Die **Abbruchkriterien** für den Plazeboarm wurden auf der Grundlage des erwarteten kardiovaskulären Nutzens festgelegt. Ein Negativ-Effekt im

ERA-Studie

Zu ähnlichen Ergebnissen kam auch die 2000 publizierte ERA-Studie, bei der unter Behandlung mit den gleichen Präparaten in gleicher Dosierung nach 3-jähriger Behandlung keine angiographischen Veränderungen bei zuvor koronarangiographisch diagnostizierter KHK nachzuweisen waren.

WHI-Studie

Die oben beschriebene WHI-Studie wurde ursprünglich mit dem Ziel entworfen, den präventiven Effekt bei herzgesunden Patientinnen im Sinne einer **Primärprävention** zu belegen. Entgegen den Erwartungen kam es aber in der mit Östrogen/Gestagen behandelten Patientinnengruppe nicht zu einem Abfall, sondern zu einem Anstieg der kardiovaskulären Ereignisse. Das Risiko koronarer Herzerkrankungen war im Vergleich zur Plazebogruppe um insgesamt 29% erhöht.

Wie in der HERS-Studie war auch hier die Risikoerhöhung für kardiale Ereignisse im 1. Beobachtungsjahr am ausgeprägtesten. Die Anzahl statistisch zu erwartender kardiovaskulärer Ereignisse entsprechend der Datenbasis nach 5,2 Jahren ist in Tab. 16.**3** aufgeführt. Das Risiko für einen nicht tödlich verlaufenden Infarkt war um 28%, für Tod durch Herzinfarkt um 10% erhöht. Die Inzidenz zerebraler Insulte erhöhte sich in der behandelten Gruppe um 41%.

An der WHI-Studie ist viel **Kritik** geübt worden. Eines der Hauptargumente war das verhältnismäßig hohe durchschnittliche Alter der Patientinnen von etwa 63 Jahren. Darüber hinaus hatten die meisten Patientinnen keine typischen klimakterischen Beschwerden. Es wurde das Ziel einer primären Prävention infrage gestellt, da in diesem Alter nicht mehr ein völlig gesunder Herz-Kreislauf-Status anzunehmen ist.

Ein Vergleich mit den deutlich jüngeren perimenopausalen Frauen mit klimakterischen Beschwerden, die heute den größten Teil der mit einer Hormonersatztherapie behandelten Frauen ausmachen, wurde für unzulässig erachtet.

Mit Hilfe von **Untergruppenanalysen der WHI-Studie** (Manson et al. 2003) wurde versucht, bestimmte Untergruppen zu definieren, die ein besonders hohes Risiko für kardiovaskuläre Ereignisse unter HRT haben. Ein statistisch signifikanter Unterschied fand sich hier nur für einen erhöhten LDL-Cholesterinspiegel. Fraglich blieb auch, ob jüngere und im weitesten Sinne „gesündere" Frauen weniger Risiken ausgesetzt sind als ältere, kardiovaskulär vorgeschädigte Patientinnen, wenn sie sich für eine kombinierte östrogen-gestagenhaltige Hormonersatztherapie entscheiden.

Im Februar 2004 wurde auch der Behandlungsarm der Östrogen-Monotherapie der WHI-Studie abgebrochen. Grund war die Erhöhung des Schlaganfallrisikos (Zunahme des Risikos um 39% in der behandelten Gruppe, entsprechend 44 versus 32 pro 10.000 Personenjahre in der behandelten versus der unbehandelten Gruppe) bei unbeeinflusstem Risiko für kardiale Erkrankungen (49 versus 54 pro 10.000 Personenjahre in der behandelten versus der unbehandelten Gruppe, entsprechend einer statistisch nicht signifikanten Reduktion um 9%).

Tabelle 16.**3** Ergebnisse der WHI-Studie (Abbruch nach 5,2 Jahren): Ereignisse in Bezug auf Herz-Kreislauf-Erkrankungen, Karzinomentstehung und Osteoporose (aus WHI Steering Commitee 2004)

Auf 10.000 Frauen gerechnet traten in der behandelten Gruppe im Vergleich zur Plazebogruppe pro Jahr auf:	CEE+MPA	CEE mono
Koronare Herzerkrankungen	+7	-5
Schlaganfälle	+8	+12
Thromboembolien	+18	+7
Invasive Mammakarzinome	+8	-7
Kolonkarzinome	-6	+1
Hüftfrakturen	-5	-6

CEE: konjugierte equine Östrogene; MPA: Medroxyprogesteronacetat

> **!** Diese Daten unterstützen die bereits vom Mammakarzinom bekannte Vermutung, dass nicht nur die Östrogene, sondern auch die Gestagene einen Einfluss auf die mit der Hormonersatztherapie assoziierten Risiken haben.

Endometriumkarzinom

Eine Hormontherapie mit Östrogenen erhöht das Risiko für ein Endometriumkarzinom um den Faktor 6–10 (Grady et al. 2000, Weiderpass et al. 1999). Im **Pepi-Trial** wurde u.a. gezeigt, dass eine Hormontherapie mit Östrogenen die adenomatöse Hyperplasie mit Atypien um den Faktor 24 steigert. Die gleichzeitige Behandlung mit einem Gestagen reduziert dieses Risiko.

Es ist noch unklar, wie lange das Gestagen gegeben werden muss, um das Risiko auszuschalten. Da der protektive Effekt einer nur 10-tägigen zyklischen Gestagengabe zweifelhaft ist, wird derzeit eine Gabe von 12–14 Tagen in voller Transformationsdosis pro Zyklus empfohlen. Die 3-monatliche Gabe eines Gestagens über die Dauer von 12–14 Tagen bewirkt vermutlich keinen ausreichenden Endometriumschutz (Lethaby et al. 2000).

Problematisch ist jedoch, dass sich diese Studien alle auf die konventionelle, früher übliche normal- bis hochdosierte Östrogenmonotherapie beziehen. Bisher gibt es nur wenige Studien, die den Effekt einer Therapie als „low dose" (z.B. 25 µg Östradiolpflaster oder 0,25 mg mikronisiertes Östradiol) oder „ultra low dose" (14 µg Östradiolpflaster) auf das Endometrium analysiert haben. Diese Studien lassen aber vermuten, dass die Gefahr des Auftretens von Endometriumhyperplasien und Blutungsstörungen vermutlich ein dosisabhängiges Phänomen ist und sehr niedrige Östradioldosen möglicherweise mit einer sehr viel geringeren Risikoerhöhung assoziiert sind, als oben diskutiert.

Tibolon erscheint ebenso wie **Raloxifen** bzgl. des Endometriumkarzinomrisikos unproblematisch zu sein.

Unklare Nutzen- und Risikolage

Kolonkarzinom

Kolonkarzinome sind bei Frauen die zweithäufigste Krebstodesursache. Bereits in einigen Beobachtungsstudien zeigte sich, dass unter einer Hormonersatztherapie die Häufigkeit von Kolonkarzinomen um etwa 20–30% zurückgeht. Auch die Häufigkeit adenomatöser Polypen ist offenbar bei Hormonanwenderinnen reduziert. Worauf dieser Effekt basiert, ist bis heute unklar.

WHI-Studie

In der WHI-Studie wurde der **protektive Effekt** einer kombinierten oralen Östrogen-Gestagen-Therapie auf die Inzidenz des Kolonkarzinoms erstmals auch in der prospektiven plazebokontrollierten Form belegt (Writing Group WHI 2002). Das relative Risiko für die Entwicklung eines Kolonkarzinoms war nach 5,2-jähriger Beobachtungsdauer um 37% reduziert.

Ob dieser protektive Effekt in gleicher Weise auch für andere Formen der HRT als die in der WHI-Studie verwendeten und insbesondere für die transdermale Therapie gilt, ist nicht ausreichend untersucht. Interessanterweise zeigte sich jetzt aber in einer Subgruppenanalyse der WHI-Studie, dass zwar in der behandelten Gruppe weniger Kolonkarzinome auftraten, diese sich aber in einem weiter fortgeschrittenen Stadium befanden (Chlebowsky et al. 2004). Ob es sich hierbei nur um ein statistisches Phänomen oder um einen tatsächlichen Effekt der angewandten Therapie handelt, bleibt im Dunkeln.

Bei der Auswertung der Daten des Östrogen-Monotherapie-Arms der WHI-Studie war der für die kombinierte Therapie nachgewiesene protektive Effekt nicht mehr nachweisbar. Zwischen Verum- und Plazebogruppe fand sich kein signifikanter Unterschied (17 versus 16 pro 10.000 Personenjahre).

Demenzen/Alzheimer-Krankheit

Die Datenlage zur möglichen Prävention einer Demenz vom Typ Alzheimer durch Hormongabe ist verworren. Eine Subanalyse aus Daten der WHI-Studie (Shumaker 2003) wies auf eine mögliche Erhöhung des Demenzrisikos durch die HRT hin. Eine Differenzierung zwischen Alzheimer-Demenz und Demenzen anderer Ursache ist in der Studie nicht gegeben.

Ältere Beobachtungsstudien fanden teils positive, teils negative Effekte einer HRT auf Inzidenz und Krankheitsverlauf der Alzheimer-Krankheit. Als gesichert kann lediglich angenommen werden, dass bei bereits bestehender Erkrankung die Einleitung einer Hormonersatztherapie keinen Nutzen bringt. Möglicherweise beeinflusst eine frühzeitige (d.h. mit dem Eintritt der Menopause) begonnene und langfristige (> 10 Jahre) Substitutionsbehandlung mit Sexualsteroiden sowohl Inzidenz als auch Verlauf der Erkrankung günstig (Zandi et al. 2002).

> **!** Neuroprotektive Effekte sind naturgemäß auch nur zu erwarten, wenn eine solche Therapie früh begonnen wird, d.h. wenn noch intakte Neurone vorhanden sind. Wird die Behandlung erst im hohem Alter begonnen, wenn bereits viele Neurone untergegangen sind, kann sich ein potenziell präventiver Effekt natürlich nur noch geringfügig, wenn überhaupt, auswirken.

Eine plazebokontrollierte prospektive Studie, die aufgrund der Charakteristika der Alzheimer-Erkrankung über viele Jahre durchgeführt werden müsste, ist derzeit weder projektiert noch zu erwarten.

Androgene und Androgensubstitution

Bedeutung der Androgene

Die Bedeutung der Androgene im Rahmen der Peri- und Postmenopause ist nicht genau geklärt.

Testosteron wird bei der Frau von den Ovarien gebildet. Zu einem großen Teil entstehen Androgene, insbesondere Testosteron, auch aus der peripheren Konversion von Dehydroepiandrosteron (DHEA) der Nebennierenrinde. DHEA ist der zentrale Vorläufer der peripheren Sexualsteroid-Synthese, der wesentlich zum Androgen-Pool beiträgt (Seite 180).

Im Lauf des Lebens kommt es zu einem allmählichen Abfall der adrenalen DHEA-Sekretion und damit auch zu einem Absinken der Androgene. Die Ovarien behalten auch über die Menopause hinaus die Fähigkeit zur (wenn auch quantitativ reduzierten) Synthese von Testosteron und Androstendion.

Androgenmangel kann durch verminderte bzw. gestörte Androgenproduktion ausgelöst werden. Ursachen können sein:

- funktionelle oder organische Schäden des hypothalamo-hypophysären Systems (z.B. auch im Rahmen einer Stressamenorrhoe oder einer Anorexie),
- Schäden der Nebennierenrinde (z.B. Addison-Krankheit) und
- Schäden der Ovarien (z.B. Klimakterium präcox oder Adnexektomie).

Zu den **Medikamenten**, die die Androgensynthese reduzieren, gehören Glucocorticoide, orale Kontrazeptiva und GnRH-Analoga. Auch eine Antiandrogentherapie kann sich im Hinblick auf sexuelle Funktionsstörungen ähnlich negativ wie ein Androgenmangel auswirken.

Im Gegensatz zu der Situation beim Mann gibt es bisher keine allgemeingültige klinische oder biochemischlaboranalytische Definition eines Androgenmangelsyndroms der Frau.

Symptome eines Androgenmangels

Folgende **klinische Symptome** werden heute in Zusammenhang mit einem **Androgenmangel-Syndrom** gebracht:

- Libidomangel,
- persistierende Müdigkeit unklarer Ursache,
- vermindertes Wohlbefinden/schlechte Lebensqualität,
- Abnahme der Schambehaarung,
- Abnahme der „lean body mass",
- Osteopenie/Osteoporose.

In vielen Fällen lässt sich ein enger zeitlicher Zusammenhang zwischen dem Auftreten der Beschwerden und einem Ereignis herstellen, welches mit einer Abnahme der Testosteronproduktion assoziiert ist (z.B. bilaterale Adnexektomie). Androgenmangelbeschwerden lassen sich durch eine Östrogentherapie nicht signifikant verbessern (Braunstein 2002).

Therapie eines Androgenmangels

Durch eine **kombinierte Östrogen-Androgen-Substitutionstherapie** kann eine Verbesserung der sexuellen Funktion und der Befindlichkeit erreicht werden. Erste experimentelle Daten lassen vermuten, dass Androgene möglicherweise auch einen protektiven Effekt an der Brustdrüse haben können, indem sie die östrogenabhängige Proliferation von Mammaepithelzellen reduzieren (Labrie et al. 2003).

Bei postmenopausalen Frauen mit Nebennierenrindeninsuffizienz konnte durch die Gabe von DHEA im Rahmen kontrollierter klinischer Studien eine Verbesserung der Befindlichkeit einschließlich der subjektiv bewerteten Sexualität gezeigt werden. Bei Patientinnen ohne Nebennierenrindeninsuffizienz sind die Effekte einer DHEA-Behandlung nicht eindeutig geklärt. In Deutschland steht derzeit kein zugelassenes Präparat zur Testosteronsubstitution bei der Frau zur Verfügung.

Empfehlenswerte Therapiestrategien

Hintergrund

Für die Therapieentscheidung ist in erster Linie das **Ausmaß der subjektiv empfundenen Symptomatik** entscheidend. Die Mehrheit der Frauen in der Peri- und Postmenopause leidet an klimakterischen Symptomen. Auch vom beruflichen Umfeld ist abhängig, wie stark eine Frau in ihrer Lebensqualität durch das klimakterische Syndrom beeinträchtigt ist. Individuell ist die Schwelle ganz unterschiedlich, ab wann Symptome als stark lebenseinschränkend empfunden werden. In zweiter Linie muss ein **individuelles Risikoprofil** erstellt werden (Tab. 16.**4**).

Die Patientin muss in den Entscheidungsprozess mit einbezogen werden und sie sollte über potenzielle Risiken komplett aufgeklärt sein. Die Therapieentscheidung wird nach sorgfältiger Nutzen-Risiko-Analyse erfolgen. Sofern man sich gemeinsam mit der Patientin für eine HRT entscheidet, sollte mit möglichst niedrigen Dosierungen therapiert und von Zeit zu Zeit ein „Auslassversuch" diskutiert werden. Eine eindeutige Empfehlung über die maximale Dauer einer Hormonersatztherapie kann nicht abgegeben werden. Diese ist immer abhängig vom Beschwerdebild der Patientin und muss immer von Neuem überdacht werden.

Sollten vaginale Beschwerden im Sinne einer Urogenitalatrophie im Vordergrund stehen, ist eine lokale Therapie zu bevorzugen.

Eine **Osteoporose oder Osteopenie als alleinige Indikation** für eine Hormonersatztherapie wird heute kritisch gesehen und sollte nur nach Abwägen aller Nutzen und Risiken und unter Berücksichtigung aller zur Verfügung stehenden alternativen Therapiestrategien (Raloxifen, Bisphosphonate) erfolgen. Die in der WHI-Studie getestete Kombinationstherapie mit konjugierten equinen Östrogenen und MPA scheint aber insgesamt betrachtet mit deutlich mehr Risiken behaftet zu sein als die Monotherapie.

Präliminäre Subgruppenanalysen des Behandlungsarms der Östrogen-Monotherapie der WHI-Studie erge-

Tabelle 16.**4** Individuelles Risikoprofil zur Hormonersatztherapie

Erkrankungen in der Vorgeschichte oder zum Zeitpunkt der Vorstellung
➤ Hypertonie
➤ Diabetes mellitus
➤ bekannte koronare Herzerkrankung
➤ Migräne
➤ Lipidstoffwechselstörung
➤ Thrombose
Risikofaktoren für die Entwicklung einer Osteoporose
➤ langjährige Glucocorticoidtherapie
➤ Hyperthyreose
➤ Anorexie in der Adoleszenz
➤ Einnahme bestimmter Antiepileptika (Barbiturate oder Phenytoin)
Körperlicher Allgemein- und Ernährungszustand
➤ Lebensgewohnheiten (Gewicht, Nikotin, Alkohol, Sport, Ernährung)
Familienanamnese: Neigung zu
➤ Thrombosen
➤ Osteoporose
➤ kardiovaskulären Erkrankungen
➤ Krebserkrankungen

ben für die Altersgruppe der 50- bis 59-jährigen Frauen bei einzelnen untersuchten Parametern inklusive des globalen Index (der alle untersuchten Vor- und Nachteile gegeneinander aufrechnet) eine Erniedrigung der Risiken in der behandelten Gruppe im Vergleich zu Plazebo, die allerdings nicht statistisch signifikant sind.

! Auch wenn diese Ergebnisse einen gewissen positiven Effekt der Östrogen-Monotherapie vermuten lassen, müssen sie mit Vorsicht behandelt werden. So bleibt abzuwarten, ob sich in der Zukunft eine ultraniedrig dosierte Östrogenmonotherapie zur Prävention der Osteoporose doch wieder etablieren wird.

Good-Aging-Tipp für die Praxis

Prinzipiell muss vor Beginn einer HRT eine individuell angepasste Vorgehensweise beachtet werden:
- Welche Beschwerden hat die Patientin?
- Welche Risiken hat die Patientin?
- Information und Aufklärung der Patientin.
- Was möchte die Patientin?
- Therapieentscheidung zeitlich begrenzt.

Vorgehen in der Praxis

In der **ersten Phase des Klimakteriums** werden die führenden Probleme meist durch eine Lutealphasen-Insuffizienz oder anovulatorische Zyklen mit einer relativen Östrogendominanz ausgelöst. Die Folgen sind
- ➤ Blutungsunregelmäßigkeiten mit möglicherweise stark verlängerten und verstärkten Blutungen,
- ➤ Brustspannen und
- ➤ Wassereinlagerungen.

In dieser Phase reicht häufig eine zyklische Gestagensubstitution in voller Transformationsdosis über den Zeitraum von 12–14 Tagen aus, um die Beschwerden unter Kontrolle zu bringen. Die zusätzliche Gabe eines Östrogens kann die Situation hingegen sogar verschlimmern.

Treten bereits **erste Östrogenmangelsymptome**, wie etwa perimenstruelle Hitzewallungen und Nachtschweiß auf, dann kann zusätzlich ein zunächst noch niedrig dosiertes Östrogen eingesetzt werden (entweder nur intermittierend oder bereits kontinuierlich). Hierzu eignet sich ein niedrig dosiertes Sequenzpräparat oder eine freie Kombinationstherapie – bestehend aus einem natürlichen Östrogen als Pflaster, Gel oder Tabletten in Kombination mit der zyklischen Gabe eines Gestagens in der zweiten Zyklushälfte.

Im weiteren Verlauf kann auf eine kontinuierliche kombinierte Östrogen-Gestagen-Substitution übergegangen werden. Bei Patientinnen im perimenopausalen Übergang kann eine frühzeitige Umstellung von einer zyklischen auf eine durchgehende kontinuierlich kombinierte Hormonersatztherapie oft durch unerwünschte Zwischenblutungen erschwert werden.

Nach endgültiger Erschöpfung des Follikelvorrats gestaltet sich die Umstellung auf eine kontinuierlich kombinierte Therapie meist einfacher. Bei noch vorhandenem Uterus wird derzeit neben der Östrogensubstitution die regelmäßige zusätzliche Gabe eines Gestagens in Transformationsdosis als erforderlich (s.o.) angesehen. Das Gestagen kann dabei oral, vaginal, uterin (durch eine Gestagen freisetzende Spirale) oder über die Haut appliziert werden.

Eine **lokale Östrogenbehandlung** zur Therapie östrogenmangelbedingter Beschwerden kann mit Hilfe verschiedener Östrogenpräparationen (Östradiol und Östriol) in Form von Ovula, Cremes oder eines Vaginalrings durchgeführt werden. Zur Lokaltherapie der Urogenitalatrophie wird in erster Linie Östriol eingesetzt. Bezüglich seiner proliferativen Wirkung am Endometrium ist es das am schwächsten wirksame Östrogen. In Einzelfällen (insbesondere bei häufiger Anwendung höherer Östrioldosen) kann es allerdings auch bei der vaginalen Anwendung zu einer Endometriumhyperplasie kommen, die einen Gestagenzusatz notwendig macht. Regelmäßige klinische Kontrollen (ggf. mit Endometriumsonographie) sind daher auch bei einer solchen Therapie angezeigt.

Good-Aging-Tipp für die Praxis

- Keine Angst vor freien Kombinationstherapien!
- Bei Lutealphasen-Insuffizienz/Östrogendominanz zunächst nur zyklische Gestagengabe in voller Transformationsdosis über den Zeitraum von 12–14 Tagen.
- Auswahl des Gestagens nach den Bedürfnissen der Patientin bzw. den im Vordergrund stehenden Problemen:
  - Schlafstörungen: Progesteron (wirkt über seinen Hauptmetaboliten Allopregnanolon und damit schlaffördernd),
  - bei Androgenisierungssymptomen: antiandrogenes Gestagen,
  - soll das SHBG abfallen, z.B. um den Anteil des freien Testosterons nicht zu beeinflussen bzw. sogar zu erhöhen (z.B. bei Libidoproblemen und niedrigem freien Testosteron):Norethisteronacetat,
  - bei Östrogenmangelsymptomen: Östrogene in der niedrigst möglichen Dosierung,
  - bei Z.n. Hysterektomie nur Östrogene, zusätzliche Gestagengabe obsolet und möglicherweise sogar schädlich,
  - bei vorhandener Gebärmutter: Gestagene zur Endometriumprotektion notwendig,
  - urogenitale Atrophiesymptome führend: in erster Linie Lokaltherapie.

Literatur

1. Braunstein GD. Androgen insufficiency in women: summary of critical issues. Fertil Steril. 2002 Apr;77 Suppl 4:S94–99.
2. Bush TL, et al. Hormone replacement therapy and breast cancer: A qualitative review. Obstet Gynecol. 2001; 98:498–508.
3. Chlebowski RT, et al. Women's Health Initiative Investiga-

tors. Estrogen plus progestin and colorectal cancer in postmenopausal women. N Engl J Med. 2004;350(10):991–1004.
4. Colditz GA, et al.The use of estrogens and progestins and the risk of breast cancer in postmenopausal women. N Engl J Med. 1995;332:1589–1593.
5. Collaborative Group on Hormonal Factors in Breast Cancer:Breast cancer and hormonal replacement therapy:Collaborative reanalysis of data from 51 epidemiolgical studies of 52, 705 women with breast cancer and 108, 411 women without breast cancer. Lancet 1997; 350: 1047–1059.
6. Grady D, et al. Cardiovascular disease outcomes during 6.8 years of hormone therapy: Heart and Estrogen/Progestin Replacement Study Follow-up (HERS II). JAMA 2002; 288:49–57.
7. Grady D, et al. Postmenopausal hormone therapy increases risk for venous thromboembolic disease. The Heart and Estrogen/progestin Replacement Study. Ann Intern Med. 2000;132:689–96.
8. Holmberg L, et al. HABITS (hormonal replacement therapy after breast cancer-is it save), a randomized comparison: Trial stopped. Lancet 2004;363:453–55.
9. Hulley S, et al. Randomized trial of estrogen plus progestin for secondary prevention of coronary heart disease in postmenopausal women. Heart and Estrogen/Progestin Replacement Study (HERS) research group. JAMA 1998;280:605–613.
10. Hulley S, et al. Noncardiovascular disease outcomes during 6.8 years of hormone therapy: Heart and Estrogen/progestin Replacement Study follow-up (HERS II). JAMA 2002; 288:58–66. JAMA 2002;288:58–66.
11. Keck Ch, Neulen J, Behre M, Breckwoldt M (Hrsg.). Endokrinologie, Reproduktionsmedizin, Andrologie. Stuttgart: Thieme Verlag; 2002.
12. Labrie F, El-Alfy M, Berger L et al. The combination of a novel selective estrogen receptor modulator with an estrogen protects the mammary gland and uterus in a rodent model: the future of postmenopausal women's health? Endocrinology. 2003 Nov;144(11):4700–4706. Epub 2003 Jul 17.
13. Lethaby A, et al. Hormone replacement therapy in postmenopausal women: endometrial hyperplasia and irregular bleeding. (Cochrane Review) Cochrane Database Syst Rev 2000 (2): CD 000402.
14. Lowe GDO, et al. Different effects of oral and transdermal hormone replacement therapies on Factor IX, APC Resistance, t-PA, PAI and C-reactive Protein. Thromb Haemost. 2001;86:550–6.
15. Manson JE, et al. Estrogen plus Progestin and the risk of coronary heart disease. N Engl. J Med 2003;349:523–34.
16. Million Women Study Collaborators. Breast cancer and hormone replacement therapy in the Million Women Study. Lancet 2003;362:419–27.
17. Prestwood K, et al. Ultralow-dose micronized 17β-estradiol and bone-density and bone-metabolism in older women. JAMA 2003;290:1042–1048.
18. Scarabin PE, et al (for the ESTHER study group). Differential association of oral and transdermal oestrogen-replacement therapy with venous thromboembolism risk. Lancet 2003;362:428–32.
19. Shlipak MG, et al. Hormone Therapy and in-hospital survival after myocardial infarction in postmenopausal women. Circulation 2001;104:2300–2304.
20. Shumaker S, et al. Estrogen plus progestin and the incidence of dementia and mild cognitive impairment in postmenopausal women: the Women's Health Initiative Memory Study: a randomized controlled trial. JAMA 2003;289:2651–62.
21. Weiderpass E, et al. Risk of endometrial cancer following estrogen replacement with and without progestins. J Natl Cancer Inst. 1999;91(13):1131–1137.
22. Writing Group for the Women's Health Initiative Investigators. Risks and benefits of estrogen plus progestin in healthy postmenopausal women. JAMA 2002;288:321–333.
23. The Women's Health Initiative Steering Committee. Effects of conjugated equine estrogen in postmenopausal women with hysterectomy. JAMA 2004;291:1701–1712.
24. Zandi PP, et al. Hormone replacement therapy and incidence of Alzheimer disease in older women: the Cache County Study. JAMA 2002;288(17):2123–2129.

17 Weibliche Sexualität und ihre psychogenen Störungen

Ulrike Brandenburg

Einleitung

Immer noch gilt den weiblichen Sexualstörungen erheblich weniger Aufmerksamkeit als den männlichen. Ganz besonders spiegelt sich das in der Wissenschaft wider. Während sich eine Fülle von Studien der männlichen sexuellen Problematik, insbesondere der Erektionsstörung widmet, imponieren die weiblichen Sexualstörungen viel mehr durch den Nebel des wissenschaftlichen Desinteresses.

Nach wie vor gibt es wenig empirische Untersuchungen zu Problemen des weiblichen Orgasmus oder des Vaginismus oder der psychogenen Dyspareunie. Zugegeben, das Interesse wächst an der weiblichen sexuellen Lustlosigkeit. Aber gerade hier gilt es, achtsam zu sein. Das Interesse an medikamentöser Therapie ist groß. Vergessen dabei wird aber, dass ein Verstehen und damit eine saubere Diagnostik eine grundlegende Voraussetzung für Therapie, auch für Therapieversuche, sind. Eine Lustpille einzusetzen, ohne ein differenziertes Wissen und Verständnis von weiblicher sexueller Lust bzw. weiblicher sexueller Unlust zu haben, ist ein Kunstfehler – und der sollte vermieden werden.

Epidemiologie

Weibliche sexuelle Lustlosigkeit rangiert derzeit in der Prioritätenliste der weiblichen Sexualstörungen ganz oben. Früher waren es die Orgasmus- und Erregungsstörungen. Insofern hat sich die Prävalenz der weiblichen Sexualstörungen in den letzten Jahrzehnten stark verändert (Tab. 17.**1**).

Die diesem Phänomen zugrunde liegenden Ursachen sind nicht ganz klar. Ob es sich wirklich um eine Zunahme bestimmter sexueller Probleme handelt, oder aber um eine Detabuisierung und entsprechend um einen offeneren Umgang und ein „Outing" von Betroffenen, bleibt eine offene Frage.

Tabelle 17.**1** Wandel der Prävalenz weiblicher Sexualstörungen

Frauen	**1975–1977 (n = 384)**	**1992–1993 (n = 251)**
Lustlosigkeit	8%	58%
Erregungs- und Orgasmusstörungen	80%	29%
Vaginismus	12%	13%

Quelle: Sexuell gestörte Beziehungen (Arentewicz, u. Schmidt 1993).

Ätiologie – Psychosoziale Ursachen weiblicher Sexualstörungen

Es gibt eine Vielzahl von möglichen psychosozialen Ursachen, die in komplexer Art und Weise die Auslösung, die Stabilisierung sowie die Chronifizierung einer Sexualstörung bedingen können. Häufig spielen mehrere dieser Ursachen eine Rolle:

- Erwartungsängste,
- Erfahrungsdefizite,
- Paarkonflikte und
- Traumata.

Wichtig ist es, den Blick im Rahmen einer **Sexualanamnese** auf diese möglichen psychosozialen komplexen Bedingungsgefüge zu lenken. Ein häufiger Kunstfehler ist es, voreilige ursächliche Schlüsse zu ziehen. Keineswegs muss eine Sexualstörung Ausdruck einer gestörten Paarbeziehung sein. Genauso wenig geht eine ungestörte Paarbeziehung automatisch mit einer ungestörten Sexualität einher. Natürlich kann aber eine Sexualstörung ein Ausdruck einer gestörten Paarbeziehung sein. Ebenso ist ein biografisches Trauma nicht unbedingt der Grund für die später auftretende Sexualstörung, wohl aber *kann* es ein Grund sein.

! Von eklatanter Wichtigkeit ist es, auf der einen Seite nach Ursachen zu suchen, auf der anderen Seite aber keine vorschnellen Antworten zu geben, die möglicherweise mit dem individuellen Erleben und Verhalten der Patientin wenig oder nichts zu tun haben.

Erwartungsängste spielen in der heutigen Zeit eine große Rolle. Sowohl Männer als auch Frauen messen sich an den mediennormierten sexuellen Leistungsniveaus. Da dies zum größten Teil unbewusst und nicht bewusst geschieht, ist es den Wenigsten klar, wie sehr sie sich in diesen Teufelskreis von verinnerlichten Sexualnormen und dem an sich selbst gestellten Erwartungsdruck und diesem zu entsprechen, befinden.

Obwohl es schwer vorstellbar ist, sind auch Erfahrungsdefizite als Ursache von Sexualstörungen nicht zu vernachlässigen. Immer noch entwickelt sich eine Menge von sexuellen Problemen aufgrund von mangelnder Erfahrung, z.B. der sexuellen Selbsterfahrung im Rahmen von Entwicklung und Umgang mit dem eigenen weiblichen Orgasmus. Auch in der heutigen Zeit klagen viele Frauen über Orgasmusprobleme, die sich noch nie an der Scheide oder der Klitoris berührt bzw. stimuliert haben.

Ausdrucksformen weiblicher Sexualstörungen

Weibliche Sexualstörungen äußern sich u.a. in:

- Störungen des sexuellen Begehrens,
- sexuelle Lustlosigkeit und
- „Ich habe keine Lust auf Sex mit ihm".

Sexuelle Unlust kann per se nicht als Krankheit verstanden werden. Wie alle sexuellen Störungen muss sie betrachtet werden in Bezug auf ihre Technik, Partnerschafts- und Situationsabhängigkeit. Immer wieder zeigt es sich in der klinischen Praxis, dass Frauen sich selbst als lustlos, z.T. sogar als frigide klassifizieren, die zwar unter einer ausgeprägten Lustlosigkeit auf Partnerschaftsebene leiden, auf autoerotischer Ebene aber alles andere als sexuell lustlos sind. Nicht selten masturbieren sie hin und wieder. Genauso haben sie manchmal sexuelle Fantasien.

Eine komplette sexuelle Lustlosigkeit findet sich bei genauem Hinsehen viel seltener als es oberflächlich scheint. Sie ist oft vergesellschaftet mit anderen schweren chronischen Erkrankungen, wie z.B. Depressionen oder chronischen Schmerzzuständen. Des Weiteren wird sie häufig verursacht durch bestimmte Medikamente.

Als rein psychogene sexuelle Lustlosigkeit imponiert sehr viel öfter als die komplette die inkomplette und partnerschafts- bzw. situationsabhängige. Gerade angesichts des heutigen Versuchs von medikamentöser Beeinflussung von weiblicher sexueller Lust ist diese differenzierte Betrachtung von hoher Wichtigkeit.

Sexuelle Aversion

„Ich ekele mich vor Sex. Wenn ich daran denke, bekomme ich Panik. Beim Sex habe ich Schmerzen, keinen Orgasmus. Manchmal muss ich mich übergeben. Nach dem Sex fühle ich mich elend."

Unter sexueller Aversion versteht man einen starken Widerwillen bis hin zu Ekel und ausgeprägten Abwehrmechanismen bei sexuellen Aktivitäten. Nicht selten kommt es dabei auch zu Panikattacken, Unterleibsschmerzen, manchmal sogar zu Erbrechen. Häufig ist diese Symptomatik verbunden mit depressiven Verstimmungen und Substanzabusus (Medikamente, Drogen) – letzteres wohl, um das Leid erträglich zu machen. Nicht selten finden sich in der Vorgeschichte von Betroffenen sexuelle Übergriffe.

Erregungs- und Orgasmusstörungen

„Ich spüre nichts."

Unter Erregungsstörungen wird die Beeinträchtigung oder das Ausbleiben der Lubrikation/Schwellreaktion verstanden. Entsprechend kommt es zu einer unzureichenden Hyperämie der Genitalregion. Das wiederum hat zur Folge, dass die Lubrikation der Scheide ausbleibt oder ungenügend erfolgt. Weiterhin kommt es nicht zu einem Anschwellen der großen und kleinen Schamlippen sowie der Klitoris. Die ballonförmige Ausweitung der hinteren Scheide entwickelt sich dadurch nicht in vollem Umfang.

Rein subjektiv geben Frauen an, sexuelle Berührung oder Stimulation als etwas zu erleben, was entweder gar nicht oder nur ganz kurzfristig mit einem Gefühl von Erregung einhergeht. Vielmehr berichten sie, sexuelle Stimulation als etwas Künstliches oder nicht zu ihnen Gehörendes zu erleben. Natürlich kann eine Erregungsstörung auch Folge einer Lustproblematik sein. Hier gilt es zu klären, welche der Störungen in Reaktion, also reaktiv, auftritt.

Orgasmusstörungen

„Ich komme nicht zum Höhepunkt."

Unter Orgasmusstörungen wird das völlige oder teilweise Ausbleiben des Orgasmus verstanden. Orgasmusstörungen treten häufig partner-, technik- und situationsabhängig auf. Es ist erstaunlich, welche große Rolle im Zusammenhang mit den Orgasmusstörungen nach wie vor der Mythos um den „richtigen Orgasmus" spielt. Obwohl physiologisch völlig abwegig, glauben immer noch viele Frauen, nicht den „richtigen" Orgasmus zu haben. Immer noch wird für den „richtigen" der vaginale Orgasmus gehalten.

Nicht selten kommen Frauen mit dem Leitsatz: „Ich habe keinen Orgasmus." Bei genauer Exploration stellt sich dann heraus, dass sie durchaus einen klitoral ausgelösten Orgasmus haben. Diesen haben sie aber stets gleichgesetzt mit „kein richtiger Orgasmus".

Es ist wichtig, diesbezüglich Aufklärung zu leisten. Es gibt nicht den klitoralen und den vaginalen Orgasmus. Es gibt den klitoral ausgelösten und den vaginal ausgelösten Orgasmus. Es sind aber nicht zwei völlig unterschiedliche Phänomene. Die große Mehrheit der Frauen gibt an, erheblich leichter über eine klitorale Stimulation zum Orgasmus zu kommen. Insofern ist es nicht statthaft, allein die Tatsache bereits als Störung und entsprechend als Pathologie zu definieren, wenn eine Frau über eine rein koitale Aktivität und vaginale Stimulation nicht zum Orgasmus kommt. Allein die Aufklärung darüber bringt oft Entlastung und eine Depathologisierung auf Seiten der Frauen.

Natürlich gibt es aber auch manifeste und ausgeprägte Orgasmusstörungen. Häufig hängt diese Problematik mit einem Hingabe-/Autonomiekonflikt zusammen. Manche dieser Frauen können auch alleine bei autoerotischen Stimulationen recht gut zum Höhepunkt kommen, können sich jedoch nicht fallen lassen und entspannen im Rahmen des partnerschaftlichen Kontakts, um dabei zum Höhepunkt zu kommen.

> **!** Lang dauernde Orgasmusprobleme führen reaktiv häufig zu Lustproblemen. Entsprechend ist es auch umgekehrt. Eine ausgeprägte Lustproblematik führt in vielen Fällen zu einer Erregungs- und Orgasmusproblematik.

Sexuelle Schmerzstörungen

Vaginismus

„Ich kann nichts in mich reinlassen."

Unter Vaginismus versteht man die unwillkürliche Verkrampfung des äußeren Scheidendrittels und der Beckenbodenmuskulatur.

Zu dieser Verkrampfung kommt es im Allgemeinen beim Einführen eines Fingers, eines Tampons oder auch des Penis. Die Ausprägung dieses Störungsbildes kann unterschiedlich sein. In schweren Fällen ist es den betroffenen Frauen unmöglich, auch nur ein minimales Einführen zuzulassen. In weniger schweren Fällen kann es manchmal sein, dass ein Minitampon mit Mühe eingeführt werden kann, ein eregiertes Glied aber nicht.

Der Vaginismus kann primär oder sekundär auftreten. Um einen **primären Vaginismus** handelt es sich, wenn dieses Störungsbild intervallfrei mit dem Zeitpunkt der Sexualreife auftritt. Ein **sekundärer Vaginismus** liegt dann vor, wenn es ein symptomfreies Intervall guter sexueller Aktivität gab und es erst danach zum Auftreten der vaginistischen Symptomatik kommt, wie z.B. nach einem Dammschnitt oder nach schweren Geburtstraumata.

Immer handelt es sich bei einer vaginistischen Problematik um eine psychogene Abwehr- oder Angstreaktion. Dies kann Ausdruck eines Nähe-Distanz- oder Autonomie-Hingabe-Konflikts sein. Interessanterweise führt eine vaginistische Problematik eher selten zu einer reaktiven Lustproblematik.

Dyspareunie

„Es tut weh, mit ihm zu schlafen."

Unter Dyspareunie versteht man Schmerzen vor, während und nach dem Geschlechtsverkehr, die sowohl organische als auch psychische Ursachen haben können. Natürlich ist es entsprechend wichtig, zuallererst einmal organische Ursachen auszuschließen. Häufig findet man organische Ursachen, zumindest in der Anamnese. Erstaunlicherweise aber bleiben die Symptome – ursprünglich bedingt durch die organische Erkrankung, wie z.B. eine Vaginalmykose – trotz Abheilung der Primärsymptomatik weiter bestehen und verselbstständigen sich im Sinne einer funktionellen Sexualstörung. Rein physiologisch ist die dyspareunische Schmerzsymptomatik auf eine mangelnde oder ausbleibende Lubrikation zurückzuführen.

Häufig führt eine Dyspareunie reaktiv zu Lust- und Erregungsstörungen. Die Dunkelziffer der Dyspareunie scheint viel höher zu sein, als sie oberflächlich scheint. Viele Frauen, die eine Reihe von vergeblichen Behandlungsversuchen unternommen haben, entwickeln Folgeerkrankungen, wie z.T. schwere depressive Verstimmungen und Partnerschaftskonflikte. Insofern ist die Dyspareunie eine äußerst ernst zu nehmende Erkrankung.

Therapie der weiblichen Sexualstörungen

Sexualberatung

Eine erste beraterische Intervention ist bereits das diagnostisch-therapeutische Gespräch. Ganz bewusst sei dieses Gespräch unter der Rubrik *Therapie* eingeordnet. Bereits ein offenes Sprechen über Sexualität, ein konkretes Fragen, ein Anbieten einer sprachlichen Begrifflichkeit, hat im Allgemeinen einen hohen therapeutischen Effekt. Ein offenes Gespräch ermöglicht der Frau einen Weg heraus aus der Paralyse von Scham und Schuld, heraus aus dem Tabu. Ein solcher Schritt bedeutet Entlastung und Erleichterung und damit eine Erhöhung von Bewältigungskompetenz, was das eigene Management im Umgang mit der Sexualproblematik bedeutet.

Betroffene Frauen berichten in z.T. berührender Art und Weise, wie unglaublich entlastend ein solches erstes offenes und konkret Sexualität ansprechendes Gespräch sein kann. Fragen wie: Wann tut es weh? Wie weit kann Ihr Partner den Penis einführen, bis es wehtut? Wird die Scheide feucht? Was tun Sie konkret, um zum Orgasmus zu kommen? Haben Sie schon einmal Selbstbefriedigung praktiziert? usw. sind Fragen von unglaublicher Offenheit, die, wenn man sie liest, schockierend wirken, die, wenn sie jedoch Betroffenen gestellt werden, von großer Entlastung sind.

Patienten haben oft einen Weg von jahrelanger Odyssee hinter sich, bis sich endlich eine Ärztin/Therapeutin oder ein Arzt/Therapeut traut, konkret nachzufragen. Genau diese Fragen sind es, auf die Patientinnen oft warten. Abwiegelungen oder Beschönigungen wie zum Beispiel „Entspannen Sie sich doch" oder „Trinken Sie doch einfach vorher ein Gläschen Sekt", sind hilflose Vernebelungsaktionen, die als beschämend und demütigend von Seiten der Patientinnen erlebt werden.

Neben dem konkreten Fragen und Ansprechen sollte von Ärzten beherzigt werden, nicht zu sehr und nicht sofort auf die Lösungen zu achten. Viele sexuelle Probleme sind komplexe Probleme, für die sich nicht sofort oder manchmal gar keine Lösung finden lässt. Die allerwichtigsten Wege, die die **Grundzüge einer kompetenten Sexualberatung** darstellen, sind:

- Entlastung,
- Reduzierung von Erwartungsängsten,
- die Eröffnung neuer Perspektiven, was das Verständnis des Problems betrifft und
- der Weg heraus aus der Scham.

Spezifische psychosexualtherapeutische Verfahren

Das wohl bekannteste sexualtherapeutische Behandlungskonzept ist das von Masters und Johnson (1970) entwickelte und von Arentewicz und Schmidt (1993) psychodynamisch modifizierte. Dieses ist ein primär verhaltenstherapeutisch orientiertes Konzept, das mit Sicherheit das am meisten weltweit angewandte und erfolgreichste ist. Es wurde ursprünglich als ein paartherapeutisches Konzept entwickelt, das aber durchaus auch im Einzel-Setting angewandt werden kann.

Grundlage dieses Konzepts ist die systematische Auflösung des Selbstverstärkungsmechanismus, der den sexuellen Funktionsstörungen zugrunde liegt. Über den Zeitraum des therapeutischen Prozesses hinweg wird von den Therapeuten eine Reihe von Verhaltensanweisungen (abwechselndes Streicheln unter Auslassung der Genitalien, abwechselndes Streicheln unter Einbeziehung der Genitalien, Spiel mit der Erregung, Einführung des Penis) gegeben. Für den größten Teil des Zeitraums der Therapie wird ein Koitusverbot ausgesprochen.

Die rigide Art der Verbote bzw. Gebote dient keineswegs der Entmündigung der Betroffenen, sondern dem Vermitteln von Sicherheit und Entlastung von sexuellen Misserfolgsängsten. Über diese Verhaltensübungen kommt es zu einer Entkopplung von Erwartungsangst, Frustration und sexueller Erlebnisfähigkeit. Darüber kann sich die sexuelle Störung zurückbilden und die sexuelle Funktionsfähigkeit wieder herstellen. Häufig kommt es zu einem Zuwachs an sexueller Kommunikationsfähigkeit. Auch erfahren und erleben viele Paare erstmals das Bewusstwerden eigener sexueller Bedürfnisse und die Erlaubnis, diese zu äußern.

Im Allgemeinen tauchen während des Therapieprozesses im Rahmen der Übungen die dahinter liegenden Blockaden und Konflikte auf. Sie werden benannt, transparent gemacht und so weit als möglich bearbeitet. Störungsspezifische Behandlungseinheiten, wie z.B. die Anwendung von Stäben im Rahmen der Vaginismustherapie, werden integriert in Einzel- oder Paartherapie. Dabei handelt es sich in diesem Fall um Stäbe von zunehmender Dicke, die sich die Frau selbst zu Hause einführt oder zusammen mit ihrem Partner von ihm einführen lässt. Dabei gewinnt sie Erfahrung bezüglich des Einflusses, den sie nehmen kann, was das Öffnen und Schließen ihrer Vagina betrifft. Das wiederum unterstützt sie bei der Entwicklung ihrer sexuellen Autonomie.

! Die Durchführung einer Psychosexualtherapie sollte immer durch den Spezialisten, nämlich eine Sexualtherapeutin oder einen Sexualtherapeuten oder ein Therapeutenpaar erfolgen.

Literatur

1. Masters WH, Johnson VE. Die sexuelle Reaktion. Reinbeck: Rowohlt Verlag; 1970.
2. Arentewicz G, Schmidt G. Sexuell gestörte Beziehungen. Stuttgart: Enke-Verlag; 1993.

18 Krebsrisiko bei Frauen: Brustkrebs

Christian Jackisch

Einleitung

Brustkrebs stellt den phänotypischen Endpunkt eines komplexen, multifaktoriellen, atypischen Geschehens verschiedener Gewebskompartimente der Brustdrüse dar. Ausgangpunkt sind die in den Drüsenendstücken (Azini) befindlichen terminalen duktulo-lobulären Einheiten (TDLU) als kleinste funktionelle Komponente der Brustdrüse. Das Mammakarzinom bezieht sich ausschließlich auf das lobuläre und duktale Drüsensystem der Brust.

In Deutschland werden jährlich mindestens 51.000 Neuerkrankungen und 19.000 Todesfälle dieser Erkrankung registriert. In den meisten westlichen Industrieländern ist Brustkrebs die häufigste bösartige Erkrankung bei Frauen. Mehr als 90% sind sporadischer Natur. Eine genetische Disposition ist lediglich für 5–10% bekannt. Legt man eine mittlere Lebenserwartung der weiblichen Bevölkerung von 80 Jahren zugrunde, so ist von einem lebenslangen Erkrankungsrisiko von 1:8 (entspricht 13%) auszugehen.

Brustkrebs erhält u.a. seine gesellschaftspolitische Relevanz dadurch, dass er für den größten Verlust an Lebensjahren verantwortlich ist. Eine erkrankte Frau verliert durchschnittlich 6 Jahre ihrer Lebenserwartung.

Behandlungsziel stellt heute bei fast zwei Drittel der Frauen die Brusterhaltung mit homogener Bestrahlung der Brustdrüse dar. Für mehr als 90% aller erkrankten Frauen ist im Anschluss an die Operation eine systemische Therapie entweder als alleinige Chemotherapie oder antihormonelle Therapie oder als sequenzielle Kombinationstherapie erforderlich.

Symptome und Präsentation bei Erstdiagnose

Das klinische Bild des Mammakarzinoms ist äußerst facettenreich. Dabei stellen Gewebsverdichtungen oder Knotenbildungen das häufigste Leitsymptom dar (Tab. 18.**1**). Es ist bemerkenswert, dass trotz nahezu überall verfügbarer Früherkennungsmaßnahmen heute sich weiterhin ca. 10% aller Erkrankungen durch klinisch relevante Funktionseinschränkungen oder Funktionsausfälle – bedingt durch Fernmetastasen (z.B. Skelett) – darstellen.

In Abhängigkeit vom Lebensalter ist daher zu empfehlen, neu aufgetretene Herdbefunde, Größendifferenz der Brüste sowie Formdifferenzen und Deformierungen diagnostisch sorgsam abzuklären. Über 60% der Verdachtsdiagnosen werden von den Frauen als selbst getastete Knoten gestellt. Ältere Frauen kommen in über 90% mit einem selbst festgestellten Befund zum Arzt.

Tabelle 18.**1** Klinische Symptome und ihre Häufigkeit beim Mammakarzinom

Klinisches Symptom*	Relative Häufigkeit
Knotenbildung und/oder Gewebsveränderungen	86%
Sichtbare Veränderungen	38%
Schmerzen	20%
Symptome durch Fernmetastasen	10%
Sekretion (blutig, einseitig)	7%
Rötung und Induration der Haut inklusive Mamillenveränderungen (Inflammatorisches Mammakarzinom)	5%

* Mehrfachnennung möglich

Dieses Phänomen lässt sich in erster Linie auf den altersbedingten Verzicht auf eine konsequente Teilnahme an Früherkennungsprogrammen erklären. Nahmen im Jahr 1995 noch 74% der 40- bis 49-jährigen Frauen an einer Früherkennungsmaßnahme teil, so waren es nur noch 48% der über 65-jährigen Frauen. Kausale Faktoren dafür sind:

- mangelnde Unterstützung seitens der Familie,
- eine altersbedingte Abnahme des aktiven Wissens um Brustkrebs und
- fehlende Aufmerksamkeit in der familiären Umgebung.

Good-Aging-Tipp für die Praxis

Die Teilnahme an verfügbaren Früherkennungsmaßnahmen ist keine Angelegenheit der jungen Frau. Nach Empfehlungen des amerikanischen „National Cancer Institute" wird eine jährliche klinische Untersuchung bei Frauen zwischen dem 50. und 74. Lebensjahr und eine 2-jährliche Mammographie empfohlen. Bei Frauen in guter körperlicher Verfassung sollte diese Empfehlungen bis zum 85. Lebensjahr ausgesprochen werden.

Inzidenz und Mortalität

Brustkrebsinzidenz

Für Deutschland können Zahlen hierzu auf nationalem Niveau lediglich geschätzt werden. Um allerdings einen Vergleich zwischen Populationen mit verschiedenen Altersstrukturen zu ermöglichen, ist eine Standardisierung notwendig, da das Alter das Brustkrebsrisiko erheblich beeinflusst. Die altersstandardisierten Inzidenzraten zeigen für die meisten westlichen Länder in den letzten 30 Jahren einen jährlichen Zuwachs von 1%.

Standardisiert zur Weltbevölkerung findet sich in den **USA und den Niederlanden** mit ca. 90 Erkrankungen/100.000 Frauen die höchste Zahl an jährlichen Neuerkrankungen. Im Vergleich hierzu erkranken in **Deutschland** ca. 73/100.000 Frauen an einem Mammakarzinom. Ein geringfügiger Rückgang für die Jahre 1999–2000 zeigt sich in der altersstandardisierten Inzidenzrate von 77,8 auf 74,9 Neuerkrankungen/100.000 Frauen für Großbritannien.

Brustkrebsmortalität

> **!** Die Sterblichkeit stellt aus onkologischer Sicht die wichtigste Kenngröße für den Diagnose- und Therapieeffekt einer malignen Erkrankung dar.

Für das Mammakarzinom ist diese in zahlreichen Ländern rückläufig. Die hier zitierten Daten beruhen auf den Erhebungen und Veröffentlichungen der **International Agency for Research on Cancer** in Lyon aus dem Jahr 2000, die im Auftrag der WHO erhoben wurden.

Die Brustkrebssterblichkeit in **Deutschland** zeigte sowohl in den alten als auch in den neuen Bundesländern einen kontinuierlichen Anstieg bis Ende der 1980er Jahre mit einer anschließenden Konsolidierungsphase. Nach der Wiedervereinigung zeigte sich zunächst ein sprunghafter Anstieg der Mortalität in den neuen Bundesländern für die Jahre 1990–1991, die aber durch eine fehlerhafte Datenerhebung erklärbar ist. Für Gesamtdeutschland ist nach der Stabilisierungsphase seit 1996 ein Rückgang der Brustkrebssterblichkeit zu beobachten (Abb. 18.**1**).

Dieser Rückgang ist in den **USA und Kanada** bereits Ende der 80er Jahre zu verzeichnen und liegt seit den 1990er Jahren unter der deutschen Brustkrebsmortalität. In Europa werden unterschiedliche Zeitpunkte beobachtet, die mit einem Mortalitätsrückgang einhergehen. Hierzu gehören beispielsweise auch Länder wie Deutschland, wo kein flächendeckendes Brustkrebs-Screening besteht.

> **!** Der Mortalitätsrückgang bleibt somit eine Resultante aus verbesserter Früherkennung, Diagnostik, Therapie und Nachsorge, ohne dass in den jeweiligen Ländern ein Rückgang der Rate an Neuerkrankungen zwingend vorausgehen musste.

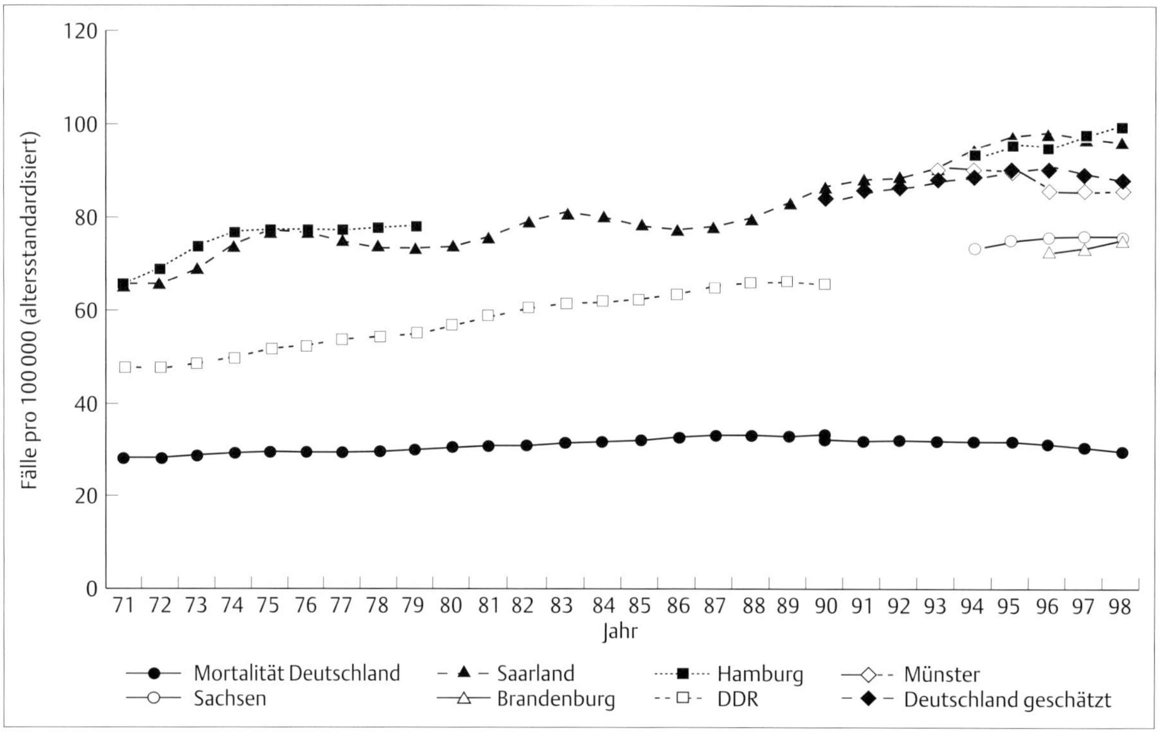

Abb. 18.**1** Trends der Inzidenz des Mammakarzinoms für ausgewählte Registerregionen und Deutschland insgesamt (geschätzt) sowie Mortalität in Deutschland insgesamt für das Mammakarzinom (Krebs in Deutschland 2002, http://krebsregister.uni-muenster.de/Berichte/KiD_2002.pdf).

Brustkrebsfrüherkennung/Brustkrebs-Screening

Die effektivste Form der Brustkrebsfrüherkennung im Hinblick auf eine Mortalitätsreduktion ist und bleibt die **Mammographie**, wie in zahlreichen prospektiv randomisierten Studien seit 1963 demonstriert werden konnte. So ergab 1994 eine Meta-Analyse für die Gruppe der 40- bis 74-jährigen Frauen eine signifikante Senkung der Brustkrebsmortalität um 22% nach 5 Jahren. Eine 2. Meta-Analyse aus dem Jahre 1997 belegte für Frauen zwischen 40 und 49 Jahren eine Sterblichkeitsreduktion um 24%.

Good-Aging-Tipp für die Praxis

Die Gesundheitsberatung aller Frauen beinhaltet: Der Nutzen der Früherkennungs-Mammographie für Frauen zwischen dem 50. und 70. Lebensjahr, neuerdings auch zwischen dem 40. und 50. Lebensjahr, ist statistisch belegt. Ein positiver Effekt ist auch nach dem 70. Lebensjahr zu vermuten. Der individuelle Nutzen der Mammographie überwiegt ab dem 40. Lebensjahr die sich aus der Strahlenexposition ergebenden Risiken. Das Optimum des Verhältnisses aus Nutzen und Risiko liegt zwischen dem 50. und 70. Lebensjahr.

Tabelle 18.**2** Etablierte Risikofaktoren für das Auftreten eines Mammakarzinoms (modifiziert nach Armstrong et al. 2000)

Risikofaktor	Relatives Risiko
Alter (50 Jahre und älter versus jünger als 50 Jahre)	6,5
Positive Familienanamnese	
➤ Verwandte 1. Grades	➤ 1,4–13,6
➤ Verwandte 2. Grades	➤ 1,5–1,8
Mamakarzinom in der Eigenanamnese	
➤ Carcinoma in situ,	➤ 4,0–5,0
➤ kontralaterales Mammakarzinom	➤ 5,0–10,0
Menarche (vor dem 12. Lebensjahr versus im 14. Lebensjahr oder später)	1,2–1,5
Menopause (im 55. Lebensjahr oder später versus vor dem 55. Lebensjahr)	1,5–2,0
Alter bei erster Geburt (nach dem 30. Lebensjahr versus vor dem 20. Lebensjahr	1,3–2,2
Gutartige Brusterkrankung	
➤ Biopsie (jeglicher Art)	➤ 1,5–1,8
➤ atypische Hyperplasie	➤ 4,0–4,4
Hormonsubstitutions-Therapie	1,0–1,5
Hormonelle Antikonzeption	1,0–1,1
Ernährung	
➤ Fettreiche Ernährung	➤ 1,12
➤ Alkohol > 24 g/Tag	➤ 1,4–1,7

Risikofaktoren

Gesicherte Fakten zum Brustkrebsrisiko

Bislang ist die Ätiologie des Brustkrebs nicht vollständig geklärt. Es scheint wie die meisten anderen Malignome im Sinne einer Mehrschrittkarzinogenese durch die Folge einer Kaskade von Veränderungen auf allen Regulationsebenen des Zellwachstums und der Zellproliferation begründet zu sein (Kapitel 6). Als epidemiologisch gesichert für die Entstehung des Mammakarzinoms gelten derzeit folgende **Risikofaktoren**:

Alter. Zwischen 30 und 55 Jahren, v.a. aber ab einem Alter über 50 Jahren bzw. mit Beginn der Menopause nimmt die Inzidenz des Mammakarzinoms kontinuierlich zu. Danach flacht der Anstieg ab bis hin zum Rückgang der altersspezifischen Inzidenz.

Familiäre Belastung. Neben Alter und Geschlechtsdisposition stellt eine positive Familienanamnese mit betroffenen erstgradigen Verwandten das höchste relative Risiko für das Auftreten eines Mammakarzinoms dar (Tab. 18.**2**). Dabei ist das Alter bei Ersterkrankung und ggf. ein bilaterales Auftreten von negativem Einfluss.

Hereditäres Mammakarzinom. Lediglich 5–10% aller Mammakarzinome sind genetisch prädisponiert. Hierbei spielen neben dem p53-Gen, dem ATM-Gen (Ataxia teleangiectatica) und pTEN(Cowden-Syndrom)-Gen v.a. das BRCA1- und BRCA2-Gen eine besondere Rolle. Für Trägerinnen von Mutationen im BRCA1-Gen besteht ein ca. 45%iges Risiko, bis zum Alter von 50 Jahren, und ein 60- bis 85-%iges Risiko, bis zum Alter von 75 Jahren an einem Mammakarzinom zu erkranken.

Frühe Menarche (< 12 Jahre), späte Menopause (> 52 Jahre). Schon seit 50 Jahren ist bekannt, dass das Risiko eines Mammakarzinoms durch eine frühzeitige, beidseitige Ovarektomie um ein vielfaches erniedrigt wird. Eine frühe Menarche und die damit verbundenen früh einsetzenden regelmäßigen menstruellen Zyklen bzw. die mit Zyklusunregelmäßigkeiten einhergehende späte Menopause werden als gering bis 2fach risikosteigernd betrachtet. Die Rolle der frühen Menarche und späten Menopause könnten durch die zahlreichen ovariellen Zyklen mit nachfolgender Stimulation des Brustepithels durch Östrogen und Progesteron erklärt werden.

Nullipara, späte Erstgebärende (> 30 Jahre). Die weibliche Brust ist bei der Geburt noch nicht vollständig entwickelt und die physiologisch vollständige Differenzierung wird erst durch die endokrine Stimulation in der Schwangerschaft und Stillzeit erreicht. Untersuchungen an postpubertären Nulligravida haben ergeben, dass das Brustdrüsengewebe aus unterschiedlichen lobulären Strukturen besteht, die jeweils einen bestimmten Entwicklungsstand repräsentieren.

In der unreifen Brust dominieren vor der Menarche die Läppchen Typ I, die der TDLU entsprechen, und am wenigsten differenziert sind. Sie bestehen aus Clustern von 6–11 Duktuli je Läppchen. Aus diesen entwickeln sich die Läppchen Typ II mit einer komplexeren Morphologie und einer größeren Anzahl von duktalen Strukturen. Während der Schwangerschaft gehen die Läppchen Typ I und II in die Läppchen Typ III über, die ca. 80 Duktuli oder Alveoli pro Läppchen aufweisen.

Läppchen vom Typ IV sind dagegen nur in der Schwangerschaft und Stillzeit vorhanden und bilden sich nach der Stillzeit wieder zu einem Läppchen Typ III zurück. Demnach kann der Lobulus Typ IV nicht in der Brust von Nullipara gefunden werden. Die Brust einer Nullipara besteht mehrheitlich aus undifferenzierten Strukturen (Läppchen Typ I und II), gelegentlich können auch Läppchen vom Typ III vorkommen. Nach einer Schwangerschaft dagegen dominiert der weitaus differenziertere Läppchen Typ III.

Erfolgt die erste Schwangerschaft zwischen dem 14. und 20. Lebensjahr, so kann ein überproportionaler Anstieg an Typ-III-Läppchen, mit einer Plateauphase bis zum 40. Lebensjahr beobachtet werden (Russo u. Russo 1994). Im Gegensatz zum Läppchen Typ I, der bei Nullipara zeitlebens unverändert bleibt, erfährt der Läppchen Typ III sein Maximum in der reproduktiven Phase der Prämenopause und bildet sich nach der 4. Lebensdekade zum Läppchen Typ I zurück (Abb. 18.**2a**).

Das von Russo u. Mitarb. entwickelte Modell der Brustentwicklung verdeutlicht somit auf morphologischer Ebene, welchen Einfluss soziobiologische Faktoren, in Kombination mit endogenen und exogenen hormonellen Vorgängen, auf die Struktur der Brustdrüse nehmen können. Das Modell hätte somit Bestand für jede Phase der Brustentwicklung und auch deren altersbedingte Involution (Abb. 18.**2b**). Folgt man diesem Modell, so ließe sich u.a. der protektive Effekt einer frühen er-

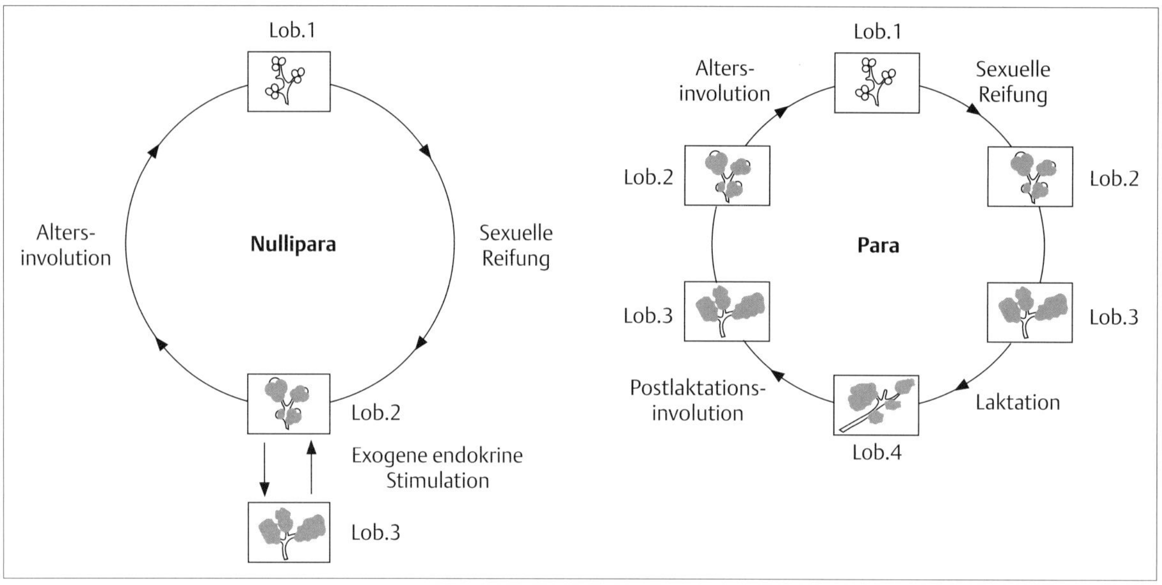

a

Abb. 18.**2a, b** Morphologische Entwicklung und Differenzierung des Brustdrüsengewebes (**a**) (modifiziert nach Russo u. Russo 1994) und Einfluss sozialer und physiologischer Faktoren auf die Phasen der Brustentwicklung (**b**).

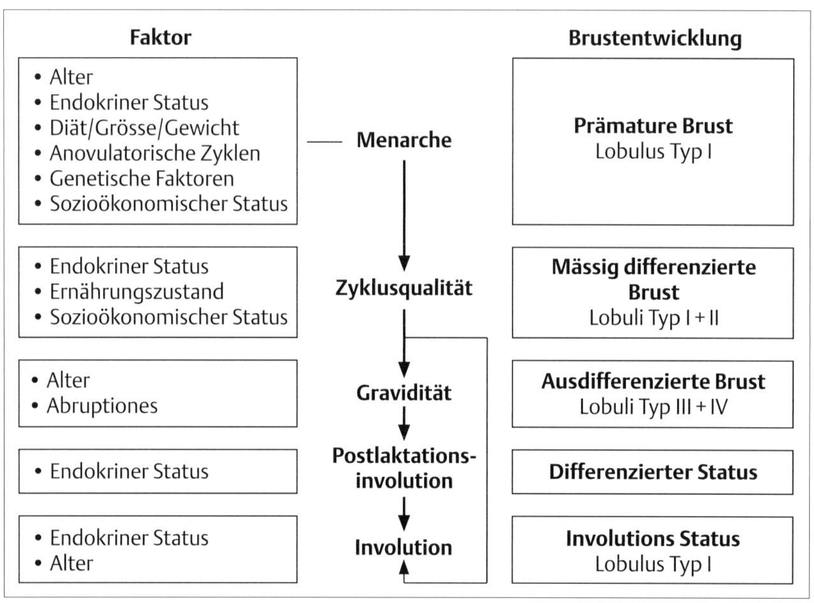

b

sten ausgetragenen Schwangerschaft im Hinblick auf das Mammakarzinom erklären (Armstrong et al. 2000).

Übergewicht. Das postmenopausale Mammakarzinom korreliert mit dem Faktor Adipositas. Postmenopausale Frauen mit einem Body-Mass-Index > 29 kg/m² zeigen bereits ein deutlich erhöhtes Brustkrebsrisiko. Eine nahe liegende Erklärung ist die verstärkte Aromatisierung im peripheren Fettgewebe. Dieser Zusammenhang lässt sich hingegen für prämenopausale Frauen nicht finden und ist hingegen eher protektiv.

Hormonelle Antikonzeption. Eine geringe Risikoerhöhung für neu diagnostizierte Mammakarzinome besteht für die Dauer der Anwendung bis zu einem Intervall von annähernd 10 Jahren nach Beendigung der Anwendung (RR: 1,24±0,038). Die aktuellsten Daten der Women's CARE-Studie (Women's *C*ontraceptive *a*nd *Re*productive *E*xperiences) konnten keinen negativen Einfluss einer oralen Antikonzeption, unabhängig von der Dauer und dem Zeitpunkt der Einnahme, bei Frauen zwischen dem 35. und 64. Lebensjahr nachweisen. Die Ergebnisse an 4575 Mammakarzinom-Patientinnen und 4682 gesunden Frauen belegen eindrücklich, dass die Antibabypille kein Brustkrebsrisiko hat, weder in der jüngeren Altersgruppe zwischen 35 und 44 Jahren, noch bei den über 45-jährigen Frauen. Auch der Beginn der Einnahme in jungen Jahren hatte kein höheres Brustkrebsrisiko jenseits des 35. Lebensjahres zur Folge (Marchbanks et al. 2002).

Hormonersatztherapie (HRT). Die vorliegenden Ergebnisse zur HRT (ausführlich in Kapitel 16) bleiben widersprüchlich. Insgesamt erhöht eine HRT, sofern sie über eine Dauer von 5 Jahren und länger durchgeführt wird, das Mammakarzinomrisiko um 35%; es geht aber nach Aussetzen der HRT wieder zurück. Dabei erhöht eine 5-jährige HRT innerhalb einer Nachbeobachtung von 20 Jahren die Zahl der Mammakarzinome um 2 Fälle pro 1000 Frauen und eine 10-jährige Therapie um 6 Fälle (Tab. 18.**3**).

Tabelle 18.**3** Auswahl aktueller Studien zum Mammakarzinom-Risiko unter HRT (nach Kuhl 2004)

Studie	Relatives Risiko	Konfidenz-Intervall
WHI[1]	1,24	1,02–1,50
WHI[1], keine HRT vor Studieneinschluss	1,09	0,86–1,39
WHI[1], HRT vor Studieneinschluss	1,77	0,89–3,53
HERS[2]	1,30	0,77–2,19
HERS II[3]	1,08	0,52–2,24

[1]Behandlungsdauer 5 Jahre; [2]Behandlungsdauer 4 Jahre; [3]Behandlungsdauer 6,8 Jahre

Good-Aging-Tipp für die Praxis

Die derzeitige Datenlage lässt eindeutig erkennen, dass der Einsatz einer Hormonersatztherapie (HRT) zur Behandlung von vasomotorischen Beschwerden im Klimakterium weiterhin indiziert bleibt, wenn sonstige verfügbare Alternativen zu keiner Verringerung der Beschwerden führen. Der Einsatz der HRT zur primären Prävention verschiedenster Krankheitsbilder mit dem Ziel der Morbiditätssenkung wird weiterhin diskutiert. Die Prognose der unter HRT aufgetretenen Mammakarzinome wird nicht negativ beeinflusst. In besonderen Fällen kann eine HRT auch bei Frauen zeitlich begrenzt sein, die bereits an einem Mammakarzinom erkrankt sind (Jackisch et al. 2004).

Lifestyle und Brustkrebsrisiko

Alkoholkonsum. Moderater, aber regelmäßiger Alkoholkonsum gehört in vielen Gegenden der Welt zum normalen Lebensstandard. In einer Meta-Analyse von 6 Studien mit 322.647 Frauen (darunter 4335 Mammakarzinom-Patientinnen) zeigte sich zwischen dem Brustkrebsrisiko und regelmäßiger Alkoholaufnahme ein linearer Zusammenhang. Danach würde auch die oft als unbedenklich eingeräumte Alkoholtrinkmenge von 20–30g /Tag nicht akzeptiert werden können (Smith-Warner et al. 1998). *In vitro* kann die Alkoholeinwirkung auf Brustepithelzellen zu genetischen Polymorphismen führen, die gerade bei prämenopausalen Frauen signifikant häufiger zu Genverlusten der für die Alkoholmetabolisierung wichtigen Glutathion-S-Transferasen M1 und T1 führen kann.

Rauchen. Die Interaktion zwischen dem Rauchverhalten und einer möglichen Änderung des Risikos, an Brustkrebs zu erkranken, bleibt bis heute trotz zahlreicher Studien unklar. Eine Erhebung an 1431 Brustkrebs-Patientinnen aus British Columbia ergab ein erhöhtes Brustkrebsrisiko für Frauen, die jemals schwanger waren und mit dem Rauchen innerhalb der ersten 5 Jahre nach der Menarche begonnen hatten. Weiterhin konnte ein erhöhtes Risiko für Nullipara erkannt werden, die mehr als 20 Zigaretten/Tag konsumierten. Dagegen zeigte sich für postmenopausale Frauen, bei denen der BMI (Body Mass Index) kontinuierlich seit dem 18. Lebensjahr zunahm und die nach der ersten ausgetragenen Schwangerschaft mit dem Rauchen begonnen hatten, ein reduziertes Risiko (Band et al. 2002).

! Diese Untersuchung unterstreicht die Erkenntnis, dass die noch nicht ausdifferenzierten Brustgewebszellen bei erhöhter Proliferationsrate (Pubertät) und die nicht vollständig entwickelten Brustepithelien (Nulliparität) auf Karzinogene am empfindlichsten reagieren.

Pathophysiologie

Malignität und biologische Alterungsprozesse der Brustdrüse

Altern und Krebserkrankungen beginnen und enden in einer gemeinsamen Wegstrecke, deren Homöostase durch erworbene oder präexistente Veränderungen empfindlich gestört werden kann. In jeder Sekunde unseres Lebens sind ca. 20×10^{16} Gene tätig. In den 3 Milliarden Sekunden einer repräsentativen menschlichen Lebensdauer kommt es somit ca. 60×10^{25}-mal zu genetischen Aktivitäten. Genetische Informationen werden beschädigt bzw. durch Umlagerungen neu strukturiert, so dass es zu Aktivierungen kommen kann, die die Möglichkeit einer malignen Entartung enthalten (Reitz 2002).

Bisher gibt es keine tragfähige Theorie, die zu erklären vermag, warum Karzinome und insbesondere das Mammakarzinom eine Erkrankung der älteren Frau darstellen, aber nicht alle Frauen betreffen. Die Wahrscheinlichkeit, dass eine 70-Jährige mit der Diagnose Brustkrebs konfrontiert wird, ist immerhin 2000-mal höher als bei einer 20-Jährigen. Trotzdem werden die meisten Menschen alt, ohne ein Karzinom klinisch zu erleben.

Um den Organismus über ein 80-jähriges Menschenleben funktionstüchtig zu erhalten, müssen schätzungsweise über 100 Billionen, vielleicht mehr als 10 Billiarden Zellen kopiert werden. Die Aufrechterhaltung der genetischen Stabilität ist daher auch für die Brustkrebserkrankung von entscheidender Bedeutung. Liegt eine Mutation der Suppressorgene BRCA1 und/oder BRCA2 vor, so ist die Wahrscheinlichkeit für das Auftreten eines Mammakarzinoms bis zum 50. Lebensjahr mit 59%, bis zum 70. Lebensjahr mit 87% zu beziffern.

Die Amplifikation von physiologischen Wachstumssignalen, wie beispielsweise des HER2-neu-Gens (human epidermal growth factor receptor 2) sind für einen ungünstigen Krankheitsverlauf mit einer deutlich verkürzten Überlebenszeit bei bereits erkrankten Frauen verantwortlich zu machen, da hierdurch eine erhöhte Zellteilungsrate verursacht wird. Daher ist es besonders wichtig, die genetischen Veränderungen bereits in prämalignen Frühformen des Brustdrüsenepithels zu entdecken, die in nahezu allen Fällen heilbar sind. Ebenso erklärt die frühzeitige Ausreifung und Differenzierung der weiblichen Brust die geringere Anfälligkeit des Organs gegenüber kanzerogenen Substanzen, die zeitlebens bewusst oder unbewusst inkorporiert werden.

Tumorbiologie des Mammakarzinoms und Menopausenstatus

Die tumorbiologischen Unterschiede zwischen jüngeren, prämenopausalen und älteren, postmenopausalen Frauen sind erheblich. Histologisch findet sich zwar durchweg das invasiv wachsende duktale Adenokarzinom, bei älteren Frauen jedoch häufiger die besser differenzierten Tumoren. Der Anteil der entdifferenzierten Karzinome beträgt bei den unter 50-Jährigen 61%, bei Frauen zwischen dem 50. und 60. Lebensjahr 47% und bei den über 60-Jährigen nur noch 38%.

Der Anteil der Hormonrezeptor-positiven Karzinome steigt ebenso altersabhängig an. Während bei prämenopausalen Frauen mehr als 60% einen positiven Hormonrezeptorbesatz haben, sind es bei den 60- bis 80-Jährigen 80% und bei den über 80-Jährigen sogar 85%. Ebenso sinkt der prognostisch wichtige Proliferationsindex als Maß für die Zellteilungsrate mit zunehmendem Alter.

Therapieoptionen beim Brustkrebs

Operative Therapie

Die **Organerhaltung** gelingt heute in der Mehrheit der Fälle aller Altersgruppen. Sinkende Tumorgröße und die Weiterentwicklung operativer und strahlentherapeutischer Behandlungsstrategien haben in den letzten Jahren zu erheblichen Verbesserungen der Therapiemöglichkeiten geführt. Für das primär operable Mammakarzinom wurde die definitive chirurgische Sanierung des Primärtumors (bisher mit ipsilateraler Axilladissektion) als initiale Maßnahme angesehen.

In Zusammenschau von Menopausenstatus, Anzahl der befallenen Lymphknoten, des Gradings und des Steroidrezeptorstatus schloss sich eine adjuvante endokrine oder zytotoxische Therapie an. In den meisten Fällen konnte somit eine organerhaltende Therapie der weiblichen Brust realisiert werden.

Seit der Einführung der **Sentinel-Lymphknoten-Biopsie** (Wächter-Lymphknoten) bei klinisch unauffälliger Axilla kann mit einer deutlichen Minderung der Morbidität der operativen Therapie gerechnet werden. Insbesondere bei der älteren Patientin sollte auf eine schonende Operationstechnik geachtet werden. Jüngste Daten belegen allerdings, dass auch Patientinnen jenseits den 80. Lebensjahres von einer Brusterhaltung profitieren (Bouchardy et al. 2003).

Selbstverständlich sollte sich das Ausmaß der Operation sowie die Frage der Rekonstruktion der Brust nach den Bedürfnissen der Patientin, unabhängig vom Alter, richten.

Primär systemische Therapie des operablen Mammakarzinoms – ein Paradigmenwechsel

Trotz großer Fortschritte auf dem operativen Sektor bleibt einer Reihe von Frauen die Option der Brusterhaltung aufgrund der fortgeschrittenen Tumorgröße oder eine ungünstigen Tumor-/Brustrelation vorenthalten. Für diese Indikation stellt der Einsatz der primären – oder auch neoadjuvanten – Chemotherapie mit anschließender operativer Sanierung der Brust und Axilla einen echten Paradigmenwechsel dar. Dieses Umdenken verlangt von den Patientinnen, aber auch für die mitbetreuenden Therapeuten, eine hohes Maß an Kooperation und Verständnis für neuere Erkenntnisse der Tumorbiologie des Mammakarzinoms.

Tabelle 18.**4** Relative und absolute Reduktion von Todesfällen durch adjuvante systemische Therapie beim Mammakarzinom (EBCTCG 2000); ER = Östrogenrezeptor

		Relativ (%)		Absolut (%)	
Therapieoption	**n**	**< 50 Jahre**	**≥ 50 Jahre**	**gesamt**	**nach 10 Jahren**
Ovarektomie	1300	31 ± 7	–	31 ± 7	8,3
Tamoxifen 5 Jahre bei ER+	8180	24 ± 7	24 ± 6	24 ± 4	7,4
Chemotherapie	28000	27 ± 3	11 ± 2	15 ± 2	4,4

! Der Einsatz dieser Therapiesequenz ermöglicht nicht nur einer größeren Zahl der betroffenen Frauen den Erhalt eines erkrankten Organs, vielmehr besteht die Möglichkeit, die Effektivität der systemischen Therapie in einer überschaubaren Zeit von wenigen Monaten vor der operativen Therapie zu überprüfen und somit eine Optimierung der Behandlung zu erwirken, um Unter- und Übertherapien zu vermeiden.

Im Rahmen der **NSABP B-18-Studie** konnte an über 1500 Patientinnen belegt werden, dass der Zeitpunkt der Chemotherapie, ob primär oder konventionell postoperativ, keinen Unterschied für das krankheitsfreie Überleben und das Gesamtüberleben erbrachte. In geeigneten Fällen kann nach histologischer Sicherung der Dignität und bei gleichzeitigem Vorliegen eines positiven Hormonrezeptorstatus eine primäre systemische Therapie mit dem Antiöstrogen Tamoxifen oder einem Aromatasehemmer begonnen werden.

Die Empfehlungen zur systemischen Therapie und der Strahlentherapie bleiben davon unbenommen (Goldhirsch et al. 2003).

Empfehlungen zur adjuvanten Systemtherapie

Bedeutung

Der Einsatz der adjuvanten Systemtherapie (Chemo-, antihormonelle oder Endokrintherapie) führt in Abhängigkeit von der individuellen Risikokonstellation der jeweiligen Patientin zu einer absoluten Mortalitätssenkung nach 10 Jahren, die in Abhängigkeit vom Menopausenstatus und der jeweiligen Therapie erheblichen Variationen unterworfen ist (Tab. 18.**4**). Die Indikation erfolgt im Wesentlichen in Abhängigkeit vom

- Menopausenstatus,
- Steroidrezeptorstatus und
- Lymphknotenstatus.

Adjuvante Chemotherapie

Die adjuvante Chemotherapie stellt die Domäne bei der **prämenopausalen Patientin** dar, insbesondere wenn ein negativer Hormonrezeptorstatus vorliegt. Für die klinische Routine gelten derzeit die Empfehlungen der 2003 aktualisierten **Konsensus Konferenz St. Gallen** (Goldhirsch et al. 2003).

Indikation. Nach diesen Empfehlungen gilt, dass, bis auf rezeptorpositive Karzinome (Tumorgröße ≤ 1 cm und Grading GI), für alle Mammakarzinome eine endokrine oder zytotoxische Chemotherapie empfohlen wird. Die Therapie bei positiven Lymphknoten entspricht derjenigen der Hochrisikosituation bei nodal negativen Frauen.

In der Meta-Analyse der **Early Breast Cancer Trialists' Collaborative Group** (EBCTCG) wurde der Stellenwert der Anthrazykline für nodal positive Mammakarzinome an 6000 Patientinnen in 11 Studien überprüft. Im Hinblick auf die Mortalitätssenkung besteht der größte Nutzen von 11% für prämenopausale, nodal positive Frauen, gefolgt von 7% für prämenopausale, nodal negative Patientinnen. Die derzeitige Datenlage lässt allerdings erkennen, dass der Einsatz von Taxanen zu einer deutlichen Verbesserung der Behandlungsergebnisse beim nodal positiven Mammakarzinom führt.

Adjuvante antihormonelle Therapie

! Die endokrine Therapie stellt die älteste, sicherste und etablierteste Behandlungsform beim Brustkrebs dar.

Die Interaktion von Östrogenen und Brustkrebs ist seit mehr als 100 Jahren bekannt. George Beatson konnte bereits 1896 zeigen, dass eine Entfernung der Eierstöcke, und damit ein Östrogenentzug, bei prämenopausalen Frauen zu einem günstigeren Verlauf der Erkrankung führte.

Indikation. Grundsätzlich kommt eine antihormonelle Behandlung immer in Frage, wenn der Tumor einen positiven Hormonrezeptorstatus (Östrogen- und/oder Progesteronrezeptor) aufweist. Die Bestimmung erfolgt durch den Pathologen grundsätzlich am Primärtumor.

Ziel der antihormonellen Behandlung ist der zeitlich begrenzte oder dauerhafte Entzug zirkulierender weiblicher Geschlechtshormone, vornehmlich des Östrogens. Somit ergeben sich prinzipiell 3 therapeutische Möglichkeiten (Abb. 18.**3**):

- Modulation bzw. Blockade des Östrogenrezeptors (ER) durch **s**elektive **E**strogen **R**ezeptor **M**odulatoren (SERM's),
- Down-Regulation des Östrogenspiegels (GnRH-Analoga, Aromatasehemmer) oder
- Modulation bzw. Down-Regualtion des ER durch reine Agonisten.

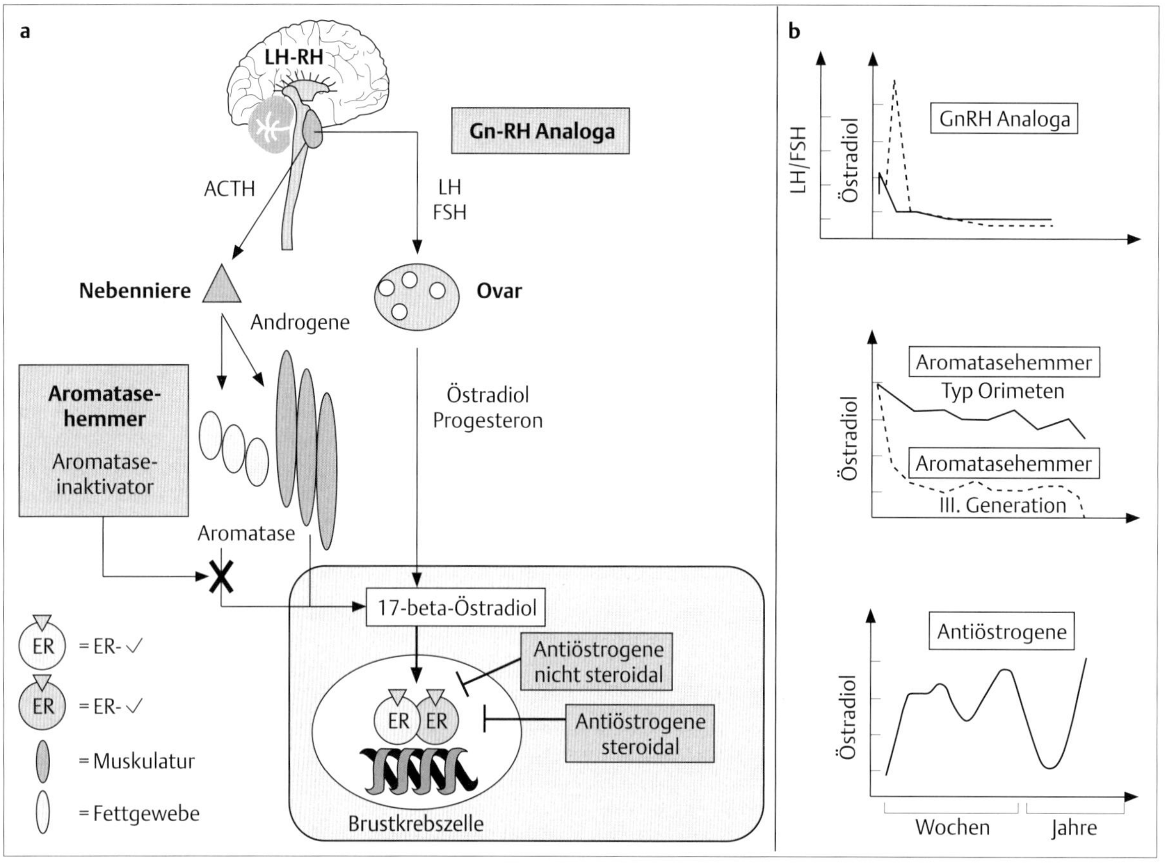

Abb. 18.**3** Wirkungsmechanismen antihormoneller Therapieformen: **a**) Down-Regulation von Östradiol durch Gn-RH Analoga; Aromatasehemmung und Östradiolsuppression; ER-Blockade durch Antiöstrogene und SERM's; **b**) periphere Östradiolspiegel während der drei prinzipiellen antihormonellen Therapiemaßnahmen (Jackisch 2003).

In der Prämenopause: In dieser Lebensphase findet die Synthese weiblicher Geschlechtshormone hauptsächlich in den Ovarien statt. Somit wird derzeit eine mindestens 2-jährige pharmakologische ovarielle Ablation durch den Einsatz von GnRH-Agonisten empfohlen. Eine Wirkungsverbesserung kann durch den gleichzeitigen Einsatz des Antiöstrogens Tamoxifen erzielt werden.

In der Postmenopause: Hier erfolgt die Produktion nicht mehr in den bereits physiologisch ruhenden Ovarien, sondern vornehmlich im Fettgewebe und in der Muskulatur. Bisher galt der Einsatz des Antiöstrogens vom Typ Tamoxifen für die Dauer von 5 Jahren als Therapie der Wahl.

Die Entwicklung der **Aromatasehemmer**, die zu einer reversiblen bzw. irreversiblen Hemmung dieses Schlüsselhormons der Östrogensynthese führen, lässt für die Zukunft erwarten, dass dieser Standard verlassen wird. Die Resultate der **ATAC-Studie** belegen überzeugend, dass der alleinige Einsatz von Arimidex der Kombination von Arimidex und Tamoxifen überlegen ist. Die jüngsten Daten zum Einsatz der Aromatasehemmer bestätigen die Ergebnisse der ATAC-Studie auch für die steroidalen Aromatasehemmer (Coombes et al. 2004).

Grundsätzlich unbeantwortet ist Frage, ob Tamoxifen in dieser Indikation überhaupt noch eingesetzt werden sollte und wenn ja, für wie lange. Auch die sequenzielle adjuvante antihormonelle Therapie (2–3 Jahre Tamoxifen und anschließend 3 Jahre Aromatasehemmer) ist einer alleinigen Tamoxifen-Therapie überlegen.

Möglichkeiten der Brustkrebsprävention

Prinzipiell wird zwischen einer primären, sekundären und tertiären Prävention unterschieden.

Primäre Prävention durch Lifestyle-Änderung

Methoden der primären Prävention zur Vermeidung des Mammakarzinoms stehen derzeit nicht zur Verfügung. Es sind bislang nur wenige Strategien über die Vermeidung der Exposition gegenüber potenziell kanzerogenen Substanzen bekannt. Des Weiteren gibt es Erkenntnisse der epidemiologischen Forschung über den Einfluss von Lebens- und Essgewohnheiten auf die Karzinogenese des Mammakarzinoms. **Protektive Wirkung** haben zweifelsohne:

- die Vermeidung von Übergewicht,
- eine Kalorien- und Alkoholrestriktion,
- eine Vitaminsubstitution (Vitamin A, Vitamin C, Vitamin E),
- ballaststoffreiche und fettarme Ernährung sowie
- eine ausreichende körperliche Aktivität.

Primäre medikamentöse Prävention

Epidemiologische, experimentelle und klinische Daten von mehr als 20.000 Frauen belegen, dass die **Verabreichung von antiöstrogenen Derivaten** an gesunde Frauen mit erhöhtem Brustkrebsrisiko zu einer Risikoabsenkung führen kann. Erste Hinweise für die präventive Wirkung des Tamoxifen stammen aus adjuvanten Therapiestudien des Mammakarzinoms, die Ende der 1990er Jahre bekannt wurden und eine Risikoreduktion an der kontralateralen Brust durch Tamoxifen belegten.

Nun liegen Resultate von 3 großen Präventionsstudien aus den USA (NASBP-P1 Studie), England (Royal Marsden Studie) und Italien (INT Studie) vor, die trotz unterschiedlicher Definition von Risikokollektiven eine deutlich Absenkung der Brustkrebsinzidenz für Frauen mit einem erhöhten Erkrankungsrisiko belegen (Tab. 18.**5**). Neben dem Antiöstrogen Tamoxifen sowie SERM's wie Raloxifen werden in klinischen Studien GnRH-Analoga und Aromatasehemmer in dieser Fragestellung klinisch eingesetzt.

Überträgt man dieses Konzept auf die Zielsetzung bei der primären Prävention, so kann über die Krebsverhinderung in der kontralateralen Brust hinaus eine Verringerung der Brustkrebs-Inzidenz erzielt werden.

Umsetzung der medikamentösen Prävention in die Praxis – was eignet sich für wen?

Primäres Ziel der Prävention ist die Mortalitätssenkung. Das Mammakarzinom eignet sich wegen der steigenden Inzidenz und der beträchtlichen Mortalität im Langzeitverlauf sowie einer langen Latenzperiode bis zur Erkennung durchaus für eine medikamentöse Prävention (siehe auch Prostatakrebs Kapitel 24). Vorzugsweise kommen hierbei endokrine Substanzen im Sinne einer „target-orientierten" Medikation zur Anwendung. Präventionsstudien werden sowohl für prämenopausale als auch für postmenopausale Frauen angeboten.

Medikamentöse Prävention in der Prämenopause

Für prämenopausale Frauen, die bisher nicht an einem Mammakarzinom erkrankt sind und ein erhöhtes Risiko für das Auftreten eines Mammakarzinoms aufweisen, war die Teilnahme an der GISS-Studie empfehlenswert. Die **GISS-Studie** ist im europäischen Verbund als Testung der alleinigen klinisch-bildgebenden Früherkennung versus Früherkennung + GnRH Analoga für 2 Jahre + Substanz X zu sehen. Für Deutschland war die Gabe von Ibandronat (Substanz X) für die Dauer von 2 Jahren vorgesehen.

Tabelle 18.**5** Präventionsstudien mit Tamoxifen für das Mammakarzinom im Vergleich

	NASBP P-1 (Fisher et al. 1998)	**Royal Marsden Hospital (Powles et al. 1998)**	**Italienische Präventionsstudie (Veronesi et al. 1998)**
Anzahl	13.175	2471	3837
Risikofestlegung	> 60 Jahre, 5-Jahres-Risiko > 1,66, CLIS	hohes familiäres Risiko	Z.n. Hysterektomie
Risiko	erhöht (sporadisch)	erhöht (familiär)	normal bis niedrig
Alter ➤ 35–49 Jahre ➤ 50–59 Jahre ➤ > 60 Jahre	 ➤ 40% ➤ 30% ➤ 30%	 ➤ Median 47 Jahre	 ➤ 38% ➤ 50% ➤ 12%
Follow up	55 Monate	70 Monate	46 Monate
Tamoxifen	5 Jahre	8 Jahre	5 Jahre
HRT	keine	41%	14%
Mammakarzinome ➤ Tamoxifen ➤ Plazebo	 ➤ 124 ➤ 244	 ➤ 34 ➤ 36	 ➤ 19 ➤ 22
Mammakarzinome pro 1000 Frauenjahre ➤ Tamoxifen ➤ Plazebo	 ➤ 3,6 ➤ 6,6	 ➤ 4,7 ➤ 5,0	 ➤ 2,1 ➤ 2,3
p-Wert	0,00001	0,8	0,64

CLIS: Carcinoma lobulare in situ

Einschlusskriterien:

- Frauen mit einer nachgewiesenen Mutation des BRCA1- oder BRCA2-Gens,
- Frauen mit einer Verwandten 1. Grades (Mutter, Tochter, Schwester) oder 2. Grades (Großmutter, Enkelin, Tante), die Trägerin der Veränderung des BRCA1- oder BRCA2-Gens ist,
- Frauen, die mindestens 2 Verwandte haben, die an Brust- und/oder Eierstockskrebs erkrankt sind, wobei mindestens eine Frau zum Zeitpunkt der Erkrankung unter 51 Jahre alt gewesen ist,
- Frauen mit einer Verwandten, die vor dem 31. Lebensjahr an Brustkrebs erkrankt ist,
- Frauen mit einer Verwandten, die vor dem 41. Lebensjahr an einem bilateralen Mammakarzinom erkrankt ist,
- Frauen mit einer Verwandten, die vor dem 41. Lebensjahr an Eierstockkrebs erkrankt ist,
- Frauen mit einer Verwandten, die an Brust- und Eierstockkrebs erkrankt ist und/oder
- Frauen mit einem männlichen Verwandten, der an Brustkrebs erkrankt ist.

Leider wurde diese Studie kürzlich wegen mangelnder Akzeptanz in Deutschland beendet.

Medikamentöse Prävention in der Postmenopause

Für Frauen zwischen dem 40. und 70. Lebensjahr bietet sich die **IBIS-II-Studie** (International Breast Cancer Intervention Study-II) an. Sie untersucht die präventive Wirkung des Aromatasehemmers Anastrozol auf die Brustkrebsinzidenz bei Frauen mit erhöhtem Brustkrebsrisiko. Weltweit werden in diese Studie 10.000 postmenopausale Frauen aufgenommen, davon voraussichtlich 1000 Teilnehmerinnen aus rund 60 Prüfzentren in Deutschland.

Grundlage für dieses ambitionierte Projekt ist die Tatsache, dass das Antiöstrogen Tamoxifen zu einer Absenkung des Brustkrebsrisikos um 49% (NSABP P1-Studie) bzw. 30–40% (IBIS-I-Studie) geführt hat. Geeignete Teilnehmerinnen werden nach dem Zufallsprinzip zusätzlich zu einer engmaschigen Brustkrebs-Früherkennung entweder für 5 Jahre mit Anastrozol oder einem Plazebo behandelt. Die Nachbeobachtungsperiode beträgt 5 weitere Jahre.

Einschlusskriterien:

- Alter zwischen 40 und 70 Jahren,
- postmenopausaler Status,
- erhöhtes Brustkrebsrisiko, z.B. Verwandte 1. und/oder 2. Grades mit Brust- und/oder Ovarialkarzinom und/oder
- Kinderlosigkeit oder Alter bei der Geburt des ersten Kindes über 30 Jahre und/oder
- Alter zu Beginn der Wechseljahre 55 Jahre und darüber,
- keine vorherige Brustkrebs- oder andere Krebserkrankung sowie
- keine schwerwiegenden Herz- oder Kreislauf-Erkrankungen.

Weitergehende Informationen zu beiden Präventionsstudien sind über die **German Breast Group** im Internet zu beziehen (www.germanbreastgroup.de).

Sekundäre Prävention des Mammakarzinoms

Die sekundäre Prävention des Mammakarzinoms kann durch eine rechtzeitige Diagnose einer frühen Manifestation des Mammakarzinoms zu höheren Heilungsraten führen. Zu diesen Maßnahmen werden u.a. die Sonographie und Mammographie sowie die Kernspintomographie gezählt. Mit diesen Methoden können prämaligne, bzw. In-situ-Karzinome bzw. klinisch okkulte Karzinome diagnostiziert werden. Hierfür wurde eine S-3-Leitlinie zur Brustkrebsfrüherkennung entwickelt (Albert u. Schulz 2003).

Tertiäre Prävention des Mammakarzinoms

Die tertiäre Prävention hat die Früherkennung von Rezidiven nach vorausgegangener Behandlung eines Mammakarzinoms zur Aufgabe. Hierfür stehen in Deutschland entsprechende Richtlinien zur Nachsorge zur Verfügung. Medikamentös hat sich hier für rezeptorpositive Mammakarzinome der 5-jährige Einsatz von Tamoxifen bewährt, der eine ipsilaterale Rezidivminderung um 25% und eine Verhinderung von Zweitkarzinomen in der kontralateralen Brust von 40% bewirkt hat.

Good-Aging-Tipp für die Praxis

In der primären Verhütung von Brustkrebs (*primäre Prävention*) sind Lebensstilfaktoren wie normales Körpergewicht, Alkoholrestriktion, Verzicht auf Rauchen, Substitution der Vitamine A, C und E, ballaststoffreiche und fettarme Ernährung, sowie tägliche körperliche Aktivität wirksam. Tamoxifen und SERMs (etwa Raloxifen) gehören zur medikamentösen Primärprävention. Postmenopausale Frauen können von der IBIS-II-Studie einen präventiven Effekt erwarten.

In der *sekundären Prävention* (Früherkennung) leisten Sonographie und Mammographie wertvolle Dienste. Das strikte Einhalten der bekannten Nachsorge-Regime gilt als derzeit bestes Instrument in der *tertiären Prävention*.

Literatur

1. Albert US, Schulz KD. Aktuelle Entwicklung der Brustkrebs-Früherkennung in Deutschland und im internationalen Vergleich. Gynäkologe 2003;36:806–816.
2. Armstrong K, Eisen A, Weber B. Assessing the risk of breast cancer. N Engl J Med. 2000;342:564–571.
3. Baum M for the ATAC Trialists' Group. Anastrozole alone or in combination with tamoxifen versus tamoxifen alone for adjuvant treatment of postmenopausal women with early breast cancer: first results of the ATAC randomised trial. Lancet 2002;359:2131–2139.
4. Band PR, Le ND, Fang R, Dechamps M. Carcinogenic and endocrine disrupting effects of cigarette smoke and risk of breast cancer. Lancet 2002;360:1044–1049.

5. Beatson GT. On the treatment of inoperable cases of carcinoma of the mamma: Suggestions from a new method of treatment, with illustrative cases. Lancet 1896;ii:104–107.
6. Bouchardy C, Papiti E, Laissue P, et al. Undertreatment strongly decreases prognosis of breast cancer in elderly women. J Clin Oncol. 2003;21:3580–3587.
7. Coombes RC, Hall EM, Gibson LJ, et al. A randomized trial of exemestane after two to three years of tamoxifen therapy in postmenopausal women with primary breast cancer. N Engl J Med. 2004;350:1081–1092.
8. Goldhirsch A, Wood WC, Gelber RD, et al. Meeting Highlights: Updated International Expert Consensus of Primary Therapy of Early Breast Cancer. J Clin Oncol. 2003;21:3357–3365.
9. Early Breast Cancer Trialists Collaborative Group. Polychemotherapy for early breast cancer: an overview of the randomised trials. Lancet 1998;352:930–942.
10. Fisher B, Constantino JP, Wickerham DL, et al. Tamoxifen for prevention of breast cancer: report of the National Surgical Adjuvant Breast and Bowel Project P-1 Study. J Nat Cancer Inst. 1998 Sep 16;90(18):1371–1388.
11. Jackisch C, Hadji P, Bock K, Wagner U. HRT nach Mammakarzinom. Frauenarzt 2004;45:228–230.
12. Kuhl H. HRT und Mammakarzinom-Risiko. Frauenarzt 2004;45:226–228.
13. Marchbanks PA, McDonald JA, Wilson HG, et al. Oral Contraceptives and the risk of breast cancer. N Engl J Med. 2002;346:2025–2032.
14. Peto, R. Oxford-Overview 2000, ASCO 2000.
15. Powles T, Eeles R, Ashley S, et al. Interim analysis of the incidence of breast cancer in the Royal Marsden Hospital tamoxifen randomised chemoprevention trial. Lancet. 1998 Jul 11; 352(9122):98–101.
16. Reitz M. Biologie des Alterns. In: Höffken K, Kolb G, Wedding U. Geriatrische Onkologie. Berlin, Heidelberg, New York, Barcelona, Hongkong, London, Mailand, Paris, Tokio; Springer-Verlag 2002.
17. Russo J, Russo IH. Towards a physiological approach to breast cancer prevention. Cancer Epidemiol Biomarkers Prev. 1994;3:353–364.
18. Schneider HPG, Jackisch C. Gynäkologische Malignome. In: Lauritzen C (Hrsg.). Altersgynäkologie. Stuttgart, Thieme 1997.
19. Smith-Warner SA, Spiegelmann D, Yaun SS, et al. Alcohol and breast cancer in women: a pooled analysis of cohort studies. JAMA 1998;279:535–540.
20. Veronesi U, Maisonneuve P, Costa A, et al. Prevention of breast cancer with tamoxifen: preliminary findings from the Italian randomised trial among hysterectomised women. Italian Tamoxifen Prevention Study. Lancet. 1998 Jul 11;352(9122):93–97.

V Spezifische Alterungsprozesse bei Männern und Prävention

19 Hormonstoffwechsel des Mannes – Präventive und therapeutische Konzepte

Armin E. Heufelder

Einleitung

Die moderne Sichtweise im Hormonstoffwechsel des älter werdenden Mannes bewegt sich zwischen

- der Überzeugung, die Veränderungen seien physiologisch und damit normal, und
- der Meinung, ein Hormonabfall stelle in jedem Fall ein Defizit dar und gehöre immer behandelt, aufgefüllt, substituiert.

Angesichts der komplexen neuen Datenlage und damit veränderten Situation bei Frauen (Kapitel 16) wird für Männer nunmehr eine Herangehensweise an die Thematik gefordert, wonach die dort jahrzehntelangen Fehler in der Hormonsubstitution nunmehr bei Männern zu vermeiden sind. Darauf basierend werden hier die Hormonlage des älter werdenden Mannes analysiert, Ursachen und Folgen von Veränderungen kritisch dargestellt und moderne Präventions-Konzepte aufgezeigt.

Grundlagen der hormonellen Steuerung beim Mann

Die männlichen Hormone **Testosteron** und **Dehydroepiandrosteron** (DHEA) werden überwiegend in den Hoden (Testosteron zu 95%) bzw. den Nebennieren (Testosteron zu 5%) unter dem Einfluss des Hypothalamus und der Hypophyse nach dem Prinzip einer negativen Rückkopplungshemmung gebildet (Abb. 19.**1**).

Das Peptidhormon Gonadotropin-Releasinghormon (GnRH) stammt aus Neuronen des Hypothalamus und wird pulsatil (alle 90–120 min) in das Portalsystem der Hypophyse sezerniert. Im Hypophysenvorderlappen

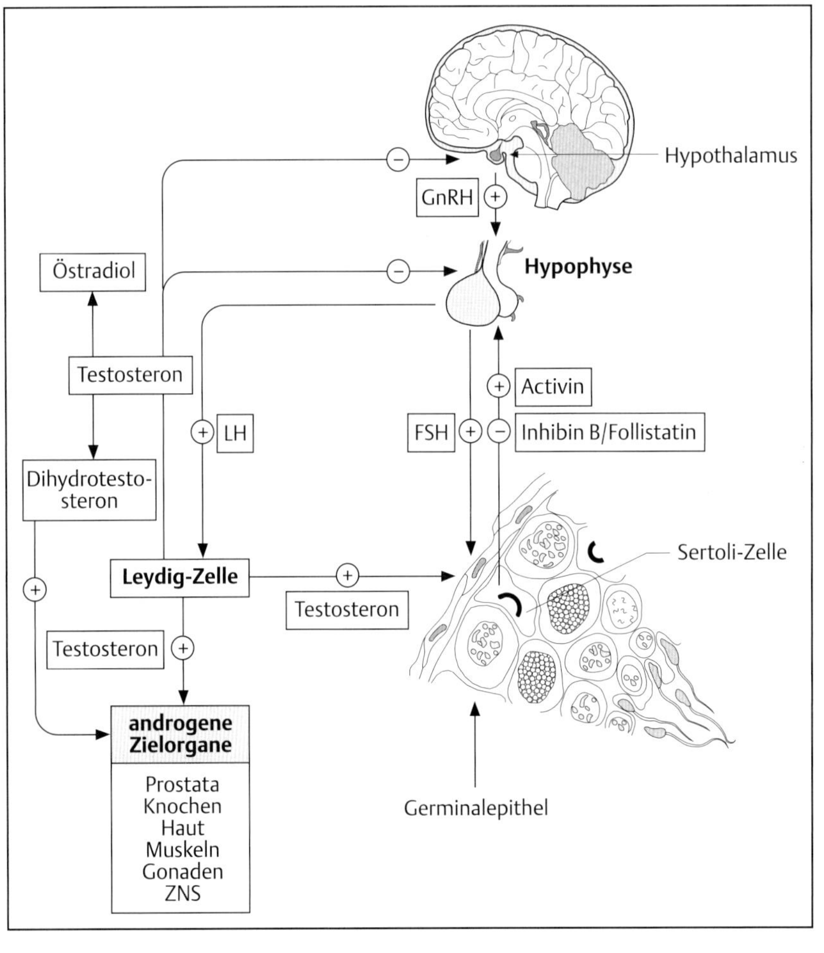

Abb. 19.**1** Regelkreis zwischen Hypothalamus/Hypophyse und Hoden;
\+ bedeutet fördernde Wirkung bzw. Rückkopplung;
– bedeutet negative Rückkopplung.
Testosteron und Dihydrotestosteron (DHT) haben unterschiedliche Zielorgane; in der Prostata ist DHT das funktionsmaßgebliche Androgen.

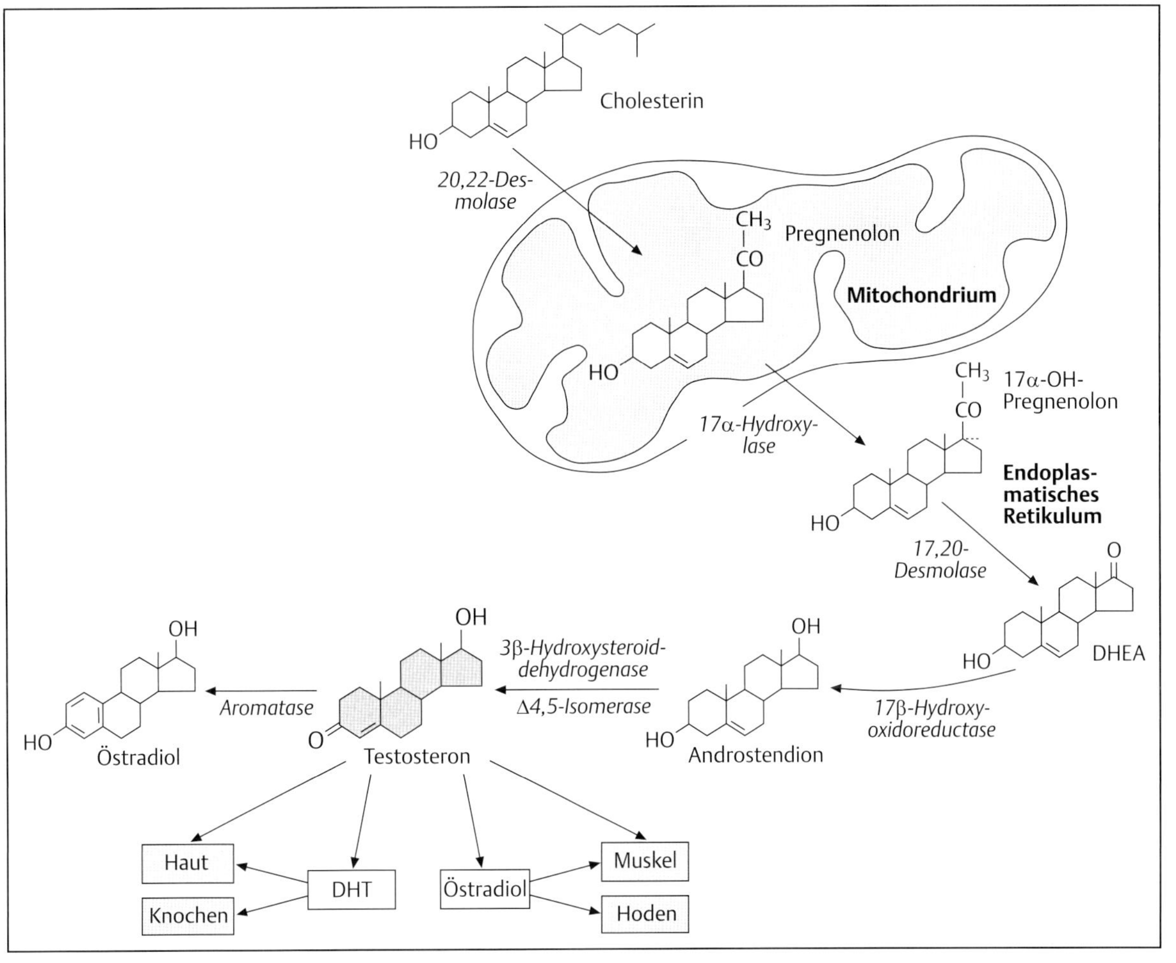

Abb. 19.**2** Vereinfachte Darstellung der Testosteron-Biosynthese: Aus dem „Rohprodukt" Cholesterin entstehen letztendlich die aktiven Endprodukte Testosteron, Dihydrotestosteron und Östradiol; Pregnenolon, DHEA und Androstendion sind schwächer und unterschiedlich wirksame Intermediärprodukte.

bindet GnRH an einen spezifischen Rezeptor, was zur ebenfalls pulsatilen Bildung und Freisetzung der beiden Glykoproteinhormone luteinisierendes Hormon (LH) und Follikel-stimulierendes Hormon (FSH) aus dem Hypophysenvorderlappen ins Blut führt.

LH zirkuliert im Blut zu den Hoden und bindet an einen spezifischen Rezeptor auf der Oberfläche der Leydigzellen. Hier kommt es zur Vermittlung der Steroidhormonsynthese ausgehend vom Cholesterin (Abb. 19.**2**).

Zwischenprodukte mit ebenfalls gewisser hormoneller Aktivität sind Pregnenolon, DHEA und Androstendion. Das hauptsächlich synthetisierte androgenaktive Testosteron ist aber noch nicht Endprodukt. Es wird überführt zu **Östradiol** (Aromatase) sowie mittels 5-alpha-Reduktaseaktivität zu **Dihydrotestosteron** (DHT). Diese beiden im männlichen Hormonstoffwechsel maßgeblichen Endprodukte haben unterschiedliche, teils überlappende Zielorgane (Abb. 19.**3**).

Das zweite Glycoproteinhormon des Regelkreises, FSH, bindet an seinen spezifischen Rezeptoren auf der Oberfläche der testikulären Sertolizellen und stimuliert dort die Spermatogenese sowie die Bildung von Activin und Inhibin. Inhibin B/Follistatin ist wichtigster negativer Rückkopplungsfaktor für die Kontrolle der hypophysären FSH-Bildung.

Weitere wichtige, vom Hypothalamus über die Hypophyse zu den Zielorganen gesteuerte Hormonachsen sind

- die CRH-ACTH-**Cortisol-Achse**,
- die TRH-TSH-**Schilddrüsen-Achse** und
- die GnRH-**IGF-1-Wachstumshormon-Achse**.

Das ebenfalls in der Hypophyse gebildete **Prolaktin** kann jedoch bei vermehrter Sekretion (Tumoren, Medikamente) die GnRH-LH-Testosteron-Achse (Abb. 19.**1**) empfindlich stören und deshalb auch beim Mann klinische Bedeutung erlangen.

Die Bildung und Freisetzung der hypothalamischen und hypophysären Hormone unterliegen zahlreichen Einflüssen anderer Neurotransmitter (Corticotropes Releasinghormon CRH, Endorphine, Leptin, Neuropeptid Y, Zytokine u.a.) und sympathoadrenerger Impulse. Sie modulieren sowohl die pulsatile Amplitude als auch die

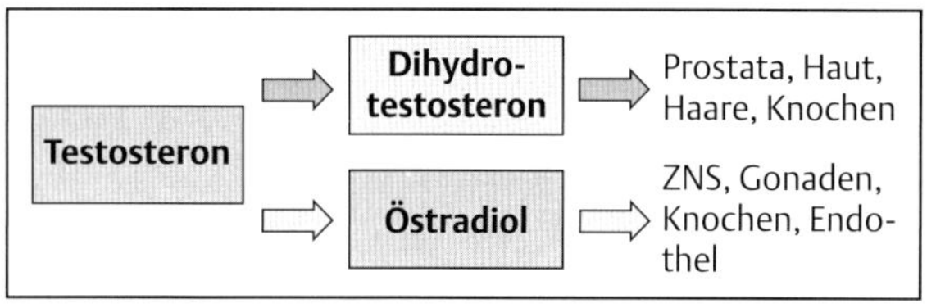

Abb. 19.**3** Steroidhormone und ihre Zielorgane.

Frequenz ihrer Ausschüttung in den Blutstrom und agieren so komplex miteinander.

Die **Steuerung** dieser hier sehr vereinfacht dargestellten neuroendokrinen Funktionskreise unterliegt zudem dem Einfluss zahlreicher Umweltfaktoren, Stressreize, Emotionen, Medikamente und Genussmittel. Auch Botenstoffe aus anderen Körperregionen (wie dem Immunsystem oder dem viszeralen Fettgewebe) können die neuroendokrine Steuerung und damit die Hormonbildung im Körper nachhaltig modulieren.

Ferner ist zu berücksichtigen, dass zahlreiche **Bindungseiweiße** (z.B. Sexualhormon-Bindungsglobulin, SHBG; Cortisol-Bindungsglobulin, CBG; Thyroxin-Bindungsglobulin, TBG) im Blut zirkulieren, die als Hormonreservoire und Hormontransporteure fungieren. Quantitative und qualitative Veränderungen dieser Bindungsproteine haben entscheidenden Einfluss auf die Bioverfügbarkeit von Hormonen im Gewebe. So ist der größte Teil des Testosterons (>95%) spezifisch an SHBG (60%) und unspezifisch an Albumin (35%) gebunden und somit der Zielzelle nicht unmittelbar bioverfügbar.

Schließlich ist zu berücksichtigen, dass nahezu alle Hormone im Gewebe als Folge der dort vorhandenen **Enzymsysteme** einem ausgeprägten aktivierenden oder inaktivierenden Metabolismus unterliegen.

Dies macht verständlich, warum eine korrekte Einschätzung von Hormonwirkungen im Zielgewebe anhand momentaner Serumspiegel schwierig ist und allenfalls ein unscharfes, indirektes Bild vermittelt, das zur Orientierung einer aufmerksamen Berücksichtigung der klinischen Symptome und Befunde bedarf.

! Für den Mann relevante Hormone und allgemeine Steuerungshormone unterliegen einer komplexen übergeordneten Regulation. Die Fühler dieser Regelkreise reagieren empfindlich auf äußere Reize, Emotionen und Medikamente. Testosteron als wichtigstes Androgen wird weiter metabolisiert in die sehr aktiven Wirkhormone Dihydrotestosteron und Östradiol. Beide wirken beim Mann an unterschiedlichen Zielorganen. Da Hormone im Gewebe durch Enzyme einem weiteren Stoffwechsel in bioaktive Produkte unterliegen, ist die Beurteilung des Hormonhaushalts bzw. eines Hormonmangels lediglich durch Messung des Blutspiegels problematisch. Die Messung bioverfügbarer Steoridhormone, z.B. im Speichel, erlaubt eine präzise Beurteilung der tatsächlichen hormonellen Situation und liefert somit praxisrelevante Informationen.

Hormonveränderungen im Alterungsprozess

Beim Mann sinken zwischen dem 30. und 65. Lebensjahr die Serumkonzentrationen mehrerer Hormone im Vergleich zum jugendlichen Referenzbereich um 30–80% ab (Tab. 19.**1**).

Hierzu zählen in erster Linie:

- die bioaktive Fraktion von Testosteron des Hodens,
- Dehydroepiandrosteron (DHEA) der Nebennieren,
- Pregnenolon,
- Wachstumshormon (GH) und Insulin-ähnlicher Wachstumsfaktor-1 (IGF-1),
- Melatonin aus dem Corpus pineale sowie
- 25-OH-Vitamin D3.

Die normale Testosteronproduktion beim gesunden jungen Mann beträgt 4–8 mg pro Tag.

Den Daten der **Massachusetts Male Aging Study** zufolge sinken bei Männern ab dem 50. Lebensjahr – allerdings mit erheblicher individueller Variabilität – die Serumspiegel für Gesamttestosteron pro Jahr um 0,4%, für albumingebundenes Testosteron um 1% und für freies Testosteron um 1,2% (Harmann 2001).

Einen manifesten Hypogonadismus (hier im Sinne eines Gesamt-Testosteron < 12 nmol/l) weisen im 50–60. Lebensjahr etwa 10–20%, im 60–70. Lebensjahr ca. 20–30% aller ansonsten gesunden Männer auf. Bei multimorbiden Männern (Herzinsuffizienz, koronare Herzkrankheit, chronisch-obstruktive Lungenerkrankung, Diabetes mellitus, metabolisches Syndrom, viszerale Adipositas) kann die Prävalenz eines Hypogonadismus 50–60% erreichen.

Die Östradiol-Serumspiegel zeigen keine durchgängigen Veränderungen im Lebensverlauf, wohl aber erhebliche interindividuelle Unterschiede. Die Sekretionsreserve für GH sinkt bereits ab dem jungen Erwachsenenalter und später zunehmend, was eine Hauptursache des altersabhängig sinkenden IGF-1-Serumspiegels darstellt.

Der reduzierten Bildung und Sekretion von Hormonen in den Hoden, den Nebennieren sowie von Wachstums-

Tabelle 19.**1** Hormonveränderungen während des Lebens bei Männern

Absinken wichtiger Hormone beim alternden Mann
➤ Bioaktives bzw. freies Testosteron (weniger ausgeprägt auch Gesamt-Testosteron)
➤ Dehydroepiandrosteron (DHEA) und -sulfat (DHEAS)
➤ 25-OH-Vitamin D3
➤ Wachstumshormon und IGF-1
➤ Pregnenolon
➤ Melatonin
➤ Östradiol (langsam und individuell variabel)
➤ Progesteron (individuell variabel)

hormon und IGF-1 will man durch die Begriffe **Testopause, Adrenopause** und **Somatopause** (wenn auch unglücklich gewählt, da Pause = „Unterbrechung einer Tätigkeit") Rechnung tragen. Die im Alter reduzierte Bildung von Schilddrüsenhormonen und TSH sowie die reduzierte Konversion von Tetrajod(T4)- zu Trijodthyronin (T3) wird durch einen verzögerten Abbau kompensiert. Bei Männern mit gesunder Schilddrüse bleibt dadurch die Funktion ausgeglichen.

Die bioverfügbaren Glucocorticosteroide und Katecholamine zeigen im höheren Lebensalter keine Einbußen, sondern eher eine zunehmende Tendenz. Ferner steigen im Alterungsprozess die Serum- und Gewebeaktivitäten einiger pro-inflammatorischer und atherogener Zytokine wie Interleukin-6, Interleukin-1 und Tumor-Nekrose-Faktor-alpha.

Während die Insulinproduktion der Betazellen des Pankreas im höheren Lebensalter abnimmt, steigt – abhängig von der Menge des viszeralen, hepatischen und intramuskulären Fettgewebes – das Ausmaß der Insulinresistenz.

Der altersabhängige Androgenmangel des Mannes

Die Serumspiegel des bioaktiven Testosterons sinken ab dem 25. Lebensjahr um ca. 1% pro Jahr und sind im Alter von 60–70 Jahren auf ca. 40–50% der in jungen Jahren vorhandenen Hormonspiegel abgesunken. Der typische Befund beim alternden Mann ist der eines partiellen Androgenmangels (**p**artielles **A**ndrogen-**D**efizit des **a**lternden **M**annes: **PADAM**): Das Gesamt-Testosteron liegt < 12 nmol/l oder < 300 ng/dl, während LH und FSH nicht, wie es der normalen Regelkreisfunktion (Abb. 19.**1**) entspräche, ansteigt.

Tabelle 19.**2** Medikamenteninduzierter Hypogonadismus und Hyperprolaktinämie

Mechanismus	Substanz
Hemmung der Produktion oder der Wirkung von Testosteron	Spironolacton Chemotherapeutika (Vincristin, Methotrexat, Alkylanzien) Ketoconazol Flutamid Cimetidin Cyproteronacetat
Hemmung der Produktion oder der Wirkung von GnRH	Progesteron Östrogene GnRH-Agonisten GnRH-Antagonisten
Steigerung des Prolaktin-Spiegels	Antipsychotika (Phenothiazine, Risperidon) trizyklische Antidepressiva Verapamil Reserpin Metoclopramid Opioide, Cocain Östrogene

Die Pathogenese des PADAM ist komplex:

- Testikuläre Insuffizienz aufgrund reduzierter Leydigzell-Masse mit eingeschränkter Testosteron-Produktionsrate und gleichzeitigem Verlust der zirkadianen Rhythmik;
- eingeschränkte Sekretionsreserve nach Stimulation mit exogenem LH oder humanem Choriongonadotropin (hCG);
- hypothalamisch-hypophysäre Dysregulation; sie umfasst ein abgeschwächtes Ansprechen von LH und FSH auf die pulsatile GnRH-Stimulation und reduzierte GnRH-Amplituden;

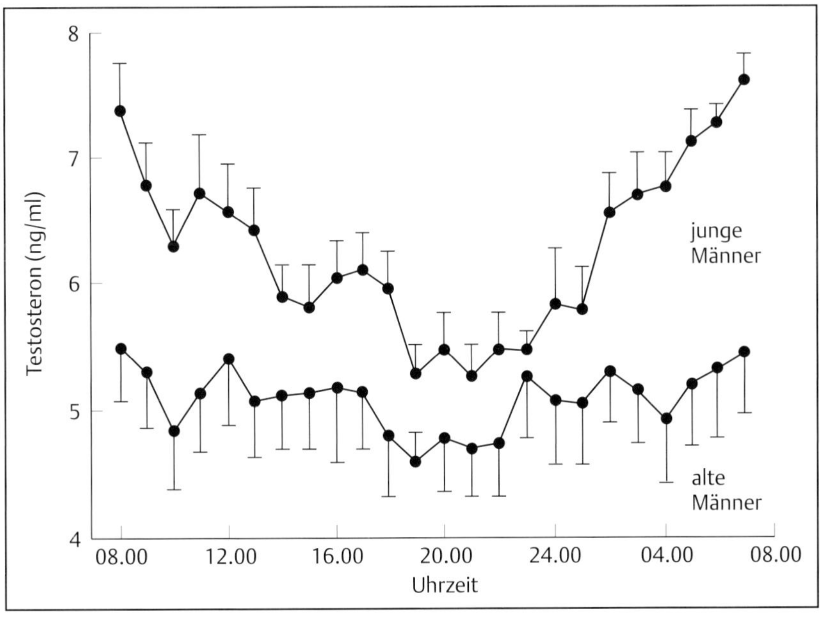

Abb. 19.**4** Verlust der zirkadianen Testosteron-Rhythmik als Teilaspekt des PADAM (nach Bremner et al. 1983).

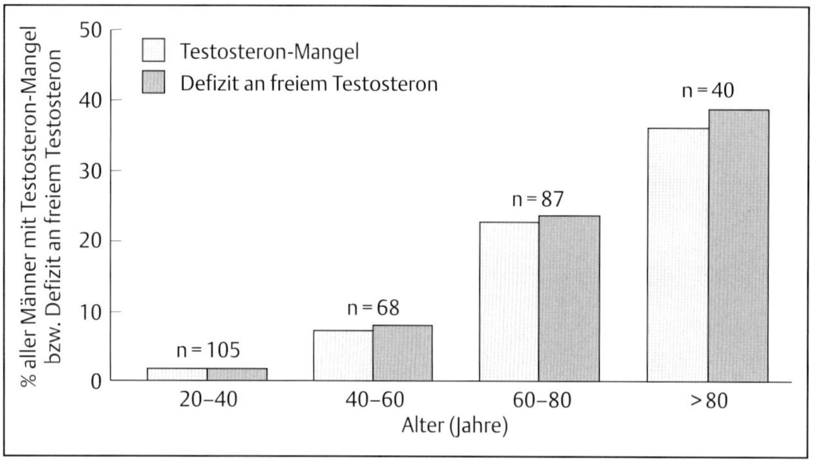

Abb. 19.**5** Als gesund eingestufte Männer verschiedenen Alters; Prozentsatz der Männer, bei denen jedoch Werte an Gesamt- und freiem Testosteron unterhalb des Normbereichs festgestellt wurden (nach Kaufman u. Vermeulen 1997).

- Anstieg der Serumkonzentration des Sexualhormon-bindenden Globulins (SHBG) mit fortschreitendem Lebensalter, was die Fraktion des bioverfügbaren Testosterons reduziert.

Weitere Faktoren, die einem Hypogonadismus mit dem Alter Vorschub leisten können, sind Alkoholkonsum, Fetteinlagerung in die Leber, viszerale Adipositas, zu starke Kalorienrestriktion im Rahmen von Extremdiäten, Mangel an körperlichem Training, Muskelschwund sowie zahlreiche Medikamente (Tab. 19.**2**).

! Insgesamt resultieren die altersabhängigen Veränderungen der Androgenproduktion und -wirkung beim alternden Mann in messbar erniedrigten Serumspiegeln an bioaktivem bzw. freiem Testosteron. Als weiteres Resultat nivelliert sich die in der Jugend ausgeprägte zirkadiane Variabilität der Testosteronspiegel (Rhythmik: Maximum am Morgen, Minimum am Abend; Abb. 19.**4**).

Mit dem Lebensalter steigt die Rate der Männer mit Testosteronwerten unterhalb der altersentsprechenden Norm kontinuierlich an (Abb. 19.**5**).

Zusätzlich zu diesen Veränderungen weisen manche Männer einen partiellen Aromatase-Mangel auf, der sich in einem niedrig-normalen Testosteron-Serumspiegel bei stark erniedrigtem oder nicht messbar niedrigem Östradiol-Serumspiegel darstellt.

! Die Folgen einer derartigen Hormonkonstellation auf die Endothelfunktion, die kardiovaskuläre Morbidität, den Knochenstoffwechsel und die zentralnervöse und periphere neuronale Integrität könnten weitreichenderer Natur als bisher erforscht sein.

Definition, Leitlinien

Leitlinien zu Testosteron-Grenzwerten, zur Definition des PADAM und zur Testosteronsubstitution sind im Prinzip „lediglich“ Expertenmeinungen. Damit stehen sie hinter den kontrollierten Studien und anderen wissenschaftlichen Erhebungen auf dem untersten Evidenzniveau einer wissenschaftlichen Bewertung (Weidner 2003).

Sie basieren auf Konsensuspapieren internationaler Wissenschaftler wie beispielsweise der ISSAM-Leitlinie (Morales u. Lunenfeld 2001), und können in Anti-Aging-Konzepten übernommen, aber auch kritisch modifiziert werden. So wird nach der gängigen **ISSAM-Leitlinie** das partielle Androgendefizit des alternden Mannes (PADAM) wie folgt definiert:

- Libido ↓, Erektion ↓,
- Veränderung der psychischen Situation → Depression,
- Muskelkraft ↓, viszerales Fett ↑,
- Knochendichte ↓ und
- Veränderungen an Haut und Haaren.

Hauptkritikpunkte betreffen die Tatsache, dass nicht immer alle Symptome anzutreffen sind, dass sie auch ohne Hypogonadismus vorhanden sein können und dass keine für die Praxis anwendbaren diagnostischen Standardverfahren bereitstehen.

! Daraus resultiert, dass immer der biochemische Nachweis des Hypogonadismus (Testosteron < 12 nmol/l; (freier Androgen-Index < 40% [Normbereich: 50–70%]) erforderlich ist.

Klinische Symptome und Beschwerden

In der Praxis muss je nach Krankheitsbild (Symptome) und Androgenmangel (Testosteron im Serum niedriger als es der Altersnorm entspricht) differenziert werden:

- Hypogonadismus = Unterfunktion der Hoden manifestiert durch pathologisch tiefe Testosteronwerte und meist mit spezifischen Ausfallssymptomen, kann in jedem Lebensabschnitt auftreten;
- PADAM (s.o.) als partielles Androgendefizit beim älteren Mann mit spezifischen Ausfallssymptomen; der Begriff der Andropause ist mittlerweile geläufig, wenn auch unpräzise;
- subnormales Testosteron ohne Symptome als Zufallsbefund.

Die Einordnung eines subnormalen Testosterons beim Älteren ist ohne Symptomatik nicht immer ohne weiteres möglich, da meist der Serum-Testosteronwert aus früheren Lebensjahren, der der individuellen Norm entsprechen dürfte, unbekannt ist.

Mit steigendem Lebensalter, meist zwischen dem 45. und 65. Lebensjahr, treten jedenfalls bei Männern häufig mannigfaltige Beschwerden auf, die einerseits mit hormonellen Defiziten, andererseits aber auch mit davon unabhängigen Veränderungen (private und berufliche Probleme, Fehlernährung, körperliche Inaktivität, Stress, Genussgifte u.a.) zusammenhängen können. Diese können auch Ausdruck anderer organischer oder psychischer Erkrankungen sein (Tab. 19.**3**).

! Von großer Bedeutung ist, solche Beschwerden nicht pauschal dem allgemeinen Alterungsprozess („Verschleiß") zuzuordnen und dem Patienten als schicksalhaft vorgegeben zu interpretieren. Vielmehr sollte eine differenzierte internistische, urologische und endokrinologische Diagnostik erfolgen.

Tabelle 19.**3** Spezifische und unspezifische Alterserscheinungen bei Männern

Häufige Symptome und Befunde beim alternden Mann
➤ Leistungsminderung, Müdigkeit, Antriebsschwäche
➤ Libidomangel, erektile Dysfunktion
➤ Gedächtnisstörungen, kognitive Defizite
➤ Konzentrations- und Aufmerksamkeitsstörungen
➤ Schlafstörungen
➤ Vegetative Symptome (Schwitzen, Hitzeschübe)
➤ Ängstlichkeit, Schwinden von Durchsetzungsfähigkeit und Selbstvertrauen
➤ Gemütsveränderungen, depressive Stimmungslage
➤ Anämie
➤ Gelenk-, Skelett- und Muskelschmerzen
➤ Angina pectoris, Kreislaufbeschwerden
➤ Gynäkomastie
➤ Viszerale Adipositas
➤ Immun-Seneszenz
➤ Veränderungen an der Haut, am Kopfhaar und der Sekundärbehaarung

Neben einer detaillierten Erfassung der vorliegenden Symptome und Beschwerden ist angesichts der typischen Gesundheitsrisiken bei Männern in der Andropause (Tab. 19.**4**) eine Suche nach individuellen Risikofaktoren erforderlich. Diese schließt die Erhebung der Familienanamnese und persönlichen Anamnese, eine ganz-

Tabelle 19.**4** Typische Gesundheitsrisiken beim alternden Mann

➤ Beschleunigte Atherosklerose
➤ Kardiovaskuläre Komplikationen (Myokardinfarkt, zerebraler Insult)
➤ Nachteilige Veränderung der Körperzusammensetzung
➤ Viszerale Adipositas
➤ Arterieller Hypertonus, Herzinsuffizienz
➤ Hormon- und Sexualstörungen
➤ Insulinresistenz, Diabetes mellitus, Metabolisches Syndrom
➤ Dyslipoproteinämie
➤ Osteoporose
➤ Malignome

Tabelle 19.**5** Androcheck: Empfehlungen zur Diagnostik beim alternden Mann

Androcheck – indikationsbezogene Möglichkeiten
➤ Detaillierte Familien- und persönliche Anamnese
➤ Erfassung von Ernährungs- und Lebensgewohnheiten
➤ Beurteilung der körperlichen Fitness
➤ Ganzkörper-Status einschließlich rektaler Untersuchung der Prostata
➤ Hämoccult-Test/Humanofecal-Test
➤ Blutbild, Stoffwechsel-, Leber- und Nierenparameter; Urinstatus
➤ Bestimmung des Prostata-spezifischen Antigens (PSA)
➤ Quantifizierung des atherogenen Risikos (Gesamtcholesterin, LDL, HDL, Triglyceride, Lp(a), Homocystein, Fibrinogen, CRP)
➤ Bestimmung wichtiger Vitamine und Spurenelemente (25-OH-Vitamin D3, Vitamin B6, B12, Folsäure, Selen, Zink)
➤ Hormon-Analysen (Gesamt-Testosteron/SHBG, LH, Prolaktin, TSH, ggf. IGF-1, DHEAS, selten Östradiol)
➤ Belastungs-EKG
➤ Farbduplex-Sonographie der hirnversorgenden Gefäße mit Intima-Media-Messung und/oder Blutdruck-Index (Handgelenk/Knöchel)
➤ Fakultative weiterführende Diagnostik: Osteodensitometrie, Abdomen-Ultraschall, Gastroskopie, Koloskopie, urologische Untersuchung mit Uroflow und transrektalem Ultraschall der Prostata

körperliche Untersuchung, diverse Laboruntersuchungen sowie einige technische Untersuchungen ein.

Ein Beispiel für einen detaillierten Anti-Aging-Check zeigt Tab. 19.**5**. Ergeben sich in dieser Grunduntersuchung Hinweise für Gesundheitsstörungen oder Hormondefizite, sollte eine symptombezogene weiterführende Diagnostik und ggf. Substitution durch einen erfahrenen Spezialisten erfolgen.

Diagnostik des Hypogonadismus

Für den Nachweis eines Hormonmangels sind mindestens 2 Hormonuntersuchungen zu unterschiedlichen Zeitpunkten erforderlich, um abnorme Einzelbefunde zu bestätigen und die zirkadianen Variabilitäten (Beispiele: Testosteron, Wachstumshormon, Melatonin) angemessen zu berücksichtigen.

Bei der Beurteilung von Hormonen, deren biologische Aktivität durch Bindungsproteine entscheidend reguliert wird (Beispiele: Testosteron, Östradiol, Cortisol, Schilddrüsenhormone), ist entweder die Bestimmung der bioverfügbaren bzw. freien Hormonkonzentrationen oder die Berücksichtigung der betreffenden Bindungsproteine bei der Befundinterpretation hilfreich.

Nur bei jüngeren gesunden Männern ohne Lifestyle-Risiken kann der Testosteronbestand am Gesamt-Testosteronspiegel verlässlich abgeschätzt werden. Sobald jedoch Lifestyle-Risiken wie Fehlernährung, Trainingsmangel oder Komorbiditäten wie Adipositas, Insulinresistenz oder Fettstoffwechselstörungen vorliegen, kann die Vernachlässigung von SHBG bei der Beurteilung der Androgenverfügbarkeit zu gravierenden Irrtümern führen.

! Der Nachweis eines Androgendefizits erfolgt in der Praxis am zuverlässigsten durch Bestimmung von Gesamt-Testosteron und SHBG in 2 voneinander unabhängig am Morgen gewonnenen Serumproben.

Hieraus kann der so genannte **freie Androgenindex**, ggf. zusätzlich der **Testosteron-Index**, berechnet werden. Das Vermeiden präanalytischer Fehler, eine qualitativ hochwertige Analytik, die korrekte Berechnung der relevanten Indizes, eine umsichtige Korrelation von Laborbefund und klinischem Befund sowie der Ausschluss von Kontraindikationen sind erforderlich, um die Indikation zur Testosteron-Substitution abzusichern.

Eine exakte, Compliance-freundliche und künftig vermehrt genutzte Alternative bildet die Bestimmung von Steroidhormonen im Speichel. Sie setzt ein entsprechend erfahrenes Labor, entsprechend validierte Normbereiche und Erfahrung in der Befundinterpretation voraus.

Durchführung, Nutzen und Risiken der Hormonsubstitution beim Mann

! Die Substitution von Hormonen ist eine verantwortungsvolle Aufgabe, die Spezialkenntnisse und umfangreiche Erfahrung voraussetzt. Wie bei der Frau im Klimakterium kann sie auch beim Mann in der Andropause nur dann erfolgreich und risikoarm erfolgen, wenn sie individuell abgestimmt und in enger Rückkopplung zum Befinden des Patienten durchgeführt wird.

In Ergänzung zur Hormonsubstitution müssen andere gesundheitsfördernde Maßnahmen und präventive Interventionen konsequent betrieben werden (Tab. 19.**6**), wie

- Gewichtsreduktion bei Übergewicht und Adipositas,
- Einschränkung von Noxen wie Nikotin- und Alkoholkonsum,
- Verbesserung des körperlichen Trainingszustands sowie
- die Kontrolle von Risikofaktoren (atherogene Lipidfraktionen, Hyperglykämie, Insulinresistenz, arterieller Hypertonus, u.a.).

Good-Aging-Tipp für die Praxis

Jede Substitution von Hormonen setzt voraus, dass ein eindeutig nachgewiesenes Hormondefizit in Verbindung mit einschlägigen Symptomen und Beschwerden vorliegt. Die Indikation zur Hormonsubstitution bei nachgewiesenem Hormondefizit ist dann als „relativ“ oder nicht gegeben an-

Tabelle 19.**6** Präventive Interventionen beim älter werdenden Mann

➤ Gewichtsreduktion
➤ Ernährungsoptimierung (hypokalorisch, fettmodifiziert)
➤ Steigerung der körperlichen Fitness (Ausdauertraining, gezielter Muskelaufbau)
➤ Vermeiden von Umweltnoxen (Rauchen, Alkohol, Ozon, Toxine, Elektrosmog u.a.)
➤ Verbesserung der „Schlafhygiene“ (Schlaf insbesondere zwischen 23 und 3 Uhr)
➤ Verbesserung der Stressbewältigung (Entspannungstechniken)
➤ Verbesserung der „Psychohygiene“ und stabile Beziehungen zu Mitmenschen
➤ Behandlung von Risikofaktoren/-konstellationen
➤ Ausgleich von Hormondefiziten
➤ Ausgleich von Defiziten bei Vitaminen und Spurenelementen
➤ Verbesserung der antioxidativen Kapazität

zusehen, wenn sich keine dafür typischen Symptome, Beschwerden oder Risikofaktoren identifizieren lassen.

Umgekehrt ist eine Hormonsubstitution dann sinnvoll und zu rechtfertigen, wenn ein Hormondefizit mit dafür typischer Symptomatik oder einer Konstellation von Risikofaktoren vorliegt und die Hormonsubstitution verantwortungsbewusst durchgeführt wird (Tab. 19.**7**).

Dies schließt folgende Faktoren ein:

- die Anpassung der Substitution an den zirkadianen Rhythmus,
- eine adäquate Dosierung,
- die Verwendung einer physiologischen und wirksamen Darreichungsform und
- die erforderlichen Erfolgs- und Risikokontrollen.

Außerdem sollte der Substitutionsversuch zunächst zeitlich auf 3–6 Monate begrenzt werden und die Fortführung von einer sowohl subjektiven Besserung als auch objektivierbaren Befundkorrektur abhängig gemacht werden.

Bei dokumentiertem symptomatischem Hypogonadismus bestehen gute Chancen, durch Anhebung des Gesamt-Testosteron-Serumspiegels auf ca. 300–500 ng/ml (oder besser des freien Androgen-Index auf 40–60%) die positiven Effekte einer Testosteron-Substitution für den Patienten bei günstiger Nutzen-Risiko-Relation zu realisieren (Vermeulen 2001, The Endocrine Society 2002). Bei den positiven Effekten sollten mehrere der in Tab. 19.**8** aufgeführten Befundverbesserungen unter Androgensubstitution nachweisbar sein.

Die Applikationsformen für Testosteron haben sich in den letzten Jahren im Hinblick auf Bioverfügbarkeit, Wirkung und Akzeptanz des Mannes verbessert. Exemplarisch sind in Tab. 19.**9** die derzeit verfügbaren Optionen der Testosteron-Substitution beim Hypogonadismus des jüngeren Mannes und beim PADAM aufgeführt. Die Testosteronsubstitution erfolgt heute fast ausschließlich in transdermaler Form mit Hilfe eines Testosteron-Gels (Wang et al. 2000). Die unter hochdosierter intramuskulärer Testosteron-Substitution häufig beobachteten Nebenwirkungen (Polyglobulie, Dyslipidämie, Hypertonie) treten unter einer physiologisch dosierten transdermalen Applikation nicht auf.

Bei Männern über 50 Jahren mit den Risiken einer benignen Prostatahyperplasie (Kapitel 23) oder eines latenten, klinisch nicht in Erscheinung getretenen Prostatakrebs (Kapitel 24) gelten besondere Vorsichtsmaßnahmen hinsichtlich des Prostata-Monitoring (Rhoden u. Morgentaler 2004). Engmaschige Verlaufskontrollen sind ratsam, da bislang keine Langzeitdaten zur Sicherheit der Testosteron-Substitution über einen mehr als 3-jährigen Zeitraum vorliegen.

Bei der **Langzeitapplikation** ist mit den in Tab. 19.**10** aufgeührten **Risiken** zu rechnen.

Tabelle 19.**7** Anforderungen an eine optimale Androgen-Substitution

Androgen-Substitution – indikationsbezogene Möglichkeiten
➤ Klare Indikationsstellung (dokumentierter symptomatischer Hypogonadismus)
➤ Einsatz von natürlichem Testosteron oder Substanzen mit möglicher Aromatisierung zu Östrogenen und geringer Konversion zu Dihydrotestosteron (Prostatastimulus, androgenetische Alopezie!)
➤ Berücksichtigung des zirkadianen Rhythmus
➤ Sicherstellung ausgeglichener, physiologischer Hormonkonzentrationen
➤ Vermeidung supraphysiologischer Serumkonzentrationen
➤ Compliance-freundliche Applikationsform
➤ Vermeidung von Nebenwirkungen und unerwünschten Effekten
➤ Akzeptable Behandlungskosten
➤ Verlaufskontrollen durch klinische Untersuchung und Monitoring des PSA-Wertes
➤ Regelmäßige Erfolgskontrollen und Nutzen-Risiko-Abwägung
➤ Kombination mit anderen gesundheitsfördernden Maßnahmen

Tabelle 19.**8** Biologische Effekte einer Testosteron-Substitution bei Testosteronmangel

Mögliche Effekte einer erfolgreichen Androgen-Ersatztherapie
➤ Zunahme der fettfreien Muskelmasse
➤ Steigerung der Muskelkraft
➤ Abnahme der viszeralen Adipositas (Mobilisierung von Triglyceriden)
➤ Abnahme von Leistungsschwäche und Müdigkeit
➤ Besserung von Stimmungslage und kognitiven Funktionen
➤ Steigerung der Libido und ggf. Besserung einer erektilen Dysfunktion
➤ Günstige kardiovaskuläre Effekte (Steigerung der Fibrinolyse, Senkung von Lp(a))
➤ Steigerung der Herzleistung, Dilatation von Koronargefäßen
➤ Steigerung der Blutbildung (Erythropoese)
➤ Osteotrope Effekte (Stimulation von Osteoblasten, Hemmung von Osteoklasten)
➤ Verbesserung der Körperkoordination und Reduktion der Fallneigung
➤ Rückgang von Arthralgien
➤ Verbesserung von Immunfunktionen
➤ Zunahme der allgemeinen Lebensqualität

Tabelle 19.**9** Optionen der Testosteron-Substitution beim alternden Mann mit symptomatischem Androgenmangel (Präparateauswahl der gängigen Applikationsformen der Testosteron-Substitution)

Präparat	Anwendung	Vorteile	Nachteile
Testosteron-Enanthat (Testoviron Depot)	Intramuskuläre Injektion: 100 mg alle 2 Wochen/ 250 mg alle 3–4 Wochen	preiswert, einfache Handhabung	unphysiologische Plasmaspiegel
Testosteron Haut-Pflaster (Androderm)	Transdermale Applikation: 2 Pflaster mit je 2,5 mg pro Tag (24 Stunden)	physiologische Plasmaspiegel	Hautreizungen
Testosteron-Undecanoat (Andriol Testocaps)	Orale Applikation: 2–3 Wochen 3–4 Kapseln mit je 40 mg pro Tag, danach 1–3 Kapseln pro Tag	einfache Handhabung	unsichere Wirkung, stark schwankende Plasmaspiegel, Einnahme 3-mal pro Tag
Testosteron-Undecanoat (Nebido)	Intramuskuläre Injektion 1000 mg alle 3 Monate	Langzeit-Depot	–
Testosteron-Gel (Antrotop-Gel Testogel)	Transdermale Applikation (25 bis 50 mg) täglich morgens	physiologische Wirkspiegel, einfache Handhabung, gute Compliance, gute Hautverträglichkeit	hoher Preis, sehr selten Hautreizungen

Good-Aging-Tipp für die Praxis

Regelmäßige Kontrollen durch rektale Prostatapalpation und PSA-Wert im Serum sind bei Männern über 50 Jahren zwingend. Leitlinien sehen vor, eine Testosteron-Substitution nur zu beginnen, wenn Palpationsbefund der Prostata und PSA-Serumspiegel (< 3,5 ng/ml) unverdächtig sind. Unter Testosteron-Substitution sollten zunächst alle 3–6 Monate, später alle 6–12 Monate Kontrollen der Prostata und des PSA-Werts erfolgen.

Ein auffälliger Palpationsbefund und der Anstieg des PSA-Wertes um mehr als 1,0 ng/ml binnen 6 Monaten gibt Anlass für eine Prostatabiopsie. Steigt der PSA-Wert um 0,7 bis 0,9 ng/ml, genügt zunächst eine Kontrolle nach 3–6 Monaten, bei jedem weiteren Anstieg sollte dann jedoch eine Biopsie erfolgen.

Voraussetzung für die Testosteron-Substitution ist immer die sorgfältige **Beachtung der potenziellen Risiken** und die **Durchführung regelmäßiger Kontrolluntersuchungen**. Unter einer physiologischen Testosteron-Substitution bei Männern mit Hypogonadismus ist mit einer Veränderung des Prostatavolumens innerhalb des üblichen Bereichs altersentsprechender eugonadaler Männer zu rechnen.

In-vitro-Experimente, tierexperimentelle Untersuchungen sowie Befunde beim Mann haben zahlreiche **extragenitale Wirkeffekte** von gonadalen Steroidhormonen aufgezeigt.

Hierzu zählen:

- eine dosisabhängige Verhinderung atheromatöser Plaquebildungen,
- günstige Effekte auf das Endothel der Herzkranz- und hirnversorgenden Gefäße sowie des Corpus cavernosum,
- positive Effekte auf den Lipidstoffwechsel,
- positive Effekte auf das Gerinnungssystem (Abnahme von Lp(a), Fibrinogen und Plasminogen-Aktivator-Inhibitor-1, PAI-1) und auf die Fibrinolyse,
- stimulierende Effekte auf Osteoblasten-, Chondrozyten- und Keratinozytenfunktionen, Mobilisation von Osteoblasten-Progenitorzellen,
- protektive Effekte auf Gliazellen und Neurone,
- eine psychotrope und antidepressive Wirksamkeit von Testosteron bei hypogonadalen Männern,
- die Triglycerid-Mobilisation aus dem viszeralen Fettgewebe,

Tabelle 19.**10** Risiken und Kontraindikationen bei Testosteronbehandlung

Potenzielle Risiken bei unphysiologischer Testosteron-Substitution
➤ Förderung von unphysiologischem Prostatawachstum (nicht bewiesen)
➤ Promotion eines latenten Prostata(mikro)karzinoms (nicht bewiesen)
➤ Polyglobulie
➤ Thrombozytose
➤ Ödeme, Flüssigkeitsretention, arterielle Hypertonie, Herzinsuffizienz
➤ Dyslipidämie (HDL-Senkung, LDL-Anstieg meist gering)
➤ Verschlechterung einer Schlaf-Apnoe (sehr selten)
➤ Akne (selten zu Therapiebeginn)
➤ Gynäkomastie (selten)
➤ Priapismus (extrem selten)
➤ Hepatotoxizität (nur bei 17α-alkylierten Androgenen)
Absolute Kontraindikationen:
➤ unklarer Prostatabefund, symptomatische BPH
➤ manifestes Prostatakarzinom
➤ Mammakarzinom
➤ Polyglobulie

- den Aufbau von Muskelmasse (u.a. durch Stimulation des intramuskulären IGF-1-Systems) und Muskelkraft,
- hepatische Stimulation der Eiweißsynthese,
- die Erythropoese (Stimulation von Erythozyten-Progenitorzellen und Erythropoetin-Bildung), und
- vorteilhafte Effekte auf diverse zentralnervöse Neurotransmittersysteme.

Hormonsubstitution bei erektiler Dysfunktion

Die Bedeutung der Androgene für die unterschiedlichen Phasen der Erektion wurde erst in den letzten Jahren erkannt und im Rahmen zahlreicher kontrollierter Studien dokumentiert. Früher galt Testosteron lediglich als maßgebend für die Libido, nicht aber für den Erektionsprozess selbst. Testosteron ist jedoch ein potenter Vasoregulator, der nach Aromatisierung zu Östradiol lokal vasodilatierend wirksames Stickstoffmonoxid (NO) sowie endothelwirksame Prostanoide freisetzt. Außerdem wirkt Testosteron an der Vaso-Okklusion mit, hemmt die durch Calciumeinstrom vermittelte Vasokonstriktion und unterdrückt pro-inflammatorische Zytokine.

Die komplexen **physiologischen vaskulären Effekte von Testosteron** erklären die Wirkungen von Testosteron auf unterschiedliche Phasen des Erektionsvorgangs. Testosteron beeinflusst den Erektionsprozess jedoch nicht nur über vaskuläre Effekte, sondern auch über zentralnervöse und spinale Mechanismen (Gehirn und reflexogenes Erektionszentrum bei S2–S4). Darüber hinaus sind die Homöostase der glatten Muskulatur des Corpus cavernosum (Apoptose) und der NO-haltigen Nervenfasern sowie der Alpha-1-Adrenorezeptoren androgenabhängig.

Nach heutiger Auffassung kann ein Androgenmangel nicht nur die Manifestation einer erektilen Dysfunktion (ED) begünstigen, sondern auch das Ansprechen auf die neuen erektionsfördernden PDE-5-Hemmer (Kapitel 20) limitieren. Männer mit Erektionsstörungen, die durch Insulinresistenz, Hypertonie, Diabetes oder Nichtansprechen auf PDE-5-Hemmer belastet sind, können im Fall eines Hypogonadismus von einer Testosteronsubstitution profitieren. Testosteron verbessert die subjektive Qualität von Erektion und Geschlechtsverkehr, was sich auch an Erektionsscores belegen lässt.

> **!** Ein Androgenmangel sollte grundsätzlich bei allen Patienten mit Verdacht auf organische Erektionsstörung ausgeschlossen werden. Bei Nachweis eines relevanten, symptomatischen Androgenmangels und Fehlen von Kontraindikationen bzw. absehbaren Therapierisiken empfiehlt sich ein zeitlich begrenzter Substitutionsversuch.

Da ältere Männer mit organisch bedingten Erektionsstörungen durchweg vaskuläre Risikopatienten sind, sollte sich der Blick des behandelnden Arztes immer über die Sexualorgane hinaus auf das gesamte Gefäßbett, insbesondere die Koronargefäße, die hirnversorgenden Arterien und die Nierenfunktion richten (Kapitel 20). Eine bislang okkulte KHK, ein bereits manifester Diabetes mellitus Typ 2, zumindest aber ein Prädiabetes infolge viszeraler Adipositas und Insulinresistenz finden sich überproportional häufig. Auch andere Hormonstörungen und ungünstige metabolische Veränderungen sind bei Männern mit ED sehr häufig vorhanden. So weisen in einer Sprechstunde für erektile Dysfunktion zahlreiche Männer folgende Erkrankungen auf:

- bis zu 19% der Männer einen manifesten Hypogonadismus,
- 5% eine Hyperprolaktinämie,
- 4% eine Hypothyreose,
- 15% ein erhöhtes LH,
- 8,3% ein abnormes PSA,
- 26,5% eine Anämie,
- 12% eine Niereninsuffizienz,
- 53% (!) einen manifesten Diabetes mellitus und
- 48% (!) eine Dyslipidämie.

Männer mit ED sollten deshalb möglichst **ganzheitlich und interdisziplinär mit internistischer Unterstützung** betreut werden.

Substitution sonstiger Hormone

Therapieprotokolle für eine niedrig- bis hochdosierte Multihormon-Substitution mit teils undefinierten und ungenügend qualitätsgeprüften Präparationen werden in den USA schon seit längerem praktiziert und mittlerweile auch in Europa zunehmend propagiert. Die häufig indikationslos empfohlenen Hormongaben werden überwiegend von bestimmten Anti-Aging-Instituten empfohlen, leider häufig mit fehlender oder in Schnellkursen erworbener Qualifikation.

Manche Anti-Aging-Gesellschaften schulen nicht nur ihre Mitglieder und Seminarteilnehmer im Hormoneinsatz, sondern organisieren auch gleich den Bezug diverser Hormone über das Ausland oder per Internet. Fachärzte für Endokrinologie sowie andrologisch tätige Urologen sowie Gynäkologen lehnen solche Praktiken ab und setzen **nur qualitätsgeprüfte Hormone bei klarer Indikationsstellung** ein.

> **!** Eine generelle Substitution der in der Andropause absinkenden Hormone (DHEA, Pregnenolon, Melatonin, Wachstumshormon u.a.) und die Wiederherstellung „jugendlicher Hormonwerte" kann angesichts der spärlichen oder ungesicherten Datenlage nicht unterstützt werden.

Allerdings können sich im Einzelfall durchaus Konstellationen von Risikofaktoren, typischen Beschwerden und klinischen sowie biochemischen Untersuchungsbefunden ergeben, die eine gezielte Substitution auch dieser Hormone aussichtsreich erscheinen lassen (Tab. 19.**11**). Voraussetzung hierfür ist jedoch immer der (oft schwie-

Tabelle 19.**11** Substitution sonstiger Hormone beim alternden Mann

Hormon	Bewertung	Mögliche Indikationen	Mögliche Risiken
Wachstumshormon	teilweise sinnvoll – fraglich	Osteoporose, Katabole Zustände Viszerale Adipositas Herzinsuffizienz, Immundefizienz, Dyslipidämie, ZNS-Dysfunktion	Tumorprogredienz*/**, Karpaltunnelsyndrom, Ödeme
DHEA	teilweise sinnvoll – fraglich	NNR-Insuffizienz, Autoimmunerkrankungen, Immundefizienz, Insulinresistenz, ZNS-Dysfunktion, Depression	Androgenisierung**
Pregnenolon	unklar	Neurodegenerative Prozesse	unklar
Melatonin	teilweise sinnvoll	Schlafstörungen, Jet-Lag	gering
25-OH-Vitamin D3	sinnvoll	Osteopenie, Osteoporose, Muskelschwäche, Knochenschmerzen, Gangunsicherheit	gering
Östradiol	bei korrekter Indikation und physiologischer Dosierung und Zufuhr: sinnvoll, aber selten	Vegetative Symptome, Kardiovaskuläre Risiken, Neurodegenerative Prozesse, Osteoporose, Depressionen, Sicca-Syndrom, Sexualfunktionsstörung	Brustspannen, Mamillenschmerz, Beinödeme, Thrombosen**

* hypothetisches Risiko; ** nur bei Überdosierung

rige) Nachweis eines tatsächlichen, symptomatischen Hormondefizits und dessen kontrollierte Substitution durch einen endokrinologisch erfahrenen und verantwortungsvollen Arzt.

Dehydroepiandrosteron

Dehydroepiandrosteron (DHEA) ist kein Anti-Aging-Hormon, sondern ein in vergleichsweise hohen Konzentrationen zirkulierendes und in zahlreichen Geweben metabolisiertes Vorläuferhormon der Steroidbiosynthese (Abb. 19.**2**). Es verfügt über pluripotente Wirkeffekte, die von der Beeinflussung von Endothelfunktionen über den Knochen- und Fettgewebsstoffwechsel bis hin zum Zentralnervensystem und Immunsystem reichen.

Einige seiner positiven physiologischen Eigenschaften werden medienwirksam als „verjüngend", „vitalitätssteigernd", „potenzfördernd" und „gehirnleistungssteigernd" verzerrt und mit kommerzieller Absicht dahingehend beworben. Grundlage dafür sind experimentelle Befunde aus Zellkulturen und Tiermodellen sowie einige kleinere Studien am Menschen, deren Übertragbarkeit unklar ist und deren Absicherung durch randomisierte Langzeitstudien noch aussteht.

Die Berichterstattung über DHEA in den Medien schwankt zwischen euphorisch-verheißungsvoll und diskreditierend-ernüchternd. Die Wahrheit liegt – abhängig vom individuellen Einzelfall – in der Mitte: DHEA ist weder ein gutes noch ein schlechtes Hormon, sondern ein Hormon, dessen Bedarf und Nutzen von der individuellen Indikationsprüfung und der hormonellen Ausgangslage abhängen.

Leider schlucken derzeit viele Frauen und Männer DHEA ohne nachvollziehbaren Grund und ohne fachärztliche Überwachung, womit sie sich unkalkulierbaren Risiken aussetzen. Dieser unkontrollierte Einsatz hat **DHEA als „Mode"-Hormon** in Verruf gebracht.

! Die Tatsache, dass keine kontrollierten Langzeitstudien zum DHEA vorliegen, ist allerdings noch kein Grund, auch die Substitution mit DHEA im begründeten Einzelfall zu diskreditieren. Da DHEA als natürliches Hormon nicht patentierbar ist, zeigen Pharmafirmen an einer Zulassung als Medikament kein Interesse, was die Durchführung und Finanzierung der selbstverständlich wünschenswerten kontrollierten prospektiven Studien auf absehbare Zeit unmöglich macht.

DHEA und seine sulfatierte Speicherform (DHEAS) zählen quantitativ zu den wichtigsten Steroidhormonen, deren Produktion mit steigendem Lebensalter nachlässt. Das Absinken von DHEA nach dem 35. Lebensjahr unterliegt zahlreichen Einflüssen, die teils genetisch, teils durch Lifestyle-Veränderungen, teils auch durch Krankheiten bedingt sind. Jenseits des 50. Lebensjahres liegen die DHEAS-Serumspiegel im Durchschnitt nur noch bei 10–50% der in jungen Jahren (20.–30. Lebensjahr) nachweisbaren Serumspiegel.

DHEA wird vorwiegend in den Nebennieren, aber auch in den Ovarien, im Gehirn und in zahlreichen Organen lokal gebildet und weiter metabolisiert. Zumindest die adrenale DHEA-Produktion ist ACTH-abhängig und damit auch durch Cortisol reguliert. Das Vorläufer-Hormon **DHEA bildet ein Reservoir** für zahlreiche nachgeordnete Steroidhormone und wird bei Frauen bevorzugt zu Androgenen, bei Männern eher zu Östrogenen umgewandelt. Ob DHEA eine eigenständige Wirkung über einen definierten Zellmembran- oder Zellkern-Rezeptor ausübt, ist bis heute nicht schlüssig geklärt.

Die hohen DHEA-Konzentrationen in der Pränatalzeit und im Hirngewebe lassen vermuten, dass DHEA wichtige Funktionen bei Entwicklungs- und Reifungsprozessen sowie bei Gehirnfunktionen ausübt. Als Schaltstellen von DHEA im Nervengewebe fungieren bekannte Rezeptorsysteme, beispielweise NMDA-, Sigma- und GABA-A-Rezeptoren.

Die im Serum messbaren DHEAS-Spiegel sind hauptsächlich genetisch sowie durch Alter und Geschlecht determiniert. Lifestyle-Faktoren wie Übergewicht, Insulinresistenz, körperliche Fitness und bestimmte Noxen können die DHEA-Bildung und Bioverfügbarkeit jedoch ebenso beeinflussen wie andere Hormone (z.B. Cortisol, Wachstumshormon, Östrogene, Androgene, Insulin, Leptin).

Untersuchungen an 100-Jährigen zeigen, dass höhere DHEAS-Serumspiegel mit guter körperlicher und geistiger Gesundheit sowie niedriger Morbidität im höheren Lebensalter korrelieren. Die Schlussfolgerung, die bloße DHEA-Zufuhr könnte zu Gesundheit führen und Jugendlichkeit im Alter zurückgewinnen, ist jedoch unbegründet.

Zu den dokumentierten günstigen (aber oft unspezifischen) Wirkungen von DHEA zählen die Verbesserung des Wohlbefindens und körperlicher wie psychischer Leistungsfähigkeit bei Patienten (insbesondere Frauen) mit **primärer und sekundärer Nebenniereninsuffizienz**. Eine Zunahme der Libido und günstige anxiolytische und psychotrope Effekte werden bei Frauen mit Androgenmangel (nach Ovarektomie, unter Glucocorticosteroid-Therapie) unter DHEA-Zufuhr beobachtet.

Bei Patienten mit bestimmten Autoimmunerkrankungen (z.B. systemischer Lupus erythematodes, rheumatoide Arthritis) wurde in kleineren Studien unter hochdosierter DHEA-Gabe eine adjuvante positive **immunmodulatorische Wirkung** beobachtet.

Viel versprechend sind neue Ergebnisse einer randomisierten, prospektiven plazebokontrollierten Studie, in der durch Zufuhr von DHEA bei **Männern mit metabolischem Syndrom** günstige Effekte auf die Insulinresistenz und die gestörte Fibrinolyse nachgewiesen wurden.

Als Antagonist von Cortisol dämpft DHEA diverse IL-6-abhängige **Entzündungsmechanismen**. Der alters- und gewichtsabhängige Anstieg der Blutkörperchensenkungsgeschwindigkeit (BKS) und des IL-6 könnte mit einer nachlassenden DHEA-Produktion zusammenhängen. Auch ein Zusammenhang zwischen Entzündungsvorgängen in der Gefäßwand, dem Anstieg des hochsensitiven C-reaktiven Proteins (hsCRP) und einer niedrigen DHEA-Produktion wird derzeit diskutiert und experimentell untersucht.

! Eine generelle Empfehlung der DHEA-Substitution nur aufgrund typisch veränderter Biomarker oder identifizierter Risikokonstellationen kann jedoch nicht befürwortet werden, solange kein Wirksamkeits- und Sicherheitsnachweis durch kontrollierten Studien vorliegt.

Für den verantwortungsvollen Einsatz von DHEA (5–25 mg bei Frauen, 25–100 mg bei Männern) im individuellen Einzelfall bestehen einige wichtige Voraussetzungen:

- Die Indikation zur Substitution sollte klar begründet und durch den Nachweis eines altersbezogen abnorm niedrigen DHEAS-Serumspiegels erhärtet sein.
- Eine Substitution sollte nie aus pauschalen „Anti-Aging-Gründen“ oder mit dem bloßen Ziel einer allgemeinen Vitalitäts-, Libido- oder Potenzsteigerung ohne fundierte endokrinologische Diagnostik erfolgen. Studien an gesunden, beschwerdefreien Menschen mit altersabhängig erniedrigten DHEAS-Serumspiegeln konnten schlüssig aufzeigen, dass die DHEA-Gabe trotz Anstieg des DHEAS-Serumspiegels keinen zusätzlichen objektivierbaren Nutzen auf das Befinden hat.
- Zur Substitution sollten nur Präparate mit nachgewiesener pharmazeutischer Qualität und hoher Bioverfügbarkeit verwendet werden, die vom Arzt verordnet und auf Rezept über Apotheken bezogen werden. Der Bezug rezeptpflichtiger Hormone über das Internet oder das Anbieten über den Hormonversandhandel ohne Rezept und ärztliche Überwachung ist illegal und darf von Ärzten nicht unterstützt werden.
- Die biochemischen und klinischen Auswirkungen einer DHEA-Substitution müssen von einem endokrinologisch versierten Arzt begleitet und überwacht werden, der das Nutzen-Risiko-Verhältnis regelmäßig überprüft.

Es steht außer Frage, dass DHEA ein faszinierendes und in seinen vielfältigen Facetten erst ansatzweise bekanntes Steroidhormon darstellt, dem vielfältige günstige Effekte nachgesagt werden. Die systemischen und lokalen Transportwege, die zellulären Transportsysteme, die Metabolisierungswege sowie die epigenetischen Effekte von DHEA sind noch weitgehend unerforscht. Unbewiesen sind ebenfalls potenziell risikobehaftete Wirkungen wie die Förderung hormonabhängiger Tumoren wie

Prostatakarzinom und Brustkrebs. In seriösen Anti-Aging-Konzepten wird DHEA nicht indikations- und kritiklos eingesetzt, sondern nur mit endokrinologischem Sachverstand und nach individueller Nutzen-Risiko-Abwägung.

Wachstumshormon

Bedeutung des Wachstumshormons auf dem Anti-Aging-Markt

Wachstumshormon (GH) ist eines der wichtigsten anabolen und regenerativen Hormone und damit für die Anti-Aging-Medizin von großem Interesse. Die im höheren Alter niedrigen Wachstumshormon- und IGF-1-Serumspiegel und die in diesem Lebensabschnitt häufig vorhandenen Beschwerden in Verbindung mit dem Wunsch nach Regeneration und Vitalität bilden eine Verlockung und nähren unerfüllbare Verheißungen. Dementsprechend wird Wachstumshormon von manchen Anti-Aging-Beratern als Königsweg zur Erhaltung von Leistungsfähigkeit, Wohlbefinden und Vitalität angepriesen und skrupellos verordnet.

Diese primär durch pekuniäre Anreize motivierte Vorgehensweise verfolgt das Ziel, bei Personen mit alters- oder Lifestyle-abhängig erniedrigter Wachstumshormonreserve unphysiologisch hohe, „jugendliche" Wachstumshormon-Serumspiegel herzustellen.

Soweit in den wenigen bisher publizierten kontrollierten Studien erkennbar, liefert diese Anti-Aging-Strategie kaum belegbare günstige Effekte. Vielmehr birgt sie Nebenwirkungen, enorme Kosten und erhebliche langfristige Gesundheitsrisiken.

Echter Wachstumshormonmangel

Ein echter Wachstumshormonmangel, z.B. infolge Hypophysenoperation, schwerem Schädelhirntrauma oder therapeutischer Bestrahlung des Gehirns, kann langfristig erhebliche Gesundheitsrisiken nach sich ziehen und nachteilige Veränderungen von Körper und Psyche hervorrufen:

- viszerale Adipositas,
- Osteopenie,
- Muskelabbau,
- Dyslipidämie,
- Insulinresistenz,
- beschleunigte Atherosklerose sowie
- Nachlassen von Herzpumpleistung, allgemeiner Leistungsfähigkeit, diversen Gehirnfunktionen und sozialer Kompetenz.

Die Substitution von Wachstumshormon bei Kindern, Jugendlichen und Erwachsenen mit nachgewiesenem symptomatischem Wachstumshormonmangel ist eine langjährig bekannte, zugelassene medizinische Indikation, so dass die damit verbundenen Kosten von den Krankenkassen übernommen werden.

Alters- bzw. Lifestyle-abhängiger Wachstumshormonmangel

Im Unterschied zum morphologisch bedingten GH-Mangel ist die Gabe von Wachstumshormon beim alters- bzw. Lifestyle-abhängigen Wachstumshormonmangel keine zugelassene Indikation und damit auch nicht erstattungsfähig. Bei der Feststellung eines Wachstumshormonmangels kann der Nachweis eines erniedrigten IFG-1-Serumspiegels (<120 ng/ml) nur als erste Orientierung gelten. Allerdings besteht keine enge Korrelation zwischen IGF-1-Serumspiegel und Wachstumshormonreserve.

Bei typischer klinischer Symptomatik und niedrig-normalem oder deutlich erniedrigtem IGF-1-Serumspiegel sollten zunächst andere Gründe eines IGF-1-Mangels (z.B. Fettleber, Leberfibrose, Zustand nach Hepatitis, Hämochromatose, „Lifestyle-Probleme", Veränderungen der IGF-Bindungsproteine) ausgeschlossen werden. Sodann ist eine formale **Überprüfung der hypophysären Wachstumshormonreserve** durch einen Insulin-Hypoglykämie-Test oder einen kombinierten GHRH-Arginin-Stimulationstest erforderlich.

Die Durchführung und Interpretation dieser Tests erfordert fachärztliche Erfahrung und ist Aufgabe des Endokrinologen. Nur wenn eine dokumentierte Mindersekretion von Wachstumshormon vorliegt, kommt die Gabe von Wachstumshormon überhaupt in Betracht.

> **!** Die Zufuhr von Wachstumshormon ohne Nachweis einer eingeschränkten Wachstumshormonreserve mit dem bloßen Ziel der Verjüngung, der Vitalisierung oder der Steigerung des Wohlbefindens, wird von Fachleuten abgelehnt und überschreitet die Grenzen der seriösen Medizin.

Effekte von Wachstumshormon

Die Applikation von Wachstumshormon beim nachgewiesenen Wachstumshormonmangel kann den Abbau von viszeralem Fettgewebe, den Aufbau von Skelettmuskulatur sowie die Knochenbildung anregen. Darüber hinaus sind günstige Effekte auf die Wundheilung und Regeneration der Haut, das Immunsystem, die Gehirnfunktion und Psyche, die Herzfunktion und das allgemeine Wohlbefinden zu erwarten.

Durch Optimierung der Ernährung und ein leistungssteigerndes Fitnesstraining lassen sich die Effekte von Wachstumshormon zusätzlich verbessern. Bei Männern wirkt sich parallel der Ausgleich eines Androgenmangels positiv aus. Zu beachten ist, dass verschiedene „Lifestyle-Fehler" die physiologische Wachstumshormonsekretion hemmen können; dazu gehören:

- Stress,
- Übergewicht,
- Schlafmangel,
- übermäßige Fett- und Kohlenhydratzufuhr
- Alkohol
- Medikamente.

Vor der Gabe von Wachstumshormon müssen diese Einflüsse grundsätzlich ausgeschaltet werden.

Therapieempfehlung

Wenn indiziert, sollte die **parenterale Substitution** von Wachstumshormon niedrig dosiert (0,1–0,2 mg/Tag) begonnen werden und nach Befinden, Nebenwirkungen und Verlauf der IGF-1-Spiegel in monatlichen Intervallen schrittweise auf eine möglichst niedrige Erhaltungsdosis gesteigert werden.

Zur Substitution von Wachstumshormon kommen nur die zugelassenen rekombinanten Hormonpräparate in Betracht. Über das Internet erhältliche ungeprüfte Substanzen und fragwürdige Darreichungsformen wie Sprays sind nicht zu empfehlen. Die Zufuhr von Aminosäuren mit dem Ziel der Wachstumshormonstimulation hat nur einen bescheidenen Langzeiteffekt.

Risiken

Bei folgenden Erkrankungen bzw. Konstellationen sollten die betroffenen Männer keine Wachstumshormon-Substitution erhalten:

- bestimmte malignen Erkrankungen (z.B. Prostata- oder Mammakarzinom) oder fakultative Vorstadien von Malignomen (z.B. Dickdarm-Polypen),
- hohes familiäres Tumorrisiko,
- ungenügend kontrollierte schwere Erkrankungen (metabolisches Syndrom, Diabetes mellitus, kardiovaskuläre Erkrankungen),
- proliferative diabetische Retinopathie und
- benigner intrakranieller Hochdruck.

Zudem ist zu bedenken, dass Zellen in einem älteren Organismus eine höhere genetische Instabilität, einen niedrigeren Differenzierungsgrad und eine veränderte Zellzyklus-Regulation aufweisen und auf einen proliferationsfördernden Reiz wie Wachstumshormon bzw. IGF-1 empfindlicher als jugendliche Zellen reagieren.

! Bis der Beweis des Gegenteils erbracht ist, muss die Herbeiführung jugendlicher Wachstumshormonspiegel beim älteren Menschen als Gesundheitsrisiko gewertet werden.

Good-Aging-Tipp für die Praxis

DHEA und Wachstumshormon sind Medikamente und keine Wunderdrogen. In seriösen Präventions- und Therapie-Konzepten werden sie nur als Hormonsubstitution bei bewiesener Mangelsituation (Blutspiegel) und entsprechenden Symptomen verwendet. Sollte ihr Einsatz gerechtfertigt sein, so ist dies nur Sache ausgebildeter Hormonspezialisten.

Melatonin

Melatonin ist ein phylogenetisch uraltes, im Pflanzen- und Tierreich ubiquitär verbreitetes Hormon. Bei Einzellern ist seine Hauptfunktion die eines potenten Antioxidans. Bei Mehrzellern übernimmt Melatonin wichtige zusätzliche Funktionen bei der endokrinen Steuerung und Koordination von Zellen und Geweben. Es moduliert intra-, para- und endokrin die Genexpression zahlreicher neuroendokriner Hormone und reguliert zentralnervöse kortikale Funktionen.

Beim **Menschen** wird Melatonin vorwiegend im Corpus pineale (Zirbeldrüse), aber auch in der Netzhaut und im Darm produziert. Die Bildung von Melatonin im ZNS erfolgt rhythmisch, wobei Dunkelheit die Synthese und Freisetzung stimuliert und helles Licht sie hemmt. Nachts steigen die Melatonin-Serumspiegel auf das bis zu 10fache der tagsüber gebildeten Mengen an. Das Sekretionsmaximum liegt in den frühen Morgenstunden zwischen 1 und 3 Uhr.

Die **Hauptfunktion** von Melatonin ist bei Säugetieren die Koordination von Biorhythmen. Als präziser Zeit- und Taktgeber steuert Melatonin das Zusammenspiel der hypothalamischen und hypophysären Hormone und Neurotransmitter, insbesondere deren Pulsatilität und Tag-Nacht-Rhythmik. Außerdem hängen die intakte Schlafarchitektur, die Schlafinduktion und das Erreichen der regenerativ besonders wichtigen Tiefschlafphasen entscheidend von der Melatonin-Pulsatilität ab.

Melatonin ist zudem ein potentes, auch jenseits der Blut-Hirn-Schranke wirksames Antioxidans. Es stimuliert T-Zellen und Makrophagen, senkt nachts die Körpertemperatur und verlangsamt bzw. limitiert bestimmte biologische Prozesse. Die Absenkung Energie verbrauchender und pro-oxidativer Vorgänge und die Steigerung regenerativer Funktionen (u.a. via Wachstumshormon) werden als Grundlage für die **protektive und potenziell lebensverlängernde Wirkung** von Melatonin angesehen (s. Seite 53).

Veränderungen mit dem Alter. Die nächtlichen Melatonin-Serumspiegel sind bereits nach der Pubertät langsam kontinuierlich rückläufig. Sowohl die Pulsatilität als auch die nächtliche Gesamtproduktion nehmen im mittleren Lebensalter auf weniger als 20% der jugendlichen Referenzwerte ab, wobei die interindividuelle Variabilität erheblich ist. Gesunde, betagte Menschen weisen häufig noch eine robuste Melatoninsekretion auf.

Niedrige Melatoninspiegel können die Folge folgender Einflüsse sein:

- lange Lichtphasen (Sommer, Fernsehen, Computerarbeit nachts),
- Serotoninmangel,
- Medikamente (Glucocorticosteroide, Alpha- und Beta-Rezeptorenblocker, zentral wirksame Antihypertensiva, NSAR, Acetylsalicylsäure, hochdosiertes Vitamin B12),
- Genussmittel (Kaffee, Tabak, Alkohol),
- übermäßiger Abendsport und
- chronischer Stress.

Erhöhte Melatoninspiegel können während folgender Situationen auftreten:
- längere Dunkelphasen im Winter,
- unter hochdosierter Zufuhr von Vitamin B3, B6 und Elektrolyten,
- unter Substitution von Tryptophan und 5-OH-Tryptophan,
- während der Einnahme von MAO-Hemmern und trizyklischen Antidepressiva sowie
- bei Leberfunktionsstörungen.

An einen Melatoninmangel sollte bei Männern insbesondere bei Einschlaf- und Durchschlafstörungen, Traummangel und nicht erholsamem Nachtschlaf gedacht werden.

Der **Nachweis eines Melatoninmangels** erfolgt am besten durch Bestimmung von Melatonin im Speichel (zwischen 1 und 3 Uhr morgens) oder durch Messung der Melatoninausscheidung im Morgenurin. Die Bestimmung von Melatonin im Serum am Morgen oder tagsüber ist fragwürdig. Eine qualifizierte Hormonanalytik und die Verwendung alters- und rhythmikbezogener Normwerte sind dabei von grundlegender Bedeutung.

Jet-Lag-Probleme bei Transatlantik- oder Interkontinentalflügen sprechen bei manchen Jetsettern auf Melatonin an, lassen sich jedoch auch ohne Melatonin durch besonnenes und diszipliniertes Verhalten an Bord kontrollieren.

Prävention (Anti-Aging) für den alternden Mann

Die für den Alterungsprozess beim Mann verantwortliche Problematik ist höchst komplex und kann längst nicht nur auf Hormondefizite reduziert werden. Vielmehr ist es erforderlich, die Führung des Patienten im Rahmen des „Anti-Aging" als breit angelegte Lifestyle-Rehabilitation zu begreifen und organisieren.

Hier fließt, wie auch in den Kapiteln 5 bis 11 dargestellt, die Nettobilanz folgender Faktoren gleichermaßen mit ein:
- ungünstige Lebensführung,
- Fehlernährung,
- körperliche Inaktivität,
- Defizite an Hormonen, Vitaminen, Spurenelementen und antioxidativer Kapazität,
- die Folgen der Exposition gegenüber Noxen und prooxidativen Faktoren und
- die zunehmenden organischen und psychischen Einbußen.

Dieses Risikofaktorenbündel ist im Zusammenhang mit der speziellen genetischen Prädisposition, der Familienanamnese und den persönlichen Lebensrisiken abzuwägen, um daraus eine für den individuellen Mann optimierte präventivmedizinische Strategie zur Gesundheitsoptimierung zu entwickeln.

Aufklärung und Motivation sind die wesentlichen Voraussetzungen, die Männer in eine medizinische Betreuung und ein Gesundheits-Coaching bringen. Aufbauend auf der Auswertung des oben dargestellten Lifestyle- und Risiko-Checks ergibt sich ein facettenreiches Bild über den aktuellen Gesundheits-/Krankheitsstand, die genetischen und individuellen Risiken und die notwendigen Strategien zur Lifestyle-Optimierung und Risikofaktorenminimierung.

Vor dem Beginn von gegensteuernden Maßnahmen müssen jedoch die Behandlungsziele formuliert und konkretisiert werden. Unabdingbare **Voraussetzung für den Erfolg** sind:
- ein klares Verständnis der Ziele beim Betroffenen,
- seine konstruktive aktive Mitarbeit auf dem Weg dorthin sowie
- kontinuierliche Information und Motivationsförderung als Garanten für den langfristigen Erfolg (Kapitel 33).

Interdisziplinäre Zusammenarbeit und die Integration flankierender Maßnahmen (Ernährungsschulung, Fitnesstraining, Muskelaufbautraining, psychologische Begleitung) sind entscheidend, weil kaum ein Arzt alleine das erforderliche Leistungsspektrum abdecken kann.

Fundamental ist der Aufbau eines lebensnahen gesundheitsorientierten Ernährungskonzepts sowie eines Trainingsprogramms zur Steigerung der körperlichen Fitness und zum Muskelaufbau.

Zudem bewährt es sich, einfache aber wirkungsvolle Elemente der **orthomolekularen Medizin** (z.B. Ergänzung von Selen, Zink, Vitamin C, Vitamin E, Vitamin D, Omega-3-Fettsäuren) zu integrieren (s. Seite 303). Dies sollte besonders bei typischen Risikokonstellationen wie hohes atherogenes Risiko, Diabetes, Alkoholkonsum, Osteopenie, Multimorbidität, einseitige Ernährung oder Trainingsmangel intensiv geschehen (Kapitel 35).

Bei all dem dürfen jedoch keinesfalls die etablierten primär- und sekundärpräventiven internistischen Behandlungskonzepte vernachlässigt werden. Alle verfügbaren Maßnahmen zur Senkung der Insulinresistenz, zur Blutzucker-, Blutfett- und Blutdruckkontrolle sowie zur vaskulären Protektion müssen frühzeitig und konsequent ausgeschöpft werden. Nikotinentwöhnung hat dabei einen besonders hohen Stellenwert.

Good-Aging-Tipp für die Praxis

Die präventivmedizinische Betreuung des älter werdenden Mannes ist eine komplexe ärztliche Herausforderung, deren besondere Bedürfnisse vom gegenwärtig agierenden Medizinbetrieb erst allmählich erkannt und beantwortet werden. Die Diagnostik und Therapie des altersabhängigen Androgenmangels und seiner assoziierten Risiken bildet dabei ein wichtiges Element. Über die qualifizierte hormonelle Beratung hinaus erfordert aber gerade die präventivmedizinische Führung des alternden Mannes Erfahrung, Spezialwissen und Engagement. Ärzte mit Interesse an dieser Thematik müssen sich intensiv aus- und fortbilden, um die komplexen fachüberschreitenden Inhalte ganzheitlich, fundiert und ärztlich-seriös umsetzen zu können.

Literaturauswahl

1. Bremner WJ, Vitiello MV, Prinz PN. Loss of circadian rhythmicity in blood testosterone levels with aging in normal men. J Clin Endocrinol Metab. 1983;56:1278–1281.
2. Harmann SM, Metter EJ, Tobin JD, Pearson J, Blackman MR. Longitudinal effects of aging on serum total and free testosterone levels in healthy men: Baltimore Longitudinal Study of Aging. J Clin Endocrinol Metab. 2001;86:724–731.
3. Kaufman JM, Vermeulen A. Decline gonadal function in elderly male. Baillière's Endocrinol Metab. 1997;11:289–309.
4. Morales A, Lunenfeld B. Androgen replacement therapy in aging men with secondary hypogonadism. Aging Male. 2001;4:151–162.
5. Rhoden EL, Morgentaler A. Medical Progress: Risks of Testosterone-Replacement therapy and recommendations for monitoring. N Engl J Med. 2004;350:482–492.
6. The Endocrine Society. Clinical bulletins in andropause: benefits and risks of treating hypogonadism in the aging male. Endocr Rev. 2002;2:1–6.
7. Vermeulen A. Androgen-replacement therapy in the aging male – a critical evaluation. J Clin Endocrinol Metab. 2001;86:2380–2390.
8. Wang C, Swerdloff RS, Iranmanesh A, et al. Transdermal testosterone gel improves sexual function, mood, muscle strength, and body composition parameters in hypogonadal men. J Clin Endocrinol Metab. 2000;85:2839–2853.
9. Weidner W: Kritische Analyse der vorhandenen Leitlinien zur Testosteronsubstitution. In: Jonas U (Hrsg.). Ageing Male – benignes Prostatasyndrom. Stuttgart, Thieme Verlag 2003.

20 Sexualität bei Männern – erektile Dysfunktion

Günther Jacobi und Frank Sommer

Sexuelle Funktionsstörungen einst und heute

Männliche sexuelle Impotenz geht als Makel wie als Verjüngungsmatrix und damit Anti-Aging-Thema durch die ganze Menschheitsgeschichte. Schon aus der antiken Mythologie, so beim ägyptischen Osiris oder beim phönizischen Adonis und bei König David wird Impotenz überliefert. Die wohl erste klinische Beschreibung männlicher Impotenz findet sich auf einer 4000 Jahre alten ägyptischen Papyrusrolle. In Mesopotamien wurden Mixturen und Pulver hergestellt, die bei Potenzproblemen Abhilfe schaffen sollten. Im 4. Jahrhundert vor unserer Zeitrechnung beschrieben sowohl Hippokrates (ca. 460–370) als auch Aristoteles (384–322), einige Jahrhunderte später auch der römische Mediziner Galen (129–199), die sexuelle Potenzstörung.

Die **medizinhistorische Forschung** hält viele Beispiele für erwiesene oder doch zumindest anzunehmende Impotenz parat (Ründal 2003). Nicht immer wurde exakt zwischen **impotentia coeundi** (mangelnde Beischlaffähigkeit) und **impotentia generandi** (Zeugungsunfähigkeit) unterschieden. Sowohl bei Nero (37–68) als auch bei Martial (40–103) gab es öffentliche Diskussionen um ihre Potenz. Mittelalterliche Beispiele dafür sind Mohammed (um 570–632), die so genannte „Josephsehe" von Heinrich II. (973–1024), Johann Heinrich von Luxembourgs (1322–1375) Ehe mit Margaretha Maultasch (die 1341 getrennt und 1349 kirchlich aufgelöst wurde), sowie Heinrich IV. König von Kastilien (1425–1474), der sogar „El Impotente" genannt wurde (Ründal 2003).

Für die **Neuzeit** sind u.a. zu nennen: Paracelsus (1493–1541), Voltaire (1694–1778), Jean-Jacques Rousseau (1712–1778), Friedrich II. der Große (1712–1786), Immanuel Kant (1724–1804), Ludwig XVI. von Frankreich (1754–1793), Heinrich von Kleist (1777–1811), Adolph von Menzel (1815–1905), Gustave Flaubert (1821–1880), Lewis Carroll (1832–1898), Johannes Brahms (1833–1897), George Bernard Shaw (1856–1950) und Marcel Proust (1871–1922).

Heute ist etwa die Hälfte der Männer ab 40 Jahren mit Potenzstörungen konfrontiert und dadurch in ihrer Lebensqualität beeinträchtigt (Sommer u. Engelmann 2004, Sommer u. Klotz 2003). Viele Studien dokumentieren den sozialen Nutzen eines normalen, gesunden Sexuallebens auch bei älteren Menschen, seine Bedeutung für das emotionale Wohlbefinden und die Kraft und den Erhalt der partnerschaftlichen Beziehungen (Feldmann et al. 1994, Porst 2000, Braun et al. 2004).

Es ist auch das Verdienst des seit 6 Jahren handelsüblichen PDE-5-Hemmers Sildenafil (Viagra) und der 2003 nachgefolgten und in ihrer Wirkung vergleichbaren Substanzen Tadalafil (Cialis) und Vardenafil (Levitra), dass heute offener als früher über das Thema männliche Potenzstörung gesprochen wird. Plötzlich war mit einer kurz vor erwünschtem Geschlechtsverkehr eingenommenen Tablette eine ganz andere Dimension der Behandelbarkeit entstanden. Bestand Libido, so war jetzt mit kalkulierbarem Erfolg eine Erektion erreichbar.

PDE-5-Hemmer haben darüber hinaus tiefere Einblikke in die Physiologie der erektilen Funktion und in die Pathophysiologie der Störung ermöglicht. Risikofaktoren für Potenzstörungen wie Alter, systemische Endothelerkrankung und metabolisches Syndrom wurden exakt evaluiert und präventive Ansätze im Sinne einer sexualbezogenen Anti-Aging-Strategie entwickelt.

Schließlich kann heute Männern nach Bauch-, Becken- und Wirbelsäulenoperationen und nachfolgender Beeinträchtigung der Erektionsfähigkeit durch eine früh einsetzende zielorientierte Rehabilitation zur Wiederherstellung der erektilen Funktion verholfen werden (Sommer u. Graf 2002).

Normale Erektion

Ein sexueller Reiz etwa über die Sinnesorgane führt über bestimmte Zentren im Zentralhirn (Thalamus) zu einer Wirkkaskade, an deren Ende über die Nervenleitung zu den Penisschwellkörpern die Regulation von erhöhter Blutzufuhr und gedrosseltem Blutabfluss steht. Dieser sehr komplizierte Wirkmechanismus, der teilweise „chemisch", d.h. durch bestimmte Botenstoffe im Blut, teils „zentralnervös", also über Nervenbahnen, schließlich auch über hormonelle Steuerungen abläuft, ist in Abb. 20.**1** dargestellt.

Die typischen Stimuli im zentralen Nervensystem sind das Sehen, das Riechen, das Betasten und die bildliche Vorstellung. Der normale Erektionsablauf ist die Antwort auf die Anhäufung von zyklischem Guanosinmonophosphat (cGMP) in der glatten Muskelzelle der Schwellkörper. Zunächst kommt es zu einer Entspannung (Relaxation) der Muskulatur, gefolgt von einem erhöhten Blutzufluss (arterielle Perfusionssteigerung) mit gleichzeitiger Drosselung des venösen Blutabflusses (Porst 2000, Stief et al. 1997, Braun et al. 2004).

Der physiologische Ablauf der Erektion erfordert eine spezifische Schwellkörper-Compliance (penile Gewebsausdehnung), damit die Hohlraum- und Muskelkompartimente den oben beschriebenen Ablauf der Erektion ermöglichen.

Nach der Blutfülle mit Zunahme von Penislänge und -umfang (Kontumeszenz) erfolgt die venöse Absperrung

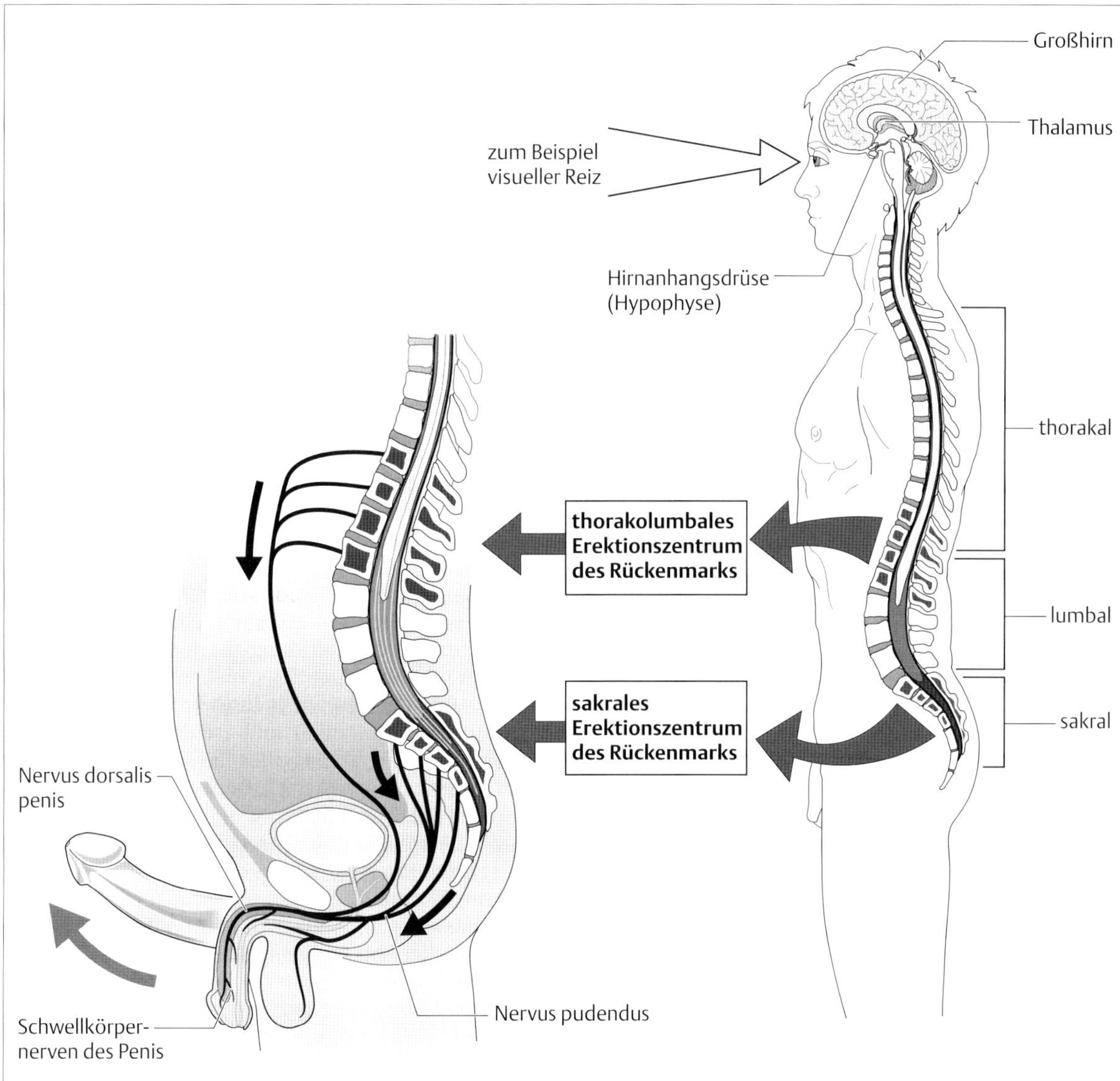

Abb. 20.1 Regulationsweg (zentralnervöse Reizleitung) der Erektion.

als Vollbild der zur Intromissio notwendigen prallen Erektion (Rigidität). Bei niedrigem Sauerstoffpartialdruck wird das Wachstum der glatten Muskelzellen gehemmt, was die Bildung von Kollagen und Bindegewebe induziert. Andererseits kommt es bei hohen Sauerstoffpartialdrücken zur Relaxierung der glatten Trabekularmuskulatur, Zunahme der NO-Synthese und Hemmung der Kollagen- und Bindegewebssynthese.

! Eine längerfristige Verminderung der Oxygenierung des Corpus cavernosum ist also ein entscheidender Faktor für das Entstehen der Erektionsschwäche (Sommer u. Engelmann 2004). Folge ist eine Verschmächtigung der Schwellkörpermuskulatur mit Fibrose. Hier greifen therapeutische und präventive Wirkprinzipien an.

Das männliche Geschlechtshormon Testosteron trägt viel weniger als gemeinhin angenommen zu einer normalen Erektion und damit sexuellen Potenz bei. Testosteron ist zwar für die Libido und die Reiztransmission in den Hirnzentren verantwortlich, wirkt jedoch nur indirekt am Gefäßsystem der Schwellkörper erektionsfördernd. Kapitel 19 vertieft den Einfluss der Androgene auf die Erektion.

Definition sexueller Funktionsstörungen, Symptome

Ursachen

Grob lässt sich zwischen organischen Ursachen und psychischen oder entsprechend fortgeleiteten Gründen unterscheiden. Häufig vermischen sich diese nur scheinbar

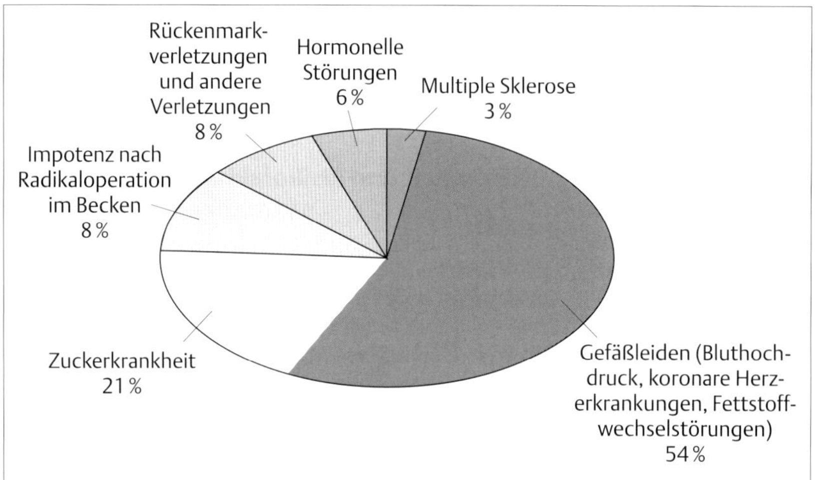

Abb. 20.**4** Häufigkeit der Hauptursachen der organischen ED.

zur Häufigkeit der ED deutet entweder darauf hin, dass die sexuelle Gesundheit bei uns höher ist als in den USA, oder dass deutsche Männer sexuelle Funktionsstörungen eher bagatellisieren oder sogar verleugnen. Bemerkenswert in der Kölner Untersuchung ist auch, dass nur ein Drittel der Betroffenen eine Therapie wünschte.

Risiken und Ursachen: Altersassoziierte Erkrankungen, Lifestyle

! Die Grundlagenforschung und das präventive wie therapeutische Herangehen weisen heute die erektile Dysfunktion mit wenigen Ausnahmen (neurogen – traumatische oder toxische Ursachen) als **ein** Symptom in einer meist multifaktoriellen Kette von Funktionsstörungen aus (Abb. 20.**4**).

Paradebeispiel ist der Diabetes mellitus mit Stoffwechsel-, Durchblutungs- und Neuroeffekten an der Reizübertragung und Reizvermittlung in der Schwellkörpermuskulatur.

In einer urologischen Männersprechstunde wird die ED-Ursache in folgender Reihenfolge angetroffen:
- vaskulär bedingt,
- Diabetes, metabolisches Syndrom,
- Arzneimittel-Nebenwirkungen,
- psychogen, psychosomatisch,
- neurogen,
- andere Erkrankungen und Noxen,
- hormonell bedingt,
- Mischformen.

Vaskuläre Ursachen

Die Domäne der vaskulären Ursache bildet die **generalisierte Atherosklerose** (ED meint somit auch **E**ndothelial **D**isease) mit arterieller Hypertonie. Diese tritt entweder als eigenständiges Krankheitsbild oder im Gefolge des Diabetes mellitus auf, oder ist Teilaspekt des metabolischen Syndroms.

Die durch arteriosklerotische Veränderungen der mittleren und kleinen Gefäße bedingte ED entwickelt sich allmählich. Bei jedem vierten Mann ist die Potenzschwäche erstes auffälliges Symptom einer bisher unbekannten generalisierten Gefäßerkrankung. Zwei Drittel aller Hypertoniker leidet bereits therapieunabhängig an sexuellen Funktionsstörungen, die oft durch die antihypertensive Therapie noch verstärkt werden.

Diabetes mellitus

Neben der Atherosklerose/KHK ist der Diabetes mellitus Hauptrisikofaktor für eine sexuellen Potenzstörung.
- 30% aller Männer mit ED, bei denen eine organische Ursache im Vordergrund steht, leiden an Diabetes,
- ein Drittel aller Diabetiker klagen über häufige Erektionsprobleme, ein weiteres Drittel über gelegentliche Potenzschwäche.

In einer Studie an 1460 Diabetikern konnte folgendes Risikomuster nachgewiesen werden (De Berardis et al. 2003): Alter, Exaktheit der diätetischen oder medikamentösen Stoffwechseleinstellung (Insulinpflicht) und Schweregrad der Auswirkungen auf sensible Organe korrelieren am stärksten mit dem Schweregrad der erektilen Dysfunktion.

So nimmt das ED-Risiko bei Männern mit diabetischen Mikrozirkulationsstörungen manifestiert durch KHK und Retinopathie signifikant zu. Das höchste Risiko haben mit 65% die insulinpflichtigen Diabetiker mit bereits manifestierter Neuropathie. Die meisten Risiken interagieren miteinander.

In der Ursachenforschung beobachten wir bei gut einem Drittel der Fälle von primär rein organischer Verursachung einer ED ein multifaktorielles Muster im Sinne des **metabolischen Syndroms** (Kapitel 7–9): Diabetes, Fettstoffwechselstörung, Adipositas, körperliche Untätigkeit, KHK, Hypertonie. Weitere Studien belegen die ED als ein Problem des männlichen Diabetikers erster Ordnung (Abb. 20.**5**).

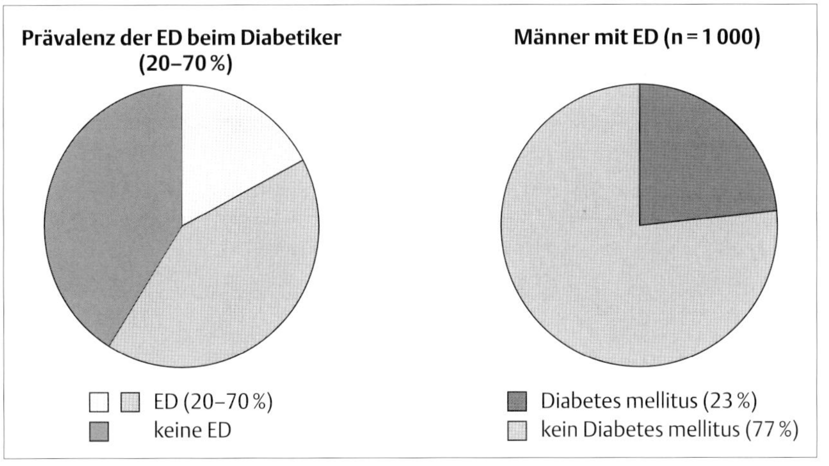

Abb. 20.**5** Risiko einer ED beim Diabetiker (links) und eines Diabetes beim Mann mit diagnostizierter Erektionsstörung (rechts) (Daten zusammengestellt aus Guay et al. 1999 u. Fedele et al. 2000).

Arzneimittel mit Beeinträchtigung der Erektion

ED als unerwünschte Nebenwirkung wird in den meisten Fällen von Bluthochdruckmitteln, seltener von zentralnervös wirkenden Barbituraten, Neuroleptika und Antidepressiva verursacht (Tab. 20.**1**).

In der Hochdrucktherapie wirken sich v.a. Betablocker und Diuretika negativ auf die Rigidität und Dauer der Erektion aus. Demgegenüber beeinflussen blutdrucksenkende Alphablocker und AT1-Rezeptor-Antagonisten die Erektion meist nicht, sondern können eine hypertoniebedingte Erektionsstörung eher verbessern.

Neurogene Ursachen

Die neurogenen Ursachen umfassen:

- Polyneuropathie bei Diabetes,
- multiple Sklerose,
- apoplektischer Insult,
- Operationen im Becken- und Bauchraum (Aortenaneurysma, radikale Prostatektomie) und an der LWS und
- spezielle Erkrankungen des ZNS.

Tabelle 20.**1** Substanzen mit negativer Wirkung auf die Erektion

Stoffgruppe	Einsatzgebiet
Diuretika, Betablocker und andere	Bluthochdruck
Cholesterinsenker, Statine	Hypercholesterinämie
Antidepressiva, Anxiolytika	Psychopharmaka
Antiandrogene	Prostatakrebs
Drogen: ➤ Marihuana, Kokain, Anabolika, Alkohol, Nikotin	Negativer Lifestyle

Andere Noxen

Zu anderen Noxen gehören alle schweren, den Organismus schwächenden, akuten und chronischen Krankheiten, Drogen, Rauchen sowie Alkoholmissbrauch.

Geschlechtshormone

Bei primärem und sekundärem Hypogonadismus ist eine ED immer durch den Testosteronmangel mitverursacht (Kapitel 19). Andere gelegentlich in Zusammenhang mit der sexuellen Potenz genannten Hormone wie Östrogene, DHEA/DHEAS, Wachstumshormon, Cortisol, Melatonin, Prolaktin und Schilddrüsenhormon haben keine Bedeutung für die Einleitung und Aufrechterhaltung der Erektion.

Diagnostische Abklärung bei Potenzstörungen

! Bei der Abklärung der Erektionsstörung sollte die urologische, endokrinologische, psychologische und neurologische Befunderhebung so nah wie möglich beieinander erfolgen.

Das Ziel der Diagnostik muss eine rationelle, individuell adaptierte, möglichst kausale Therapiezuordnung des Patienten sein. Eine invasive Diagnostik mittels SKAT und Prostaglandin-Testung findet fast nicht mehr statt.

Erhebung der Vorgeschichte (Anamnese)

Die Anamneseerhebung bei sexuellen Funktionsstörungen weicht in vielerlei Hinsicht von der anderer Krankheitszustände ab. Da jeder Mann seine eigene Sexualität (Wünsche, Phantasien, Praktiken) hat, fließen in ein vertieftes Anamnesegespräch auch die erotischen Vorstellungen von einer von ihm als normal bezeichneten und gewünschten Penisfunktion, sowie seine psychische Ausgangslage mit ein (Günthert 2004).

Tabelle 20.**2** Anamneseraster bei sexuellen Funktionsstörungen des Mannes

Psychische Faktoren	Somatische Faktoren	Soziale Faktoren
Stress	Alter	sexuelle Normen
eigenes Körperbild	Diabetes mellitus, Hypertonie	Partnerin
Konflikte	Hormone	Notsituationen
sexuelle Praktiken	Medikamente	Rollenverhalten

Eine **Einbeziehung der Partnerin** in die Sexualanamnese kann nützlich sein. Bei der Erfassung möglichst aller Aspekte werden psychische Faktoren, organbezogene und soziale Faktoren berücksichtigt (Tab. 20.**2**). Männern fällt es oft leichter, vor dem Gespräch mit dem Arzt standardisierte Fragebögen, z.B. IIEF (Internationaler Index zur Erektilen Funktion), auszufüllen, die dem Arzt eine Einschätzung der Erektionsstörung ermöglichen. Dieser Einstieg kann die erste Angst vor dem Gespräch nehmen.

Tabelle 20.**3** Laboruntersuchungen bei Abklärung der organischen ED entsprechend der durch die Anamnese eingekreisten Risikofaktoren

Organsysteme/Risiken	Laborwertbestimmung im Blut
Leberfunktion	Transaminasen (GOT, GPT, γGT)
Gefäßkrankheiten	Cholesterin, HDL, LDL, Triglyceride
Diabetes mellitus	Nüchternblutzucker, Urinuntersuchung
Hormonstoffwechsel (Hypogonadismus)	Testosteron, fakultativ: FSH, LH, Prolaktin, Östradiol

Untersuchungen bei erektiler Dysfunktion

Die körperliche Untersuchung schließt die Organe mit andrologischem Bezug wie den gesamten Genitalbereich und die Prostata mit den Samenblasen ein. Der endokrinologische Work-Up ist in Kapitel 19 festgelegt. Die Labordiagnostik erfolgt gezielt und risikobezogen (Tab. 20.**3**).

Ergeben sich neben der ED Verdachtsmomente auf eine generalisierte Gefäßerkrankung, so ist eine kardiologische Abklärung dringend angezeigt.

Da der ungewohnte und/oder der medikamentös induzierte, verlängerte Geschlechtsverkehr beim älteren, womöglich kardial vorgeschädigten Mann eine zusätzliche kardiale Durchblutungsbelastung darstellen kann, wird in solchen Fällen vor der Therapie ein EKG angefertigt.

Die Schwellkörper-Pharmakon-Testung (SKAT-Test mit Applikation von Prostaglandin E1) als nächste Diagnostikstufe erlaubt Rückschlüsse auf die arterielle Versorgung, den venösen Abfluss, den Zustand der kavernösen Muskelzellen (Schwellkörper) und ihre autonommotorische Versorgung. Sie erfolgt zusammen mit der (Farb-)Duplex-Sonographie zur Beurteilung der zuführenden Arterien des Schwellkörpers und der venösen Abflusssituation.

Therapie der organischen ED

Der allgemeine Trend

Bei der Beratung des Mannes über die Möglichkeiten einer medikamentösen Behandlung tritt heute die orale Therapie mit PDE-5-Hemmern in den Vordergrund. Mit der Anwendung an bisher weltweit schätzungsweise 30 Millionen Männern stellen sie alle bisherigen Therapieoptionen in den Schatten (Tab. 20.**4**). Die Untersuchungen an 8000 Kölner Männern haben ergeben, dass über 70% der Patienten ausschließlich eine orale Therapie wünschen (Braun et al. 2000 u. 2004).

Tabelle 20.**4** Therapieoptionen bei erektiler Dysfunktion (95% aller Männern werden durch die 3 mit * hervorgehobenen Methoden behandelt, PDE-5-Hemmer sind Standard)

Methode	Vorteile	Nachteile/Nebenwirkungen
PDE-5-Hemmer*	oral anwendbar, hohe Wirksamkeit, gute Verträglichkeit	Nebenwirkungen dosisabhängig aber kalkulierbar, Medikamenten-Interaktionen
Schwellkörper-Injektionstherapie (SKAT)*	natürliche Erektion, sehr wirksam, zur Rehabilitation geeignet	eher invasiv, Priapismus, Fibrosen, Schmerzen
Transurethrale Therapie (Muse)	minimal invasiv	unzuverlässig wirksam, Schmerzen
Vakuum-Erektionshilfen*	kostengünstig, nichtinvasiv	unnatürliche Erektion, Hautirritation, Schmerzen
Chirurgische Gefäßrekonstruktion	„natürliche“ Erektion	aufwendiger chirurgischer Eingriff, mäßig erfolgreich, Rückfälle, nur bei besonderer Indikation
Prothetische Versorgung	sehr wirksam	chirurgische Eingriff mit Komplikationen, Infektion, Folgeeingriffe, Abstoßung
Psychotherapie	begleitend, langwierig, mäßig erfolgreich	Rückfälle, Partnertherapie sinnvoll

Die globale Wirksamkeit von Sildenafil, Tadalafil und Vardenafil bei nicht organischer ED liegt bei gut 80%, bei organischer ED bei 70%, bei der Subpopulation von Männer mit Diabetes mellitus bei etwa 60% (Porst 2000).

PDE-5-Inhibitoren

Wirkmechanismus

Die PDE-5-Inhibitoren Cialis (Tadalafil), Levitra (Vardenafil) und Viagra (Sildenafil) wirken dann, wenn nach visueller oder taktiler sexueller Stimulation im Gehirn Nervenpulse ausgelöst werden, welche am Zielorgan Penis ankommen und dort komplexe lokale Mechanismen an der Schwellkörpermuskulatur in Gang setzen (Abb. 20.**1**). In den glatten Muskelzellen wird das Phosphodiesterase (PDE) Typ-5-Isoenzym spezifisch gehemmt, wodurch in den Stickstoffmonoxid-Erektions-Signalweg eingegriffen wird. Endresultat ist die Hemmung des Abbaus von zyklischem Guanosinmonophosphat.

Therapeutisch maßgeblich ist also die Zunahme der intrazellulären cGMP-Konzentration. Auf diese Weise wird eine natürlich eingeleitete Erektion verstärkt und über längere Zeit gehalten (Abb. 20.**6**).

Pharmakokinetik

Die 3 derzeit gebräuchlichen Medikamente zeichnen sich durch eine unterschiedliche Bioverfügbarkeit aus (Abb. 20.**7**). Vardenafil benötigt die geringste Zeit bis zur maximalen Plasmakonzentration, während die biologische Halbwertszeit von Tadalafil am längsten ist. Hieraus ergeben sich für die betroffenen Männer auch unterschiedliche Anwendungsoptionen: rascher Wirkungseintritt mit Medikamentenanflutung nach 0,5 bis 1 Stunde bei Vardenafil und Sildenafil, langes „Wirkfenster" von über einem Tag bei Tadalafil. Noch 36 Stunden nach Einnahme von Tadalafil können 60% der Männer einen Koitus erfolgreich beenden.

Nebenwirkungen

Alle PDE-5-Hemmer werden durchweg gleich gut vertragen. Die in der Anfangsphase der Anwendung von Sildenafil berichteten Todesfälle waren auf falsche Indikationen (Herzerkrankungen), gleichzeitige Einnahme nitrithaltiger Präparate und unsachgemäße Dosierungen zurückzuführen. Die Häufigkeit von Nebenwirkungen ist dosisabhängig:

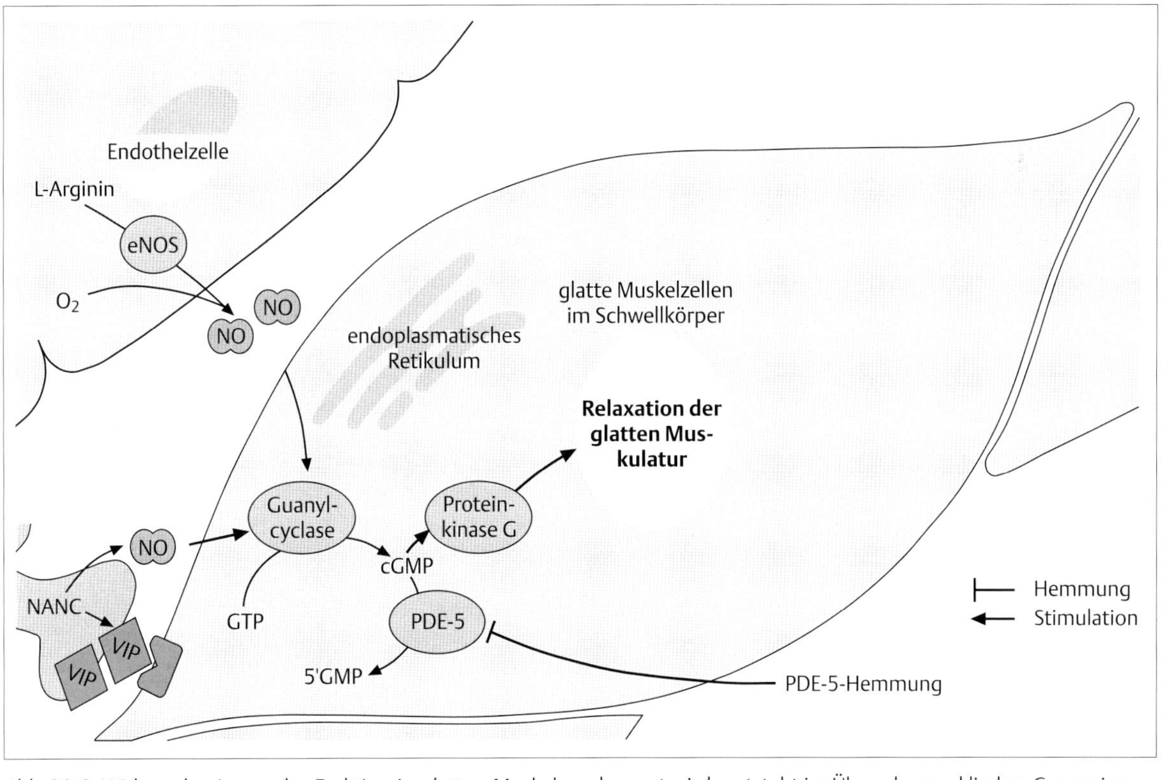

Abb. 20.**6** Wirkmechanismus der Erektion in glatten Muskelzellen des Corpus cavernosum: Stimulation der Guanylcyclase durch Stickoxid (NO, welches an der Nervensynapse frei wird); indem das Enzym Phosphodiesterase (Isoenzym 5 = PDE-5) gehemmt wird, entsteht im Überschuss zyklisches Guanosinmonophosphat (cGMP); über das Enzym Proteinkinase G wird die Relaxation der glatten Schwellkörpermuskulatur (→ Erektion) bewirkt.

Parameter	[1]Sildenafil 100 mg	[2]Vardenafil 20 mg	[3]Tadalafil 20 mg
T_{max} (h)	1,16 ± 0,99	0,660 (0,250–3,0)	2,0 (0,5–12)
$T_{1/2}$ (h)	3,82 ± 0,84	3,94 ± 1,31	17,5

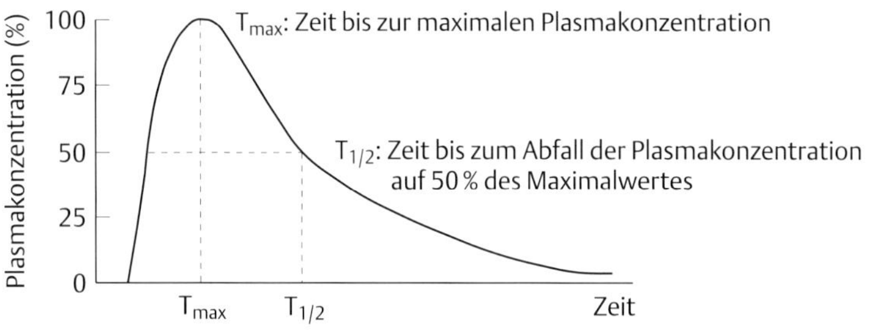

Abb. 20.**7** Pharmakokinetik der PDE-5-Inhibitoren (aus: [1]Viagra Product Monograph, [2]Klotz, World J Urol 2001, [3]Ferguson, Lilly/ICOS Symposium 2001).

Tabelle 20.**5** Nebenwirkungen bei Anwendung von Sildenafil, Vardenafil und Tadalafil

Nebenwirkung, PDE-5-Hemmer	**Häufigkeit bei üblichen Dosierungen**
Kopfschmerzen	7–30%
Gesichtsröte	5–15%
Dyspepsie	1–15%
Rückenschmerzen	0–4%
Myalgie	0–4%
Rhinitis („verstopfte Nase")	2–10%
Sehstörungen	1–8%

- Kopfschmerzen (gelegentlich noch am nächsten Morgen),
- Gesichtsröte,
- Sodbrennen,
- verstopfte Nase (Kongestion, „Rhinitis"),
- Sehstörungen (der Farbe Blau) und
- Muskelschmerzen.

Die Häufigkeiten sind in Tab. 20.**5** für die jeweils mittleren empfohlenen Dosen aufgeführt. Nebenwirkungen sind auch abhängig von der Geschwindigkeit des Wirkungseintritts (Pharmakokinetik).

! Bei sachgemäßer Einnahme und sorgfältiger Würdigung von Patientenrisiken durch den Arzt sind Unverträglichkeiten gering. Die genannten Mittel dürfen nicht als Lebensstildrogen aufgefasst werden. Es handelt sich um Arzneimittel im strengen Sinne.

Kontraindikation

Absolute Kontraindikation besteht bei Männern

- mit frischem Herzinfarkt und Schlaganfall (< 6 Monate),
- bei schwerer Angina pectoris,
- schweren Herz-Rhythmusstörungen bzw. Herzinsuffizienz,
- schwerer koronarer Herzkrankheit,
- schwerer Leberinsuffizienz,
- terminaler Niereninsuffizienz und
- bei Einnahme von nitrit- bzw. molsidominhaltigen Medikamenten.

Wahl des PDE-5-Hemmers

Männer und ihre Partnerinnen haben meist unterschiedliche Präferenzen im Hinblick auf die Zeit bis zum Erreichen der Erektion und des Beischlafs, die Erektionsdauer an sich und das Zeitintervall, innerhalb dessen ein erneuter Verkehr gewünscht wird. Entsprechend dieser Vorlieben entscheidet der Mann letztendlich gemeinsam mit seiner Partnerin, welchem der genannten Präparate der Vorzug gegeben wird.

Bedarfsabhängige Applikation

Männer werden individuell den Erfolg nach ihrer Wirksamkeit und Verträglichkeit – und damit nach ihrer Zufriedenheit – beurteilen. Auch die Einnahme zeitgleich zur Mahlzeit oder zu Alkoholkonsum (verminderte Resorption von Sildenafil!) spielt hier eine Rolle. Es hat sich immer mehr durchgesetzt, die betroffenen Männer nach Austestung der 3 möglichen Medikamente selbst entscheiden zu lassen, welchem der PDE-5-Hemmer das Paar den Vorzug geben will.

Oft werden Nachfolgepräparate von Viagra bevorzugt. Schlug bei Männern die Therapie mit Sildenafil aufgrund unzureichender Wirksamkeit fehl, so zeigte Vardenafil eine gegenüber dem Ausgangswert 4fache Steigerung der Erfolgsrate (PROVEN-Studie).

Tadalafil ist das Medikament mit der längsten Wirkdauer und wird daher von vielen Paaren favorisiert. Es hat in der empfohlenen Dosierung keine signifikante und klinisch relevante Verstärkung der blutdrucksenkenden Wirkung der gängigen Antihypertensiva (Calcium-Kanalblocker, ACE-Hemmer, Beta-Rezeptorenblokker, Thiazid-Diuretika, Angiotensin-II-Rezeptorblocker) zur Folge.

Dauerapplikation

Die bedarfsabhängige Anwendung von PDE-5-Hemmern beeinträchtigt die Spontaneität im Sexualleben. Das langwirksame Tadalafil könnte sich in niedriger Dosierung als Dauertherapeutikum etablieren. Eine Einnahme 3-mal pro Woche macht eine Vorplanung des Sexuallebens überflüssig. Zudem ist ein positiver Effekt auf das kardiovaskuläre System (arterielle Hypertonie, pulmonaler Hochdruck, Myokardoxygenierung) zu erwarten.

Prävention der ED (aktives Anti-Aging)

Änderungen im Lifestyle

Die primäre Prävention besteht in der **Verhinderung oder Eliminierung** der 5 bedeutendsten Hemmnisse einer normalen Erektion:
- Hypertonie, KHK, entsprechende Medikamente,
- Adipositas, metabolisches Syndrom,
- körperliche Untätigkeit,
- Rauchen und
- Alkoholmissbrauch.

Somit sind alle in den Kapiteln 7–11 und 28–31 des Buchs dargelegten Bedingungen mittel- oder unmittelbar mit der primären Prävention der ED verknüpft.

Eine weitere bedeutende Präventivmaßnahme ist die Erhaltung oder Erhöhung der **penilen Sauerstoffversorgung**. Eine gute Oxygenierung (Erhöhung des Sauerstoffpartialdrucks) des Penis wird einerseits bei sexueller Erregung, andererseits während des Schlafs erreicht. Männer mit normalerweise 3–4 erektilen Episoden pro Nacht haben eine gute Oxygenierung der Corpora cavernosa.

Bei gesunden Männern bestehen diese nächtlichen Erektionsphasen lebenslänglich, nehmen allerdings an Frequenz und Dauer mit fortschreitendem Alter ab. Nächtliche Erektionen fehlen bei Patienten mit Störungen des REM-Schlafs (z.B. bei Schlafapnoe).

Sportliches Training

Sport kann zu einer Verbesserung der penilen Sauerstoffversorgung und des systolischen Spitzenflusses führen. Durch bestimmtes Intervalltraining wie etwa am Liegefahrrad, beim läuferischen Intervalltraining oder am Stepper (Ergometer für das Treppensteigen) sowie beim Training an der Beinpresse kann ein so genanntes „Steal-Phänomen" am Penis induziert werden. Hiernach kommt es zur kompensatorischen Steigerung der Durchblutung und Hyperoxygenierung der Penisschwellkörper.

Als läuferisches Intervalltraining zu Hause wird der Kniehebelauf, das „Skipping" empfohlen (Vigor*Robic*). Hierdurch lässt sich eine signifikante Steigerung des systolischen Spitzenflusses und damit eine durchgreifende, in Studien kontrollierte Verbesserung der Erektionsfähigkeit erreichen (Sommer u. Engelmann 2004, Sommer u. Graf 2002, Sommer 2000).

Training der ischiocavernosalen Muskulatur (IC-Muskel) am Beckenboden: Gezieltes Training der Bekkenbodenmuskulatur (Vigor*Robic*) führt bei Männern mit gering- bis mittelgradiger venöser Insuffizienz zur Verbesserung der penilen Rigidität. Regelmäßiges Training kann zum Aufbau der IC-Muskulatur mit Erhalt der Erektion beitragen (Sommer 2000). Mittels ausgewählter Übungen ist es auch möglich, eine Prävention der veno-okklusiven Insuffizienz (zu schneller venöser Abfluss bei normalem systolischen Spitzenfluss) zu erzielen.

Des Weiteren konnte gezeigt werden, dass die perineale Muskulatur (dazu gehört im Wesentlichen die IC-Muskulatur) an der Kontrolle des Ejakulationsreflexes maßgeblich beteiligt ist. Männer, die an einer frühzeitigen Ejakulation leiden, können diese durch gezielte Übungen an der IC-Muskulatur erfolgreich hinauszögern.

Umsetzen erektionshemmender Medikamente

Diese Maßnahme ist ein gutes Beispiel für sekundäre Prävention. Jede Therapie der sexuellen Dysfunktion muss, falls die zugrunde liegende Erkrankung dies erlaubt, zunächst die Elimination oder Umsetzung der Medikamente beinhalten, die sich ungünstig auf eine sexuelle Funktion auswirken (Tab. 20.**1**). Hier ist eine enge Zusammenarbeit zwischen dem Sexualmediziner/Männerarzt und dem Hausarzt/Internisten notwendig.

Bei Medikamenten gegen Bluthochdruck ist es gelegentlich schon erfolgreich, Dosierungen oder Kombinationen zu verändern. Dies erfordert Geduld und Einsicht auf beiden Seiten.

> **!** Männer sollten immer davor gewarnt werden, nur um der Erektion Willen bewährte Bluthochdruckmedikamente eigenmächtig zu reduzieren oder wegzulassen. Bluthochdruck kann töten, eine schwache Erektion lediglich die Lebensqualität beeinträchtigen!

Es ist aber falsch, wenn jegliche antihypertensive Therapie für den plötzlichen Eintritt einer ED verantwortlich gemacht wird. Näheres Befragen stellt oft klar, dass vorher bereits (aufgrund von Arteriosklerose bei Hypertonie) Erektionsstörungen bestanden haben. In einer umfangreichen prospektiven Studie an 3500 männlichen Hypertonikern (VALED-Studie = Valsartan und ED) konnte gezeigt werden, dass anhand des IEFF alle Merkmale der Sexualfunktion durch die antihypertensive Therapie mit AT1-Rezeptor-Antagonisten verbessert wurden. Die ED-Prävalenz verbesserte sich von 83% vor auf 56% nach 6-monatiger Behandlung (Düsing 2003).

! Die Therapie der Hypertonie mit risikoarmen Medikamenten ist eine gute ED-Prävention, die Therapieumstellung lohnt sich immer.

Sexuelle Rehabilitationsverfahren

Tertiäre präventive Maßnahmen zur Wiederherstellung einer gestörten oder verlorenen Erektion kommen zum Tragen nach traumatisierenden Operationen im Beckenraum. Hauptindikation ist die tumorfreie Phase nach erfolgreicher **radikaler Prostatektomie** bei Prostatakrebs (Kapitel 24).

PDE-5-Inhibitoren

Einen attraktiven Präventionsansatz stellt die längerfristige Einnahme eines langwirksamen PDE-5-Hemmers dar. Dahinter steht die Überlegung, die bei Männern mit Gefäßrisiko nachlassenden nächtlichen Erektionen wieder herzustellen und beizubehalten. Es ist erwiesen, dass die längere, kurmäßige Anwendung von PDE-5-Hemmern über eine regelmäßige Durchblutungsförderung der Penisschwellkörper und Oxygenierung des Muskelkompartiments auch zu einer Wiederherstellung der spontanen Erektionsfähigkeit führen kann (Porst 2000). Hierzu eignet sich Tadalafil mit der langen Wirkdauer (Abb. 20.**7**).

Schwellkörperinjektionsbehandlung (SKAT)

Bei Patienten nach operativen Eingriffen im Beckenbereich (radikale Prostatektomie bei Prostatakrebs) kann mit dem frühen postoperativen und regelmäßigen Herbeiführen von Erektionen durch SKAT die Regeneration der spontanen Erektionsfunktion gefördert werden. Geeignet sind Prostaglandin-E1- und Papaverin-Phentolamin-Gemische (z.B. Caverject, Viridal).

In der Praxis wird zunächst 2- bis 3-mal pro Woche, bei Verträglichkeit und initialem Erfolg danach täglich mit 5 μg Alprostadil (Caverject*impuls*) aufsteigend bis 20 μg behandelt. Der Betroffene erlernt die Injektion meist problemlos (SKAT = **S**chwell**k**örper-**A**utoinjektions-**T**herapie). Ist die Prostataoperation nervschonend durchgeführt worden, so kann die zusätzliche Anwendung von PDE-5-Hemmern den Effekt verstärken. Anfängliche Schmerzzustände im Penis können längere SKAT-Intervalle erforderlich machen.

Ausblick: Sexualfunktion und Lifestyle

Prävention der schwindenden Sexualfunktion ist eng mit gutem Lifestyle verknüpft. Wer keines der vorgestellten, gezielten präventiven Trainingsmaßnahmen durchführen kann oder möchte, bei dem kann auch durch die regelmäßige Einnahme eines PDE-5-Inhibitors die Qualität der nächtlichen Sauerstoffversorgung des Penis verbessert werden und auf diesem Weg dem natürlichen Alterungsprozess des Penisgewebes entgegengewirkt werden.

Die regelmäßige Durchblutungssteigerung in den Schwellkörpern ähnlich wie bei normalen Erektionen ist erforderlich, um ihren bindegewebigen Umbau und entsprechende Funktionseinbuße zu verhindern. Zusätzlich sind günstige Effekte einer chronischen Anwendung von PDE-5-Hemmern auf das Herz-Kreislauf-System zu erwarten. Da es sich um Medikamente und nicht um Lifestyle-Supplemente handelt, halten wir eine Beschaffung solcher Therapeutika durch Dritte, über den Versandhandel im Internet oder über andere Kanäle für nicht vertretbar.

Literatur

1. Braun M, Klotz T, Reifenrath B, Engelmann U. Epidemiology of erectile dysfunction:results of the "Cologne Male Survey". Int J Impot Res 2000; 12: 305–311.
2. Braun M, Klotz T, Engelmann U. Männliche Sexualität im Alter. Stuttgart; Thieme Verlag: 2004.
3. De Berardis G, Pellegrini F, Franciosi M et al. Identifying patients with type 2 diabetes with a higher likelihood of erectile dysfunction: the role of the interaction between clinical and psychological factors. J Urol 2003;169:1422–1428.
4. Düsing R. Effect of the angiotensin II antagonist valsartan on sexual function in hypertensive men. Blood Pressure 2003; 12: 29–34.
5. Durex Local Report 2004 (http://www.durex.com/de/template/surveys/local_report_04.pdf).
6. Fedele D, Bortolotti A,Coscelli C et al. Erectile dysfunction in Type 1 and Type 2 diabetics in Italy. Int J Epidemiol 2000; 29: 524–531.
7. Feldmann HA, Goldstein I, Hatzichristou DG et al. Impotence and its medical and psychosocial correlates: Results of the Massachusetts Male Aging Study. J Urol 1994; 151: 54–61.
8. Guay AT,Velasquez E, Perez JB. Characterization of patients in a medical endocrine-based center for male sexual dysfunction. Endocr Pract 1999; 5: 314–321.
9. Günthert E-A. Psychosomatische Urologie. Stuttgart: Schattauer Verlag; 2004.
10. Leitlinien der Deutschen Gesellschaft für Urologie: Diagnostik und Therapie von Libido- und Erektionsstörungen. AWF – Leitlinien-Register Nr. 043/031: 2001.
11. Porst H. Manual der Impotenz. Bremen: Uni-Med; 2000.
12. Ründal EO. Über Männlichkeit, Sexualität und Potenz in der frühen Neuzeit. In: Praxis der Männergesundheit (G.H. Jacobi, Hrsg.). Stuttgart: Thieme Verlag; 2003.
13. Sommer F, Engelmann U. Future options for combination therapy in the management of erectile dysfunction in older men. Drugs & Aging 2004; 21: 555–564.
14. Sommer F, Graf C. Sports meets Medicine – Urologie und Sport – Lifestyle, Sexualität, Onkologie und Sport. Göttingen: Cuvillier Verlag; 2002.
15. Sommer F, Klotz T. Mann-intakt. Göttingen: Cuvillier Verlag; 2003.
16. Sommer F: VigorRobic – Potenter durch gezieltes Fitnesstraining. Aachen: Meyer & Meyer Verlag; 2000.
17. Stief CG, Hartmann U, Höfner K, Jonas U. Erektile Dysfunktion. Berlin: Springer Verlag; 1997.

21 Einfluss des Alters auf die männliche Fertilität

Ulrich A. Knuth und Wolfgang Schulze

Einleitung

Altersbedingte Veränderungen der Fruchtbarkeit sind auf der weiblichen Seite wohl dokumentiert und gehören zum Allgemeinwissen. Die Wechseljahre der Frau kennzeichnen das Ende der Fortpflanzungsmöglichkeit und sind ein physiologischer Vorgang (Kap. 16). Beim Mann ist eine Erschöpfung der generativen Funktion weniger eindeutig. Einerseits wird auch ein fortschreitendes männliches Alter mit einer (physiologischen?) Abnahme der Fruchtbarkeit in Verbindung gebracht, andererseits belegen aber individuelle Fälle, dass bis ins hohe Alter Kinder gezeugt werden können.

Eine Studie des Deutschen Instituts für Wirtschaftsforschung belegte jüngst, dass die erstmalige Vaterschaft bereits ab Mitte 40 ein äußerst seltenes Ereignis geworden ist. Umso mehr erscheint es notwendig, diesem soziologischen Aspekt den medizinischen hier hinzuzufügen.

Definition des Fertilitätspotenzials

Will man die Rolle des Alterns auf die Fruchtbarkeit systematisch untersuchen, muss man ein Maß für die Fruchtbarkeit definieren. Aus der Demografie (Kapitel 4) bietet sich dafür der Begriff der **Fekundidät** an, unter dem man die Wahrscheinlichkeit versteht, mit der pro Menstruationszyklus der Frau ein Kind entsteht.

Während in der Bevölkerungsstatistik mit ihren sehr großen Zahlen dieses Maß nützlich ist (um etwa Unterschiede im generativen Verhalten bestimmter Bevölkerungsgruppen zu beschreiben), kann es für kleinere Gruppen oder gar Individuen nur schlecht angewandt werden. Selbst bei jungen Paaren liegt die Wahrscheinlichkeit einer Schwangerschaft pro Zyklus nur bei 30–40% und bedingt eine weite Streuung im Rahmen der statistischen Schwankung.

> **!** Bei der Behandlung des unerfüllten Kinderwunsches berücksichtigt man diese weite Streuung der Konzeptionswahrscheinlichkeit und spricht erst dann von einer Verminderung der Fruchtbarkeit (Fertilität), wenn innerhalb von 2 Jahren trotz regelmäßigen Geschlechtsverkehrs keine Schwangerschaft induziert wurde.

Die verstrichene Zeit, am besten gemessen in der Zahl der weiblichen Zyklen zwischen der Aufnahme ungeschützten Verkehrs und Eintritt einer Schwangerschaft (TTP: **Time to Pregnancy** oder **Konzeptionslatenz**), ist daher ein sinnvoller Parameter, um das Fertilitätspotenzial eines Paares zu erfassen.

Das Definitionsproblem ist damit aber noch nicht gelöst, denn man muss festlegen, was unter Schwangerschaft zu verstehen ist. Dokumentiert ein positiver Schwangerschaftstest bereits die männliche Fertilität, oder ist eine klinisch erkennbare Fruchtanlage notwendig? Will man die Fehlgeburtenrate mitberücksichtigen, so wird als härtestes Kriterium letztlich nur die Geburt eines lebenden Kindes zu werten sein.

In Deutschland gibt es zur Konzeptionslatenz selbst für die Bevölkerung im üblichen Fortpflanzungsalter kaum valide Zahlen, wenn man von kleinen, begrenzten Untersuchungen absieht (Knuth u. Mühlenstedt 1991, Gnoth et al. 2003). Valide Untersuchungen zur Konzeptionslatenz in Abhängigkeit vom männlichen Alter fehlen nach unserem Kenntnisstand vollständig. Dies spiegelt das Dilemma der Datenlage zur Beurteilung der männlichen Fertilität in Abhängigkeit vom Alter aber nur teilweise wider.

Datenlage zur spontanen Fertilität bezogen auf den Mann

Alle bisherigen Ausführungen haben sich naturgemäß auf das Paar als Gesamtheit bezogen. Dabei spielt das Alter der Partnerin, die Koitusfrequenz, die reproduktive Vorgeschichte beider Partner und die vergangene Zeitdauer eines Kinderwunschs eine ganz entscheidende Rolle. In den allermeisten Fällen korreliert das männliche Alter mit den genannten Parametern, so dass bei einfachen Analysen mit Bevölkerungsmittelwerten nicht der Einfluss des männlichen Alters, sondern v.a. die Begrenzung des Fertilitätspotenzials durch die Wechseljahre der Frau abgebildet wird (Abb. 21.**1**).

In einigen Studien wurde in der Vergangenheit versucht, durch die Analyse von Kinderwunschpaaren dem Einfluss des männlichen Alters nachzuspüren. Joffe und Li (1994) untersuchten bei 2576 Vätern, die alle 1958 in Großbritannien geboren wurden, die Konzeptionslatenz über eine kleine Altersspanne bis zum 33. Lebensjahr, ohne einen Einfluss zu finden. Eine größere Untersuchung in 2 dänischen Städten bei allen Schwangeren zwischen 1984 und 1987 fand einen sehr schwachen, nicht signifikanten Effekt des männlichen Alters auf die Konzeptionswahrscheinlichkeit, wenn das weibliche Alter in der Analyse konstant gehalten wurde (Olsen 1990).

Im Gegensatz dazu stehen australische Daten, die einen Risikoanstieg für einen mehr als 9-monatigen unerfüllten Kinderwunsch um den Faktor 2,3 zeigten, wenn

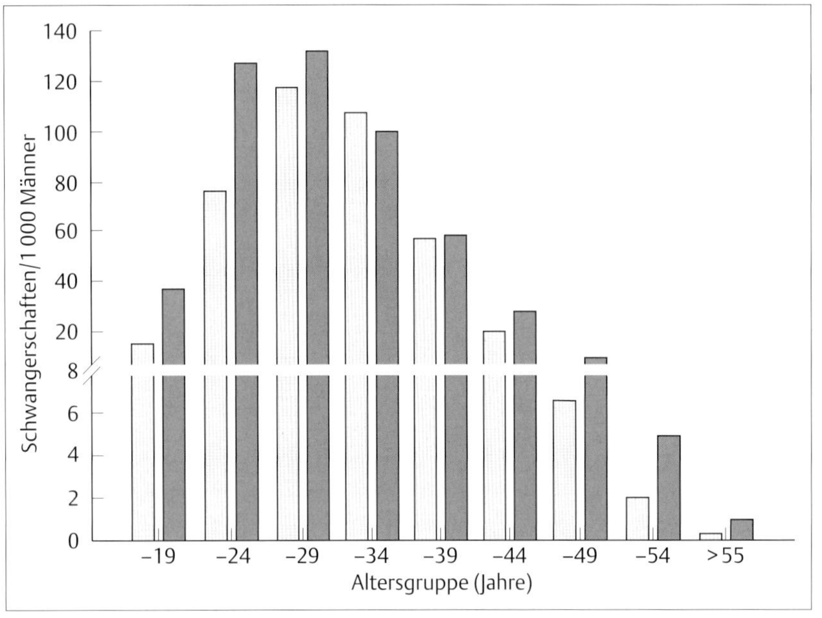

Abb. 21.**1** Geburtsraten (USA) im Jahr 2001 bezogen auf das Alter weißer (linke Säule) und afroamerikanischer Väter (rechte Säule) (nach Martin et al. 2002).

der Ehemann älter als 35 Jahre war (Ford et al. 1994). Ähnliche Ergebnisse wurden zwischen 1991 und 1992 im Avon Health District (UK) bei 8515 geplanten Schwangerschaften erhoben (Ford et al. 2000). Dabei war die Wahrscheinlichkeit für eine Vaterschaft innerhalb von 12 Monaten bei Männern jenseits der Grenze von 40 Jahren im Vergleich zur Altersgruppe unter 24 Jahren auf rund die Hälfte reduziert. Diese Entwicklung wurde in einer kürzlich publizierten Untersuchung bestätigt (Hassan und Killick 2003).

In einer Fragebogenuntersuchung von schwangeren Frauen in Hull und East Yorkshire (UK) zwischen September 2000 und Mai 2001 wurde die Konzeptionslatenz im Hinblick auf unterschiedlichste Einflussfaktoren analysiert. In der Gruppe der unter 25-jährigen Frauen (n=638) fand sich nach Adjustierung anderer Einflussfaktoren der in Tab. 21.**1** angegebene signifikante Anstieg der TTP (time to pregnancy, Konzeptionslatenz) in Abhängigkeit vom männlichen Alter.

Dieser Abfall über 2 Dezennien des männlichen Alters fand sich ebenfalls in einer eleganten Studie zur natürlichen Familienplanung (Dunson et al. 2002). Dabei wurde die Wahrscheinlichkeit einer Konzeption an den 5 Tagen vor dem Eisprung anhand der Basaltemperaturkurve untersucht. Frauen wurden Altersgruppen von 19–26, 27–29, 30–34 und 35–39 Jahren zugeordnet, und die Differenzen zwischen weiblichem und männlichen Alter erfasst.

Dabei zeigte sich für ein adjustiertes weibliches Alter von 35–39 Jahren ein deutlicher Rückgang der Schwangerschaftschance mit älteren Männern im Vergleich zu jüngeren Geschlechtsgenossen. Während die Konzeptionswahrscheinlichkeit einer 35-jährigen Frau mit gleich altem Partner zum Fertilitätsoptimum des Zyklus bei 0,29 lag, verringerte sich dieser Wert für einen 40-jährigen Mann schon auf 0,18. Die Schwankungsbreiten der Konzeptionsraten bei den individuellen Paaren waren aber groß, so dass der Alterseffekt des Mannes von untergeordneter Bedeutung war.

Tabelle 21.**1** Konzeptionslatenz in Abhängigkeit vom Alter der Männer (Hassan & Killick 2003)

Alter der Männer	Konzeptionslatenz (Monate)
> 25–30 Jahre	6,2 (4.3–8,0)
> 30–35 Jahre	6,0 (2,8–9,1)
> 35–40 Jahre	11,5 (7,3–15,7)
> 40 Jahre	23,2 (14,5–31,9)

Die oben zitierten Untersuchungen an Kinderwunschpaaren können naturgemäß durch die enge Kopplung von männlichem und weiblichem Alter bei den allermeisten Paaren (die Altersdifferenz deutscher Paare bei der Trauung betrug 2001 im Mittel 2,8 Jahre) keine Antwort über die Fertilität der Männer in höheren Altersgruppen geben. Berichte über die absolute Zahl der Vaterschaften bei Männern in höheren Altersgruppen (Rolf u. Nieschlag 2000) haben somit nur eingeschränkte Aussagekraft.

Männeralter und Fertilität unter Spenderkonditionen

Daten aus In-vitro-Fertilisierung

Eine gewisse Näherung an das Idealmodell zur Evaluation einer möglichen Altersabhängigkeit der männlichen Fertilität stellt aber der Einsatz von Spendereizellen dar (Paulson et al. 2001). Dabei wurden 441 Paare in einem Eizellen-Spender-Programm zwischen 1988 und 1998 untersucht. Die Eizellen stammten von jungen

Spenderinnen und wurden dann im konventionellen IVF-Programm mit dem Sperma der zu untersuchenden Männer zusammengebracht.

Das Alter der Männer reichte von 22–64 Jahren. Der Mittelwert betrug 41,6 Jahre. Die statistische Stärke des Modells war in der Lage, einen Unterschied von 20 Prozentpunkten in der Fertilisationsrate zwischen den Altersgruppen zu erfassen. Die kumulativen Schwangerschaftsraten für die Quartilen der Altersgruppen wurden berechnet.

Es fand sich eine negative Korrelation zwischen dem männlichen Alter und der Gesamtspermienzahl sowie der Spermienmotilität. Pro Lebensalter fand sich ein Abfall der Gesamtspermienzahl um 2,56 Millionen: In der Gruppe der über 50-Jährigen (n=60) war der Abfall mit 5,69 Millionen noch höher. Andere Korrelationen zwischen Alter und Ejakulatbefunden waren nicht nachzuweisen.

Die Schwangerschaftsraten und die Zahl der geborenen Kinder in den 4 Altersgruppen waren aber nicht unterschiedlich. Die Geburtenrate betrug 32,7% pro Zyklus. Die Wahrscheinlichkeit einer Lebendgeburt nach 4 Zyklen berechnete sich auf 79,5%. Für die Männer jenseits des 50. Lebensjahres, bei denen nur 3 Zyklen ausgewertet werden konnten, betrugen die kumulativen Schwangerschaftsraten 28%, 48% und 63%. Diese Werte entsprachen statistisch den Werten der jüngeren Gruppen.

In einer ähnlichen Untersuchung mit 240 Paaren fand sich ebenfalls kein Zusammenhang zwischen den Fertilisations- und Schwangerschaften mit dem Alter des männlichen Partners (Gallardo et al. 1996). Dabei lag das Maximum bei 64 Jahren. Daraus kann man schließen, dass bei gleich bleibender Eizellenqualität – bedingt durch normal fertile Spenderinnen – das männliche Alter keinen Effekt auf die Schwangerschaftsrate nimmt.

Alle geborenen Kinder zeigten eine regelrechte Entwicklung. Die Abortraten stiegen allerdings von 5%, 8,9% und 12% auf 26,6% in der oberen Altersgruppe (> 51 Jahre) an. Hier können allerdings altersbedingte Einflüsse bei der Empfängerin der Eizellspende nicht ausgeschlossen werden.

Die Schlussfolgerungen der beiden letzten Studien sind von einigen Experten kritisiert worden. Es wurde argumentiert, dass bei einem In-vitro-Ansatz nur wenige qualitativ hochwertige Spermien ausreichten, um eine Fertilisierung zu garantieren. Dabei werde ein Rückgang der Spermatozoenproduktion im Alter verschleiert. Um diese Entwicklung zu erfassen, sei eine Beurteilung der klassischen Ejakulatparameter in unterschiedlichen Altersgruppen idealerweise in longitudinaler Form besser geeignet.

Ejakulatparameter mit zunehmendem Alter

Obige Argumente sind nicht ganz von der Hand zu weisen, wenn es um die Frage geht, ob sich Ejakulatparameter altersabhängig verschlechtern. Eine groß angelegte Übersicht zu diesem Komplex erschien vor wenigen Jahren (Kidd et al. 2001) und wird hier zusammengefasst.

Ejakulatvolumen

16 Studien mit Teilnehmern zwischen 78 und 20.411 Männern ließen einen Abfall der Ejakulatmenge mit zunehmendem Alter erkennen. Insbesondere 2 qualitativ anspruchsvollere Untersuchungen (Fisch et al. 1996, Andolz et al. 1999) beschrieben dabei einen mittleren Abfall der Ejakulatvolumina von 0,15% bzw. 0,5% pro Lebensjahr der Teilnehmer.

Spermatozoenkonzentration

In 21 Untersuchungen wurde der Zusammenhang zwischen Spermatozoenkonzentration und männlichem Alter analysiert; es ergaben sich sehr heterogene Ergebnisse. Während einige Arbeiten einen Abfall über die Zeit berichteten und eine ähnliche Zahl keine Veränderung beschrieb, dokumentierte die überwiegende Zahl der Studien sogar einen Anstieg der Spermatozoenkonzentration mit zunehmendem Alter der untersuchten Männer. Der Anstieg war allerdings moderat mit Werten zwischen 0,03% und 3,3% pro Lebensjahr.

Nach der augenblicklichen Datenlage sollte man von stabilen Spermienkonzentrationen bei zunehmendem Alter ausgehen.

Spermatozoenmotilität

Die überwiegende Zahl der Studien (13 von 19) zeigt einen Abfall der Spermatozoenmotilität mit zunehmendem Alter. Dabei variieren die Abnahmen zwischen 3% und 37% beim Vergleich der 30-jährigen und 50-jährigen Männer.

Spermatozoenmorphologie

In 14 Arbeiten wurde der Alterseinfluss auf den Anteil normal geformter Spermatozoen untersucht. 9 Publikationen beschrieben dabei einen Abfall mit zunehmendem Alter, der Rest (n=5) sah keine Verbindung zwischen Morphologie und Lebensjahr. Im Allgemeinen betrug der Unterschied zwischen 4% und 22%, wenn Männer unter 30 Jahren mit Männern jenseits des 50. Lebensjahres verglichen wurden.

! Die größte Schwäche aller Untersuchungen liegt in der Auswahl der untersuchten Männer. Weder Samenspender noch Patienten einer Sterilitätssprechstunde können als repräsentative Stichprobe der Gesamtbevölkerung angesehen werden. Longitudinale Untersuchungen mit Messwertwiederholungen über einen längeren Zeitraum gibt es nicht. Dies muss bei der Interpretation aller Ergebnisse berücksichtigt werden, wenn auch teilweise sehr große Kollektive untersucht wurden. Die Analyse kleinerer Gruppen mit detaillierteren Methoden kann daher zusätzliche Informationen liefern.

Hodenmorphologie im höheren Alter

Ein valider Versuchsansatz liefert in diesem Zusammenhang die Hodenuntersuchung plötzlich verstorbener Männer. So wurden 89 Hodenpaare von Verstorbenen im Alter zwischen 21–50 Jahren mit 43 Proben der Altersgruppe 51–80 Jahren verglichen (Johnson et al. 1984). Die tägliche Spermatozoenproduktion pro Hoden wurde dabei aus der Zahl der Spermatiden abgeleitet, die nach Homogenisierung des Gewebes gezählt wurden.

Ein signifikanter Abfall der täglichen Spermatozoenproduktion bezogen auf die Gewichtseinheit (g) des Hodengewebes ließ sich so zwischen den Altersgruppen nachweisen ($5{,}59 \pm 0{,}36 \times 10^6$ vs. $3{,}72 \pm 0{,}48 \times 10^6$). Die Hodengewichte waren dabei nicht unterschiedlich (18,9 ±; 0,5 g vs. 19,2 ±0,9 g) jeweils für die rechtsseitigen Werte. Bemerkenswert war ein signifikanter Anstieg der Kapselmasse in Abhängigkeit vom zunehmenden Alter ($3{,}44 \pm 0{,}09$ g vs. $4{,}39 \pm 0{,}16$ g).

Die Verdickung der Hodenkapsel (Tunica albuginea) im Alter signalisiert bereits histologische Veränderungen, die auf eine individuell variable, tendenziell aber unverkennbare Involution des reproduktiven Potenzials hinweisen.

Diese Veränderungen betreffen zumeist kombiniert – nur selten isoliert – alle Komponenten des Hodenparenchyms:

- das Keimepithel,
- das peritubuläre Gewebe (Lamina propria der Hodenkanälchen) sowie
- das intertubuläre Gewebe.

Veränderungen des Keimepithels

Das **Keimepithel** besteht aus Sertolizellen und Keimzellen. Die Sertolizellen bilden das somatische Gerüst des Keimepithels. Sie unterstützen und steuern die Spermatogenese. Durch spezielle Membrankontakte untergliedern sie das Keimepithel in ein basales und adluminales Kompartiment. Zwischen den Sertolizellen befinden sich die Keimzellen. Am weitesten peripher, d.h. der Lamina propria angrenzend, liegen die Spermatogonien. Sie bilden den Stammzell-Pool, der sich ständig erneuert und aus dem die weiter entwickelten primären Spermatozyten herausgeschleust werden.

Primäre Spermatozyten reflektieren die Prophase-Stadien der zeitlich langen ersten meiotischen Teilung. Aus ihnen entstehen die sekundären Spermatozyten. Es schließt sich rasch ein weiterer Teilungsschritt an (2. meiotische Teilung), aus dem die haploiden Spermatiden hervorgehen. Diese anfänglich noch rundkernigen Gameten durchlaufen einen komplizierten Differenzierungsprozess (Spermiogenese), der schließlich in die Abgabe reifer Spermatiden (Spermiatio) mündet. Voll ausgereifte testikuläre Spermatiden unterscheiden sich morphologisch nur noch geringfügig von Spermatozoen des Ejakulats.

> **!** Bei allen Zellsystemen des Keimepithels sind altersabhängige quantitative und morphologische Veränderungen beschrieben worden.

Die Sertolizellen des alten Mannes sind zumeist durch einen deutlich erhöhten intrazytoplasmatischen Gehalt an Lysosomen und Lipidtropfen gekennzeichnet (Holstein et al. 1988). Ursächlich hierfür ist die jahrzehntelange phagozytotische Aktivität dieses postmitotisch fixierten Zelltyps. Man schätzt, dass durchgängig mindestens 75% des spermatogenetischen Potenzials nicht realisiert, d.h. in die Ausformung von Spermatiden umgesetzt wird (Holstein et al. 2003). Ein Großteil der Keimzellen fällt vorzeitig apoptotischen oder anderen degenerativen Mechanismen anheim, wobei die Zellfragmente von den Sertolizellen resorbiert werden.

Altersabhängig ist zudem eine quantitative Reduktion der Sertolizell-Population zu verzeichnen (Johnson et al. 1984), wobei erhebliche individuelle Unterschiede nicht zu übersehen sind. Mit abnehmender Sertolizellzahl sinken auch die Kontingente der herangebildeten reifen Spermatiden (Johnson et al. 1984). Zum völligen Erliegen der spermatogenetischen Aktivität kommt es aber nicht, da die verbleibenden Sertolizellen über eine Reservekapazität zur „funktionellen Betreuung" von Keimzellen verfügen (Schulze u. Salzbrunn 1992).

Die im höheren Alter zunehmend evidente Hypospermatogenese geht zumeist mit einer Reduktion der Höhe des Keimepithels um ca. 25% von normal 80 µm auf 60 µm einher (Holstein et al. 1988). Dabei kommt es zu einer Desorganisation des Keimepithels mit Vakuolisierung des adluminalen Kompartiments. Typische Zellassoziationen, die spermatogenetischen Stadien nach Clermont (1963) eindeutig zuzuordnen wären, sind nicht oder nur selten anzutreffen (Holstein et al. 1988).

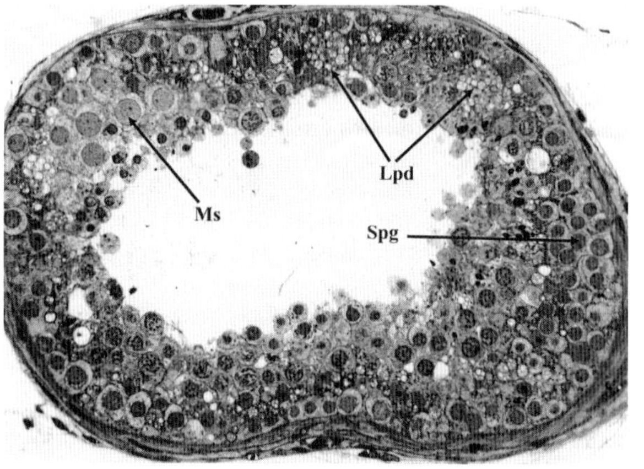

Abb. 21.**2** Hodenkanälchenanschnitt eines 84 Jahre alten Mannes. Es besteht eine Hypospermatogenese. Das Keimepithel ist stellenweise in der Höhe vermindert. Die Sertolizellen enthalten zahlreiche Lipidtropfen (Lpd). In einer Region des Keimepithels liegt eine Gruppe von Megalospermatozyten (Ms). In einem anderen Areal ist eine mehrschichtige Anordnung von Spermatogonien (Spg) erkennbar.

Dieses Merkmal einer gestörten Keimzellkinetik zeigt sich insbesondere in einer mehrschichtigen Anordnung von Spermatogonien-Stammzellen (Abb. 21.**2**) Es handelt sich dabei um eine Lageanomalie von Keimzellen im basalen Kompartiment des Keimepithels, die bei jungen Männern mit intakter Spermatogenese nur extrem selten zu beobachten ist (Prävalenz < 1%). Bei älteren Männern hingegen wurde sie in 71% der Fälle nachgewiesen (Holstein et al. 1988).

Auch der Prozess der Meiose zeigt Altersveränderungen. Ein Marker hierfür sind die so genannten Megalospermatozyten (Abb. 21.**2**). Es handelt sich hierbei um großkernige Zellen, bei denen es im Frühstadium der ersten meiotischen Prophase nicht zur Synapsis der homologen Chromosomen kommt und die schließlich degenerieren. Megalospermatozyten kommen gelegentlich auch im Hodengewebe junger Männer mit intakter Spermatogenese vor (Prävalenz < 10%). In Hodenbiopsien älterer Männer liegt ihre Prävalenz hingegen bei 64% (Holstein et al. 1988).

Hinweise auf altersabhängige Veränderungen geben sich auch auf der letzten Etappe der Spermatogenese zu erkennen, der Spermatidendifferenzierung (Spermiogenese). Schon bei fertilen jungen Männern lässt sich regelmäßig eine Vielzahl von morphologischen Varianten und pathologischen Abweichungen in allen Zellabschnitten der sich entwickelnden haploiden Gameten nachweisen. Sie sind normal für die Spermatogenese beim Menschen mit ihrem einzigartigen Spermatozoen-Polymorphismus. Diese morphologische Vielfalt nimmt mit höherem Lebensalter zu. Dies lässt sich nicht nur histologisch verifizieren.

In der Abteilung für Andrologie des Universitätsklinikums Hamburg-Eppendorf haben bislang 26 Männer im Alter von über 60 Jahren (61–74 Jahre) eine Kryokonservierung von Ejakulat als Fertilitätsreserve vor onkologischen Behandlungsmaßnahmen durchführen lassen. Bei keinem dieser Patienten war unter strikten Beurteilungskriterien (Menkveld et al. 1991) ein höherer Anteil als 10% normal figurierter Spermatozoen feststellbar.

Veränderungen des peritubulären und intertubulären Gewebes

Das **peritubuläre Gewebe** (Lamina propria) setzt sich aus 4–5 Schichten von kontraktilen Zellen (Myofibroblasten) mit dazwischen gelagertem Matrixmaterial und Bindegewebsfibrillen zusammen. Normalerweise wird eine Gesamtdicke des peritubulären Gewebes von 8 μm nicht überschritten (Holstein et al. 1988).

Bei 55% aller über 65-jährigen Männer ist hingegen eine Verdickung der Lamina propria auf > 10 μm nachweisbar (Holstein et al. 1988). Parallel dazu kommt es aber oftmals zu lokalen Ausdünnungen der insgesamt verdickten Lamina propria, die divertikuläre Protrusionen des Keimepithels in das Interstitium zur Folge haben (Spangaro 1902, Schulze 1979).

Solche Tubulusdivertikel sind im Hodengewebe jüngerer Männer nur sporadisch nachweisbar. Bei über 65-jährigen Männern sind sie hingegen in einer Prävalenz von 66% anzutreffen (Holstein et al. 1988). Das gehäufte Auftreten von Tubulusdivertikeln ist somit ein weiteres morphologisches Indiz dafür, dass auch das peritubuläre Gewebe altersabhängigen Veränderungen unterliegt.

In höherem Lebensalter lässt sich regelmäßig (im eigenen Patientenkollektiv in über 50% der Fälle) eine diskrete bis ausgeprägte Sklerosierung der Blutgefäßwandung nachweisen. Gleichzeitig ist eine Zunahme von interstitiellem Faser- und Matrixmaterial zu verzeichnen, die mit einer verstärkten Untergliederung der Leydig-Zellaggregate einhergeht. Die Leydig-Zellen selbst enthalten vermehrt Telolysosomen und Lipofuszingranula (Holstein et al. 1988).

Spermatogenetischer Status

Der spermatogenetische Status in den Hodenkanälchen lässt sich durch semiquantitative Benotungssysteme, so genannte Score Counts, erfassen (Tab. 21.**2**).

Bei jüngeren Männern ohne fertilitätsmindernde Vorerkrankungen reichen zumeist (in 90% der Fälle) 1 bis 2 Score-Ziffern zur Charakterisierung eines Hodenbiopsiepräparats aus. Im Alter nimmt die Heterogenität im Erscheinungsbild der Hodenkanälchen erheblich zu.

Im eigenen Untersuchungsgut von 147 Hodengewebsproben älterer Männer (Alter 65–84 Jahre), bei denen im Rahmen der Therapie eines Prostatakarzinoms eine Orchiektomie vorgenommen worden war, umfasste das Scoring in über 50% der Fälle mindestens 3 bis 7 Ziffern (Tab. 21.**3**). Diese histologischen Befunde im Hodengewebe alter Männer stehen im Einklang mit den epidemiologischen Daten.

Tabelle 21.**2** Score Count zur Beurteilung der Spermatogenese (modifiziert nach Holstein et al. 2003)

Score	Histologisches Bild
10	Intakte Spermatogenese: viele reife Spermatiden und Spermiationszonen
9	Leichte Hypospermatogenese: reduzierte Zahl reifer Spermatiden; wenige Spermiationszonen
8	Deutliche Hypospermatogenese: wenige reife Spermatiden; keine Spermiationszonen
7	Nur unreife Spermatiden; keine Spermiationszonen
6	Wenige unreife Spermatiden
5	Keine Spermatiden; Arrest auf dem Niveau der primären Spermatozyten; viele Spermatozyten säumen das Tubuluslumen
4	Arrest auf dem Niveau der primären Spermatozyten; nur wenige Spermatozyten nachweisbar
3	Arrest auf dem Niveau der Spermatogonien; Typ-A-Spermatogonien teilen sich, entwickeln sich aber nicht weiter
2	Keine Keimzellen; nur Sertolizellen sind vorhanden
1	Keine Elemente des Keimepithels vorhanden; komplette Tubulusatrophie (Tubulusschatten)

Tabelle 21.3 Prävalenz unterschiedlicher Score-Benotungen in 147 Hodenbiopsien älterer Männer (65–84 Jahre)

Anzahl der Score-Ziffern/Biopsie	1	2	3	4	5	6	7
Biopsien (n)	18	51	36	15	18	3	6
%	12,2	34,7	24,5	10,2	12,2	2,0	4,1

Männliche Fertilität mit dem Alter prinzipiell gegeben

! Die weite Variationsbreite pathologischer Veränderungen mit dem Alter verhindert eine Schwangerschaft nicht, wenn bestimme Grenzbefunde nicht unterschritten werden. Reichen wenige Spermatozoen für die Fertilisierung aus, wie bei den Untersuchungen mit Spendereizellen im IVF-System (Paulson et al. 2001, Gallardo et al. 1996), scheint kein Alterseffekt vorzuliegen. Bei einer Fertilisierung im natürlichen System machen sich die Abweichungen aber in einer leichten Zunahme der Konzeptionslatenz und einer Abnahme der Fertilitätsrate pro Zyklus bemerkbar.

Kann die Frage nach altersabhängigen Veränderungen auf die Fertilität des Mannes nur mit Einschränkung beantwortet werden, so ist Beurteilung von Risikofaktoren und/oder protektiven Maßnahmen in Wechselwirkung mit dem Alter vollständig spekulativ und kann nicht durch Daten belegt werden.

Um definitiv und beweiskräftig eine Abhängigkeit der männlichen Fertilität vom Alter zu erfassen, müsste eine statistisch hinreichend große Gruppe von gesunden Männern mit weitem Altersspektrum versuchen, mit fruchtbaren Frauen im Alter unter 35 Jahren eine Schwangerschaft zu erzielen. Die Schwangerschaftsrate bzw. die Konzeptionslatenz in Abhängigkeit vom männlichen Alter würde dann eine mögliche Korrelation erkennen lassen. Dieses „In-vivo-Experiment" würde auf männlicher Seite sicher viele Freiwillige finden, dürfte aber kaum eine Ethikkommission passieren.

Literatur

1. Andolz P, Bielsa MA, Vila J. Evolution of semen quality in North-eastern Spain: a study in 22.759 infertile men over a 36 year period. Hum Reprod. 1999;14:731–5.
2. Clermont Y. The cycle of the seminiferous epithelium in man. Amer J Anat. 1963;112:35–51.
3. Dunson DB, Colombo B, Baird DD. Changes with age in the level and duration of fertility in the menstrual cycle. Hum Reprod. 2002;17:1399–1403.
4. Fisch H, Goluboff ET, Olson JH, Feldshuh J, Broder SJ, Barad DH. Semen analyses in 1.283 men from the United States over a 25-year period: no decline in quality. Fertil Steril. 1996;65:1009–1014.
5. Ford JH, MacCormac L, Hiller J. PALS (pregnancy and lifestyle study): association between occupational and environmental exposure to chemicals and reproductive outcome. Mutat Res. 1994;313:153–164.
6. Ford WC, North K, Taylor, H, Farrow A, Hull MG, Golding J. Increasing paternal age is associated with delayed conception in a large population of fertile couples: evidence for declining fecundity in older men. The ALSPAC Study Team (Avon Longitudinal Study of Pregnancy and Childhood). Hum Reprod. 2000;15:1703–1708.
7. Gallardo E, Simon C, Levy M, Guanes PP, Remohi J, Pellicer A. Effect of age on sperm fertility potential: oocyte donation as a model. Fertil Steril. 1996;66:260–264.
8. Gnoth C, Godehardt D, Godehardt E, Frank-Herrmann P, Freundl G. Time to pregnancy: results of the German prospective study and impact on the management of infertility. Hum. Reprod. 2003;18:1959–1966.
9. Hassan MA, Killick SR. Effect of male age on fertility: evidence for the decline in male fertility with increasing age. Fertil Steril. 2003;79 Suppl 3:1520–1527.
10. Holstein AF, Roosen-Runge EC, Schirren C. Illustrated pathology of human spermatogenesis. Berlin: Grosse; 1988
11. Holstein AF, Schulze W, Davidoff M. Understanding spermatogenesis is a prerequisite for treatment. Reprod. Biol Endocrinol. 2003;1:107–123.
12. Joffe M, Li Z. Association of time to pregnancy and the outcome of pregnancy. Fertil Steril. 1994;62:71–75.
13. Johnson L, Petty CS, Neaves WB. Influence of age on sperm production and testicular weights in men. J Reprod Fertil. 1984;70:211–218.
14. Johnson L, Zane RS, Petty CS, Neaves WB. Quantification of the human Sertoli cell population: Its distribution, relation to germ cell numbers, and age-related decline. Biol Reprod. 1984;31:785–795.
15. Kidd, SA, Eskenazi B, Wyrobek AJ. Effects of male age on semen quality and fertility: a review of the literature. Fertil Steril. 2001;75:237–248.
16. Knuth UA, Mühlenstedt D. Kinderwunschdauer, kontrazeptives Verhalten und Rate vorausgegangener Infertilititätsbehandlungen – eine epidemiologische Untersuchung bei 750 konsekutiv erfassten Wöchnerinnen der Oldenburger Frauenklinik durch strukturiertes Interview. Geburtshilfe Frauenheilkd. 1991;51:678–684.
17. Martin JA, Hamilton BE, Ventura SJ, Menacker F, Park MM, Sutton PD. Births: final data for 2001. Natl Vital Stat Rep.2002;51:1–102.
18. Menkveld R, Swanson RJ, Oettle EE, Acosta AA, Kruger TF, Oehninger S. Atlas of human sperm morphology. Baltimore, Hongkong, London, Munich, San Francisco, Sydney, Tokyo: Williams & Wilkins, 1991.
19. Olsen J. Subfecundity according to the age of the mother and the father. Dan Med Bull. 1990;37:281–282.
20. Paulson RJ, Milligan RC, Sokol RZ. The lack of influence of age on male fertility. Am J Obstet Gynecol. 2001;184:818–822.
21. Rolf C, Nieschlag E. Seneszenz. In: Nieschlag E, Behre H (Hrsg): Andrologie, Berlin: Springer Verlag, 2. Auflage (pp 467–479) 2000.
22. Schulze W. „Divertikel" der Samenkanälchen des Menschen. Verh Anat Ges. 1979;73:693.
23. Schulze W, Salzbrunn A. Spatial and quantitative aspects of spermatogenetic tissue in primates. In: Schering Foundation Workshop 4: Spermatogenesis, Fertilization, Contraception. Nieschlag E, Habenicht UF (eds). Berlin, Heidelberg, Springer 1992;267–283.
24. Spangaro S. Über die histologischen Veränderungen des Hodens, Nebenhodens und Samenleiters von Geburt an bis zum Greisenalter mit besonderer Berücksichtigung der Hoden-Atrophie, des elastischen Gewebes und des Vorkommens von Krystallen im Hoden. Anat Hefte. 1902;18:593–771.

22 Psychosomatik der männlichen Sexualstörungen

Ulrike Brandenburg

Epidemiologie

Weltweit ist die Anzahl der Studien zur erektilen Dysfunktion (ED) angesichts der rasant weiter entwickelten medikamentösen Behandlungsmöglichkeiten enorm gestiegen (Kapitel 20). Entsprechend liegt auch weltweit eine Fülle von Erhebungen zur Prävalenz der ED vor. So zeigen Daten der **Massachusetts Male Aging Study** (Feldmann et al. 1994), dass sich die Wahrscheinlichkeit einer „kompletten Impotenz" zwischen 40 und 70 Jahren von 5 auf 15% verdreifacht. In der Kölner Studie aus dem Jahr 2000 (Braun 2000) gaben 9,5% der 40- bis 49-Jährigen, 53,3% der 70- bis 80-Jährigen an, unter einer erektilen Dysfunktion zu leiden. Die Gesamtprävalenz der erektilen Dysfunktion lag im **Cologne Male Survey** damit bei 19,2%.

Wie belastend Störungen der Sexualfunktion empfunden werden, belegt ebenfalls die Kölner Studie. Während 80% aller Befragten angaben, sexuell aktiv zu sein, waren aber nur 56–59% der Befragten zufrieden mit ihrer Sexualität. Die Kölner Studie brachte auch einen engen Zusammenhang zwischen allgemeiner und sexueller Gesundheit und Lebenszufriedenheit zutage: Je zufriedener die Männer mit ihrer sexuellen und emotionalen Partnerbeziehung waren, umso höher stuften sie auch ihren allgemeinen Gesundheitszustand ein.

Die Medikalisierung männlicher Sexualität, die zweifelsohne derzeit ihren Lauf nimmt, hat zwei Seiten:

- Zum einen ermöglicht sie vielen betroffenen Männern – insbesondere denen, die unter einer erektilen Dysfunktion wirklich leiden – ansatzweise oder sogar vollständige Heilung.
- Zum anderen aber stigmatisiert der vornehmlich pharmaindustrielle Feldzug unzählige Männer, die sich bis dato mit ihrem alters- oder krankheitsbedingten Potenzproblem gut arrangiert hatten, zu Kranken.

Zudem tendieren zunehmend jüngere Männer zu genitalbetonten körperdysmorphen Störungen, da sie sich den jetzt vorgegebenen Erektionsnormen nicht mehr gewachsen fühlen.

Neben allem Jubel über die neuen Behandlungsoptionen sollten die negativen Begleiterscheinungen sehr ernst genommen werden. Ein Potenzproblem ist *per se* nicht sofort eine Störung, eine Krankheit. Es kann auch lediglich ein vorübergehendes Problem, eine Lästigkeit, ein Formtief sein. Nicht automatisch ist damit Behandlungsbedürftigkeit gegeben. Ansonsten bewegen wir uns in eine so absurde Zukunft, in der Altern zur Störung verkommt.

Ätiologie psychogener Sexualstörungen

Ähnlich wie den weiblichen Sexualstörungen liegen den männlichen funktionellen Störungen v.a. **4 Bedingungsfaktoren** zugrunde:

- unbewältigte biographische Konflikte und/oder Traumata,
- Paarkonflikte,
- Erwartungsängste sowie
- Fertigungsdefizite.

Angesichts einer von Medien gesteuerten unglaublichen Normierung von sexuellen Leistungskriterien ist es kein Wunder, dass junge wie alte Männer unter einen zunehmenden Druck von Erwartungsängsten, was ihre sexuelle Leistungs- und Erlebnisfähigkeit betrifft, geraten. Selbst den jungen Mann oder den Jungen, der 16-jährig um eine Potenzpille bittet, um seine erste sexuelle Performance auch sicher garantieren zu können, gibt es schon. Zurückhaltung und Aufklärung sind hier oberstes Gebot. Sexualität wird immer auch mit Enttäuschung und Kränkung einhergehen. Nur wer diese integrieren kann, kann auch sexuelle Inszenierungen optimieren und entwickeln.

Sexuelle Frustration aus der Ebene der Erlebnisfähigkeit auszuklammern, führt allzu leicht dazu, Erlebnisfähigkeit in puncto Freude und Leidenschaft nur noch reduziert erleben zu können. Stressfaktoren wie Arbeitsplatzverlust oder Verlust der Partnerin sind häufige Ursachen für eine Erstmanifestation einer Sexualstörung, wie z.B. die der Potenzstörung im weitesten Sinne. Die anschließende Versagensangst führt nicht selten in den Teufelskreis des Selbstverstärkungsmechanismus, der da lautet: erhöhte Selbstbeobachtung, erhöhte Anspannung bei gleichzeitig hoher Erwartung – eine Dynamik, die begünstigend auf die Chronifizierung einer Sexualstörung wirkt (Abb. 22.**1**). Es entsteht eine Abwärtsspirale, in der sich persönliche Probleme, Partnerprobleme und soziales Leid verstärkend verselbständigen.

Auch **Paarkonflikte** spielen eine große Rolle bei der Entstehung von sexuellen Problemen. Jedem ist bekannt, wie schnell die Bühne der Sexualität zum geheimen Schauplatz von partnerschaftlichen Machtkämpfen und anderen Konflikten wird. Selbstverständlich können auch biographische Traumata wie sexuelle Übergriffe, andere Gewalterfahrungen oder Traumata im Rahmen früherer Bindungen ursächlich eine bedeutende Rolle spielen.

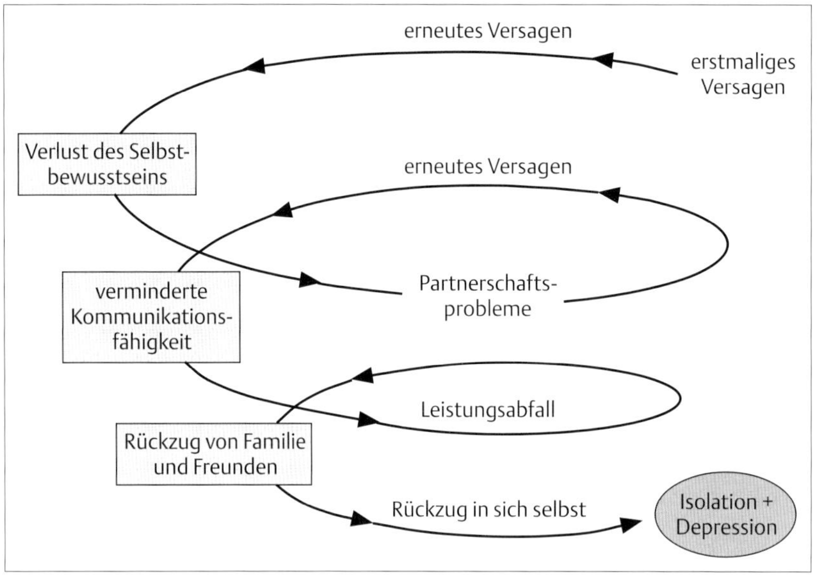

Abb. 22.1 Abwärtsspirale psychischer und sozialer Dauerfolgen sexueller Funktionsstörungen beim Mann.

Störungen des sexuellen Begehrens

Sexuelle Lustlosigkeit

Auch auf der Seite der Männer beginnt die sexuelle Lustlosigkeit deutlich zuzunehmen. Während sie vor 10 oder 20 Jahren fast ausschließlich eine Problematik der Frauen war, gibt es heute eine zunehmende Anzahl von Männern und Paaren, die wegen dieser Problematik den Arzt oder Psychotherapeuten aufsuchen. Nach Ausschließen einer organischen, z.B. psychiatrischen Ursache oder einer medikamentösen Auslösung bleibt oft „nur" der psychosomatische Blickwinkel.

Paarkonflikte und allgemeine Überbeanspruchung sind häufig Auslöser und/oder Ursache. Reaktiv kann eine sexuelle Lustlosigkeit leicht zu einer Erektionsstörung führen. Dieser Zusammenhang wird oft übersehen. Entsprechend wird eine männliche sexuelle Lustlosigkeit gern als Potenzproblematik eingestuft.

Interessanterweise ist diese Zuordnung im Spiegel der kulturellen Normen offenbar „erlaubter" und weniger bedrohlich. Ein impotenter Mann ist zwar auch aus der Perspektive kultureller Sexualnormen ein beschädigter Mann, aber immer noch ein Mann. Ein sexuell lustloser Mann – den gibt es angesichts der geltenden Normen eigentlich erst gar nicht.

! Für die betroffenen Männer kann eine falsche Diagnostik frustrierende Folgen haben. Ein Mann, der unter einer sexuellen Lustlosigkeit leidet, aber zum Beispiel mit PDE-5-Hemmern wegen seiner vermeintlichen Potenzproblematik behandelt wird, wird natürlich in den allermeisten Fällen auf diese Behandlung nicht ansprechen und entsprechend enttäuscht sein. Insofern ist eine sorgfältige Exploration, gerade was diese Differenzialdiagnose betrifft, von großer Wichtigkeit.

Sexuelle Aversion

Eine sexuelle Aversionsstörung liegt dann vor, wenn der Betroffene Ekel und ausgeprägte Abwehrgefühle gegenüber sexuellen Aktivitäten empfindet. Im Rahmen einer solchen Abwehrreaktion kann es zu körperlichen Missempfindungen kommen wie allgemeines Unwohlsein, Kopfschmerzen und Übelkeit.

Koitusphobie

Obwohl wenig beschrieben, kommt dieses Störungsbild bei Männern durchaus vor. Unter einer Koitusphobie ist eine isolierte Phobie, was den koitalen Akt betrifft, zu verstehen. Die betroffenen Männer klagen nicht über eine Lustproblematik sowie auch nicht über eine Erektionsproblematik. Im Allgemeinen werden autoerotische Aktivitäten wie Masturbation lustvoll und funktionell ohne Probleme durchgeführt. In vielen Fällen kann auch Petting ohne Probleme praktiziert und erlebt werden. Beim Versuch oder auch nur beim Gedanken an penetrative Aktivitäten mit der Partnerin bzw. dem Partner kommt es zu panikartigen Gefühlen, die die sexuelle Lust und entsprechend die Erregung blockieren.

Auch dieses Störungsbild wird häufig mit einer Lustlosigkeit oder einer Erektionsproblematik verwechselt. Hier ist es wichtig, genauestens zu explorieren, um keine Falschdiagnose und entsprechend eine falsche Therapie zu wählen.

Störungen der Erektion

Über organisch verursachte Erektionsstörungen und Risikofaktoren hierfür wurde in Kapitel 20 ausführlich eingegangen.

Von einer funktionellen Erektionsstörung oder einer funktionellen erektilen Dysfunktion wird dann gesprochen, wenn es bei ausreichender sexueller Appetenz und adäquater Stimulation zu einem nicht genügenden Steifwerden des Gliedes (Rigidität) kommt, um befriedigende sexuelle Aktivitäten ausführen zu können.

Bei der klassischen funktionellen Potenzstörung lässt sich häufig ein Unterschied zwischen der Erektion im Rahmen von autoerotischen und der Erektion im Rahmen von partnerschaftlichen sexuellen Aktivitäten feststellen. Viele Männer berichten darüber, dass sie im Rahmen von masturbatorischen Aktivitäten keinerlei Erektionsschwierigkeiten haben, im Rahmen von Aktivitäten mit der Partnerin oder dem Partner aber durchaus. Allein diese Unterscheidung ist bereits ein erster Hinweis für eine psychosomatische Störung.

Wie alle sexuellen Problematiken kann die Erektionsstörung **primär**, d.h. direkt im Rahmen der Geschlechtsreife ohne symptomfreies Intervall oder **sekundär**, d.h. nach einem beschwerdefreien Intervall guter Sexualität auftreten. Zahlenmäßig ist die sekundäre Potenzproblematik sehr viel häufiger vertreten.

Neben der rein organisch und der rein psychogen verursachten Erektionsstörung nimmt die Mischform mit Anteilen von beiden einen großen Anteil ein. Viele primär organisch bedingten Erektionsstörungen werden im Verlauf der Chronifizierung durch psychogene Anteile in ihrer Dynamik mitbeeinflusst bzw. überlagert. Das ist leicht nachvollziehbar. Auch der Mann, der an sich aufgrund von alters-, krankheits- oder medikamentenbedingten Faktoren eine Potenzeinbuße beobachtet, erschrickt sich im Allgemeinen. Auch er reagiert auf der psychodynamischen Ebene nach dem Muster des Teufelskreises des **Selbstverstärkungsmechanismus** der sexuellen Funktionsstörungen.

Mit anderen Worten heißt das, dass ihn allein die organische Diagnose nicht davor schützt, mit entsprechender Versagensangst, Selbstbeobachtung, Anspannung und all den Mechanismen zu reagieren, die letzten Endes ein weiteres Versagen unterstützen. Dass umgekehrt eine Erektionsstörung auch zu einer Luststörung führen kann, liegt auf der Hand.

So liegt manch einer Erektionsstörung eine primäre sexuelle Luststörung (Alibidinie) zugrunde.

Störungen des Orgasmus

Gemessen an der Aufmerksamkeit, die der männlichen Erektion zukommt, ist die, die dem Orgasmus des Mannes zukommt, verschwindend gering. Ähnlich verhält es sich beim Verhältnis zwischen Erektions- und Orgasmusstörungen. Während es eine Vielzahl von Untersuchungen zur gestörten männlichen Erektion (von Kontumeszens bis Rigidität) gibt, besteht zum Phänomen der männlichen Orgasmusstörung noch viel Unwissenheit.

Man könnte sogar noch einen Schritt weitergehen: Auch der „ungestörte" männliche Orgasmus lässt viele Fragen offen. So liegen aus verschiedenen kulturellen Traditionen und Regionen sehr unterschiedliche Berichte zum Orgasmus- und Ejakulationserleben von Männern vor. So gibt es den gewohnten Bericht vom normalen oder richtigen männlichen Orgasmus, bei dem Orgasmuserleben und Ejakulation zusammenfallen. Es gibt aber durchaus auch Männer, die über ein intensives Orgasmuserleben ohne Ejakulation berichten. Viele Männer stellen die Varianz ihres Orgasmuserlebens heraus. Dabei machen sie deutlich, wie sehr dieses Erlebnis von Befindlichkeit, von Situations-, Technik- und Partnerabhängigkeit beeinflusst wird.

Zusammenfassend lässt sich sagen, dass das Orgasmuserleben eines Mannes äußerst individuell sowie auch sehr unterschiedlich ausgeprägt sein kann. Insofern bedarf es im Rahmen einer diagnostischen Abklärung einer genauen Exploration.

Ejakulationsstörungen

Vorzeitige Ejakulation

„Ich komme zu früh", so die typischen Eingangsworte eines Mannes mit einer vorzeitigen Ejakulation (Ejaculatio praecox). Was dieses „zu früh kommen" jeweils für den Betroffenen bedeutet, ist sehr unterschiedlich. Im Allgemeinen heißt es, dass betroffene Männer wenig bis gar keine Kontrolle über den Zeitpunkt ihres Samenergusses haben. Die meisten von ihnen berichten, dass sie entweder kurz nach oder sogar schon vor dem Einführen des Gliedes einen Samenerguss haben.

Gerade für junge Männer ist dieses Problem mit unglaublich viel Scham verbunden. Nicht wenige ziehen sich aufgrund von wiederholten frustrierenden derartigen Erfahrungen für lange Zeit zurück und vermeiden jegliche sexuelle Begegnung. Aber auch ältere Männer leiden unter diesem Problem. Sie scheinen teilweise besser adaptiert und unter einem geringeren subjektiv erlebten Leidensdruck zu stehen, was die sexuelle Funktionseinschränkung betrifft. Vielmehr scheint für sie der häufig daraus entstehende Paarkonflikt, nämlich die Frustration ihrer Partnerin, über die Zeit das größere Leid und Problem zu bedeuten.

Die Lust- und Erregungsfähigkeit ist im Allgemeinen bei Patienten mit einem vorzeitigen Samenerguss nicht beeinträchtigt.

Ausbleiben der Ejakulation

Trotz sexueller Appetenz und intensiver sexueller Stimulation des erigierten Penis kommt es beim Ausbleiben der Ejakulation (Ejaculatio defiziens) nicht zur Ejakulation. Abzugrenzen ist diese Symptomatik von der **Ejaculatio tarda**, der verzögerten Ejakulation, bei der es trotz Lust, Erregung und Stimulation erst nach langer bis sehr langer Zeit zum Samenerguss kommt.

Retrograde Ejakulation

Rein äußerlich imponiert die retrograde Ejakulation wie die ausbleibende Ejakulation. Tatsächlich aber ist der physiologische Mechanismus ein anderer. Bei der retrograden Ejakulation, dem so genannten „trockenen Orgasmus", gelangt das Ejakulat nicht nach außen, sondern nach hinten (retrograd) in die Harnblase. Diese Symptomatik kann Folge einer körperlichen Erkrankung (krankhafte Veränderungen der Prostata, Prostataoperationen, Operationen im Bauchraum mit Verletzungen entsprechender Nervenbahnen, bestimmte Medikamente) sein.

Rein subjektiv berichten die Männer in den meisten Fällen, dass sie dadurch in ihrem Orgasmuserleben nicht beeinträchtigt sind.

Ejakulation ohne Orgasmus

Noch weitgehend unerforscht ist das Bild, das immer wieder von Männern beschrieben wird als eine Ejakulation ohne ein dazugehöriges subjektiv erlebtes Orgasmusempfinden. Die betroffenen Männer geben an, zwar durchaus ihren Samenerguss körperlich subjektiv zu erleben, jedoch ohne ein entsprechendes An- und Abschwellen des Erregungsmusters des Orgasmus sowie ohne jegliche Befriedigung.

Gerade die Männer, bei denen sich keinerlei organische Ursache für diese Störung finden lässt, werden leicht psychiatrisch pathologisiert im Rahmen einer generalisierten emotionalen Empfindungs- und Erlebensstörung oder auch im Rahmen einer frühen Bindungsstörung. Sofern eindrucksvolle Hinweise für diese Diagnose sprechen, ist dagegen nichts einzuwenden. Sofern diese Diagnose jedoch Ausdruck ärztlicher Orientierungslosigkeit ist, sollte sie tunlichst nicht gestellt werden.

Noch immer besteht auf Seiten von Experten manchmal die Neigung, medizinisches Unwissen und Hilflosigkeit mittels Krücken von scheinbar Sicherheit gebenden Hilfsdiagnosen kompensieren zu wollen. Das hilft aber weder den Betroffenen noch der medizinischen Forschungslandschaft weiter.

> **!** Das Störungsbild der Ejakulation ohne Orgasmus ist ein eindrucksvolles Zeichen dafür, dass Orgasmus- und Ejakulationserleben keinesfalls immer als miteinander verbunden verstanden werden sollten.

Beratung und Therapie

Sexualberatung

Eine erste beraterische Intervention ist bereits das **diagnostisch-therapeutische Gespräch**. Ganz bewusst sei dieses Gespräch unter der Rubrik „Therapie" eingeordnet. Bereits ein offenes Sprechen über Sexualität, ein konkretes Fragen, das Anbieten einer sprachlichen Begrifflichkeit hat im Allgemeinen einen hohen therapeutischen Effekt. Ein offenes Gespräch ermöglicht dem Patienten einen Weg heraus aus der Paralyse von Scham und Schuld, heraus aus dem Tabu. Ein solcher Schritt bedeutet Entlastung und Erleichterung und damit eine Erhöhung von Bewältigungskompetenz, was das eigene Management im Umgang mit der Sexualproblematik bedeutet.

Betroffene Männer berichten in z.T. berührender Art und Weise, wie unglaublich entlastend ein solches erstes offenes und konkret Sexualität ansprechendes Gespräch sein kann.

Fragen wie: Wie steif wird das Glied? Können Sie es einführen? Praktizieren Sie Selbstbefriedigung? Ist die Erektion dabei anders? Wie lange dauert es, bis Sie einen Samenerguss haben? usw. sind Fragen von unglaublicher Offenheit, die, wenn man sie liest, schockierend wirken können, die, wenn sie jedoch Betroffenen gestellt werden, von großer Entlastung sind.

Männer haben oft einen Weg von jahrelanger Odyssee hinter sich, bis sich endlich irgendein Arzt traut, konkret nachzufragen. Genau diese Fragen sind es, auf die Patienten oft warten. Abwiegelungen oder Beschönigungen wie zum Beispiel „Versuchen Sie doch, einfach locker an die Sache ranzugehen" oder „Trinken Sie doch vorher ein Gläschen Sekt" oder „Wenn die Richtige kommt, dann klappt es schon" oder „Ist es denn in Ihrem Alter noch wichtig für Sie?", sind hilflose Vernebelungsaktionen von Seiten der Ärzte, die als beschämend und demütigend auf Seiten der Männer erlebt werden.

Ein wichtiger Teil der Sexualberatung ist der Hinweis auf die **Paardimension**. So sollte keinesfalls, z.B. im Rahmen einer medikamentösen Behandlung eines Mannes mit einer Impotenzproblematik, diesem Patienten einfach nur ein PDE-5-Präparat in die Hand gedrückt werden. Sofern der betroffene Patient in einer festen Paarbeziehung lebt, sollte er immer auch darauf hingewiesen werden, dass diese Therapie auch seine Partnerin betrifft.

Nicht selten sind Frauen alles andere als davon begeistert, wenn ihr Mann plötzlich wieder erektionsfähig und damit potent wird. Gerade in lang andauernden Paarbeziehungen haben sich oft über die Jahre Arrangements eingespielt, bei denen die **nicht gelebte genitale Sexualität** eine wichtige Rolle spielen kann. Das bedeutet natürlich, dass – sofern dieses Arrangement wieder aufgehoben wird – beide Partner in diese Entscheidung mit einbezogen werden müssen. Ansonsten kommt es häufig zu Verweigerung auf Seiten der Frauen und damit nicht selten zu einer Konfliktexazerbation anstelle der vom Arzt gut gemeinten und verordneten sexuellen Qualitätssteigerung.

Vorzeitige pharmakologische Hilfen, wie etwa PDE-5-Hemmer (Seite 193) zum Schwellkörpertraining lenken den Fokus erneut auf psychopathogene Leistungsaspekte. Durch die frühzeitige Einnahme solcher Medikamente wird zu sehr das Augenmerk auf das Funktionieren der Erektion gelenkt. Das Problem wird so womöglich in den Bereich des Mechanischen, ja des bloßen Hydraulischen gestellt.

> **!** Damit können solche Pharmaka den notwendigen und wertvollen, Lebensqualität generierenden Lernprozess in Richtung Sensualität erschweren oder sogar verhindern.

Neben dem konkreten Fragen und Ansprechen sollte von Ärzten beherzigt werden, nicht zu sehr und nicht sofort auf die Lösungen zu achten. Viele sexuelle Probleme sind komplexe Probleme, für die sich nicht sofort oder manchmal gar keine Lösung finden lässt. Die allerwichtigsten Wege, die die Grundzüge einer kompetenten Sexualberatung darstellen, sind:

- Entlastung ist wichtig,
- Reduzierung von Erwartungsängsten,
- die Eröffnung neuer Perspektiven, was das Verständnis des Problems betrifft und
- der Weg heraus aus der Scham.

Psychosexualtherapie

Die wohl bekanntesten und weltweit angewandten sexualtherapeutischen Behandlungskonzepte sind die von Masters u. Johnson (1970) entwickelten und von Arentewicz u. Schmidt (1993) psychodynamisch modifizierten Verfahrensweisen. Es wurde ursprünglich als ein paartherapeutisches Konzept entwickelt, das aber durchaus auch im Einzel-Setting angewandt werden kann.

Grundlage dieses Konzepts ist die systematische Auflösung des Selbstverstärkungsmechanismus, der den sexuellen Funktionsstörungen zugrunde liegt. Über den Zeitraum des therapeutischen Prozesses hinweg werden vom Therapeuten eine Reihe von Verhaltensanweisungen (abwechselndes Streicheln unter Auslassung der Genitalien, abwechselndes Streicheln unter Einbeziehung der Genitalien, Spiel mit der Erregung, Einführung des Penis) gegeben. Für den größten Teil des Zeitraums der Therapie wird ein Koitusverbot ausgesprochen.

Die rigide Art der Verbote bzw. Gebote dient keineswegs der Entmündigung der Betroffenen, sondern dem Vermitteln von Sicherheit und Entlastung von sexuellen Misserfolgsängsten. Über diese Verhaltensübungen kommt es zu einer Entkopplung von Erwartungsangst, Frustration und sexueller Erlebnisfähigkeit. Darüber kann sich die sexuelle Störung zurückbilden und die sexuelle Funktionsfähigkeit wieder herstellen. Häufig kommt es zu einem Zuwachs an sexueller Kommunikationsfähigkeit. Auch erleben viele Paare erstmals das Bewusstwerden eigener sexueller Bedürfnisse und die Erlaubnis, diese zu äußern.

Im Allgemeinen tauchen während des Therapieprozesses im Rahmen der Übungen die dahinter liegenden Blockaden und Konflikte auf. Sie werden benannt, transparent gemacht und so weit als möglich bearbeitet. Die Durchführung einer Psychosexualtherapie sollte immer durch Spezialisten (Sexualtherapeutin oder Sexualtherapeut oder Therapeutenpaar) erfolgen.

Selbstverständlich gilt die Miteinbeziehung der Partnerin auch bei nicht medikamentösen Therapien. Auch für die sexualtherapeutische Behandlung eines Patienten mit einem vorzeitigen Samenerguss empfiehlt sich ein Paar-Setting.

Was die Therapie von Erektions- und Ejakulationsstörungen betrifft, so wurden in das klassische Behandlungskonzept von Masters und Johnson im Sinne von störungsspezifischen Interventionstechniken Einheiten integriert, wie die Stopp-Technik bei der Behandlung der Erektionsstörung sowie die Stopp- und Start-Technik bei der Behandlung des vorzeitigen Samenergusses.

> **!** Alles in allem bleibt es das Allerwichtigste, in einem offenen Gespräch die sexuellen Nöte des Patienten anzusprechen, sie konkret zu erfragen – unter Benutzung einer klaren sprachlichen Begrifflichkeit.

Der Arzt oder die Ärztin erleichtern dem Mann die Antworten, wenn er oder sie Worte wie Scheide, Kitzler, Glied, Penisspitze, Steifigkeit, Einführen, feucht werden, steif werden usw. klar in den Mund nimmt und damit ein Modell für den Patienten darstellt, welches ihm oder ihr vermittelt, dass in diesem therapeutischen Kontext offen und deutlich über Sexualität gesprochen werden darf. Das ermutigt den Patienten, zum einen klare Antworten zu geben und zum anderen, an dieses Modell vielleicht im Rahmen eines Gesprächs mit der Partnerin anzuknüpfen.

Allein das Sprechen bedeutet ein Hinausgehen aus der Paralyse und der Scham und damit eine Detabuisierung des alten lähmenden Tabus rund um die gestörte Sexualität. Das schafft Erleichterung und Entspannung und reduziert die Angst. Darüber werden Ressourcen frei, über die der Patient eine deutliche Steigerung seiner Bewältigungskompetenzen erfährt, was das Management seiner sexuellen Problematik betrifft.

Literatur

1. Braun M, Wassmer G, Klotz T, Reifenrath B, Mathers M, Engelmann U. Epidemiology of erectile dysfunction:results of the „Cologne Male Survey“. Int J Impot Res. 2000;12:305–311.
2. Feldmann HA, Goldstein I, Hatzichristou DG, Krane RJ, McKinley JB. Impotence and its medical and psychosocial correlates: Results of the Massachusetts Male Aging Study. J Urol. 1994;151:54–61.
3. Masters WH, Johnson VE. Die sexuelle Reaktion. Reinbek; Rowohlt 1970.
4. Arentewicz G, Schmidt G. Sexuell gestörte Beziehungen. Stuttgart; Enke-Verlag 1993.

23 Gutartige Prostatavergrößerung – Benignes Prostatasyndrom

Günther Jacobi

Die gutartige symptomatische Volumenzunahme der Prostata mit dem Alter stellt in mehrfacher Hinsicht eine Herausforderung im Zusammenhang mit Good-Aging dar.

- Als benigne Prostatahyperplasie (BPH) tritt sie mit Symptomen (Benignes Prostatasyndrom, BPS) immer in der 2. Lebenshälfte auf.
- Die medikamentöse Behandlung kann jahrelang einen beschwerdearmen Zustand gewährleisten; operative Therapieverfahren sind effizient im Lindern der Symptome, können jedoch die Sexualfunktion beeinträchtigen.
- Primäre präventive Ansätze sind spärlich. Sekundäre Prävention zielt v.a. ab auf eine lange intakte Sexualfunktion und kompensierte Blasenfunktion.

Die Vorsteherdrüse (lat.: glandula pro stat) ist ein Geschlechtsorgan mit mehreren Funktionen. Die Prostata bewirkt in Zusammenarbeit mit den Bläschendrüsen bei der Samenbereitung die volle Funktionsfähigkeit der Spermatozoen. Als muskuläres Organ bewirkt die Prostata zusammen mit der Muskulatur des Beckenbodens den Samenerguss und spielt damit auch beim Orgasmus die maßgebliche Rolle.

> ! Da im „Prostataalter" ab 60 Jahren normalerweise die Zeugungsfähigkeit (potentia generandi) nicht mehr gefragt ist, konzentriert sich das Interesse der betroffenen Männer neben der Frage der Symptomlinderung bei der Harnblasenentleerung vornehmlich auf die negativen Auswirkungen von Prostataerkrankungen (und Operationen) auf die Erektion, die Fähigkeit zum sexuellen Beischlaf (potentia coeundi).

Normale Harnblasenentleerung

Die komplette, restharnfreie Entleerung der Blase wird bestimmt durch:

- die Füllungskapazität (Reservoir),
- die Integrität der Blasenmuskulatur (Detrusor),
- den freien Abfluss ohne Obstruktion (Prostataerkrankungen, Harnröhrenengen) sowie
- durch die Funktionstüchtigkeit des Schließmuskelorgans (Sphinkter).

Zwischen diesen physiologischen Merkmalen herrscht eine funktionelle Einheit: Ist eines der Funktionsmerkmale durch Krankheit oder altersbedingte Funktionseinbuße gestört, so reagiert der gesamte untere Harntrakt des Mannes mit verminderter, inkompletter Blasenentleerung. Restharn ist die Folge. Wichtigste und leicht messbare Parameter des Entleerungsvorgangs sind die maximale Flussrate in ml/s und die Flusszeit in Sekunden (Uroflowmetrie).

In der Muskulatur des Blasenbodens, der Prostata und der Harnröhre sind Alpha-1-Rezeptoren die wichtigsten Mediatoren (Abb. 23.**1**).

Definition der BPH, Symptome, Diagnostik

Definition, Nomenklatur

Es handelt sich um eine meist knotige Vermehrung der Gewebsanteile der Drüsen und des fibromuskulären Stromas. Die glatte Muskulatur hat am Stroma einen Anteil von 30–50%. Die autonome Nervenversorgung der glatten Muskulatur und die Signalübermittlung über Alpha-Adrenorezeptoren (α_1 im Stroma, α_2 im Epithel und in Gefäßen) führt zur Zunahme der urethralen Spannung. Dieser Umstand bildet die Grundlage für eine Therapie mit Alpha-Rezeptorenblockern im Falle einer Kom-

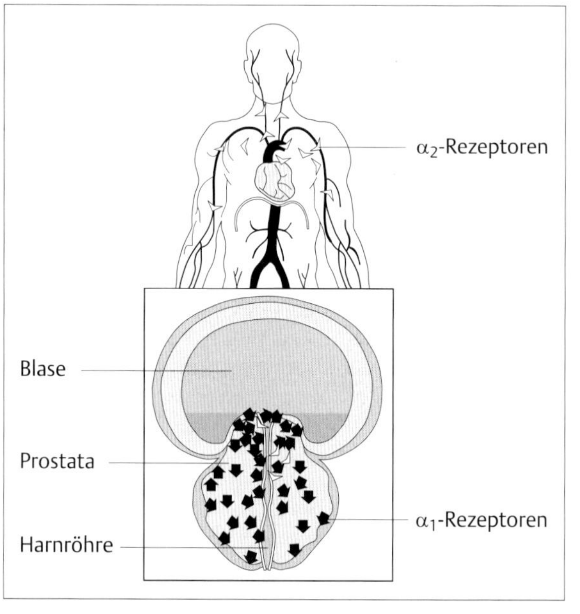

Abb. 23.**1** Hoher Besatz an Alpha-1-Rezeptoren im muskulären Stroma der Prostata, am Blasenboden und in der prostatischen Harnröhre (aus: Höfner 2003).

pression der Harnröhre durch Prostatagewebe mit obstruktiver Miktionssymptomatik (s.u.).

Die Symptome der erschwerten Blasenentleerung können mit den im Handel befindlichen Alpha-1-Rezeptorblockern um zwei Drittel dauerhaft reduziert werden. Harnfluss und Restharn verbessern sich um die Hälfte. Leitparameter sind die subjektiven Symptome des Patienten, die messbare Verbesserung des Harnflusses

und die messbare Verringerung des Restharnvolumens.

Nach heutiger (wenn auch unglücklich gewählter) Nomenklatur wird nunmehr von einem **benignen Prostatasyndrom** gesprochen, um der Vielfältigkeit des Krankheitsbildes Rechnung zu tragen (Abb. 23.**2**).

Symptomatik

Die **Hauptsymptome** sind entweder

- vorwiegend obstruktiver Art mit Harnstrahlabschwächung und inkompletter Blasenentleerung oder
- irritativer Art mit imperativem Harndrang bis hin zur Dranginkontinenz.

Beide Symptommuster sind meist vermischt und werden beherrscht von Pollakisurie und Nykturie. Zur objektiven Erfassung der subjektiven Beeinträchtigung ist ein Fragenkatalog (Symptomen-Score) hilfreich. Hierzu hat sich der IPSS (International Prostate Symptome Score) etabliert. Unter http://www.avur.de/html/info_service/prostata_prostatavergroesserung_ippstest.htm ist ein Online-IPSS-Test möglich.

Das Ausmaß der Symptome (LUTS, Abb. 23.**2**) korreliert nicht mit der Größe der veränderten Prostata (BPE). Große drüsenreiche Hyperplasien können lange Zeit symptomarm bleiben, während kleinere stromabetonte Hyperplasien schon früh **obstruktive und irritative Beschwerden** verursachen können. LUTS sind oft schleichend und können entweder über mehrere Jahre sistieren oder in Schüben fortschreiten.

Länger anhaltende Obstruktion, zunehmender Restharn und konsekutive Hypertrophie der Blasenmuskulatur verursachen Schmerzen (Algurie), chronische Infektion der Blase und Prostata, Blutungen aus der Prostata und Blasensteinbildung. Chronische Pyelonephritis mit Funktionseinschränkung kann die Folge sein.

BPH und BPS können die sexuelle Funktion des Mannes empfindlich stören und zusätzlich zur Miktionssymptomatik die **Lebensqualität** beeinträchtigen. Bei schwerer irritativer Miktionssymptomatik und schmerzhafter entzündlicher Komponente treten Erektionsstörungen auf. Durch Sekreteindickung können Missempfindungen bei der Ejakulation mit vermindertem Spermavolumen in Erscheinung treten. Die Libido kann vermindert sein. Bei schnell wachsender Hyperplasie mit Entzündung und Infarktbildung tritt eine den Mann oft alarmierende Hämospermie auf.

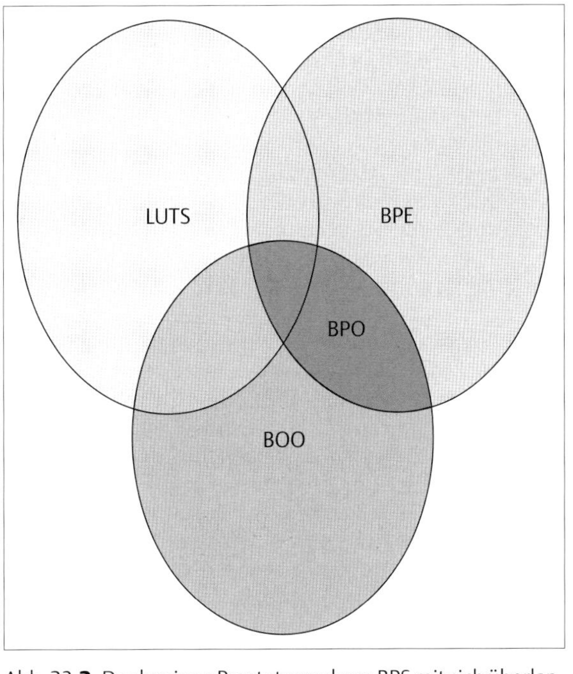

Abb. 23.**2** Das benigne Prostatasyndrom BPS mit sich überlappenden pathophysiologischen Merkmalen:
Symptome (**LUTS** = lower urinary tract symptoms);
Prostatavergrößerung (**BPE** = benign prostatic enlargement);
anatomische Obstruktion (**BPO** = benign prostatic obstruction);
funktionelle Blasenauslassstörung (**BOO** = benign outlet obstruction) (aus: Jonas 2003).

Standarddiagnostik

In der Leitlinie BPS 2002 ist die Standarddiagnostik nach Krankheitsverdacht, im Erkrankungsfall (wenn sich therapeutische Konsequenzen ergeben) nach subjektiven und objektiven Kriterien aufgeführt (Jonas 2003). Die Diagnostik wird symptombezogen und nach Maßgabe einer möglichen Therapiekonsequenz geführt (Tab. 23.**1**).

Tabelle 23.**1** Standarddiagnostik beim BPS

Diagnoseverfahren	im Einzelnen
Anamnese	Miktion, Medikamente, ZNS
Symptomen-Score	z.B. IPSS (International Prostate Symptome Score)
Körperliche Untersuchung	digitorektale Palpation, Genitale
Labor	Urinstatus, Nierenparameter i.S., PSA
Funktionsdiagnostik	Uroflowmetrie, Restharnbestimmung
Organdiagnostik	Sonographie von Prostata, Blase, Nieren; bei bestimmter Indikation Röntgen und Endoskopie

Außer bei diagnostischen Maßnahmen wegen entsprechender Symptomatik wird die BPH bei der Krebsvorsorgeuntersuchung gefunden. Bei großvolumiger BPH kann der PSA-Wert in der Grauzone zwischen 3,8 und 10,0 ng/ml im Sinne der Krebsfrüherkennung falsch positive Resultate ergeben (Kapitel 24).

> **!** Die gutartige Prostatavergrößerung tritt in der 2. Lebenshälfte auf. Trotz erschwerter Blasenentleerung nimmt nur ein Teil der Männer ärztlichen Rat in Anspruch. Das gutartige Prostatasyndrom verläuft schleichend. Die Diagnostik ist symptombezogen und schließt den ganzen Harntrakt ein.

Epidemiologie und Risikofaktoren

Epidemiologie

Die 3 Diagnosen der Prostata, gutartige Vergrößerung (BPH mit BPS), akute und chronische Entzündungen und Prostatakarzinom, haben in den vergangenen 20 Jahren zugenommen und machen gut ein Drittel des Diagnosespektrums männlicher Patienten in der urologischen Facharztpraxis aus.

Einer der Gründe für die Zunahme ist die Tatsache, dass die männliche Bevölkerung in der Altersgruppe der über 60-Jährigen in Deutschland von 1993 bis 1998 von 6,4 Millionen auf 7,5 Millionen, also um 17,5%, angestiegen ist. Prognosen zufolge wird sich die Zahl älterer Männer bis zum Jahr 2025 nochmals verdoppeln. Schon 2025 sollen nach Schätzungen der WHO 60% aller Männer in den westlichen Industrieländern 65 Jahre und älter sein.

Abb. 23.**3** veranschaulicht, dass bereits ab dem 40. Lebensjahr mikroskopische Veränderungen der Prostata als Hyperplasie nachweisbar sind. Bei 80-Jährigen ist in Autopsien in 80% eine BPH nachweisbar. Für den klinischen Verlauf und die Therapie bemerkenswert ist die Tatsache, dass nur knapp die Hälfte der Männer mit histologisch nachgewiesener Hyperplasie der Prostata zu

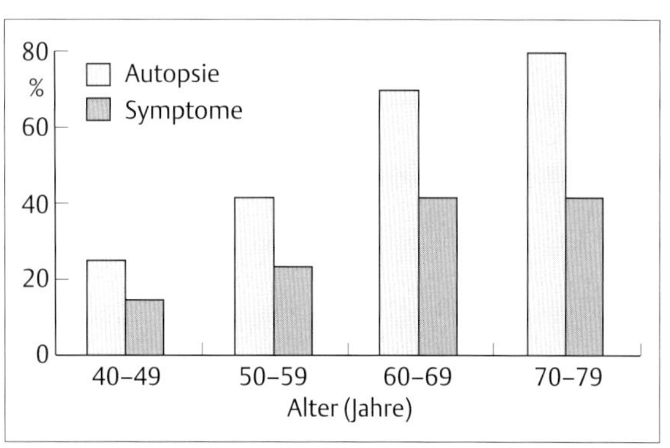

Abb. 23.**3** Zunahme der Prostatahyperplasie (BPH in der Autopsie gefunden) und der Prostatasymptome (benignes Prostatasyndrom BPS) mit dem Alter (aus: Höfner 2003).

Lebzeiten auch entsprechende Symptome hatten. So nannten in einer großen epidemiologischen Studie in Deutschland an etwa 9000 befragten Männern 70% geringe oder keine und 30% mittlere bis schwere Miktionssymptome (Berges et al. 2002).

Nach Berechnungen zur Leitlinienentwicklung der Deutschen Urologen (Jonas 2003) haben von den 12 Millionen Männern über 50 Jahre

- 38,7% behandlungsbedürftige Symptome des unteren Harntrakts (LUTS),
- 27% eine Prostatavergrößerung (BPE) und
- 17% eine Blasenauslassobstruktion (BOO).

> **!** Je nach Schweregrad der Symptome haben 60–90% der Männer einen deutlichen Leidensdruck, jedoch suchen 70% keine ärztliche Behandlung.

Risikofaktoren, Pathophysiologie in Bezug zum Alterungsprozess

Alter: Hauptrisikofaktor ist das Alter, ohne dass der Pathomechanismus geklärt ist. Von allen experimentell verfolgten Theorien zur Initiierung und Entwicklung der BPH hat sich die mit zunehmendem Alter in Zusammenhang bringende Pathophysiologie von Androgenen und Östrogenen im Drüsenanteil bzw. im Stromaanteil der Prostata bestätigen können.

Androgenstoffwechsel: Die normale Prostataentwicklung und die Ausbildung einer Hyperplasie im Alter hängt von der Testosteronsekretion der Hoden ab. Männer mit primärem Hypogonadismus sind von einer BPH nicht betroffen. Werden sie hingegen mit Testosteron substituiert, so nimmt ihr Prostatavolumen bis in den Bereich gesunder Männer zu. Dieses Prostatawachstum wird durch den Androgen-Rezeptor vermittelt. Die sehr unterschiedliche Reaktion von Testosteronsubstitution ist bedingt durch einen (CAG-repeat-Polymorphismus des Rezeptors (Zitzmann et al. 2003).

Verminderung des Dihydrotestosterongehalts (DHT) in der Prostata (5-alpha-Reduktasemangel, medikamentöse Blockade der 5-alpha-Reduktase) verhindert die Hyperplasie der Prostata bzw. unterdrückt sie. In der Prostata des alternden Mannes findet sich trotz reduziertem Serumspiegel von Testosteron (Seite 173) ein erhöhter Gehalt an Dihydrotestosteron (DHT). Die Akkumulation von DHT ist erklärt durch eine erhöhte Androgen-Rezeptorbindung und eine aktivierte 5-alpha-Reduktase. Der Zusammenhang mit dem Alter ist unklar. Hypothesen der multifaktoriellen Genese sind in Abb. 23.**4** dargestellt.

Andere Faktoren: Ethnische Unterschiede (Prostatakrebs, Kapitel 24) ließen sich nicht bestätigen. Lebensstil-Hypothesen (Ernährung, Alkohol, Adipositas, Körperfitness) haben sich ebenso wenig bestätigt wie sexuelle Aktivität und genetische Prädisposition. Die altersspezifische Prävalenz der BPH ist in Amerika, Europa und Japan vergleichbar. Die Häufigkeit von Symptomen (BPO, BOO) unterliegt vielerlei Einflussgrößen bei den verschiedenen Ethnien.

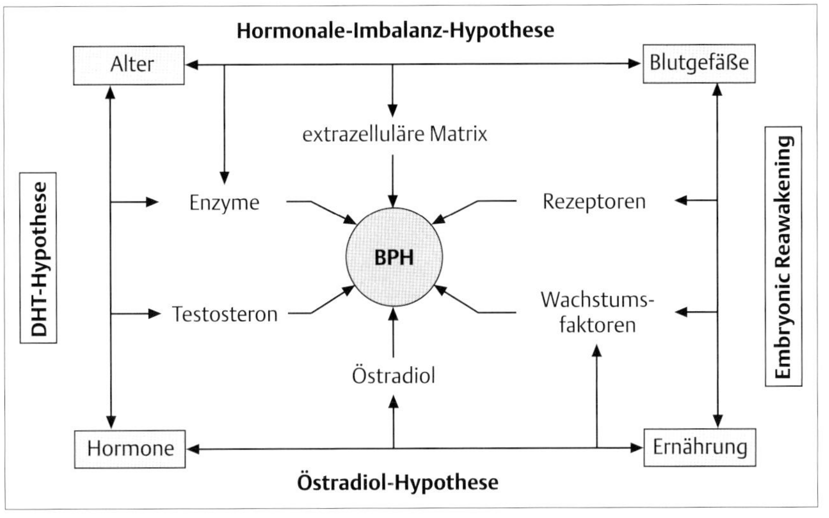

Abb. 23.**4** Hypothesen der multifaktoriellen Genese der BPH (nach Aumüller, aus Tunn 2003): Erwiesene Eckpfeiler sind der Alterungsprozess und hormonale Veränderungen wie Testosteronabfall, DHT-Überschuss und Androgen-Östrogen-„Imbalanz"; Blutgefäß- und Ernährungsfaktoren mit Reaktivierung des embryonalen Wachstums werden diskutiert.

Prävention (Anti-Aging)

Primäre Prävention

Ansätze zu einer primären Verhütung der Prostatahyperplasie sind nicht gegeben, da über den Androgenstoffwechsel hinausgehende ätiologische und pathogenetische Kenntnisse fehlen.

Gern werden in den Laienmedien Lebensstiländerungen zur Prävention angegeben: sparsamer Fleischverzehr, reduzierter Alkoholkonsum, Cholesterinsenkung, Regulierung des Körpergewichts, Verbesserung des Fitness-Status, viel Obst und andere vitaminreiche, ballaststoffreiche und phytoöstrogenhaltige (Soja-)Kost, bestimmte Pflanzenheilstoffe (Kürbiskernextrakt).

> **!** Solche Änderungen des Lebensstils tragen zu einer gesunden Lebensweise bei, haben aber im Hinblick auf die Prävention eines benignen Prostatasyndroms keinen erwiesenen Effekt. Ebenfalls ist unklar, ob die Hyperplasie verhindert oder zeitlich hinausgeschoben werden kann.

Sekundäre Prävention

Die sekundäre Prävention zielt darauf ab, im Krankheitsfall eine rasche Progression zu verhindern und damit die Lebensqualität mindernden Begleiterscheinungen zu verhüten. Zahlreiche Pflanzenextrakte werden zur Sekundärprophylaxe empfohlen, ohne dass ihre präventive Wirkung im Einzelnen erwiesen ist. Die am häufigsten angewandten Phytopräparate stammen aus

- der Sägezahnpalme (Serenoa repens, Sabal serrulata),
- der Brennnesselwurzel (Urtica dioica),
- aus Roggenpollenextrakt (Secale cereale),
- als Phytosterole/Beta-Sitosterin (Hypoxis rooperi) und
- aus dem Kürbis (Curcubita pepo).

Immer wieder empfohlen wird zur Unterstützung eines günstigen Krankheitsverlaufs das Vermeiden von scharfen Gewürzen, konzentrierten Alkoholika sowie die ungeschützte Kälteeinwirkung. Zum Erhalt der Sexualfunktion der Prostata ist regelmäßiger Geschlechtsverkehr hilfreich. Eine Testosteronsubstitution ist im symptomatischen BPH-Stadium nicht angezeigt (Seite 178).

Therapie

Medikamente

Phytopräparate

Trotz traditioneller Beliebtheit v.a. in Deutschland und trotz zunehmender Popularität als Nahrungsergänzungsmittel in den USA geht in den letzten Jahren ihre Verordnung bei uns stetig zurück. Nur wenige randomisierte Studien ohne ausreichende Nachbeobachtungszeit sind mit den evidenz-basierten Daten aus Studien mit Alphablockern vergleichbar. Zu den oben genannten Phytotherapeutika gehören folgende Pflanzenextrakte, denen antikongestive, entzündungshemmende und damit im BPH-Anfangsstadium symptomlindernde Effekte bei fehlenden Nebenwirkungen zugeschrieben werden:

- Phytosterole,
- Phytoöstrogene,
- Lektine,
- Flavonoide,
- Polysaccharide und
- bestimmte Pflanzenöle.

Metaanalysen ermitteln höchstens marginale objektive Befundverbesserungen (Dreikorn et al. 2002).

Alpha-1-Adrenorezeptorenblocker

Vier bei adäquater Dosis ähnlich wirksame Alpha-1-Blocker stehen zur Verfügung:

- Alfuzosin,
- Doxazosin,
- Tamsulosin und
- Terazosin.

Die Alpha-Rezeptorblockade zielt auf die Relaxation der glatten Muskelzellen der Prostata ab (Oelke et al. 2002). Randomisierte Studien belegen einen raschen Wirkungseintritt bezüglich der Verbesserung des Harnflusses mit Verminderung des Restharnvolumens (Leitlinien 2003). Therapieeffekt und Nebenwirkungen sind dosisabhängig. Alpha-1-Blocker eignen sich zur Langzeittherapie über Jahre. Regelmäßige Kontrollen sind notwendig, um eine schleichende Dekompensation der Blasenfunktion frühzeitig zu erkennen.

Mögliche **Nebenwirkungen** sind Symptome in Zusammenhang mit orthostatischem Blutdruckabfall (Doxazosin > Terazosin > Alfuzosin > Tamsulosin). Je nach Präparat kann es wechselnd ausgeprägt zur retrograden Ejakulation kommen.

Im Gegenzug ist ohne Vorhersagepotenzial eine Verbesserung der gestörten erektilen Funktion zu beobachten.

5-alpha-Reduktasehemmer

Hierdurch wird in der Prostata eine Verminderung des bindungsfähigen Dihydrotestosterons als erwiesener Wachstumspromoter für Prostataepithel erreicht. Die Folge ist eine Reduktion des Drüsenvolumens. Die Langzeitwirkung von Finasterid (5-alpha-Reduktasehemmer Typ I) und Dutasterid (Typ II) ist erwiesen.

Die Wirkung tritt im Gegensatz zu den Alpha-1-Blokkern (s.o.) erst nach mehreren Monaten ein. Außerdem ist ein positiver Effekt auf Uroflow und Restharn nur zu erwarten, wenn das initiale Prostatavolumen (Sonographie) über 40 ml liegt. Nebenwirkungen sind selten und betreffen dann Potenz, Libido und Ejakulatvolumen.

Kombination von Alpha-1-Rezeptorenblockern und 5-alpha-Reduktasehemmern

Der additive Effekt ist erwiesen. Die breite Anwendung wird durch hohe Therapiekosten gedämpft.

Operation

Standardverfahren ist die **transurethrale Prostataresektion** (TURP). Sie erfolgt in Vollnarkose oder Spinalanästhesie und erfordert einen Krankenhausaufenthalt von nur wenigen Tagen. Fast 80% der Operierten geben nach 5 Jahren noch den Behandlungseffekt mit ausgezeichnet bis zufrieden an.

Indikationen zur TURP sind die unzureichende oder unwirksam gewordene medikamentöse Behandlung sowie komplizierte Krankheitsverläufe mit Harnverhalten, Infektion, Blutung und Steinbildung.

Postoperativ kommt es regelmäßig zur oft störenden retrograden Ejakulation. Erektionsstörungen beim Verkehr und Erektionsverlust des Nachts und bei frühmorgendlicher Blasenfüllung werden gelegentlich als störende Begleiterscheinungen der TURP empfunden.

In diesem Zusammenhang und bei operativen Risikopatienten werden heute zunehmend minimal-invasive instrumentelle Eingriffe empfohlen. Hierzu gehören **Laser- und Hyperthermieverfahren** (Hellmis et al. 2003). So kann die ambulant durchführbare TUNA eine Alternative zur TURP dann sein, wenn eine geringe Prostataobstruktion nur eine begrenzte Abräumung von Gewebe erfordert oder dem Risikopatienten die höhere Komplikationsrate einer TURP nicht zumutbar erscheint (Leitlinien 2003).

Good-Aging-Tipp für die Praxis

Die gutartige Prostataerkrankung im Alter ist heute effizient und schonend therapierbar. Die Behandlung richtet sich nach den Bedürfnissen des betroffenen Mannes. Ausschlaggebend ist einerseits der Schweregrad der Symptome, andererseits die Akzeptanz von Nebenwirkungen.

Literatur

1. Berges RR, Pientka L, Höfner K, Senge T, Jonas U. Male lower urinary tract symptoms and related health care seeking in Germany. Eur Urol. 2002,39:682–687.
2. Dreikorn K, Berges R, Pientka L, Jonas, U. Phytotherapie bei BPH. Urologe [A] 2002,41:447–451.
3. Hellmis E, Engelberg St, Jacobi G. Minimal invasive instrumentelle Verfahren zur Behandlung der gutartigen Prostatavergrößerung. In: Jacobi GH (Hrsg.) Praxis der Männergesundheit. Stuttgart, Thieme 2003.
4. Höfner K. Medikamentöse Therapie der gutartigen Prostatavergrößerung. In: Jacobi GH (Hrsg.). Praxis der Männergesundheit. Stuttgart, Thieme 2003.
5. Jonas. Leitliniendiagnostik und Therapie des benignen Prostatasyndroms; in Jonas U (Hrsg.). Ageing Male – benignes Prostatasyndrom. Stuttgart; Thieme 2003.
6. Leitlinien der Deutschen Urologen zur Therapie des benignen Prostatasyndroms (BPS). Urologe [A] 2003,42:722–738.
7. Oelke M, Höfner K, Berges R R, Jonas U. Medikamentöse Therapie des benignen Prostatasyndroms mit α-1-Rezeptorenblockern. Urologe [A] 2002,41:425–441.
8. Tunn UW. Neue Therapieoptionen (Dutasterid) / MTOPS-Studie. In: Jonas U (Hrsg.). Ageing Male – benignes Prostatasyndrom. Stuttgart, Thieme 2003.
9. Zitzmann M, Depenbusch M, Gromoll J, Nieschlag E. Prostate volume and growth in testosterone-substituted hypogonadal men are dependent on the CAG repeat polymorphism of the androgen receptor gene: a longitudinal pharmacogenetic study. J Clin Endocrinol Metab. 2003 May;88(5):2049–2054.

24 Krebsrisiko bei Männern: Prostatakrebs

Günther Jacobi

Grundlagen in Bezug zum Alterungsprozess

Der Prostatakrebs galt von jeher als Alterskrebs. Die meisten betroffenen Männer starben entweder an der fortschreitenden Tumorkrankheit, oder, noch bevor der Prostatakrebs zu einem lebensverkürzenden Faktor werden konnte, an anderen mit höherem Alter assoziierten Leiden.

! In den letzten 20 Jahren wurde der Prostatakrebs aber zum Paradebeispiel für Früherkennung, exzellente Heilungschance und präventive Herangehensweise. So geriet dieser Tumor sogar in den Fokus von Erfolg versprechenden Anti-Aging-Konzepten.

Zu den Besonderheiten zählen:

- das jetzt vermehrte Auftreten und Erkennen bei Männern schon kurz nach der Lebensmitte;
- die familiäre Häufung bzw. mögliche Vererbung;
- die mit der heute möglichen Früherkennung erreichbare Heilung im operablen Stadium;
- die Möglichkeit des Therapieaussetzens („watchful waiting") im unheilbaren aber asymptomatischen Krankheitsstadium;
- die Möglichkeit, in „klinisch insignifikanten" Fällen nicht zu therapieren;
- die therapiebedingten Einschnitte in der Lebensqualität durch Veränderungen der Sexualfunktionen in einer noch sexualaktiven Lebensphase;
- die auf ethnographischen und epidemiologischen Studienergebnissen fußenden Erfolg versprechenden Ansätze zu einer primären und sekundären Prävention.

Epidemiologie

Das Prostatakarzinom ist in den westlichen Industrieländern bei stetig steigender Inzidenz nach dem Bronchialkarzinom der **zweithäufigste Krebs des Mannes**. Bei den etwa 10 Millionen deutschen Männern zwischen 50 und 75 Jahren beträgt die Prävalenz etwa 30%. Von diesen etwa 3 Millionen „prävalenten" Prostatakarzinomen werden derzeit aber „nur" 40.000 pro Jahr quasi inzident.

Ob sich dieses zumindest statistische Missverhältnis durch ein PSA-Screening einengen ließe, bleibt Spekulation.

Hochrisikoland ist die **USA** mit häufigstem Vorkommen bei den Afroamerikanern. Bei ihnen hat der Prostatakrebs das Bronchialkarzinom bereits von der ersten Stelle der Mortalität verdrängt. In der **Bundesrepublik Deutschland** wurde 2003 bei etwa 26.000 Männern ein Prostatakarzinom neu diagnostiziert.

Die **Mortalität** hat in den vergangenen 25 Jahren um 16% zugenommen. Die tumorspezifische Letalität liegt heute bei 30%. Damit ist der Prostatakrebs in der BRD die dritthäufigste Krebstodesursache bei Männern. In den Nachbarländern ist die Situation ähnlich.

In **Österreich** stellt das Prostatakarzinom die häufigste Krebsart bei Männern (31% aller männlichen Krebsfälle) und die häufigste Krebstodesursache bei Männern noch vor dem Bronchialkarzinom dar. Im Jahr 2002 gab es insgesamt 4500 neu diagnostizierte Fälle.

In der **Schweiz** ist es die zweithäufigste Krebsart bei Männern nach dem Bronchialkarzinom; derzeit gibt es jährlich 3500 neu diagnostizierte Fälle und 1500 Todesfälle an Prostatakrebs.

Da (im Gegensatz zum Lungenkrebs) beim Prostatakrebs wissenschaftlich ausreichend belegte Krankheitsbelastungen (abgesehen von hereditären Formen, Tab. 24.**1**) nicht bekannt sind, kann ein relatives Risiko der 50- bis 80-Jährigen, einen diagnostizierbaren Tumor zu entwickeln, nicht benannt werden. Nimmt man aber nur das Alter als Risikogröße, so lässt sich ein **kumulatives Risiko**, dass im Laufe eines Männerlebens ein Prostatakrebs nachgewiesen wird, folgendermaßen angeben:

- 50.–55. Lebensjahr: 2 Promille,
- 70.–75. Lebensjahr: 8%,
- $>$ 85 Jahre: 24%.

Insbesondere in der Gruppe der 50- bis 60-Jährigen steigt das Diagnoserisiko im Rahmen der PSA-geführten Früherkennung an, so dass der „Diagnoseberg" der älter als 70-Jährigen abgebaut wird: „Das diagnostizierte Prostatakarzinom wird jünger". Wird bei einem sonst gesunden Mann zwischen dem 50. und 70. Lebensjahr ein lokal begrenztes Prostatakarzinom entdeckt und bleibt es unbehandelt, so besteht eine hohe Wahrscheinlichkeit, am Krebs in den nächsten 10–15 Jahren zu versterben.

Die Häufigkeitszunahme lässt sich auch mit der Zunahme der Lebenserwartung (bei Männern um 20 Jahre während der vergangenen 70 Jahre) erklären. Die Zunahme der erkannten Tumoren ist Resultat einer intensivierten Diagnostik mit der heute **guten Früherkennungsmöglichkeit** durch den **Serum-Tumormarker PSA**.

Während die zunehmende Häufigkeit der malignen Prostataentartung durch eine Veränderung des Hormonstoffwechsels oder Zunahme exogener Noxen (Karzinogene) nicht erwiesen ist, werden Lebensstilmerkmale (Ernährung) als Kofaktoren immer wahrscheinlicher.

! Bis vor kurzem wiesen Statistiken den Prostatakrebs mit einem Häufigkeitsgipfel von jenseits des 65. Lebensjahres als Alterskrebs aus. Zunehmend wird er heute ohne Symptome in der 6. Dekade aufgedeckt. Nur aufgrund einer krebsverdächtigen PSA-Erhöhung können Prostatakarzinome so zu über 70% in einem organbegrenzten Tumorstadium erkannt werden.

Ätiologie

Vorkommen in unterschiedlichen Ethnien

Die Ätiologie des Prostatakarzinoms ist wie für die meisten Malignome im Einzelnen unbekannt. Ethnographische Daten mit hochsignifikant unterschiedlicher Häufigkeit in südostasiatischen Niedrigrisikoländern wie China, Japan und bei den Mittelmeervölkern einerseits sowie Hochrisikoregionen wie Zentral- und Nordeuropa, Nordamerika und Australien andererseits lassen vermuten, dass **Umwelteinflüsse und Faktoren des Lebensstils** (Ernährung, körperliche Aktivität, Anpassung an Stress) eine ursächliche Rolle spielen (Moyad u. Carroll 2004, Schmitz-Dräger et al. 2004).

Die Prostatakrebshäufigkeit variiert rund um den Globus um mehr als den Faktor 15. So liegt in den südostasiatischen Ländern die Häufigkeit der Krebstodesfälle bei unter 10 pro 100.000 Männer pro Jahr. Die höchste Häufigkeit findet sich in den westlichen Industrieländern, allen voran bei der schwarzen Bevölkerung in den USA mit über 100 pro 100.000 (Abb. 24.1). **Mitteleuropa** nimmt mit dem Prostatakrebs-Risiko von um die 40/100.000 eine Mittelstellung ein. Eine deutlich geringere Prostatakrebshäufigkeit fällt in den südeuropäischen Ländern wie Italien, Spanien, Portugal und Griechenland auf.

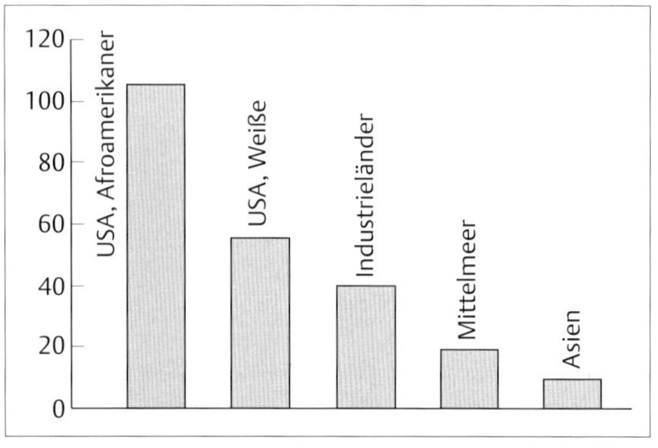

Abb. 24.**1** Prostatakrebs im Weltvergleich. Die Graphik zeigt die altersstandardisierte Häufigkeit, an Prostatakrebs zu erkranken, dargestellt als diagnostizierte Fälle pro 100.000 Männer pro Jahr für **Asien** (Ergebnisse aus China, Japan, Indien), für die **Mittelmeerländer** Italien, Griechenland, Spanien sowie für den Nachbarn Portugal, für die so genannten **westlichen Industrienationen** außer den USA (Deutschland, Österreich, Schweiz, Skandinavien, Kanada, Australien), sowie für die weiße und afroamerikanische Bevölkerung in den **USA**. (aus: Jacobi u. Hellmis 2003).

Pathogenese

Untersuchungen an der als **prostatische intraepitheliale Neoplasie** (PIN) bezeichneten obligaten Präkanzerose legen nahe, dass bei der Transduktion einer PIN zum progressionsfähigen und damit sich klinisch manifestierenden Prostatakarzinom antioxidativ wirkende Vitamine, sekundäre Pflanzenstoffe und Spurenelemente hemmend wirken könnten. Im Gegenschluss ist zu vermuten, dass oxidativer Stress (Kapitel 10) und mangelnder DNA-Schutz (Kapitel 3) fördernd auf die Angioneogenese und damit Tumorgenese wirkt.

Die heute gängigen Theorien der **altersparallelen Prostataproliferation** in Richtung Prostatahyperplasie und/oder Karzinom betreffen:

- die zunehmende Aktivität der prostatischen 5-alpha-Reduktase, die Testosteron in das androgen wirksamere Dihydrotestosteron (DHT) umwandelt (Seite 171);
- erhöhte Östrogen-Serumspiegel, welche das prostatische Stroma stimulieren; aus Zunahme von DHT und östrogenvermittelter Stromaproliferation resultiert eine durch Wachstumsfaktoren aktivierte Fehlregulation des Prostatawachstums;
- abnorme Proliferation von Stammzellen, so dass differenzierte Epithelzellen Überhand gewinnen;
- Prozesse am Makrophagen-Scavanger-Rezeptor (Seite 51);
- Theorie des verminderten Zelltodes;
- exogene Karzinogenexposition und
- hereditäre Faktoren.

In In-vitro-Versuchsansätzen wurden diverse Wachstumsfaktoren in der „alternden" Prostata nachgewiesen. Ihre Wirkung beruht durchweg auf einer Vermittlung zwischen der Androgen- und Östrogenaktivität in Epithel und Stroma. Von einer Nutzung als präventives „Prostata-Anti-Aging" ist man beim Transforming Growth Factor (TGF α/β), dem Epidermal Growth Factor (EGF) und dem Fibroblast Growth Factor 2 (FGF-2) noch weit entfernt.

Prostatakrebsrisiko durch genetische Prädisposition

Prostatakrebs ist keine Erbkrankheit. Er gehört aber wegen bestimmter Häufigkeitsmuster (Umweltfaktoren, Lebensstil, definierte Erbanlagen) zu den so genannten **„häufigen, komplexen Erkrankungen"** mit multifaktorieller Ätiologie. Hochrechnungen belegen, dass drei Viertel der Fälle sporadisch durch schicksalhafte und den Lifestyle mitverursachte Faktoren auftreten. Ein Viertel tritt im Erbmaterial assoziiert (veranlagungsbedingt) auf. Vier von 5 Tumoren entstehen in dieser Gruppe infolge lediglich einer „familiären Häufung", bei nur

Tabelle 24.**1** Risiko, bei Familienbelastung für Prostatakrebs ebenfalls an Prostatakrebs zu erkranken (nach Schultze-Seemann u. Wetterauer 2002)

Diagnose eines klinisch manifesten Prostatakrebs	Relatives Risiko	Absolutes Risiko
keine Familienanamnese	1	8%
bei Vater oder Bruder	2	15%
bei Vater oder Bruder < 60 Jahren	3	20%
bei Vater und Bruder	4	30%
hereditäres Prostatakarzinom	5	35–45%

einem von 5 Tumoren liegt ein auf einem oder mehren Genloci nachweisbarer Defekt vor (Vererbung).

Das Risiko für einen Mann mit belasteter Familienanamnese für Prostatakrebs, ebenfalls an einem solchen Karzinom zu erkranken, ist in Tab. 24.**1** zusammengefasst. Brüder oder Söhne erkranken etwa 10 Jahre früher. Veränderungen an definierten Genloci sind belegt.

Eine Vielzahl von somatischen Genalterationen wurde auch beim sporadischen Prostatakarzinom nachgewiesen. Hierzu gehören Gene, die für p27, EZH2,Hepsin, KLF-6 und andere kodieren. Mittels **Microarray-Technik** ist im Labor bereits heute eine simultane Analyse tausender Gene (Expressionsprofil) möglich (Grimm et al. 2004). Als Marker könnten sie beim Prostatakrebs die Prävention und klinische Routine in Zukunft revolutionieren.

Spekulative Prostatakrebsrisiken

Prostatakrebs und periphere Androgene

In den vergangenen 50 Jahren haben sich vielfältige Untersuchungen zur Androgenabhängigkeit des Prostatakrebs zu einem entscheidenden Therapiekonzept entwickelt. Mit dem Nobelpreis für Charles Huggins 1957 wurde die enorme klinische Bedeutung der gegengeschlechtlichen Behandlung inoperabler Fälle anerkannt. 20 Jahre später erhielt Andrew Schally diese hohe Auszeichnung für seine Arbeiten an der Hypophyse, die den Grundstein für die moderne kontrasexuelle Therapie mit LHRH-Analoga legten.

Ohne suffizientes Androgenangebot ist Prostatawachstum und Funktion nicht möglich. Innerhalb des altersadaptierten Normbereichs von Testosteron korreliert jedoch die Hormonkonzentration nicht mit dem Prostatakrebsrisiko. Auch andere Androgene im Serum sind nicht prädiktiv für ein erhöhtes Prostatakrebsrisiko.

Die unterschiedliche Interaktion zwischen Androgenen und Prostataproliferation ist auf einen CAG-repeat-Polymorphismus im Androgenrezeptor zurückzuführen (S. 210).

Prostatakrebs unter Testosteron-Substitution

Zugeführtes Testosteron kann die Vorstufe PIN (s.u.) in malignes Prostatawachstum transformieren oder einen latenten (klinisch nicht in Erscheinung getretenen) Prostatatumor in ein klinisch manifestes Karzinom überführen. In der Ära vor dem routinemäßigen Monitoring mittels PSA als Serummarker galt die Testosteron-Substitution jenseits des 50. Lebensjahres daher selbst bei Hormonmangelerscheinungen jahrzehntelang als obsolet.

! Heute wird vor einer Testosteron-Substitution sichergestellt, dass der PSA-Wert unterhalb des Cut-Off Limit von 3,8 ng/ml liegt. Nach 3 und 6 Monaten der Testosteron-Substitution wird die Prostata klinisch und durch PSA kontrolliert. Der Patient wird aufgeklärt, dass durch diese Präventivmaßnahme und regelmäßige Kontrollen die Demaskierung eines latenten Prostatakrebs während der Androgengabe frühzeitig möglich ist (Kapitel 19).

Prostatakrebs und Sexualverhalten

Weder die sexuelle Aktivität oder Enthaltsamkeit, noch unterschiedliche Sexualpraktiken haben einen nachweislichen fördernden oder protektiven Effekt auf das spätere Auftreten eines Prostatakrebs.

Vasektomie

Bei Männern nach Vasektomie im jungen Erwachsenenalter wird ein Prostatakarzinom nicht häufiger diagnostiziert als bei nicht vasektomierten Männern.

Tabelle 24.**2** Übliche Grading-Systeme mit Zuordnung zur Prognose unabhängig von der Therapie

Gleason-Score	Pathologisch-urologischer Arbeitskreis	Mostofi/WHO	Prognose	Häufigkeit
2	G Ia	Grad 1		
3, 4	G Ib	Grad 1	günstig	40–55%
5, 6	G IIa	Grad 2		
7	G IIb	Grad 3		
8, 9	G IIIa	Grad 3	ungünstig	40–60%
10	Grad IIIb	Grad 3		

* übliche um 30–40 Jahre rückdatierte Statistiken; Verhältnis heute etwa 50/50)

Pathologie

In über 80% handelt es sich um ein vom drüsigen Anteil der Prostata ausgehendes Adenokarzinom. Diese auch als **gewöhnliche Prostatakrebse** genannten Tumoren treten multifokal auf und weisen unterschiedliche Grade der Differenzierung auf. Die in Tab. 24.**2** aufgezeigte international übliche Gradeinteilung korreliert mit der Prognose.

Das Prostatakarzinom infiltriert frühzeitig in perineurale Lymphscheiden, so dass die bindegewebige Prostatakapsel nur eine unzureichende Ausbreitungsbarriere bietet. Lymphknotenabsiedlung und Infiltration in die Samenblasen können je nach kapselnaher Krebsausbreitung die Folge sein. Die Stadieneinteilung erfolgt nach dem TNM-System der UICC. Für die Prognose maßgeblich ist die vom Pathologen ermittelte pTpN-Kategorie im Operationspräparat.

Prävention des Prostatakarzinoms

Für die Verringerung von Morbidität und Mortalität des Prostatakarzinoms sind die Reduzierung der Inzidenz (**primäre Prävention**), die Verbesserung der Frühdiagnose (**sekundäre Prävention**) und die Optimierung der Komplementärtherapie (**tertiäte Prävention**) maßgeblich.

Rationale Basis einer primären Prävention (Lifestyle)

Die epidemiologischen Besonderheiten beim Prostatakarzinom (Abb. 24.**1**) legen nahe, dass Lifestyle-Faktoren bei seiner Entstehung eine signifikante Rolle spielen. Auffallend, und mit Besonderheiten des Lebensstils in Zusammenhang zu bringen ist die Tatsache, dass Volksgruppen, die sich durch eine besondere Langlebigkeit auszeichnen, wie etwa die Bewohner im Hunza-Tal im Himalaja, im Vilcacamaba-Tal in Ecuador, in den Tälern des Kaukasus in Georgien, im Bergdorf Campodimele südlich von Rom, auf der Insel Okinawa im ostchinesischen Meer, auch extrem selten an Prostatakrebs erkranken.

Erfolgt allerdings eine Änderung der Lebensgewohnheiten und ein Ortswechsel durch Auswanderung in ein Land mit hoher Prostatakrebs-Inzidenz, so zeigt sich ein Anstieg der Häufigkeit von Prostatakarzinomen bei der eingewanderten und angepassten Bevölkerungsgruppe. So haben Japaner, die in die USA eingewandert sind, in der 2. Generation (so genannte „Issei") ein Prostatakrebsrisiko angenommen, das sich dem der weißen amerikanischen Bevölkerung annähert. Ähnliche Ergebnisse sind von eingewanderten Chinesen bekannt.

Besondere Bedeutung für die nahrungsvermittelte Prävention wird bei diesem Beispiel der im Mutterland üblichen **faserreichen, fettarmen, gemüse- und phytoöstrogenhaltigen Kost** der Asiaten sowie den pflanzlichen Lignanen und Isoflavonoiden, die besonders in Reis und Soja enthalten sind, zugesprochen. Bestätigung findet die Lebensstil-Theorie und der pathogenetische und präventive Ansatz zweifach:

- durch das hohe Risiko des Prostatakrebs bei praktisch allen „amerikanisierten" Volksgruppen im US-Bundesstaat Hawaii;
- durch den in den letzten 20 Jahren signifikanten Anstieg der Erkrankungshäufigkeit in den Regionen des fernen Ostens, wo die Angleichung an westliche Ernährungs- und Lebensgewohnheiten besonders hoch ist.

Beeinflussung der Karzinogenese

Aus epidemiologischen Untersuchungen und Autopsiestudien lässt sich ableiten, dass die Karzinogenese beim Prostatakrebs wahrscheinlich 10–20 Jahre dauert. An welchen kritischen Stellen Präventions- bzw. Reparaturmechanismen angreifen könnten, ist in Abb. 24.**2** vereinfacht dargestellt. Die Karzinogenese folgt beim Prostatakarzinom in folgenden Schritten und mit einer für einen präventiven Ansatz maßgeblichen Besonderheit.

Demnach könnten natürliche, in der Nahrung vorkommenden Stoffe an einem oder mehreren Schritten der Karzinogese (1 – 2 – 3 – 4) angreifen. Nahrungssupplemente (Kapitel 35) könnten als quasi Präventoren die Initiation und Promotion unterdrücken sowie die Progression verhindern. Über Mechanismen im Hormonstoffwechsel und bei **Apoptose** und **Neoangiogenese** könnten sie die Erscheinungsform des Krebs (latent und damit klinisch irrelevant bis zu klinisch manifest und damit potenziell letal) beeinflussen.

Eine überzeugende Rationale für eine lebensstilgeführte Prävention in diesem Modell ist der gut belegte Befund, dass bei Männern mit niedrigem Risiko (Asien) eine gleich hohe Häufigkeit des latenten (lediglich in der Autopsie auffindbaren) Karzinoms beobachtet wird wie bei Männern mit hohem Risiko (Nord-Amerika). Aber

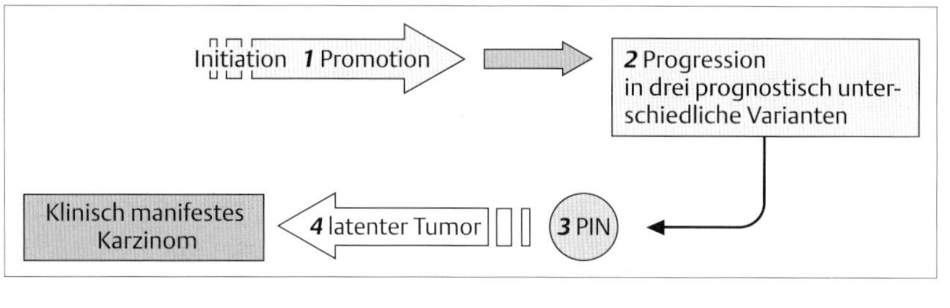

Abb. 24.**2** Karzinogeneseschritte beim Prostatakarzinom und Ansatzpunkte für eine Prävention; PIN (**p**rostatische **i**ntraepitheliale **N**eoplasie) und der latente Tumor treten weder klinisch noch durch PSA-Erhöhung als Krebs in Erscheinung.

nur im Ausnahmefall (oder nach Migration und Angleichung des Lebensstils) entsteht bei Asiaten aus dem latenten Tumor das klinisch manifeste Karzinom.

! Damit Präventoren die Karzinogenese beeinflussen können, müssen sie wahrscheinlich dem Organismus jahrzehntelang natürlicherweise zur Verfügung stehen oder ergänzend aufgenommen werden.

Die Hypermethylierung von Abschnitten des Genoms mit dem Alter (Seite 50) spielt offensichtlich auch eine Rolle in der Genese des Prostatakarzinoms. Am Beispiel der **GSTP1-CpG-Insel-Hypermethylierung** kann gezeigt werden, dass die hierdurch erreichte Inaktivierung des GSTP1-Gens (Glutathion-S-Transferase) die Prostatazelle anfällig für Genomschäden macht und einer Karzinogenese Vorschub leistet (Bastian et al. 2004).

Oxidativer Stress und Prostata-Karzinogenese

Von den in Kapitel 10 dargelegten antioxidativen Schutzmechanismen haben insbesondere das exogen zuzuführende Vitamin E, die Spurenelemente **Selen** und **Zink** sowie das Carotinoid **Lykopin** experimentell nachgewiesene hemmende Wirkungen auf die Karzinogenese beim Prostatakrebs. In Fallkontrollstudien sind deren Effekt auf die Reduzierung des Prostatakrebsrisikos belegt. In Abb. 24.**3** wird gezeigt, wo in der Reaktionskette der reaktiven Oxygen-Spezies (ROS) die genannten Antioxidanzien angreifen.

Der Organismus kann mit Hilfe von Enzymen (Superoxiddismutase, Katalase, Glutathionperoxidase) zusammen mit Antioxidanzien wie Vitaminen C, E, Beta-Carotin, den Spurenelementen Selen und Zink oder sekundären Pflanzenstoffen freie Radikale binden oder die durch Radikale ausgelösten Kettenreaktionen unterbrechen und somit die Zellen schützen (Abb. 24.**3**).

Ernährung und Nahrungsergänzung

Studienlage

Anhand großer Surveys und belegt durch Meta-Analysen umfangreicher Untersuchungen gibt es Daten unterschiedlichen Evidenzniveaus, die die präventive Wirkung bestimmter sekundärer Pflanzenstoffe, Carotinoide, Vitamine und Spurenelemente nahe legen (Jacobi u. Hellmis 2003, Kleine-Gunk et al. 2001, National Cancer Institute: Prevention of Prostate Cancer 2003, Poulakis et al. 2002, Moyad u. Carroll 2004, Schmitz-Dräger et al. 2004).

Die Aussagekraft basiert auf Kohortenstudien, Fall-Kontrollstudien und plazebokontrollierten Studien. Zur wissenschaftlichen Beweisführung (Evidenzniveau) und zur Validität der derzeitigen Datenlage haben das **National Cancer Institute in den USA** (National Cancer Institute: Prevention of Prostate Cancer) und die Deutsche Krebsgesellschaft im **Nutritional Cancer Prevention-Program** (Kleine-Gunk et al. 2001) Stellung genommen und positive Empfehlungen ausgesprochen. Plazebokontrollierte Langzeituntersuchungen sind noch nicht abgeschlossen.

Sekundäre Pflanzenstoffe

Es handelt sich um eine große, chemisch sehr unterschiedliche Stoffgruppe bisher nicht im Einzelnen charakterisierter Substanzen unterschiedlichster Wirkspektren. Sie haben in der Pflanze die unterschiedlichsten Funktionen und dienen u.a. als Abwehrstoffe, als Wachstumsregulatoren und als schützende Farbstoffe. Ihre Anzahl wird auf 60.000–100.000 geschätzt. Sie sind nur in geringer Menge und nur in bestimmten Pflanzen vorhanden. Mit einer gemischten Kost werden täglich nur etwa 1,5 g aufgenommen.

Ihre Eigenschaften als **Krebsschutz der Prostata** beruhen auf (Abb. 24.**4**):
- antioxidativer Wirkung,
- Immunmodulation,

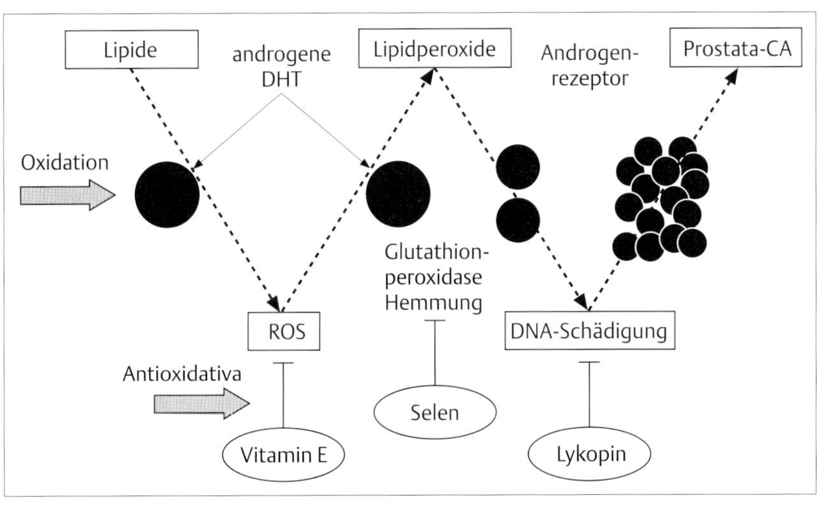

Abb. 24.**3** Reaktionskette Lipide – Androgene – ROS – Prostatakarzinom. Lipide werden u.a. unter Einfluss von Androgenen (DHT = Dihydrotestosteron) peroxidiert. Reaktive Oxygen-Spezies (ROS) können zu Mutationen in wichtigen Kontrollgenen (Onkogene, Tumorsuppressorgene) führen, wodurch Krebsvorstufen (Abb. 24.**2**) entstehen können. Das Lipidantioxidans Vitamin E, sowie Selen und Lykopin hemmen die Reaktionskette an verschiedenen kritischen Stellen (adaptiert aus Bieger 2001 mit Erlaubnis).

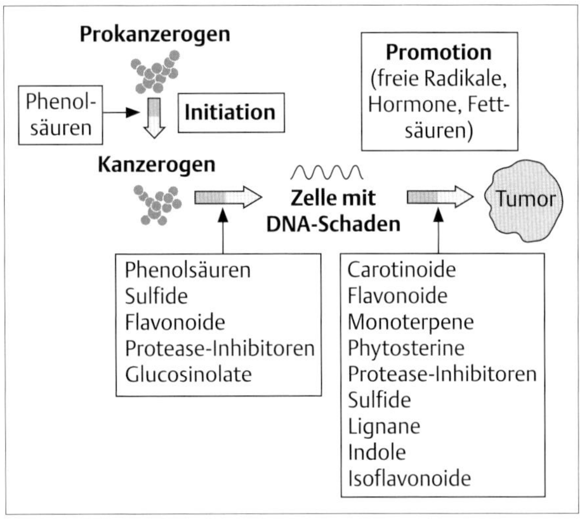

Abb. 24.**4** Mögliche Angriffspunkte von sekundären Pflanzenstoffen bei der Prävention des Prostatakrebs (aus: Kleine-Gunk 2003, Seite 84).

- enzymatischem Abbau von Präkanzerogenen und Kanzerogenen,
- Unterdrückung der Androgenwirkung und
- Modulation von Zellwachstum und Zelldifferenzierung.

Polyphenole

Zu den bekanntesten Untergruppen gehören die Cumarine, Lignane, Flavonoide und Phenolsäuren. Polyphenole kommen v.a. im Schalen- und Randbereich der Pflanzen vor. Das liegt u.a. daran, dass sie in ihrer Funktion als Antioxidans dem Schutz des darunter liegenden Gewebes dienen.

Ebenfalls weit verbreitet sind Flavonoide, von denen bisher ca. 4000–5000 unterschiedliche Verbindungen bekannt sind. Zu dieser Gruppe werden gezählt:

- Flavone (gelb-orange Färbung von Früchten und Beeren),
- Flavonole (gelbe Färbung) und
- Anthozyane (rote, blaue und violette Färbung).

Der bekannteste Vertreter ist das Quercetin, das vor allem in Zwiebeln (347 mg/kg) und Grünkohl (110 mg/kg) enthalten ist.

Weitere Polyphenole sind z.B. Isoflavonoide und Lignane. Chemisch gesehen gehören sie zwar zur Gruppe der Polyphenole, jedoch werden sie aufgrund ihrer Eigenschaften zu Phytoöstrogenen gezählt. Flavonoide supprimieren die LDL-Oxidation und wirken antikarzinogen.

Phytoöstrogene

Sie haben eine sehr schwache östrogene Wirkung (Kapitel 16) und zeichnen sich durch vielfältige **antiprostatische Effekte** *in vitro* und *in vivo* aus:

- direkte Hemmung der Teilungsaktivität der Prostatazellen,
- Syntheseinduzierung von SHBG in der Leber, somit Erniedrigung der freien Fraktion des die Prostata stimulierenden Testosterons im Serum (Kapitel 19),
- Hemmung der 5-alpha-Reduktase, somit Reduzierung des aktiven Androgens Dihydrotestosteron in der Prostatazelle,
- Hemmung der Angioneogenese durch Unterdrükkung des Fibroplast Growth Factors 2 (FGF-2).

Die wichtigsten **Lieferanten von Phytoöstrogenen** sind:

- Isoflavone (Flavonoide): in Sojabohnen, Leguminosen (Bohnen, Linsen, Erbsen), Tee, Wein,
- Lignane: in Getreide, Samen, ölhaltigen Früchten (Oliven), Nüssen, Obst, Gemüse, Beeren,
- Cumestane: in Gemüsekeimlingen (Sojasprossen).

Daidzein und Genistin sind 2 der aktivsten Flavonoide. Sie sind in zigtausendfach höherer Konzentration in Sojaprodukten (Sojamehl, Tofu, Sojamilch) als in der üblichen westlichen Kost enthalten. Sie sind Bestandteil einiger Nahrungsergänzungsmittel.

Während in der westlichen Ernährung mit 40% der Anteil tierischer Produkte dominiert und nur ein Drittel aus Getreide stammt, liegt in der fernöstlichen Ernährung der Getreideanteil bei 80%, der Anteil tierischer Produkte bei nur 6% (Poulakis et al. 2002).

Antioxidativ wirksame Substanzen (Kapitel 10)

Carotinoide, insbesondere das Lykopin, zählen zu den wirksamsten natürlich vorkommenden Quenchern für Singulettsauerstoff $^1O_2$. Dieser wird durch photochemische Reaktionen bei der Lichtabsorption gebildet und ist hochreaktiv (ROS; Abb. 24.**3**). Er kann Aminosäuren in Proteinen, Nukleinsäuren sowie ungesättigte Fettsäuren oxidieren (Kapitel 41).

Lykopin: Als Carotinoid zählt es zu den offenbar potentesten präventiven Mikronährstoffen beim Prostatakrebs. Die höchsten Konzentrationen findet man in Tomaten, aus denen eine besonders **gut resorbierbare *cis*-Form**, besonders nach Verarbeitung der Frucht (Wärmezubereitung: T-Soße, T-Mark, T-Ketschup), dem Körper zur Verfügung steht. Verzehr von zubereiteten Tomaten kann wegen der hohen Aufnahme von Lykopinen heute als wirksame Prävention beim Prostatakarzinom angesehen werden (Schmitz-Dräger et al. 2004).

Bei der Quenchingreaktion gehen die Carotinoide in einen angeregten Triplettzustand über ($^1O_2 + {}^1Car \rightarrow {}^3O_2 + {}^3Car$). Anschließend erreichen die Carotinoide durch Abgabe von Wärme wieder ihren Grundzustand ($^3Car \rightarrow {}^1Car$ + Wärme). Die Carotinoidmoleküle werden also bei der Reaktion des Radikalenfangs nicht chemisch umgewandelt und stehen somit für weitere Quenchingprozesse zur Verfügung. Die Quenchingrate von Lykopin ist besonders hoch (ca. doppelt so hoch wie bei Beta-Carotin und 100-mal so hoch wie bei Alpha-Tocopherol). Carotinoide steigern die Aktivität von Killer-T-Lymphozyten.

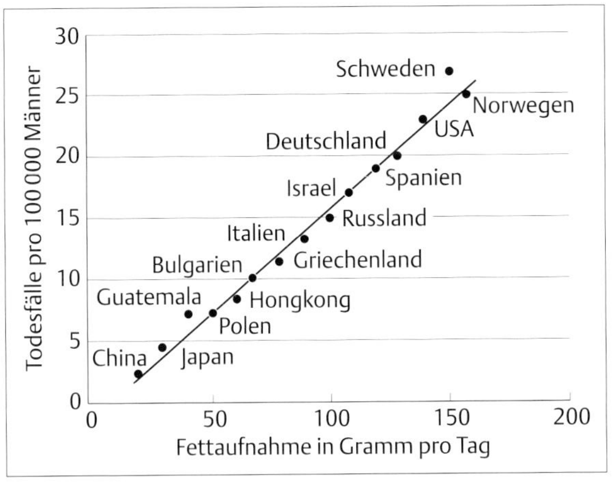

Abb. 24.**5** Korrelation zwischen Todesfällen an Prostatakarzinom (pro 100.000 Männer) und täglicher Fettaufnahme in Hochrisiko- und Niedrigrisikoländern (nach Daten zusammengestellt aus Rose et al. 1992, Rose et al. 1986, Fair et al. 1997).

Vitamine: Insbesondere die **Vitamine E** und **A** (Betacarotin) hat ausgeprägte antioxidative Eigenschaften im lipophilen Milieu, was einen Schutz von Lipidmembranen der Zelle bewirkt. Vitamin E wirkt weiterhin zellstabilisierend, indem es die Arachidonsäurekaskade moduliert.

Ein chronisch niedriger Vitamin-E-Plasmaspiegel korreliert mit einem hohen Erkrankungsrisiko für Prostatakrebs. In der **Alpha-Tocopherol/Beta-Carotene Cancer Prevention-Studie** konnte eindrucksvoll gezeigt werden, dass durch Supplementierung mit tgl. 50 mg Vitamin E die Inzidenz des Prostatakarzinoms um ein Drittel, die Prostatakrebsmortalität um 41 %, gesenkt wird (Jacobi u. Hellmis 2003).

Epidemiologische und genetische Studien weisen auch **Vitamin D** einen möglichen Prostatakrebs-Schutzfaktor zu. Der hohe Melaninbesatz in der pigmentierten Haut afroamerikanischer Männer hemmt die Synthese von Provitamin D. Ihr resultierendes Vitamin-D-Defizit wird mit dem hohen Prostatakrebsrisiko in Zusammenhang gebracht (National Cancer Institute: Prevention of Prostate Cancer). Für Vitamin D sind spezifische Rezeptoren im Prostatagewebe bekannt. Männer mit bestimmten Genpolymorphismen am Vitamin-D-Rezeptorgen (z. B. Taq I) haben ein mehrfach höheres Prostatakrebs-Risiko als Männer ohne diesen Polymorphismus.

Ob die weltweit geringere Inzidenz des Prostatakrebs bei der Bevölkerung südlicher Breitengrade (höherer UV Strahlung) auf eine bessere Vitamin-D-Versorgung zurückzuführen ist, oder ob Lifestyle-Faktoren die maßgebliche Rolle spielen, ist unklar.

Auch **Vitamin C** inaktiviert freie Radikale. Es reduziert zirkulierende Glucocorticoide, moduliert die Leukozytenfunktionen, steigert die Glutathionproduktion und regeneriert Vitamin E. Für Vitamin C sind in Bezug auf Prostatakrebs protektive Effekte bisher nicht erwiesen.

Neben den schon erwähnten Vitaminen wirken auch schwefelhaltige Verbindungen wie Cystein, Glutathion und Taurin antioxidativ.

Spurenelement Selen

Selen ist ein Spurenelement, das normalerweise in den mitteleuropäischen Agrarböden in ausreichender Menge vorkommt. Wie Vitamin E wirkt Selen als Antioxidans und stärkt die Immunabwehr. Einige Vitamin-E-Mangelerscheinungen lassen sich durch Selen beheben oder verhindern. Mehrere antioxidativ bedeutsame Stoffe wirken synergistisch, d. h. im Verein miteinander, am stärksten. So wirkt die kombinierte Einnahme von Selen und Vitamin E stärker in der Prostatakrebs-Prophylaxe als einer der beiden Stoffe für sich allein.

Selen gehört beim Menschen zu den **essenziellen Spurenelementen**, d. h. der Organismus kann auf Dauer ohne Selen nicht existieren. Darüber hinaus erhöht Selen die natürlichen Widerstandskräfte des Körpers, auch gegen Krebs. So schützt Selen vor Zellgiften, welche unsere Erbinformation schädigen können, vor übermäßigen freien Radikalen und schützt vor toxischen Schwermetallen wie Cadmium und Molybdän.

In mehreren Fallkontrollstudien wurde eine geringere Inzidenz für Prostatakrebs bei Männern unter einer Selen-Supplementierung gezeigt. Bei Männern mit sehr niedrigem Selenspiegel im Serum ist die Prostatakrebs-Inzidenz doppelt so hoch wie bei Männern mit hohem Spiegel.

Einen hohen Selengehalt haben z. B.:

- Fisch (vor allem Rotbarsch, Bückling, Hummer, Scholle, Thunfisch),
- Eigelb,
- Kokosnüsse,
- Steinpilze,
- Kohlrabi und
- Weizen.

Für das Spurenelement **Zink** ist die Datenlage in Bezug auf einen protektiven Effekt beim Prostatakarzinom schwach.

Fettaufnahme/Körpergewicht

In der Mehrzahl der prospektiven Studien findet sich mit einer Odds Ratio von 1,5 ein leicht erhöhtes Prostatakarzinom-Risiko bei Adipositas (Poulakis et al. 2002). Unklar ist derzeit noch die Beziehung dieses Befundes zum kritischen Hormonstoffwechsel, dem die prostatische Karzinogenese unterliegt. Die tägliche Fettaufnahme mit der Nahrung korreliert linear mit der Prostatakrebs-Mortalität (Abb. 24.**5**).

Ernährungs- und Lifestyle-Empfehlungen für die Praxis

In den **USA** wurden die Erkenntnisse über die vorbeugende Wirkung bestimmter Nahrungsmittel bereits in einem Ernährungsprogramm (NCP – Nutritional Cancer Prevention) zur Prävention homonabhängiger Krebsformen umgesetzt. An der Aufklärung ist das National Cancer Institute beteiligt. Moyad u. Carroll (2004) weisen mit Recht darauf hin, dass bei jeglicher Lifestyle-Empfehlung mit Anti-Aging-Zielen die Reduktion kardiovaskulärer Risiken an erster Stelle zu stehen hat.

In **Deutschland** hat die Deutsche Krebsgesellschaft (DKG) gemeinsam mit der Deutschen Gesellschaft für Ernährung (DGE) das 6 Punkte umfassende NCP-Programm als Empfehlung unterzeichnet:

- Vermeiden von Übergewicht,
- Einschränken des Fettkonsums, besonders von tierischen Fetten,
- ausreichende Zufuhr von Radikalfängern (Antioxidanzien),
- hoher Gehalt an sekundären Pflanzenstoffen,
- Alkoholkonsum: je weniger, desto besser und
- 30 Minuten Sport 3-mal pro Woche.

Chemoprävention

Definition

Unter dem an sich wenig vertrauenswürdigen Begriff Chemoprävention kann die Möglichkeit verstanden werden, mit synthetischen chemischen Substanzen die Karzinogenese und die maligne Transformation zu verhindern oder zumindest zu prolongieren. Bisher hat sich diese Art der Prostatakrebsprävention auf die Anwendung von Blockern des 5-alpha-Reduktasesystems des Androgenstoffwechsels beschränkt.

Hemmung der Androgenverwertung

Androgene sind die wirksamsten Wachstumspromotoren der normalen wie der entarteten Prostatazelle. Krebswachstums lässt sich durch Blockade der Androgenverwertung in der Zielzelle (Antiandrogene) oder durch Androgenentzug („pharmakologische Kastration") unterdrücken.

Finasterid und **Dutasterid** sind zwei Enzymblocker (5-alpha-Reduktase), die ohne einen Kastrationseffekt bei der gutartigen Prostatahyperplasie (Kapitel 23) als wirksame Wachstumshemmer Anwendung finden.

Über die Aktivität der 5-alpha-Reduktase wird Testosteron in das wirksamere Androgen DHT umgewandelt. Aus diesem entstehen weitere wachstumsrelevante 17-beta-Steroide (Abb. 24.**6**.).

In einer an 18.800 Männern durchgeführten plazebokontrollierten Studie (Prostate Cancer Preventive Trial, PCPT) wurde 7 Jahre lang der 5-alpha-Reduktasehemmer Finasterid zur Prävention von Prostatakrebs eingenommen. Die Inzidenz des Prostatakarzinoms sank von 24,4% (Plazebo) auf 18,4% (5-alpha-Reduktasehemmung).

Weiteren Aufschluss über den präventiven Effekt der 5-alpha-Reduktasehemmung auf das Auftreten eines Prostatakarzinoms wird durch eine Studie mit dem Enzymhemmer Typ-1 und -2 Dutasterid erwartet. Hiermit werden derzeit Männer mit einem erhöhten Risiko für Prostatakrebs behandelt, bei denen trotz PSA-Wert zwischen 2,5 ng/ml und 10 ng/ml ein Karzinom bioptisch nicht gesichert werden konnte.

Die Chemoprävention des Prostatakarzinoms könnte mit Dutasterid bei denjenigen Patienten eine nutzbringende Krebsverhütung in Richtung klinisch manifestes Karzinom darstellen, die noch im Stadium des latenten, klinisch maskierten Tumors verharren.

! Auf der Basis der PCPT-Studie (Thompson et al. 2003) ist es derzeit verfrüht, Finasterid allgemein zur Chemoprävention zu empfehlen. Bei Männern mit familiärem Prostatakrebsrisiko sollte Finasterid jedoch in die präventiven Erwägungen mit einfließen.

Klinische Situation, Früherkennung

Symptome

Es gibt **keine spezifischen Beschwerden** oder Frühsymptome des Prostatakrebs. Die Symptome unterscheiden sich nicht von den Beschwerden der gutartigen Prostatavergrößerung. Im Vordergrund stehen **obstruktive Miktionsveränderungen** durch Blasenauslassverengung mit Pollakisurie, vermehrtem Drang, Nykturie und Harnstrahlabschwächung.

Restharnmengen über 100 ml oder akute Harnsperre (Harnverhalt), Harnaufstau in die Nieren mit Nierenfunktionseinschränkung, Makrohämaturie, Hämospermie, Blasensteinbildung und rezidivierende bakterielle Harnwegsinfektionen sind untrügliche **Zeichen der dekompensierenden Blasenmuskulatur**. Im späten Stadium (Skelettmetastasierung) dominieren diffuse Knochenschmerzen mit radikulärer Kompressionssymptomatik an der Wirbelsäule. Die Allgemeinsymptome gleichen dann denen anderer Krebserkrankungen.

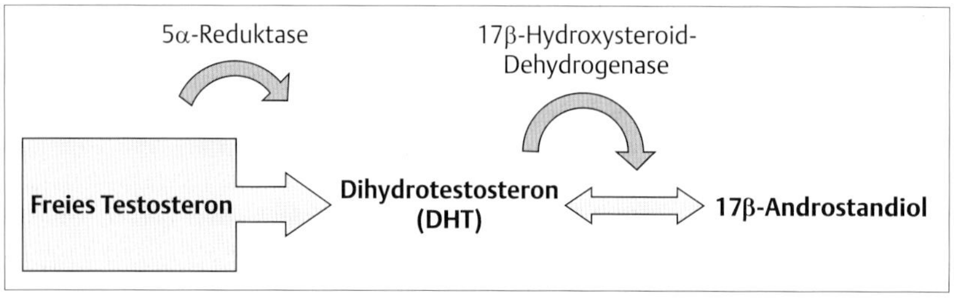

Abb. 24.**6** Prinzipieller Stoffwechsel von freiem Testosteron zu aktiven Androgenen; freies Testosteron korreliert invers mit dem Sexhormon-bindenden Globulin SHBG; Isoflavonoide bewirken eine erhöhte SHBG-Konzentration im Serum; Männer in Südostasien haben einen relativ hohes SHBG und relativ tiefes freies Testosteron.

Diagnostik, Früherkennung (sekundäre Prävention)

Mittels der herkömmlichen rektalen Prostatapalpation lässt sich das Karzinom erst im fortgeschrittenen Stadium aufdecken. Denn eine die Organkapsel einbeziehende Drüsenverhärtung bedeutet meist organüberschreitendes Krebswachstum.

! Damit muss die Fingerbetastung zur „Krebs-Späterkennungsmaßnahme" zurückgestuft werden!

Die **moderne Krebsfrüherkennungsmaßnahme** schließt heute die Serumbestimmung des **Tumormarkers PSA** (**p**rostata**s**pezifisches **A**ntigen) ein. Denn über 70% aller Patienten mit histologisch gesichertem Prostatakarzinom hatten einen initialen PSA-Wert oberhalb des Cut-Off von 4 ng/ml. Die Krebsfrüherkennungsmaßnahme der gesetzlichen Krankenversicherung ist zur Frühdiagnose des Prostatakrebs demnach unbrauchbar. So erfolgt die Früherkennung mittlerweile praktisch nur noch PSA-geführt.

In einer großen, noch nicht abgeschlossenen europäischen Multicenter-Studie (European Randomized Study of Screening for Prostate Cancer / ERSPC), an der derzeit 35.000 Männer teilnehmen, liegen vorläufige Ergebnisse vor, welche den Wert der PSA-geführten Vorsorgeuntersuchung im Sinne einer sehr effektiven sekundären Prävention unterstreichen. Der Anteil der primär bereits metastasierten und damit unheilbaren Prostatakrebse (vor 20 Jahren noch bei 70%) ist durch die PSA-geführte Vorsorge auf 30% gesunken. Das bedeutet, dass durch die Früherkennung mittels PSA die Rate der potenziell unheilbaren Krebse mehr als halbiert wird.

Da es sich beim PSA um einen im Serum in teils freier, teils gebundener Form messbaren Eiweißkörper handelt, der von potenziell allen Prostata-Epithelzellen sezerniert wird, ist PSA nicht krebsspezifisch. Während das gutartige Prostataepithel relativ PSA-inaktiv ist, scheiden maligne, entzündete und nekrotische Prostatagewebe PSA in hohen Konzentrationen ab. Daher sind bei erhöhtem PSA-Wert akute Prostatitis und Prostatainfarkte in einer BPH (Seite 209/210) differenzialdiagnostisch abzugrenzen.

Der obere Cut-Off, jenseits dem eine invasive Prostatakrebsdiagnostik angestrebt wird, liegt bei 3,8 ng/ml. Liegt ein krebsverdächtiger PSA-Wert vor, so wird dieser kontrolliert. Im Falle einer bestätigten Erhöhung ist eine **Prostatabiopsie** angezeigt. Vorher erfolgt die **situationsgemäße Aufklärung** des Betroffenen. Prostatabiopsiezylinder werden transrektal sonographiegesteuert und fächerförmig aus definierten Drüsenregionen in Lokalanästhesie entnommen.

Als bildgebende Verfahren zur prätherapeutischen Stadienzuordnung spielen CT und MRT keine allgemein anerkannte klinische Rolle. Bei Ausgangs-PSA-Werten von unter 10 ng/ml sind auch andere traditionelle Staging-Verfahren wie Skelettszintigraphie nicht diagnostisch.

Intervention

Therapieziele

Durch die 3 prinzipiellen Behandlungsarten **Operation**, **Bestrahlung**, **medikamentöse Behandlung** sind bei jeweils klar definiertem therapeutischen Ziel exzellente Ergebnisse zu erzielen:

- Radikaloperation heilt im frühen Stadium,
- Bestrahlung kann bei geeigneter Patientenauswahl an dieses Ergebnis herankommen, und
- medikamentöser Androgenentzug hat einen wertvollen palliativen und lebensverlängernden Effekt über viele Jahre.

Radikale Prostatektomie

Die komplette operative Entfernung der tumorbefallenen Prostatadrüse ist die Methode der Wahl, wenn im Tumor-Frühstadium eine kurative Zielsetzung angestrebt wird. Da im Zeitalter erfolgreicher Anti-Aging-Strategien immer mehr Männer in immer höherem Alter immer rüstiger (gesünder) sind, hat die Rate der radikal Operierten in den letzten Jahren sprunghaft zugenommen.

Unter einem **Frühstadium** versteht man den Prostatakrebs, der innerhalb der Drüse wächst, ohne in die Organkapsel zu infiltrieren oder sie zu überschreiten oder die Samenblasen zu erreichen. Frühstadium heißt damit auch fehlender Nachweis von Lymphknoten- oder Fernmetastasen. Nach der TNM-Klassifikation sind damit die T1- und T2-Stadien das Indikationsspektrum für die Radikaloperation.

Ist nach radikaler Tumoroperation das pathohistologisch nachgewiesene Stadium pT2bN0 oder kleiner, und erreicht der PSA-Wert gemäß seiner biologischen Halbwertszeit innerhalb der ersten 3 Wochen postoperativ den tiefstmöglichen Laborwert von $< 0{,}02$ ng/ml (Nadir), so ist die Prognose sehr gut. Noch 15 Jahre nach radikaler Prostatektomie ist kaum ein Patient krebsbedingt verstorben. Somit ist eine langfristige Heilung hierdurch möglich.

Die höchste **Heilungschance** von fast 90% ergibt sich bei früher Diagnose (Tumorstadien T1c [Diagnose durch PSA], T2a [lokale Begrenzung]; PSA < 10 ng/ml) und kleinvolumigem Tumorbefall.

Die Prognose ist umso günstiger, je niedriger der PSA-Wert war. So finden sich Frühstadien insbesondere im PSA-Bereich unter 10 ng/ml mit einer Rate von bis zu 70–80%. Bei initialen PSA-Werten oberhalb von 10 ng/ml ist in nur etwa 30% mit einem Frühstadium zu rechnen. Die Entscheidung für eine Operation wird neben dem Wunsch auf Heilung mit getragen von der individuellen Akzeptanz bezifferbarer Operationskomplikationen und unangenehmer Langzeiteffekte.

Die Entfernung der Prostata ist durch Operation mit Unterbauchschnitt (**retropubische Prostatektomie**) und mit Dammschnitt (**perineale Prostatektomie**) möglich. Beide Verfahren sind gleichermaßen erfolgreich, haben aber jeweils Vor- und Nachteile.

Ergebnisse über die laparoskopische Prostatektomie bei Krebs liegen in Europa bei nur wenigen Tausend Fällen vor. Diese Methode ist derzeit nur spezialisierten Zentren mit Schwerpunkt minimal-invasive Operationsverfahren vorbehalten.

Langzeitkomplikationen

Nervenstrukturen, welche die Erektion der Penisschwellkörper gewährleisten, und beiderseits entlang der Prostatakapsel verlaufen, sowie die Schnittführung bei der Prostataentfernung zwischen Harnblase/ Schließmuskel bedingen die beiden schwerwiegendsten Langzeitkomplikationen dieser Operation:

- Harninkontinenz und
- sexuelle Impotenz (erektile Dysfunktion).

Ihre adäquate Einschätzung ist gerade im Hinblick auf das auf Lebensqualität gerichtete Anti-Aging unerlässlich.

Harninkontinenz

Da bei der Operation das an der harnblasennahen Prostatabasis gelegene innere (obere) Schließmuskelsystem entfernt wird, darf bei den meisten Patienten in der frühen Phase nach der Operation mit einem unwillkürlichen Urinverlust gerechnet werden. Nur wenn der äußere (untere), intakt gebliebene Sphinktermechanismus des muskulären Beckenbodens die Funktion des oberen kompensiert, ist postoperativ völlige Harnkontinenz gewährleistet. Wird dieser operationsbedingt geschädigt, so tritt vorübergehend eine Sphinkterschwäche ein. Diese Phase ist individuell unterschiedlich und dauert Tage bis Wochen, selten auch mehrere Monate bis zu einem Jahr.

Etwa 90% aller operierter Patienten haben ein Jahr nach der Operation wieder die komplette Kontrolle über den Harnblasenverschluss erlangt. Die Rate der bleibenden totaler Harninkontinenz beträgt je nach Operationstechnik, Tumorstadium und Intensität der Nachbehandlung etwa 5%.

Erektile Impotenz

Die für die Erektion verantwortlichen Nervenstränge (Nervi eregentes) verlaufen beiderseits in unmittelbarem Kontakt mit der Prostata. Bei Durchtrennung im Rahmen der Prostataoperation geht die Erektion verloren. Bei Isolierung und Schonung während der Operation kann die Erektion erhalten bleiben.

Während in früheren Jahren die Nerven fast immer durchtrennt wurden, wird bei den heutzutage zunehmend diagnostizierten Frühstadien die Nervenschonung angestrebt. Das darf aber nur dann erfolgen, wenn keine Gefahr des Zurücklassens von Tumorzellen im Bereich des die Erektion erhaltenden Gefäß-Nervenbündels besteht. Die vollständige Krebsentfernung muss oberstes Ziel der Operation bleiben. Nach nervenschonender Operation liegt die Chance für eine für den Geschlechtsverkehr ausreichende Erektion bei etwa 50%. Maßgeblich für den Wiedereintritt der erektilen Sexualfunktion ist eine konsequent durchgeführte „sexuelle Rehabilitation" (Kapitel 20).

Postoperative Rezidive

Je nach primärer Patientenauswahl und in Abhängigkeit von pathohistologisch nachgewiesenen Tumorzellen in der Prostatakapsel oder den chirurgischen Absetzungsrändern kommt es bei einem Viertel aller radikal operierter Männer nach mehreren Monaten bis wenigen Jahren zur lokalen Tumorwiederkehr. Das Rezidiv äußert sich meist nur in einer Wiedererhöhung des PSA-Werts aus dem postoperativ zunächst erreichten Null-Bereich. Die Palliativtherapie erfolgt durch Bestrahlung des ehemaligen Operationsgebiets oder durch kontrasexuelle hormonelle Maßnahmen.

Externe Bestrahlung

Insbesondere durch Etablierung moderner 3D-konformaler Dosierungskonzepte kann die externe Radiotherapie als Alternative zur Radikaloperation angesehen werden. In organbegrenzten Krebsstadien ist die radikale Prostatektomie jedoch der Standard.

Unter kurativer Zielsetzung ist die Strahlentherapie **in ausgewählten Situationen** empfehlenswert:

- biologisches Alter über 70 Jahre,
- prinzipielle Ablehnung der Radikaloperation,
- Inoperabilität aufgrund internistischer Risiken.

Entscheidend für den Therapieerfolg sind Linearbeschleuniger und dreidimensional geplante Strahlentechnik mit hoher Herddosis und individueller Bleiabschirmung der Nachbarorgane. Nach 3D-Bestrahlungsplanung ist mit einer Heilungsquote von über 80% zu rechnen.

Interstitielle Radiotherapie

Auch dem Anti-Aging-Trend folgend fragen Männer immer häufiger nach dieser Behandlungsform, da sie in den Laienmedien als komplikationslos dargestellt wird. Im Vordergrund steht dabei immer der Wunsch, sexuell potent zu bleiben.

Es handelt sich bei der interstitiellen Bestrahlung um eine permanente, in die tumorbefallene Prostata implantierte Strahlenquelle. Interne Bestrahlungstechniken zielen darauf ab, das lokal begrenzte und histologisch gut differenzierte Karzinom einer Operation vergleichbar sicher zu eliminieren. Die interstitielle Radiotherapie wird entweder mit der äußeren (perkutanen) Bestrahlung kombiniert oder als alleinige interstitielle Brachytherapie mittels permanent implantierter so genannter Seeds durchgeführt.

Als **Voraussetzungen** hierfür werden von den meisten Anwendern die Tumorfrühstadien T1c und T2a mit einem PSA-Wert unter 10 ng/ml und einem Gleason-Score (s.o.) von unter 7, Prostatavolumen unter 50 ml sowie eine beschwerdefrei Blasenentleerung angesehen. In dieses Indikationsspektrum fallen Männer mit einem Tumor biologisch geringer Wachstumspotenz.

Der Anteil betroffener Männer mit diesen Tumormerkmalen liegt unter 20% aller Prostatakrebse.

Androgendeprivation

Verbreitete Termini sind **Hormontherapie**, **gegengeschlechtliche Behandlung** oder **Testosteronentzug**. Der Behandlung liegt die in Kapitel 19 und in Abb. 24.**6** dargestellte Androgenverwertung in der Prostata zugrunde. Androgendeprivation wird durch Kastration auf direktestem Weg erreicht. Allein dieser Begriff impliziert Verwundung, Verlust und damit männliches Elend. So wird die Entfernung der Hoden (**Orchiektomie**) heute immer seltener durchgeführt. Stattdessen wird dem medikamentösen Androgenentzug (**„pharmakologische Kastration"**) der Vorzug gegeben. Die medikamentösen Möglichkeiten des Testosteronentzugs sind in Tab. 24.**3** zusammengefasst.

Während es nach chirurgischer Kastration innerhalb von 24 Stunden zu einem Abfall der Testosteron-Konzentration im Blut auf Tiefstniveau kommt, wird dieser Effekt nach Gabe von LHRH-Agonisten (Eligard, Profact, Trenantone, Zoladex) erst nach 3–4 Wochen erreicht. In der initialen Phase der LHRH-Applikation kommt es sogar über eine vermehrte Ausschüttung von GnRH (Kapitel 19) aus dem Hypothalamus zu einem **vorübergehenden Testosteronanstieg**. Diese Hormonstimulation kann eine klinische Symptomverschlechterung hervorrufen. Ein solches „Aufblühen" der Krebssymptome (**Flare-Phänomen**) muss durch zusätzliche Gabe von Antiandrogenen in den ersten 3 Wochen der LHRH-Analogtherapie verhindert werden.

Ein weiteres Therapieprinzip ist die androgene Wirkungsblockade auf Zellniveau. Die DHT-Blockade in der Prostatakrebszelle kann durch **Antiandrogene** erzielt werden. Eingesetzt werden 2 Klassen von Antiandrogenen verschiedener chemischer Struktur und unterschiedlicher Angriffsart:
- steroidale und
- nichtsteroidale Antiandrogene.

Unter **maximaler Androgenblockade (MAB)** versteht man den testikulären Hormonentzug plus die Blockade der aus den Nebennieren stammenden Androgene. Theoretisch lässt sich damit ein androgenfreies Milieu in der Prostatakrebszelle erzielen. Sie wird durch LHRH-Analoga plus Gabe von nichtsteroidalen Antiandrogenen erreicht. Nach Meta-Analysen hat die MAB keinen signifikanten Vorteil gegenüber dem alleinigen Testosteronentzug durch Orchiektomie oder LHRH-Analoga.

Bei der **intermittierenden Androgendeprivation (IAD)** wird der Lebensqualität durch Milderung der Nebenwirkungen mehr Rechnung getragen. Dafür ergeben sich immer mehr Indikationen bei Patienten mit geringer oder geringster Tumorbelastung. Hierzu gehören Männer, die nach einer Radikaloperation nur durch den Wiederanstieg des Tumormarkers PSA auffallen. Da die Lebenserwartung dieser Patienten mit minimaler Tumorlast gut ist, ergibt sich aus dem frühen Einsatz des Androgenentzugs eine dauerhafte, mitunter jahrelange Behandlung unter Erhalt einer guten Lebensqualität.

Tabelle 24.**3** Medikamentöse kontrasexuelle Behandlung beim fortgeschrittenen Prostatakrebs

Medikamentöser Androgenentzug: Monotherapien:
➤ Steroidale Antiandrogene (Cyproteronacetat) ➤ Nichtsteroidale Antiandrogene (Flutamid, Bicalutamid) ➤ LHRH-Analoga
Kombinationen: ➤ LHRH-Analoga plus Antiandrogene (Maximale Androgendeprivation MAD)
Dauertherapie oder verlaufsorientiert als Intermittierende Androgendeprivation (IAD)

Langzeit-Nebenwirkungen

Im Vordergrund stehen Symptome des **Climacterium virile** (Kapitel 19):
- Verlust von Libido und erektiler Funktion (sexuelle Impotenz, Kapitel 20 u. 22);
- schmerzhaftes Anschwellung der Brüste und Mamillen (Gynäkomastie);
- Antriebslosigkeit, Depressionen;
- Angstzustände, Minderwertigkeitsgefühle, Verlust männlicher Identität;
- Hitzewallungen mit Schweißausbrüchen;
- Veränderung der Muskelmasse und Fettverteilung mit Gewichtszunahme, Verminderung der Muskelkraft (Zunahme des BMI, Kapitel 15);
- Veränderungen der Haar- und Hautbeschaffenheit (Kapitel 13);
- Osteoporose mit Neigung zu pathologischen Knochenbrüchen (Kapitel 15).

Hierin liegt begründet, weshalb in der letzten Zeit weniger aggressive endokrine Androgen-Entzugsstrategien vermehrt Interesse erlangt haben.

Bei der **intermittierenden Androgendeprivation** (IAD) wechseln sich Phasen der endokrinen Behandlung mit therapiefreien Phasen ab. Vorbedingung zum Einsatz der intermittierenden Androgendeprivation ist ein Abfall der prätherapeutisch erhöhten PSA-Werte in den Normbereich. Da direkte Krebszeichen wie tastbarer Tumor oder Nachweis durch bildgebende Verfahren in den meisten Fällen fehlen, orientiert sich die Dauer der Therapie strikt am Verhalten der PSA-Konzentration im Blut. Der Hormonentzug wird so lange fortgeführt, bis der im Einzelfall erzielbare PSA-Tiefstwert (PSA-Nadir) erreicht ist. Danach tritt die Phase der Therapiepause ein. Bei erneutem PSA-Anstieg erfolgt wieder eine Phase des Androgenentzugs (Tunn u. Jacobi 2003).

Hormonresistenz („Testosteron-Taubheit" der Krebszelle)

Wird das Prostatakarzinom später irreversibel hormonrefraktär, so stehen weder wirksame schulmedizinische noch zu Hoffnung berechtigende alternative Verfahren zur Verfügung. Als komplementäre adjuvante Maßnahmen können psycho-onkologische Konzepte, die Behandlung mit Selen und eine Immunmodulation hilfreich sein. In der hormonresistenten („hormontauben") Krankheitsphase steht eine objektiv wirksame oder die Lebensqualität verbessernde Chemotherapie nicht zur Verfügung. Mit Estramustinphosphat können vorübergehend subjektive wie objektive Remissionen erzielt werden. Die palliative Skelettbestrahlung kann bei schweren Metastasenschmerzen versucht werden. In Einzelfällen können Bisphosphonate Knochenschmerzen lindern.

Good-Aging-Tipp für die Praxis

Das Prostatakarzinom ist das zweithäufigste Malignom des Mannes in der zweiten Lebenshälfte. In fernöstlichen Ländern tritt es signifikant seltener auf als in den westlichen Industrieländern, was auf eine **Lifestyle-Assoziation** hindeutet. Hieraus ergeben sich wirksame Ansätze einer Krebsvorbeugung. Die primäre Prävention schließt neben regelmäßigem Körpertraining eine faserreiche, vitaminreiche (Carotinoide, Vitamin E), spurenelementreiche (Selen) und cholesterinarme Ernährung ein.

Konsequente **Früherkennung** mittels PSA-Test als Tumormarker hat Prostatakrebs durch Radikaloperation heilbar gemacht. Typische Frühsymptome gibt es nicht. Obstruktive Miktionsbeschwerden gleichen denen der gutartigen Prostatavergrößerung (BPH). Spätsymptome sind typischerweise ossäre Metastasenschmerzen.

Die **Präventivuntersuchung** (Krebsvorsorge) schließt die PSA-Bestimmung ein. Multiple Prostatabiopsien sichern die Krebsdiagnose in 80% der verdächtigen Befunde. Eine über die transrektale Sonographie hinausgehende bildgebende Diagnostik erfolgt routinemäßig nicht.

Prostatakrebs wird in Abhängigkeit vom lokalen Tumorstadium entweder radikal operiert (T1c, 2a–b), lokal bestrahlt ($>$ T2b, N0–2) oder im fortgeschrittenen Stadium einer kontrasexuellen Therapie (Androgenablation durch LHRH-Analoga-Depots oder orale Antiandrogene) zugeführt. Mit der radikalen Prostatektomie wird bei einem Ausgangs-PSA-Wert $<$ 10 ng/ml und postoperativer PSA-Auslöschung in 80% eine definitive Heilung erreicht.

Literatur

1. Akazaki K, Stemmerman GN. Comparative study of latent carcinoma of the prostate among Japanese in Japan and Hawaii. Journal of the National Cancer Institute 1973;50:1137–1144.
2. Bastian PJ, Nakayama M, De Marzo AM, Nelson WG. Die GSTP1-CpG-Insel – Hypermethylierung als molekularer Marker des Prostatakarzinoms. Urologe [A] 2004, 43: 573–579.
3. Bieger WP. Oxidativer Stress und Alter. Urologe 2001[B]: 344–350.
4. Fair WR, Fleshner NE, Heston W. Cancer of the prostate: A nutritional disease? Urology 1997, 50:840–848.
5. Grimm MO, Hartmann F, Schulz WA. Microarray – Technik und Potenzial beim Prostatakarzinom. Urologe [A] 2004, 43: 653–658.
6. Hellmis E, Jacobi G. Prostatakrebs im Praxisalltag. München, Zuckschwerdt 2002.
7. Jacobi GH, Hellmis E. Maßnahmen zur Prävention des Prostatakrebses. In: Jacobi GH (Hrsg.). Praxis der Männergesundheit. Stuttgart, Thieme 2003.
8. Kleine-Gunk B, Ebert Th, Mallmann P, Miller K, Altwein JE, Huber J. Die diätetische Prävention hormonabhängiger Malignome – das NCP -Programm. J Menopause 2001;1:18.
9. Kleine-Gunk B. Anti-Aging – moderne medizinische Konzepte. Bremen: UNI-MED; 2003.
10. Moyad MA,Carroll PR. Lifestyle recommendations to prevent prostate cancer. Part I : Time to redirect our attention? Urol. Clin N Am 2004, 31: 289–300; Part II, ebenda 301–311.
11. National Cancer Institut Prevention Statement for Health professionals: Prevention of Prostate Cancer: https://www.med.uni-bonn.de/cancer.gov/CDR0000062833.html.; 2003
12. Poulakis V, Witzsch, U, Becht, E: Prävention des Prostatakarzinoms durch Ernährung. Hess. Ärztebl. 2002;7:395–403.
13. Rose DP, Boyar AP, Wynder EL. International comparisons of mortality rates for cancer of the breast, ovary, prostate, and colon, and per capita food consumption. Cancer 58(11): 2363–2371, 1986.
14. Rose DP, Conolly JM. Dietary fat, fatty acids and prostate cancer. Lipids 27(10): 798–803, 1992.
15. Rübben H. Uroonkologie. Heidelberg, Springer 2000 (3. Aufl.).
16. Schmitz-Dräger BJ, Bismarck E, Fischer C, Schroeder A, Altwein JE. Ernährung und Prostatakrebs. Blickpunkt DER MANN 2004; 2: 24–28.
17. Schultze-Seemann W, Wetterauer U. Therapieleitfaden Prostataerkrankungen. Bremen, Uni-Med 2002.
18. Thompson IM, et al. The influence of finasteride on the development of prostate cancer. New Engl J Med. 2003;349:211–220.
19. Tunn U, Jacobi G. Behandlung des Prostatakrebs durch Hormonentzug. In: Jacobi GH (Hrsg.) Praxis der Männergesundheit, Stuttgart: Thieme; 2003.

VI Allgemeine Strategien zur Alterungsprävention, Lifestyle

Fett

Eine ausreichende Zufuhr essenzieller Fettsäuren ist in jedem Alter von Bedeutung. Beim älteren Menschen muss besonders bei eingeschränkter Nahrungsaufnahme die Frage der gesundheitlichen Bedeutung tierischer Fette nicht mehr vordergründig diskutiert werden. Jedoch spielen bei Empfehlungen zur Fettzufuhr neben der eigentlichen energetischen Wirkung die Komponenten **Geschmack** und **Trägerfunktion** (fettlösliche Vitamine) eine Rolle. Entgegen den Empfehlungen, mit Fett zu „geizen" und die Zufuhr auf 60–70g/Tag zu beschränken, bleibt festzuhalten, dass es gerade auch die fettlöslichen **Vitamine A, E und D** sind, die bei älteren und hochbetagten Menschen kritische Nährstoffe darstellen (Abb. 25.**1**).

Während die wesentliche Quelle für Vitamin E pflanzliche Öle sind, kommt Vitamin A ausschließlich in tierischen Lebensmitteln (besonders Leber) vor. Die Spaltung des Provitamins Beta-Carotin ist bereits beim gesunden erwachsenen Menschen, selbst bei guter Zufuhr (2–4mg/Tag) für die Vitamin-A-Versorgung bei Fehlen anderer Quellen, nicht ausreichend. Umso mehr muss dieser Umstand beim alten Menschen berücksichtigt werden. Besteht Übergewicht, so kann auf eine Einschränkung der Fettzufuhr, besser noch auf eine Modifikation (mehr pflanzliche Fette) hingewiesen werden.

Mikronährstoffe bei alten Menschen

Mikronährstoffdefizite

Mit dem Alter verbundene Veränderungen des Lebensstils können in vielfacher Weise den Ernährungsstatus beeinflussen. Ältere Menschen stellen eine besonders gefährdete Risikogruppe für eine Mangelversorgung mit Mikronährstoffen dar. Nachlassende Geruchs- und Geschmacksempfindlichkeit, Zahnverlust, die Einnahme von Medikamenten und nicht zuletzt depressive Verstimmungen können zu einer Verringerung der Nahrungsaufnahme bis hin zur Altersanorexie führen. Auch ohne diese schwerwiegenden Risikofaktoren ist die Nahrungsaufnahme bei über 50-Jährigen verglichen mit Jüngeren durch den geringeren Energieumsatz eingeschränkt. Werden für 25- bis 50-jährige Männer noch 2400 kcal (Frauen 2000 kcal) empfohlen, so sinkt der tägliche Bedarf bei 51- bis 65-Jährigen um 200 kcal und beträgt bei über 65-jährigen Männern lediglich noch 1900 kcal (für Frauen 1700 kcal).

! Der eingeschränkten Nahrungsaufnahme muss also mit einem höheren Mikronährstoffgehalt der Nahrung begegnet werden, um die empfohlenen Vitamin- und Mineralstoffzufuhren zu erreichen (Biesalski et al. 1997 u. 2004).

Epidemiologie des Vitamin- und Mineralstoffmangels

Der verminderte Energiebedarf und der Gesundheitszustand der Senioren beeinflussen in erheblichem Umfang die Zufuhr und Ausnutzung der Nahrung. 40% der in der **NHANES-III-Studie** befragten über 70-Jährigen führten lediglich zwei Drittel der in den RDA empfohlenen Energiemenge zu (Alaimo et al. 1998). Mit einer derart eingeschränkten Nahrungsaufnahme ist nur durch eine sehr sorgfältige Auswahl der Lebensmittel in den Bereich der empfohlenen Aufnahme von Mikronährstoffen zu gelangen. Da die Lebensweise älterer Menschen jedoch häufig durch eine unausgewogene Ernährung und Multimorbidität gekennzeichnet ist, sind bei geriatrischen Patienten oft Vitamin-Plasmaspiegel weit unter dem Bevölkerungsdurchschnitt zu finden.

Die Ergebnisse der 2600 Teilnehmer einschließenden **europäischen SENECA-Studie** (80–85 Jahre, nicht hospitalisiert) waren alarmierend (Ataller et al. 1993): Die größten Vitamindefizite ergaben sich für Vitamin D (bei 41% der Teilnehmer im Plasma unter 30 nmol/l 25-Hydroxy-Vitamin D_3) und Vitamin B_6 (bei 23% unter 20 nmol/l Pyridoxal-5-Phosphat).

In **Deutschland** wurde die Vitaminaufnahme von 2106 Senioren im Rahmen der **Nationalen Verzehrsstudie** ermittelt, in einer Untergruppe auch der Blutstatus (VERA-Studie). Unphysiologisch niedrige Werte für Vitamin C ergaben sich bei 14% der Männer. Ein erheblicher Alterseinfluss wurde bei Vitamin B_{12} beobachtet. Die Häufigkeit eines zu niedrigen Vitamin B_{12}-Status lag bei den Senioren 3-mal so hoch wie in den jüngeren Altersgruppen.

Dramatische Defizite in der Altersgruppe von 75–97 Jahren zeigte die **Bethanien-Ernährungsstudie** an 300 hospitalisierten Hochbetagten (Volkert et al. 1992, Schliert et al. 1989). Tab. 25.**2** verdeutlicht dies am Beispiel der Vitamine A und C.

Zwei Drittel der Untersuchten wiesen bei mindestens einem der 5 Vitamine A, C, B_1, B_2, und B_6 zu geringe Plasmaspiegel auf.

Unterversorgt waren
- mit Vitamin C: 48% der Patienten,
- mit Vitamin B_1: 27% der Patienten,
- mit Vitamin A: 22% der Patienten,
- mit Vitamin B_6: 16% der Patienten,
- mit Folsäure: 16% und
- mit Vitamin B_{12}: 9% der Patienten.

Tabelle 25.**2** Plasmakonzentrationen von Vitamin A und C in der Bethanien-Ernährungsstudie (aus: Volkert et al. 1992)

Plasmakonzentrationen	gesunde deutsche Bevölkerung	geriatrische Patienten
Vitamin A	2,03 μmol/l	1,34 μmol/l
Vitamin C	61,3 μmol/l	28,4 μmol/l

Good-Aging-Tipp für die Praxis

Die Häufigkeit eines Vitaminmangels bei älteren Menschen, die zu einem großen Teil auf altersbedingte Veränderungen des Organismus zurückgehen, lässt die Verwendung von Nahrungsergänzungsmitteln generell sinnvoll erscheinen.

Altersbedingte Einschränkungen der Bioverfügbarkeit

Alterstypische **Beeinträchtigungen des Magen-Darm-Trakts** sowie eine generell **herabgesetzte Resorptionsrate** werden als Ursachen für einen relativ erhöhten Bedarf an einzelnen Vitaminen und Mineralstoffen im Alter angesehen. Eine latent vorhandene Vitaminmangelsituation kann durch die übliche **Medikamenteneinnahme** bei Älteren zusätzlich verschärft werden. Denn viele Wirkstoffe mit einer Unverträglichkeit gegenüber nährstoffreichen Nahrungsmitteln (z.B. Milchprodukte) können sowohl die Vitaminabsorption beeinträchtigen als auch Wechselwirkungen mit den einzelnen Vitaminen eingehen.

Die Bilanz geht weiter ins Negative, indem schwer absorbierbare Nährstoffe aufgrund von **Erkrankungen der Verdauungsorgane** weniger effektiv aufgenommen werden können (Bowman et al. 1992). So wird die Resorption von Vitamin B_{12} und Folsäure durch die im Alter häufig reduzierte Magensaftsekretion, insbesondere durch den Einsatz von Antazida, beeinträchtigt. Nach Untersuchungen von Russel et al. (1988) liegt der resorbierte Anteil einer oralen Folsäure-Testdosis bei an- und subaziden Personen mit 31% signifikant niedriger als bei Gesunden. Bei einem Viertel ist die Folsäureresorption sogar auf weniger als 20% reduziert. Auch das an Protein gebundene Vitamin B_{12} wird beim Fehlen der Magensäure nur noch unzureichend freigesetzt.

Eine andere Ursache der Vitamin B_{12}-Problematik liegt in der bakteriellen Besiedlung des Magens mit **Helicobacter pylori**. Mehr als ein Drittel der über 50-Jährigen in Mitteleuropa weist eine solche Infektion, verbunden mit einem hohen Risiko für chronische Gastritis und verminderte Magensaftproduktion, auf. Während der Nüchternmagensaft von Normaziden 10^2–10^5 Keime/ml aufweist, ist bei Anaziden mit 10^6–10^7 Keimen (Kolibakterien)/ml quasi eine Kolonflora (!) im Magen anzutreffen. Der Einsatz von Säurehemmern kann die Keimzahl weiter auf 10^8/ml erhöhen.

Die bakterielle Besiedlung des Magens bewirkt neben einem erhöhten Vitamin-B_{12}-Verbrauch durch die Mikroorganismen auch eine **erschwerte Resorption in der Ileumschleimhaut**, da bakterielle Syntheseprodukte mit Vitamin B_{12} um Rezeptoren konkurrieren. Erste Anzeichen für einen Vitamin-B_{12}-Mangel sind erst nach längerer Zeit zu erwarten, da die Speicherkapazität der Leber mit 5 mg gegenüber dem täglichen Bedarf von 3 μg hoch ist.

Bei Senioren kann ein niedriger Status von Riboflavin, Folsäure, Vitamin B_{12} und Vitamin C mit einem **Nachlassen der geistigen Fitness** verbunden sein (Goodwin et al. 1983).

Good-Aging-Tipp für die Praxis

Die Supplementierung antioxidativer Vitamine kann generell zum Abfangen vermehrter reaktiver Sauerstoffspezies in vielerlei Hinsicht in der Prävention sinnvoll sein. Das betrifft neben neurodegenerativen Erkrankungen auch das mit zunehmendem Alter erhöhte Diabetesrisiko. Aus den vorliegenden Fakten resultiert eine Vielzahl guter Gründe, die für eine Nahrungsergänzung älterer Menschen über eine Mikronährstoff-Supplementierung sprechen. Diese Empfehlungen gelten besonders für Calcium, Vitamin D und Vitamin B_{12}, da die Zufuhr adäquater Calciummengen über Milchprodukte durch die häufig auftretende Lactoseintoleranz beeinträchtigt ist.

Ebenso kann durch zu geringe Tageslichtexposition oft keine ausreichende endogene Vitamin-D-Synthese mehr stattfinden. Als Folge wurden die Aufnahmeempfehlungen (Dietary Reference Intakes [DRI] 1997) für Senioren für Vitamin D von 200 auf 600 IU und für Calcium von 800 auf 1200–1400 mg/d adaptiert (Frankhänel u. Gaßmann 1997).

Kritische Mikronährstoffe

Die Vitamine C, D, B_{12} sowie Eisen erweisen sich als Nährstoffe mit hohem Defizitrisiko bei älteren Menschen. Zudem ist nach britischen Studien die Natriumaufnahme bei vielen über 65-jährigen Menschen höher als erwünscht. Gründe für den Mangel an Vitaminen sind unangemessene Aufnahme sowie Risikofaktoren

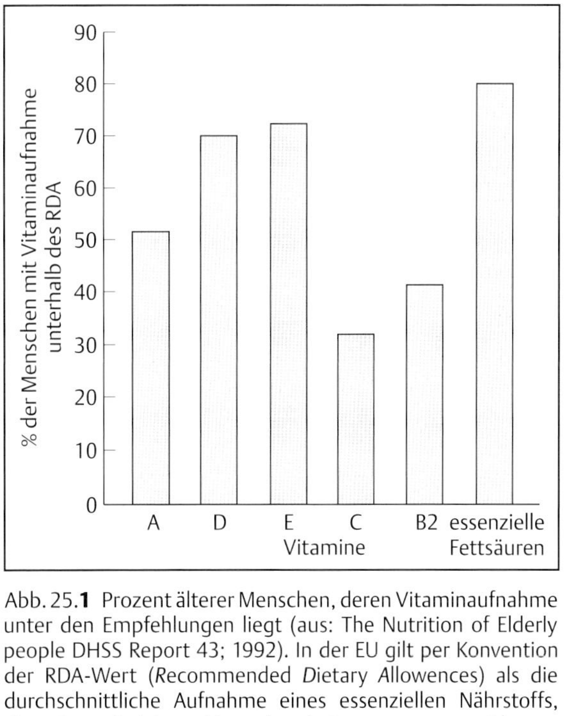

Abb. 25.**1** Prozent älterer Menschen, deren Vitaminaufnahme unter den Empfehlungen liegt (aus: The Nutrition of Elderly people DHSS Report 43; 1992). In der EU gilt per Konvention der RDA-Wert (*R*ecommended *D*ietary *A*llowences) als die durchschnittliche Aufnahme eines essenziellen Nährstoffs, die notwendig ist, um Mangelerscheinungen zu vermeiden.

wie chronische Erkrankungen und Rauchen (für Vitamin C), inadäquate Lichtexposition (für Vitamin D) und geringe Absorption (für Vitamin B_{12}).

Funktionale Indizes, wie Plasma-Homocystein lieferten weitere Beweise für einen unangemessenen Vitamin-B-Status, insbesondere für Folsäure, Vitamin B_{12} und Vitamin B_6.

> **!** Ältere Menschen bilden, bezogen auf ihre Ernährungsprobleme, eine sehr unterschiedliche und inhomogene Bevölkerungsgruppe. Daher ist es sehr schwierig, eine empfohlene Nahrungsmittelaufnahme festzulegen, die die Bedürfnisse der Mehrheit deckt, ohne unpraktisch oder unangemessen für diejenigen zu sein, die relativ fit und gesund sind.
>
> Wichtige Herausforderungen für staatliche Ernährungswissenschaftler sind „adäquate“ oder „angestrebte“ Aufnahme- und Statusindizes zu definieren, die geeignet für ältere Menschen und von diesen erreichbar sind.

Ein praktisches Problem sind die variierenden Bedürfnisse über einen Zeitraum zwischen Individuen und beim Einzelnen selbst. Ideal, aber praktisch nicht realisierbar, wären speziell für den Einzelnen oder Gruppen mit vergleichbarem Bedarf individuell entwickelte Nahrungsergänzungsmittel.

Bei noch guter gastrointestinaler Funktion des älteren Menschen – was die Verdauung und Absorption der meisten Mikronährstoffe betrifft – ist die Absorption von Vitamin B_{12}, Vitamin D und Calcium weniger effektiv. Die neuen diätetischen Referenzaufnahmen (**D**ietary **R**eference **I**ntakes; DRI) empfehlen täglich 1200 mg Calcium und 15 µg Vitamin D für Personen über 70 Jahre. Für andere Vitamine wie Riboflavin, Niacin, Thiamin, Folat, Vitamin B_6 und Vitamin B_{12} sind die neuen DRIs dieselben innerhalb der höchsten Alterskategorien, also für diejenigen über 70 Jahre und älter.

Vitamin B_{12} stellt ein besonderes Problem **für ältere Menschen mit atrophischer Gastritis** dar. Die Fähigkeit, das Vitamin aus Essensproteinen zu eliminieren, ist vermindert. So werden nur kleine Mengen von Vitamin freigesetzt, die dem Intrinsic Factor zur Bindung und zur endgültigen Absorption zur Verfügung stehen. Zudem wird die geringe Menge des freigesetzten Vitamin B_{12} auch noch von Bakterien des proximalen Dünndarm angegriffen und aufgenommen. Zur Prävention von Mangelzuständen bei älteren Menschen ist die **Vitamin-B_{12}-Substitution** wünschenswert. Dies trifft insbesondere bei vermuteter atrophischer Gastritis zu.

Auch die **Calciumabsorption** vermindert sich mit fortschreitendem Alter. Wahrscheinlich ist dies Folge eines gestörten Vitamin-D-Metabolismus. Denn ältere Menschen nehmen das Provitamin vermindert auf, haben eine geringere UV-Lichtexposition und die alternde Haut ist zudem weniger dazu in der Lage, Vitamin D zu synthetisieren.

Weiterhin sind die Nieren weniger fähig, 25-Hydroxyvitamin D zu der 1,25-Dihydroxyform zu aktivieren. Und schließlich führt die verminderte Anzahl der Vitamin-D-Rezeptoren in der intestinalen Schleimhaut Älterer zu einer verminderten Absorption von Vitamin D. Zusammengenommen resultieren alle diese Probleme des Vitamin-D-Metabolismus in einer **verminderten Calciumabsorption älterer Menschen**. Die ist ein wichtiger Faktor in der Ätiologie der Osteoporose (s. S. 135).

Neuere epidemiologische Studien haben **Vitamin K** als potenziell wichtigen diätetischen Faktor herausgestellt. Mangel kann die Knochenmasse und -dichte vermindern und damit das Risiko von Hüftfrakturen erhöhen. Vitamin K ist ein Kofaktor für die Synthese von Proteinen, die an der Blutgerinnung und am Knochenstoffwechsel beteiligt sind. Der Kofaktor Osteokalzin weist starke calciumbindende Eigenschaften auf, und ist notwendig für die normale Osteoblastentätigkeit und damit Mineralisierung neuer Knochen.

Wenig ist darüber bekannt, wie spezifische Nährstoffbedürfnisse durch physischen Stress oder Krankheit beeinflusst werden. Darüber hinaus ist die Rolle u.a. von Folsäure, Calcium und der Vitamine D und K unklar in Hinblick auf Verhinderung verschiedener altersassoziierter Krankheiten und Störungen.

Die Faktoren der Appetitkontrolle müssen noch besser verstanden werden, um eine Erklärung für altersbezogene Anorexie zu finden.

> **!** Kurzgefasst heißt das, dass ältere Menschen nicht bloß ältere Versionen jüngerer Erwachsener sind. Sie haben vielmehr einzigartige metabolische Charakteristika, die die Ernährungswissenschaft gerade genauer zu definieren beginnt.

Mikronährstoffdefizite und kognitive Leistungsfähigkeit

In diesem Zusammenhang spielt häufig ein unzureichender **Vitamin-B_{12}-Status** eine Rolle. Über die Reduktion erhöhter Homocystein-Konzentrationen steht Vitamin B_{12} in engem Bezug zu Folsäure und Vitamin B_6. Ein erhöhtes Risiko für kardiovaskuläre Erkrankungen in Verbindung mit hohen Homocysteinwerten fand sich in einer 10-Jahres-Verlaufsstudie von Männern in der 7-Länder-Studie. Darüber hinaus wurden Beziehungen zwischen kognitiver Funktion und der Aufnahme von Vitamin B_6, Folsäure und Vitamin B_{12} gefunden.

Mikronährstoffdefizite (Vitamin-B-Gruppe) können einen nicht unerheblichen Einfluss auf die Stimmungslage haben. Depressive Verstimmungen im Alter können Folge oder Begleiterscheinungen solcher Defizite sein.

Perrig et al (1997) zeigten eine Korrelation zwischen den Plasmaspiegeln von **Beta-Carotin, Vitamin C und der Gedächtnisleistung**. In der österreichischen Studie zur Schlaganfall-Prävention hatten Patienten mit Apoplex mit Gefäßrisiken und gestörter kognitiver Funktion erniedrigtes Vitamin E im Blut. Eine französische Studie berichtet von niedrigeren Plasmaspiegeln von Vitamin C bei Menschen mit Demenz vom Alzheimer-Typ.

Nach amerikanischen Studien korreliert die Vitaminversorgung mit kognitiven Leistungen. Kritisch ist die Versorgung mit **Vitamin B_{12}, Folsäure, Riboflavin und Vitamin C**.

Zweifelsohne kommt **Vitamin E** im ZNS eine wichtige Rolle bei der Aufrechterhaltung neuronaler Integrität und der Prävention von Zellverlust zu. Vitamin E ist das einzige lipidlösliche, kettenbrechende Antioxidans, das in biologischen Membranen gefunden wird. Somit liegt der Nutzen von Vitamin E bei neurologischen Störungen, die mit oxidativem Stress in Zusammenhang gebracht werden, auf der Hand. Orale Supplementierung von Vitamin E (1000 mg/Tag plus 300 mg/Tag an Vitamin C) für 12 Monate verbessert das Gedächtnis, die motorischen Leistungen und die Stimmung. Bei Patienten mit Alzheimer-Krankheit schob die Vitamin-E-Supplementierung die Heimeinweisung um 2 Jahre hinaus.

Die Verwendung von Plasma-Homocystein als metabolischer Marker des Folatstatus weist darauf hin, dass subklinischer Folatmangel bei älteren Menschen häufig ist. Die Beziehung zwischen einem niedrigen Folsäurestatus und dem Auftreten von Depressionen ist erwiesen. Daher sollte eine **Folat-Supplementierung** in Erwägung gezogen werden.

Zusammenfassend besteht kein Zweifel, dass die **Einnahme von antioxidativen Mikronährstoffen** die kognitive Funktionsreserve verbessern kann, wenn Defizite bestehen. Eine Ernährungsweise reich an Obst und Gemüse und damit reich an Antioxidanzien sollte zur Aufrechterhaltung von Wahrnehmungsfähigkeit und Gedächtnis älterer Menschen beitragen.

Adäquate Ernährung im Alter

Altersbedingte Veränderungen, die zu einer reduzierten Energieaufnahme führen, sind verminderte körperliche Aktivität und der Verlust von fettfreier Körpermasse. Die wichtigsten Faktoren, die den Ernährungsstatus beeinflussen, sind u.a.:

- die Absorption und der Stoffwechsel der Nährstoffe,
- der Nährstoffumsatz bei chronischer Erkrankung,
- der Verlust mentaler Funktion,
- psychosoziale Faktoren (Einsamkeit, Verlust des Partners, Armut),
- körperliche Behinderungen,
- schlechter Zahnstatus,
- Medikamente,
- Verlust von Geruch- und Geschmackssinn und
- die Zusammensetzung der Mahlzeit.

Körperzusammensetzung

Somatische altersassoziierte Veränderungen sind der Verlust von Körpergröße, Muskelmasse, Knochenmasse, Fettanteil und Wasseranteil. Am relevantesten sind Änderungen der Verteilung von Fett und fettfreier Körpermasse (**l**ean **b**ody **m**ass, LBM) und Veränderungen der Knochenzusammensetzung. Im Durchschnitt nimmt die LBM beginnend ab 60 Jahren progredient bis hin zu 40% Verlust (5 kg bei Frauen, 12 kg bei Männern) verglichen mit jungen Erwachsenen ab.

Parallel hierzu atrophieren die Nieren, Leber und Lunge um etwa 10–20%. Ein weiterhin stabiles Körpergewicht kann durch eine begleitende Erhöhung des Gesamtkörperfetts erklärt werden. Bereits zwischen 35 und 40 Jahren tritt eine Verminderung der Knochendichte auf (Seite 134–135). Diese Veränderungen in der Körperzusammensetzung beeinflussen unmittelbar die Nährstoffaufnahme und den Metabolismus. Der tägliche Energieumsatz wird durch niedrigere basale Energiebedürfnisse (niedrigerer Anteil an metabolisch aktivem Gewebe) herabgesetzt.

! Da die absoluten Nährstoffbedürfnisse jedoch unverändert bleiben, sollten ältere Menschen einen höheren Prozentsatz von Nahrungsmitteln mit hoher Nährstoffdichte konsumieren. Hierdurch wird die Energieaufnahme begrenzt, gleichzeitig werden aber ausreichend essenzielle Nährstoffe zugeführt.

Abnahme der Muskelmasse (Sarkopenie)

Ernährungsphysiologische Aspekte

Sarkopenie, altersbedingte Stoffwechselkrankheiten des Bewegungsapparats (Osteopenie, muskuloskelettale Erkrankungen, Osteoporose) sowie Behinderungen können zu einer Abnahme körperlicher Aktivität führen. Hiermit einher gehen physiologische Altersveränderungen der Herz- und Lungenfunktion, die dem Wunsch nach Mobilität entgegenwirken (Kapitel 11, 15, 30).

Die Abnahme der Muskelmasse ist ein während des ganzen Lebens laufender Vorgang. Im Allgemeinen sind Anzeichen der Sarkopenie bei 10–25% älterer Menschen anzutreffen. Üblich ist eine Unterteilung in **Wasting** (Schwund), **Kachexie** und **Sarkopenie** (Tab. 25.**3**).

Wasting ist eine Folge einer nicht bedarfsangepassten Zufuhr (Hungern) oder einer Malabsorption. Kachexie ist Resultat chronisch entzündlicher und damit kataboler Prozesse. In beiden Fällen ist nicht nur die Muskulatur betroffen, während die Sarkopenie ausschließlich einen Abbau von Muskelgewebe darstellt. Dies hat v.a. bei

Tabelle 25.**3** Charakteristika der Merkmale der verminderten Muskelmasse bei alten Menschen (– Abnahme, 0 unverändert, + Zunahme)

	Wasting	Kachexie	Sarkopenie
Gewicht	–	0	0
Fett	–	–	0
Muskulatur	–	–	–
Appetit	0	–	0
Energiezufuhr	–	0	?
Energieabgabe (REE[1] (pro kg FFM)	–	+	0

alten Menschen eine nicht unerhebliche funktionelle Bedeutung, da die Schwäche der Skelettmuskulatur das Risiko von Stürzen steigert (osteoporotische Frakturen) und gleichzeitig die Mobilität einschränkt. In der Behandlung und Prävention der Sarkopenie wird häufig nur körperliches Training propagiert. Eine adäquate eiweißreiche Ernährung (am besten zum Mittagessen) scheint ebenso wichtig. Mit Recht weist Morley (2004) in seinen „Top10", der wichtigsten Themen beim angemessenen Altern, **der altersgerechten Ernährung** den entscheidenden Stellenwert zu.

Endokrine Veränderungen

Mit dem Alter treten Veränderungen in Niveau und Wirkung der Hormone auf. Die Glucosetoleranz kann durch eine reduzierte Insulinsekretion und/oder Insulinsensitivität (häufig in Verbindung mit Übergewicht und geringer körperliche Aktivität) vermindert sein. Die verminderte Produktion von Wachstumshormon kann teilweise die Erhöhung des Körperfetts und den Verlust der Muskelmasse erklären.

Die Produktion von Schilddrüsenhormonen ist häufig vermindert. Die Herunterregulierung der Schilddrüsenfunktion kann als ein Schonmechanismus für den Organismus aufgefasst werden. Die verminderte Sekretion von Sexualhormonen ist unter vielfältigen Gründen auch das Resultat herunter regulierter Reproduktionsorgane (Kapitel 16 u. 19).

Diese hormonellen Veränderungen stehen in Wechselbeziehungen zueinander und tragen zur Entwicklung altersassoziierter Krankheiten bei, einschließlich Diabetes mellitus, Atherosklerose und Osteoporose.

Altersanorexie, Unterernährung und Gegensteuern

Ursachen und Folgen

Als wichtigste Ursachen eines verminderten Willens zur Nahrungsaufnahme alter Menschen im Sinne der Anorexie und Inappetenz werden angesehen:

- Soziale Ursachen (alleine essen),
- Mobilitätsstörung,
- sensorische Störungen,
- Malabsorption,
- Stoffwechselstörungen,
- Infektionskrankheiten,
- Medikamente,
- Reduktion der Magenentleerung mit vorzeitiger Sättigung und
- Krankheiten des ZNS (Depression, Demenz u.a.m.).

Die **Depression gilt als eine der wichtigsten Ursachen** für mangelhafte Nahrungszufuhr und daraus resultierende Altersanorexie. Gleichzeitig wird die Depression durch eine verringerte Mikronährstoffzufuhr, besonders der B-Vitamine, begünstigt. Chronische Medikamenten-

Tabelle 25.**4** Medikamente als Ursache reduzierter Aufnahme von Nährstoffen (nach Durnin u. Lean 1992)

Änderung der Aufnahme	**Medikamente bewirken**	
	Zunahme	**Abnahme**
➤ **bei der Energiezufuhr (Appetit oder Malabsorption)**	Phenothiazin Antidepressiva Corticosteriode	Metformin Digoxin Antibiotika Chemotherapeutika Analgetika Theophyllin
➤ **bei Vitaminen**		Furosemid (Vit. B_1) 5-FU (Vit. B_1) Isoniazid (B_6) Metformin (B_{12}, Folat) Phenothiazin (Folat) Triclyceride (Folat) Methotrexat (Folat) Colchicin (B_{12}) Cholestyramin (A, B_{12}, D, E, K) Tetracyclin (C) Aspirin (C) Corticosteroide (C) Antikoagulanzien (D, Folat)
➤ **bei Mineralstoffen und Elektrolyten**	Amilorid (K) Spironolacton (K) Corticosteroide (Na) Phenylbutazon (Na) Carbenoxolon (Na) Äthanol* (Fe)	Diuretika (Na, K, Ca, Mg, Zn) Phosphate (Fe) Tetracyclin (Fe) Antazida (Fe) NSAID (Fe) Eisen-Supplemente (Zn)

* Bei chronisch hoher Alkoholzufuhr bzw. Alkoholkrankheit kommt es zu teilweise erheblichen Defiziten vieler Vitamine und Mikronährstoffe (Kapitel 29)

einnahme führt zu verringerter Aufnahme und gleichzeitig reduzierter Verfügbarkeit von Makro- und Mikronährstoffen (Tab. 25.**4**). Die Abnahme der Nahrungsmenge ist bei Männern größer als bei Frauen.

Der Testosteronabfall wird wesentlich mit der Sarkopenie in Beziehung gebracht. Mediator ist Leptin. Leptin wird von Fettzellen produziert (Kapitel 7). Es bewirkt Sättigung und steigert die Stoffwechselrate. Da Testosteron über die hypothalamische Regulationsschiene einen Leptinanstieg bewirkt, kann so die Nahrungsaufnahme unterdrückt werden.

Therapeutische Intervention

Unterernährung stellt ein wesentliches Ernährungsproblem beim alten Menschen dar. Besonders bei älteren Frauen findet man selbst bei normalem bis niedrigem BMI immer wieder eine gewollte Einschränkung der Nahrungszufuhr, die nicht immer zu sichtbaren Zeichen wie Sarkopenie oder Anorexie führt. Eine Reihe therapeutischer Ansätze sind geeignet, den Appetit zu steigern oder die Sättigung hinauszuzögern. So können **Geschmacksverstärker** eingesetzt werden, die durch Reizung des Umami-Rezeptors (Kapitel 12.3) zu einer Vertiefung des Geschmacksempfindens führen. Empfehlenswert sind auch **energiereiche Supplemente**, die nicht zum Essen, sondern zwischen den Mahlzeiten genommen werden sollen.

Ein sich neu entwickelndes Feld ist die Anwendung von orexigenen **Appetitstimulanzien**. So kann Megestrol (ein Steroidabkömmling mit gestagener Wirkkomponente) zu einer Gewichtszunahme bei mangelernährten alten Menschen führen. Allerdings supprimiert Megestrol auch den Androgenstoffwechsel (Kapitel 19).

Cannabis wird immer wieder als Stimulans eingesetzt. Dronabinol, ein Tetrahydrocannabinol mit schwächerer orexigener Wirkung als Megestrol kann bei mangelernährten Patienten hilfreich sein. Neben der orexigenen Wirkung mit Zunahme der Nahrungsaufnahme, verringert es auch Schmerz und Übelkeit und führt so zu einer Verbesserung der Stimmungslage.

Mikronährstoffdefizite können per se anorektisch wirken. Bekanntestes Beispiel ist der Zinkmangel, welcher häufiger bei älteren Diabetikern zu finden ist.

Der soziale Kontext bei der Ernährung Älterer

Zwei Aspekte im sozialen Kontext mit Mangelernährung älterer Menschen bedürfen einer gesonderten Betrachtung – und zwar sozioökonomische und psychologische Merkmale.

Die **sozioökonomischen Aspekte** betreffen das Lebensalter, das Geschlecht, die Bildung und den Informationsstand (Ernährungskenntnisse), das Einkommen, sowie eher logistische Voraussetzungen wie Kocheinrichtungen, Tagespläne, Entfernung zu Lebensmittelgeschäften, Erreichbarkeit von Transportmitteln und Verfügbarkeit gewohnter Nahrungsmittel.

Vom **psychologischen Gesichtspunkt** aus sind Faktoren wie soziale Aktivitäten (Gruppe, Freunde, Lebenspartner, Einsamkeit), Selbstachtung und Selbstbewusstsein, Nahrungsvorlieben/-abneigungen (Essen als Erlebnis, Essen als Genuss) in Betracht zu ziehen. So wundert es nicht, dass sich der Ernährungszustand unabhängig lebender von dem institutionalisierter älterer Personen unterscheidet.

Good-Aging-Tipp für die Praxis

Die adäquate Ernährung älterer Menschen gehorcht anderen Regeln und Bedürfnissen im Vergleich zu Erwachsenen in und knapp jenseits der Lebensmitte. Ausgehend von einem veränderten Energiestoffwechsel mit verringertem Grundumsatz, einer vom Jüngeren abweichenden Körperzusammensetzung, sowie alters- und krankheitsbedingten Störungen der Aufnahme und Verwertung der Nahrung ergibt sich ein altersspezifisch, in mancher Hinsicht auch geschlechtsspezifisch unterschiedlicher täglicher Bedarf.

Bei den Makronährstoffen kann die Eiweißzufuhr am ehesten kritisch werden. Bei den Mikronährstoffen können Ältere mit den Vitaminen A, B_{12}, C, D und Folsäure in ein Defizit geraten. Der Wasserhaushalt bedarf einer immer wieder zu erinnernden Trinkmenge von 1,5–2 Litern täglich. Bei den Mineralstoffen und Elektrolyten entsteht Mangel an Kalium, Eisen und Zink entweder durch inadäquate Aufnahme oder oft schon durch chronische Einnahme bestimmter Medikamente.

Zu einem nicht unerheblichen Teil lassen sich altersassoziierte und alterslimitierende Erkrankungen wie Demenz, Osteoporose, Sarkopenie, bzw. Diabetes, KHK, und speziell mit oxidativem Stress in ursächlichem Zusammenhang stehende Funktionsstörungen durch eine altersadäquate, nährstoffreiche Ernährung verhindern oder hinauszögern. Die Häufigkeit eines Vitaminmangels bei älteren Menschen, die zu einem großen Teil auf altersbedingte Veränderungen des Organismus zurückgehen, lässt die Verwendung von Nahrungsergänzungsmitteln generell sinnvoll erscheinen. Auf diese Weise kann Anti-Aging im Sinne von Good-Anging noch beim Älteren stattfinden.

Literatur

1. Alaimo K, Briefel RR, Frongillo EA, Olson CM. Food insufficiency exists in the United States: Results from the Third National Health and Nutrition Examination Survey (NHANES III). Am J Public Health. 1998; 88: 419–426.
2. Biesalski HK, Schrezenmeir J, Weber P, Weiß H. Vitamine. Stuttgart: Thieme Verlag; 1997.
3. Biesalski HK et al. (Hrsg.). Ernährungsmedizin. 3. überarbeit. u. erweiterte Auflage, Stuttgart: Thieme Verlag; 2004.
4. Bowman BA, Rosenberg IH, Johnson MA. Gastrointestinal function in the elderly. In: Munro HN, Schlierf G (Hrsg.) Nestlé Nutrition Workshop Series, New York: Raven Press, 1992, 43–50.
5. Cambell WW, Crim MC, Dallal GE, Young VR. Increased protein requirements in elderly people. Am J Clin Nutr. 1994;60:501–509.
6. DACH: Deutsche Gesellschaft für Ernährung, Österreichi-

sche Gesellschaft für Ernährung, Schweizerische Gesellschaft für Ernährung, Schweizerische Vereinigung für Ernährung. Referenzwerte für die Nährstoffzufuhr. Frankfurt am Main, Umschau/Braus, 2000.
7. Durnin JV, Lean ME. Nutrition – consideration for the elderly. In: JC Brocklehurst (Hrsg.) Textbook of Geriatric Medicine and Gerontology. New York: Churchill Livingstone, 1992.
8. Ferrannini E, Muscelli E, Stern MP. Differential impact of insulin and obesityon cardiovascular risk factors in non-diabetic subjects. Int J Obes Rel Met Dis. 1996; 20:7–14.
9. Frankhänel S, Gaßmann B. Dietary Reference Intakes (DRI) der USA und Kanadas. Ernährungs-Umschau 1997; 44: 422–424.
10. Gersovitz M, Motil K, Munro HN, Scrimshaw NS, Young VR. Human protein requirements: assessment of the adequacy of the current Recommended Dietary Allowance for dietary protein in elderly men and women. Am J Clin Nutr 1982; 35: 6–14.
11. Goodwin JS, Goodwin JM, Garry PJ. Association between nutritional status and cognitive functioning in a healthy elderly population. JAMA 1983; 249: 2917–2921.
12. Haller J, Weggemans RM, Ferry M, Guigoz Y. Mental health, minimental state examination and geriatric depression score of elderly Europeans in the SENECA Study of 1993. Europ J Clin Nutr 1993; 50: 112–116.
13. Morley JE. The Top 10 hot topics in aging. J Gerontol. 2004; 59: 24–33.
14. Muller D, Elahi D, Tobin J. Insulin response during the oral glucose tolerance test: the role of age, sex, body fat and the pattern of fat distribution. Aging 1996; 8:13–21.
15. Munro HN, Young VR. Protein metabolism and requirements. In: Exton Smith AN, Caird FT (eds.) Metabolic and Nutritional Disorders in the Elderly. Bristol: John Wright Ltd., 1980.
16. Perrig WJ, Perrig P, Stahelin HB. The relation between antioxidants and memory performance in the old and very old. J Amer Geriatr Soc. 1997; 45: 718–724.
17. Roberts SB, Fuss P, Heymann MB. Effects of age on energy expenditure and substrate oxidation during experimental underfeeding in healthy men. J Gerontol A Biol Sci Med Sci. 1996; 51: B158 - B166.
18. Russell RM, Golner BB, Krasinski SD, et al. Effect of antacid and H2 receptor antagonists on the intestinal absorption of folic acid. J Lab Clin Med. 1988;112:458–463.
19. Schlierf G, Oster P, Kruse W, Frauenrath C, Volkert D, Kübler W. Fehlernährung bei geriatrischen Patienten: Die Bethanien-Ernährungsstudie. Z. Gerontol. 1989; 22: 2–5
20. Volkert D, Kruse W, Oster P, Schlierf G. Malnutrition in geriatric patients. Diagnostic and prognostic significance of nutritional parameters. Ann Nutr Metab. 1992; 36: 97–112.
21. Volkert D. Ernährung im Alter. Wiesbaden: Quelle & Meyer; 1997.

26 Geistige Leistungsfähigkeit erhalten

Manfred E. Beutel, Stefanie Wagner, Reiner Kaschel und Sönke Paulsen

Einleitung

Mit zunehmendem Lebensalter kommt es auch zu Veränderungen der geistigen Leistungsfähigkeit. Diese Veränderungen haben vielfältige Ursachen. Struktur und Funktionen des Gehirns sind Alterungsprozessen unterworfen, die durch Herz-Kreislauf- und Gefäßerkrankungen, Stoffwechselstörungen, neurodegenerative Erkrankungen u.ä. beschleunigt werden.

Die **Demenz** wird zunehmend als vordringliches Gesundheitsproblem des höheren Lebensalters erkannt (Kapitel 14). Anders als bei der Demenz besteht bisher keine übereinstimmende Definition so genannter **leichter kognitiver Einbußen**. Doch diese können die Betroffenen erheblich beeinträchtigen, ohne dass sie später in eine Demenz münden müssen. Andererseits ist das Risiko, bei nachweisbaren leichten kognitiven Einbußen später eine Demenz vom Alzheimer-Typ, gefäßbedingte (vaskuläre) oder andere, seltenere demenzielle Erkrankungen zu entwickeln, deutlich erhöht.

Für die ärztliche Praxis ist es wichtig, mögliche Anzeichen für leichtere kognitive Einbußen zu erkennen, um Menschen gezielt beraten zu können. Es geht darum, sie aufmerksam zu machen und zu aktivieren, ohne sie zu ängstigen. Auch im Bereich der geistigen Leistungsfähigkeit eröffnen sich daher zahlreiche Ansatzpunkte für die **Primär- und Sekundärprävention**:

- Umstellung von riskanten Lebensweisen, v.a. achtsamer Umgang mit Genussmitteln wie Nikotin und Alkohol,
- Bewältigung geistiger Beeinträchtigungen im Alltag,
- geistige Aktivität,
- körperliche Fitness sowie
- spezielle Trainingsprogramme.

Kognitive Veränderungen mit zunehmendem Lebensalter

Mit zunehmendem Lebensalter kann es zu allmählichen Veränderungen kognitiver Funktionen kommen. Von diesen Veränderungen sind neben der Intelligenz auch die Aufmerksamkeit und das Gedächtnis betroffen. Man unterscheidet 2 Komponenten der menschlichen Intelligenz:

- Die **kristalline Intelligenz** beinhaltet durch Bildung und Kultur erworbenes Wissen sowie sprachliches Wissen und Verstehen.
- Die **fluide Intelligenz** bezeichnet die Fähigkeit zur Lösung neuartiger Probleme, Prozesse der raschen Informationsverarbeitung und des abstrakten Denkens.

Die kristalline Intelligenz kann bis ins hohe Alter durch geistige Aktivität gesteigert werden. Die fluide Intelligenz hingegen nimmt bereits ab Mitte 20 linear ab. Auch die Geschwindigkeit der Informationsverarbeitung sinkt parallel dazu. Neben den körperlichen Bewegungen werden auch das Denken und die Reaktionszeiten mit zunehmendem Lebensalter langsamer. Die Leistungsfähigkeit des Arbeitsgedächtnisses und des so genannten Quellengedächtnisses, das den Kontext von Erinnerung speichert, sind ebenfalls Alterseinflüssen ausgesetzt.

Das **Kurzzeitgedächtnis** bleibt bis in die 8. Dekade konstant, während das **Langzeitgedächtnis** auch im Rahmen „normaler" Alterungsprozesse langsam ab dem mittleren Lebensalter abnimmt (Kaschel 2001). Betroffene meinen meist das Langzeitgedächtnis, wenn sie darüber klagen, dass „das Kurzzeitgedächtnis so schlecht geworden" sei.

> **!** Während das Langzeitgedächtnis in seiner fachlich-psychologischen Definition bereits nach etwa 10 sec, mehr als ca. 7 Informationseinheiten oder nach einer kleinen Ablenkung ins Spiel kommt, meint man im Alltag meistens länger zurückliegende Dinge, an die man sich nicht erinnern kann, wenn man vom Langzeitgedächtnis spricht.

Besonders störend ist ein im Rahmen normalen Alterns, aber auch bei krankheitsbedingten (z.B. Depression) Einbußen der Stirnhirnfunktionen auftretendes weiteres Gedächtnisproblem: Es betrifft nicht zurückliegende Ereignisse, sondern die Schwierigkeit, sich an zu erledigende Vorhaben oder Vorsätze zu erinnern (z.B. Termine einhalten; so genanntes **prospektives Gedächtnis**). Störbarkeit und Ablenkbarkeit („Zerstreutheit") nehmen ebenfalls mit dem Alter zu.

Schaie (1996) untersuchte in einer **Längsschnittstudie** (1956–1991) über 18.000 Personen mit einer kognitiven Testbatterie. Die Ergebnisse zeigten, dass die einzelnen kognitiven Funktionen einen unterschiedlichen Verlauf aufweisen. Zwischen dem 60. und 70. Lebensjahr nimmt die geistige Leistungsfähigkeit langsam ab. Zu gravierenderen Einbußen kommt es allerdings erst ab dem 80. Lebensjahr. Lediglich die Verarbeitungsgeschwindigkeit nimmt bei allen Probanden bereits ab dem 60. Lebensjahr deutlich ab. Eine leichte Verlangsamung ist sogar parallel zur oben erwähnten Abnahme fluider Intelligenz ab Mitte 20 nachweisbar.

Die Abnahme numerischer Fähigkeiten beginnt etwa ab dem 60. Lebensjahr. Beim logischen Denken und der Wortflüssigkeit findet sich ein erster Leistungsabfall ab einem Alter von etwa 65–70 Jahren. Das verbale Verständnis und die räumliche Orientierung zeigen ab 75 ein Absinken in der Leistungskurve. Die Profile einzelner Personen in kognitiven Tests können von Person zu Person sehr stark variieren, je nach Nutzung bzw. Nichtgebrauch der einzelnen Funktionen und der Existenz neuropathologischer Veränderungen.

Good-Aging-Tipp für die Praxis

Es kommt mit zunehmendem Lebensalter nicht zu generellem und linearem kognitivem Abbau. Teilfunktionen von Gedächtnis, Aufmerksamkeit und Arbeitsgeschwindigkeit nehmen allmählich ab; andere (Wissen, sprachliches Verstehen) können bei fortgesetzter geistiger Aktivität zunehmen und für die Kompensation eingeschränkter Funktionen hilfreich sein.

Demenzielle Erkrankungen

Demenzielle Erkrankungen nehmen von 3% bei den 65- bis 69-Jährigen bis 25% bei den über 85-Jährigen zu (Kurz 2000). Eine Demenz ist durch multiple kognitive Defizite gekennzeichnet, die eine Beeinträchtigung des Gedächtnisses einschließen. Insbesondere können neue Informationen nur begrenzt gespeichert werden. Zugleich kommt es zu einer Verminderung von Urteilsfähigkeit und Denkvermögen.

Weitere Kriterien (von denen mindestens eines erfüllt sein muss) sind Störungen:

- des Sprachvermögens (Aphasie),
- der Handhabung von Objekten (Apraxie),
- der Erkennung von Objekten (Agnosie) und
- des räumlichen Erkennens oder der Orientierung.

Auch affektiv und sozial kommt es zu teils erheblichen Behinderungen. Von einer Demenz spricht man nur dann, wenn die Dauer der Symptomatik mindestens 6 Monate beträgt (Kapitel 14).

Die Symptome einer Demenz entwickeln sich langsam und allmählich. Auch wenn frühe Anzeichen für eine Demenzerkrankung, wie nachlassende Aufmerksamkeit, zunehmende Abneigung gegen Neuerungen oder aber Verarmung der geistigen Fähigkeiten und Leistungen schon erkennbar sind, kann der Patient anfangs auf genaue Fragen meistens noch richtig antworten.

Im weiteren Verlauf schleichen sich dann immer häufiger Fehler ein: Gedächtnis-, Konzentrations-, Aufmerksamkeits- und Denkstörungen nehmen zu. Der Patient findet sich zunehmend weniger zurecht, auch in einer bekannten Umgebung. Er ist besonders zu Beginn der Erkrankung meistens sehr niedergeschlagen. Die Betroffenen vermeiden mehr und mehr den Kontakt zu anderen Menschen, da ihre Persönlichkeit verändert erscheinen kann.

Im Verlauf der Demenzerkrankung entwickeln sich Sprachstörungen, sowie Störungen bei einfachen Handgriffen (z.B. Schließen von Knöpfen), die die Selbstständigkeit der Patienten einschränken. Besonders die späteren Stadien der Erkrankung können durch Ruhelosigkeit und Erregungszustände gekennzeichnet sein. Manchmal treten auch körperliche Beschwerden hinzu (Ursachen und Therapieansätze: Kapitel 14).

! Die Demenz ist eines der gravierendsten Gesundheitsprobleme und Hauptursache für eine Heimeinweisung alter Menschen. Infolge der kognitiven, affektiven und sozialen Einbußen ist auch das soziale Umfeld, insbesondere Pflegepersonen in der Familie, erheblich belastet. Demenzerkrankungen sind mit einer hohen Rate von mindestens 20–30% an Depressionen gebunden.

Leichte kognitive Beeinträchtigungen

! Die Hauptmerkmale einer leichten kognitiven Störung sind Klagen über Gedächtnisstörungen, Vergesslichkeit, Lern- oder Konzentrationsschwierigkeiten, also eine zunehmende Beeinträchtigung kognitiver Funktionen. Objektive Testuntersuchungen zeigen gewöhnlich unterdurchschnittliche Werte. Keines dieser Symptome ist so schwerwiegend, dass die Diagnose Demenz, organisches amnestisches Syndrom oder Delir gestellt werden kann (ICD-10; International Classification of Diseases, 10. Auflage).

Leichte kognitive Beeinträchtigungen (LKB oder „mild cognitive impairment" [MCI; Zaudig 1995]) sind altersassoziierte, erworbene kognitive Leistungseinschränkungen leichteren Ausmaßes. Diese können ein Vorstadium von Demenzen darstellen.

Die **Diagnosekriterien** von minimalen kognitiven Einbußen sind in der Literatur nicht einheitlich. Manche sehen das entscheidende Kriterium für eine MCI in Beeinträchtigungen der Gedächtnisleistungen. Die Mehrzahl der Autoren sieht jedoch Gedächtnisdefizite nicht zwangsläufig im Vordergrund: Eine internationale Konsensus-Gruppe spricht von MCI, wenn entweder im Bereich des Gedächtnisses oder in der Aufmerksamkeit, dem Denken oder in sprachlichen oder visuell-räumlichen Funktionen unterdurchschnittliche Leistungen nachweisbar sind (AACD: age associated cognitive decline; Zaudig 1995).

Im Unterschied zur Demenz sind leichte kognitive Einbußen ätiologisch noch wenig geklärt und differenzialdiagnostisch nicht hinlänglich beschrieben. Die Angaben zur **Prävalenz** von minimalen kognitiven Einbußen schwanken zwischen 2% und 52%.

Zumindest in der Selbstwahrnehmung eines großen Teils der alternden Menschen sind kognitive Einbußen häufig. In einer aktuellen Befragung in der psychosomatischen Klinik Bad Neustadt/Saale haben von 1250 in der psychosomatischen Rehabilitation stehenden 50- bis 59-Jährigen neben anderen psychischen und körperlichen Beschwerden noch folgende Probleme:

- Konzentrationsschwierigkeiten: 52%,
- Gedächtnisschwierigkeiten: 38% und
- Nachlassen des Gedächtnisses: 30%.

Neben hormonellen Veränderungen (Abfall von Sexualsteroiden) können auch **affektive Störungen** zu kognitiven Leistungseinbußen beitragen. Bei depressiven Störungen etwa lassen sich häufig kognitive Leistungseinbußen nachweisen, die sich v.a. auf frontalhirnassoziierte Funktionen des Gedächtnisses, exekutive Funktionen (Planen, Problemlösen) und die kognitive Verarbeitungsgeschwindigkeit beziehen.

Während die Hypothese der „depressiven Pseudodemenz" impliziert, dass es sich gar nicht um „echte" kognitive Einbußen handelt, sondern lediglich um Begleiterscheinungen der Depression, zeigen neuere Studien, dass manche dieser Einbußen auch nach klinischer Besserung fortbestehen, einen ungünstigen Verlauf der depressiven Erkrankung und das Risiko eines kognitiven Abbaus erhöhen (Kaschel 2001).

Eine Reihe von Befunden spricht dafür, dass der Zusammenhang zwischen Depression und neuropsychologischen Defiziten vom Lebensalter der Patienten moderiert wird. Möglicherweise werden depressive Störungen primär bei älteren Patienten von kognitiven Defiziten begleitet. Das Auftreten einer depressiven Erkrankung mit neuropsychologischen Defiziten kann die erste Manifestation einer sich entwickelnden Demenz sein. Die Depression könnte aber auch als Reaktion auf die mit der Demenz verknüpften kognitiven Defizite verstanden werden. Die Abb. 26.**1** beschreibt einen **Teufelskreis** aus kognitiven Altersveränderungen, unangemessener Belastungsverarbeitung und Depressionen.

Leichte kognitive Einbußen werden v.a. dann für die **berufliche Anpassung** relevant, wenn neue Arbeitsanforderungen gestellt werden. Dies ist häufig beim gegenwärtigen rapiden gesellschaftlichen und beruflichen Umbau zu beobachten, der mit Rationalisierung, Flexibilisierung und forcierter Einführung von Informations- und Kommunikationstechnologien einhergeht.

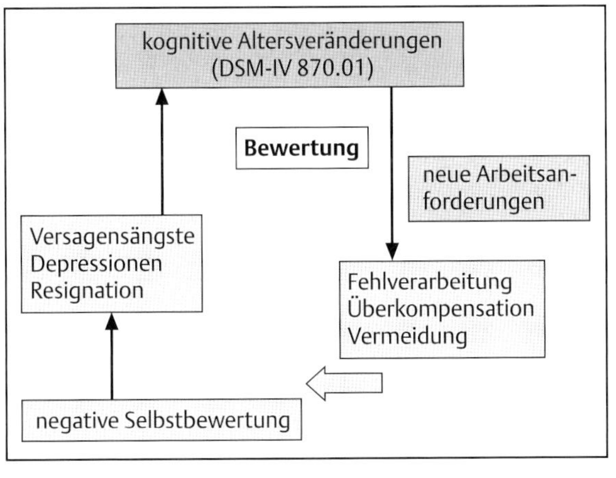

Abb. 26.**1** Circulus vitiosus aus kognitiven Altersveränderungen, unangemessener Belastungsverarbeitung und Depression.

Gerade für ältere Arbeitnehmer mit leichten kognitiven Einbußen können derartige Entwicklungen zu Leistungsversagen und Einbußen der Lebensqualität führen. Werden Personen mit leichten kognitiven Beeinträchtigungen im täglichen Leben, besonders im Beruf mit neuen Anforderungen (z.B. Einführung von EDV) konfrontiert, die eine größere kognitive Flexibilität erfordern, kann dies leicht zu Fehlverarbeitungen führen. Kommt es zu einer Fehlverarbeitung kognitiver Beeinträchtigung (z.B. Überschätzung von Einbußen, Katastrophisieren), entstehen negative Selbstbewertung, Versagensgefühle, Leistungsvermeidung bis hin zu Erschöpfung oder Depression.

Alterassoziierte leichte kognitive Einbußen können so angesichts neuerer, komplexerer beruflicher Anforderungen in einen Teufelskreis aus Versagensängsten, Resignation und Depression führen.

! Ob kognitive Einbußen für die Leistungsfähigkeit in Beruf und Alltag bedeutsam werden, hängt wesentlich von den gestellten Anforderungen ab. Geringgradige kognitive Einbußen können die berufliche Leistungsfähigkeit deutlich beeinträchtigen, beispielsweise wenn neu eingeführte Computer am Arbeitsplatz die genannten alterssensitiven Funktionen erfordern (z.B. Doppelaufgaben). Fehlverarbeitung von Belastungen und Depressionen verschlimmern kognitive Beeinträchtigungen. Daraus ergeben sich vielfältige therapeutische Ansatzpunkte.

Diagnostik kognitiver Funktionen

Eine **beginnende Demenz** wird oft übersehen oder irrtümlich als Depression angesehen. Erkennbare Frühsymptome sind

- erhöhte Ermüdbarkeit,
- leichte Merkschwäche,
- Konzentrationsschwierigkeiten,
- Verlangsamung,
- Umständlichkeit und
- mangelhafte Fähigkeit, den eigenen Zustand realitätsgerecht einzuschätzen.

Die richtige Diagnose zu stellen ist insbesondere im Hinblick auf eine mögliche Behandlung immens wichtig. Diese erfordert, dass der Hausarzt Befürchtungen über und Beobachtungen hinsichtlich geistiger Leistungseinschränkungen, insbesondere Gedächtnisstörungen, Wesens- und Verhaltensänderungen unter dem Verdacht des Vorliegens einer Demenz nachgeht.

Ziel einer Frühdiagnose ist der Nachweis oder Ausschluss einer organischen Erkrankung. Hierbei kommt der Fremdanamnese besondere Bedeutung zu. Bei einem hausärztlichen Verdacht auf das Vorliegen einer Demenz sollte unbedingt zum Facharzt für Neurologie überwiesen werden. Maßgeblich für die Diagnose von Demenzerkrankungen ist neben der Fremdanamnese die testpsychologische Untersuchung.

Inzwischen gibt es einfache klinische Verfahren zur Diagnostik von Demenzerkrankungen, die leicht in der klinischen Praxis einzusetzen sind. Hierzu zählen v.a. der **MMST** sowie der **Dem Tect**. Der MMST (Mini Mental State Test) ist ein Screeningverfahren in Form eines strukturierten Interviews zur Erfassung kognitiver Störungen bei älteren Menschen mit Demenzverdacht. Die Durchführungszeit beträgt etwa 5–10 Minuten. Der Dem Tect (Screeningverfahren zur Diagnose von Demenzen) ist ebenfalls ein Screeningfragebogen zur Erkennung kognitiver Beeinträchtigungen. Die Durchführungszeit beträgt 8 Minuten (Calabrese u. Kessler, 2000).

Der MMST ist zwar ein relativ einfaches Verfahren zur Erkennung von Alzheimer-Demenzen, doch können mit diesem Verfahren nur Patienten mit bereits fortgeschrittenen Stadien der Demenz identifiziert werden. Der Dem Tect weist eine deutlich höhere Sensitivität auf.

Die genannten Verfahren sind zuverlässig und valide bei der Erkennung schwerwiegender kognitiver Einbußen. Weit schwieriger ist die Diagnostik leichter Einbußen, für die einfache Demenzverfahren untauglich sind. Diese erweisen sich im Vorfeld deutlicher demenzieller Abbauerscheinungen als zu wenig sensitiv (Kaschel 2001). Einfache Demenzverfahren wie der MMST enthalten für nur leicht kognitiv beeinträchtigte Ältere eine Reihe von entwürdigenden Fragen (z.B. nach trivialen persönlichen Daten).

Es liegen andererseits sehr umfassende und zeitaufwändige Testbatterien zur Diagnostik von Teilfunktionen vor, die aber nur begrenzt Rückschlüsse auf Auswirkungen im beruflichen Bereich und im Bereich von Alltagsfunktionen (Aktivitäten des täglichen Lebens) zulassen.

Tabelle 26.**1** Testbatterie zur Erfassung minimaler kognitiver Einbußen

Gedächtnis	**FEAG/MAC**: Gedächtnisfragen zur Erfassung von Kurz- und Altgedächtnis, Handlungsintentionen. **Terminetest/Tagesplan**: Alltagssimulationstest
Problemlösen	**Turm von Hanoi**: Test zur Erfassung von planenden Verhaltensstrategien und der Fähigkeit aus Fehlern zu lernen.
Intelligenz	**LPS 50+**: Intelligenztest zur Erfassung eines differenzierten Leistungsprofils bei älteren Menschen.
Aufmerksamkeit	**D2**: Durchstreichverfahren **TAP**: computergestütztes Verfahren zur Erfassung der selektiven und geteilten Aufmerksamkeit.
Depression	**BDI**: Liste von Aussagen mit typischen depressiven Symptomen.

LPS 50+: Leistungsprüfsystem für 50- bis 90-Jährige
D2: Aufmerksamkeits-Belastungs-Test
BDI: Beck Depressionsinventar
TAP: Testbatterie zur Aufmerksamkeitsprüfung (computergestützt)
FEAG/MAC: Fragebogen zur Erfassung alltäglicher Gedächtniserfahrungen

Um Aufschluss über das Aktivitätsniveau im Alltag und die funktionelle Autonomie der Patienten zu bekommen, sind spezielle Skalen (ADL-Skalen; Activities of Daily Living, Verfahren zur Messung der Alltagskompetenz) nötig. Tab. 26.**1** gibt eine Übersicht über eine mögliche Testbatterie zur Erfassung minimaler kognitiver Einbußen, zusammen mit einer Kurzcharakterisierung. Eine Testbatterie zur Diagnostik von leichten kognitiven Einbußen sollte die MCI-relevanten Funktionen angemessen überprüfen – also nach der o.g. Konsens-Definition (AACD) nicht nur das Gedächtnis erfassen (z.B. Testbatterie von Kaschel 2001).

Neben Alltagsgedächtnistests (z.B. Terminetest) enthält diese Batterie auch Tests zur Erfassung von Problemlösestrategien (z.B. Turm von Hanoi) oder des räumlichen Vorstellungsvermögens. Zusätzlich wird die Aufmerksamkeit der Probanden untersucht. Mittels eines Intelligenztests (z.B. LPS 50+) wird ein differenziertes Leistungsprofil kognitiver Funktionen erhoben.

Bei der Erfassung kognitiver Altersveränderungen ist zu berücksichtigen, dass die Testergebnisse neben der Testgüte des verwendeten Verfahrens stark beeinflusst sind durch kulturelle Faktoren, durch Bildung, Sprache, Erfahrung sowie den emotionalen und physischen Zustand des Untersuchten. Zu beachten ist, dass Ältere für leistungshemmende Faktoren, wie etwa Ablenkung von Außen sehr anfällig sind, so dass ungestörte und förderliche Testbedingungen hergestellt werden müssen.

Zu berücksichtigen ist weiterhin, dass die kognitiven Einbußen, auch wenn sie subjektiv als störend empfunden werden, meist klein sind im Verhältnis zur beobachtbaren Spanne kognitiver Funktionen. Daher sind diagnostische Längsschnittbeobachtungen maßgeblich. Hierbei ist aber auch ein möglicher Lerneffekt bei Wiederholung eines Tests zu berücksichtigen.

Zu berücksichtigen ist weiterhin, dass die kognitiven Einbußen, auch wenn sie subjektiv als störend empfunden werden, meist klein sind im Verhältnis zur beobachtbaren Spanne kognitiver Funktionen. Daher sind diagnostische Längsschnittbeobachtungen maßgeblich. Hierbei ist aber auch ein möglicher Lerneffekt bei Wiederholung eines Tests zu berücksichtigen.

Zwar sind bei früher gut ausgeprägten kognitiven Funktionen (die sich beispielsweise in einer höheren Schulbildung und beruflicher Karriere ausdrücken) geringere Einbußen oft kompensierbar, sie täuschen jedoch insbesondere bei hoher Leistungsmotivation einige Zeit über bereits vorhandene Defizite hinweg („try harder" als Strategie zur Überkompensation bzw. „Nichtwahrhaben-wollen" bemerkter Einbußen).

Good-Aging-Tipp für die Praxis

Die frühzeitige Diagnose von kognitiven Einbußen ist wichtig für den weiteren Verlauf der Erkrankung und die frühzeitige Veranlassung von geeigneten Therapiemaßnahmen. Für die Diagnose von Demenzen gibt es eine Vielzahl von Verfahren, mit deren Hilfe sie leicht in der Praxis festgestellt werden können. Schwieriger ist die Diagnose leichter kognitiver Einbußen, da die vorliegenden Demenzverfahren hier weniger sensitiv und daher überwiegend ungeeignet sind. Spezielle Testbatterien zur Diagnostik leichter Einbußen existieren noch wenige.

Behandlungsansätze zur Förderung kognitiver Funktionen

Nach einer anfangs recht zögerlichen Entwicklung steht heute ein relativ breites Spektrum therapeutischer Interventionsmaßnahmen zur Verfügung. Diese umfassen medikamentöse Interventionen, sowie kognitive Therapieansätze, die die verhaltenstherapeutische oder tiefenpsychologische Aktivierung von Ressourcen und die Therapie von Begleit- und Folgekrankheiten beinhalten.

Ziel ist es, die Lebensqualität der Patienten und ihrer Angehörigen zu steigern. Besonders in frühen Stadien der Demenz ist es wichtig, die begleitenden depressiven Gefühle abzubauen. In der Demenztherapie werden folgende **Zielsetzungen** verfolgt:

- Zur Prävention der Demenz dienen internistische (z.B. Einstellung von Hypertonie und Diabetes mellitus zur Prävention vaskulärer Demenz), psychiatrische und psychotherapeutische Behandlungen (z.B. Suchttherapie).
- Eine Behandlung der Ursache ist nur in seltenen Fällen möglich (z.B. Thyroxin-Substitution bei Hypothyreose).
- Aktuelle Behandlungsansätze richten sich auf die Beeinflussung pathogenetischer Mechanismen (z.B. cholinerge Substitution bei der Demenz vom Typ Alzheimer, Kapitel 14).
- Große Bedeutung hat die Behandlung von Begleitsymptomen, die die Symptomatik verschlimmern (z.B. Behandlung von Depressionen).
- Auch Sekundärfaktoren (z.B. Hör- oder Sehminderung) bedürfen der Abklärung und ggf. der Behandlung.
- Wesentlich ist die Hilfe bei der Krankheitsbewältigung. Hierzu zählt etwa die kognitive Aktivierung oder der aktive Umgang mit Erinnerungen.
- Weitere wesentliche Eckpunkte sind die Unterstützung der häufig psychisch und physisch massiv geforderten Familienangehörigen, die Vermittlung in Selbsthilfe sowie die Milieugestaltung, z.B. durch Wohnungsanpassung. Erinnerungstherapie fördert anhand von Erinnerungshilfen (wie Fotos, Musikstükke oder Gegenstände) einen positiven Rückblick auf das eigene Leben. Im Sinne eines stützenden, akzeptierenden und ggf. auch strukturierenden Umgangs stützt die Selbsterhaltungstherapie darüber hinaus Selbstwertgefühl und Eigenständigkeit (Kurz 2000).

Während die Möglichkeiten der Trainierbarkeit bei demenziellen Erkrankungen sehr begrenzt sind, scheint bei leichten kognitiven Einbußen eine Förderung kognitiver Funktionen dringend angezeigt und Erfolg versprechend. Das menschliche Gehirn bewahrt bis ins hohe Alter eine gewisse Plastizität, die es möglich macht, dass funktionale Defizite teilweise kompensiert werden können.

Die **Trainierbarkeit älterer Erwachsener** ist gut belegt, was Gedächtnis, kognitive Aktivierung und Realitätsorientierung betrifft (Kurz 2000). Ziele eines solchen Trainings bei leichten kognitiven Einbußen sind die gezielte Förderung alltagsrelevanter kognitiver Funktionen, die Bewältigung der beruflichen Anforderungen, sowie der Transfer des Gelernten auf Alltagssituationen. Der Betroffene soll während des Trainings zu selbst gesteuertem Lernen motiviert werden. Entscheidend für den Erfolg sind folgende **Komponenten**:

- sorgfältige Indikation unter neuropsychologischen oder funktionellen Gesichtspunkten (für Einzel- oder Gruppentherapie),
- gestuftes Vorgehen (Vorbereitung – Training – Selbsthilfe),
- Alltagsorientierung (ökologische Validität des Trainings), z.B. Namen lernen, Notizen machen, Berichte, Telefonate führen, Termine behalten, Gespräche führen sowie
- Lernen von Strategien (z.B. Sinn stiftende bildhafte Assoziationen, äußere Hilfen; Kaschel 1999).

Sinnvoll sind Trainingsprogramme mit einer Kombination aus kognitiven Aufgaben mit motorischer Aktivation (Feinmotorik) und gymnastischen Übungselementen. Entscheidend für ein erfolgreiches Training ist die sorgfältige Analyse der Bedingungen kognitiver Leistungseinbußen (kognitiv, affektiv, verhaltensbezogen).

Zu berücksichtigen ist, dass nicht automatisch von einer Generalisierung von Trainingsinhalten auf nicht trainierte Alltagsprobleme auszugehen ist. Ein zentrales Problem vieler kognitiver Trainingsansätze ist die fehlende Umsetzung für den Alltag. Ein entscheidender Grund hierfür scheint in der engen Gebundenheit von kognitiven Leistungen, besonders des Gedächtnisses, an kontextuelle und situative Zusammenhänge zu liegen.

Zu beachten ist außerdem die enge Verbindung kognitiver, emotionaler und sozialer Veränderungen. So beeinflussen Leistungseinbußen die Selbstwahrnehmung (Depression!) und sozialen Beziehungen (Rückzug!). Maßgeblich für den Erfolg ist die sorgfältige Sondierung individueller Entwicklungsmöglichkeiten, Schwächen und Ressourcen. Höhere Bildung und Training schützen nicht vor Demenz, helfen aber bei der Kompensation.

Ein geeignetes Mittel, kognitive Problemsituationen im Alltag aufzuklären und zu verändern, ist die **Verhaltensanalyse**. Abb. 26.**2** zeigt ein Schema des verhaltensanalytischen Vorgehens nach Kaschel (1999).

Zu Beginn jeder Analyse wählt der Betroffene ein persönliches Problem aus, welches er im Training bearbeiten möchte. Ausgehend von diesem Problem werden anhand eines konkreten Beispiels aus dem Alltag des Betroffenen die äußeren (Umwelt) und inneren (Person) Bedingungen analysiert, unter denen das Problem im Alltag auftritt. Anschließend werden Problemlösestrategien und Änderungsvorschläge erarbeitet und im Training (z.B. durch Rollenspiele) eingeübt, um sie später im Alltag auszuprobieren. Im weiteren Verlauf werden Schwierigkeiten bei der Umsetzung im Alltag besprochen und ggf. neue Lösungsvorschläge erarbeitet.

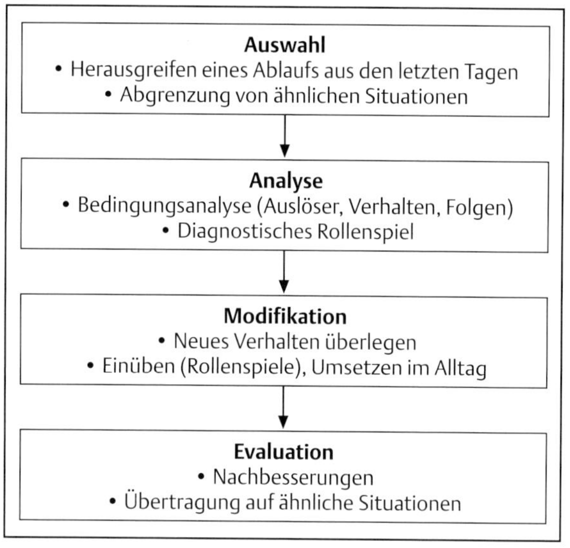

Abb. 26.**2** Verhaltensanalyse zur Bearbeitung einer Problemsituation im kognitiven Training.

Good-Aging-Tipp für die Praxis

Kognitives Training ist bei leichten kognitiven Einbußen aussichtsreich und sinnvoll. Es bedarf aber eines generellen, an den speziellen Alltagsanforderungen ausgerichteten Trainings. Ungezieltes „Gehirnjoggen", reines Wiederholen, Gruppen- und PC-Spiele sind daher unwirksam. Entscheidend ist auch die Einbeziehung von affektiven Störungen, Ängsten und unangepassten Bewältigungsstrategien.

Geistige Fitness im Alltag

Ob geistige Fitness bis ins höhere und hohe Lebensalter erhalten wird, hängt wesentlich von Gesundheitsverhalten und Lebensweisen ab. Günstig sind alle allgemein gesundheitsförderlichen Merkmale wie Verzicht auf übermäßigen Alkoholkonsum, Nichtrauchen, eine ausgewogene Ernährung, körperliche Fitness, Gewichtsregulation und eine seelische Balance (Kapitel 27).

Wenn kognitive Einbußen bereits in der mittleren Lebensphase erlebt werden, hängt dies weniger wahrscheinlich mit altersassoziierten Gedächtniserkrankungen zusammen. Allerdings sind sehr leichte kognitive Beeinträchtigungen, die bereits um die „50" auftreten, bisher kaum Gegenstand wissenschaftlicher Untersuchungen. So kann derzeit im Einzelfall nicht sicher beurteilt werden, ob sich diskrete Vorzeichen späterer demenzieller Erkrankungen finden. Dennoch scheint die Prävalenz subjektiver, kognitiver Beeinträchtigungen zwischen 50 und 60 Jahren höher zu sein, als bisher angenommen, nicht selten begleitet von affektiven Störungen, wie Depressionen.

Wie bereits dargestellt, können schon leichte Einbußen unter einem erhöhten beruflichen Anforderungsprofil schwerwiegende psychosoziale Folgen haben (progredientes berufliches Leistungsversagen). Auch wenn die ätiologische Zuordnung dieser beginnenden oder vorübergehenden Hirnleistungsprobleme nicht vorgenommen werden kann, sollten sie frühestmöglich therapeutisch aufgegriffen werden.

Ein effektives Strategie-Training zur Kompensation leichter Gedächtnisbeeinträchtigungen stellt das **verhaltensorientierte Training nach Kaschel** (1999) dar. Neben den kompensatorischen Möglichkeiten weist dieses Training auch in eine präventive Richtung. Während des Trainings werden von den Teilnehmern Kompetenzen im selbstkritischen Umgang mit den eigenen Leistungsgrenzen – und damit verbunden – ein entlastender, ökonomischer Umgang mit den intellektuellen Ressourcen entwickelt. Die Aneignung neuer beruflicher Wissensgebiete lässt sich mit Kenntnis ökonomischer Lerntechniken und dem Wissen über Grundeigenschaften von Gedächtnisabläufen leichter bewerkstelligen.

Die Vermittlung solcher **„metakognitiver" Fähigkeiten** stellt eine konzeptuelle Erweiterung des verhaltensorientierten Trainings für den berufsbezogenen präventiven Bereich dar. Es ist zu hoffen, dass diese neuen Trainingsmethoden ggf. in Verbindung mit psychotherapeutischen Ansätzen bei parallel vorhandenen psychoreaktiven Störungen dem in dieser Altersgruppe häufiger auftretenden **progredienten beruflichen Leistungsversagen** frühzeitig entgegenwirken. Entsprechende Wirksamkeitsstudien, z.B. in Psychosomatischen Kliniken, sind derzeit in Vorbereitung.

Good-Aging-Tipp für die Praxis

Ob geistige Fitness bis ins höhere und hohe Lebensalter erhalten wird, hängt wesentlich von Gesundheitsverhalten und Lebensweisen ab. Spezielle Trainingsprogramme zur Förderung kognitiver Funktionen und Bewältigung kognitiver Einbußen liegen für das mittlere und höhere Lebensalter vor.

Literatur

1. Calabrese P, Kessler J. Dem Tect zur Unterstützung der Demenz-Diagnostik. Frankfurt: Eisai GmbH; 2000.
2. Kaschel R. Gedächtnistraining. Ein verhaltenstherapeutisches Gruppenprogramm. Weinheim: PsychologieVerlags-Union; 1999.
3. Kaschel R. Neuropsychologische Untersuchung bei Altern, Depression und Demenz. In: Hegerl U, Zaudig M, Möller HJ. Depression und Demenz im Alter. Wien:Springer Verlag; 2001 (S. 39–58).
4. Kurz A. Psychologische und soziale Behandlung von Demenzkranken. In:. Möller HJ. Therapie psychiatrischer Erkrankungen. 2. überarbeitete Auflage. Stuttgart: Thieme Verlag; 2000.
5. Schaie KW. Intellectual development in adulthood. Cambridge University Press; 1996.
6. Zaudig M. Demenz und leichte kognitive Beeinträchtigung im Alter. Bern: Verlag Hans Huber; 1995.

27 Seelische Balance und mentale Fitness im Anti-Aging

Manfred E. Beutel, Rudolf J. Knickenberg und Elmar Brähler

Einleitung

Die Darstellung des Alterns in den Medien erfolgt meist unter der Perspektive des Altersabbaus. Beschrieben werden Verschlechterungen oder Defizite in allen Organsystemen und körperlichen sowie psychischen Funktionen. Diese pathologiezentrierte Darstellung des Alterns ist Ausdruck einer gegenwärtigen, schnelllebigen Kultur, die sich an Jugend, Schönheit und Erfolg orientiert.

Die Medikalisierung des Alterns lässt sich beispielsweise an der aktuellen Diskussion über die Hormontherapie im Klimakterium der Frau zeigen. Angestoßen durch aktuelle Befunde über mögliche Nachteile und Nebenwirkungen (Kapitel 16) wird zunehmend reflektiert, dass der Begriff der „Hormonersatztherapie“ die stillschweigende Annahme vermittelt, die physiologischen Altersveränderungen der Menopause seien ein pathologischer Zustand, der stets substitutionsbedürftig sei (Arzneimittelkommission der Deutschen Ärzteschaft 2003).

> **!** Die defizitorientierte Betrachtungsweise des Alterns hat direkte Auswirkungen auf das Selbstbild der Betroffenen und ihr soziales und berufliches Umfeld. Die Übernahme negativer Altersstereotypen kann zu Selbstwerteinbußen, mangelndem Selbstvertrauen und depressiven Verstimmungen führen.

Ärzte sind für die Erkennung und Behandlung von Krankheiten ausgebildet und kaum für den Erhalt oder die Förderung von Gesundheit. So bedeutet es für sie vielfach Neuland, wenn sie nunmehr den Blick nicht auf die Krankheiten, sondern auf Ressourcen und Kompetenzen des Alterns und deren Förderung lenken sollen (Kapitel 33).

Steigende Ansprüche an Gesundheit, Lebensqualität und Jugendlichkeit trugen zu einer Gegenbewegung bei, in der wissenschaftlich ungeprüfte Esoterik-, Wellness-, Fitness- oder medizinisch verbrämte „Anti-Aging“-Märkte entstanden sind. Diese als „neuartig“ und häufig als „ganzheitlich“ etikettierten Angebote konzentrieren sich in der Regel auf Teilaspekte, z.B. bestimmte Ernährungsanweisungen und -zusätze, die Zufuhr von Hormonen oder die Ermöglichung angenehmer Sinneswahrnehmungen.

Vor dem Hintergrund des aktuellen Kenntnisstandes zur Entwicklung von körperlichen und psychischen Beschwerden und zur Lebenszufriedenheit im Alter werden in diesem Kapitel personale und soziale Ressourcen sowie Ansatzpunkte zu Wiederherstellung und Erhalt von seelischer Balance und mentaler Fitness dargestellt.

Körperliche Beschwerden von Frauen und Männern mit zunehmendem Lebensalter

Wir wissen aus zahlreichen Untersuchungen, dass Erkrankungen und körperliche Beschwerden mit dem Lebensalter zunehmen, nicht nur während definierter Perioden wie etwa dem Klimakterium, sondern nahezu kontinuierlich. Abb. 27.**1** zeigt die körperlichen Beschwerden, getrennt nach Männern und Frauen. Zugrunde liegt der **Gießener Beschwerdebogen**, eine standardisierte Symptomliste, die mit 24 Merkmalen Erschöpfung, Gelenk-, Gliederschmerzen, Herz- und Magenbeschwerden misst.

An der dargestellten Repräsentativerhebung nahmen insgesamt 1055 Frauen und 909 Männer in West- und

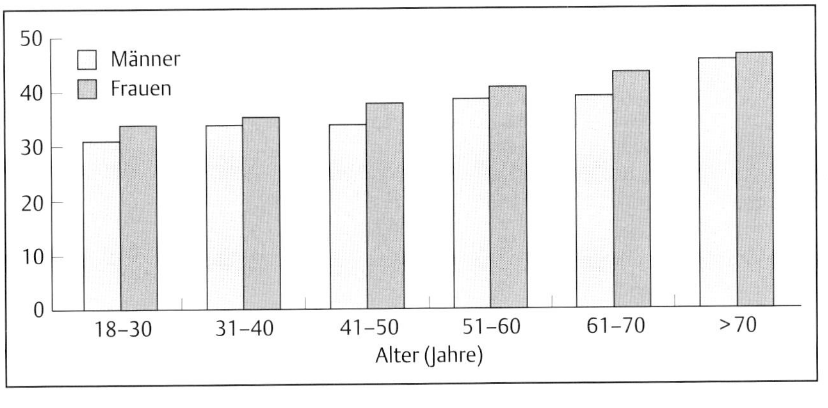

Abb. 27.**1** Körperliche Beschwerden bei Männern (n=909) und Frauen (n=1055) in der deutschen Allgemeinbevölkerung mit zunehmendem Lebensalter (in Prozent).

Ostdeutschland teil. Für beide Geschlechter nahmen körperliche Beschwerden mit steigendem Lebensalter zu. Diese waren bei Frauen fast durchgängig ausgeprägter als bei Männern. Erst im höheren Lebensalter glichen sich die Beschwerden an.

Auswertungen dieser Repräsentativerhebung (Beutel et al. 2002) zeigten, dass die Entwicklung von Beschwerden wesentlich von der **Verfügbarkeit persönlicher und sozialer Ressourcen** abhing. Beide Geschlechter klagten vermehrt über Beschwerden, wenn sie unter ungünstigen sozialen Verhältnissen (Arbeitslosigkeit, geringes Haushaltseinkommen) lebten und keine feste Partnerschaft hatten. Einen ungünstigen Einfluss auf die Neigung zu Beschwerden hatte auch eine negative Selbsteinschätzung bezüglich der eigenen Gesundheit.

!

Körperliche Beschwerden nehmen bei beiden Geschlechtern mit dem Lebensalter zu. Sozioökonomische Nachteile, fehlende Partnerschaft und eine negative Selbsteinschätzung der eigenen Gesundheit sind **Risikofaktoren.**

Depression als Gesundheitsproblem des höheren Lebensalters

Auch die Depressivität nimmt bei Frauen und Männern v.a. jenseits des 60. Lebensjahres zu. Depressionen sind die häufigsten psychischen Erkrankungen und Hauptursache von Behinderung in den Industriestaaten geworden (Costello et al. 2002). Es handelt sich um eine heterogene Gruppe von Erkrankungen, die mit vielfältigen Gesundheitsstörungen einhergehen.

Anzeichen für Depressionen sind v.a. durchgängige Reduktion von Stimmung und Interessen.

Weitere **Symptome** sind:

- Gewichtszunahme oder -abnahme,
- Schlafstörungen,
- Unruhe,
- Hemmung oder Verlangsamung,
- Verlust von sexuellem Interesse,
- vermehrte körperliche Beschwerden,
- Müdigkeit oder Energieverlust,
- Ängste,
- Gefühle der Wertlosigkeit und der Schuld,
- Konzentrationsstörungen,
- Todeswünsche und
- Suizidideen.

Die **Punktprävalenz** von Depressionen beträgt in der Bevölkerung nach dem Bundesgesundheitssurvey ca. 12% (Wittchen u. Jacobi 2001). Weit höher ist der Anteil von Depressionen bei Patienten in ärztlichen Praxen oder Krankenhäusern, der bei 15–20% liegen dürfte. Es besteht eine hohe Neigung zu Rezidiven und zu einem chronischen Verlauf.

Bei Frauen besteht in nahezu allen Untersuchungen ein doppelt so hohes Erkrankungsrisiko für Depressionen und eine höhere Rückfallneigung im Vergleich zu Männern. Diese **Geschlechtsunterschiede** werden im mittleren und höheren Lebensalter allmählich geringer. Frauen begehen häufiger Suizidversuche als Männer. Männer verüben jedoch 2- bis 3-mal so häufig vollendete Suizide, da sie gewaltsamere Suizidhandlungen wählen.

Weitere **Risikofaktoren** für Depressionen sind **sozioökonomische Faktoren**: So erkranken getrennte, geschiedene und sozial isolierte Personen häufiger. Gehäuft sind Depressionen auch bei einem geringen Haushaltseinkommen oder Arbeitslosigkeit.

Psychosoziale Belastungen und **kritische Lebensereignisse** sind vermehrt im Vorfeld depressiver Verstimmung zu finden. Gerade am Übergang vom mittleren zum höheren Lebensalter kommt es häufig zu nicht kompensierbaren beruflichen Einbußen (Umstrukturierung der Arbeit, Arbeitsplatzverlust, Frühberentung). Mit zunehmendem Lebensalter mehren sich Verluste im nahen und ferneren Verwandten- und Freundeskreis.

Bei beiden Geschlechtern sind Depressionen nach dem Tod des Partners häufig. So kommt es v.a. bei Männern zu einer erhöhten Sterblichkeit aufgrund von Herz-Kreislauf-Erkrankungen, Alkoholmissbrauch, Suizid und Unfällen. Diese gleicht sich nach Eingehen einer neuen Partnerschaft der normalen Sterblichkeit wieder an. **Einsamkeit** ist ein wesentlicher Risikofaktor für Depression im höheren Lebensalter. Nach europäischen Studien fühlten sich bis zu 35% der älteren Menschen oft einsam. Die Prävalenz von Depression ist besonders hoch (bis zu 50%) bei den Bewohnern von Altenheimen.

Auch bestimmte **Persönlichkeitsmerkmale** stellen eine Vulnerabilität für Depressionen dar, etwa Perfektionismus (exzessive Orientierung an Leistung bei Unfähigkeit eigene Erfolge anzuerkennen) oder auch eine übermäßig anklammernde, abhängige Haltung.

Chronische Krankheiten begünstigen gerade im Alter die Entstehung oder Verschlimmerung depressiver Verstimmungen, v.a. wenn sie mit bleibenden Behinderungen oder Funktionsverlust einhergehen. Inzwischen ist gut belegt, dass das Auftreten von Depression die Prognose von kardiovaskulären Erkrankungen (Schlaganfall, Myokardinfarkt) deutlich verschlechtert.

Auch ein hoher **Substanzmissbrauch** (v.a. Alkohol) trägt direkt oder indirekt über gesundheitliche, soziale und berufliche Folgen wesentlich zu Depressionen bei. Wie in Kapitel 26 beschrieben, besteht ein enger, ätiologisch noch wenig geklärter Zusammenhang zwischen **kognitiven Einbußen** und Depressionen. Es besteht eine deutliche **familiäre Häufung**. Angehörige ersten Grades und Personen mit einer depressiven Erkrankung weisen ein erhöhtes Krankheitsrisiko für affektive Störungen auf.

Als **protektive Ressourcen** erweisen sich positive soziale Beziehungen und Stabilität im Wohn- und beruflichen Bereich (Schauenburg et al. 1999).

> **!** Mit zunehmendem Lebensalter steigt das Depressionsrisiko, v. a. wenn Risikofaktoren wie psychosoziale und ökonomische Belastungen, berufliche Einbußen, Trennung oder Verwitwung zusammenkommen. Einsamkeit und Sucht steigern das Suizidrisiko im Alter erheblich als klinisch gefürchtete Komplikation von depressiven Störungen.
>
> Zentrale Probleme bei depressiven Erkrankungen sind Nichterkennen und unzureichende Behandlung. Depressive Symptome werden oft im primär ärztlichen oder somatischen Bereich bagatellisiert oder mit gut gemeinten Ratschlägen beantwortet, ohne dass die Realisierbarkeit der Ratschläge verfolgt oder detailliert geprüft wird (z.B. die Empfehlung, „abzuschalten" oder „erst mal in Urlaub zu fahren"). Es stehen wirksame psychotherapeutische und medikamentöse Verfahren zur Verfügung, die nach gezielter Indikation sequenziell oder kombiniert eingesetzt werden.

Lebenszufriedenheit und Altern und Resilienz-Konzept

Definition des Konzepts

Bedeutet die altersassoziierte Zunahme körperlicher und seelischer Beschwerden zwangsläufig eine verminderte Lebenszufriedenheit? Tatsächlich kommt es zu einer stetigen Abnahme der Zufriedenheit mit der Gesundheit und mit der Sexualität, wie die bereits zitierte Repräsentativerhebung zeigt.

In anderen Bereichen hingegen kommt es zu einer leichten Zunahme (bezüglich der Zufriedenheit mit der Wohnsituation und der finanziellen Situation, bei den Männern auch mit der Partnerschaft), so dass die Lebenszufriedenheit trotz der Zunahme von körperlichen Beschwerden und Erkrankungen im Durchschnitt bis ins hohe Lebensalter weitgehend stabil bleibt.

Dass die Lebenszufriedenheit insgesamt erhalten bleibt, passt kaum in das Bild des allgemeinen Altersabbaus. Offenbar muss es trotz zunehmender Beschwerden auch Faktoren geben, die die Anpassung an altersassoziierte Veränderungen begünstigen. In den letzten Jahren fand zur Erklärung zunehmend das Konzept der **Resilienz** Beachtung.

> **!** Resilienz ist definiert als Widerstandskraft. Resilienz bezeichnet die Fähigkeit, innere oder äußere Ressourcen erfolgreich zu nutzen, um anstehende Entwicklungsschritte zu bewältigen.

Erfasst werden mit der Resilienzskala (mit 25 Merkmalen) folgende 2 Faktoren:

- Persönliche Kompetenz,
- Merkmale wie Selbstvertrauen, Unabhängigkeit, Beherrschung, Beweglichkeit und Ausdauer sowie
- Akzeptanz des Selbst und des Lebens mit Merkmalen der Anpassungsfähigkeit, Toleranz, flexibler Sicht auf sich selbst und den eigenen Lebensweg.

Wie obige Repräsentativerhebung zeigt, bleibt das Gefühl persönlicher Kompetenz bei Frauen und Männern bis ins hohe Alter erhalten. Für Akzeptanz des Selbst und des Lebens finden sich allenfalls geringe Abnahmen, und dies auch erst im höheren Lebensalter.

> **!** Gesundheit im höheren Lebensalter bedeutet nicht Abwesenheit von Beschwerden, vielmehr hängt es von der Anpassung und den Widerstandskräften (der Resilienz) ab, ob Gesundheit und Lebenszufriedenheit bis ins hohe Alter erhalten werden können.

Personale und soziale Ressourcen

Aus wissenschaftlichen Untersuchungen zur Alltagsbewältigung, Bewältigung belastender Lebensereignisse (wie Verlust einer nahe stehenden Person, Eintritt von Arbeitslosigkeit etc.), aus groß angelegten epidemiologischen Studien zur sozialen Einbindung bzw. Isolation und aus prospektiven Studien zur Bedeutung lebensgeschichtlicher, schützender Faktoren kennen wir eine Reihe gesundheitserhaltender, protektiver Ressourcen und Bewältigungsstrategien. **Personale Ressourcen** beziehen sich v.a. auf Einstellungen von Personen zu sich und ihrer Umwelt. Als gesundheitsfördernd erwiesen sich v.a. (Beutel 1989):

- **Zuversicht** im Sinne einer durchgängigen und angesichts von Misserfolgen überdauernden hoffnungsvoll-zuversichtlichen Lebenseinstellung und
- eine **internale Kontrollüberzeugung oder Selbstwirksamkeit**, die Überzeugung, wichtige Ereignisse im Leben selbst beeinflussen oder kontrollieren zu können.
- **Selbstvertrauen** umfasst die Überzeugung, selbst über die erforderlichen Fähigkeiten zu verfügen, um wirkungsvoll Problemsituationen bewältigen zu können. Eng verbunden ist damit auch ein positives Selbstwertgefühl;
- **interpersonales Vertrauen** bezeichnet die Fähigkeit, auf Verlässlichkeit, Wohlwollen und Glaubwürdigkeit bei anderen Menschen zu vertrauen.

Besonders einflussreich ist das Konzept des **Kohärenzgefühls von Antonovsky** (1987). Dabei handelt es sich um das Maß, „_in dem jemand ein durchgängiges, überdauerndes [...] Gefühl der Zuversicht hat, dass seine inneren und äußeren Umwelten vorhersagbar sind und eine hohe Wahrscheinlichkeit besteht, dass sich die Angelegenheiten so gut entwickeln, wie vernünftigerweise erwartet werden kann" (S. 10, Übers. d. Verf.).

Zugrunde liegende, überdauernde Einstellungen im Sinne der **Salutogenese** sind

- die **Verstehbarkeit**, also die Einschätzung, wesentliche Ereignisse im Leben verstehen und erklären zu können,

- die **Sinnhaftigkeit**, d.h. das Gefühl, dass wesentliche Ereignisse im Leben einen Sinn haben und
- die **Handhabbarkeit**, die Einschätzung, dass es gelingen wird, Schwierigkeiten zu überwinden). Das Modell der Salutogenese ist ausführlich auf Seite 16 dargestellt.

Aus der Bewältigungsforschung wissen wir, dass sich **aktive Bewältigungsstrategien** eher positiv auf Gesundheitsmerkmale auswirken, Flucht und Vermeidung hingegen eher negativ sind.

Die eindeutigsten Befunde wurden zur **sozialen Isolation**, dem Mangel an sozialer Einbindung, Zugehörigkeit oder an nahen Vertrauten erhoben. Wie House et al. (1988) zeigen konnten, geht soziale Isolation mit einer vermehrten Sterblichkeit einher, wirkt sich also als Risikofaktor ähnlich gravierend aus wie andere, allgemein anerkannte Risikomerkmale wie Übergewicht, Rauchen, Bluthochdruck. Soziale Ressourcen, das Verfügen über soziale Bindungen oder mindestens eine Vertrauensperson, fördern hingegen Gesundheit.

Good-Aging-Tipp für die Praxis

Eine Vielzahl von intrapsychischen und zwischenmenschlichen Ressourcen können belastende Ereignisse abpuffern (Schutzfaktoren) und zur Erhaltung von Gesundheit beitragen. Das Erkennen und Bilanzieren von personalen und sozialen Ressourcen ist Voraussetzung für gezielte Ansätze und Maßnahmen für Wiederherstellung und Erhalt seelischer Balance und mentaler Fitness.

Ansatzpunkte für Wiederherstellung und Erhalt von seelischer Balance und mentaler Fitness

Nach dem Modell der selektiven Optimierung mit Kompensation von Baltes (Baltes u. Carstensen, 1996) lassen sich 3 Strategien beschreiben, um erfolgreiches Altern durch Bewältigung von Krankheit und Funktionseinschränkung zu erzielen:

- **Selektion** bedeutet Auswahl und Veränderung von Zielen und Verhaltensbereichen, die angesichts begrenzter Ressourcen Erfolg versprechen. Dies erfordert vielfach eine neue Anpassung der Standards, Ziele und Erwartungen.
- **Optimierung** bezieht sich auf die Nutzung und Stärkung vorhandener, zielrelevanter Ressourcen und Handlungsmittel. Beispiele sind die Gestaltung der physikalischen Umwelt oder die Nutzung von medizinischen und psychosozialen Angeboten (z.B. Coaching bei beruflicher Überforderung oder Psychotherapie bei Depressionen).
- **Kompensation** bezieht sich auf die Schaffung, die Nutzung und das Training neuer Handlungsmittel, um Einschränkungen oder Verlusten entgegen zu wirken (kognitives Training angesichts von kognitiven oder Gedächtniseinbußen, Kapitel 26).

Mögliche Ansatzpunkte für die Förderung der seelischen Balance im Alltag sind (Lutz 2000):

„Positives Denken", was bedeutet, die Aufmerksamkeit auf positive Aspekte des Lebens zu lenken und die so genannten „kleinen Erfolge" wertzuschätzen. Dies bedeutet, gewohnte, automatisiert ablaufende negative Gedankenabläufe zu erkennen und lernen, sie aufzugeben, freundliche Selbstgespräche zu führen oder Lob anzunehmen und zu geben.

So verstanden handelt es sich bereits um Elemente der **Selbstfürsorge**, die auch als **Achtsamkeit** in der Lebensführung beschrieben werden kann.

Zur Selbstfürsorge gehört auch, sich die Zeit für **Entspannung** und **Erholung** zu nehmen (Schlaf, Urlaub oder auch der Erwerb gezielter Entspannungstechniken, z.B. im Rahmen von progressiver Muskelrelaxation, bei autogenem Training, Yoga oder Meditation, die sich alle als Möglichkeiten zum Stressabbau bewährt haben).

Pflege und Förderung **nicht berufsbezogener Aktivitäten** als Ausgleich und Kompensation gewinnen, v.a. im mittleren Lebensalter eine zunehmende Bedeutung, z.B. am Übergang vom aktiven Erwerbsleben in den Ruhestand.

Ganz wesentlich ist die Pflege von **sozialen Beziehungen**. Dies gilt für Partnerschaft, Familie und Freunde gleichermaßen. Neben ausreichend Zeit ist hier insbesondere die Pflege einer offenen, beständigen und emotional bedeutsamen Kommunikation zu nennen.

Wesentlich erscheint auch ein **freundlicher Umgang und die Auseinandersetzung mit der eigenen Biografie**. Wie zahlreiche kontrollierte Studien belegen, hat – zumindest bei seelisch weitgehend Gesunden – das emotional bedeutsame Formulieren und Niederschreiben belastender Erfahrungen messbare gesundheitliche Vorzüge. Besseres Befinden, verringerte Arztbesuche und günstigere immunologische Parameter lassen sich selbst dann nachweisen, wenn die Teilnehmer nur wenige und kurze Termine zum Niederschreiben ihrer Erfahrungen wahrnehmen (Pennebaker u. Seagal 1999).

Die Entwicklung und Förderung von **Genuss** in kleinen Dingen des Alltags setzt meist eine gewisse Selbstdisziplin voraus (z.B. sich genügend Zeit und ruhige Umstände für Mahlzeiten, Gespräche u.Ä. nehmen). Interessanterweise zeigt sich, dass Suchtverhalten häufig mit mangelndem Genuss einhergeht, was z.B. einen Ansatzpunkt in der Behandlung von Adipositas und Essstörungen darstellt.

Hier kann auch die **Selbstaufmerksamkeit** gegenüber inneren Bildern, Fantasien, Träumen und Tagträumen genannt werden, die gleichfalls ein bereicherndes Element des Alltags darstellen können.

Good-Aging-Tipp für die Praxis

Die genannten Ansatzpunkte können nur individuell, je nach vorliegenden Ressourcen gefördert werden. Welche Ressourcen es zu entwickeln und zu fördern gilt, hängt wesentlich auch von individuellen Wertsetzungen und Normen ab. Bevor ein Umlernen stattfindet, bedarf es oft innerer oder äußerer Anstöße, die auch durch die Teilnahme an einer Selbsthilfegruppe, Coaching/Beratung oder eine psychotherapeutische Erfahrung gegeben werden können.

Ein Paradox in der Lebenszufriedenheitsforschung besteht darin, dass gerade Schwerkranke und chronisch Kranke oft sehr viel größere Lebenszufriedenheit angeben (oder selbst in Situationen erheblicher physischer Beeinträchtigung keinen Abfall der Lebensqualität berichten) verglichen mit Menschen ohne schwere Krankheit und Behinderung. In diesen Fällen kann gerade die Bedrohung oder Begrenztheit der Lebensperspektive zum Anstoß werden, wesentliche Ziele und Werte im Leben zu überdenken.

Schlussfolgerungen für die Praxis

Gesundheit lässt sich mit zunehmendem Lebensalter im Sinne der einflussreichen Definition der WHO kaum als Idealzustand völligen körperlichen, seelischen, und sozialen Wohlbefindens beschreiben.

Vielmehr lässt sich Gesundheit als eine (relativ erfolgreiche) **Anpassung** auf biochemischer, physiologischer, immunologischer, sozialer und kultureller Ebene beschreiben.

So wie seelische Balance körperliches Wohlbefinden fördert, trägt auch körperliches Training in vielfältiger Weise zu seelischer Balance bei. Für Ärzte ist es daher wichtig, sich nicht nur mit pathogenen Mechanismen, sondern auch mit salutogenetischen, ressourcen- und gesundheitsfördernden Strategien vertraut zu machen, die es nicht nur am Patienten, sondern möglichst auch an der eigenen Person und dem Umgang mit eigenen beruflichen Belastungen und Anforderungen zu erfahren gilt.

Literatur

1. Antonovsky A. Unraveling the mystery of health. San Francisco: Jossey Bass Publishers; 1987.
2. Arzneimittelkommission der Deutschen Ärzteschaft. Hormontherapie im Klimakterium. Arzneiverordnung in der Praxis Bd. 30, Sonderheft 2; 2003.
3. Baltes MM, Carstensen LL. The process of successful ageing. Ageing and Society 1996;16:397–422.
4. Beutel M. Was schützt Gesundheit? Zum Forschungsstand und der Bedeutung von personalen Ressourcen in der Bewältigung von Alltagsbelastungen und Lebensereignissen. Psychother Psychosom med Psychol. 1989;39:452–462.
5. Beutel ME, Weidner W, Schwarz R, Wiltink J, Brähler E. Complaints of the ageing male based on a representative community study. Eur Urol. 2002;41:85–93.
6. Brähler E, Felder H (Hrsg.). Weiblichkeit, Männlichkeit und Gesundheit. Medizinpsychologische und psychosomatische Untersuchungen. (2., vollständig überarbeitete und erweiterte Auflage). Opladen: Westdeutscher Verlag; 1999.
7. Costello EJ, Pine DS, Hammen C, et al. Development and natural history of mood disorders. Biol Psychiatry. 2002 Sep 15;52(6):529–542.
8. House JS, Landis KR, Umberson D. Social relationships and health. Science 1988;241:540–545.
9. Lutz R. Euthyme Therapie. In: J. Margraf (Hrsg.). Lehrbuch der Verhaltenstherapie, 2. Aufl. Heidelberg: Springer 2000, S. 447–463.
10. Pennebaker JW, Seagal JD. Forming a story: The health benefits of a narrative. J. Clin. Psychol. 1999;55:1243–1254.
11. Schauenburg H, Beutel ME, Bronisch T et al. Zur Psychotherapie der Depression. Psychotherapeut 1999;44:127–136.
12. Wittchen HU, Jacobi F, Bundesgesundheitsbl 2001, 44:997–1000.

28 Wie Rauchen schadet und wie man sich davor bewahren kann

Rudolf Schoberberger

Einleitung

Die Bedeutung des Tabakkonsums im Zusammenhang mit unserer Gesundheit und Lebensqualität ist unbestritten. Die Weltgesundheitsorganisation (WHO) weist seit Jahren darauf hin, dass Zigaretten rauchen die größte Einzelursache für Erkrankungen und vorzeitige Todesfälle in Europa darstellt. So wurde 1988 bei der Ersten Europäischen Konferenz zum Thema Tabakpolitik von der WHO ein Entwurf für eine Charta gegen Tabak für Europa vorgelegt. Neben verschiedenen Strategien, die verhindern sollen, das Rauchen überhaupt zu beginnen, wird u.a. darin klar zum Ausdruck gebracht:

> ! „Jeder Raucher hat das Recht Unterstützung und Hilfe zu erhalten, um sich das Rauchen abzugewöhnen."

Der Raucher hat das Recht auf Hilfe, und bei Nikotinabhängigkeit auch auf Behandlung. Es ist Sache des Gesundheitssystems, ihm diese Hilfe zuteil werden zu lassen.

Auch die im Mai 2003 von der WHO verabschiedeten Empfehlungen einer sinnvollen Tabakpolitik – wie etwa Werbeverbote, gezielte Preispolitik, Schadstoffreduktion oder Warnaufdrucke auf Zigarettenpackungen – enthalten ausdrücklich die Forderung nach mehr Angeboten zur Tabakentwöhnung. Alle Gesundheitsberufe sind in diesem Zusammenhang gefordert, Information und Beratung bis zur Therapie anzubieten.

Übrigens hat die Europäische Kommission sich diesen Empfehlungen angeschlossen und die Umsetzung der einzelnen Maßnahmen ist in zahlreichen Ländern bereits erfolgt bzw. hat begonnen.

> ! Es besteht kein Zweifel, dass der Verzicht auf Tabak zu den wirksamsten Möglichkeiten zählt, den Alterungsprozess aufzuhalten und die Lebensqualität auch im letzten Lebensdrittel hoch zu halten. Somit zählt die Behandlung des Antiraucher-Themas in diesem Kursbuch zu den Anti-Aging-Strategien erster Ordnung.

Tabakkonsumenten – Nikotinabhängigkeit

Nikotinabhängigkeit wird vielfach mit Tabakkonsum gleichgesetzt. Nach heutigen Erkenntnissen ist dies aber gerade im Hinblick auf das Verständnis des Problems so nicht zulässig. Zum einen ist Nikotin nur ein – und noch dazu recht harmloser Bestandteil – des Tabaks. Vielmehr weist Tabak mehr als 4000 Substanzen auf, zu denen eine Reihe Krebs erregender Stoffe, Kohlenmonoxid oder Schwermetalle zählen.

So gesehen stellt das „Nikotin" nicht das eigentliche Problem dar, zumal es auch „positive" Eigenschaften, wie etwa die Möglichkeit zur Stimmungsaufhellung, besitzt. Sogar als Arzneimittel bei der Parkinson- und Alzheimer-Krankheit kann Nikotin wirksam sein. Das Negative am Nikotin ist allerdings die Gefahr, dass man davon abhängig – körperlich abhängig – werden kann.

Das hohe Gesundheitsrisiko entsteht dadurch, dass Nikotin meist in Form von gerauchtem Tabak aufgenommen wird, also einem **Verbrennungsprozess** unterzogen wird. Dieses Risiko bezieht sich auf viele Körperorgane und bewirkt eine Beschleunigung des Alterungsprozesses. 40-Jährige „im besten Alter" haben dann mitunter eine Lungenfunktion, wie man sie einem 80-Jährigen zubilligen würde.

Good-Aging-Tipp für die Praxis

Depressive Stimmungslagen müssen nicht unbedingt mit Zigaretten oder Medikamenten bekämpft werden. Es eignen sich dazu auch regelmäßige körperliche Bewegung oder gezielter Einsatz von Entspannungsmethoden.

Im Hinblick auf mögliche Interventionen ist beim Raucher zu unterscheiden zwischen dem, der **nikotinabhängig** ist, also eine stoffliche Abhängigkeit entwickelt hat, und jenem, bei dem das Rauchen zu einer Art **psychosozialer Abhängigkeit** geführt hat. Allerdings ist das Rauchverhalten zu einem gewissen Teil immer auch psychosozial determiniert. Die Nikotinabhängigkeit kann sehr unterschiedlich ausgeprägt sein.

In der 10. Fassung der *International Classification of Diseases* (ICD-10) wird die Nikotinabhängigkeit wie jede andere Abhängigkeit von einer Substanz behandelt. Treffen während der letzten 12 Monate 3 oder mehr der 6 aufgelisteten Kriterien zu, so ist die **Diagnose „Nikotinabhängigkeit"** zu stellen:

- Zwang zum Konsum,
- Kontrollverlust,
- Entzugserscheinungen,
- Toleranzentwicklung,
- Vernachlässigung von Interessen und/oder
- Konsum trotz schädlicher Folgen.

Der **Fagerström-Test** für Nikotinabhängigkeit (Tab. 28.**1**) gibt einen guten Hinweis darauf, wie stark die Nikotin-

Tabelle 28.**1** Fagerström-Test für Nikotinabhängigkeit

Testfrage	Antwortmöglichkeiten	Punkte
Wann nach dem Aufwachen rauchen Sie Ihre erste Zigarette?	innerhalb von 5 min 6–30 min 31–60 min nach 60 min	3 2 1 0
Finden Sie es schwierig, an Orten, wo das Rauchen verboten ist (z.B. Kirche, Bibliothek, Kino usw.), das Rauchen zu lassen?	ja nein	1 0
Auf welche Zigarette würden Sie nicht verzichten wollen?	die erste am Morgen andere	1 0
Wie viele Zigaretten rauchen Sie im Allgemeinen am Tag?	bis 10 11–20 21–30 31 und mehr	0 1 2 3
Rauchen Sie am Morgen im Allgemeinen mehr als am Rest des Tages?	ja nein	1 0
Kommt es vor, dass Sie rauchen, wenn Sie krank sind und tagsüber im Bett bleiben müssen?	ja nein	1 0

0–2 Punkte: keine/geringe Nikotinabhängigkeit, 3–4 Punkte: mäßige Nikotinabhängigkeit, 5–10 Punkte: deutliche Nikotinabhängigkeit

Tabelle 28.**2** Internationaler Vergleich der Raucherprävalenz (in %, getrennt für Männer [M] und Frauen [F]) und des jährlichen Pro-Kopf-Verbrauchs an Zigaretten (Shafey et al., 2003)

Land	Jugendliche		Erwachsene		Pro-Kopf-Verbrauch (Stück Zigaretten)
	M	F	M	F	
Belgien	9	8	28	20	1516
Dänemark	31	32	32	29	1856
Deutschland	29 (M + F)		39	31	1843
Finnland	47	38	27	20	1123
Frankreich	28	20	33	21	1594
Großbritannien	24	28	28	26	1374
Irland	31	36	32	31	2304
Italien	22	28	31	22	2039
Niederlande	27	26	32	25	2951
Norwegen	31	34	31	32	721
Österreich	30	36	29 (M + F)		1516
Schweden	26	25	17	20	1107
Schweiz	25	25	27	24	2809
Ungarn	31	25	53	30	2654
USA	26	20	26	21	2082

abhängigkeit ausgeprägt ist. Beurteilt nach diesem Kriterium können laut einer in Österreich durchgeführten repräsentativen Studie 36,5% der Raucher als deutlich, weitere 33,3% als mäßig und die restlichen 30,2% als geringgradig nikotinabhängig eingestuft werden.

Anteile der Raucher in der Bevölkerung im internationalen Vergleich

Die Entwicklung des Rauchverhaltens verlief in den letzten Jahrzehnten regional stark unterschiedlich (Tab. 28.**2**). Länder wie Norwegen, die Niederlande, Schweden und Großbritannien begannen mit massiven Aufklärungs- und Informationskampagnen, um dem ständig steigenden Tabakkonsum Einhalt zu gebieten. In den **Niederlanden** z.B. rauchten 1960 über 80% der Männer (!), bis Anfang der 90er Jahre reduzierte sich dieser Anteil auf knapp über 40%. Als Konsequenz dieser Bemühungen liegen diese Länder an der Spitze jener Staaten, in denen der Tabakkonsum von 1970 bis 1985 sank.

Ein ständig wachsender Anteil von Rauchern in der Bevölkerung und steigender Pro-Kopf-Verbrauch von Zigaretten findet sich hingegen in den meisten osteuropäischen Staaten und im Mittelmeerraum. In den meisten westlichen Industrienationen ist der Trend gegenläufig. In **Großbritannien** sanken die Verkaufszahlen innerhalb von 6 Jahren um 22%. Ursache sind die Gesundheitserziehungs-Programme und die Tabaksteuer. In Skandinavien, wo das Tabakproblem seit Jahren weniger bedeutend ist als im übrigen Europa, existieren streng kontrollierte Werbe- und Verkaufsbeschränkungen. Diese Maßnahmen haben v.a. volksgesundheitliche Bedeutung, sie sind aber auch ökonomisch sehr sinnvoll.

In **Deutschland** sank ebenfalls der Tabakkonsum in den letzten Jahren, und Erhöhung der Tabaksteuer verstärkt den Trend. In den **USA**, obwohl Tabak produzierendes Land, ist ebenfalls ein starker Rückgang feststellbar. Hier sind v.a. gesundheitspolitische Maßnahmen wie ständige Gesundheitserziehung, Einschränkung der Raucherlaubnis (mit Straffälligkeit; Verdrängung der Raucher in „Reservate") in öffentlichen Gebäuden, Restaurants, Verkehrsmitteln, Betrieben, sowie ein generell höheres Gesundheitsbewusstein verantwortlich.

Die schädliche Wirkung des Rauchens

Tabakrauch ist ein Gemisch von Gasen und Aerosolen. Bisher sind darin mehrere tausend Substanzen aufgefunden, davon mehrere hundert chemisch identifiziert worden. Eine Vielzahl niedermolekularer organischer Verbindungen wie Alkane, Alkohole, Ketone, Ester usw. finden sich je nach Dampfdruck mehr in der Gas- oder in der Partikel-Phase.

Neben dem Hauptwirkstoff **Nikotin** sind für die Wirkungsbeurteilung noch **mehrere Gase** von Bedeutung (Kohlenmonoxid, die Stickstoffoxide NO und NO_2) und andere Reizgase. An **karzinogenen Stoffen** sind Benz(a)pyren und mehrere seiner Abkömmlinge, Spuren von Nitrosaminen und Schwermetalle wie Chrom, Arsen, Cadmium und Vanadium nachgewiesen.

Alle 10 Sekunden stirbt jemand an den Folgen von Tabakkonsum. Zu Beginn der 90er Jahre starben schätzungsweise 3 Millionen Menschen pro Jahr an den Folgen von Tabakrauchen. Von denjenigen, die seit ihrer Jugend und das ganze Leben hindurch rauchen, werden etwa 50% an tabakassoziierten Erkrankungen sterben. Die Hälfte dieser Todesfälle tritt in den mittleren Lebensjahren ein, die andere Hälfte im fortgeschritteneren Alter.

Eindrucksvoll werden diese Daten durch die von Peto et al. (2003) publizierten **Mortalitätsdaten** durch Raucherschäden in den Ländern der Europäischen Union belegt. Während die Gesamtmortalität bei 35- bis 69-jährigen Männern 25% beträgt (Frauen 13%), ist davon bei 7% der Männer (Frauen 1%) der Tabakkonsum die Ursache.

! Im Durchschnitt verlieren Raucher, die im mittleren Lebensabschnitt versterben, 22 Jahre ihres Lebens.

Die WHO sagt folgendes **Szenario** voraus: Wenn in den Entwicklungsländern der steigende Trend des Tabakkonsums weiterhin anhält, werden in den Jahren 2020 bis 2030 etwa 10 Millionen Menschen pro Jahr an den Folgen von Tabakkonsum sterben, davon allein 7 Millionen in den Entwicklungsländern.

Überblick über tabakassoziierte Erkrankungen

Tabakkonsum ist bei vielen Erkrankungen der wichtigste ätiologische Faktor (Bronchialkarzinom) oder aber – wie beim Herzinfarkt – ein Risikofaktor neben anderen (Schoberberger u. Kunze, 1999). Die heute bekannten tabakassoziierten Gesundheitsstörungen sind nach Organsystemen geordnet aufgeführt:

- **Respirationstrakt:** Bronchialkarzinom, chronische Laryngitis, COLD, Kehlkopfkarzinom;
- **Herz-Kreislauf-System:** koronare, zerebrale und periphere Durchblutungsstörungen mit den Folgen Herzinfarkt, Apoplex, „Raucherbein";
- **Verdauungstrakt:** Lippenkarzinom, Mundhöhlenkarzinom, Ösophaguskarzinom, Magen- und Zwölffingerdarmgeschwür, Pankreaskarzinom;
- **Urogenitaltrakt:** Harnblasenkarzinom, Zervixkarzinom;
- **Schwangerschaft:** niedriges Geburtsgewicht, erhöhtes Risiko für eine Frühgeburt, erhöhte perinatale Sterblichkeit;
- **Verschiedene:** Zahnerkrankungen, vorzeitige Hautalterung, Unterstützung einer Osteoporose.

Laut WHO sind 40–45% aller Krebstoten, 90–96% der Lungenkrebstodesfälle, 75% der Todesfälle bedingt durch chronisch obstruktive Lungenerkrankungen, 20% der Todesfälle bedingt durch Gefäßerkrankungen und 35% der Todesfälle bedingt durch Herz-Kreislauf-Erkrankungen in den Industrienationen bei Männern im Alter zwischen 35 und 69 Jahren durch Tabakkonsum verursacht.

Good-Aging-Tipp für die Praxis

Bei Raucherinnen oder Rauchern ist ein Gesundheitscheck speziell in Bezug auf ihr Rauchverhalten besonders wichtig und daher zu empfehlen. Lungenfunktionsprüfung und Messung des Kohlenmonoxidgehalts in der Ausatmungsluft können Aufschluss über das persönliche Risiko geben.

Die Exposition von Nichtrauchern gegenüber Tabakrauch (**Passivrauchen**) kann u.a. folgende Beschwerden hervorrufen:

- Störungen des Wohlbefindens im Sinne der Belästigung,
- Tabakallergie,
- Überempfindlichkeit bei Allergikern anderer Genese,
- erhöhte Morbidität an Atemwegserkrankungen bei Säuglingen und Kleinkindern, die in Raucherhaushalten leben.

Gesundheitlicher Benefit durch Einstellen des Tabakkonsums

Langfristige Risikominderungen sind schneller im Herz-Kreislauf-System als an anderen Organen zu erwarten. Demgegenüber dauert es länger, bis sich das Risiko für Krebserkrankungen wieder jenem annähert, das „Niemals-Raucher" haben. So kann man annehmen, dass bei einem „Durchschnittsraucher" etwa, bei dem nach 20 Jahren Tabakkonsum von ca. 20 Zigaretten/Tag nach 5 Jahren Tabakabstinenz nur mehr ein geringes zusätzliches Herz-Kreislauf-Risiko besteht, dieses sich nach 10 Jahren kaum mehr nachweisen lassen wird. Für Krebserkrankungen wird man allerdings hier einen Zeitraum von 10 Jahren zuwarten müssen, um sicher zu gehen, dass das durch das ursprüngliche Rauchverhalten bedingte Krebsrisiko drastisch gesunken ist. Als Merksatz kann aber sicherlich gelten:

! Das gesundheitliche Risiko verringert sich praktisch mit jeder Zigarette, die nicht geraucht wird.

Benefits zeigen sich jedoch bereits in den ersten Minuten des Nichtrauchens und nehmen mit den Jahren der Abstinenz deutlich zu:

- Nach 20 Minuten:
  - Blutdruck und Puls normalisieren sich,
  - die Durchblutung von Händen und Füßen verbessert sich, sie werden wärmer;
- nach 8 Stunden:
  - die Sauerstoffsättigung im Blut normalisiert sich,
  - das Risiko für einen Herzinfarkt beginnt zu sinken;

- nach 24 Stunden:
  - CO ist aus dem Körper eliminiert,
  - die Lunge reinigt sich von „Schleim" und sonstigen Abfällen;
- nach 48 Stunden:
  - Nikotin ist im Körper nicht mehr nachweisbar,
  - Geschmacks- und Geruchssinn verbessern sich;
- nach 72 Stunden:
  - das Atmen fällt leichter, die Bronchien werden weiter,
  - die körperliche Leistungsfähigkeit steigt;
- nach 2 bis 12 Wochen:
  - die Durchblutung des gesamten Körpers ist verbessert,
  - das Gehen fällt leichter;
- nach 3 bis 9 Monaten:
  - Atemprobleme, Husten, Kurzatmigkeit verbessern sich,
  - die Lungenfunktion verbessert sich um 5–10%;
- nach 5 Jahren:
  - das Risiko für einen Herzinfarkt beträgt nur mehr die Hälfte des Risikos eines Rauchers;
- nach 10 Jahren:
  - das Risiko für Lungenkrebs beträgt nur mehr die Hälfte des Risikos eines Rauchers,
  - das Risiko für einen Herzinfarkt oder Schlaganfall ist nur noch so groß wie das eines „Niemals-Rauchers".

Einstellung zum eigenen Rauchverhalten

Viele Raucherinnen und Raucher sind eigentlich bereit, ihr risikoträchtiges Verhalten aufzugeben. Eine repräsentative Erhebung an 10.295 Rauchern in 17 europäischen Ländern hat gezeigt, dass ein Großteil der Tabakkonsumenten abstinent werden will. Diese Bereitschaft ist jedoch von Land zu Land unterschiedlich hoch. Während 84% der schwedischen Raucher ihren Tabakkonsum einstellen wollen, sind es in Österreich, Deutschland und Italien weniger als 40% (Boyle et al. 2000).

Ein differenzierteres Bild der Einstellung zum eigenen Rauchverhalten liefert eine in den Niederlanden durchgeführte Befragung an mehr als 1500 Rauchern. In Anlehnung an das **Transtheoretische Modell der Verhaltensänderung** konnten 16,6% der Raucher der so genannten Präparationsphase zugeordnet werden: Sie haben die Absicht, innerhalb des nächsten Monats das Rauchen aufzugeben.

Weitere 24,3% befinden sich in der Kontemplationsphase und planen ihre Abstinenz für die nächsten 6 Monate. Innerhalb des nächsten Jahres oder zumindest der nächsten 5 Jahre wollen 26,6% Nichtraucher werden (Präkontemplation). Die restlichen 32,6% denken nicht daran, in den nächsten 5 Jahren oder überhaupt jemals ihr Rauchverhalten aufzugeben.

Nach einer repräsentativ durchgeführten Erhebung in Österreich sind 45% der Tabakkonsumenten als konsonant (keine Veränderung des Rauchverhaltens geplant) und 55% als dissonant (Veränderungswunsch vorhanden) einzustufen. Die dissonanten Raucher unterteilen sich in die Gruppe jener, die ihren Tabakkonsum lediglich reduzieren (37%) oder ihr Rauchverhalten einstellen wollen (18%).

Die Bereitschaft zur Rauchertherapie wird natürlich auch durch das „Anti-Smoking-Climate" beeinflusst. In einem Vergleich von 17 europäischen Staaten schneiden in diesem Zusammenhang Polen und Schweden am besten ab, während Deutschland und Österreich Schlusslichter darstellen.

Diagnostik der Tabak- und Nikotinabhängigkeit

80% aller Raucher haben **Entzugssymptome**, wenn sie versuchen, abstinent zu werden. Am häufigsten werden genannt:
- Unruhe,
- Gereiztheit,
- Schläfrigkeit,
- Durchschlafstörungen,
- Ungeduld,
- Verwirrtheit und
- Konzentrationsminderung.

Diese Symptome sind 24–48 Stunden nach der letzten Zigarette am stärksten ausgeprägt und verschwinden dann meist über 2–3 Wochen. Der Fagerström-Test für Nikotinabhängigkeit (Tab. 28.**1**) gibt einen guten Hinweis darauf, wie stark die Nikotinabhängigkeit ausgeprägt ist.

Ein wichtiges Beurteilungskriterium richtet sich auch nach der Art des Rauchverhaltens. **„Spiegelraucher"** sind Tabakkonsumenten, die über den Tag verteilt in etwa gleichen Zeitabständen zur Zigarette greifen. Sie werden von den **„Spitzenrauchern"** unterschieden: Personen, die oft über mehrere Stunden abstinent sind, dann bei bestimmten Anlässen aber konzentriert bis exzessiv rauchen.

Nach einer Erhebung an 330 als nikotinabhängig klassifizierten Raucherinnen und Rauchern zählen mehr als ein Drittel aller Tabakkonsumenten zu den Spiegelrauchern und weitere 31,5% zu so genannten „Mischtypen". Mischtypen sind Spiegelraucher, die in bestimmten Situationen einen sehr hohen Konsum (Spitzen) aufweisen. „Reine" Spitzenraucher finden sich unter diesem Klientel nur in 10% der Fälle. Bei etwas mehr als 20% ist keine Zuordnung erfolgt oder war diese fraglich.

Möglichkeiten zur Tabakentwöhnung

Psychologische Strategien

Die **Verhaltensmodifikation** wird in jedem Fall eine entscheidende Rolle bei einer Veränderung des Tabakkonsums spielen. Beim Spiegelraucher ist anzunehmen, dass er häufig aus Gewohnheit raucht und eine ganze Reihe von Alltagssituationen für ihn **Auslöser zum Tabakkonsum** darstellen.

Raucher, die Mittel, Methoden und Anwendungen mit dem Ziel von Good-Aging erfragen, sollten von Ärzten und Therapeuten als allererstes an die hier dargestellten Analyse- und Interventionsmethoden der Raucherentwöhnung herangeführt werden.

Auch die **Prävention des Rückfalls** (Rezidivprophylaxe) ist eine wichtige und nachhaltige Anti-Aging-Strategie. Dabei darf, wie folgende beiden Beispiele zeigen, auch auf eine provozierende, aufrüttelnde Aufklärung zurückgegriffen werden. So wirbt in Deutschland die Bundeszentrale für gesundheitliche Aufklärung (BzgA) mit gerade heutzutage passenden Anzeigen wie: *„Rauchen beruhigt... Jeder 2. Raucher braucht sich nicht um sein Alter zu sorgen: er stirbt vorher.“*

Großes Aufsehen erregte in Frankreich ein während hoher TV-Einschaltquoten direkt vor einem Fußballweltmeisterschaftsspiel eingespielter Infospot, dass *„in einem täglich konsumierten Produkt Spuren von Blausäure, Quecksilber, Aceton und Ammoniak entdeckt worden sind“*. Die eingeblendete Telefonnummer führte zu einer Tonbandstimme, die weitere Informationen zur Gefahr des Zigarettenkonsums gab.

Bei der nachhaltigen Prävention des Rauchrückfalls kann es auch nützlich sein, das Selbstwertgefühl des Ex-Rauchers zu steigern. Denn beim „Nicht-mehr-Rauchen“ geht es auch darum, Sehnsucht zu erzeugen. Aus *Nikotin*sucht muss *Sehn*sucht werden, es nicht mehr zu wollen.

Es geht v.a. darum, die absolute Nutzlosigkeit des Rauchens der gewonnenen Freiheit nach dem Aufhören gegenüber zu stellen. Es geht um die Vermittlung des Gefühls der Befreiung von Alpträumen und Sklaverei. Es geht um die wieder erlangte Freiheit, nicht mehr um Mitternacht in Pantoffeln zum nächsten Automaten oder zur Tankstelle um die Ecke zu müssen. Es geht darum, „Weiter-Rauchende“ mit Mitleid anstatt mit Neid zu betrachten (Jacobi 2003).

Und schließlich gehört zu einem ehrlichen Gespräch mit Anti-Aging-Suchenden der Hinweis, dass **Rauchen als typischer „Ko-Killer“** wirkt. Denn die meisten Raucher gehen noch anderen riskanten Lebensstilen nach oder akzeptieren weitere Gesundheitsrisiken wie Bewegungsarmut, Übergewicht, Bluthochdruck, Stress, falsche Ernährung – um nur die wichtigsten in der Risikospirale eines zu frühen Altwerdens zu nennen.

Literatur

1. Boyle P, Gandini S, Robertson C, et al. Characteristics of smokers' attitudes towards stopping. European Journal of Public Health. 2000;10 (Suppl. 3):5–14.
2. Jacobi G. Tabak rauchen, das verzichtbarste aller Gesundheitsrisiken. In: Jacobi GH (Hrsg.). Praxis der Männergesundheit. Stuttgart; Thieme Verlag: 2003.
3. Kröger Ch. Raucherentwöhnung in Deutschland. Grundlagen und kommentierte Übersicht. Gesundheitsförderung Konkret Band 2 der BzgA, Köln 2000.
4. Peto R, Lopez AD, Boreham J, Thun M. Mortality from Smoking in Developed Countries 1950–2000. Clinical Trial Service Unit & Epidemiological Studies Unit (CTSU), Radcliffe Infirmary Oxford 2003 (www.ctsu.ox.ac.uk).
5. Schoberberger R, Bayer P, Groman E, Kunze M. New strategies in smoking cessation. Experiences with inpatient smoking treatment in Austria. In: Varma AK (ed.), Tabacco Counters Health. Volume 2, New Delhi: Macmillan India, 2002;177–181.
6. Schoberberger R, Kunze M. Nikotinabhängigkeit. Diagnostik und Therapie. Wien: Springer; 1999.
7. Shafey O, Dolwick S, Guindon GE (eds.). Tobacco Control Country Profiles. 12th World Conference on Tobacco or Health. Atlanta: American Cancer Society; 2003.

29 Alkoholschäden – Prävention

Britta Maurer und Helmut Karl Seitz

Einleitung

Es ist weitgehend bekannt, dass chronischer schwerer Alkoholkonsum zu einer Vielzahl von Folgeerkrankungen führt, die zum einen von Dosis und Konsummuster, zum anderen vom individuellen Risikoprofil abhängig sind. Dass aber bereits moderate Alkoholmengen zu schweren gesundheitlichen Beeinträchtigungen führen können, ist weit weniger im Bewusstsein verankert. Vom womöglich protektiven Nutzen moderaten Alkoholkonsums zu gesundheitlichen Schäden ist der Weg nicht weit und für den Einzelnen schwer abzusehen.

Angesichts des weltweiten und oft gesellschaftlich akzeptierten Alkoholkonsums wächst das Interesse hinsichtlich eines „sicheren" Umgangs mit Alkohol und hinsichtlich einer Prävention durch Verzicht oder Einschränkung.

Epidemiologie und Gesamtmortalität

Die Daten des Jahrbuchs der Deutschen Hauptstelle für Suchtfragen für das Jahr 2003 zeigen, dass bei gleich bleibendem Pro-Kopf-Konsum (Kinder und alte Menschen mit inbegriffen) von 1998–2001 die Deutschen mit 10,5 Litern reinen Alkohols pro Jahr im europäischen Vergleich mit Frankreich an 6. Stelle und damit noch vor Spanien und Italien (7,5 Liter) liegen. Statistisch gesehen konsumiert jeder Deutsche somit täglich ca. 24 g Alkohol, d.h. etwa einen 0,25 l Liter Wein oder 0,5 l Bier (Deutsche Hauptstelle für Suchtfragen 2003).

> **!** Anders interpretiert bedeutet das, dass in Deutschland 9,3 Millionen Menschen zwischen 18 und 69 Jahren einen riskanten Alkoholkonsum betreiben, 2,7 Millionen Erwachsene alkoholassoziierte Organschäden aufweisen und 1,6 Millionen alkoholabhängig sind.

Hinsichtlich der **Definition einer toxischen Dosis** finden sich in der Literatur unterschiedliche Angaben, da eine Vielzahl Einfluss nehmender Faktoren existieren, wie

- Geschlecht,
- Alter,
- Begleiterkrankungen,
- Konsummuster,
- Konsumdauer, Ko-Abhängigkeiten,
- Medikamenteneinnahme u.a.

Davon unabhängig scheint es eine **individuelle Schwellendosis** zu geben, die ein nicht genau kalkulierbares Risiko bedingt. Es kann zwischen leichtem, moderatem und schwerem Alkoholkonsum unterschieden werden. Als moderat wird ca. 3 „Drinks" pro Tag definiert.

Dass die als unbedenklich anzusehende tägliche Menge Alkohol unter Umständen noch weit darunter liegt, belegen unabhängig voneinander Studien der Deutschen Gesellschaft für Ernährung und der vom Gesundheitsministerium veranlasste Bericht der Universität Bonn.

> **!** Hier wird für den *gesunden* Mann die Schwellendosis bei 20 g Alkohol pro Tag und für die *gesunde* Frau bei 10 g pro Tag festgelegt (Bundesministerium für Gesundheit 2000). Im **Alter** muss noch von einer weit niedrigeren toxischen Grenze ausgegangen werden.

Legt man diese Zahlen zugrunde, überschreiten die Deutschen (und zwar meistens Männer!) mit einer Tagesdurchschnittsmenge von 24 g bereits die toxische Schwelle, so dass bereits maßvoller Alkoholkonsum nicht als gesundheitlich unbedenklich eingestuft werden kann.

Bezogen auf die **Gesamtbevölkerung** scheinen Alkoholkonsum und **Gesamtmortalität** U- bzw. J- förmig zu korrelieren, d.h. leichter bis moderater Alkoholkonsum geht mit der niedrigsten Gesamtmortalität einher (Abb. 29.**1a–d**). Für diese Beobachtung gibt es bislang noch keine erschöpfende Erklärung. Einflüsse dieses rein statistischen Sachverhalts durch die Art der abstinenten Kontrollgruppe (zum Beispiel Gesunde, die aus Überzeugung nicht trinken; Alte und Kranke, die aufgrund ihrer Morbidität abstinent sind), durch den Lebensstil und Ernährungsfaktoren sowie psychische Momente scheinen denkbar.

Für den **Bevölkerungsanteil < 40 Jahre**, also für diejenigen, die einer präventiven Gesundheitsförderung nur mäßig zugänglich sind, existiert hingegen eine positiv-lineare Beziehung zwischen Alkoholkonsum und Mortalität: Proportional zur konsumierten Menge steigt das Mortalitätsrisiko, v.a. aufgrund von Unfällen, Gewalttaten und einer erhöhten Rate an Suiziden. Der Anteil alkoholbedingter Todesfälle bei den 35- bis 64-Jährigen beträgt für Frauen 13%, für Männer 25%.

Ungeachtet des prozentual höheren Männeranteils erleiden insbesondere Frauen infolge alkoholassoziierter Erkrankungen in jüngeren Jahren einen **Verlust an potenziellen Lebensjahren**. Insgesamt sterben jährlich 42.000 Menschen direkt oder indirekt durch Alkohol,

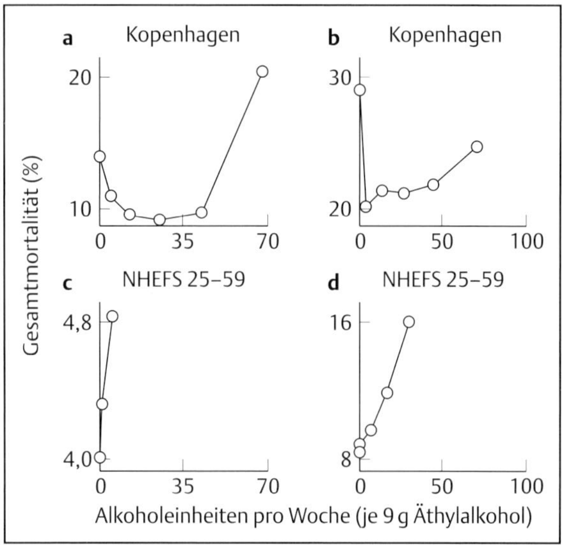

Abb. 29.**1a-d** Vier Beispiele (**a–d**) von insgesamt 22 Studien über den Einfluss von Alkohol auf die Gesamtmortalität (White 1999, mit Genehmigung des Autors).

Von 22 Studien liegen 9 Studien vor, bei denen Männer und Frauen untersucht wurden: in einer Studie (Boston Nurses' Study) wurden nur Frauen und in 12 nur Männer untersucht. Der klassische Kurvenverlauf bei **altersunabhängigen Studien** ist eine J- oder U-förmige Kurve. Klassisches Beispiel ist die *Copenhagen City Studie* für Frauen (**a**) und für Männer (**b**). Hier findet man eine Reduktion der Gesamtmortalität nach mäßiger Alkoholzufuhr. Andere große Studien, die dies berichten, sind die *American Cancer Society Studie*, die *Alpha-Tocopherol-Beta-Carotin-Studie*, die *britische Ärztestudie* und die *Kaiser-Permanente-Studie 1 und 2*, um nur einige größere zu nennen.

Werden dagegen **jüngere Personen** untersucht, so findet sich ein linearer Anstieg der Mortalität ohne U- oder J-Förmigkeit. Klassische Beispiele sind unter **c** und **d** aufgeführt, die NHEFS-Studie für Frauen (**c**) und für Männer (**d**) zwischen 25 und 59 Jahren. Ähnliches gilt für die *schwedische Conscript-Untersuchung* bei Männern und die *American Cancer Society Studie* für Frauen sowie für die *Kaiser Permanente 2-Studie* bei Frauen (White 1999).

unter Berücksichtigung gleichzeitigen Nikotinkonsums sogar 73.000 (Bundesministerium für Gesundheit 2000). In höherem Lebensalter und bei gleichzeitig vorliegenden koronaren Risikofaktoren scheint leichter bis maßvoller Alkoholkonsum allerdings mit einer Reduktion der Gesamtmortalität assoziiert, was in der günstigen Beeinflussung der Arteriosklerose und der Fließeigenschaften des Blutes begründet sein mag.

Folgen des Alkoholkonsums und ihre Prävention

Alkoholassoziierte Organerkrankungen

Der universellen Verbreitung des Alkohols als Konsumgift entsprechen seine Auswirkungen auf die unterschiedlichen Organsysteme und den Stoffwechsel (Tab. 29.**1**).

Weitere ebenfalls betroffene, aber hinsichtlich der Alkoholwirkung weit weniger gut untersuchte Organsysteme sind Muskulatur, Knochen und Haut. Im Folgenden sollen einige wichtige Auswirkungen chronischen Alkoholkonsums näher beschrieben werden.

Alkohol, Ernährung und Körpergewicht

Alkoholkonsum kann sowohl mit einer Gewichtszunahme als auch mit einem Gewichtsverlust einhergehen. Diesem Phänomen liegen Unterschiede im Trinkverhalten zugrunde. Regelmäßiger Konsum moderater Mengen v.a. zu den Mahlzeiten führt zu einer Gewichtszunahme. Dieses Konsummuster wird als **Alkoholaddition** bezeichnet, da in der täglichen Energiebilanz die aus der Alkoholzufuhr stammende Energie (1g Alkohol entspricht 7,1 kcal) hinzu addiert wird.

Neben einer Erhöhung der täglichen Kalorienzufuhr führt Alkohol aufgrund einer Hemmung des Lipidstoffwechsels zu einer Mehrspeicherung von Nahrungsfetten, was zu einer Gewichtszunahme führt. Wird diese nicht durch vermehrte körperliche Bewegung ausgeglichen, so begünstigt sie weitere Stoffwechselstörungen wie Diabetes mellitus und Fettstoffwechselstörungen (Seitz u. Suter 2002).

Hingegen kann chronischer schwerer Alkoholkonsum, bei dem oft mehr als 50% der täglich zugeführten Kalorien durch Alkohol ersetzt werden (**Alkoholsubstitution**), zu einem Gewichtsverlust führen. Dem liegen Mechanismen primärer und sekundärer Malnutrition zugrunde. Alkohol ist im Prinzip eine anorektisch wirkende Substanz, die durch Beeinflussung verschiedener Appetitmediatoren eine verminderte Nahrungsaufnahme zur Folge haben kann. Daneben spielen natürlich auch Übelkeit und Erbrechen bei Refluxösophagitis oder Gastritis eine Rolle. Des weiteren müssen bei schwerem Konsum Alkoholkalorien aufgrund Induktion anderer Stoffwechselwege als „leere" Kalorien betrachtet werden.

Auch Mechanismen der Maldigestion und Malabsorption durch eine Schädigung der Magen-Darm-Schleimhaut tragen zu der Entstehung einer Mangelernährung bei. Diese erstreckt sich dann auch auf Vitamine und Spurenelemente, v.a. Thiamin, Riboflavin, Pyridoxalphosphat, Folsäure, Vitamine A und E, sowie Zink, Magnesium und Selen (Stickel et al. 2003).

Good-Aging-Tipp für die Praxis

Präventive Maßnahmen, um ungünstige Effekte des Alkohols auf Ernährung, Vitamin- und Spurenelementhaushalt und Körpergewicht zu vermeiden, beinhalten ein leichtes bis moderates Konsumverhalten. Männer sollten Alkohol nicht täglich trinken. Beim Trinken zu den Mahlzeiten sollte, um einer Gewichtszunahme vorzubeugen, dies durch ausreichende körperliche Bewegung vor oder nach dem Essen ausgeglichen werden. Weiterhin sollte der Fettanteil der Mahlzeit nicht 30 Kalorienprozent überschreiten.

Tabelle 29.1 Alkoholassoziierte gesundheitliche Schäden

Ernährung	**Primäre und sekundäre Malnutrition**
Gastrointestinaltrakt	
➤ Ösophagus	➤ (Reflux-)Ösophagitis, Mallory-Weiss-Syndrom, Ösophagusvarizen. Ösophaguskarzinom
➤ Magen	➤ akute und chronische Gastritis, Fundusvarizen
➤ Darmtrakt	➤ Zottenatrophie, Maldigestion, Malabsorption, Diarrhöen
Leber	Fettleber, Fettleberhepatitis, Fibrose, Zirrhose, Zieve-Syndrom, Porphyria cutanea tarda, Abschwächung/Verstärkung von Arzneimittelwirkungen, Aktivierung von (Pro-)Karzinogenen
Pankreas	Akute und chronische Pankreatitis
Stoffwechsel	Fettstoffwechselstörungen Hypertriglyceridämie, Hypoglykämie Gicht Porphyrie Mangel an Vitaminen, Mineralstoffen und Spurenelementen mit Folgeerkrankungen
Herz-Kreislauf-System	Arterielle Hypertonie linksventrikuläre Dysfunktion/Hypertrophie Herzrhythmusstörungen, dilatative Kardiomyopathie
Hämatopoese	Knochenmarksdepression Hypersplenismus
Neurologisch-psychiatrische Störungen	Akute Alkoholintoxikation Alkoholentzugssyndrom m./o. Delir psychotische Störungen epileptische Anfälle Korsakoff-Syndrom Wernicke-Enzephalopathie Kleinhirnrindenatrophie Demenz zentrale pontine Myelinolyse sensomotorische Polyneuropathie
Krebs	Oropharynx-, Hypopharynx-, Larynx-, Ösophagus-, Kolon-, Rektum-, Leberkarzinom, Brustkrebs
Schwangerschaft	Alkoholembryopathie

Alkohol und Stoffwechselerkrankungen

Alkohol wirkt sich auf Stoffwechselerkrankungen wie etwa Fettstoffwechselstörungen, Hypo- und Hyperglykämie, Hyperurikämie, Laktatazidose und Porphyrie ungünstig aus.

Hinsichtlich der Beziehung zwischen chronischer Alkoholzufuhr und dem **Diabetes mellitus Typ 2** scheint sich ein U- bzw. J- förmiger Zusammenhang abzuzeichnen (Conigrave et al. 2001): Moderater Alkoholkonsum (< 3 „Drinks" pro Tag) geht mit der niedrigsten Inzidenz, schwerer Alkoholkonsum mit einem deutlich erhöhten Risiko einher.

Dieser scheinbar „protektive Effekt" ist nur für Frauen nachweisbar. Da aber gerade moderater Alkoholkonsum mit einer Gewichtszunahme (v.a. infolge der alkoholinduzierten Hemmung der Fettsäureoxidation) mit der Gefahr der Entwicklung eines metabolischen Syndroms einhergeht, muss dieser günstige Effekt kritisch hinterfragt werden. Aber auch schwerer chronischer Konsum begünstigt infolge einer endokrinen Pankreasinsuffizienz und einer Beeinträchtigung des Glucosestoffwechsels der Leber trotz eines normalen oder verminderten Körpergewichts eine hyperglykämische Stoffwechsellage. Bei manifestem Diabetes muss bei Alkoholkonsum aufgrund einer Störung der hepatischen Gluconeogenese sowie bei Leberzirrhose mit dem Auftreten von Hypoglykämien gerechnet werden.

Alkohol betrifft alle Lipoproteinfraktionen. Die Auswirkungen auf den **Fettstoffwechsel** sind individuell sehr unterschiedlich und daher nicht vorhersehbar. Es können sowohl günstige Effekte (Anstieg des HDL-Cholesterins, Verminderung von Lipoprotein-a) als auch ungünstige Effekte (Hypertriglyceridämie, Oxidation des LDL) auftreten. Welche Effekte nun überwiegen, hängt von vielen weiteren Faktoren wie etwa Nahrungszusammensetzung, Körperzusammensetzung, körperliche Aktivität und Begleiterkrankungen ab (Suter 2000).

In Bezug auf den Fettstoffwechsel gibt es keine allgemeingültigen Empfehlungen, da die individuelle Reaktion aufgrund einer Vielzahl Einfluss nehmender Faktoren unvorhersehbar ist. Auch wenn günstige Effekte des Alkohols beschrieben werden, ist er ganz sicher **kein Koronartherapeutikum**. Bei Männern mit Hypertriglyceridämie trägt er zu einer Verschlechterung der Stoffwechsellage bei. Negativ wirkt sich wiederum eine Gewichtszunahme mit der Entwicklung einer Adipositas aus.

Hinsichtlich der **Prävention von Stoffwechselstörungen** sollte ganz allgemein regelmäßiger Alkoholkonsum selbst in moderaten Mengen unterbleiben. Bei manifestem Diabetes mellitus muss vor dem Auftreten von Hypoglykämien gewarnt werden. Aufgrund einer Verbesserung der peripheren Insulinsensitivität erfahren v.a. Frauen bei leichtem Alkoholkonsum eher eine Verbesserung ihrer Stoffwechsellage.

Dennoch stellt Alkohol mit Sicherheit kein geeignetes Mittel der Primär- oder Sekundärprävention des Diabetes dar, auch wenn keine strikte Abstinenz eingehalten werden muss. Bei moderatem Konsum besteht die Gefahr der Gewichtszunahme mit der Entwicklung eines metabolischen Syndroms. Bei schwerem Konsum droht trotz Gewichtsabnahme eine Verminderung der Insulinsekretion infolge einer Schädigung der Beta-Zellen des endokrinen Pankreas. Gewarnt werden muss auch vor einer **Interaktion von Alkohol mit oralen Antidiabetika**, da Nebenwirkungen wie Hypoglykämien oder Laktatazidose verstärkt werden.

Bei **Hyperurikämie** sollte auf Alkohol verzichtet werden, da Alkohol zu einer azidotischen Stoffwechsellage führt. Diese kann wiederum aufgrund einer verminderten renalen Sekretion eine vermehrte Rückresorption von Harnsäure zur Folge haben und einen Gichtanfall auslösen.

! **Prävention alkoholbedingter Stoffwechselstörungen** beinhaltet den Verzicht regelmäßigen Alkoholkonsums selbst in moderaten Mengen. Selbst bei leichtem Konsum kann es zu Gewichtszunahme mit dem Risiko eines metabolischen Syndroms kommen. Bei bereits bestehendem Diabetes kann Alkohol zu Interaktionen mit oralen Antidiabetika und nachfolgenden Hypoglykämien führen. Bei Menschen mit Hypertriglyceridämie trägt Alkohol zu einer Verschlechterung der Stoffwechsellage bei. Bei Hyperurikämie sollte auf Alkohol ganz verzichtet werden, da die resultierende Azidose mit Harnsäureerhöhung einen Gichtanfall oder eine Urat-Urolithiasis auslösen kann.

Alkohol und Gastrointestinaltrakt

Chronischer Alkoholkonsum führt aufgrund schwerer Veränderungen der Schleimhaut von Ösophagus, Magen und Darm sowie durch eine Beeinflussung der Motilität zu lokalen Entzündungen, zu vermehrtem Reflux sowie zu einer Maldigestion und Malabsorption von Nährstoffen. Neben Mangelzuständen hinsichtlich Vitaminen und Spurenelementen kann auch ein Zustand der Malnutrition entstehen. Aufgrund der Zottenatrophie entwickelt sich eine sekundäre Laktoseintoleranz.

Sowohl akute als auch chronische Diarrhöen auf dem Boden von Pankreasinsuffizienz, Malabsorption und Motilitätssteigerung werden unter Alkoholkonsum beobachtet. Infolge einer vermehrten Durchlässigkeit der Schleimhäute gelangen auch mehr Endotoxine als gewöhnlich über das Pfortadersystem in die Leber und begünstigen die Entstehung lokaler oder systemischer Infektionen (Egerer et al. 2004, Seitz u. Homann 2001).

! Zur **Prävention** gastrointestinaler Schäden sollten chronischer, v.a. schwerer Alkoholkonsum und insbesondere hochprozentige Spirituosen vermieden werden. Notwendigkeit zur völligen Abstinenz besteht nicht.

Alkohol – Leber und Pankreas

Alkoholische Fettleber, alkoholische Fettleberhepatitis, alkoholische Leberzirrhose sowie hepatozelluläres Karzinom sind die Folgen chronischen Alkoholkonsums. Entstehungszeitpunkt sowie Schwere der alkoholischen Lebererkrankung sind von mehreren **Faktoren** abhängig (Seitz u. Pöschl 2000):

- Tägliche Alkoholmenge (Grenzwerte zwischen 20g für Frauen und 40g für Männer),
- Konsummuster (regelmäßiger Konsum vs. gelegentlicher Konsum),
- Geschlecht, genetische Faktoren (Genpolymorphismen der Alkohol abbauenden Enzyme),
- Mangelernährung,
- vorbestehende Lebererkrankungen anderer Ätiologie (v.a. Hepatits B und C, Hämochromatose),
- Interaktion mit Medikamenten und (Arbeitsplatz-) Noxen (z.B. Paracetamol, Isoniacid, Halothan, Psychopharmaka, Lösungsmittel, Nitrosamine).

Bei Überschreiten o.g. täglicher Alkoholgrenzwerte ist die Entwicklung einer alkoholischen Lebererkrankung möglich, wobei folgende Dosis-Risiko-Beziehung besteht (Tab. 29.**2**):

Ab einer Menge 210 g Alkohol pro Tag besteht ein 50%iges Risiko, nach 22 Jahren eine Leberzirrhose zu entwickeln. Liegen allerdings o.g. zusätzliche Risiken vor, so muss sowohl mit einer kürzeren Entstehungszeit als auch mit einem schwereren Krankheitsverlauf gerechnet werden. Sowohl die akute als auch die chronische Pankreatitis sind Folgeerkrankungen des chronischen Alkoholabusus. Etwa die Hälfte aller Alkoholabhängigen entwickeln Schädigungen des Pankreas (Seitz u. Homann 2001).

Prävention. Um die Entstehung einer alkoholischen Lebererkrankung zu vermeiden, sollten die o.g. Grenzwerte auf gar keinen Fall überschritten werden. Die wirklich unbedenkliche Grenze ist sogar eher niedriger anzusetzen. Sollten weitere Risikofaktoren (s.o.) vorliegen, muss zumindest regelmäßiger Konsum auch in geringen Mengen unterbleiben. Besser ist die völlige Abstinenz. Dies gilt in jedem Fall bei bereits manifester Lebererkrankung, ganz besonders bei Hepatitis-C-Infektion.

Tabelle 29.**2** Risikoerhöhung je nach Trinkmenge

Trinkmenge Alkohol pro Tag	Risiko für die Leber
40–60 g	6fach
60–80 g	14fach
> 210 g	50%

Alkohol und kardiovaskuläres System

Chronischer Alkoholkonsum führt, solange kein schwerer Abusus vorliegt, zur Entwicklung oder Aggravation einer **arteriellen Hypertonie**. Dem liegt eine lineare Dosis-Wirkungs-Beziehung zugrunde, wobei die Gesamtmenge und nicht die Art des alkoholischen Getränks ausschlaggebend ist. Bereits bei moderatem Konsum von 1–2 „Drinks" pro Tag belegen Studien einen signifikanten, geschlechtsunabhängigen Anstieg des systolischen Blutdrucks.

Diese alkoholinduzierte Blutdruckerhöhung erreicht bei 6 „Drinks" pro Tag ihr Maximum. Damit einher geht ein Risiko von 50 bzw. 100% für die Entstehung einer arteriellen Hypertonie. Unter Alkoholkarenz kommt es zur Normalisierung des Blutdrucks, bei erneutem Konsum zu einem Wiederanstieg.

Pathophysiologische Mechanismen, die diesem beobachteten Effekt zugrunde liegen, sind wahrscheinlich durch eine Beeinflussung der zentralen Blutdruckregulation, eine Stimulation der Nebennierenrinde sowie durch eine Störung des Elektrolythaushalts verursacht (Strasser et al. 2000). Die bei schwerem Abusus beobachtete Hypotonie muss auf die alkoholassoziierten Folgeerkrankungen wie Leberzirrhose oder Kardiomyopathie zurückgeführt werden.

Der Entstehung einer **koronaren Herzerkrankung** durch Alkoholkonsum scheint eine U- bzw. J- förmige Abhängigkeit zugrunde zu liegen – mit einer Risikoreduktion im Niedrigdosisbereich sowie einer Risikosteigerung (v.a. für einen Myokardinfarkt, Kardiomyopathie, Herzrhythmusstörungen oder plötzlichen Herztod) bei starkem Alkoholkonsum (ab 5 „Drinks" pro Tag).

Neben der Menge spielt für das kardiovaskuläre Risiko auch das **Konsummuster** eine Rolle. Besonders Trinkexzesse („binge drinking") gehen mit einer erhöhten koronaren Morbidität und Mortalität einher. Frauen scheinen die niedrigste koronare Mortalität bei einer täglichen Menge von weniger als 14 g Alkohol aufzuweisen, Männer bei einer täglichen Alkoholmenge zwischen 29g und 34g täglich zu haben, und zwar unabhängig von anderen evtl. vorhandenen Risikofaktoren wie Nikotinabusus, arterielle Hypertonie und Hypercholesterinämie.

> **!** Dieser „protektive Effekt" gilt allerdings nur für Ältere und/oder bei Vorhandensein weiterer koronarer Risikofaktoren. Bei allen anderen muss der Alkohol (auch in geringen Mengen) aufgrund seiner Effekte v.a. hinsichtlich der arteriellen Hypertonie sowie der negativen Auswirkungen auf weitere kardiovaskuläre Risikofaktoren wie z.B. Adipositas, Fettstoffwechselstörungen und Diabetes mellitus als eigenständiger Faktor für die Entstehung einer koronaren Herzkrankheit oder eines Schlaganfalls angesehen werden (Strasser et al. 2000). Aussagen wie: „Alkohol ist aber gut für die Gefäße" rücken damit in ein völlig anderes Licht.

Prävention kardiovaskulärer Erkrankungen. Zumindest 5%, unter Umständen bis 50% der Gesamtprävalenz der **arteriellen Hypertonie** ist auf Alkohol trinken zurückzuführen. Da zwischen Alkoholkonsum und der arteriellen Hypertonie unzweifelhaft eine lineare Dosis-Wirkungs-Beziehung besteht, stellt Alkoholkarenz mit Sicherheit eine gute Möglichkeit der Primärprävention der arteriellen Hypertonie dar. Auf den Zusammenhang zwischen Alkohol und Gewichtszunahme wurde bereits hingewiesen. Da die Adipositas einer der wichtigsten Risikofaktoren in der Entwicklung des Bluthochdrucks ist, muss Alkohol auch hinsichtlich dieses Effekts Beachtung finden. Liegt bereits ein arterieller Hypertonus vor, geht eine Verminderung des Alkoholkonsums mit einer signifikanten Senkung des systolischen und diastolischen Blutdrucks einher.

> **Good-Aging-Tipp für die Praxis**
>
> Es ist wissenschaftlich einwandfrei belegt, dass die Reduktion des Alkoholkonsums eine wichtige, eigenständige und v.a. selbst initiierbare Größe in der Behandlung der arteriellen Hypertonie ist. Alkohol erhöht zudem die Metabolisierung der Antihypertensiva in der Leber und schwächt damit ihre Wirkung ab.

Ein arterieller Hypertonus führt zu einer linksventrikulären Hypertrophie, zur KHK und damit auch zu Herzrhythmusstörungen, dilatativer Kardiomyopathie, Myokardinfarkt und plötzlichem Herztod. Daher ist bei allen Folgeerscheinungen der KHK dringend von Alkoholkonsum abzuraten, um eine Aggravation bestehender Krankheiten zu verhindern.

Zwar propagieren einige Studien im Niedrigdosisbereich auf der Basis verbesserter Fließeigenschaften des Blutes günstige Effekte hinsichtlich des ischämischen **Apoplex**, da aber die arterielle Hypertonie den entscheidenden Risikofaktor für den Schlaganfall darstellt, ist von Alkoholkonsum zur Prävention desselben auf alle Fälle abzuraten. Denn es wird häufig übersehen, dass gerade bei diesen Trinkmengen das Risiko für einen hämorrhagischen Insult ansteigt.

Seit einiger Zeit häufen sich die Stimmen, dass Alkohol zur Prävention der **Koronaren Herzkrankheit** (KHK) geeignet sei. Auch wenn Alkohol gewisse protektive Effekte aufgrund einer günstigen Beeinflussung von Rheologie, Fibrinolyse, Fettstoffwechsel sowie aufgrund antioxidativer Effekte von Inhaltsstoffen besitzen mag, ist die durch moderaten Alkoholkonsum erzielte Risikominderung – verglichen mit einer wirksamen Kontrolle weiterer koronarer Risikofaktoren wie z.B. Nikotinabusus, Hypercholesterinämie, arterielle Hypertonie, Übergewicht – doch eher gering.

Eine gewisse Koronarprotektion scheinen v.a. Männer, ältere Menschen sowie Patienten mit einer ganzen Reihe weiterer kardiovaskulärer Risikofaktoren zu erfahren, wobei dies kein Grund sein sollte, die Abstinenz zugunsten von Alkoholkonsum aufzugeben. Gerade bei Frauen muss der vermeintliche Benefit hinterfragt werden. Denn ihr koronares Risiko vor Eintritt in die Menopause ist sowieso gering und eine aus regelmäßigem Alkoholkonsum resultierende Erhöhung des Östrogenspiegels geht mit einem erhöhten Brustkrebsrisiko einher.

Alkohol und Krebs

Chronischer Alkoholkonsum begünstigt die Entstehung vieler Krebserkrankungen. Zu nennen sind insbesondere die Karzinome

- des oberen Respirations- und Gastrointestinaltrakts,
- der Leber,
- des Kolon und Rektums und
- der weiblichen Brust.

Die Mechanismen, die der alkoholassoziierten Karzinogenese zugrunde liegen, sind komplex und sollen daher nur beispielhaft im Rahmen einiger bestimmter Krebserkrankungen erläutert werden. Neben der Alkoholmenge spielen **individuelle Risikofaktoren** eine große Rolle. Dazu zählen Genpolymorphismen Alkohol abbauender Enzyme mit verändertem Alkoholabbauverhalten und vermehrtem Anfall von zytotoxischem und karzinogen wirkendem Acetaldehyd, Exposition gegenüber Kokarzinogenen und Noxen, Vitamin- und Spurenelement-Mangelzustände und Begleiterkrankungen (Seitz et al. 2001, Seitz et al. 2004). Tab. 29.**3** fasst einige dieser Risikofaktoren zusammen.

Neben **Folsäure**, die für die Methylierung der DNA wichtig ist und daher für die (Hyper-)Regeneration von Zellen eine große Rolle spielt, scheint auch **Vitamin A** für die alkoholassoziierte Karzinogenese von Bedeutung zu sein.

Tabelle 29.**3** Risikofaktoren der alkoholassoziierten Karzinogenese

Organ	Risikofaktoren
Oberer Gastrointestinaltrakt (Mund, Rachen, Speiseröhre) und Gastrointestinaltrakt	Rauchen schlechte Mundhygiene und Zahnstatus hochkonzentrierte Spirituosen zusätzliche Zufuhr von Vitamin A und Beta-Carotin Genpolymorphismen Alkohol abbauender Enzyme Präkanzerosen
Leber	Hepatitis B oder C Zirrhose Hämochromatose Exposition gegenüber Lebernoxen
Kolorektum	Chronisch entzündliche Darmerkrankungen Polypen Folsäuremangel Genpolymorphismen Alkohol abbauender Enzyme
Weibliche Brust	Hohe Östradiolspiegel Positive Familienanamnese Genpolymorphismen Alkohol abbauender Enzyme Präkanzerosen

! Im Hinblick auf bestimmte Anti-Aging-Strategien mit Aufnahme hoher „Multivitamindosen" muss hervorgehoben werden, dass nicht etwa nur ein Vitamin-A-Mangel, sondern im Gegenteil die Substitution von Vitamin A oder Beta-Carotin unter Alkoholkonsum das Auftreten von Krebserkrankungen beschleunigen kann.

Dem liegt einerseits ein vermehrter Anfall von toxischen Metaboliten durch Induktion von Stoffwechselwegen, zum anderen aber auch eine Verminderung der Retinsäure im Gewebe, die für die Gewebsdifferenzierung wichtig ist, zugrunde.

Prävention. Hinsichtlich der Primär- und Sekundärprävention von Krebs ist die Einschränkung des Alkoholkonsums sicher ein möglicher und guter, da selbst beeinflussbarer Ansatzpunkt. Dies gilt natürlich in besonderem Maß für die o.g. Krebserkrankungen. Alkohol greift in vielfältiger Weise in den Intermediärstoffwechsel ein.

! **Alkohol schwächt zelluläre Abwehrsysteme.** Neben einer Erhöhung des oxidativen Stress und der Wirkungsabschwächung von zellulären Entgiftungssystemen führen Vitamin- und Spurenelement-Mangelzustände zu einer Schwächung der zellulären Abwehr und zu fehlender oder mangelhafter Regeneration. Daneben spielt auch die Entstehung toxischer Metabolite sowie die Aktivierung von Prokarzinogenen über die Induktion von Stoffwechselwegen eine Rolle. Alkoholkarenz ist daher ein sinnvoller Ansatzpunkt für Krebsprävention.

Alkohol, Immunsystem, Hormonhaushalt und Schwangerschaft

Störungen des **Immunsystems** mit einer erhöhten Anfälligkeit insbesondere für bakterielle Infektionen (Pneumonie, Tuberkulose) bis hin zur Sepsis sind Folgen chronischen (schweren) Alkoholkonsums und bedingen u.a. die erhöhte Morbidität und Mortalität im Rahmen einer Alkoholabhängigkeit.

Auch der **Hormonhaushalt** erfährt Veränderungen durch chronischen Alkoholkonsum. Bei **Männern** kommt es zu:

- einer verminderten Testosteronbildung,
- zu Hodenatrophie und
- zu verminderter Libido und Fertilität.

Bei gleichzeitiger Lebererkrankung ist eine **Feminisierung** mit erhöhten Östradiolspiegeln und folglich feminem Behaarungstyp und Gynäkomastie die Folge.

Bei **Frauen** resultiert moderater Konsum in erhöhten Östradiolspiegeln mit koronarer Protektion, aber erhöhtem Risiko für Brustkrebs. Frauen mit schwerem Alkoholkonsum haben eine verminderte Fertilität bzw. Reproduktionsfähigkeit und gleichzeitig ein beschleunigtes Eintreten ihrer Menopause zu erwarten.

In der **Schwangerschaft** muss Alkohol völlig gemieden werden, da hinsichtlich der Entstehung einer Alkoholembryopahtie keine Schwellendosis existiert. Auch während der Stillzeit sollte kein Alkohol getrunken werden, um toxische Effekte auf den Säugling zu vermeiden.

Prävention. Hinsichtlich Immunsystem oder Hormonhaushalt sind durch moderaten Alkoholkonsum keine nachteiligen Effekte zu befürchten. In der **Schwangerschaft** muss zu einer völligen Abstinenz geraten werden (Inoue et al. 2001).

Psychosoziale Folgen, Ko-Abhängigkeiten

Die Auswirkungen chronischen und v.a. schweren Alkoholkonsums auf das zentrale und periphere Nervensystem sind vielfältig und weitreichend, wie folgende Auflistung zeigt:

- Akute Alkoholintoxikation,
- Alkoholentzugssyndrom mit oder ohne Delirium,
- psychotische Störungen,
- epileptische Anfälle,
- Korsakoff-Syndrom,
- Wernicke-Enzephalopathie,
- Kleinhirnrindenatrophie,
- Demenz,
- zentrale pontine Myelinolyse und
- sensomotorische Polyneuropathie.

Daneben führt Alkohol zu einer Verschlechterung bereits bestehender psychiatrischer Krankheitsbilder und bringt reaktiv oft neue hervor, wobei die reaktive Depression sicherlich eine der häufigsten Formen darstellt.

Auch wenn mittlerweile eine genetische Prädisposition hinsichtlich der Entstehung von Alkoholabhängigkeit bekannt ist, so ist sie dennoch keine klassische Erbkrankheit im eigentlichen Sinn. Vielmehr bereiten Individuum, Droge und Umfeld in ihrer Interaktion den Weg in die Abhängigkeit.

Neben den Organschäden sind die psychosozialen Folgen von unmittelbarer Bedeutung:

- Probleme in Partnerschaft oder Familie, am Arbeitsplatz,
- Beeinträchtigung der Verkehrstüchtigkeit (vergleiche Abschnitt Epidemiologie),
- Kriminalität und
- Suizidalität (Deutsche Hauptstelle für Suchtfragen 2003).

Alkoholiker begehen 60- bis 120-mal häufiger Suizid als die Normalbevölkerung, so dass dies nach der Leberzirrhose die zweithäufigste Todesursache bei Alkoholikern darstellt. Daneben wird Alkohol am Arbeitsplatz immer mehr zu einem ernstzunehmenden Problem, da häufiger Arbeitsunfälle und krankheitsbedingte Fehlzeiten auftreten. Neben Schizophrenie und akuten Psychosen gehört Alkoholismus zu den häufigsten psychiatrischen Ursachen der Frühberentung, so dass Alkoholismus in all seinen psychosozialen Folgen auch ein **bedeutendes wirtschaftliches Problem** darstellt. Denn zu den ökonomischen Folgen psychosozialer Auswirkungen des Alkoholmissbrauchs müssen auch noch die Kosten für die Behandlung gesundheitlicher und psychischer Schäden hinzuaddiert werden.

Ko-Abhängigkeiten bei Alkoholikern betreffen v.a. Nikotin- (Kapitel 28) und Benzodiazepinabusus, da diese Substanzen dieselben Gehirnrezeptoren besetzen. Die Behandlung von Alkoholabhängigkeit und weiterem Substanzmissbrauch muss daher nicht nur den Organschäden, sondern auch den psychischen Problemen Rechnung tragen und dabei das soziale Umfeld der Patienten berücksichtigen.

Allgemeine Empfehlungen

Menschen mit folgenden Erkrankungen bzw. Risikofaktoren sollten in besonderem Maß und konsequent die allgemein geltenden Empfehlungen für den Umgang mit Alkohol beachten:

- Übergewicht,
- Mangelernährung,
- Stoffwechselstörungen,
- arterielle Hypertonie,
- Herzerkrankungen,
- mit gastrointestinalen, Leber-, Pankreas- oder Krebserkrankungen oder
- mit Risikofaktoren für die Entstehung entsprechender Krankheitsbilder.

1. In folgenden Situationen sollte Alkohol völlig gemieden werden:
   - am Arbeitsplatz, am Steuer eines Kraftfahrzeugs, bei der Bedienung von Maschinen,
   - in der Schwangerschaft zur Vermeidung einer alkoholischen Embryopathie,
   - in der Stillphase zur Vermeidung alkoholtoxischer Effekte auf den Säugling,
   - bei Einnahme mancher Medikamente (u.a. Antidiabetika, Antihypertensiva, potenziell hepatotoxische Medikamente),
   - bei Erkrankungen des zentralen oder peripheren Nervensystems, psychiatrischen Erkrankungen, Stoffwechselerkrankungen wie Gicht oder hepatische Porphyrie oder Erkrankungen der Leber, des Pankreas, des Herzmuskels, des Gastrointestinaltrakts sowie bei jeglichen Krebserkrankungen.
2. Wenn Alkohol getrunken wird, sollte(n):
   - an mindestens 2 Tagen in der Woche auf Alkohol verzichtet werden,
   - eine Alkoholmenge von 10 g bei Frauen und 20 g bei Männern nicht überschritten werden,
   - Mahlzeiten keinen überhöhten Fettgehalt aufweisen (d.h. 30% kcal oder weniger),
   - durch körperliche Bewegung vor oder nach dem Essen ungünstige Effekte von Alkohol auf die Verstoffwechslung von Nahrungsfetten kompensiert werden.
3. Besonders Jugendliche und junge Erwachsene sollten möglichst wenig Alkohol trinken.

Good-Aging-Tipp für die Praxis

Regelmäßiges Alkohol trinken ruft eine Reihe von körperlichen und psychosozialen Veränderungen hervor, die einem gesunden Älterwerden zuwider laufen. Hervorzuheben sind lebensverkürzende Erkrankungen des Magen-Darmtrakts mit Leber und Pankreas, des Energiestoffwechsels (Glucose, Fette), des Herz-Kreislauf-Systems, des Immunsystems, die Förderung von Krebs sowie die Sucht mit all ihren katastrophalen psychosozialen Auswirkungen.

Eine Vielzahl Einfluss nehmender Faktoren, wie etwa Alter, begleitende Erkrankungen, Konsummuster, Konsumdauer, Ko-Abhängigkeiten, Medikamenteneinnahme, zusätzliches Rauchen und andere existieren. Außerdem scheint es eine individuelle Schwellendosis (Genpolymorphismen) zu geben.

Vom protektiven Nutzen moderaten Alkoholkonsums (wenn überhaupt!) zu gesundheitlichen Schäden ist der Weg nicht weit und für den Einzelnen kaum abzusehen. Deshalb ist ein Schaden bringendes Risiko nicht kalkulierbar. So wird eine Reduktion der Trinkmenge und der Frequenz des Alkoholkonsums zu einer Anti-Aging-Maßnahme erster Ordnung.

Literatur

1. Bundesministerium für Gesundheit. Alkohol und Gesamtmortalität. In: Bundesministerium für Gesundheit. Alkohol und Krankheiten. Abschlussbericht zum Forschungsvorhaben im Auftrag des Bundesministeriums für Gesundheit. Baden-Baden: Nomos; 2000.
2. Conigrave KM, Hu BF, Camargo CA, et al. A prospective study of drinking patterns in relation to risk of type 2 diabetes among men. Diabetes 2001;50:2390–2395.
3. Deutsche Hauptstelle für Suchtfragen. Jahrbuch Sucht 2003. Geesthacht: Neuland; 2003.
4. Egerer G, Stickel F, Seitz HK. Alcohol and the gastrointestinal tract.: Elsevier Academic Press 2004.
5. Inoue H, Stickel F, Seitz HK. Individuelles Risikoprofil bei chronischem Alkoholkonsum. Aktuel Ernähr Med. 2001; 26:39–46.
6. Seitz H, Matsuzaki S, Yokoyama A, et al. Alcohol and cancer. Alcohol Clin Exp Res. 2001;25:137–143.
7. Seitz HK, Homann N. Effect of alcohol on the orogastrointestinal tract, the pancreas and the liver. In: Heather N, Peters TJ, Stockwell T. International Handbook of Alcohol Dependence and Problems. Chichester et al.: John Wiley & Sons, Ltd.;2001, pp. 149–168.
8. Seitz HK, Pöschl G. Alkohol und Krebs. Therapeutische Umschau 2000;57:227–31.
9. Seitz HK, Stickel F, Homann N. Pathogenetic mechanism of upper aerodigestive tract cancer in alcoholics. Int J Cancer. 2004;108:483–487.
10. Seitz HK, Suter PM. Ethanol toxicity and nutritional status. In: Kotsonis FN, Mackey MA. Nutritional Toxicology. London, New York: Taylor and Francis; 2002 pp. 122–154.
11. Stickel F, Hoehn B, Schuppan D, et al. Review article: nutritional therapy in alcoholic liver disease. Aliment Pharmacol Ther. 2003;18:357–373.
12. Strasser RH, Rauch B, Kübler W. Alkohol und kardiovaskuläres System. In: Handbuch Alkohol. Alkoholismus und alkoholbedingte Organschäden. Heidelberg: Johann Ambrosius Barth; 2000 pp. 443–459.
13. Suter PM. Alkohol, Lipidstoffwechsel und Koronarprotektion. In: Handbuch Alkohol. Alkoholismus und alkoholbedingte Organschäden. Heidelberg: J.A. Barth; 2000 pp. 347–396.
14. White IR. The level of alcohol consumption at which all cause-mortality is least. J Clin Epidemiol. 1999; 52:967–975.

30 Alterung von Herz und Gefäßen und Prävention

Jürgen Holtz

Normale Alterung?

Die Bewertung von altersassoziierten Veränderungen als „normal" würde besagen, dass derartige Veränderungen zwangsläufig auftreten, und zwar unabhängig von individuell erworbenen Erkrankungen. Damit wären sie unvermeidliche Konsequenz des genetisch festgelegten Programms der Alterung im Menschen.

Diese Definition ist uns heute noch nicht möglich: einerseits beginnen wir dieses genetische Programm unserer Alterung erst in sehr vorläufigen, unvollständigen Ansätzen zu verstehen (Kapitel 3 u. 4), andererseits können die im Alter vermehrt auftretenden kardiovaskulären Erkrankungen oft eine stumme Entwicklungsphase vor dem Auftreten klinisch fassbarer Manifestationen haben. Deshalb können wir auch bei klinisch anscheinend gesunden Senioren meist nicht ohne unvertretbaren Aufwand feststellen, ob fassbare Herz-Kreislauf-Veränderungen der „normalen" Alterung entsprechen, oder ob sie Folge schon bestehender (oder früher erlittener) Krankheiten sind.

Trotzdem ist die Kenntnis von altersassoziierten Herz-Kreislauf-Veränderungen hilfreich für unser Verständnis der Möglichkeiten des medizinischen Anti-Aging. Wir wissen, dass viele dieser bei klinisch gesunden „Jungsenioren" und Senioren fassbaren Veränderungen wichtige Risikofaktoren für lebensbedrohliche kardiovaskuläre Erkrankungen sind. Wir wissen, dass manche dieser Risikofaktoren durch präventive Intervention zumindest teilweise veränderbar sind (Kapitel 31). Schließlich haben wir Hinweise, dass einige dieser präventiven Veränderungen zumindest den Verlauf bis zum Ausbruch von Erkrankungen günstig beeinflussen können.

In diesem Kapitel liegt der Fokus auf der **präventiven Beeinflussung früher Veränderungen**, also bereits vor der Manifestation eindeutiger Indikationen für den Einsatz von Medikamenten. Es liegt im Wesen der präventiven Medizin, dass dabei Indikationen für den Einsatz von Medikamenten selten eindeutig sind, sondern fließend sein müssen, strittig, und durch den Fortschritt an Erkenntnissen veränderbar.

Gefäßveränderungen

Verminderte Dehnbarkeit der herznahen, großen Windkessel-Arterien

Die verminderte Dehnbarkeit der Aorta und ihrer großen Arterienäste im Alter (oft als Zunahme der Wandsteifigkeit quantifiziert) geht einher mit

- einer Zunahme des Gefäßlumens,
- erhöhter arterieller Wanddicke,
- vermindertem Gehalt an Elastinfasern in der Gefäßwand,
- vermehrtem und verändertem Kollagen in der muskulären Media, und
- vermehrter Quervernetzung von Bindegewebsproteinen durch die Bildung von so genannten AGEs (advanced glycation end products, Kapitel 9) (Kass et al. 2001).

AGEs verändern den Abbau der vernetzten Proteine und die Dehnbarkeit von Kollagen und Elastin, und bewirken eine lokale entzündliche Aktivierung. Es gibt neue, noch nicht zugelassene Thiazolinium-Derivate, die zu einer enzymatischen Auflösung von AGE-Vernetzungen führen und so die erhöhte Wandsteifigkeit von herznahen Gefäßen bei alten Menschen wieder normalisieren können (Kass et al. 2001). Diese altersbedingten Veränderungen der herznahen Arterien sind unabhängig von Arteriosklerose, aber sie begünstigen deren Progression.

Die Struktur- und Formänderungen der großen Arterien bedingen eine höhere Pulswellengeschwindigkeit und veränderte Pulswellenreflexionen. **Folge ist die größere Blutdruckamplitude im Alter und die schlechtere Windkesselfunktion der herznahen Gefäße** (Safar et al. 2000). Erhöhte Pulswellengeschwindigkeit, erhöhte Blutdruckamplitude und isolierte systolische Hypertension sind wichtige Indikatoren der kardiovaskulären Alterung und eines erhöhten kardiovaskulären Risikos im Alter (Dart u. Kingwell 2001).

Good-Aging-Tipp für die Praxis

Inwieweit diese Altersveränderungen des herznahen arteriellen Windkessels durch präventive Lebensführung zu verzögern sind, ist ungeklärt. Retrospektive Analysen zeigen aber, dass die Windkesselfunktion bei Personen, die körperlich aktiv geblieben sind, im Alter besser ist (Tanaka et al. 1998).

Endothel-Dysfunktion

Die physiologischen Funktionen des gesunden Endothels betreffen die Abschirmung

- der Gefäßmuskulatur gegenüber exzessiver Vasokonstriktion und unkontrollierter Proliferation,
- des Blutes gegenüber intravasaler Gerinnung und
- der Gefäßwand gegenüber unbegrenzter lokaler Entzündung.

Ein wichtiger Mediator dieser endothelialen Schutzfunktion ist das von Endothelzellen gebildete und freigesetzte **Stickoxid (NO)**, welches durch aktivierende Phosphorylierung der endothelialen NO-Synthase (NOS III) vermehrt gebildet wird (Kapitel 20). Zur Analyse der Endothelfunktion werden deshalb Dilatationsreaktionen von Arterien und Arteriolen benutzt. Sie beruhen im Wesentlichen auf der vermehrten Freisetzung von NO und auf die Effekte von Acetylcholin, Katecholaminen oder Bradykinin auf Gefäßdilatation und einen gesteigerten Fluss.

Liegen kardiovaskuläre Risikofaktoren wie Hochdruck, Hyperlipidämie, Diabetes mellitus, Alter, Hyperhomocysteinämie, Obesitas oder chronische Entzündung vor, so sind diese NO-vermittelten, endothelabhängigen Dilatationsreaktionen vermindert. Oft entstehen sogar paradoxe Vasokonstriktionen, was global als **„endotheliale Dysfunktion"** bezeichnet wird. Unterschiedliche molekulare Veränderungen können an dieser Dysfunktion beteiligt sein.

Der mit dieser Veränderung verbundene endotheliale Phänotyp begünstigt die Entstehung von
- Thrombose,
- lokaler Inflammation,
- Gefäßspasmen und
- arteriosklerotischen Läsionen.

Dementsprechend zeigen zahlreiche Studien, dass der Nachweis einer endothelialen Dysfunktion ein wichtiger Prognose-Indikator für kardiovaskuläre Morbidität und Mortalität ist (Vita u. Keaney 2002, Vogel 2003), wenn auch diese Nachweise meist in selektionierten Populationen geführt wurden.

Experimentelle Analysen lassen vermuten, dass die endotheliale Dysfunktion nicht nur ein Indikator für erhöhtes kardiovaskuläres Risiko ist, sondern auch als kausaler Faktor beteiligt ist an der Progression der Erkrankung. Interventionen zur kardiovaskulären Risikominderung durch Medikamente (z.B. Statine, ACE-Inhibitoren) können die endotheliale Dysfunktion korrigieren.

Good-Aging-Tipp für die Praxis

Parameter der endothelialen Dysfunktion werden auch bei klinisch Gesunden im höheren Alter vermehrt beobachtet (Weinsaft u. Edelberg 2001), was durch körperliche Fitness bzw. durch körperliche Ausdaueraktivität anscheinend vermeidbar oder zumindest reduzierbar ist (Franzoni et al. 2004).

Herzveränderungen

Diastolische Herzfunktion

Das deutlichste Zeichen der Herzalterung auch in der klinisch gesunden Bevölkerung ist die Verlangsamung der frühen diastolischen Kammerfüllung. Sie beginnt schon im 3. Lebensjahrzehnt und ist durch die Doppler-Echokardiographie erfassbar. Kompensatorisch nimmt der Beitrag der Vorhöfe an der Kammerfüllung zu und eine Vorhofhypertrophie tritt ein.

Vorhofflimmern ohne irgendeine fassbare Ursache ist bei über 60-Jährigen 10fach höher als in der Gesamtpopulation (Brand et al. 1985). Trotz der verlangsamten frühen diastolischen Kammerfüllung ist die diastolische Kammergröße (normalisiert auf Körperoberfläche) bei gesunden, beschwerdefreien Senioren in Ruhe noch normal.

Das Vorkommen von **diastolischer Dysfunktion mit klinischen Symptomen der Herzinsuffizienz** bei normaler systolischer Ejektionsfraktion nimmt mit dem Alter (über 65 Jahre) um das 5fache zu (Fischer et al. 2003). Alterstypische Änderungen in der diastolischen Kammerfüllung werden aber fassbar beim Aufrichten aus liegender Position und bei schwerer körperlicher Arbeit. Während in beiden Fällen beim Jugendlichen die Kammergröße durch Steigerung der systolischen Ejektion vermindert wird, bleibt diese Zunahme im Alter aus. Folge sind größere Kammervolumina trotz verzögerter frühdiastolischer Füllung und verminderte systolische Ejektionsfraktion gegenüber Jugendlichen (Fleg et al. 1995).

Myozytenverluste und Myozytenhypertrophie

Echokardiographische Daten zeigen eine **Zunahme der ventrikulären Wanddicke** mit dem Alter bei Gesunden, und zwar im Ausmaß von etwa 0,3 mm pro Dekade bei beiden Geschlechtern. Dieser globalen, moderaten Altershypertrophie liegen jedoch unterschiedliche, komplexe zelluläre Veränderungen zugrunde. Postmortale histologische Analysen der Herzen Verstorbener ohne klinisch fassbare kardiovaskuläre Erkrankungen zeigen eine erhebliche Verminderung in der Zahl der Kardiomyozyten, die ihrerseits hypertrophiert sind. Die Veränderungen sind bei Männern ausgeprägter als bei Frauen.

In Tiermodellen wurde gezeigt, dass an diesen altersbedingten Myozytenverlusten sowohl Nekrosen wie auch apoptotische Zelluntergänge beteiligt sind, verbunden mit vereinzelten herdförmigen Bindegewebsvermehrungen (Kajstura et al. 1996). Diese Myozytenverminderung mit dem Alter ist ungeklärt.

Verminderte Funktion kardialer Stammzellen?

Da die Zahl der Kardiomyozyten im Alter vermindert ist, stellt sich die Frage, ob oder warum dieses Myozytendefizit nicht durch kardiale Stammzellen ersetzt wird. Unter dem Stichwort **„Gewebsersatz durch adulte Stammzellen"** bestehen gegenwärtig weitreichende Therapiehoffnungen, da solche Zellen eine mögliche Alternative zu embryonalen Stammzellen bilden könnten. Zur Verwendung Letzterer besteht ja eine kontroverse gesellschaftliche Debatte um die damit verbundenen ethischen Grundsatzprobleme.

! Die adulten Stammzellen (oder besser: „Vorläuferzellen", s. u.) haben aber nicht nur für mögliche künftige Therapien Bedeutung, sondern wahrscheinlich auch für physiologische Zellerneuerung in Geweben, in denen Zellersatz durch Zellteilung nicht erfolgt. Derartiger Zellersatz durch endogene Vorläuferzellen oder Stammzellen erfolgt wahrscheinlich auch im Herzen, und ist im Alter anscheinend vermindert (Sussmann u. Anversa 2004).

Zur Möglichkeit der Gewebserneuerung durch Vorläufer- oder Stammzellen im Herzen des Erwachsenen gibt es noch hitzige Kontroversen, die nicht nur methodische Gründe haben, sondern auch auf verschiedenen konzeptionellen Missverständnissen beruhen.

- Aus der Tatsache, dass in adulten, differenzierten Kardiomyozyten keine Mitosen nachweisbar sind, ist postuliert worden, dass die Kardiomyozyten in den Herzkammern eines alten Menschen das Alter dieser Person haben müssen, dass es also keinerlei Ersatz durch neue Kardiomyozyten gibt. Tatsächlich kann es aber auch in Geweben mit postmitotischen, also nicht mehr teilungsfähigen Zellen noch Zellersatz und damit zelluläre Verjüngung geben, wenn aus teilungsfähigen Vorläuferzellen neue postmitotische Myozyten nachwachsen und die alten, geschädigten Myozyten ersetzten. Dafür gibt es mittlerweile auch beim Menschen histologische Hinweise (Beltrami et al. 2003).
- Die Bezeichnung „Stammzelle" beinhaltet die Erwartung der Pluripotenz. Damit wird die Differenzierbarkeit zu Geweben, die aus unterschiedlichen Keimblättern des frühen Embryos stammen, impliziert. Wenn aus hämatopoetischen Stammzellen (also Vorläuferzellen des blutbildenden Knochenmarks) Neuronen oder Kardiomyozyten entstehen könnten, würde dies eine **Transdifferenzierung** bedeuten, also die Umwandlung einer für bestimmte Vorläuferzellen einmal festgelegten Entwicklungsrichtung. An der Möglichkeit zur Transdifferenzierung gibt es aber grundsätzliche, gut begründete Zweifel.

  Für einen Ersatz von Herzmuskelzellen durch Vorläuferzellen ist aber Transdifferenzierung keineswegs erforderlich. Im Knochenmark (und auch im zirkulierenden Blut) gibt es Vorläuferzellen mit frühen Merkmalen für eine ganze Reihe verschiedener Gewebe (Neuronen, Leber, Muskel, Herz), so dass daraus nach Einnistung in den entsprechenden Organen gewebsspezifische Vorläuferzellen entstehen können, ohne dass es zur Transdifferenzierung kommen muss. Deshalb sollte auch eher von Vorläuferzellen anstatt von Stammzellen in diesem Zusammenhang gesprochen werden.
- Die Möglichkeit der Neubildung von Gefäßen und Kardiomyozyten aus Vorläuferzellen hat bereits zu laufenden klinischen Studien mit der Gabe von Knochenmarkzellen in Koronargefäße nach Herzinfarkt geführt (Ziegelhoeffer et al. 2004). Tatsächlich können die mit der Injektion von Vorläuferzellen im Herzen erreichbaren Funktionsverbesserungen auf einer ganzen Reihe indirekter Mechanismen beruhen und müssen nicht ausschließlich auf Gewebsneubildung aus den implantierten Zellen beruhen. So ist auch denkbar, dass durch Zellinjektionen die endogenen Vorläuferzellen im Herzen besser zur Differenzierung angeregt werden.

! Geht man also von der Möglichkeit aus, dass organspezifisch vorgeprägte Vorläuferzellen für viele Organe im Knochenmark, in der Zirkulation und in den Organen selbst vorkommen, dann entsteht das Bild einer noch unvollständig verstandenen, dynamischen Zellreserve auch für Organe mit nicht teilungsfähigen, postmitotischen Zellen.

Offensichtlich ist diese Reserve nicht ausreichend, um die kardialen Zellverluste bei der durch Überlast bedingten Herzinsuffizienz auszugleichen. Gleiches gilt ganz offensichtlich für das alternde Herz, bei dem die Verminderung der Myozytenzahl ganz unstrittig ist.

Während echte pluripotente Stammzellen die Fähigkeit zur unbegrenzten Selbsterneuerung durch Zellteilung haben, gilt dies offensichtlich nicht für die dynamische Reserve von organspezifischen Vorläuferzellen. So gibt es Altersverluste in den Vorläuferzellen der Immunzellen und der Blutbildung. Im peripheren Blutplasma des Menschen nimmt mit dem Alter die Zahl der Vorläuferzellen mit Markermolekülen für die Endothelzell-Differenzierung ab (Scheubel et al. 2003).

! Die quantitative Bedeutung von altersassoziierten Veränderungen in der Mobilisierbarkeit und in den funktionellen Eigenschaften von Vorläuferzellen für die Herzalterung ist noch völlig unklar. Gleiches gilt für die Frage nach der Prävention solcher Veränderungen. Da die endotheliale NO-Synthase für die Mobilisierbarkeit von Vorläuferzellen eine wichtige Bedeutung hat, lässt sich vermuten, dass Präventionsmaßnahmen zur Verbesserung der Endothelfunktion auch zur Prävention altersassoziierte Veränderungen im System dynamischer Vorläuferzellen beitragen können.

Funktionelle Veränderungen

Während in Ruhe am Altersherzen klinisch Gesunder keine nennenswerten Veränderungen der systolischen Funktion (Ejektionsfraktion), der Herzfrequenz oder des Herzminutenvolumens vorliegen, treten **bei körperlicher Aktivität** drastische Einschränkungen hervor:

- die Herzfrequenz kann weniger gesteigert werden,
- die Zunahme des Herzminutenvolumens ist für eine gegebene Belastungsstufe geringer und wird partiell über den Frank-Starling-Mechanismus bewerkstelligt (auch das gesunde Altersherz dilatiert bei Belastung!), und

- die maximale Sauerstoffaufnahme ist bei Belastung drastisch vermindert.

> **!** Vereinfacht ausgedrückt kann man feststellen, dass sich unter Belastung das Altersherz wie das Herz eines Jugendlichen bei Arbeit unter Betablockade verhält.

Dementsprechend sind alle Antworten des Altersherzens auf Beta-Rezeptor-Stimulation reduziert: Steigerungen von Frequenz, Herzkraft und Relaxationsgeschwindigkeit sind vermindert. Dieser verminderten Aktivierbarkeit liegt eine verminderte Kopplung der Adrenozeptoren an die Adenylatcyclase aufgrund verschiedener molekularer Veränderungen zugrunde, außerdem Veränderungen in der elektromechanischen Kopplung der hypertrophierten Kardiomyozyten.

Diese Veränderungen in der elektromechanischen Kopplung und der Ca^{2+}-Homöostase der gealterten Kardiomyozyten bedingen eine erhöhte Anfälligkeit für intrazelluläre Ca^{2+}-Überladung bis zum Zelluntergang oder zur Auslösung fataler Arrhythmien. Aufgrund der bereits abgelaufenen Myozytenuntergänge und der dadurch vermehrten interstitiellen Fibrose ist die elektrische Kopplung der Kardiomyozyten vermindert und uneinheitlich, was ebenfalls die **Anfälligkeit für eine Arrhythmie** begünstigt.

Die hypertrophierten, in ihrer Zahl verminderten Kardiomyozyten des Altersherzens zeigen in biochemischen Analysen eine verminderte Stress-Anpassung, eine eingeschränkte trophische Reaktion und eine reduzierte ischämische Präkonditionierbarkeit. Auch Zeichen von eingeschränkter Funktion der Mitochondrien, anderer Organellen und der zellulären aeroben Energiegewinnung sind erkennbar.

> **!** Etwas vereinfacht betrachtet lässt sich feststellen: Im Altersherzen ist die Myozytenzahl vermindert, die noch vorhandenen Myozyten sind deshalb permanent einer erhöhten Belastung ausgesetzt, was durch Obesitas noch gesteigert wird!

Tabelle: 30.**1** Nicht medikamentöse Interventionen mit präventivem Potenzial gegen kardiovaskuläre Alterung (Kapitel 5, 8, 10, 11, 31, 35, 36)

Intervention	Mutmaßliche Wirkprinzipien	Potenzielle Probleme
Körperliche Aktivität: Bereits regelmäßige körperliche Alltagsaktivität oder tägliche Trainings-Einheiten (30 min) mit 50–70% der Maximal-Leistung sind wirksam (Löllgen 2003)	Vermeidung von „Inaktivitätsschäden" wie ➤ Endothel-Dysfunktion, ➤ „Rarifizierung" der Mikrozirkulation, ➤ Insulin-Resistenz, ➤ Obesitas ➤ autonome Dysfunktion (anhaltende Sympathikus-Überfunktion)	➤ Gelenkschäden bei ungünstiger Ausübung, ➤ zwanghafte, suchtartige Übertreibungen, ➤ Auslösung fataler Arrhythmien (möglicherweise überschätzt, da wir Herztod bei Aktivität unter dem Motto „nil nocere" vermeiden wollen, aber Herzinsuffizienz, Siechtum und Tod durch Inaktivität als schicksalhaft hinnehmen)
Kalorische Restriktion Globale Reduktion der Energiezufuhr ohne Minderung der Zufuhr von Vitaminen, Spurenelementen und Mikronährstoffen	➤ Erhöhte Insulin-Sensitivität ➤ Protektion der Mitochondrien gegenüber oxidativem Stress ➤ Veränderungen bei Fettzellhormonen mit weitreichenden Wirkungen auf Endothel, Myokard, Muskulatur, ZNS und vegetatives Nervensystem	➤ Vermehrte Auslösung psychotischer Ernährungsstörungen durch Leitbild-Propagierung ➤ Jo-Jo-Effekte
Mediterrane Essgewohnheiten	Viele Surrogat-Parameter des kardiovaskulären Risikos durch Einzelkomponenten der Diät korrigierbar	Die Gesamtbewertung des präventiven Potenzials dieser Ernährungsform ist strittig wegen unterschiedlicher Traditionen der Todesursachen-Klassifikation bei Totenscheinen in den entsprechenden Ländern.
Antioxidanzien-Zusatz zur Ernährung	Verschiebungen des Redox-Gleichgewichts an Endothel-Oberflächen, in Endothelzellen, Kardiomyozyten und Mitochondrien zumindest *in vitro* korrigierbar	Relevante intrazelluläre Veränderungen fraglich; Daten zur epidemiologisch Bedeutung von damit erreichbarer Endothelprotektion widersprüchlich
Verhaltensbeeinflussung	Niedriger sozio-ökonomischer Status, mangelnde soziale Verankerung, Stress im Arbeits- und Familienleben, emotionaler Stress und Depression und Feindseligkeit tragen zur Mortalität bei Koronarpatienten bei und sind therapeutisch beeinflussbar	Die kausale Wirkung der Verhaltensbeeinflussung in der kardiovaskulären Primärprävention (mit Ausnahme der Abstinenz von Rauchen und Alkohol) ist unbekannt.

Die überlasteten Myozyten reagieren mit einer **pathologischen Überlasthypertrophie**, wodurch sie für weitere Zelluntergänge noch empfindlicher werden. Von der Natur ist unsere Herzmuskulatur dagegen für variable Belastung angelegt. Denn für den Wechsel von maximaler Belastung und von Ruhephasen kann das Herz mit der „physiologischen" Hypertrophie des (dopingfreien) Ausdauersportlers reagieren. Dabei sind die oben dargestellten Risiken und Funktionsstörungen weitaus geringer.

! Dass wir mit erhöhter körperlicher Aktivität und Ausdauertraining (Kapitel 11,15,36) die alterstypischen Zellverluste und die pathologische Überlastungshypertrophie der überlebenden Zellen verzögern können, ist plausible Vermutung. Der quantifizierbare Beweis für diese Vermutung fehlt und bleibt problematisch.

Diese und andere immer wieder diskutierte Interventionen mit ihren Wirkprinzipien und möglichen Unzulänglichkeiten sind in Tab. 30.**1** zusammengefasst.

„Jungbrunnen-Mittel" anstelle mühevoller kalorischer Restriktion?

Die lebenslange kalorische Restriktion um 40–60% gegenüber der als „normal" eingestuften Nahrungsaufnahme (vulgo: „Friss die Hälfte") ist die einzige bekannte Intervention, welche die Rate der primären Alterung verzögert und eine Verlängerung der mittleren und der maximal möglichen Lebensspanne ermöglicht (Kapitel 3, 4, 6, 7). Dies gilt bei allen bisher daraufhin untersuchten Spezies, von einfachen genetischen Modellorganismen bis zu den Säugern einschließlich der menschennächsten Primaten (Koubova u. Guarente 2003, Sohal u. Weindruch 1996).

Die Wirkung der kalorischen Restriktion auf die Rate der Alterung umfasst wahrscheinlich mehrere, noch unvollständig bekannte Mechanismen. Allerdings konnte in der als genetischer Modellorganismus vielfach verwendeten Hefe die **Aktivierung des Gens für das Enzym Sir2** als entscheidender Grundmechanismus der Lebensverlängerung durch kalorische Restriktion wahrscheinlich gemacht worden. Über den Sir2-Kofaktor NAD^+ ist der Zellstoffwechsel mit dem Mechanismus der Genregulation verbunden, den das Sir2-Gen bewirkt. Sir2 heißt *silent information regulator* und bewirkt breite Hemmung von Genexpression („gene silencing"), was als wichtig für eine verzögerte Rate der Alterung in Hefe eingeschätzt wird (Hekimi u. Guarente 2003).

Die Übertragung dieses Mechanismus der kalorischen Restriktion für die Alterung beim Menschen ist sicherlich problematisch. Immerhin gibt es im menschlichen Genom insgesamt 7 verschiedene Gene für Sir2-ähnliche Proteine oder „Sirtuine" mit unterschiedlichen Funktionscharakteristika. Trotzdem hat die Entdeckung pflanzlicher Verbindungen, welche in Hefe das Enzym Sir2 aktivieren und dadurch lebensverlängernd wirken (Howitz et al. 2003), weitreichende, bis in die Laienpresse ausgebreitete Spekulationen ausgelöst über die Möglichkeit, ob derartige Verbindungen quasi „Mimetika der kalorischen Restriktion" sein könnten. Das würde bedeuten, dass mit solchen Verbindungen eine gewisse Prävention gegenüber degenerativen Veränderungen des Alterns möglich wäre, ohne die Mühen der lebenslangen kalorischen Restriktion auf sich nehmen zu müssen.

Interessanterweise gehört zu diesen Sir2-aktivierenden Molekülen auch das Polyphenol Resveratol, welches mit den postulierten antiarteriosklerotischen Wirkungen des Rotweins assoziiert wird.

! Es ist nicht zu erwarten, dass solche Sir2-aktivierenden Verbindungen tatsächlich eine fassbare Verjüngungswirkung haben werden. Das enorme Echo, welches diese Spekulationen in den Medien findet, sagt nichts über deren Realitätsgehalt. Es sagt allerdings viel über unsere irrealen Träume und Sehnsüchte nach dem beschwerdefreien Alter, das irreal bleiben wird.

Literatur

1. Beltrami AP, Barlucchi L, Torella D, et al. Adult cardiac stem cells are multipotent and support myocardial regeneration. Cell 2003;114:763–776.
2. Brand FN, Abbott RD, Kannel WB, Wolf PA. Characteristics and prognosis of lone atrial fibrillation. 30-year follow-up in the Framingham Study. Jama 1985;254:3449–3453.
3. Dart AM, Kingwell BA. Pulse pressure – a review of mechanisms and clinical relevance. J Am Coll Cardiol 2001;37:975–984.
4. Fischer M, Baessler A, Hense HW, et al. Prevalence of left ventricular diastolic dysfunction in the community. Results from a Doppler echocardiographic-based survey of a population sample. Eur Heart J 2003;24:320–328.
5. Fleg JL, O'Connor F, Gerstenblith G, et al. Impact of age on the cardiovascular response to dynamic upright exercise in healthy men and women. J Appl Physiol 1995;78:890–900.
6. Franzoni F, Galetta F, Morizzo C, et al. Effects of age and physical fitness on microcirculatory function. Clin Sci (Lond) 2004;106:329–35.
7. Hekimi S, Guarente L. Genetics and the specificity of the aging process. Science 2003;299:1351–1354.
8. Howitz KT, Bitterman KJ, Cohen HY, et al. Small molecule activators of sirtuins extend Saccharomyces cerevisiae lifespan. Nature 2003;425:191–196.
9. Kajstura J, Cheng W, Sarangarajan R, et al. Necrotic and apoptotic myocyte cell death in the aging heart of Fischer 344 rats. Am J Physiol 1996;271:H1215-H1228.
10. Kass DA, Shapiro EP, Kawaguchi M, et al. Improved arterial compliance by a novel advanced glycation end-product crosslink breaker. Circulation 2001;104:1464–1470.
11. Koubova J, Guarente L. How does calorie restriction work? Genes Dev 2003;17:313–321.
12. Löllgen H. Primärprävention kardialer Erkrankungen. Dtsch Ärztebl 2003;100:A987-A996.
13. Safar ME, Blacher J, Mourad JJ, London GM. Stiffness of carotid artery wall material and blood pressure in humans: application to antihypertensive therapy and stroke prevention. Stroke 2000;31:782–790.
14. Scheubel RJ, Zorn H, Silber RE, et al. Age-dependent depression in circulating endothelial progenitor cells in patients undergoing coronary artery bypass grafting. J Am Coll Cardiol 2003;42:2073–2080.

15. Sohal RS, Weindruch R. Oxidative stress, caloric restriction, and aging. Science 1996;273:59–63.
16. Sussman MA, Anversa P. Myocardial aging and senescence: Where have the stem cells gone? Ann Rev Physiol 2004;66:29–48.
17. Tanaka H, DeSouza CA, Seals DR. Absence of age-related increase in central arterial stiffness in physically active women. Arterioscler Thromb Vasc Biol 1998;18:127–132.
18. Vita JA, Keaney JF,Jr. Endothelial function: a barometer for cardiovascular risk? Circulation 2002;106:640–2.
19. Vogel RA. Heads and hearts: the endothelial connection. Circulation 2003;107:2766–8.
20. Weinsaft JW, Edelberg JM. Aging-associated changes in vascular activity: a potential link to geriatric cardiovascular disease. Am J Geriatr Cardiol 2001;10:348–54.
21. Ziegelhoeffer T, Fernandez B, Kostin S, et al. Bone marrow-derived cells do not incorporate into the adult growing vasculature. Circ Res 2004;94:230–238.

31 Prävention von Herz-Kreislauf-Erkrankungen

Christian A. Schneider

Risikofaktoren und Prävention von Herz-Kreislauf-Erkrankungen

Aktuelle Daten des Gesundheitsberichts für Deutschland weisen Folgeerkrankungen der Atherosklerose (z.B. Herzinfarkt, Herzinsuffizienz, Schlaganfall) als die führenden Todesursachen aus. Soll daher die Inzidenz atherosklerotischer Erkrankungen verringert werden, müssen ihre Risikofaktoren erkannt und behandelt werden.

Erkennen und Behandeln von kardiovaskulären Risikofaktoren bilden daher die elementare Grundlage für die Prävention von Herz-Kreislauf-Erkrankungen (De Backer et al. 2003). Risikofaktoren werden nach der Stärke des Risikofaktors für die Induktion atherosklerotischer Veränderungen und nach der Möglichkeit der Beeinflussung des Risikofaktors eingeteilt (Tab. 31.**1**).

Präventivmedizinische Bemühungen müssen sich zunächst auf die Risikofaktoren konzentrieren, deren Beeinflussung zu einer eindeutigen Reduktion kardiovaskulärer Ereignisse führt (z.B. Rauchen oder arterielle Hypertonie). Kardiovaskuläre Risikofaktoren wirken nicht unabhängig voneinander, sondern verstärken sich synergistisch und erhöhen das kardiovaskuläre Risiko kontinuierlich und ohne erkennbaren Schwelleneffekt.

Zur **Bestimmung eines individuellen kardiovaskulären Risikos** ist es daher nicht ausreichend, einzelne Risikofaktoren zu analysieren. Es müssen vielmehr Methoden angewandt werden, die der Vielzahl der Risikofaktoren Rechnung tragen und die das individuelle Risiko als kontinuierliche Größe quantifizieren. Eine solche integrative Sicht wird durch **Score-Systeme** ermöglicht, die eine rasche Abschätzung des individuellen Risikos gewährleisten. Erst nach Definition des individuellen Risikos kann ein individueller Therapieplan (Modifikation der Risikofaktoren, Lifestyle) erarbeitet werden.

Tabelle 31.**1** Klassifikation der Risikofaktoren

- **Klasse I:** Risikofaktoren, deren Beeinflussung das Risiko kardiovaskulärer Erkrankungen eindeutig vermindert,
- **Klasse II:** Risikofaktoren, deren Beeinflussung das Risiko kardiovaskulärer Erkrankungen mit hoher Wahrscheinlichkeit vermindert,
- **Klasse III:** Beeinflussbare Risikofaktoren ohne sicheren Effizienznachweis,
- **Klasse IV:** Risikofaktoren, die nicht beeinflusst werden können oder deren Beeinflussung schädlich sein könnte.

Score-Systeme zur Abschätzung des kardiovaskulären Risikos für den Einzelnen

Für die praktische Abschätzung des kardiovaskulären Risikos wurde in Deutschland der in Abb. 31.**1a**, **b** dargestellte **Procam-Score** entwickelt und validiert (Assmann et al. 2002). Zu beachten ist, dass der Procam-Score für die Risiko-Abschätzung von **Männern ohne koronare Herzerkrankung** entwickelt wurde. Da nur wenige kardiovaskuläre Ereignisse bei Frauen dokumentiert wurden, ist die Übertragbarkeit des Procam-Scores auf Frauen nur eingeschränkt möglich. Für Frauen nach den Wechseljahren (Alter 45–65 Jahre) beträgt das Risiko ein Viertel des Risikos eines gleichaltrigen Mannes.

Menschen mit bekannter koronarer Herzerkrankung haben von vornherein ein hohes kardiovaskuläres Risiko (>2% kardiovaskuläre Ereignisse/Jahr). Für diese Patienten ist eine Analyse mit einem Score nicht notwendig.

Zählwerke wie der Procam-Score haben den Vorteil, dass sie Präventionswilligen direkt den Impact eines Risikos gemessen an der Infarktwahrscheinlichkeit (z.B. des Rauchens) aufzeigen und die Risikominderung (Aufgeben des Rauchens) benennen können.

Risikofaktoren

Klasse-I-Risikofaktoren: Risikofaktoren, deren Beeinflussung das Risiko kardiovaskulärer Erkrankungen eindeutig vermindert

Nikotinkonsum

Epidemiologie und assoziiertes Risiko

Rauchen erhöht das Risiko für den kardialen Tod um das 2- bis 4fache, vermindert die mittlere Lebenserwartung um ca. 6 Jahre und gilt als führender Risikofaktor für eine Vielzahl von Krebs- und Lungenerkrankungen (Seite 248).

Pathophysiologie

Zigaretten rauchen aktiviert Blutplättchen, erhöht den Fibrinogenspiegel, die Herzfrequenz, den Blutdruck und das Risiko einer Plaqueruptur. Außerdem erhöht Rauchen die Triglycerid-Spiegel, vermindert die Paraoxonase-Konzentration und damit die HDL-Spiegel, verschlechtert die Insulin-Sensitivität und führt zur Oxidation von LDL-Cholesterin.

Alter (Jahre)	Punkte	Positive Familien-Anamnese	Punkte	Zigarettenraucher	Punkte	Diabetiker	Punkte
35–39	0	ja	4	ja	8	ja	6
40–44	6	nein	0	nein	0	nein	0
45–49	11						
50–54	16						
55–59	21						
60–65	26						
Punkte insgesamt							

Systolischer Blutdruck (mmHg)	Punkte	HDL-Cholesterin (mg/dl)	Punkte	LDL-Cholesterin (mmol/l)	Punkte	Triglyzeride (mmol/l)	Punkte
<120	0	<35	11	<100	0	<100	0
120–129	2	35–44	8	100–129	5	100–149	2
130–139	3	45–54	5	130–159	10	150–199	3
140–159	5	>54	0	160–189	14	>199	4
>160	8			>189	20		
Punkte insgesamt							

a

Punkte	Herzinfarktrisiko (% in 10 Jahren)
0–13	<0,5
14–19	0,5– 1,0
20–26	1,0– 1,7
27–35	1,8– 4,0
36–41	4,2– 7,0
42–50	7,4–15,5
51–58	16,8–28,0
>58	>28

b

Abb. 31.**1a, b** **a** Procam-Score: Einzelelemente für die Berechnung des Scores; **b** Procam-Score: Ableitung des individuellen Risikos aus dem Summenscore (Assmann et al 2002).

Leitlinienorientierte Empfehlung/Therapie

Das Risiko kardiovaskulärer Ereignisse halbiert sich innerhalb der ersten 2–4 Jahre, nachdem mit dem Rauchen aufgehört wurde. Insgesamt ist jedoch das Risiko für die nächsten 10–20 Jahre höher als bei Menschen, die nie geraucht haben.

Eine Nikotinersatztherapie (z.B. Nikotinpflaster) verdoppelt die Wahrscheinlichkeit, Nichtraucher zu werden (Seite 250). Nikotinpflaster und ähnliche Produkte können auch bei Patienten mit bekannter koronarer Herzerkrankung eingesetzt werden, da eine kardiale Gefährdung bei korrekter Dosierung nicht zu erwarten ist. Akupunktur oder Hypnosetherapie der Nikotin-Abhängigkeit haben keinen größeren Effekt als Plazebotherapie. Bupropion (2 × 150 mg/Tag) ist für den primären Nikotinentzug zugelassen. Es verdoppelt die Wahrscheinlichkeit der Nikotinabstinenz gegenüber Plazebo.

Good-Aging-Tipp für die Praxis

Jedem Patienten sollte ein Nikotinverzicht empfohlen werden. Nikotinersatzpäparate oder Bupropion (Kapitel 28) sind beim Nikotinentzug unterstützend wirksam.

Arterielle Hypertonie

Epidemiologie und assoziiertes Risiko

In Deutschland leiden ca. 20% der Bevölkerung unter einer arteriellen Hypertonie (> 139/89 mmHg) Die arterielle Hypertonie erhöht das Risiko für Myokardinfarkt, Schlaganfall, Herzinsuffizienz, Vorhofflimmern, Niereninsuffizienz sowie Demenz. Dabei besteht für jede Lebensdekade eine enge, kontinuierliche, unabhängige Korrelation zwischen der Höhe des Blutdrucks und dem Entstehen atherosklerotischer Erkrankungen, wie in der Graphik in Abb. 31.**2** individuell ablesbar ist (Lewington et al. 2002).

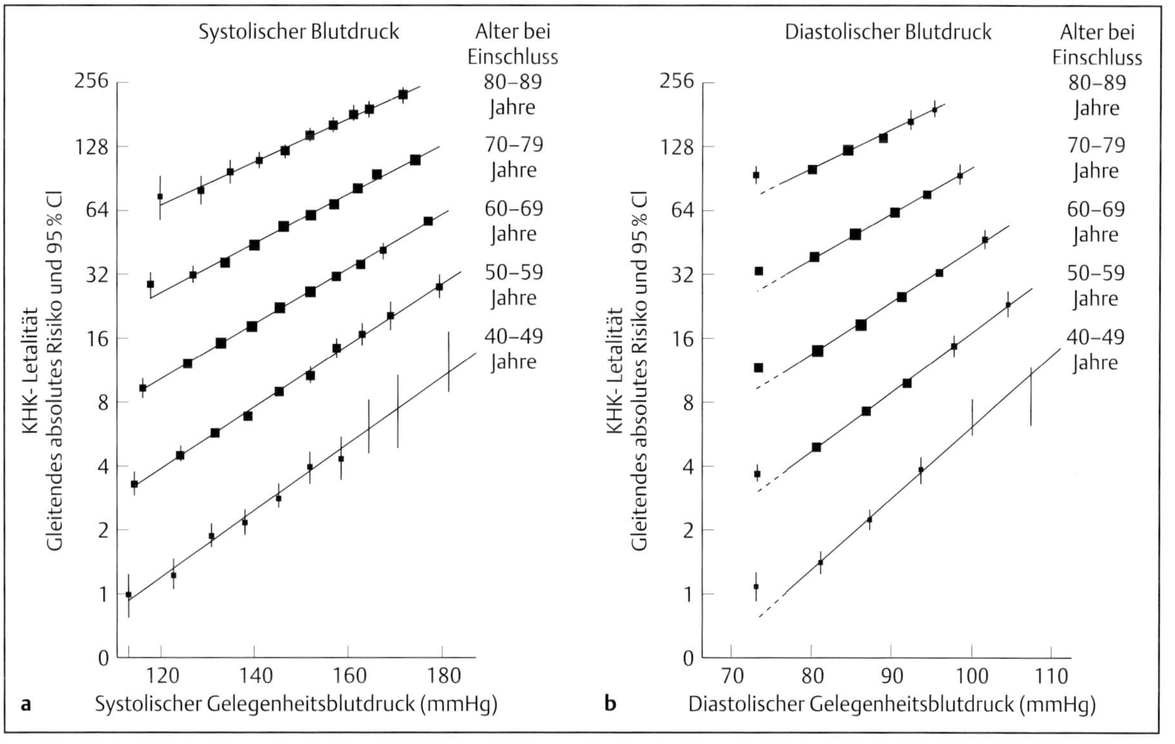

Abb. 31.**2** Kardiovaskuläre Sterblichkeit in Abhängigkeit von Alter und Blutdruck. Für jede Altersdekade findet sich eine hochsignifikante Korrelation von systolischem und diastolischem Blutdruck mit dem kardiovaskulärem Risiko (Lewington et al. 2002).

Pathophysiologie

Zu einer essenziellen Hypertonie können führen:

- Diätetische Faktoren (z.B. Salzaufnahme),
- metabolische Faktoren (z.B. Insulinsensitivität),
- Störungen des Renin-Angiotensin-Aldosteron-Systems, des adrenergen Systems,
- genetische Faktoren (Seite 280),
- niedriges Geburtsgewicht,
- neurovaskuläre Anomalien sowie
- Störungen der Endothelfunktion.

Die arterielle Hypertonie führt zu einer endothelialen Dysfunktion und ist Schrittmacher für die Entwicklung einer Atherosklerose. Sie führt zur Myokardhypertrophie und ist ein wichtiger Risikofaktor für die Entwicklung der Herzinsuffizienz (Kapitel 30).

Leitlinienorientierte Empfehlung/Therapie

Minimalziel einer blutdrucksenkenden Therapie ist die Normalisierung des Blutdrucks (< 140/90 mmHg). Dabei muss berücksichtigt werden, dass bei Vorliegen von Begleiterkrankungen (z.B. Diabetes mellitus) der Blutdruck zum Teil sehr stark gesenkt werden muss (< 130/80 mmHg). Eine effektive, blutdrucksenkende Therapie vermindert signifikant die Morbidität hypertoner Patienten unabhängig vom Lebensalter (Guidelines Committee 2003).

Tabelle 31.**2** Effekt von nicht medikamentösen Maßnahmen auf den Blutdruck

Intervention (Allgemeinmaßnahmen)	Empfehlung	Effekt auf den systolischen Blutdruck
Gewichtsreduktion	Normalisierung des BMI (< 25kg/m^2)	5–20 mmHg pro 10 kg Gewichtsverlust
DASH-Diät*	viel Obst, Gemüse, kochsalzarm, fettreduzierte Milchprodukte	8–14 mmHg
Kochsalzreduktion	< 2,5g Salz/Tag	2–8 mmHg
Bewegung	30 min/Tag	4–9 mmHg
Bewusster Alkoholgenuss	nicht mehr als 2 alkoholhaltige Getränke/Tag (Frauen 1/Tag)	2–4 mmHg

* DASH: Dietary Approaches to Stop Hypertension

Der Effekt der Allgemeinmaßnahmen in der Therapie der arteriellen Hypertonie (Tab. 31.**2**) sollte nicht unterschätzt werden.

Unterschiedliche Medikamentenklassen stehen zur Behandlung des hohen Blutdrucks zur Verfügung. Die Auswahl der geeigneten Medikamente orientiert sich an

Begleiterkrankungen und individueller Verträglichkeit. Die initiale Gabe eines Diuretikums ist eine effektive, nebenwirkungsarme und preiswerte Therapie, die ggf. mit anderen Antihypertensiva kombiniert werden kann.

Good-Aging-Tipp für die Praxis

Die Normalisierung hypertoner Blutdruckwerte reduziert die Morbidität hypertensiver Patienten. Bei besonders gefährdeten Patienten werden niedrig normale Blutdruckwerte angestrebt (< 130/80 mmHg). Neben den Allgemeinmaßnahmen muss in der Regel medikamentös therapiert werden.

Hypercholesterinämie/LDL-Erhöhung

Epidemiologie und assoziiertes Risiko

Gesamt-Cholesterinwerte von > 240 mg/dl und LDL-Cholesterinwerte von > 160 mg/dl gelten als erhöht. Epidemiologische Untersuchungen und prospektive Interventionsstudien haben den Zusammenhang zwischen der Höhe des Cholesterins und kardiovaskulären Erkrankungen belegt. Ein um 10% höheres Serum-Cholesterin führt zu einem 20–30% höheren kardiovaskulärem Risiko (NCEP 2003).

Pathophysiologie

Die Insudation des subendothelialen Raums mit LDL-Cholesterin und dessen Oxidierung gelten als initiale Trigger der Atherosklerose. Oxidiertes LDL stimuliert in Kombination mit C-reaktivem Protein die Monozytenchemotaxis und hindert Monozyten am Verlassen des subendothelialen Raums. Monozyten differenzieren sich weiter zu Makrophagen, die oxidiertes LDL aufnehmen, was letztlich zur Bildung von Schaumzellen führt.

Leitlinienorientierte Therapieempfehlung

Die Therapieempfehlung für die Behandlung einer Hypercholesterinämie sind in Tab. 31.**3** zusammengefasst. Dieses Schema integriert Cholesterinwerte und weitere Begleiterkrankungen und Risikofaktoren. In Abhängigkeit von diesen zusätzlichen Faktoren werden LDL-Cholesterinwerte angegeben, ab denen Lebensstiländerungen oder eine medikamentöse Therapie indiziert sind.

Patienten mit bekannter koronarer Herzerkrankung (KHK) oder Patienten mit Erkrankungen, die als KHK-Äquivalente angesehen werden (z.B. Diabetes mellitus), haben das höchste kardiovaskuläre Risiko. Dementsprechend niedrig sind die Cholesterinwerte, ab denen eine Lebensstiländerung oder eine medikamentöse Therapie begonnen werden soll. Für diese Patienten gilt ein LDL-Zielwert von unter 100 mg/dl.

Sollten Cholesterinwerte durch Allgemeinmaßnahmen nicht unter die Zielwerte sinken, ist eine medikamentöse Therapie mit Statinen indiziert. Eine aktuelle Meta-Analyse von 38 Studien zur Primär- und Sekundärprävention zeigt, dass für eine Cholesterinsenkung um je 10% das kardiovaskuläre Sterblichkeitsrisiko um je 15% und das Gesamtsterblichkeitsrisiko um je 10% sinkt (Law et al. 2003).

Good-Aging-Tipp für die Praxis

Es besteht ein eindeutiger Zusammenhang zwischen der Höhe des Cholesterins und dem kardiovaskulärem Risiko. Eine lipidsenkende Therapie verbessert die Prognose signifikant und klinisch relevant.

Klasse-II-Risikofaktoren: Risikofaktoren, deren Beeinflussung das Risiko kardiovaskulärer Erkrankungen sehr wahrscheinlich vermindert

Diabetes mellitus

Epidemiologie und assoziiertes Risiko

In Deutschland leiden 6–8% der Bevölkerung an einen Diabetes mellitus. Die Bedeutung des Diabetes mellitus als Risikofaktor für kardiovaskuläre Ereignisse ist seit Jahren etabliert (Kapitel 7 u. 9). Diabetiker ohne vorhergehenden Infarkt haben ein gleich großes Risiko für einen Myokardinfarkt wie Nicht-Diabetiker, die bereits einen Infarkt erlitten haben. Auch die Gesamtsterblichkeit ist ähnlich. Das Risiko für einen Herzinfarkt ist für Diabetiker, die bereits einen Infarkt erlitten hatten, am größten. Die Inzidenz beträgt ca. 8% pro Jahr.

Tabelle 31.**3** Behandlung der Hypercholesterinämie entsprechend der Risikokategorie; je höher das vorbestehende kardiovaskuläre Risiko ist, umso tiefere Cholesterinwerte geben bereits Anlass, mit einer Lebensstiländerung zu beginnen.

Risiko-Kategorie	Beginn Lebensstiländerung	Medikamentöse Therapie in Betracht ziehen
KHK oder KHK-Risiko-Äquivalente	≥ 100 mg/dl	≥ 130 mg/dl (100–129 mg/dl: medikamentöse Therapie optional)
≥ 2 Risikofaktoren	≥ 130 mg/dl	10-Jahres-Risiko: 10%–20%: ≥ 130 mg/dl 10-Jahres-Risiko <10%: ≥ 160 mg/dl
0–1 Risikofaktoren	≥ 160 mg/dl	≥ 190 mg/dl (160–189 mg/dl: eine das LDL-Cholesterin senkende Therapie ist optional)

Expert Panel on Detection, Evaluation, and Treatment of High Blood Cholesterol in Adults 2001.

Pathophysiologie

Bei Diabetikern findet sich eine verstärkte Plättchenaggregation, Plättchenaktivierung und Bindung von Fibrinogen an den Glykoprotein-IIb/IIIa-Komplex sowie eine Erhöhung des Plasmafibrinogens. Die fibrinolytische Aktivität ist durch eine verstärkte Bindung des Plasminogenaktivator-Inhibitors an Gewebe-Plasminogenaktivator vermindert.

Leitlinienorientierte Empfehlung/Therapie

Daten der **United Kingdom Prospective Diabetes Studie** zeigen, dass eine intensive, blutzuckersenkende Therapie (mittlerer HbA_{1c} 7%) die Inzidenz mikrovaskulärer Komplikationen im Vergleich zu einer Standardtherapie (mittlerer HbA_{1c} 7,9%) vermindert. Eine Reduktion des HbA_{1c} um 1% war assoziiert mit

- einer signifikanten Reduktion mikrovaskulärer Ereignisse um 35%,
- einer reduzierten Herzinfarktinzidenz (ca. 18%) und
- einer reduzierten Gesamtsterblichkeit (ca. 17%).

Ein pragmatischer Ansatz zur Vermeidung kardiovaskulärer Ereignisse bei Diabetikern stellt eine intensive, integrative Therapie aller Risikofaktoren dar. In der **STENO-Studie** wurde gezeigt, dass eine intensivierte Therapie einer Standardtherapie überlegen ist.

Die intensivierte Therapie des Diabetes umfasste in der STENO-Studie folgende Therapiekonzepte:

- Fettarme Kost,
- Regelmäßig Sport,
- Rauchstopp,
- Intensivierte, blutzuckersenkende Therapie,
- Intensive Behandlung der arteriellen Hypertonie,
- Therapie mit einem ACE-Hemmer unabhängig von Blutdruckwerten,
- Medikamentöse Therapie zur Behandlung von Lipidabnormalitäten,
- Acetylsalicylsäure sowie
- Vitamin C, Vitamin D, Folsäure, Chrompicolinat.

Diese Therapie reduzierte nach ca. 8 Jahren signifikant den kombinierten kardiovaskulären Endpunkt von 38% auf 18%.

Good-Aging-Tipp für die Praxis

Diabetiker haben ein hohes Risiko für kardiovaskuläre Ereignisse. Neben einer blutzuckersenkenden Therapie verbessert eine intensive, multimodale Risikofaktorentherapie die Prognose.

Linksventrikuläre Hypertrophie bei arterieller Hypertonie

Epidemiologie und assoziiertes Risiko

Echokardiographisch findet sich eine linksventrikuläre Hypertrophie bei ca. 30% der Patienten mit arterieller Hypertonie. Der Nachweis einer Myokardhypertrophie erhöht das Risiko kardiovaskulärer Ereignisse um das 2- bis 3fache.

Pathophysiologie

Die Myokardhypertrophie ist ein adaptiver Mechanismus als Antwort auf eine chronische Blutdruckerhöhung. Das Renin-Angiotensin-Aldosteron-System spielt eine zentrale Rolle in der Entwicklung der Myokardhypertrophie. Die genaue klinische Bedeutung anderer Mechanismen (z.B. Endothelin I, G-Proteine) ist zurzeit noch unklar. Die Myokardhypertrophie reduziert die Koronarreserve und damit die Fähigkeit des Herzmuskels, sich vor Ischämien zu schützen, und erhöht das Risiko eines plötzlichen Herztodes (Seite 262).

Leitlinienorientierte Therapieempfehlung

Die Behandlung der arteriellen Hypertonie bei Patienten mit Myokardhypertrophie hat neben der ausreichenden Blutdrucksenkung die Reduktion der Myokardhypertrophie zum Ziel. In einer kürzlich veröffentlichten Meta-Analyse wurde gezeigt, dass eine Therapie mit ACE-Hemmern, AT1-Rezeptor-Antagonisten und Calcium-Antagonisten eher zu einer Regression der Myokardhypertrophie führt als Diuretika und Beta-Blocker (Klingbeil et al. 2003).

Pathologische Glucosetoleranz

Epidemiologie und assoziiertes Risiko

Die pathologische Glucostetoleranz gilt als Vorläuferstadium des Diabetes mellitus und als eigenständiger kardiovaskulärer Risikofaktor. In Hochrisikogruppen findet sich eine Prävalenz dieses Risikofaktors von bis zu 25%, in der Allgemeinbevölkerung von ca. 8%. Patienten mit einer pathologischen Glucosetoleranz haben ein erhöhtes Risiko für kardiovaskuläre Ereignisse oder die Entwicklung eines Diabetes mellitus. Eine aktuelle Meta-Analyse (Nachbeobachtungszeitraum 6–13 Jahre) zeigt, dass das relative Risiko eines kardialen Todes bei Vorliegen dieses Risikofaktors um ca. 40% höher ist.

Pathophysiologie

Die postprandiale Hyperglykämie spielt für die Entwicklung einer endothelialen Dysfunktion eine Schlüsselrolle: sie führt

- zu einer verstärkten Freisetzung von **freien Radikalen**,
- zu einer verstärkten **Oxidation von LDL-Cholesterin** und
- zur Bildung von so genannten **advanced glycosylation endproducts** (AGEs; Seite 76).

Glucose kann in hoher Konzentration direkt endotheltoxisch wirken und aktiviert außerdem die intrazelluläre Protein-Kinase C.

Leitlinienorientierte Therapieempfehlung

Gewichtsreduktion und vermehrte körperliche Aktivität reduziert bei diesen Patienten signifikant die Wahrscheinlichkeit, einen Diabetes mellitus zu entwickeln. Die Inzidenz des Diabetes mellitus wurde in einer randomisierten Studie durch Gewichtsverlust (7%) und Sport (150 min/Woche) halbiert. Auch Metformin, Orlistat oder Troglitazon vermindern die Inzidenz des Diabetes mellitus.

In kardiovaskulären Hochrisikogruppen verringert die Therapie mit ACE-Hemmern oder AT1-Rezeptor-Antagonisten die Inzidenz des Diabetes mellitus. Acarbose vermindert als einzige Substanz nicht nur die Inzidenz des Diabetes mellitus, sondern auch die Inzidenz kardiovaskulärer Ereignisse in dieser Patientengruppe.

Good-Aging-Tipp für die Praxis

Die Myokardhypertrophie stellt einen eigenständigen kardiovaskulären Risikofaktor bei Patienten mit arterieller Hypertonie dar. Bei diesen Patienten empfiehlt sich eine antihypertensive Therapie mit ACE-Hemmern, Calcium-Antagonisten oder AT1-Rezeptor-Antagonisten. Der Nachweis einer pathologischen Glucosetoleranz erhöht ebenfalls das kardiovaskuläre Risiko signifikant. Unter den möglichen Therapiealternativen ist bislang nur für die Therapie mit Acarbose eine Reduktion kardiovaskulärer Ereignisse nachgewiesen.

Erniedrigtes HDL-Cholesterin

Epidemiologie und assoziiertes Risiko

Ein HDL-Cholesterin <40 mg/dl gilt als kardiovaskulärer Risikofaktor. Die Höhe des HDL-Cholesterin ist mit der Inzidenz kardiovaskulärer Ereignisse negativ korreliert: eine Abnahme des HDL-Cholesterins um je 5 mg/dl führt zu einer Zunahme der Infarktinzidenz um je 25%.

Pathophysiologie

HDL-Cholesterin ist am reversen Cholesterin-Transport aus atherosklerotischen Plaques und Makrophagen beteiligt. Es verfügt außerdem über antioxidative und antinflammatorische Eigenschaften.

Leitlinienorientierte Therapieempfehlung

Eine Gewichtsreduktion um je 3,5 kg oder eine Ausdauerbelastung von ca. 5 km/Woche erhöhen das HDL-Cholesterin um 1 mg/dl, ein Alkoholkonsum von 2 Glas Wein pro Tag erhöht das HDL-Cholesterin um ca. 5–10%.

Bei Patienten, die begleitend ein erhöhtes LDL-Cholesterin haben, sollte zunächst das LDL-Cholesterin gesenkt werden. Eine Statintherapie senkt in dieser Situation nicht nur das LDL-Cholesterin, sondern erhöht auch das HDL-Cholesterin um ca. 5–10%. Nikotinsäure führt zur stärksten Erhöhung des HDL-Cholesterins (ca. 20–30%) und kann mit Statinen kombiniert werden.

Körperliche Inaktivität

Epidemiologie, assoziiertes Risiko

Nach Angaben des Bundesgesundheitssurveys von 1998 sind ca. 50% der deutschen Bevölkerung weniger als 1 Stunde pro Woche sportlich aktiv. Epidemiologische Untersuchungen haben dokumentiert, dass körperliche Untätigkeit mit einer Vielzahl von Erkrankungen assoziiert ist (z.B. Diabetes mellitus, Krebserkrankungen). So ist körperliche Inaktivität mit einem doppelt so hohen Risiko kardiovaskulärer Ereignisse assoziiert.

Pathophysiologie

Die Folgen der Inaktivität sind Übergewicht mit seinen assoziierten Risiken, Abnahme extrazellulärer antioxidativer Enzyme, eine Zunahme der Adhäsion und Aggregation von Blutplättchen, eine Insulinresistenz, eine Hypercholesterinämie und eine Verminderung des HDL-Cholesterins.

Leitlinienorientierte Therapieempfehlung

Epidemiologische Untersuchungen zeigen, dass regelmäßige körperliche Aktivität das Risiko für eine Reihe von Erkrankungen signifikant senkt und die Prognose verbessert (Tab. 31.**4**).

Auch für Patienten mit koronarer Herzerkrankung verbessert sich die Gesamtsterblichkeit mit Zunahme der körperlichen Aktivität in der Freizeit (Wannamethee et al. 2000). Dabei wird eine regelmäßige körperliche Aktivität von ca. 30 min an den meisten Tagen der Woche empfohlen (Kapitel 11, 36). Ein zusätzlicher Verbrauch von ca. 1000 Kalorien pro Woche senkt die Sterblichkeit um ca. 20%.

Tabelle 31.**4** Günstige Effekte eines regelmäßigen körperlichen Trainings (s. auch Seite 90)

➤ Verminderung des Risikos eines frühen Herztodes
➤ Verminderung des Risikos, an koronarer Herzerkrankung zu versterben
➤ Verminderung des Risikos, Diabetes mellitus zu entwickeln
➤ Verminderung des Risikos, eine arterielle Hypertonie zu entwickeln
➤ Reduzierung des Blutdruck bei hypertonen Patienten
➤ Reduzierung des Risikos von Brust-, Prostata- und Darmkrebs
➤ Reduzierung von Fibromyalgie-Beschwerden, Depression und Ängstlichkeit
➤ Reduzierung der Wahrscheinlichkeit, übergewichtig zu werden
➤ Unterstützung der Gewichtsabnahme
➤ Verminderung der Sturzgefahr bei älteren Menschen

Good-Aging-Tipp für die Praxis

Bewegungsarmut (körperliche Untätigkeit) erhöht das Risiko für eine Vielzahl von Erkrankungen. Grundsätzlich ist daher eine regelmäßige körperliche Aktivität für Patienten ohne und mit bekannten kardiovaskulären Erkrankungen zu empfehlen (30 min an den meisten Tagen der Woche).

Übergewicht

Epidemiologie, assoziiertes Risiko

In Deutschland sind ca. 60% der Bevölkerung übergewichtig oder adipös (Body mass index [BMI] ≥ 25 kg/m^2). Übergewicht (BMI 25–30) und Adipositas (BMI > 30) erhöhen das Risiko für Hyperinsulinismus und Typ-2-Diabetes, Bluthochdruck, Herzinsuffizienz, Hyperlipoproteinämie, kardio- und zerebrovaskuläre Erkrankungen sowie Arthrose und degenerative Erkrankungen (Kapitel 8). Übergewicht erhöht das Risiko, an den Folgen verschiedener Erkrankungen zu versterben und verkürzt die allgemeine Lebenserwartung.

Pathophysiologie

Soziale Faktoren, Verhaltensfaktoren, kulturelle, physiologische, metabolische und genetische Faktoren spielen eine Rolle für die Entwicklung von Übergewicht. Obwohl die individuelle Lebensführung (wenig Bewegung, zu hohe Kalorienzufuhr) die Kardinalrolle spielt, beeinflussen genetische Faktoren die Entwicklung des Übergewichts.

Tabelle 31.**5** Günstige Effekte einer Gewichtsreduktion um 10 kg

Kategorie	Günstige Effekte
Sterblichkeit	20–25% Reduktion der Gesamtsterblichkeit 30–40% Reduktion der diabetesbezogenen Sterblichkeit 25% Reduktion der mit Übergewicht assoziierten Krebssterblichkeit
Blutdruck	Abnahme des systolischen Blutdrucks um 10 mmHg Abnahme des diastolischen Blutdrucks um 20 mmHg
Angina pectoris	Reduktion der Symptome um 90% Zunahme der Belastungsfähigkeit um 33%
Plasmalipide	Reduktion der Plasmatriglyceride um 30% Reduktion des Gesamtcholesterins um 10% Reduktion des LDL-Cholesterin um 15% Zunahme des HDL-Cholesterin 8%
Diabetes mellitus	Abnahme des Diabetes-Risikos um 50% Reduktion des Nüchternblut-Glucosespiegels um 30–50% Reduktion des HbA_{1c} um 15%

Leitlinienorientierte Therapieempfehlungen

Menschen mit niedrigem Gewicht haben eine niedrige Krankheitsinzidenz und eine niedrigere Sterblichkeitsrate. Prospektive Studien haben außerdem gezeigt, dass eine bewusste Gewichtsabnahme eine Vielzahl von Parametern günstig beeinflusst (Tab. 31.**5**) und die Prognose dieser Patienten verbessert.

Die gewichtsreduzierende Therapie adipöser Patienten ist eine lebenslange Therapie.

Ziele der Gewichtsreduktionstherapie sollten sein:
- Verhinderung weiterer Gewichtszunahme,
- Identifikation eines realistischen Ziels für die Gewichtsreduktion. Die Reduktion soll 5–15% des initialen Gewichts betragen,
- ein Ziel-BMI von ca. 25 kg/m^2 ist anzustreben.

Die Therapie des Übergewichts umfasst eine Reduktion der täglichen Kalorienzufuhr und eine Zunahme der körperlichen Bewegung (zusätzlicher Verbrauch von ca. 2500 kcal/ Woche) und wird mit verhaltenstherapeutischen Maßnahmen verknüpft. Zur medikamentösen Therapie werden Sibutramin und Orlistat eingesetzt, die zu einer Gewichtsreduktion von ca. 2% pro Jahr führen.

Good-Aging-Tipp für die Praxis

Übergewicht und Adipositas begünstigen die Entstehung einer Vielzahl von Erkrankungen. Eine gewichtsreduzierende Therapie umfasst eine kalorienreduzierte Diät sowie vermehrte Bewegung. In Einzelfällen kann diese Therapie durch Medikamente und Verhaltenstherapie unterstützt werden.

Klasse-III-Risikofaktoren: Beeinflussbare Risikofaktoren ohne sicheren Effizienznachweis

Hypertriglyceridämie

Epidemiologie, assoziiertes Risiko

Erhöhte Triglyceridwerte finden sich häufig in der Kombination mit anderen Risikofaktoren (z.B. Diabetes mellitus). In einer Meta-Analyse von 17 prospektiven Studien (mittlere Nachbeobachtungszeit ca. 10 Jahre) wurde nachgewiesen, dass ein Anstieg der Triglyceride im Nüchternblut um 89 mg/dl signifikant mit einem erhöhten kardiovaskulären Risiko von ca. 25% assoziiert war.

Pathophysiologie

Eine Hypertriglyceridämie stellt einen thrombophilen Zustand dar, der durch eine erhöhte Konzentration an Gerinnungsfaktoren und des Plasminogenaktivator-Inhibitor 1 charakterisiert ist. Eine verstärkte Blutviskosität trägt außerdem zu einer Endotheldysfunktion bei.

gen/Progestin Replacement Study; 2763 postmenopausale Frauen mit einer bekannten koronaren Herzerkrankung) fand sich kein signifikanter Unterschied bezüglich der Prognose zwischen aktiver Therapie und Plazebo, obwohl es zu einer Reduktion des LDL-Cholesterins und einer Zunahme des HDL-Cholesterins kam. Eine aktuelle Meta-Analyse bestätigt diese negativen Ergebnisse: Eine Hormontherapie postmenopausaler Frauen mit Östrogen/Gestagenpräparaten beeinflusst weder in der Primär- noch in der Sekundärprävention die Inzidenz kardiovaskulärer Ereignisse.

Good-Aging-Tipp für die Praxis

Obwohl der postmenopausale Lebensabschnitt mit einer höheren Inzidenz kardiovaskulärer Ereignisse assoziiert ist, verringert eine Hormonsubstitution diese Inzidenz nicht.

Familiäre Disposition

Kardiovaskuläre Erkrankungen in der eigenen Familiengeschichte sind ein Risikofaktor für die koronare Herzerkrankung. Prospektiv wurde die Familienanamnese in der *Physician's Health Study* und in der *Women's Health Study* untersucht. Im Vergleich zu einer unauffälligen Familienanamnese war ein mütterlicher Herzinfarkt, ein väterlicher Herzinfarkt oder Infarkte auf beiden Seiten der Eltern mit einer Risikoerhöhung um 40–85% für Männer und um 15–105% für Frauen assoziiert. Genetische Prädispositionen (Polymorphismen) werden in Kapitel 32 ausführlich abgehandelt.

Good-Aging-Tipp für die Praxis

Familiäre Disposition ist ein wesentlicher kardiovaskulärer Risikofaktor. Bei einer positiven Familienanamnese empfiehlt sich eine intensive Risikoabklärung und primäre Prävention.

Literatur

1. Assmann G, Cullen P, Schulte H. Simple scoring scheme for calculating the risk of acute coronary events based on the 10-year follow-up of the prospective cardiovascular Munster (PROCAM) study. Circulation 2002;105:310–5.
2. De Backer G, Ambrosioni E, Borch-Johnsen K, et al. European guidelines on cardiovascular disease prevention in clinical practice. Third Joint Task Force of European and Other Societies on Cardiovascular Disease Prevention in Clinical Practice. Eur Heart J. 2003;24:1601–1610.
3. Expert Panel on Detection, Evaluation, and Treatment of High Blood Cholesterol in Adults. JAMA 2001;285:2486–2497.
4. Guidelines Committee. European society of hypertension – European society of cardiology guidelines for the management of arterial hypertension. J Hypertension 2003; 21:1011–1053.
5. Klingbeil AU, Schneider M, Martus P, Messerli FH, Schmieder RE. A meta-analysis of the effects of treatment on left ventricular mass in essential hypertension. Am J Med. 2003; 115:41–46.
6. Law MR, Wald NJ, Rudnicka AR. Quantifying effect of statins on low density lipoprotein cholesterol, ischaemic heart disease, and stroke: systematic review and meta-analysis. BMJ 2003;326:1423–1430.
7. Lewington S, Clarke R, Qizilbash N, Peto R, Collins R. Age-specific relevance of usual blood pressure to vascular mortality: A meta-analysis of individual data for one million adults in 61 prospective studies. Lancet 2002;360:1903–1913.
8. NCEP. National Cholesterol Education Program Expert Panel on Detection, Evaluation, and Treatment of High Blood Cholesterol in Adults (Adult Treatment Panel III). Third Report of the National Cholesterol Education Program (NCEP) Expert Panel on Detection, Evaluation, and Treatment of High Blood Cholesterol in Adults. Final Report, Circulation 2003;106:3144–3412.
9. Rimm EB, Williams P, Fosher K, Criqui M, Stampfer MJ. Moderate alcohol intake and lower risk of coronary heart disease: meta-analysis of effects on lipids and haemostatic factors. BMJ 1999;319:1523–1528.
10. Wannamethee SG, Shaper AG, Walker M. Physical activity and mortality in older men with diagnosed coronary heart disease. Circulation 2000;102:1358–1363.

32 Primär- und Sekundärprävention durch DNA-Diagnostik

Winfried Siffert

Einleitung

Aufgrund methodischer Fortschritte in der Molekularbiologie hat die Sequenzierung von DNA über die Grundlagenforschung hinaus speziell in der praktischen Anwendung an Bedeutung gewonnen. Die Methoden sind mittlerweile relativ preiswert und in großem Umfang durchführbar.

Daher wird die DNA-Diagnostik mittelfristig wohl einer der wichtigsten Methoden zur Beurteilung bestimmter präventiver Maßnahmen auch in Anti-Aging-Konzepten werden. DNA-Diagnostik ist theoretisch in der Lage, jegliche Art von genetischen Unterschieden zu finden. Von besonderem Interesse sind dabei **Einzelnukleotid-Polymorphismen** (SNPs: **s**ingle **n**ucleotide **p**olymorphisms). SNPs im engeren Sinne sind genetische Polymorphismen, die auf einen Nukleotidaustausch eines einzelnen Basenpaares zurückgeführt werden können.

Bedeutung von genetischen Polymorphismen in der Prävention

Volkskrankheiten wie die Koronare Herzkrankheit (KHK), Hypertonie, Typ-2-Diabetes, Asthma und Depressionen zeigen eindeutig eine **familiäre Häufung**. Dies spricht dafür, dass erbliche Faktoren zur Pathogenese dieser Erkrankungen beitragen. Nicht umsonst gehört zu einer umfassenden Anamnese auch eine Familienanamnese. Das Abfragen dieser Familienanamnese ist nichts Anderes als das Abfragen des genetischen Hintergrunds eines Patienten.

Bei den klassischen Erbkrankheiten wie etwa Hämophilie, Sichelzellenanämie, Chorea Huntington und Mukoviszidose führen eine oder mehrere Mutationen in Genen zu Funktionsveränderungen oder zum Funktionsverlust bei den kodierten Proteinen. Diese **klassischen Erbkrankheiten** sind durch eine hohe Penetranz des Gendefekts gekennzeichnet mit entsprechend starker Ausprägung des assoziierten Phänotyps. Die Diagnose entsprechender Genmutationen ist daher mit einem sehr hohen Risiko für das Auftreten einer entsprechenden Erkrankung verbunden, d.h. ein solcher Genbefund ist absolut prädiktiv.

Im Gegensatz dazu existieren in allen Genen des Menschen Nukleotidaustausche, die sehr viel häufiger sind als Genmutationen. Diese werden als **genetische Polymorphismen** bezeichnet. Uns ist es unmittelbar geläufig, dass genetische Polymorphismen die Ausprägung körperlicher Merkmale wie Körpergröße, Hautfarbe, Augenfarbe u.a.m. bestimmen. Wenn wir genauso einfach, wie wir äußerliche Unterschiede zwischen den Menschen erkennen können, in das Innere des Menschen sehen könnten, würden wir sehr schnell feststellen, dass grundlegende physiologische Funktionen wie Blutdruckregulation, Stoffwechselwege und selbst Zellfunktionen sich von Mensch zu Mensch deutlich unterscheiden.

Früher wurden die beobachteten Unterschiede als „physiologische Variabilität" bezeichnet. Heute wissen wir, dass die „physiologische Variabilität" ihre Ursache in der überaus großen genetischen Vielfalt des Menschen hat und in Wirklichkeit eine **genetische Variabilität der Anlage**, eine Veranlagung ist.

Genetische Polymorphismen können, je nach ihrer Position im Gen, unterschiedliche Einflüsse auf das Genprodukt (Synthese von „Stoff", der im Gen kodiert ist) haben. Einige genetische Polymorphismen führen dazu, dass mehr Genprodukt gebildet wird. Dazu gehören Polymorphismen in den Genen, die die Bildung von Angiotensinogen, von Angiotensin-Converting-Enzym, oder der endothelialen NO-Synthase kontrollieren.

Andere Genpolymorphismen führen zum Austausch von Aminosäuren bei den kodierten Proteinen und damit zu Funktionsveränderungen (Faktor-V-(Leiden)-Mutation). In Abb. 32.**1** sind die verschiedenen Polymorphismus-Varianten CC, TC und TT mit ihren unterschiedlichen „Zellantworten" dargestellt.

Die meisten der bislang aufgefundenen Genpolymorphismen haben *per se* keinen Krankheitswert. Unter bestimmten Bedingungen jedoch erhöhen sie das Risiko für bestimmte Erkrankungen (z.B. Bluthochdruck). Oder sie zeigen den Verlauf bestimmter Erkrankungen oder das Ansprechen auf Pharmaka an.

In den meisten Fällen ist zudem von einer signifikanten **Gen-Umwelt-Interaktion** auszugehen. So findet man beispielsweise bei Trägern der **GNB3-TT-Variante** (s.u.) ein erhöhtes Risiko für Adipositas. Dieses ist jedoch nur im Zusammenhang mit fehlender körperlicher Aktivität signifikant. Bei Personen, die regelmäßig Sport treiben, erhöht sich selbst bei Vorliegen der Genvariante das Adipositas-Risiko nicht.

> **!** Gerade hier liegt die Chance dieser neuen Form der Diagnostik: Individuelle Risiken können frühzeitig erkannt und durch ein entsprechendes persönliches Verhalten kann diesen Risiken gezielt entgegengesteuert werden.

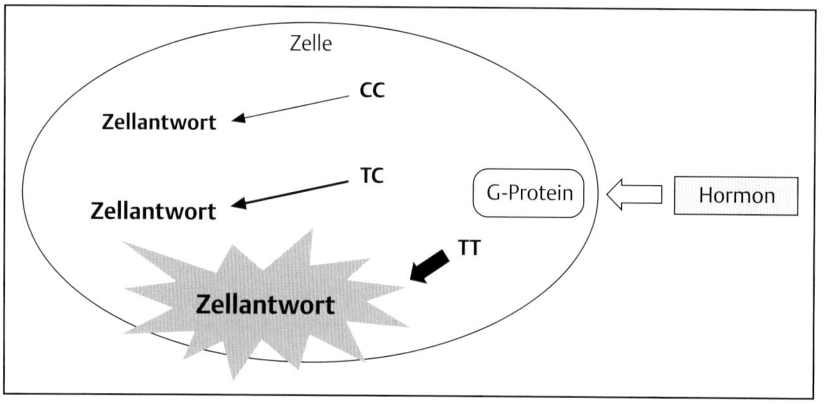

Abb. 32.**1** Bedeutung des GNB3-C825T-Polymorphismus: Die Wirkung von Hormonen auf Zellen des menschlichen Körpers erfolgt über spezifische Rezeptoren an der Zelloberfläche. Diese stimulieren in der Zellmembran befindliche G-Proteine, die letztendlich eine Zellantwort auslösen. Die Effizienz der Aktivierung von G-Proteinen ist abhängig vom GNB3-Genotyp. Die stärkste Zellantwort erfolgt beim TT-Genotyp, die schwächste beim CC-Genotyp.

Herz-Kreislauf-Risiko

Das Auftreten von Herz-Kreislauf-Erkrankungen wie Bluthochdruck, koronare Herzkrankheit/Myokardinfarkt und Schlaganfall wird signifikant durch genetische Faktoren mitbestimmt. Einige der daran beteiligten Gene wurden identifiziert. Der Nachweis solcher Risikomarker dient der **Prophylaxe beim Gesunden**, z.B. durch konsequente Behandlung nicht genetischer Faktoren (Adipositas, metabolisches Syndrom, Fettstoffwechselstörung, Rauchen, Bewegungsmangel).

Bei **Hypertonikern** kann der Nachweis therapieentscheidend sein (Nachweis einer positiven Familienanamnese). Daneben liegen Daten zur optimalen Pharmakotherapie je nach genetischem Hintergrund vor.

Mögliche Indikationen einer DNA-Diagnostik umfassen:

- Prophylaxe,
- Bestätigung einer positiven Familienanamnese und
- Vorliegen einer KHK zur weiteren Risikostratifizierung.

Nachfolgend werden einige Gentests für die Anti-Aging-Praxis mit entsprechenden Indikationen besprochen. Oft handelt es sich um mehrerer Gene (deswegen die Bezeichnung „polygene" Erkrankung). Denn nur durch das Verständnis solcher Kombinationen genetischer Veränderungen ist etwa die gleichzeitige Entwicklung einer Atherosklerose, eines Bluthochdrucks oder einer Fettstoffwechselstörung überhaupt zu erklären.

Metabolisches Syndrom und Hypertonie: G Protein-β3-Untereinheit (GNB3) C825T-Variante

Hierbei handelt es sich um einen Polymorphismus in einem G-Protein, einer wichtigen Komponente der intrazellulären Signalübertragung. G-Proteine vermitteln die Signalübertragung aller membranständigen Rezeptoren ins Zellinnere. Als typische Rezeptoren sind hier zu nennen solche für Adrenalin und Noradrenalin, Acetylcholin, Somatostatin. Auch die Wirkung anderer Hormone, wie die von Insulin und von Interleukinen, wird zumindest teilweise durch G-Proteine vermittelt.

G-Proteine setzen sich aus unterschiedlichen α-, β- und γ-Untereinheiten zusammen. Wir kennen derzeit ca. 20 α-Untereinheiten, 5 β-Untereinheiten und 13 γ-Untereinheiten. Letztendlich ist die Aktivierung von G-Proteinen der entscheidende Schritt für die Regulation praktisch aller Körperfunktionen, z.B. Regulation der Herzkraft, Regulation des Gefäßtonus, Freisetzung von Hormonen.

! Es ist deshalb zu erwarten, dass funktionsverändernde genetische Polymorphismen in Genen, die für G-Proteine kodieren, nachhaltige Auswirkungen auf vielfältige Funktionen auf Zell- und Organebene haben müssen.

Das 825T-Allel im Gen GNB3 ist daran beteiligt, dass entsprechende Allelträger neben der normalen β3-Untereinheit auch noch eine verkleinerte β3-Untereinheit bilden. Diese ist funktionstüchtig und führt dazu, dass die entsprechenden G-Proteine auf hormonelle Reize verstärkt ansprechen.

Durch die Genotypisierung lässt sich also eine Vorhersage zur Effizienz der Signaltransduktion machen. An großen Studien bei Weißen konnte zweifelsfrei gezeigt werden, dass 825T-Allelträger ein signifikant gesteigertes Risiko für eine essenzielle Hypertonie haben:

- Für homozygote 825T-Allelträger (TT-Genotyp) findet man gegenüber dem Normaltyp (CC-Genotyp) ein etwa 1,8fach erhöhtes Risiko.
- Für heterozygote 825T-Allelträger ist das Risiko etwa 1,3fach erhöht.

Besonders interessant ist auch der Befund, dass 825T-Allelträger offensichtlich eine „Low-Renin"-Hypertonie haben, so dass sich dieser Test auch differenzialdiagnostisch anwenden lässt. In Einklang mit dieser Beobachtung konnte gezeigt werden, dass Hypertoniker mit dem TT-Genotyp bezüglich der Blutdrucksenkung besonders gut auf Thiaziddiuretika ansprechen, während die Blutdrucksenkung beim CC-Genotyp am geringsten ausgeprägt ist.

Ferner findet man bei 825T-Allelträgern mit milder Hypertonie eine beschleunigte Progredienz der Erkrankung und ein erhöhtes Risiko für einen Schlaganfall. Ob gleichzeitig ein gesteigertes Risiko für einen Myokardinfarkt vorliegt, ist derzeit noch umstritten. Jedoch findet man bei 825T-Allelträgern eine erhöhte Tendenz zur koronaren Vasokonstriktion.

Daneben haben 825T-Allelträger ein erhöhtes Risiko für Adipositas, metabolisches Syndrom und Insulinresistenz. Interessanterweise reagieren 825T-Allelträger, insbesondere solche mit dem TT-Genotyp, besonders stark auf verschiedene Medikamente ganz unterschiedlicher Substanzgruppen und Indikationen. Dazu gehören u.a. Clonidin, eine Reihe von Antidepressiva sowie Viagra.

In der weißen Bevölkerung sind die Genotypen wie folgt verteilt:

- CC – keine Mutation (45% der Bevölkerung),
- TC – erhöhtes Risiko (45% der Bevölkerung) und
- TT – stark erhöhtes Risiko (10% der Bevölkerung.

Bei nicht kaukasischen Populationen (schwarze Afrikaner und Afro-Amerikaner) finden wir überwiegend den „risikobehafteten" TT-Genotyp. Dies mag erklären, warum bei diesen Ethnien, wenn sie unter den Lebensumständen der westlichen Industrieländer leben, das Risiko für kardiovaskuläre Erkrankungen besonders hoch ist.

Tatsächlich findet man beispielsweise für die Auswirkungen des 825T-Allels auf den Body Mass Index (Kapitel 8) eine signifikante **Gen-Umwelt-Interaktion**: Bei Menschen mit hoher körperlicher Aktivität und TT-Genotyp findet man kein erhöhtes Risiko für Adipositas. Bei Bewegungsmangel wirkt sich dagegen dieser Genotyp besonders stark aus. Hier ist also die entsprechende DNA-Diagnostik geeignet, Individuen mit Risiko für ein metabolisches Syndrom (Adipositas, Hypertonie, Fettstoffwechselstörung) frühzeitig zu identifizieren.

Bei Vorliegen des TC- oder TT-Genotyps (immerhin 55% der weißen Bevölkerung) sollte daher eine forcierte Prävention/Therapie bekannter Risikofaktoren im Sinne einer Lebensstiländerung in Betracht gezogen werden (Kapitel 31). Auch bei hypertensiven Patienten hilft die DNA-Analytik, die Erkrankung weiter zu differenzieren. Bei T-Allelträgern sollte die Blutdrucksenkung mit einem Thiaziddiuretikum in Betracht gezogen werden. So kann die Genanalyse zu einem wichtigen Anti-Aging-Instrument werden.

Good-Aging-Tipp für die Praxis

Durch DNA-Analyse kann heute das kardiovaskuläre Risiko und das Risiko für ein metabolisches Syndrom frühzeitig abgeschätzt werden. Des weiteren ist es möglich, das Ansprechen auf bestimmte Pharmaka (Thiaziddiuretika, Antidepressiva, Clonidin, Viagra) vorherzubestimmen. So können beim noch Gesunden gezielt Lebensstiländerungen empfohlen und bei noch milder Krankheitsausprägung (z.B. Hypertonie) mit dem Medikament höchster Wirkungswahrscheinlichkeit therapiert werden.

Salzsensitive Hypertonie: Alpha-Adducin-Gly460Trp-Variante

Ein hoher Kochsalzkonsum gilt allgemein als Risikofaktor für das Entstehen einer Hypertonie. Daneben scheint ein erhöhter Natriumbestand des Körpers eine allgemein gefäßschädigende Wirkung zu haben. Wenngleich in großen Populationsstudien an Bevölkerungen mit habituell unterschiedlichem Kochsalzkonsum keine eindeutige Beziehung zur Höhe des Blutdrucks nachgewiesen werden konnte, gibt es bezüglich der Blutdruckreaktion so genannte „salzsensitive" und „salzresistente" Menschen (Schunkert et al. 1998).

Da entsprechende Salzbelastung- bzw. Salzrestriktionstests in der Praxis nicht realistisch sind, gab es bislang keine Möglichkeit, salzsensitive, also auf bereits geringe Kochsalzbelastung mit Blutdruckerhöhung reagierende Individuen, mit dem Ziel einer Prävention und Therapie zu identifizieren.

Genau dies ist jetzt mit einem relativ spezifischen DNA-Test möglich. Wir sind heute in der Lage, einen genetischen Polymorphismus nachzuweisen, der für Alpha-Adducin kodiert. Adducin ist ein Bestandteil des Zytoskeletts, das in der Niere mit der Na^+K^+-ATPase interagiert. Dieses Membranprotein ist an der Rückresorption von Natrium aus dem proximalen Tubulus beteiligt (Abb. 32.**2**).

Der entsprechende Genpolymorphismus führt zum Austausch der Aminosäure Glycin (Gly) an Position 460 des Proteins gegen Tryptophan (Trp). Die 460Trp-Variante führt zu vermehrter Rückresorption von Natrium in der Niere. Bei Trägern der Trp-Variante beobachtet man einen verstärkten Blutdruckanstieg nach Kochsalzzufuhr und einen gesteigerten Blutdruckabfall unter Gabe von Hydrochlorothiazid.

In der weißen Bevölkerung sind die Genotypen wie folgt verteilt:

- Gly/Gly – Normalform (67% der Bevölkerung),

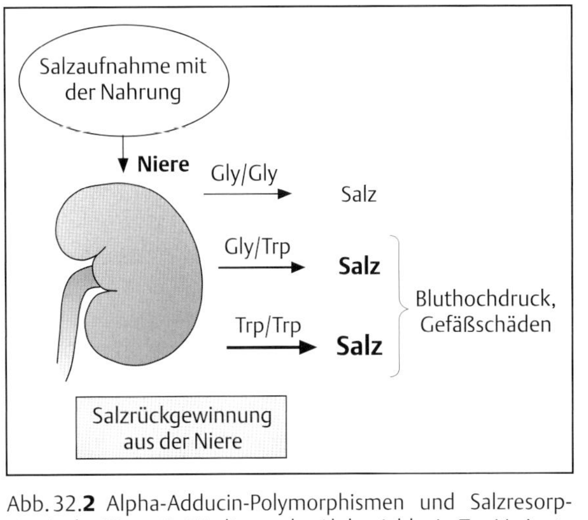

Abb. 32.**2** Alpha-Adducin-Polymorphismen und Salzresorption in der Niere. Bei Vorliegen der Alpha-Adducin-Trp-Variante ist die Salzrückresorption stärker als bei Vorliegen der homozygoten Gly/Gly-Form.

- Gly/Arg – erhöhtes Risiko (30% der Bevölkerung) und
- Arg/Arg – erhöhtes Risiko (3% der Bevölkerung).

Entsprechend der Tendenz zur Kochsalzreduktion ist die Trp-Variante mit einer „Low-Renin"-, salzsensitiven Hypertonie assoziiert. Eine große retrospektive Studie in den USA zeigte, dass Hypertoniker, die Träger der 460Trp-Variante sind, bezogen auf kardiovaskuläre Ereignisse (Myokardinfarkt oder Schlaganfall) eine 50%ige Risikoreduktion erfahren, wenn ein **Schleifen- oder Thiaziddiuretikum** zur Blutdrucknormalisierung eingesetzt wurde. Diese Risikoreduktion konnte mit Betablockern oder Calcium-Kanalblockern nicht erreicht werden.

Good-Aging-Tipp für die Praxis

Die DNA-Analyse deckt eine salzsensitive Hypertonie auf. Dies sichert ein hervorragendes Ansprechen auf kochsalzarme Diät bzw. Diuretika. Träger dieses Gen-Polymorphismus bleiben durch Kochsalzrestriktion und Gewichtskontrolle gesund. Bei bereits eingetretenem Bluthochdruck sind Kochsalzrestriktion und Thiaziddiuretika eine gute Prävention für Schlaganfall und Myokardinfarkt.

Koronarspasmen und KHK-Risiko: NOS3 (endotheliale NO-Synthase) Promotor T-786C-Variante

In den Endothelzellen der menschlichen Blutgefäße wird mittels des Enzyms **endotheliale NO-Synthase** auf bestimmte Reize hin (Scherkräfte, Bradykinin) Stickstoffmonoxid (NO) freigesetzt. NO ist ein gut diffusibles Gas, das auf glatte Gefäßmuskelzellen einwirkt und deren Relaxation über einen cGMP-vermittelten Prozess steuert. Die Freisetzung von NO aus dem Endothel dient damit der Vasodilatation sowohl in den Koronararterien als auch in den peripheren Arterien und Arteriolen.

Voraussetzung für die Freisetzung von NO ist die Intaktheit des Endothels. Bei Patienten mit Hypercholesterinämie und bei Rauchern konnte *in vivo* eine reduzierte Funktionalität des Endothels und damit eine reduzierte Fähigkeit zur NO-vermittelten Vasodilatation nachgewiesen werden. Bei anhaltender Schädigung des Endothels beobachtet man als Antwort auf vasodilatierende Stimuli sogar eine paradoxe Vasokonstriktion der Koronargefäße.

Beim Menschen ist es nicht möglich, die Kapazität zur NO-vermittelten Vasodilatation routinemäßig zu untersuchen. Dies erfolgt gelegentlich im Rahmen einer Herzkatheteruntersuchung während klinischer Studien. Die Kenntnis einer reduzierten NO-Freisetzung wäre aber durchaus nützlich, z.B. bei Patienten mit Koronarsyndromen ohne pathologischen Gefäßbefund. Die endotheliale NO-Synthase wird durch das Gen NOS3 kodiert. Im Promotor dieses Gens wurde ein häufiger Polymorphismus (T-786C) gefunden.

Das -786C-Allel korreliert mit verminderter Promotoraktivität, so dass bei -786C-Allelträgern eine reduzierte Menge des Enzyms *Endotheliale NO-Synthase* produziert wird. Damit einher geht eine reduzierte vasodilatierend wirksame NO-Produktion im Endothel. Im Rahmen von Herzkatheteruntersuchungen konnte gezeigt werden, dass die -786C-Variante mit einer verstärkten koronaren Vasokonstriktion einhergeht.

Fall-Kontroll-Studien zeigen ein erhöhtes Risiko für Koronarspasmen, Hypertonie, und Schlaganfall insbesondere bei Patienten mit vorgeschädigter Endothelfunktion (Rauchen, Fettstoffwechselstörung). Daten aus der GENICA-Studie belegen, dass das Risiko für eine KHK bei Trägern des CC-Genotyps so hoch ist wie bei Rauchern.

In der weißen Bevölkerung sind die Genotypen wie folgt verteilt:

- TT – kein erhöhtes Risiko (42% der Bevölkerung),
- TC – leicht erhöhtes Risiko (40% der Bevölkerung) und
- CC – deutlich erhöhtes Risiko (18% der Bevölkerung).

Es ist erwiesen, dass das Risiko einer Vasokonstriktion bei -786C-Allelträgern durch regelmäßige körperliche Aktivität (Training) deutlich reduziert werden kann.

Good-Aging-Tipp für die Praxis

Früherkennung der Anfälligkeit für Koronarspasmen durch DNA-Analyse bedeutet Früherkennung eines KHK- bzw. Myokardinfarktrisikos. Prävention beinhaltet Maßnahmen zur Verbesserung der Endothelfunktion, Lebensstiländerung (Rauchen aufgeben, hohe körperliche Aktivität anstreben), und Normalisierung von Fettstoffwechselstörungen. Gleichzeitig kann ein Koronarsyndrom differenzialdiagnostisch ausgeschlossen oder nahe gelegt werden.

Vorzeitiger Myokardinfarkt: Thrombozyten-Glykoproteinrezeptor-IIIa-Polymorphismus

Der Myokardinfarkt entwickelt sich als Folge einer koronaren Atherosklerose. Im Rahmen chronischer Entzündungsprozesse kommt es zur Endothelschädigung in den Koronararterien: Einwanderung von Entzündungszellen, Ausbildung eines „Lipidsees" unter einer dünnen atheromatösen Kappe, Plaquebildung, Gefäßstenosierung.

Dieser Prozess kann jahrelang bestehen und fortschreiten, ohne dass die Krankheit diagnostiziert wird. Bei einer mehr als 50%igen Einengung großer Koronargefäße kann eine koronare Herzkrankheit mit Angina pectoris auftreten. Therapie der Wahl ist dann die mechanische Beseitigung der Stenose durch PTCA oder Stent als „Gefäßstütze".

Ein dramatischer Verlauf (coronary accident) entsteht, wenn die atheromatöse Kappe etwa durch starke Blutdruckschwankungen aufbricht. Die Gefäßoberfläche wird freigelegt und das Lipidmaterial der Plaque wird losgelöst. Der Plaque-Inhalt ist stark thrombogen. Es kommt zur Aktivierung der plasmatischen Gerinnung und zur Thrombozytenaggregation. Aus Thromboyzten freigesetzte Substanzen tragen zusätzlich zur Vasokonstriktion bei.

Bei vollständigem Verschluss eines Gefäßes kommt es zum Myokardinfarkt. Die Pathogenese der KHK bzw. des Myokardinfarkts ist also ein komplexes multifaktorielles Geschehen. Die klassischen Risikofaktoren sind Rauchen, Hypercholesterinämie, Adipositas und Hypertonie.

Folgende Gene wurden auf Polymorphismen untersucht:

- Gene, die für unterschiedliche Hormone kodieren (Renin-Angiotensin-Aldosteron-System, Endothelinsystem);
- Gene, die für Rezeptoren kodieren (α- und β-adrenerge Rezeptoren);
- Gene, die für Gerinnungsfaktoren kodieren (Faktor V, Prothrombin) sowie
- Gene, deren Produkte für Komponenten von Immunzellen und Thrombozytenbestandteile kodieren.

Besonderes Augenmerk galt denjenigen Patienten, die aus bislang unbekannten Ursachen bereits in jungen Jahren einen Herzinfarkt erlitten, ohne dass klassische Risikofaktoren bekannt waren. Bei diesen Patienten fand man nicht selten eine familiäre Häufung vorzeitiger Myokardinfarkte, was eine genetische Komponente besonders nahe legt.

Glykoprotein IIIa ist ein Bestandteil des Fibrinogen- und des Vitronektin-Rezeptors und hat eine prokoagulatorische Wirkung. Eine Variante im GPIIIa-Gen (PIA1/PIA2-Polymorphismus) beeinflusst das Basisrisiko für KHK und hat Auswirkungen auf den Verlauf einer bereits bestehenden KHK. Das PIA2-Allel ist mit einer erhöhten Disposition für KHK und Koronarthrombose assoziiert (Burr et al. 2003). Ein hohes Risiko für einen ischämischen Koronararterienverschluss besteht insbesondere bei Patienten nach Bypass-Operation, die PIA2-Allelträger sind.

In der kaukasischen Bevölkerung sind die Genotypen wie folgt verteilt:

- A1/A1 – kein erhöhtes Risiko (72% der Bevölkerung),
- A1/A2 – erhöhtes Risiko (25% der Bevölkerung) und
- A2/A2 – stark erhöhtes Risiko (3% der Bevölkerung).

Gut belegt sind diese Zusammenhänge durch folgende Untersuchungen:

- **Copenhagen City Heart Study**: Der Polymorphismus entsprach bei Patienten, die im Alter unter 40 Jahren einen Myokardinfarkt erlitten hatten, einem bis zu 5fach erhöhten Infarktrisiko.
- **Framingham Offspring Study**: Es wurde die Aggregationsfähigkeit von Thrombozyten in Abhängigkeit vom Genstatus untersucht. Das A2-Allel korrelierte signifikant mit einer gesteigerten Thrombozytenaggregation.
- **Helsinki Sudden Death Study**: Nachweis eines erhöhten Risikos für den plötzlichen Herztod bei Trägern eines A2-Allels. Thrombozyten von A2-Allelträgern zeigen eine stärkere Funktionshemmung durch niedrig dosiertes Aspirin als homozygote A1-Allelträger.

Der Zusammenhang zwischen erhöhtem KHK-Risiko und dem A2-Allel konnte in Meta-Analysen weiter untermauert werden.

Kardiovaskuläres Risiko: Genpolymorphismen in den Genen für Angiotensin-Converting Enzym und Angiotensinogen

Dem Renin-Angiotensin-Aldosteron-System (RAS) kommt eine Hauptrolle bei der Volumen- und Blutdruckhomöostase zu (Abb. 32.**3**).

Die Sekretion von Katecholaminen bei Blutdruckabfall und Volumenmangel stimuliert über Beta-Adrenozeptoren in der Niere die Freisetzung von Renin. Renin überführt Angiotensinogen zu Angiotensin I, das unter der Einwirkung von ACE zu Angiotensin II umgewandelt wird. Angiotensin II ist einer der stärksten Vasokonstriktoren, stimuliert die Retention von Natrium und bewirkt zudem eine Hypertrophie der Blutgefäße und des Herzens. Therapeutisch kann in dieses System durch ACE-Hemmer bzw. Angiotensin-Rezeptorblocker eingegriffen werden. Aufgrund der zentralen Bedeutung des RAS ist es nicht verwunderlich, dass viele Untersuchungen bereits frühzeitig darauf abzielten, funktionsverändernde Polymorphismen in Genen des RAS nachzuweisen.

ACE-Gen-I/D-Polymorphismus

Angiotensin-Converting Enzym (ACE) spielt eine entscheidende Rolle bei der Regulation des Blutdrucks und der Elektrolytbalance. Es katalysiert die Hydrolyse von Angiotensin I, wodurch der sehr effektive Vasokonstrik-

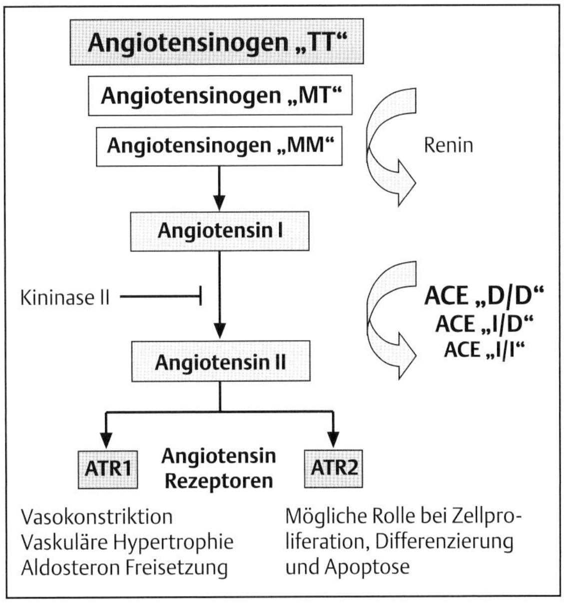

Abb. 32.**3** Bedeutung des Renin-Angiotensin-Systems: Genetische Polymorphismen im Angiotensinogen-Gen bestimmen die Konzentration des Angiotensinogen (TT > MT > MM). Genetische Polymorphismen im ACE-Gen bestimmen die ACE-Konzentration (DD > ID > II).

Die Hormonersatztherapie bei Frauen in den Wechseljahren unter rein prophylaktischer Zielsetzung wird heute neu bewertet (Kapitel 16).

Hauptrisikofaktoren für eine Osteoporose sind

- höheres Lebensalter,
- Postmenopause bei der Frau,
- körperlicher Bewegungsmangel,
- geringe Calcium- und/oder hohe Phosphataufnahme und
- länger dauernde Behandlung mit Cortison.

Gehäuftes familiäres Vorkommen kann ebenfalls als Risikofaktor gelten. Als **„weiche" Risikofaktoren** werden Nikotin- und Alkoholabusus, die chronische Einnahme von Laxantien und niedriges Körpergewicht angesehen.

Eine **Diagnose** der Osteoporose im Frühstadium ist bisher nur eingeschränkt möglich. Entsprechend der Komplexität der am Knochenumbau beteiligten Mechanismen ist zu erwarten, dass mehrere Gene das Osteoporoserisiko beeinflussen.

Collagen Typ I α1-Gen

Im Gen für Collagen TypI α1 (COLIA1) liegt ein Polymorphismus im Intron 1 vor, der das Auftreten oder Wegfallen einer Bindungsstelle für einen Transkriptionsfaktor beeinflusst. Vereinfacht dargestellt führt das dazu, dass mehr oder weniger Kollagen gebildet wird. Für die Wirbelsäule und den Femurkopf konnte gezeigt werden, dass die Knochendichte vom Genotyp abhängt (SS > Ss > ss).

Nach heutigen Erkenntnissen ist das Osteoporose- und Frakturrisiko pro Kopie des „s-Allels" um ca. 60% erhöht. Eine Studie bei 1044 schwedischen Frauen im Alter von 75 Jahren (*Osteoporosis Prospective Risk Assessment Study* in Malmö) zeigte eine signifikante Anhäufung des „s-Allels" im Vergleich zum „S-Allel" im Zusammenhang mit Frakturen. Aufgrund einer Meta-Analyse wird geschätzt, dass in USA und Europa ca. 9% aller Frakturen mit dem „s-Allel" assoziiert sind.

Vorläufige Daten weisen darauf hin, dass die Kombination vom Knochendichtemessung und DNA-Analytik einen besonders hohen prognostischen Wert hat. In einer pharmakogenetischen Studie wurde gezeigt, dass die Knochendichte des Femurkopfes unter Therapie mit Eti-

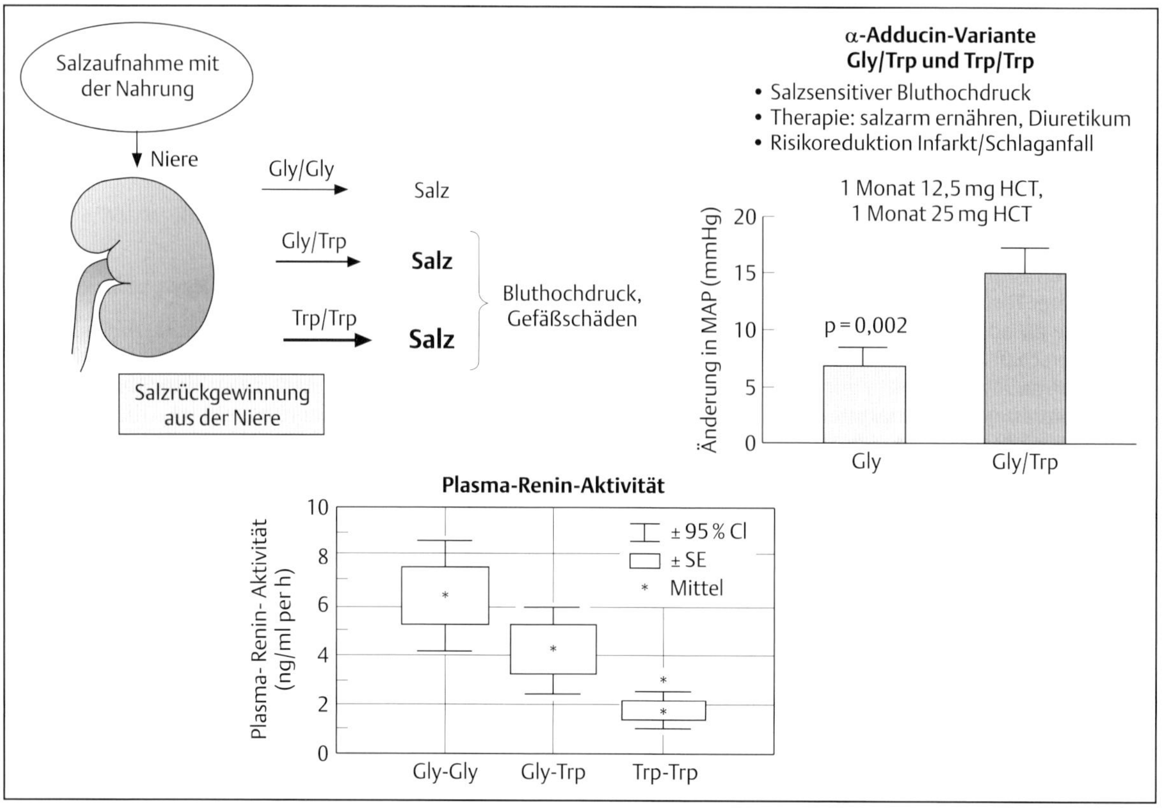

Abb. 32.**4** Darstellung der DNA-Befunde in bildlicher Form zur Erleichterung der Kommunikation hier mit einem Mann mit 3 blutdruckrelevanten DNA-Befunden;
links oben Darstellung der salzsensitiven Hypertonie;
Graphik **rechts oben** veranschaulicht bei Gly/Trp-Genotyp, dass er vermutlich durch HCT (Hydrochlorothiazid) eine stärkere Blutdrucksenkung erfährt als ein homozygoter Gly-Allelträger;
Graphik unten identifiziert ihn mit Trp/Trp-Variante als Low-Renin-Hypertoniker im Gegensatz zum höheren Renin bei Gly/Gly- oder Gly/Trp-Genotypen.

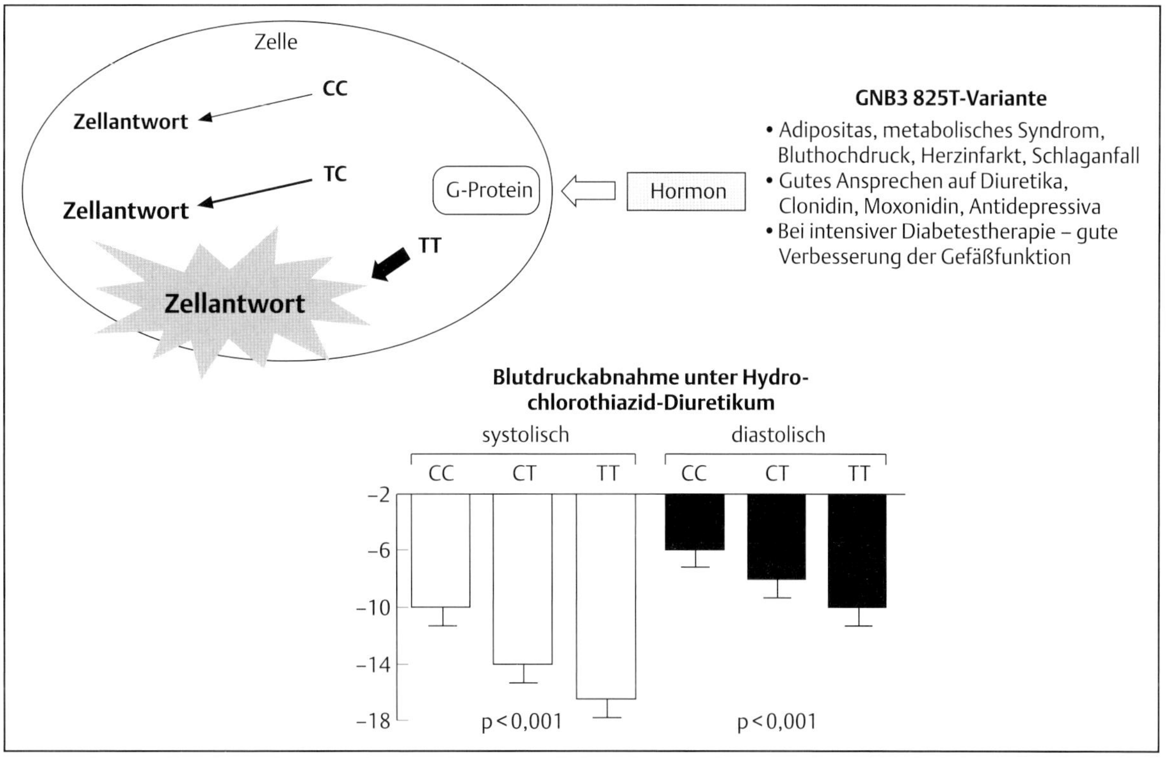

Abb. 32.**5** Darstellung der DNA-Befunde in bildlicher Form zur Erleichterung der Kommunikation hier bei einer Frau mit Diabetes- und Hypertonierisiko (TT-Genotyp);
links oben: ihre TT-Variante bedeutet eine verstärkte zelluläre Aktivierbarkeit;
rechts oben: ihre Genvariante mit Risiken und vorhersehbarem Therapieansprechen;
Graphik unten vermittelt, dass bei ihr als hypertoner TT-Genotypträgerin sowohl systolischer als auch diastolischer Blutdruck durch ein Hydrochlorothiazid-Diuretikum weit besser gesenkt werden als bei CC- oder TC-Genotypen.

dronat besonders bei Frauen mit dem „SS-Genotyp" zunahm.

In der weißen Bevölkerung sind die Genotypen wie folgt verteilt:

- SS – keine Mutation (66% der Bevölkerung)
- Ss – erhöhtes Risiko (31% der Bevölkerung)
- ss – stark erhöhtes Risiko (3% der Bevölkerung).

Vitamin-D-Rezeptor-Polymorphismus

Wegen der Bedeutung von Vitamin D für den Knochenstoffwechsel wurden systematisch Untersuchungen zu genetischen Polymorphismen im Gen durchgeführt, das für den Vitamin-D-Rezeptor kodiert. Die Beurteilung der gefundenen Polymorphismen für das Risiko, eine Osteoporose zu entwickeln bzw. für ein erhöhtes Frakturrisiko, ist derzeit noch nicht abgeschlossen. Insbesondere scheint der Effekt des Polymorphismus alters- und geschlechtsabhängig zu sein.

Möglicherweise ist dieses Gen zukünftig für die Abschätzung des Therapieerfolgs wichtig. Unter einjähriger Therapie mit Raloxifen (60 mg täglich) zeigte sich die größte prozentuale Zunahme der Knochendichte bei Frauen mit BB- versus bb-Genotyp (5,0 gegenüber 1,5%).

Die Ergebnisse stellten sich wie folgt dar:

- bb – keine Mutation (35% der Bevölkerung)
- bB – erhöhtes Risiko (45% der Bevölkerung)
- BB – stark erhöhtes Risiko (20% der Bevölkerung).

Indikationen für eine spezielle COL1A1- bzw. VDR-Genotypisierung sind insbesondere die rechtzeitige Identifizierung des erhöhten Osteoporoserisikos insbesondere bei Frauen, um eine frühzeitige Prävention einzuleiten.

Good-Aging-Tipp für die Praxis

Osteoporose und deren Folgen kann entgegengewirkt werden durch

* regelmäßige Messung der Knochendichte
* Beobachtung des Hormonstatus und des Vitamin-D-Haushalts
* sportliche Betätigung
* Vermeidung von Schadstoffen (Alkohol, Nikotin)
* phosphatarme, calciumreiche Ernährung
* zusätzliche Zufuhr von Calcium und Vitamin D und
* medikamentöse Therapie.

Beratung und technischer Ablauf

Die hier dargestellten DNA-Tests sind geeignet, biochemische oder zelluläre Funktionszustände abzuschätzen, für die es keine alternativen Bestimmungsmethoden gibt. Bei einigen Parametern sollten sich im Falle des Nachweises von Genveränderungen **Funktionsuntersuchungen** anschließen.

Dies gilt beispielsweise für Untersuchungen der Gerinnungsfunktion bei Mutation in den Genen für Faktor V oder Prothrombin. Eine Plasma-Homocystein-Bestimmung ist im Falle des Vorliegens des MTHFR-TT-Genotyps empfehlenswert. Die Ergebnisse der DNA-Analysen können mit den Patienten besprochen werden, wie Standard-Laborparameter oder andere klinische Befunde. Da es sich bei den beschriebenen Polymorphismen nicht um Erbkrankheiten handelt, ist eine humangenetische Beratung im klassischen Sinne nicht erforderlich.

Anfordernde Ärzte und Patienten sollten jedoch die Wertigkeit der Analysenergebnisse richtig einschätzen. Wie viele andere Laborparameter verbinden sich mit den Ergebnissen der DNA-Diagnostik statistische Zusammenhänge und Krankheitsrisiken. Diese werden den Untersuchten zweckmäßigerweise in bildlicher Form dargestellt, wie in Abb. 32.**4** und 32.**5** erläutert.

Eine Vorhersage bestimmter Risiken ist für den individuellen Patienten nicht immer möglich. Diese Problematik wird im Zusammenhang mit der DNA-Diagnostik in ihrer Bedeutung weitgehend überschätzt und von Gegnern dieser Form der modernen Diagnostik als eines der Haupt-Gegenargumente verwandt.

Nicht angesprochen wird bei dieser Sichtweise allerdings der Umstand, dass ein Großteil des ärztlichen Wissens und Handelns in gleicher Weise vorwiegend auf der Kenntnis statistischer Zusammenhänge beruht. Dennoch wird sich die DNA-Diagnostik zukünftig als zusätzliches Instrument der individuellen Risikostratifizierung im Rahmen der Primär- und Sekundärprävention durchsetzen.

Die DNA wird üblicherweise aus Vollblut (2 ml EDTA-Blut) oder aus einem Mundschleimhautabstrich gewonnen. Die Durchführung erfolgt in Laborarztpraxen, in Ausnahmefällen durch Humangenetiker. Im Gegensatz zu den gängigen Biomarkern zur Risikoabschätzung bestimmter Erkrankungen stellt der durch die DNA-Diagnostik gewonnene Befund eine einmalige und immerwährend gültige wertvolle Information dar.

Literatur

1. Burr D, Doss H, Cooke GE, Goldschmidt-Clermont PJ. A meta-analysis of studies on the association of the platelet PlA polymorphism of glycoprotein IIIa and risk of coronary heart disease. Stat. Med. 2003;22:1741–1760.
2. Kim RJ, Becker RC. Association between factor V Leiden, prothrombin G20210A, and methylenetetrahydrofolate reductase C677T mutations and events of the arterial circulatory system: a meta-analysis of published studies. Am.Heart J. 2003;146:948–957.
3. Sayed-Tabatabaei FA, Houwing-Duistermaat JJ, van Duijn CM, Witteman JC. Angiotensin-converting enzyme gene polymorphism and carotid artery wall thickness: a meta-analysis. Stroke 2003;34:1634–1639.
4. Schunkert H, Hense HW, Döring A, Riegger GA, Siffert W. Association between a polymorphism in the G protein beta3-subunit gene and lower renin and elevated diastolic blood pressure levels. Hypertension 1998;32:510–513.
5. Sethi AA, Nordestgaard BG, Tybjaerg-Hansen A. Angiotensinogen gene polymorphism, plasma angiotensinogen, and risk of hypertension and ischemic heart disease: a meta-analysis. Arterioscler. Thromb. Vasc. Biol. 2003;23:1269–1275.
6. Wald DS, Law M, Morris JK. Homocysteine and cardiovascular disease: evidence on causality from a meta-analysis. BMJ 2002;325:1202–1208.

VII Praktische Anti-Aging-Konzepte

33 Gesundheitsberatung und Verhaltensänderung

Regina Brinkmann-Göbel

Kritische Vorüberlegungen

Gesundheitsberatung wendet sich heute an ein Subjekt, das unter gesellschaftlichen und kulturellen Rahmenbedingungen lebt, die u.a. mit Begriffen wie „Postmoderne" (Lyotard 1994, Baumann 1995), „Risikogesellschaft" (Beck 1986), „Multioptionsgesellschaft" (Gross 1994) sozialwissenschaftlich belegt werden.

In einer durch wachsende Komplexität und Dynamik gekennzeichneten Welt hat der Einzelne die Freiheit und die Aufgabe, seine Biografie selbst zu gestalten, seine Identität in der Auseinandersetzung mit schnell wechselnden situativen Anforderungen zu konstruieren, Identitäts-Patchworks stets aufs Neue zu konturieren. Dabei stehen dem Subjekt der postmodernen Gesellschaft immer weniger Sicherheiten in tradierten, sozial verankerten und damit „selbstverständlichen" Rollen-, Verhaltens- und Einstellungsmustern zur Seite. Diese erscheinen eher hinderlich; Flexibilität, Mobilität, „Nicht-Festgelegt-Sein" sichern dagegen die wirtschaftlich und sozial erwünschten Anpassungsleistungen, mentale und körperliche Fitness wird zur unabdingbaren Voraussetzung einer „erfolgreichen" Lebensgestaltung.

„Nicht mehr das Streben nach Normerfüllung und Konformität macht also die Anstrengung unseres Lebens aus; vielmehr handelt es sich um eine Art Meta-Anstrengung, die Anstrengung, fit – gut in Form – zu bleiben, um sich anzustrengen. Die Anstrengung, nicht alt und rostig und verbraucht zu werden" (Baumann 1995, S. 12).

Der Trend in der Gesundheitsberatung, zum mehr oder weniger unkritischen Bestandteil dieser den Erfahrungsraum des heutigen Menschen prägenden „Fitness-Narration" (Keupp 2002) und damit eines normativen Menschenbildes zu werden, ist unübersehbar – und zwar eines normativen Menschenbildes, das den Einzelnen mit neuen Zwängen, Ängsten, Scham- und Schuldgefühlen im Falle eines Misserfolgs konfrontiert.

Kommerziell verankerte Gesundheitsberatung wendet sich an das Subjekt unbegrenzter äußerer und innerer Freiheit, das – indem es entsprechende Informationen und Hinweise befolgt – seine Chancen zur Ausbildung und zum Erhalt seiner körperlichen, psychischen und geistigen Fitness beträchtlich steigern kann und sich darüber lebenslangen Erfolg, soziale Anerkennung, sexuelle Attraktivität usw. sichern kann.

Gesundheitsberatung im gesundheitssystemischen Kontext spricht den Menschen bevorzugt in seiner Freiheit, Vernunftbegabung und moralischen Verantwortung gegenüber sich selbst und der Gesellschaft an. Der erhobene Zeigefinger in der Gesundheitsberatung, die durch das Risikofaktorenmodell dominiert wird, ist auch heute noch unübersehbar: das Aufzeigen gesundheitsbedrohlicher Folgen bestimmter Risikoverhaltensweisen wird mit dem normativen Druck verbunden, sich an die als gesundheitsgünstig anerkannten Verhaltensweisen anzupassen.

Gesundheitsberatung in diesem Sinne verfehlt nicht nur häufig ihre präventiven Ziele, sondern führt im Gegenteil zu einem Anstieg negativer Emotionen (Unlust, Minderwertigkeitserleben infolge eigener Disziplinlosigkeit, Angst, Beschämung, Schuld) und erhöhter Anspannung bei den Adressaten.

Funktionen und konstitutive Elemente von Beratung allgemein und Gesundheitsberatung

„Professionelle Beratung mit ihren präventiven, bewältigungs-unterstützungsorientierten, edukativ-kompetenzfördernden, reflexiv-aufklärerischen, kompensativ-rehabilitativen oder entwicklungs- und wachstumsfördernden Funktionen durchzieht als notwendige Flankierungsmaßnahme allgegenwärtiger Modernisierungs- und Veränderungsprozesse unsere Welt und unser Leben" (Nestmann u. Engel 2002, S. 20).

Damit sind alle Funktionen angeführt, denen sich auch die Gesundheitsberatung heute zu stellen hat. Gesundheit (u.a. Fitness, aktives Altern) stellt für die meisten Menschen einen zentralen Wert dar, dabei lässt sich eine Tendenz in Richtung Verselbstständigung des Wertes Gesundheit festmachen, d.h. **Gesundheit wird zum Selbstzweck**, zum zentralen Lebenswert, und nicht mehr instrumentell für das Erreichen anderer Lebensziele zu erhalten bzw. zu optimieren gesucht.

Diese Entwicklung und ihre gesundheitsgefährdenden Begleiterscheinungen werden heute unter dem Stichwort **„Healthismus"** diskutiert. Im Dschungel gesundheitsbezogener Informationen, Dienstleistungs- und Produktangebote wird Gesundheitsberatung zu einem der sozial- und marktpolitisch wichtigsten Beratungssektoren (Brinkmann-Göbel 2001).

Bei wachsender Beratungsbedürftigkeit und zunehmender Vielfalt der Beratungsanlässe sollte das **übergeordnete Ziel jeder Gesundheitsberatung** nicht aus den Augen verloren werden: Motivierung und Befähigung des Ratsuchenden, gesundheitsförderliche Verhaltens- und Erlebensmuster in seinem Alltag zu stärken und gesundheitsbeeinträchtigende Verhaltens-, Denk- und Einstellungsweisen zu reduzieren bzw. zu minimieren (dies gilt insbesondere im Kontext außergewöhnlicher Belastungen, normativer Lebenskrisen usw.).

Damit Gesundheitsberatung diese Informations-, Motivierungs-, Befähigungs- und Unterstützungsfunktion erfüllen kann, lassen sich aus der empirischen Beratungs- und Psychotherapieforschung eine Reihe zentraler Hinweise ableiten:

Professionelle Beratung sollte:

- einen engen **Bezug zur wissenschaftlichen Forschung** aufweisen. Dieser sollte sich nicht nur in den vermittelten Inhalten, sondern auch in den eingesetzten Methoden widerspiegeln, die es zu reflektieren gilt. Die heute in der Beratungspraxis favorisierte Methodenvielfalt und ein gewisser Eklektizismus sollten nicht mit Probe- oder Willkürhandeln verwechselt werden, sondern auf der Kenntnis wissenschaftlich anerkannter Wirkfaktoren basieren (Grawe 1995);
- subjekt- und lösungsorientiert ausgerichtet sein, d.h. **Ressourcen beim Ratsuchenden aktivieren**, Kompetenzen fördern und zusammen mit dem Klienten weiterentwickeln sowie ggf. ein Unterstützungsmanagement bereitstellen, das mit dem Selbstmanagement des Klienten interagiert und von diesem möglichst vollständig abgelöst wird. Als Voraussetzung hierfür kann der bedingungslose Respekt vor der Person des Ratsuchenden, seinen Beratungsanliegen und seiner Lebenswelt gesehen werden;
- stets die **Kontextperspektive umfassen**, d.h. die zentralen Lebensumstände des Ratsuchenden in ihrer ökonomischen, ökologischen, kulturellen Dimension berücksichtigen;
- gegenüber **allen Beratungsbedürftigen und Ratsuchenden potenziell offen sein** (Prinzip der Inklusion), das hieße auch solchen Bevölkerungsgruppen den Zugang zur Beratung eröffnen bzw. erleichtern, die bisher weniger von professionellen Beratungsangeboten profitieren konnten oder diese weniger in Anspruch genommen haben (z.B. sozial unterprivilegierte Gruppen, alte Menschen);
- ein verändertes Rollenverständnis des Beraters/der Beraterin implizieren. Diese Veränderung beinhaltet die Abkehr vom „benevolenten Paternalismus" zu Gunsten der Etablierung einer **gleichberechtigten Kooperationsbeziehung**, in der Berater, als Experte für die Inhalte und die verwendeten Methoden, und Ratsuchender, als Experte seiner Lebenswelt und seiner mehr oder weniger erfolgreichen Lösungsversuche, koproduktiv zusammenwirken.

Gesundheitsberater/-beraterinnen agieren heute ebenso wie ihre Klienten/Klientinnen in einem gesellschaftlichen Kontext, in dem tradierte Rollenmuster obsolet, die Halbwertszeiten neu erworbener Wissensbestände immer kürzer und die Anforderungsprofile zunehmend komplexer werden. Gleichzeitig sollte ein „guter" Berater/eine „gute" Beraterin ihren Ratsuchenden **das Gefühl von Sicherheit und Expertise** vermitteln, d.h. Balanceleistungen erbringen, die eine tägliche Herausforderung darstellen und unter Umständen nur über ein gut funktionierendes Unterstützungsmanagement für den Berater selbst (hierzu zählen Supervision, kollegiale Intervision, Qualitätszirkel usw.) zu erbringen sind.

Psychologische Zugänge zu einer subjektzentrierten Gesundheitsberatung

Gesundheitsberatung, die das Subjekt in den Fokus ihrer Aktivität stellt, setzt nicht nur inhaltliche (über den Beratungsgegenstand) und methodische Kenntnisse sowie entsprechende fachliche und soziale Kompetenzen voraus, sondern hat sich darüber hinausgehend mit der „Psycho-Logik" des Ratsuchenden zu beschäftigen, mit seinen Überzeugungen, Werten, Einstellungen und Motiven. Diese geben darüber Aufschluss, warum manchmal auch qualitativ hochwertige und wissenschaftlich eindeutig gestützte Argumente wenig Akzeptanz finden bzw. sogar Widerstand und Abwehr hervorrufen.

Zur Relevanz subjektiver Theorien über Gesundheit und Krankheit

Jeder Mensch erwirbt in seiner Biografie und seiner Alltagswelt ein Wissen über Gesundheit und Krankheit („Laien-" oder „Alltagswissen"), das mehr oder weniger große Überschneidungen mit dem Wissen von Experten aufweist. Tradierte Erkenntnisse, eigene und soziale Erfahrungen, medienvermittelte Informationen und zunehmend auch von Laien genutzte professionelle Bildungsangebote verdichten sich zu subjektiven Vorstellungen von Gesundheit und Krankheit sowie Theorien über ihre Entstehung und Beeinflussbarkeit (Faltermaier 2003).

„Gesundheitshandeln", das Aufsuchen oder Vermeiden von gesundheitlichen Risiken und nicht zuletzt die Krankheitsbewältigung vollziehen sich im Kontext dieser für das Individuum richtungsweisenden Theorien, werden von ihnen maßgeblich beeinflusst. Inhalte der Gesundheitsberatung, die nicht in die Wissens- und Überzeugungsstrukturen des Klienten Eingang finden, verfehlen ihre Wirkung in Bezug auf die vom Berater intendierten Denk-, Einstellungs- und Verhaltensänderungen.

Voraussetzung für die Implementierung der angebotenen Inhalte in die subjektiven Strukturen ist ihre aktive Rekonstruktion und Elaboration durch den Ratsuchenden. Weicht die vom Berater vermittelte Information oder Unterweisung zu stark von den Theorien des Subjekts ab, wird sie entweder als persönlich irrelevant eingestuft und damit nicht weiter beachtet oder sogar aktiv zurückgewiesen, wenn das Individuum sich in seinem Denk- und Wertehorizont nicht verstanden oder sogar abgewertet erlebt. Dazu folgendes Beispiel:

Beispiel: Ein Ratsuchender, der Gesundheit und Krankheit als schicksalhaft gegeben betrachtet, wird über detaillierte Diätvorschläge weniger zu einer Ernährungsumstellung bewegt werden, als ein Ratsuchender mit der Überzeugung, seine Gesundheit maßgeblich beeinflussen zu können. Vorrang vor einer Ernährungsberatung hätten im ersten Fall Interventionsstrategien zur Modifikation der Kontrollüberzeugungen, um die motivationale Basis für eine aktive Aufnahme und Verarbeitung der ernährungsrelevanten Informationen und Verhaltenspläne zu schaffen.

Gesundheitsberatung, die in ihren Inhalten weitgehend mit den Wissens- und Einstellungssystemen des Ratsuchenden übereinstimmt, vermag den Klienten in seinem Denken und Handeln zu verstärken und gleichzeitig zu einer Anreicherung und Ausdifferenzierung seiner subjektiven Theorien beizutragen. Ausdifferenzierte, komplexe Theorien enthalten ein größeres Lösungspotenzial und ermöglichen höhere Flexibilität im Umgang mit problematischen Situationen, so dass Gesundheitsberatung auf diesem Wege zu einem **Kompetenzzuwachs** beim Ratsuchenden führt.

Zur Illustration seien 3 empirisch bestätigte Gesundheitstheorien von Laien angeführt (Faltermaier 2003, S. 69f):

Gesundheitstheorie A: „Risiken, Belastungen und Umweltfaktoren gefährden die Gesundheit."
Gesundheitstheorie B: Die Erhaltung und Stärkung externer oder interner Ressourcen erhält die Gesundheit, ihre Schwächung gefährdet sie."
Gesundheitstheorie C: „Gesundheit kann erhalten werden, indem Risiken ausgeglichen werden oder indem ein Gleichgewicht zwischen körperlichen und sozialen Kräften geschaffen wird."

Beispielhafte **Beraterinterventionen** bei Vorliegen der o.g. Theorien:
Zu A) „Sie sind bemüht, gesundheitsgefährdende Risiken (z.B. Rauchen, Alkohol, Übergewicht etc.) möglichst zu vermeiden; beschreiben Sie mir doch einmal, wie gut Ihnen das gelingt? Gibt es auch Situationen, in denen es Ihnen weniger gelingt, wie sehen diese Situationen aus, welches Verhalten zeigen Sie da, was befürchten Sie für Ihre Gesundheit? Was könnten Sie stattdessen (also statt der problematischen Verhaltensweise) tun?"
Zu B) „Schildern Sie mir bitte, was Sie in Bezug auf Ihre Gesundheit für Stärken in Ihrer Person, Ihrer Lebensweise, Ihrem persönlichen Umfeld, Ihrem Beruf etc. sehen? Sie bemühen sich bestimmt, Ihre Stärken (Ressourcen) zu erhalten oder noch zu steigern. In welchem Bereich gelingt Ihnen das weniger gut, was befürchten Sie dabei für Ihre Gesundheit? Was könnten Sie auch hier tun, um Ihre Stärken zu erhalten bzw. wiederzugewinnen?"
Zu C) „Sie versuchen sicherlich, Ihre Gesundheit zu erhalten, indem Sie nicht alles auf die Goldwaage legen, nicht gleich panisch werden, wenn der Stress im Beruf zunimmt. Dafür versuchen Sie, auf andere Weise Ihre Gesundheit zu stärken und den Stress auszugleichen. Was tun Sie als Ausgleich? Wie gut hat das bisher funktioniert? Wie gut wird das in Zukunft funktionieren? Können Sie sich Situationen vorstellen, in denen die Risiken für Ihre Gesundheit zunehmen und die Ausgleichsmechanismen nicht mehr in der gewünschten Weise funktionieren, was könnten Sie dann tun?"

Die enge Anbindung des Beraterverhaltens an die Denk- und Einstellungsmuster des Ratsuchenden eröffnet:

- die Gesundheitstheorie des Ratsuchenden als dessen spezielle Kompetenz zu spiegeln und zu stärken (**Ressourcenaktivierung und -stärkung**),
- den Ratsuchenden für bestehende Probleme in seinem gesundheitsbezogenen Verhalten und Erleben zu sensibilisieren bzw. ein bereits vorhandenes Problembewusstsein zu stärken und zu präzisieren (**Erarbeitung der Problemperspektive**),
- die Informations- und Interventionsangebote an die Ressourcen und Probleme des Ratsuchenden exakt anzupassen (**Motivierung des Ratsuchenden** durch hohe Adressatenorientierung),
- mit dem Ratsuchenden gemeinsam Lösungsweisen für die als problematisch eingeschätzten Situationen/Bereiche/Lebensphasen zu erarbeiten (**Erarbeitung der Lösungsperspektive**),
- die Gesundheitstheorien des Ratsuchenden und damit seine gesundheitsbezogenen Kompetenzen/Ressourcen zu erweitern und auszudifferenzieren (**Kompetenzförderung**). Auf diese Weise kann der Ratsuchende auch motiviert werden, alternative Wege der Gesundheitsförderung bzw. Krankheitsvermeidung für sich zu beschreiten. (In diesem Sinne stellt die Theorie C die komplexeste dar, indem sie bei einem Scheitern der Bemühungen, gesundheitsbezogene Risiken zu begrenzen auch die Möglichkeit der Intensivierung von Kompensationsmechanismen zulässt).

Die Exploration subjektiver Konzepte und Theorien kostet Zeit, denn in der Regel sind diese dem Befragten nicht explizit (reflexiv) bewusst und können daher auch nicht einfach vom Berater abgefragt oder mittels Fragebogen erfasst werden. Als Fragen im Rahmen eines qualitativ orientierten **Gesundheitsinterviews** führt Faltermaier (2003) an:

- „Welche Rolle hat die Gesundheit bisher in Ihrem Leben gespielt?" (biografischer Erzählanstoß);
- „Welche Bedeutung hat Gesundheit heute für Sie, welchen Raum nimmt sie in Ihrem Leben ein?" (aktueller Erzählanstoß);
- „Könnten Sie beschreiben, wie Sie sich fühlen, wenn Sie gesund sind?" (subjektives Konzept von Gesundheit, analog wäre die Frage bzw. des Krankheitskonzepts zu stellen);
- „Was beeinflusst aus Ihrer Sicht die Gesundheit im positiven Sinn und was im negativen Sinn ?" (subjektive Theorie von Gesundheit).

Geeignet erscheint auch die Aufforderung zur Erzählung kleiner Geschichten aus der eigenen und kollektiven Lebenswelt mit gesundheits- bzw. krankheitsthematischen Bezügen. Im Vorgang des Erzählens eröffnen sich für den geschulten Berater nicht nur die kognitiv-strukturellen Anteile subjektiver Gesundheits- und Krankheitstheorien, sondern auch ihre gefühlsmäßigen Bedeutungen, mit denen der Berater auf empathische Weise umzugehen und damit die Akzeptanz der Beratung deutlich zu erhöhen vermag.

Werte, Ziele, Einstellungen und Kontrollerleben

Im Einklang mit den in der Motivationspsychologie zentralen „Erwartungs-*mal*-Wert-Theorien" bestimmt der Wert eines Handlungsziels in Kombination mit der Erwartung, dieses Ziel auch erreichen zu können, folgende Punkte: mit welcher Intensität dieses Verhalten verfolgt wird und wie/welche Anstrengungen in Richtung Zielrealisierung unternommen und auch unter widrigen Bedingungen aufrechterhalten werden (Persistenz).

Gesundheitsbezogene Ziele setzen voraus, dass das Individuum Gesundheit als einen Wert mit hoher persönlicher Relevanz für sich einschätzt. Auf die Frage des Gesundheitsberaters „Wie wichtig ist Ihnen Ihre Gesundheit?" (Renner u. Weber 2003) werden wohl die meisten Befragten mit „sehr wichtig" antworten, so dass erst die Exploration alternativer, insbesondere mit der Gesundheit konkurrierender Lebensziele hier einen differenzierteren Einblick erlaubt.

Auch mit offenen, explorativen Fragen nach einem Bild von der eigenen Person in der Gegenwart und der Zukunft („possible selves", Hooker 1999), differenziert nach negativen und positiven Aspekten im Sinne eines befürchteten möglichen Selbst (z.B. krank und pflegebedürftig zu werden) bzw. angestrebten möglichen Selbst (z.B. im Alter leistungsfähig und fit zu bleiben), können Aufschlüsse über selbstbezogene und damit persönlich relevante, überdauernde Ziele gewonnen werden. Auf deren Basis sind in der Gesundheitsberatung spezifische, handlungsnahe Ziele zu definieren.

Das „Herunterbrechen" abstrakter gesundheitsbezogener Ziele (z.B. Schlankheit, körperliche Fitness) in **möglichst spezifische, handlungsnahe Ziele** (z.B. Ernährungsumstellung, Sport treiben) erhöht die Wahrscheinlichkeit der Verhaltensrealisierung. Dabei sollte die Exploration übergeordneter Ziele nicht unterlassen werden, um eine möglichst hohe persönliche Zielbindung sicherzustellen.

Zielintentionen (z.B. Gewichtsabnahme von 10 kg in 3 Monaten) sollten als Verpflichtung formuliert werden, den definierten angestrebten Zustand zu erreichen. Daran anschließen sollte sich die gemeinsame Erarbeitung von Absichtsintentionen (z.B. an jedem Wochentag nur 2 Hauptmahlzeiten am Morgen und am Mittag zu sich zu nehmen – „Dinner Cancelling" – und mindestens an zweit Tagen in der Woche 20 min zu joggen), welche die Verpflichtung enthalten, ein eindeutig definiertes Verhalten in einer bestimmten Situation auszuführen (Renner u. Weber 2003).

Zu den guten Gründen und Absichten für die Realisierung eines Verhaltens muss die Erwartung treten, dass dieses Verhalten für den Ratsuchenden auch erreichbar ist und darüber hinaus zu den erwünschten Konsequenzen führt – nur dann kann es handlungswirksam werden. Diese Überlegungen verdichten sich im **Konzept der „Selbstwirksamkeit"** („self-efficacy", Bandura 1997), das sich aus folgenden 2 Komponenten zusammensetzt:

- der **Konsequenzerwartung** (als subjektive Vorstellungen über die Konsequenzen einer Handlung) und
- der **Kompetenzerwartung** (als Einschätzung der eigenen Fähigkeit, dieses Verhalten auch ausführen zu können).

Da Kompetenz- und Konsequenzerwartungen eine wichtige Rolle als Prädiktor für die Initiierung von Verhaltensänderungen und deren Aufrechterhaltung spielen, sollten in der Gesundheitsberatung beide Erwartungskomponenten sorgfältig abgeklärt und im Falle schwach oder negativ ausgeprägter Erwartungen erhöht bzw. zu modifizieren versucht werden.

Beispiel: Eine Ratsuchende bestimmt Gesundheit, Schlankheit und körperliche Beweglichkeit als Werte mit hoher persönlicher Relevanz für sich und definiert in der Gesundheitsberatung als spezifisches Ziel, in den nächsten 3 Monaten 10 kg abzunehmen. Als intendierte Verhaltensweisen werden herausgearbeitet, sich in den nächsten 3 Monaten exakt nach der Weight-Watcher-Methode zu ernähren und regelmäßig die entsprechenden Gruppenabende am Mittwoch zu besuchen.

Dabei wird im weiteren Verlauf der Beratung deutlich, dass sie ihre Fähigkeit, dieses Verhalten in dem anvisierten Zeitraum aufrechterhalten zu können, als sehr gering einschätzt (geringe spezifische Kompetenzerwartung), während sie davon überzeugt ist, dass diese Ernährungsumstellung nicht nur zu der gewünschten Gewichtsabnahme führen, sondern sie auch dauerhaft schlank, körperlich attraktiv und gesund erhalten würde (hohe Konsequenzerwartung). Aufgabe des Gesundheitsberaters besteht hier im Aufbau einer höheren spezifischen Kompetenzerwartung (s.u.).

Wie das o.g. Beispiel zeigt, erweist sich eine genaue Abklärung dieser beiden Erwartungskomponenten differenziert für die Phasen der Initiierung und der Aufrechterhaltung des gewünschten Verhaltens als sinnvoll, da in der Gesundheitsberatung mittel- bis langfristige Effekte angestrebt werden.

Kompetenzerwartungen stehen in engem Zusammenhang mit dem **Erleben eigener Kontrolle**, d.h. inwieweit persönliche Ereignisse der eigenen Person (ihrer Anstrengung und/oder ihren Fähigkeiten) oder anderen Personen bzw. äußeren Umständen zugeschrieben werden. Attributionsstile bezeichnen gewohnheitsmäßige Erklärungsmuster für Erfolg und Misserfolg. Dabei lassen sich unter Hinzunahme der Dimensionen Stabilität versus Variabilität und Globalität versus Spezifität **2 verschiedene Erklärungsstile** mit ihren unterschiedlichen selbstwertrelevanten Folgen anführen (vgl. Herner u. Hartkamp 2001, Bierhoff 2000):

- Beim **„pessimistischen"** oder „depressiven" Erklärungsstil werden Misserfolge internal, stabil und global attributiert (z.B. das Versagen in der Ernährungsumstellung wird dem eigenen mangelnden Durchhaltevermögen zugeschrieben, was nach Einschätzung der Ratsuchenden ihr Leben in den verschiedensten Bereichen durchzieht: „Ich habe noch nie etwas durchhalten können").

- Der **„optimistische" Attributionsstil** zeichnet sich dagegen durch eine überwiegend externale, variable und spezifische Ursachenzuschreibung bei Misserfolg aus (z.B. das Versagen wird mit vielen Einladungen in der letzten Zeit „erklärt" und von dem Essverhalten zu Hause unterschieden: „Ich esse nur, wenn ich eingeladen werde, sonst wäre das unhöflich").

Der erstgenannte Erklärungsstil ist verbunden mit einer mangelnden Kompetenzerwartung und trägt zu deren fortlaufender Verstärkung bei, weil zielgerichtete Handlungen, die das Kompetenzerleben aktivieren und stärken könnten, gar nicht erst aufgenommen werden. Negative Ereignisse (z.B. das Eintreten von Krankheiten) werden zunehmend als unkontrollierbar eingeschätzt.

! Gesundheitsberatung hätte hier die Aufgabe, über eine Veränderung der Attributierungsmuster die Kompetenzerwartung beim Ratsuchenden schrittweise zu erhöhen und ihn bei der Planung und Ausführung zielgerichteter, kompetenzfördernder Handlungsweisen zu unterstützen. Erfolge (auch kleinster Art) sollten internal, stabil und global attributiert werden, d.h. auf Fähigkeiten in der eigenen Person zurückgeführt werden, die auch bei den weiteren geplanten Verhaltensänderungen zum Tragen kommen könnten.

Optimistische Attributionsstile fördern das **Selbstwert- und Selbstwirksamkeitserleben**, die Person fühlt sich kompetent, leistungsfähig und ist eher bereit, Eigenverantwortung zu übernehmen. Leicht positiv verzerrte Einschätzungen sollten in der Gesundheitsberatung nicht korrigiert werden, da ein gewisses Maß an Selbstüberschätzung mit einem höheren allgemeinen Wohlbefinden und seelischer Gesundheit einhergeht.

Verhaltensabsichten, als die Meinung einer Person, dass sie bestimmte Handlungen ausführen wird, und realisiertes Verhalten korrelieren nicht immer mit den zugrunde liegenden **Einstellungen** (z.B. trotz positiver Einstellung zu Schlankheit und Fitness will der Ratsuchende auf das üppige Büffet nicht verzichten). Vielmehr bestimmt die Stärke oder Zugänglichkeit einer Einstellung ihre Konsistenz mit dem Verhalten, die wiederum Ergebnis assoziativen Lernens ist (Fazio 1990).

Eine Einstellung besteht aus einer **affektiven Komponente**, d.h. einem positiven oder negativen Wert, und einer **kognitiven Komponente**, d.h. Meinungen, Informationen, die sich auf das Einstellungsobjekt beziehen. Je häufiger eine Bewertung mit dem Einstellungsobjekt verknüpft wird, desto zugänglicher, d.h. abrufbarer sollte die Einstellung werden.

! Aufgabe des Gesundheitsberaters wäre, möglichst viele Verknüpfungen herzustellen und beim Ratsuchenden aktiv zu halten (Rauchen könnte z.B. verbunden werden mit der Angst vor Krankheiten, schneller Hautalterung, Gefahren des passiven Rauchens für die Kinder, sozialer Ablehnung etc.). Die Einstellung sollte beim Ratsuchenden quasi automatisch mit dem Einstellungsobjekt abgerufen werden, damit die entsprechenden Verhaltensabsichten mit höherer Wahrscheinlichkeit realisiert werden.

Gesundheitsbezogene Einstellungen, die einer Verhaltensänderung entgegenstehen, bedürfen einer gezielten Einstellungsänderung durch den Gesundheitsberater (z.B. die Einstellung von der eigenen gesundheitlichen Unverwundbarkeit, „Siegfried-Syndrom"). Wichtige Hinweise für das Beraterverhalten können der **Theorie der Persuasion** (Petty u. Wegener 1998) entnommen werden. Der zentrale Weg der Einstellungsänderung erfolgt über qualitativ gute Argumente, die ihre Wirkung allerdings nur dann entfalten, wenn sie von dem Ratsuchenden aktiv aufgenommen und in ausreichender Tiefe verarbeitet werden (Elaboration). Bei mangelnder Elaboration (z.B. weil das Thema persönlich für irrelevant gehalten wird) erweist sich die Qualität der Argumente als nahezu irrelevant, stattdessen können jetzt periphere Hinweisreize beim Ratsuchenden eine Einstellungsänderung herbeiführen (peripherer Weg der Einstellungsänderung) – wie die Anzahl der Argumente, die Persönlichkeit oder der Bekanntheitsgrad des Beraters, seine soziale Attraktivität usw..

Im Falle eines mehr oder weniger „uncharismatischen" Beraters sollte daher die Überzeugungskraft der Argumente hoch sein, gleichzeitig sollten vom Berater verbale und nonverbale Hinweisreize (wie Zunahme der Körperdistanz, Unterbrechung des Blickkontakts) beachtet werden, die auf eine mangelnde innere Beteiligung auf Seiten des Empfängers schließen lassen. Vorsichtige Nachfragen nach der persönlichen Relevanz des Themas (ggf. verbunden mit einem vorübergehenden Wechsel des Themas oder seiner „geschickteren" Einführung), nach wahrgenommenen Störungen in der Beratung könnten die Aufmerksamkeit des Empfängers erneut wecken, seine Informationsaufnahme- und Verarbeitungsbereitschaft erhöhen und über diesen Weg die Wirkungskraft der Argumente stärken (Beratung sollte nicht gegen einen wahrgenommenen Widerstand beim Ratsuchenden „ankämpfen" oder „anargumentieren"; dieser sollte stattdessen verstehend nachvollzogen und erst bei seiner deutlichen Minderung der eigentliche Argumentationsstrang – vielleicht in veränderter, d.h. rezipientengerechterer Weise – wieder aufgenommen werden).

Interventionen des Beraters, die mit dem Ziel der Einstellungsänderung eingeführt werden, können vom Ratsuchenden als **Einschränkung seiner Freiheit** erlebt werden. Das Motiv, in diesem Fall eine Wiederherstellung des als eingeschränkt erlebten Freiheitsspielraums anzustreben, wird als **Reaktanz** bezeichnet (Brehm 1976). Reaktanz führt zu dem Bestreben, das (in der Gesundheitsberatung) als nicht wünschenswert ausgewiesene Verhalten verstärkt zu zeigen und entsprechende Einstellungen zu entwickeln, dieses Verhalten bzw. Verhaltensweisen, die mit dem „verbotenen" Verhalten in irgendeiner Beziehung stehen, mit höherer Wahrscheinlichkeit zu realisieren und gegenüber der Person des Beraters eine aversive Haltung einzunehmen.

Eine Reihe von **Beratungsfehlern** führen nach meiner eigenen Praxiserfahrung bevorzugt zu Reaktanz-Phänomenen:

- der Berater folgt nicht dem Entwicklungstempo des Ratsuchenden (Gefahr der Überforderung des Ratsuchenden),
- der Berater beachtet zu wenig den Werte- und Erfahrungshorizont des Ratsuchenden (Gefahr der mangelnden Akzeptanz und Kränkung des Ratsuchenden),
- der Berater verwendet Zeichen einer asymmetrischen Beziehungsgestaltung (Gefahr der Kontrolle und Machtausübung über den Ratsuchenden).

Reaktanz-Phänomene sollten frühzeitig wahrgenommen und bearbeitet werden, um erstens die dysfunktionalen Folgen auf der Verhaltens- und Einstellungsebene zu vermeiden und zweitens die Beziehung zwischen Berater und Ratsuchendem nicht zu gefährden, sondern in Richtung auf ein festes Arbeitsbündnis weiterzuentwickeln.

Ratsuchende reagieren in der Regel sehr erleichtert auf entsprechende Interventionsangebote des Beraters. Die Wiederherstellung des eigenen Freiheitsspielraums ergibt sich häufig im Zuge des Erlebens, dass der Berater ihr Gefühl der Anspannung und Einschränkung präzise wahrnimmt, einfühlsam und akzeptierend damit umgeht und seinerseits versucht, Kompensationsmechanismen anzubieten.

Gesundheitsberatung im systemisch-lösungsorientierten Beratungsansatz

Basierend auf den Arbeiten von u.a. Milton Erickson, Steve de Shazer und Gunther Schmidt sollen im folgenden die wichtigsten Grundzüge systemisch-lösungsorientierten Beratungshandelns skizziert werden.

Vorteile der lösungsorientierten Beratung

Diese Beratungsweise eignet sich infolge ihrer stringenten Adressaten- und Lösungsorientierung in besonderem Maße für **kurzzeitige, bereichsspezifische Interventionen**. Lösungsorientierte Beratung fördert bereits im Beratungsprozess selbst (und nicht erst als dessen Ergebnis) das Erleben von Zuversicht, eigener Kompetenz und Leistungsfähigkeit beim Ratsuchenden und verstärkt auf diese Weise nicht nur die intendierten Verhaltensbereitschaften, sondern darüber hinausgehend das seelische und körperliche Wohlbefinden von Klient und Berater.

> **!** Nur ein Berater, dem es selbst in seiner Arbeit gut geht, kann seinerseits seine Kompetenzen entfalten und optimal in die Kompetenzstärkung seiner Klienten einbringen (vergl. dazu die meist mündlichen Beiträge von Schmidt G.).

Beratungshandeln im hier thematisierten Sinne fokussiert nicht Probleme, sondern Lösungen bzw. mögliche Lösungen und in diesem Zuge die vorhandenen Lösungspotenziale, **Ressourcen und Selbstheilungskräfte** im Ratsuchenden. Detaillierte Problemanalysen werden bei diesem Vorgehen ausgespart, um den Klienten nicht in eine „Problemhypnose" zu treiben oder diese zu verstärken und damit den Blick für vorhandene Ressourcen und Lösungspotenziale zu versperren. Dazu eine Metapher von Steve de Shazer (2004):

„Die Klagen, mit denen Klienten zum Therapeuten kommen, sind wie Türschlösser, hinter denen ein befriedigenderes Leben wartet. Die Klienten haben alles versucht, was ihnen vernünftig, richtig und gut erschien ... aber die Tür ist immer noch verschlossen ... nun versuchen sie, herauszufinden, warum das Türschloss so und nicht anders beschaffen ist oder warum es sich nicht öffnen lässt. Dabei dürfte es doch klar sein, dass man zu Lösungen mit Hilfe eines Schlüssels und nicht mit Hilfe eines Schlosses gelangt."

Lösungen konstruieren statt Probleme analysieren, kann als Maxime lösungsorientierten Vorgehens angesehen werden. Dem hat eine genaue Abklärung der Frage: „woran erkennt der Ratsuchende, dass sein Problem gelöst ist?", voranzugehen. Nur wenn ein Klient diese Frage eindeutig beantworten kann, lassen sich gemeinsam erste Schritte in Richtung Lösung konstruieren.

Alle kompetenten Persönlichkeitsanteile des Klienten stellen zugleich Lösungspotenziale dar, die für die gemeinsame Konstruktion von Lösungen zu nutzen sind. Die Sensibilisierung des Klienten für bereits vorhandene Kompetenzen und deren Aktivierung bildet daher ein zentrales Element im lösungsorientierten Beratungsprozess. Als wichtige Intervention in diesem Zusammenhang kann das Herausarbeiten von „Ausnahmen" angeführt werden, d.h. von Situationen, in denen das gewünschte Verhalten vom Klienten bereits gezeigt wurde. Anhand dieser Ausnahmen kann der Klient erkennen, dass er über die für die Problemlösung erforderlichen Kompetenzen bereits verfügt, die er vorher mehr oder weniger gar nicht wahrgenommen hat.

Die **Stärkung des „Ressourcen-Selbst"** erhöht die Selbstregulation des Klienten, der Wirkfaktor „Ressourcenaktivierung" (Grawe 1995) wird auf diese Weise gut genutzt.

Als komplementäre Interventionsstrategie bietet sich die Neukontextualisierung des Problems an: Probleme können stets unter verschiedenen Perspektiven betrachtet werden. Während die eingenommene Problemperspektive dem Klienten offensichtlich das Erkennen der Lösung versperrt, kann ein durch den Berater angeregter Perspektivenwechsel dem Klienten neue Handlungsoptionen (die schließlich zur Lösung führen können) eröffnen. Damit erfüllt der Berater eine wichtige Funktion, auf die insbesondere Heinz von Foerster (1988, S.33) hingewiesen hat: „Handle (als Berater, Anm. d. Verf.) stets so, dass du die Anzahl der Möglichkeiten für den Klienten vergrößerst."

In der lösungsorientierten Beratung werden auch kleine, unvollkommene Alltagslösungen, die im Sinne der

Selbstregulation des Klienten funktionieren, als Teil bereits begonnener Lösungen gesehen und gewürdigt, weil nicht der Kampf gegen ein Problem, sondern die Konstruktion individueller Lösungen im Mittelpunkt des Beratungsprozesses steht. Über die Vermittlung von Lösungserfahrungen können genau die Persönlichkeitsfaktoren gestärkt werden, die mit psychischer und körperlicher Gesundheit und entsprechenden Verhaltensbereitschaften in einem positiven Zusammenhang stehen.

Phasen des lösungsorientierten Beratungsprozesses

Während die o.g. Leitlinien für den gesamten lösungsorientierten Beratungsprozess gelten, lassen sich folgende Phasen mit ihren jeweiligen Interventionsschwerpunkten und entsprechenden Techniken voneinander unterscheiden (die folgenden Ausführungen orientieren sich an Bamberger 1999):

Phase der Problemanalyse

Wenn Ratsuchende eine Gesundheitsberatung in Anspruch nehmen, haben sie ein Problem, das sie auch emotional bewegt (z.B. gesundheitsbezogene Ängste, Schuldgefühle wegen gesundheitsgefährdender Verhaltens- oder Erlebensweisen, außergewöhnliche Belastungen, chronischer Stress, Ärger etc.). Von diesem Problem und den begleitenden Gefühlen möchten sie erzählen, Druck und Anspannung loswerden.

Die Problemanalyse dient im Einklang mit den Überlegungen Steve de Shazers weniger dazu, das Problem zu verstehen, als vielmehr den Klienten selbst. Die meisten Klienten können sich dem „Stattdessen" erst dann zuwenden, wenn sie sich in ihrer Problemwahrnehmung angenommen, verstanden und ggf. in ihrem Leid gewürdigt fühlen.

Dabei sollte es zu einer übereinstimmenden Problemdefinition zwischen Klient und Berater kommen, die als Grundlage für den Beratungsauftrag herangezogen wird. Wichtig für den Berater in diesem Zusammenhang ist die Unterscheidung von lösbaren und nicht lösbaren Problemen. Letztere sollten entweder zurückgewiesen oder in Kooperation mit dem Ratsuchenden in lösbare Probleme zu transformieren versucht werden.

Die Kenntnisnahme der vom Ratsuchenden selbst schon unternommenen Lösungsversuche drückt zum einen Respekt vor den Eigenbemühungen des Klienten aus, verhindert zum anderen, dass nicht erfolgreiche Lösungsversuche erneut durchlaufen werden, d.h. stellt bereits einen ersten Schritt in Richtung Lösungssuche dar (man klärt ab, was nicht in Frage kommt).

Phase der Lösungssuche

Gewöhnlich verfolgen Gesundheitsberatungen den Weg, von einer Problemanalyse ausgehend (z.B. Rauchen als Problem für die eigene Gesundheit und die der anderen, Abklärung wie viel geraucht wird, unter welchen Bedingungen dieses Problemverhalten verstärkt auftritt) zum Prozess des Problemlösens überzugehen (keine Rauchwaren einkaufen, Substitutionen verwenden, sich selbst für rauchfreie Zeiten belohnen etc.) und schließlich zu einer Problemlösung zu gelangen (Überwindung der Nikotinabängigkeit über Nikotinabstinenz, Vermeidung von Rückschlägen durch erneute Bewusstmachung der negativen Konsequenzen des Rauchens).

Der umgekehrte Weg von einer **visionierten Lösung** („wie sehe ihr Leben ohne den Zwang zum Rauchen aus?") zum Lösen („ich spare das Geld für das Rauchen einfach ein", „ich gehe nach dem Essen nicht mehr auf den Balkon, um eine Zigarette zu rauchen") bis hin zur Lösung („ich rauche nicht mehr") erscheint dagegen motivational einladender, weil hier nicht mit der Bewusstmachung persönlicher Defizite und/oder Gefahren für sich und andere, mit Verzicht aus Vernunftgründen, sondern mit attraktiven Visionen, Gewinnen, Erweiterung der persönlichen Freiheit gearbeitet wird.

Die in dieser Phase auszuhandelnde Zieldefinition sollte, um zu einer erfolgreichen Lösung zu gelangen, folgendermaßen beschaffen sein (Bamberger 1999):

- eher klein als groß sein („think in small steps"),
- in spezifischen und konkreten Verhaltensweisen beschrieben werden,
- als „Beginn von etwas" und nicht als das „Ende/Fehlen von etwas" definiert werden,
- innerhalb der Lebenswelt des Klienten durch eigenes Verhalten realisierbar sein,
- in den Konsequenzen für den individuellen Lebenskontext „ökologisch" sein.

In dieser wichtigsten Phase des lösungsorientierten Prozesses geht es um die **Installierung von Veränderungs-Intentionen**. Diese werden begünstigt durch lösungsorientiertes Fragen, das lösungsorientiertes Denken und schließlich lösungsorientiertes Handeln einleitet. Dabei sollte der Unterschied zwischen „problembelastetem" und „problemunbelastetem" Verhalten herausgearbeitet und dem Klienten anhand seines eigenen Verhaltensrepertoires bewusst gemacht werden. In diesem Zusammenhang haben sich folgende **Schlüsselfragen** bewährt (Bamberger 1999):

- „Was hat sich seit der ersten Kontaktaufnahme mit dem Berater und dem heutigen Gespräch vielleicht schon verändert?" (Frage nach Lösungstendenzen),
- „Gibt es auch Zeiten, in denen das Problem weniger stark oder vielleicht sogar gar nicht auftritt?" (Frage nach Ausnahmen),
- „Was wäre im Verhalten von Ihnen (dem Klienten) anders, wenn durch ein Wunder das Problem plötzlich gelöst wäre?" (Frage nach hypothetischen Lösungen) und
- „Gibt es auch irgendwelche positiven Aspekte dadurch, dass dieses Problem existiert?" (Umdeutungen).

Der erste Schritt zur Gesprächsaufnahme kann bereits mit einer Besserungserwartung beim Ratsuchenden verbunden sein, die im Sinne einer „self-fulfilling-prophecy" eine Veränderung einleitet, weil die eigenen Verhaltens- und Veränderungsmöglichkeiten optimistischer eingeschätzt werden („Aufwachen aus der Problemhypnose"). So könnte z.B. bereits die Erwartung, dass über eine medizinische Intervention, eine Funktionsbeeinträchtigung zu beheben ist, zu einem höheren Ausmaß aktiver Bewegung seitens des Ratsuchenden und demzufolge einer höheren Beweglichkeit führen.

Patienten fühlen sich häufig „immer" traurig und depressiv, leiden „immer" unter Schmerzen, können sich beim Essen „nie" zusammenreißen, weil das Erleben des für sie leidvollen Zustandes bzw. ihres undisziplinierten Verhaltens in ihrem Erfahrungsraum eine übermächtige Position einnimmt. Der Berater sollte die Aufmerksamkeit des Ratsuchenden in diesen Fällen auf die Ausnahmen lenken und genauestens nachfragen, „wie fühlen Sie sich dann?", „was denken Sie dann?", „wie verhalten Sie sich dann?" usw.

Zu explorieren wären die externalen und internalen Bedingungen, unter denen diese Ausnahmen auftreten und die sie begleitenden Veränderungen im Verhalten und Erleben, die dem Klienten bewusst zu machen sind. Diese Ausnahmen sollten nicht günstigen situativen Umständen, sondern Fähigkeiten in der Person zugeschrieben werden, die es für den Klienten sichtbar zu machen gilt, damit dessen Vertrauen in seine Problemlösekompetenz gestärkt wird.

In die gleiche Richtung zielen **Fragen nach graduellen Unterschieden** („gibt es Situationen/Tage, an denen sie sich etwas besser fühlen, ihre Schmerzen etwas besser bewältigen können, weniger häufig zur Zigarette greifen etc.?"), die den Klienten auffordern, diese wahrzunehmen, als Veränderung und damit potenzielle Schritte in Richtung Lösung zu interpretierten und auf diesem Wege ebenfalls eine Stärkung seiner Erfolgszuversicht zu erzielen.

Die **„Wunderfrage"** lädt den Ratsuchenden zu einem vorstellungsmäßigen Probehandeln ein:

„Nehmen Sie einmal an, dass eines Nachts ein Wunder geschieht und das Problem einfach verschwunden ist. Wenn Sie nun morgens aufwachen, woran werden Sie merken, dass dieses Wunder geschehen ist? Was wird dann anders sein? Was werden Sie dann anders bzw. anderes tun?" (Bamberger 1999, S. 57).

Indem der Ratsuchende aufgefordert wird, die problembelastete Realität zu verlassen und sich in eine virtuelle Zukunft zu versetzen, kann er Ideen entwickeln, die Zahl seiner Verhaltens- und Erlebensalternativen deutlich vergrößern. Die Bahnung von gewünschten Ressourcen wird auf diese Weise deutlich erleichtert.

Wunderfragen stellen eine der wichtigsten Interventionsformen in der lösungsorientierten Beratung dar, weil sie die erwünschten Erweiterungen im Denken des Ratsuchenden anstoßen, wenn z.B. die Suche nach Ausnahmen mehr oder weniger erfolglos scheint bzw. am Widerstand des Ratsuchenden scheitert. Dabei sollte darauf geachtet werden, dass die hypothetische Zukunft möglichst detailgenau geschildert wird, um hieraus möglichst konkrete Anhaltspunkte für mögliche Lösungen zu gewinnen. Bleiben die Beschreibungen unspezifisch („dann wäre ich glücklich") sind sie für den weiteren Lösungsweg unbrauchbar.

In einem nächsten Schritt sollten die hypothetischen Lösungen sehr vorsichtig mit dem Ratsuchenden in die Gegenwart zu transformiert versucht werden, indem er sukzessive von jemandem, der etwas tun würde, zu jemandem wird, der etwas tut.

Umdeuten findet z.B. als **Reframing** statt: Über eine Veränderung des Bezugsrahmens wird dem bisher vom Patienten selbst und seiner Umgebung als problematisch bewerteten Verhalten eine veränderte Bedeutung gegeben. Indem dieses Verhalten als in der Vergangenheit oder unter anderen situativen Umständen funktional herausgearbeitet wird und damit auf latente Fähigkeiten des Klienten hinweist, wird ihm die Neuorganisation seines Verhaltens im Sinne einer konstruktiven Anpassung an die aktuellen situativen Umstände erleichtert.

Phase der Lösungsverschreibung

Bamberger beschreibt den Unterschied zwischen der Lösungssuche und der Lösungsverschreibung als ein Umschalten in den Denkstilen:

„Geht es bei der Visualisierung von Lösungsmöglichkeiten um ein divergentes Denken, erfordert die Entscheidung für ein bestimmtes, verändertes Verhalten ein konvergentes Operieren" (Bamberger 1999, S. 99).

Der Ratsuchende soll in dieser Phase für eine aktive Verhaltensänderung motiviert werden, wobei die Induktion positiver Erfolgserwartungen eine zentrale Rolle spielt. Genau auf die Person des Ratsuchenden zugeschnittene Komplimente sollen bewirken, dass dieser sich in seinen Fähigkeiten und Anstrengungen anerkannt erlebt. Während in der Beratung die Formulierung konkreter Verhaltensabsichten, das „Briefing" des Ratsuchenden geleistet wird, vollzieht sich die eigentliche Lösungsrealisierung im Alltagskontext des Klienten. Zur **Erleichterung des Alltagstransfers** eignen sich Fragen folgender Art (Bamberger 1999, S. 105):

„Wann werden Sie damit beginnen?"
„Was werden Sie vor dem Beginn sich selber sagen?"
„Wie wird der erste Schritt aussehen?"
„Was werden Sie tun, wenn folgende Schwierigkeit auftritt....?"
„Wie werden Sie sich belohnen, wenn Sie diese Schwierigkeit bewältigt haben?"

Phase der Bewertung der Beratung

In dieser letzten Phase sollte jede (kleinste) positive Veränderung, insbesondere aus Sicht des Ratsuchenden, herausgearbeitet werden, um ihn in seinem Kompetenzerleben zu stärken und auch in der Überzeugung, dass der Lösungsprozess in Gang gekommen ist. Im Anschluss können weitere konkrete (modifizierte) Lösungsvorschläge erarbeitet werden. Motivational erweist es sich als günstig, den Klienten gegen Misserfolge zu immunisieren, indem man ihm deutlich macht, dass „Ehrenrunden" etwas ganz Normales sind und zu einer Veränderung in der Regel dazu gehören.

! Systemisch-lösungsorientierte Beratung, als eine der heute zunehmend vertretenen Beratungshaltungen und -techniken, stellt die Autonomie und Eigenverantwortung des Klienten in den Mittelpunkt. Damit erscheint sie in besonderer Weise geeignet, ihre Ratsuchenden zu motivieren und zu befähigen, Gesundheitshandeln in ihrem Alltag umzusetzen, Theorien über Gesundheit und Krankheit zu entwickeln, die einen hohen Anteil an persönlicher Einflussnahme und Kontrolle beinhalten, entsprechende Selbstwirksamkeitserwartungen aufzubauen und über die Realisierung zielgerichteter Verhaltensweisen auch die zugrunde liegenden Kompetenzen zu stärken und zu erweitern.

Inwieweit dieser Ansatz für alle Ratsuchenden bzw. alle Phasen des Beratungsprozesses (z.B. wenn der Klient die Gesundheitsberatung nicht aktiv aufsucht, noch kein Problembewusstsein entwickelt hat, sondern die Beratungsinitiative vom Berater selbst ausgeht) geeignet ist, sollte von jedem Berater, der sich dieser Methode bedient, kritisch geprüft werden.

Eine Expertise in alternativen Beratungsansätzen (z.B. motiviertes Interviewen, klientenzentrierte Gesprächsführung) und ihre flexible Handhabung kann die Effizienz der Gesundheitsberatung erhöhen.

! Letztendlich ist Beratung immer Beziehungsarbeit und das Wohlbefinden des Beraters in der aktuellen Beratungssituation trägt in entscheidendem Maße dazu bei, inwieweit diese Beziehungsarbeit gelingt und sowohl er selbst, wie seine Ratsuchenden gesund bleiben.

Literatur

1. Bamberger GG. Lösungsorientierte Beratung. Weinheim: Beltz; Psychologie Verlags-Union; 1999.
2. Bandura A. Self-efficacy: The exercise of control. New York: Freeman; 1997.
3. Baumann Z. Ansichten der Postmoderne. Hamburg, Berlin: Argument Verlag; 1995.
4. Beck U. Risikogesellschaft. Auf dem Weg in eine andere Moderne. Frankfurt a.M.:Suhrkamp; 1986.
5. Bierhoff HW. Sozialpsychologie. Ein Lehrbuch. Stuttgart:Kohlhammer;2000.
6. Brehm JW. Responses to loss of freedom: A theory of psychological reactance. In: Thibaut JW, Spence JT, Carson RC (Hrsg.). Contemporary topics in social psychology. Morristown: General Learning Press; 1976:53–78.
7. Brinkmann-Göbel R. Gesundheitsberatung: Zur Relevanz eines „neuen" Elements im Gesundheitswesen. In: Brinkmann-Göbel R (Hrsg.). Handbuch für Gesundheitsberatung. Bern Göttingen:Huber;2001:13–32.
8. Faltermaier T. Subjektive Theorien von Gesundheit und Krankheit. In: Jerusalem M, Weber H (Hrsg.). Psychologische Gesundheitsförderung. Göttingen: Hogrefe;2003:57–77.
9. Fazio RH. Multiple processes by which attitudes guide behavior: The mode model as an integrative framework. In: Zana MP (Hrsg.). Advances in experimental social psychology. San Diego: Academic Press; 1990:75–109.
10. Foerster von H. Abbau und Aufbau. In: Simon FB (Hrsg.) Lebende Systeme: Wirklichkeitskonstruktionen in der systemischen Therapie. Berlin:Springer; 1988:19–33.
11. Grawe K. Grundriss einer allgemeinen Psychotherapie. Psychotherapeut 1995;40.
12. Gross P. Die Multioptionsgesellschaft. Frankfurt a.M.:Suhrkamp; 1994.
13. Herner M, Hartkamp N. Attribution. In: Brinkmann-Göbel R (Hrsg.). Handbuch der Gesundheitsberatung. Bern Göttingen:Huber;2001;378–384.
14. Hooker K. Possible selves in adulthood. In: Hess TM, Blanchard-Fields F (Hrsg.). Social cognition and aging. San Diego: Academic Press; 1999;97–122.
15. Keupp H. Identitätsarbeit als Lebenskunst – Eine Perspektive für die psychosoziale Beratung. In: Nestmann F, Engel F (Hrsg.). Die Zukunft der Beratung. Tübingen:dgvt;2002;51–78.
16. Lyotard JF. Das postmoderne Wissen. Ein Bericht. Wien: Passagen Verlag; 1994.
17. Nestmann F, Engel F. Beratung – Markierungspunkte für eine Weiterentwicklung. In: Nestmann F, Engel F (Hrsg.). Die Zukunft der Beratung. Tübingen:dgvt;2002:11–50.
18. Petty RE, Wegener DT. Attitude change: Multiple roles for persuasion variables. In: Gilbert DT, Fiske ST, Lindzey G (Hrsg.). Handbook of social psychology. Boston: Mc Graw-Hill; 1998:323–390.
19. Renner B, Weber H. Gesundheitsbezogene Ziele und Erwartungen. In: M. Jerusalem & H. Weber (Hrsg.) Psychologische Gesundheitsförderung. Diagnostik und Prävention. Göttingen: Hogrefe; 2003,17–37.
20. DeShazer, St. Der Dreh – Überraschende Wendungen und Lösungen in der Kurzzeittherapie. 8., korr. Aufl. Heidelberg: Carl-Auer-System Verlag; 2004.

34 Nahrungsergänzungsmittel und diätetische Lebensmittel

Jürgen Reimann*

Begriffsbestimmung und Nahrungsmittelrecht

Nutraceutical

! Der Begriff **Nutraceutical** (aus *Nutr*ition und Pharm*aceutical*) wurde bereits 1989 von Stephen DeFelice geprägt. Nutraceuticals sind demnach definiert als „Nahrungsmittel oder Bestandteile von Nahrungsmitteln, die einen medizinischen oder gesundheitsbezogenen Nutzen bringen, einschließlich der Prävention und Behandlung von Krankheiten."

Die Definition deckt sich mit den Anforderungen vieler Menschen an eine Anti-Aging-Ernährungsweise. Einige weitere Begriffe wie **medizinische Nahrungsmittel, funktionelle Lebensmittel** oder **Nahrungsergänzungsmittel** (Supplemente) wurden im Lauf der Jahre parallel verwendet. Hierbei kann es sich um isolierte Nährstoffe, Nahrungssupplemente, Ernährungsweisen, gentechnisch maßgeschneiderte Designerlebensmittel, Kräuterzubereitungen und verarbeitete Nahrungsmittel wie Cerealien, Suppen und Getränke handeln.

Nahrungsergänzungsmittel und Lebensmittel mit diätetischer „Funktion" haben breiten Zugang in alle möglichen Anti-Aging-Konzepte gefunden. Viele Männer verwenden sie als Ersatz für eine abwechslungsreiche Ernährung, die im Berufsleben mitunter Probleme bieten kann. Als Kontrapunkt zu **Fast Food** ist längst nicht nur **Slow Food** und **Convenience Food** getreten. **Functional Food**, also auf eine bestimmte Funktion konfektionierte Lebensmittel, werden häufig lediglich im Glauben verzehrt, sie seien gesundheitlich vorteilhaft.

Definitionen

Der Begriff „Nahrungsergänzungsmittel" war bis vor kurzem gesetzlich nicht definiert. Im Lebensmittelrecht fanden sich bislang nur Ansätze einer Definition. Zu den **Nahrungsergänzungsmitteln** gemäß Lebensmittel- und Bedarfsgegenständegesetz (LMBG) gehören:

- Allgemeine Nahrungsergänzungsmittel,
- Nahrungsergänzungsmittel als diätetische Lebensmittel,
- Nahrungsergänzungsmittel als ergänzende bilanzierte Diäten,
- Nahrungsergänzungsmittel nach § 37 LMBG und
- Nahrungsergänzungsmittel nach § 47a LMBG.

2002 hat die EU endlich eine Rahmenrichtlinie erlassen, die in nationales Recht umgesetzt werden muss. Diese gilt zunächst nur für Vitamine, Mineralstoffe und Spurenelemente.

Nahrungsergänzungsmittel können eine breite Palette von Nährstoffen und anderen Zutaten enthalten, u.a. (aber nicht ausschließlich) Vitamine, Mineralstoffe, Aminosäuren, essenzielle Fettsäuren, Ballaststoffe und verschiedene Pflanzen und Kräuterextrakte. Eine Übersicht über die Stoffklassen gibt Tab. 34.**1**. Nahrungsergänzungsmittel werden entsprechend der Richtlinie wie folgt **definiert**:

! „Nahrungsergänzungsmittel" sind Lebensmittel, die dazu bestimmt sind, die normale Ernährung zu ergänzen und die aus Einfach- oder Mehrfachkonzentraten von Nährstoffen oder sonstigen Stoffen mit **ernährungsspezifischer** oder **physiologischer** Wirkung bestehen und in dosierter Form in den Verkehr gebracht werden, d.h. in Form von z.B. Kapseln, Pastillen, Tabletten, Pillen und anderen ähnlichen Darreichungsformen, Pulverbeuteln, Flüssigampullen, Flaschen mit Tropfeinsätzen und ähnlichen Darreichungsformen von Flüssigkeiten und Pulvern zur Aufnahme in angemessenen kleinen Mengen.

Zur **Dosierung** wird Folgendes bestimmt (Art. 5 EG Richtlinie):

- Für Vitamine und Mineralstoffe, die in Nahrungsergänzungsmitteln enthalten sind, werden Höchstmengen bezogen auf die vom Hersteller empfohlene Tagesdosis festgesetzt, wobei folgenden Mengen Rechnung zu tragen ist:
  - den sicheren Höchstmengen an Vitaminen und Mineralstoffen, die durch eine wissenschaftliche Risikobewertung auf der Grundlage allgemein anerkannter, wissenschaftlicher Daten ermittelt werden, wobei ggf. die unterschiedlichen Sensibilitäten der einzelnen Verbrauchergruppen zu berücksichtigen sind,
  - den Mengen an Vitaminen und Mineralstoffen, die im Rahmen der Ernährung aus anderen Quellen zugeführt werden.

* Der Autor ist öffentlich bestellter und vereidigter Sachverständiger für Abgrenzung Arzneimittel · Lebensmittel · Nahrungsergänzungsmittel.

- Bei der Festsetzung der im Absatz 1 genannten Höchstmengen werden zudem die Bevölkerungsreferenzmengen für Vitamine und Mineralstoffe gebührend berücksichtigt.

Ferner müssen demnächst gemäß Artikel 6 zusätzlich 3 Angaben gemacht werden, die für Dosierung und Nutzen solcher Ernährungsweisen von großer Bedeutung sind. Hinweise nach Artikel 6 EG-Richtlinie:

- Die empfohlene tägliche Verzehrmenge in Portionen des Erzeugnisses,
- einen Warnhinweis, die angegebene empfohlene Tagesdosis nicht zu überschreiten, und
- einen Hinweis darauf, dass Nahrungsergänzungsmittel nicht als Ersatz für eine abwechslungsreiche Ernährung verwendet werden sollten.

Unterscheidung zwischen Nahrungsergänzungsmitteln und diätetischen Lebensmitteln

Nahrungsergänzungsmittel dienen in der Regel allgemeinen Ernährungsbedürfnissen. Sie unterscheiden sich dadurch von den **diätetischen Lebensmitteln gemäß** Diätverordnung (DiätVO), die einen **besonderen Ernährungszweck**, z.B. bei bestimmten Krankheiten, erfüllen müssen. Dementsprechend definiert § 1 der Diätverordnung diätetische Lebensmittel wie folgt:

Diätetische Lebensmittel sind Lebensmittel, die für eine besondere Ernährung bestimmt sind und wenn sie

Tabelle 34.**1** Typische Stoffklassen für Nahrungsergänzungsmittel und häufige Inhaltsstoffe

➤ Vitamine (Vitamine A, C, E, B-Vitamine, Folsäure)
➤ Mineralien (Ca, K, Mg, Fe)
➤ Spurenelemente (Mn, Cu, Zn, Se, Co)
➤ Pseudovitamine, Vitalstoffe (CoQ_{10}, PABA, Rutin)
➤ Antioxidanzien (Carotinoide, Vitamin C und E, Selen, CoQ_{10})
➤ Aminosäuren (essenzielle Aminosäuren, Carnitin, Taurin)
➤ „Vitalstoffe" (Lecithine, Bierhefen, Gelee Royale)
➤ Sekundäre Pflanzeninhaltsstoffe (Polyphenole, Bioflavonoide)
➤ Natürliche Öle (Fischöl, Nachtkerzensamenöl, Borretschöl)
➤ Ballaststoffe, Pflanzenfasern, organische Quellstoffe
➤ Pro-/Präbiotika (milchsäurebildende Bakterien, bifidogene Zucker)
➤ Organische Naturstoffe (Algen, Melasse, Gelatine)
➤ Anorganische Naturstoffe (Kieselerde)
➤ Pflanzliche Extrakte
➤ Enzyme

- den besonderen Ernährungserfordernissen folgender Verbrauchergruppen entsprechen:
  - bestimmter Gruppen von Personen, deren Verdauungs- oder Resorptionsprozess oder Stoffwechsel gestört ist oder
  - bestimmter Gruppen von Personen, die sich in besonderen physiologischen Umständen befinden und deshalb einen besonderen Nutzen aus der kontrollierten Aufnahme bestimmter in der Nahrung enthaltener Stoffe ziehen können, oder
- sich für den angegebenen Ernährungszweck eignen, und mit dem Hinweis darauf in den Verkehr gebracht werden, dass sie für diesen Zweck geeignet sind, und
- sich aufgrund ihrer besonderen Zusammensetzung oder des besonderen Verfahrens ihrer Herstellung deutlich von den Lebensmitteln des allgemeinen Verzehrs unterscheiden.

Durch die 10. Ergänzung der DiätVO (2001) wurder der § 1 der DiätVO erweitert durch den Absatz 4a. Dieser bezieht sich auf ergänzende bilanzierte Diäten.

Ergänzende bilanzierte Diäten (10. Ergänzung der DiätVO 2001) sind für die Ernährung von Menschen bestimmt, die einen **besonderen medizinischen Nährstoffbedarf** haben. Neben den besonderen Ernährungserfordernissen müssen diätetische Lebensmittel aber auch bestimmte stoffliche Voraussetzungen erfüllen, die in der Diätverordnung geregelt sind. Ferner gestattet die Diätverordnung weitere Zusatzstoffe, die in der Regel für normale Lebensmittel nicht erlaubt sind.

Diätetische Lebensmittel müssen auf der Packung klar und eindeutig und sofort sichtbar als diätetische Lebensmittel bzw. ergänzende bilanzierte Diät gekennzeichnet sein. Normale Lebensmittel oder Nahrungsergänzungsmittel dürfen den Begriff „diätetisch" allein oder in Verbindung mit anderen Worten nicht verwenden.

Diätetische Lebensmittel enthalten zusätzlich Angaben zu den physiologischen Brennwerten. Bei ihnen dürfen im Gegensatz zu normalen Lebensmitteln und Nahrungsergänzungsmitteln abweichend von § 18 LMBG (Verbot der gesundheitsbezogenen Werbung) krankheitsbezogene Aussagen gemacht werden.

Ferner müssen bilanzierte Diäten u.a. folgende Hinweise enthalten (§ 21 DiätVO):

- Für bilanzierte Diäten ist die Bezeichnung „Diätetisches Lebensmittel für besondere medizinische Zwecke (Bilanzierte Diät)" Verkehrsbezeichnung im Sinne der Lebensmittel-Kennzeichnungsverordnung.
- Bilanzierte Diäten dürfen nur in den Verkehr gebracht werden, wenn sie folgende Hinweise enthalten:
  - zur diätetischen Behandlung von ... ergänzt durch die Krankheiten, Störungen oder Beschwerden, für die das Lebensmittel bestimmt ist, und
  - dass das Lebensmittel unter ärztlicher Aufsicht verwendet werden muss.

Spezielle Wirkungen von Pflanzeninhaltsstoffen

Alle Anti-Aging-Konzepte setzen in mehr oder weniger strikter Konsequenz auf gesunde und ausgewogene Ernährung. Während „gesund" den meisten Menschen mittlerweile in Zusammenhang mit Ernährung ein geläufiger Begriff ist, wird die Definition „ausgewogen" bereits schwierig (Kapitel 5).

Die ausgewogene Ernährung *per se* ist jedoch nicht immer möglich. So empfiehlt das **American Institute of Health** 5-mal am Tag eine Portion frisches Obst oder Gemüse zu essen. Dieser Aufforderung zu entsprechen, ist besonders im Berufsleben häufig schwierig und manchem darüber hinaus zu teuer.

Die gebräuchlichsten (und womöglich wichtigsten) Anti-Aging-Nährstoffe nach unserem heutigen Kenntnisstand decken sich weitgehend mit den in Tab. 34.**1**. angegebenen Stoffklassen für Nahrungsergänzungsmittel. Besonders die so genannten sekundären Pflanzeninhaltsstoffe aus unseren Obst- und Gemüsesorten haben in der letzten Zeit an Bedeutung gewonnen. Sie werden deshalb nicht zu Unrecht als **bioaktive Nährstoffe** bezeichnet. In Abhängigkeit von den jeweiligen Pflanzeninhaltsstoffen kommt es zu den in Tab. 34.**2** aufgeführten Wirkungen.

Die in Abb. 34.**1** gegebene Rangordnung der in unseren Breiten gängigen vegetarischen Nahrungsmittel kann als Richtschnur für die Attribute **gesund** und **ausgewogen** gelten.

Nahrungsergänzungsmittel

Für die in den Nahrungsergänzungsmitteln (Tab. 34.**1**) genannten Stoffgruppen gibt es, von ganz wenigen Ausnahmen abgesehen, keine entsprechenden Arzneimittel. Dies liegt in erster Linie an der speziellen Zulassungsproblematik für diese Wirkstoffe. Anti-Aging-Mediziner müssen daher, wenn sie mit entsprechenden Wirkstoffen aus dieser Gruppe therapieren wollen, auf Nahrungsergänzungsmittel, diätetische Lebensmittel oder ergänzende bilanzierte Diäten zurückgreifen.

Tabelle 34.**2** Bioaktive Nährstoffe und ihre gesundheitsfördernde Wirkung

- **Antikanzerogen**: Carotinoide, Glucosinolate, Polyphenole, Sulfide
- **Antimikrobiell**: Saponine, Glucosinolate, Polyphenole, Monoterpene, Sulfide
- **Antioxidativ:** Carotinoide, Polyphenole, Sulfide
- **Antithrombotisch**: Polyphenole, Sulfide
- **Einfluss auf den Blutdruck**: Polyphenole, Sulfide
- **Cholesterinsenkend**: Phytosterine, Saponine, Glucosinolate
- **Einfluss auf die Blutglucose**: Polyphenole, Phytinsäure
- **Immunmodulierend**: Carotinoide, Saponine, Polyphenole, Sulfide
- **Hormonell wirksam**: Phytoöstrogene, Phytoandrogene

(nach Watzl u. Leitzmann 1999)

Für die nicht krankheitsbezogenen Anti-Aging-Konzepte werden dies in erster Linie Nahrungsergänzungsmittel sein. Bei Nahrungsergänzungsmitteln müssen stets **zwei Kriterien** berücksichtigt werden, nämlich

- die Dosierungen der einzelnen Nährstoffe sowie
- spezifische Aussagen, die zu diesem Produkt gemacht werden.

Dosierungen von Nährstoffen

In der europäischen Nahrungsergänzungsmittelrichtlinie 2002/46/E vom 10.06.2002 wird zwar auf Maximaldosierungen Bezug genommen, leider haben die entsprechenden Institutionen diese aber bis heute noch nicht festgelegt. Als allgemeine Richtschnur kann daher nur die Empfehlung gegeben werden, darauf zu achten, dass unter Berücksichtigung der normalen Zufuhr durch die Ernährung mit einem Nahrungsergänzungsmittel auf keinen Fall der so genannte **„tolerable *u*pper intake *l*evel"** (UL-Wert) überschritten wird. Für eine Reihe von Vitaminen, Mineralstoffen und Spurenelementen hat

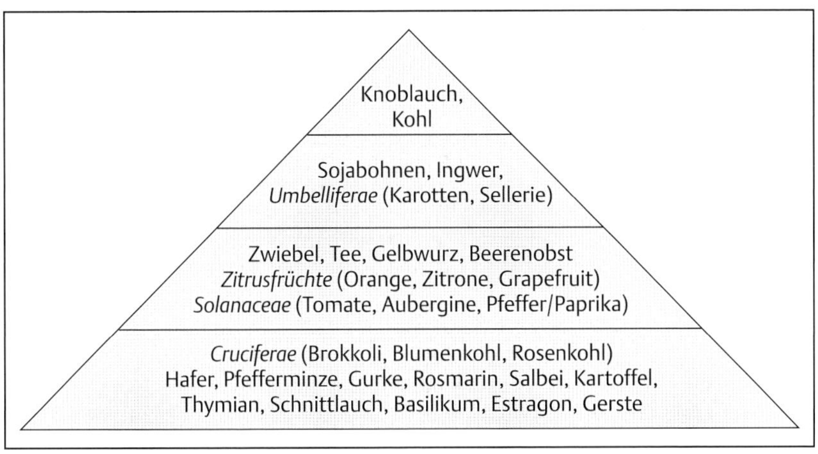

Abb. 34.**1** Je höher ein pflanzliches Nahrungsmittel in der Pyramide steht, desto größer kann seine Bedeutung für die Gesundheit sein.

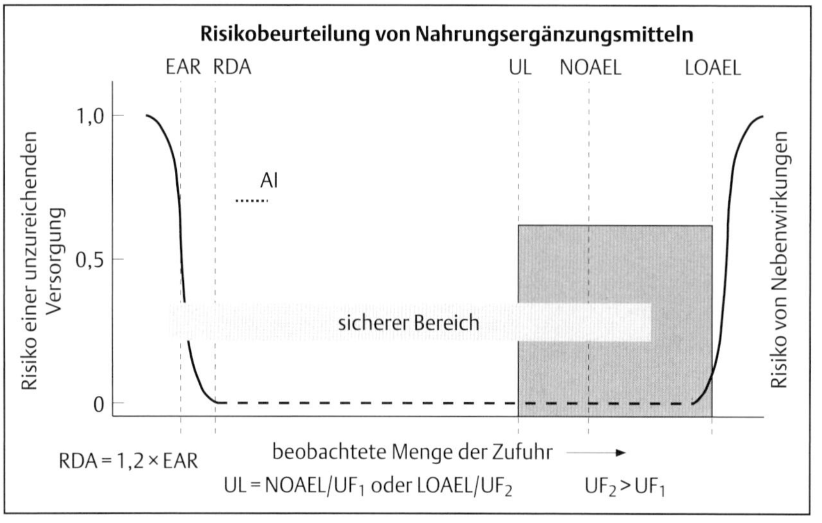

Abb. 34.**2** Der UL-Wert (tolerable upper intake level) als Risikodeterminante für Nahrungsergänzungsmittel.
EAR = Estimated average Requirement: Zufuhr, bei der 50% keinen Mangel hat.
RDA = Recommended Dietary Allowance: tägl. Zufuhrempfehlung (RDA = BAR + 2 SD) (97% Bedarfsdeckung).
AI = Adequate Intake: Beobachtete Aufnahme Gesunder (Zielgröße der Zufuhr); Wahl des empfindlichsten Endpunkts (durch Metall verursacht!).
LOAEL = Lowest Observed Adverse Effect Level: niedrigste Zufuhr, bei der die Symptomatik auftritt.
NOAEL = No Observed Adverse Effect Level : Zufuhr, bei der die Symptomatik eben nicht mehr auftritt.
UF = Uncertainty Factor: niedrige Fallzahl, Tierversuche.
UL = Upper (Safe) Level: tägl. Zufuhr (toxisches Risiko nahe Null).
Quelle: Dietary Reference Intakes (DRI): Systematik zur Entwicklung von Nährstoffempfehlungen des *Food and Nutrition Board* der USA, 1998

das **Scientific Committee on Food** der EU nunmehr diese Werte festgelegt (Abb. 34.**2**).

Aus dem gezeigten allgemein gültigen Schema zur Risikobewertung von Mikronährstoffen ergibt sich, dass in der Regel ein Vielfaches der Zufuhrempfehlungen notwendig ist, um die immer noch sichere Obergrenze des UL-Werts zu erreichen (Abb. 34.**2**). In diesem sicheren Bereich ist die optimale Dosierung für Mikronährstoffe speziell für Anti-Aging-Konzepte zu suchen.

Aussagen/Werbung bei Nahrungsergänzungsmitteln

Zu Anti-Aging-Maßnahmen motivierte Menschen werden oft verunsichert durch Werbeaussagen bzw. Versprechungen über mutmaßliche Wirkungen der Supplemente. Bei Nahrungsergänzungsmitteln dürfen aber entsprechend § 18 LMBG (Lebensmittel- und Bedarfsgegenständegesetz) keine krankheitsbezogenen Aussagen gemacht werden. Erlaubt sind jedoch Hinweise auf gesicherte physiologische Wirkungen der einzelnen Mikronährstoffe.

Beispiele für **zulässige gesundheitsbezogene Werbung**:
- ist gesund,
- ist gesundheitsfördernd,
- ist eine gesunde Ernährung,
- beugt einer Vitaminunterversorgung vor,
- für gesunde Haut, Haare und Nägel sowie
- zu Ernährung geeignet bei ... (nur bei diätetischen Lebensmitteln).

Als **unzulässige krankheitsbezogene Werbung** ist immer noch zu finden:
- „Zur Vorbeugung der im Alter vermehrt auftretenden Beschwerden",
- „senkt den Cholesterinspiegel",
- „Stärkung des Herzens",
- „kreislauffördernd",
- „geeignet bei Bluthochdruck",
- „Oxidationsschutz für die Zelle",
- „Herznahrung",
- „empfehlenswert für Kranke und Blutarme" sowie
- „vermindert die Gefahr von Infektionskrankheiten".

Ergänzende bilanzierte Diäten

Für eine ergänzende bilanzierte Diät sind unter der Voraussetzung, dass die entsprechenden Aussagen wissenschaftlich gesichert sind, folgende „Indikationen" möglich:
- Herz-Kreislauf-Erkrankungen,
- Fettstoffwechselstörungen,
- erhöhte Homocysteinspiegel,
- Diabetes mellitus,
- reduzierte Immunabwehr (z.B. nach Erkrankungen),
- Erkrankungen des rheumatischen Formenkreises,
- Makuladegeneration,
- Osteoporose,
- Wechseljahrsbeschwerden,
- konsumierende Erkrankungen mit Hypermetabolismus,

- Nierenfunktionsstörungen und Dialyse,
- Lebererkrankungen,
- Prostataerkrankungen,
- Neurodermitis,
- Akne,
- Allergien,
- Neuropathien,
- Retinopathien,
- Parkinson-Krankheit,
- Demenz vom Alzheimer-Typ,
- Malabsorption und Maldigestion und
- Malnutrition und Kachexie.

Abgrenzung Lebensmittel/Arzneimittel

! **Arzneimittel** sind nach § 2 I Nr. 1 AMG u. a. Stoffe, die dazu bestimmt sind, durch Anwendung im menschlichen Körper Leiden, Körperschäden oder krankhafte Beschwerden zu heilen, zu lindern oder zu verhüten. Darüber hinaus fallen gem. § 2 I Nr. 5 AMG auch Stoffe und Zubereitungen aus Stoffen unter den Arzneimittelbegriff, die die Beschaffenheit, den Zustand oder die Funktion des Körpers beeinflussen.

Der Arzneimittelbegriff wird allerdings durch § 2 III Nr. 1 AMG dahingehend eingeschränkt, dass Lebensmittel i.S. von § 1 LMBG keine Arzneimittel sind. Derselbe Stoff kann danach in der Regel nicht gleichzeitig Lebensmittel und Arzneimittel sein.

! Nach § 1 LMBG sind **Lebensmittel** Stoffe, die dazu bestimmt sind, im unveränderten, zubereiteten oder verarbeiteten Zustand von Menschen verzehrt zu werden. Ausgenommen sind Stoffe, die überwiegend dazu bestimmt sind, zu anderen Zwecken als zur Ernährung oder zum Genuss verzehrt zu werden. Für die Einordnung eines Produkts als Arznei- oder Lebensmittel ist eine an objektive Merkmale anknüpfende überwiegende Zweckbestimmung entscheidend, wie sie sich für einen durchschnittlich informierten, aufmerksamen und verständigen Durchschnittsverbraucher darstellt.

Eine **pharmakologische Wirkung** liegt im Abgrenzungsbereich u.a. dann vor, wenn die Wirkungen eines Produkts das übersteigen, was physiologisch mit der Nahrungsaufnahme im menschlichen Körper ausgelöst wird (BGH).

Die Wirkungsweise des Produkts lässt dann auf ein Arzneimittel schließen, wenn nicht die Nahrungsaufnahme im Sinne der Ersetzung verbrauchter Stoffe, sondern eine Manipulation körpereigener Funktionen im Vordergrund steht.

Gerade dies kann bei Anti-Aging-Indikationen der Fall sein. Die Dosisbereiche bei Nahrungsergänzungsmitteln und ergänzenden bilanzierten Diäten müssen den ernährungsphysiologischen Anforderungen entsprechen, um vorzeitigen Alterserscheinungen, die durch Mikronährstoffe und sekundäre Pflanzeninhaltsstoffe beeinflussbar sind, vorbeugen zu können.

Beispiele für Nahrungsergänzungsmittel mit möglichen Anti-Aging-Effekten

Antioxidanzien

Dazu gehören Vitamin A, Vitamin C, Vitamin E, Selen, Carotinoide: Beta-Carotin, Lykopin und Lutein, Coenzym Q_{10} und eine Reihe sekundärer Pflanzeninhaltsstoffe, wie die Polyphenole aus Grüntee, Blaubeeren, Holunderbeeren und roten Weintrauben.

Zellstress und ein Übermaß freier Radikale wird als eine der Ursachen für vorzeitige Alterungsvorgänge, insbesondere degenerative Erscheinungen, angesehen (Kapitel 3, 7, 10, 12, 13, 14, 24). Antioxidanzien können diesem Prozess entgegenwirken. Zu den Erkrankungen, an deren Pathogenese freie Radikale beteiligt sind, zählen:

- Arteriosklerose/Koronare Herzkrankheit,
- neurodegenerative Erkrankungen (Alzheimer-, Parkinson-Krankheit),
- rheumatische Erkrankungen (chronische Polyarthritis),
- Strahlenschäden durch UV-Belastung,
- altersabhängige Makuladegeneration und Katarakt,
- Störungen des Immunsystems,
- verschiedene Krebserkrankungen und
- vorzeitige Alterungsprozesse.

B-Vitamine

Dazu gehören Folsäure, Vitamin B_1, B_2, B_6 und B_{12}. Diese Vitamine stehen im engen Zusammenhang mit ausgeprägten Schutzfunktionen gegenüber Herz-Kreislauf-Erkrankungen (zu hohe Homocysteinspiegel) und den in Kapitel 14 beschriebenen neurodegenerativen Erkrankungen (altersbedingte Demenz).

Mineralstoffe und Vitamine zur Vorbeugung gegen Osteoporose

Die essenziellen Nahrungsfaktoren Calcium, Vitamin D3 und Vitamin K spielen dabei eine besonders wichtige Rolle.

Spurenelemente

Die Spurenelemente Zink, Selen, Kupfer und Mangan sind besonders wichtig für eine intakte Immunreaktion.

Ungesättigte Fettsäuren

Die ungesättigten Fettsäuren aus der Reihe der Omega-3-Fettsäuren, wie sie z.B. besonders in Kaltwasserfischen enthalten sind, haben einen positiven Einfluss auf die Blutlipide und eine ausgeprägte, antientzündliche Wirkung (Kapitel 5). Die Omega-6-Fettsäuren aus dem Nachtkerzenöl oder dem Borretschöl wirken positiv auf den Hautturgor und können damit einer vorzeitigen Faltenbildung entgegenwirken.

Enzyme

Hier sind in erster Linie die Enzyme aus der Ananas und der Papaya, d.h. das Bromelain und das Papain zu nennen. Diese Enzyme haben ebenfalls eine ausgeprägte entzündungshemmende Wirkung.

Aminosäuren

Trotz allgemeinem Nahrungsüberfluss kann es zu einer ungenügenden Versorgung mit bestimmten Aminosäuren kommen (Kapitel 25). Hier sind in erster Linie Arginin, Glutamin, Glycin, Lysin, Prolin, Methionin, Cystein, Taurin und Carnitin zu nennen. Diese Aminosäuren regulieren den Muskelaufbau und den Fettabbau über die Stimulation des Wachstumshormons, fördern die Kollagenbildung und haben zudem antioxidative Wirkungen. Sie unterstützen damit wesentlich die körpereigene Immunabwehr.

Pro- und Präbiotika

Die Pro- und besonders die Präbiotika, wie die Fructooligosaccharide (z.B. Inulin), können bei entsprechender Dosierung wesentlich zur gesunden Darmfunktion beitragen.

Phytoöstrogene

Bei den Phytoöstrogenen sind in erster Linie die Isoflavone aus Soja und Rotklee, sowie die Lignane, z.B. aus Leinsamen, zu nennen.

Bei den Phytoöstrogenen handelt es sich um schwach wirkende östrogene Substanzen, deren Wirkung deutlich weniger ausgeprägt ist als die der körpereigenen Östrogene. Sie besetzen jedoch die gleichen Hormonrezeptoren. Bei einem Östrogenmangel wirken sie daher vergleichbar mit schwachen Hormonersatzpräparaten, die an den Rezeptoren ihre östrogenartige Wirkung entfalten. Damit sind die Phytoöstrogene quasi ein ideales „Tonikum" für Frauen kurz vor oder besonders in den Wechseljahren, da die Phytoöstrogene hier normalisierend und tonisierend auf den Gesamtöstrogenspiegel wirken. Sie beugen damit auch klimakterischen Beschwerden vor (Kapitel 16).

Orthomolekulare Medizin

Dieses Gebiet beschäftigt sich interdisziplinär mit der Prophylaxe und begleitenden Therapie ernährungsbedingter Funktionsstörungen und Krankheiten. Damit wirkt die so genannte orthomolekulare Medizin (OM) wissenschaftlich und kommerziell stark in das medizinische Anti-Aging hinein. Die Herangehensweise dieser „Nährstoff-Medizin" beruht auf der Supplementierung und Substitution von Mikronährstoffen (Dietl u. Ohlenschläger 1999). Der Begriff geht zurück auf Linus Pauling (1901–1995), der davon überzeugt war, dass die Einnahme großer Mengen an bestimmten Vitaminen gesund und alt erhält (Pauling 1968).Seine Selbstversuche mit Megadosen von Ascorbinsäure werden immer wieder als Wirkungsnachweis bei dem hochbetagten Wissenschaftler angeführt.

OM vertritt die These, dass durch mannigfaltige industrielle Veränderung der Nahrungsmittel ihr Gehalt an natürlichen Mikronährstoffen (auch als Vitalstoffe bezeichnet) beeinträchtigt wird. Da die Verzehrempfehlungen der Ernährungsgesellschaften für gesunde Menschen gelten, wird angeführt, dass etwa Kranke und Genesende, Schwangere und Stillende, Leistungssportler, Menschen mit bestimmten Erkrankungsrisiken und in besonderen Lebenssituationen trotz ausgewogener Ernährung in eine Mangelsituation für bestimmte Vitamine, Mineralstoffe, Spurenelemente, Aminosäuren und Fettsäuren und andere essenzielle Nahrungsbestandteile geraten können. Weiter führt die OM an, dass Laborbestimmungen der genannten Verbindungen im Serum nicht notwendigerweise die bioaktive und physiologisch notwendige Konzentration in den Zielorganen widerspiegeln, da der Intermediärstoffwechsel jeweils individuell unterschiedlich ist und von genetischen Polymorphismen vieler Enzyme abhängt. Die Anhänger der orthomolekularen Medizin und die Hersteller orthomolekularer Präparate gehen davon aus, dass Menschen heute neben dem Risiko der mangelhaften Ernährung (einseitige Zusammensetzung, schädliche Verarbeitung, ungünstige Zubereitung) allein durch die „moderne Lebensweise" (Stress, Genussgifte, körperliche Untätigkeit, Umwelt) einen erhöhten Bedarf an bestimmten Mikronährstoffen haben.

Therapeuten und Ärzte, die orthomolekulare Medizin praktizieren, gehen oft von Beschwerden des Patienten aus, um dann – zusammen mit nachgewiesenen reduzierten Nährstoffkonzentrationen im Serum, Urin oder etwa in den Haaren – auf einen eventuell zugrunde liegenden Nährstoffmangel zu schließen.

Gegner der OM kreiden die oft kritiklose Empfehlung von Megadosen von Vitaminen und Mineralstoffen und deren Einnahme ohne ausreichend nachgewiesene Indikation an. Die Langzeiteinnahme birgt aber die Gefahr der Überdosierung, da bis heute nicht bekannt ist, inwieweit jahrelange Einnahme von großen Mengen solcher bioaktiver Stoffe gesundheitliche Schäden hervorrufen kann.

Der gezielte, indikationsbezogene und damit der jeweiligen persönlichen Situation angepasste, vernünftig dosierte Einsatz orthomolekularer Darreichungen kann eine wichtige Rolle in ernährungsgeführten Anti-Aging-Konzepten spielen.

Literatur

1. Bässler KH et al. Vitamin-Lexikon, München: Urban & Fischer Verlag (3. Auflage);2002.
2. Biesalski HK, Körle J, Schümann K. Vitamine, Spurenelemente und Mineralstoffe. Stuttgart:Thieme Verlag;2002.
3. DeFelice SL. Nutraceuticals: Opportunities in an Emerging Market. Script Mag. 1992;9.
4. Dietl H, Ohlenschläger G. Handbuch der Orthomolekularen Medizin, Stuttgart: Haug Verlag; 2.verb. Aufl. 1999
5. Higdon J. An evidence-based approach to Vitamins and Minerals. Stuttgart:Thieme Verlag;2003.
6. Pauling L. Orthomolecular Psychiatry. (1968) Science 160: 265–271.
7. Reimann J. Möglichkeiten und Grenzen von Nahrungsergänzungsmitteln. Pharm. Ztg. 2003;148:2016–2023.
8. Reimann J. Spurenelemente in Prävention und Therapie. Eschborn:GOVI Verlag; 2002.
9. Watzl B, Leitzmann C. Bioaktive Substanzen in Lebensmitteln. Stuttgart:Hippokrates Verlag;1999.

35 Vitamine, Phytochemicals und Mikronährstoffe

Hans Konrad Biesalski

Einleitung

Die Ernährungswissenschaft hat sich während der vergangenen Jahrzehnte auf den Nachweis und die Erforschung von Nährstoffdefiziten konzentriert. Später kamen dann spezifische Empfehlungen zur Vermeidung von Vitaminmangelerkrankungen hinzu. Ein weiterer Schritt voran war der epidemiologische Nachweis, dass die Ernährung einen Beitrag zu bestimmten Erkrankungen leistet. Paradebeispiel ist der Zusammenhang zwischen hoher Fettzufuhr und bestimmten Krebsformen bzw. kardiovaskulären Erkrankungen. Die Konsequenz daraus war die „Konfektion" fett- und cholesterinarmer Lebensmittel (Kap. 34).

Das wachsende Wissen über Mikronährstoffe, einschließlich der Vitamine, Mineralstoffe und weiterer Bestandteile (Carotinoide, Flavonoide, Anthozyane etc.) auf molekularer Ebene in Kombination mit Ergebnissen aus epidemiologischen Studien eröffnet darüber hinaus ein neues und aufregendes Betätigungsfeld für die Ernährungswissenschaft: *Nutraceuticals* – die Schnittstelle zwischen Ernährung und Medizin.

Bei Nutraceuticals (Kap. 34) kann es sich um isolierte Nährstoffe, Nahrungssupplemente, Ernährungsweisen, gentechnisch maßgeschneiderte Designerlebensmittel, Kräuterzubereitungen und verarbeitete Nahrungsmittel wie Cerealien, Suppen und Getränke handeln (Psczcola, 1992). Das wachsende Interesse an Nutraceuticals spiegelt die Tatsache wider, dass Verbraucher von epidemiologischen Studien hören, gemäß derer eine spezifische Ernährungsweise oder ein Nahrungsbestandteil mit einem niedrigeren Risiko für eine bestimmte Krankheit einhergeht (Tab. 35.**1**).

Vitamine und andere Mikronährstoffe

Bis vor kurzem wurden Vitamine und andere Mikronährstoffe nur zur Vermeidung der klassischen Mangelsymptome verwendet. Die wachsende Einsicht in die Bedürfnisse des menschlichen Organismus auf molekularer und zellulärer Ebene führte zu einer differenzierteren Betrachtung des gesundheitlichen Nutzens von Mikronährstoffen und deren Bedarf. In Tab. 35.**2** sind die wichtigsten Effekte zusammengefasst. Dabei stehen klinische Mangelsymptome meist am Ende einer längeren Phase mit niedriger Mikronährstoffaufnahme. Chronische Erkrankungen mit der Möglichkeit früh eintretender Alterungsprozesse sind die Folge.

Antioxidanzien

Der Begriff Antioxidanzien ist im Anti-Aging zu einem oft undifferenziert verwendeten Schlagwort geworden. Antioxidanzien sollten nur dann so genannt werden,

Tabelle 35.**1** Nahrungsfaktoren in Zusammenhang mit bestimmten Erkrankungen

	Gesamtmenge an Fett oder gesättigten Fetten	Antioxidanzien	Folsäure	Calcium	Komplexe Kohlenhydrate, Ballaststoffe	Omega-3-Fettsäuren
Kardiovaskuläre Erkrankungen	–	+	+	+	+	+
Krebs	–	+	+	+	+	+
Diabetes	–	+			+	+
Katarakt/AMD[1]	–	+			+	
Adipositas	–				+	
Osteoporose				+	+	
Wirkung auf ungeborenes Leben		+	+		+	+
Immunfunktion	–	+	+		+	+

[+] = positiver Einfluss auf die Gesundheit; [–] = negativer Einfluss auf die Gesundheit; [1] altersassoziierte Makuladegeneration der Netzhaut

Tabelle 35.2 Mikronährstoffe und ihr möglicher Nutzeffekt

Nährstoff	Nutzen für die Gesundheit
Fettlösliche Vitamine	
Vitamin A	Essenziell für Wachstum und Entwicklung; Aufrechterhaltung gesunder Sehkraft, Haut und Schleimhäute; evtl. hilfreich in der Prävention und Behandlung bestimmter Krebsarten und in der Behandlung mancher Hautstörungen
Vitamin D (Cholecalciferol)	Essenziell für die Bildung von Knochen und Zähnen; hilft dem Körper bei der Absorption und Verwertung von Calcium; vorbeugend gegen Kolonkarzinom
Vitamin E (Tocopherol)	Wichtigstes fettlösliches Antioxidans; stärkt das Immunsystem; vorbeugend gegen koronare Herzerkrankungen
Vitamin K	Essenziell für die Blutgerinnung
Wasserlösliche Vitamine	
Ascorbinsäure (Vitamin C)	Antioxidans; nötig für gesunde Knochen, Zähne und Haut; unterstützt die Wundheilung; evtl. vorbeugend gegen grippale Infekte
Folsäure	Nötig zur Synthese des genetischen Materials der Zelle; essenziell in der Schwangerschaft zur Prävention konnataler Defekte; hilft bei der Bildung roter Blutkörperchen; schützt vor Herzerkrankungen durch Senkung des Homocysteinspiegels
Niacin (Vitamin B_3)	Hilft bei der Umwandlung von Nahrung in Energie; hilft bei der Aufrechterhaltung einer normalen Hirnfunktion
Pantothensäure (Vitamin-B-Komplex-Gruppe)	Beteiligt an der Synthese von Cholesterin, Steroiden, Fettsäuren
Pyridoxin (Vitamin B_6)	Hilft bei der Synthese essenzieller Proteine und bei der Umwandlung von Nahrung in Energie; senkt Homocysteinspiegel
Riboflavin (Vitamin B_2)	Hilft bei der Energiebereitstellung und anderen chemischen Vorgängen im Körper; unterstützt die Aufrechterhaltung einer normalen Augen-, Haut- und Nervenfunktion
Thiamin (Vitamin B_1)	Hilft bei der Umwandlung der Nahrung in Energie; essenziell für die Nervenfunktion
Vitaminähnliche Bestandteile	
Biotin (Vitamin H)	Mitglied des Vitamin-B-Komplexes; wird benötigt für verschiedene metabolische Aufgaben
Cholin	Lipotrop Agens; wird zur Behandlung von Fettleber und gestörtem Fettmetabolismus verwendet
Essenzielle Fettsäuren (Vitamin F)	Involviert in die regelrechte Entwicklung verschiedener Membranen und in die Synthese von Prostaglandinen, Leukotrienen und verschiedenen Hydroxyfettsäuren
Inositol	Nötig für den Aminosäuretransport und die Bewegung von Kalium und Natrium; lipotropes Agens
L-Carnitin	Oxidation von Fettsäuren, Förderung der Ausscheidung bestimmter organischer Säuren und Erhöhung der Rate der oxidativen Phosphorylierung
Taurin (Aminoethan-sulfonat)	Unterstützt die retinale Photorezeptoraktivität, die Gallensäurenkonjugation und die antioxidative Aktivität weißer Blutzellen; ZNS. Neuromodulation, Blutplättchenaggregation, kardiale Kontraktilität, Spermienbeweglichkeit, Wachstum und Insulinaktivität
Mineralstoffe	
Eisen	Hilft bei der Energiebereitstellung, beim Transport von Sauerstoff im Blut und beim Transfer von Sauerstoff in die Muskeln
Calcium	Essenziell für den Bau von Knochen und Zähnen und die Aufrechterhaltung der Knochenstärke; womöglich vorbeugend gegen Kolonkrebs
Magnesium	Essenziell für gesunde Nerven- und Muskelfunktion sowie Knochenbildung; hilft eventuell bei der Vorbeugung des prämenstruellen Syndroms und in der Prävention von koronaren Herzerkrankungen

Tabelle 35.2 Fortsetzung

Nährstoff	Nutzen für die Gesundheit
Phosphor	Essenziell für den Aufbau gesunder Knochen und Zähne; hilft beim Aufbau des genetischen Materials und in der Energiebereitstellung und -speicherung
Spurenelemente	
Chrom	Zusammenarbeit mit Insulin in der Umwandlung von Kohlenhydraten und Fett zu Energie
Fluor	Erhöht vermutlich die Resistenz des Zahnschmelzes gegenüber der erosiven Wirkung bakterieller Säuren in der Mundhöhle
Jod	Essenziell für eine normale Funktion der Schilddrüse
Kobalt	Essenzieller Bestandteil von Vitamin B_{12}
Kupfer	Essenziell für die Synthese von Hämoglobin und Kollagen sowie für die Herzfunktion; hilft bei der Energiebereitstellung, bei der Absorption von Eisen aus dem Verdauungstrakt; essenziell für die antioxidative Wirkung von SOD
Mangan	Benötigt für die Glucoseverwertung, Synthese der Mucopolysaccharide im Knorpel und für die Synthese von Steroiden
Molybdän	Dient evtl. als enzymatischer Cofaktor
Nickel	Rolle in spezifischen Metalloenzymen
Selen	Antioxidativer Kofaktor, der essenziell für ein normales Funktionieren des Herzmuskels ist
Silicium	Aufgaben in der Entwicklung und Aufrechterhaltung von Bindegewebe
Vanadium	Evtl. bestimmte Funktionen im Bereich Wachstum und Fortpflanzung
Zink	Essenziell für zelluläre Reproduktion, normales Wachstum und normale Entwicklung bei Kindern, Wundheilung sowie für die Produktion von Sperma und des Hormons Testosteron
Zinn	Evtl. involviert in Wachstum und Fortpflanzung

wenn ihr Effekt als Radikalenfänger bei oxidativem Zellstress (Kapitel 10) belegt ist. Antioxidanzien können in der Prävention von Krebs (Kapitel 6,18,24), Herzkrankheiten (Kapitel 30 u. 31), Demenz (Kapitel 14) und altersbedingter Blindheit (Kapitel 12) von präventivem Nutzen sein.

Weitere zukünftige Möglichkeiten sind die Vitamin-C-Supplementierung bei Asthmapatienten und Vitamin E zur Prävention der Parkinson-Krankheit. Eine Kombination von Vitamin E, Vitamin C und Beta-Carotin reduziert effektiv die Low-density-Lipoprotein(LDL)-Oxidation und beugt so Arteriosklerose vor. Als Mechanismus wurde erwiesen:

- **Vitamin C** fängt Radikale in wässriger Lösung ab und regeneriert Alpha-Tocopherol aus verschiedenen Arten von Tocopherol-Radikalen,
- **Vitamin E** schützt in Form von Alpha-Tocopherol mehrfach ungesättigte Fettsäuren in Membranen und LDL-Partikeln vor Oxidation, reduziert die Blutplättchenaggregation und hemmt die Proliferation glatter Muskelzellen sowie die Proteinkinase-C-Aktivität und
- **Beta-Carotin** bietet antioxidativen Schutz, v.a. in der Haut und in der Arterienwand.

Wenngleich die Korrelation zwischen erhöhter Nährstoffzufuhr und bestimmten Erkrankungen tatsächlich besteht, kann die jeweils **individuelle Reaktion sehr variabel** ausfallen. Diese individuellen Unterschiede im Ansprechen auf eine geänderte Ernährungsweise sind wahrscheinlich auf die unterschiedliche genetische Ausstattung des Einzelnen zurückzuführen.

Zahlreiche genetische Faktoren sind daran beteiligt, die Empfänglichkeit für spezifische Nährstoffe aus der Nahrung zu determinieren. Darin eingeschlossen sind Gene, welche eine Relevanz für die Nährstoffabsorption besitzen, genauso wie Gene, die für den Metabolismus und die Verarbeitung der Nährstoffe aus der Nahrung wichtig sind. Dazu kommt, dass die Menge eines jeden Nährstoffs in der Nahrung auch eine Auswirkung auf den Grad der spezifischen Genexpression besitzt. Solche regulatorischen Mechanismen könnten auch dafür verantwortlich sein, dass es individuelle Unterschiede in der Anfälligkeit für bestimmte ernährungsinduzierte Erkrankungen gibt.

Man hat gezeigt, dass es Hochrisikogruppen für Krankheiten wie Krebs oder KHK gibt, auch wenn die Mikronährstoffaufnahme in den betroffenen Gruppen normal oder sogar ideal ist. Bei diesen Individuen handelt es sich um Menschen, die eine Mutation in einem oder mehreren Enzymen besitzen, welche entweder am Metabolismus oder der Verteilung von Mikronährstoffen beteiligt sind. Solche genetischen Polymorphismen (Kapitel 32) haben eine unzureichende Funktion oder niedrige Gewebskonzentration des betreffenden Mikronährstoffs zur Folge.

Beispiel Herz-Kreislauf-Erkrankung. So gilt ein erhöhter **Plasma-Homocysteinspiegel** als neuer, von anderen Merkmalen unabhängiger Risikofaktor für koronare Herzkrankheiten (Kapitel 31). Die wichtigsten Determinanten für die Plasma-Homocysteinkonzentration sind ernährungsbezogene und genetische Faktoren, z.B. Mutationen: Ein häufiger Einzelbasenpaaraustausch von Cytosin gegen Thymidin am Nukleotid 677 des Methylentetrahydrofolat-Reduktase(MTHFR-)-Gens führt zur Bildung von thermolabiler MTHFR mit reduzierter Enzymaktivität, die erhöhte Plasma-Homocysteinkonzentrationen zur Folge hat. Diese Mutation hängt mit der Entwicklung koronarer Herzerkrankungen zusammen.

Tabelle 35.**3** Mögliche biologische Aktivität von Phytochemicals

Wirkungsweise	Beispiele
Als Antioxidans	Carotinoide, Tocopherol, Flavonoide, Catechine
Schutz vor hormonabhängigen Krebsarten	Isoflavone, Lignane
Hypocholesterinämische Wirkung	Saponine, Tocotrienole
Induzierung der DNA-Reparatur	Vanillin, Zimtaldehyd, Cumarin, Anisaldehyd
Antimetastatische Agenzien	Tangeretin, Catechine, Retinoide
Inhibitoren der Zellproliferation	Quercetin, Genistein, Daidzein

Beispiel Pankreaskarzinom. Menschen mit einer genetischen Prädisposition für Bauchspeicheldrüsenkrebs haben niedrige **Serum-Selenspiegel**. Daher nimmt man an, dass eine Selensupplementierung in diesen Fällen helfen kann, den Ausbruch der Erkrankung zu verhindern.

! Es ist zu bedenken, dass bestimmte Wirkungen aufgrund einer hohen Zufuhr spezifischer Mikronährstoffe, wie sie in epidemiologischen Studien beschrieben werden, vielleicht nur in Gruppen mit bestimmten Polymorphismen erzielt werden. Das bedeutet aber auch, dass mehr Menschen als die mit genetischen Polymorphismen von spezifischen Nutraceuticals profitieren können.

Phytochemicals – sekundäre Pflanzenstoffe

Es handelt sich um biologisch wirksame Inhaltsstoffe von Pflanzen, die nicht zu den chemisch definierten Vitaminen zählen. Vielen verschiedenen Klassen von Phytochemicals wurden präventive Effekte gegenüber bestimmten Erkrankungen nachgesagt, v.a. während früher Phasen der Krankheitsentstehung (Tab. 35.**3**). Zunehmend werden im Anti-Aging Lebensmittel benannt, die einen positiven Effekt auf Krebs haben sollen. Tab. 35.**4** nennt die wichtigsten pflanzlichen Lebensmittel und ihre Wirkstoffe in Zusammenhang mit der Therapie und Sekundärprävention bösartiger Tumoren.

Mit diesem Wissen werden heute zunehmend Nahrungsprodukte mit potenziell medizinischem und ge-

Tabelle 35.**4** Lebensmittel mit bestimmten Inhaltsstoffen, die angeblich vorbeugend gegen Krebs wirken (über Vorbeugung beim Prostatakrebs: Kapitel 24)

Wirkungsweise	Nahrungsquelle	Chemopräventives Agens	Lokalisation des Tumors
Modifizierung der Karzinogenaktivierung	➤ Zwiebelgewächse (z.B. Knoblauch, Zwiebeln) ➤ Kreuzblütler (z.B. Blumenkohl, Brokkoli, Kohl) ➤ Zitrusfrüchte ➤ Kurkuma ➤ Tees	➤ Alkylsulfide und -disulfide ➤ Isothiocyanate ➤ Monoterpene ➤ Flavonoide ➤ Polyphenole	➤ Ösophagus, Kolon, Lunge ➤ Leber, Lunge, Brust ➤ Brust, Pankreas ➤ Kolon, Haut ➤ Kolon, Lunge, Haut
Modulierung der Entgiftung von Karzinogenen	➤ Zwiebelgewächse ➤ Kreuzblütler	➤ Flüchtige Sulfide, Alkylcysteine ➤ Isothiocyanate	➤ Ösophagus, Kolon, Lunge ➤ Leber, Lunge, Brust
Abfangen von DNA-reaktiven Molekülen	➤ Grüner Tee	➤ Polyphenolfraktion ➤ Epigallocatechinallat ➤ Teeaufguss	➤ Kolon, Lunge, Haut ➤ Duodenum, Haut ➤ Ösophagus, Lunge, Haut
	➤ Ellaginsäure (in vielen Früchten und Nüssen)	➤ Polyphenole ➤ Kurkumin	➤ Ösophagus ➤ Haut, Brust, Kolon
Mitoseregulation	➤ Zitrusfrüchte	➤ Monoterpene ➤ Calcium ➤ Vitamin A und seine Präkursoren und Metabolite	➤ Allgemein ➤ Kolon ➤ Allgemein

Tabelle 35.5 Kräuter und Phytochemicals

Kräuter bzw. Phytochemicals und ihre Anwendungsgebiete	Behauptete (empirische) Wirkung
Leistungs- und ausdauerfördernd	
Sonnenhut (Echinacea purpurea bzw. angustifolia)	Oral: Immunstimulierend, Behandlung von Erkältungs- und Grippesymptomen Topisch: Behandlung von schwer verheilenden Wunden, Ekzemen, Verbrennungen, Schuppenflechte, Herpes, Herpes simplex etc.
Eleuthero (sibirischer Ginseng)	Adaptogen (fördert die Widerstandsfähigkeit gegenüber verschiedenen Arten von Stress)
Ginseng (Panax ginseng)	Adaptogen
Störungen des Nervensystems	
Mutterkraut (Tanacetum parthenium oder Chrysanthemum parthenium)	Behandlung von Kopfschmerzen, Fieber und Menstruationsbeschwerden; prophylaktisch zur Verringerung der Häufigkeit, Schwere und Dauer von Migräne
Johanniskraut (Hypericum perforatum)	Angst lösend, antientzündlich, antidepressiv, Monoaminooxidasehemmer
Baldrianwurzel (von Valeriana officinalis)	Krampf lösend, leicht sedierend, Schlaf fördernd
Weidenrinde (von Salix alba)	Antientzündlich, Schmerz stillend, Fieber senkend, adstringierend; Behandlung von rheumatischen und arthritischen Zuständen, Kopfschmerzen und Gicht
Metabolische und endokrine Funktionsstörungen	
Traubensilberkerze (Cimicifuga racemosa L. nuttal)	Menstruationsförderndes Mittel, Behandlung von prämenstruellem Unwohlsein und Dysmenorrhö
Schwarzes Johannisbeeröl (aus Ribes nigrum)	Nahrungsquelle für Linolsäure; Behandlung atopischer Ekzeme
Borretschöl (aus Borago officinalis)	Nahrungsquelle für Linolsäure; Behandlung atopischer Ekzeme
Mönchspfeffer/Keuschlamm (Agnus castus)	Behandlung von Menstruationsstörungen
Nachtkerzenöl (aus Oenothera biennis)	Nahrungsquelle für Linolsäure; Behandlung atopischer Ekzeme
Störungen des Respirationstrakts	
Meerträubchen (Ephedra sinica)	Bronchodilatorisch, gefäßverengend, Reduzierung bronchialer Ödeme, Unterdrükkung von Hungergefühlen
Andorn (Marrubium vulgare)	Schleim lösend, Husten stillend, choleretisch
Ulmenrinde (von Ulmus fulva bzw. rubra)	Verflüssigt zähen Schleim, lindert Hustenreiz; Verwendung zur Beruhigung gereizter Schleimhäute oder von Geschwüren im Verdauungstrakt
Herzkreislaufstörungen	
Knoblauch (Allium sativum)	Antibakterielle, antifungale, antithrombotische, fibrinolytische, antientzündliche, antihyperlipidämische Wirkung
Gingko (Gingko biloba)	Erhöht die Vasodilatation und die periphere Durchflussrate in den Kapillargefäßen und Endarterien; zur Behandlung des postthrombotischen Syndroms, von chronischer Hirngefäßinsuffizienz, Verlust des Kurzzeitgedächtnisses, Wahrnehmungsstörungen aufgrund einer Depression, Demenz, Tinnitus und Schwindelgefühle
Weintraubenkerne (von Vitis vinifera)	Antioxidans; Behandlung einer Hypoxie verursacht durch Arteriosklerose, von Entzündungen und Herz- oder Gehirninfarkten
Weißdorn (Crataegus oxycantha oder monogyna)	Einschlafhilfe; Behandlung von verringerter Herzleistung
Kiefernrinde (von Pinus spec.)	Antioxidans; Behandlung einer Hypoxie verursacht durch Arteriosklerose, von Entzündungen und Herz- oder Gehirninfarkten
Haut-, Schleimhaut- und Zahnfleischerkrankungen	
Aloe vera-Gel (aus Aloe vera)	Erweitert die Kapillaren; antientzündlich; lindernde und wundheilende Eigenschaften bei topischer Anwendung
Gelbwurz (Hydrastis canadensis)	Antimikrobiell, adstringierend, antihämorrhagisch; Behandlung von Schleimhautentzündungen, Dyspepsie und Gastritis

Tabelle 35.5 Fortsetzung

Kräuter bzw. Phytochemicals und ihre Anwendungsgebiete	Behauptete (empirische) Wirkung
Zitronenmelisse (Melissa officinalis)	Topisch antibakteriell und antiviral
Teebaumöl (von Melaleuca alternifolia)	Topisch bakteriostatisch und keimtötend
Zaubernuss (Hamamelis virginiana)	Topische Behandlung lokaler Haut- und Schleimhautentzündungen; adstringierend, antientzündlich, lokal Blut stillend bei kleinen Hautverletzungen, Hämorrhoiden und Varizen
Kamille (Chamomilla recutita)	Oral: antientzündlich, spasmolytisch, topisch antimikrobiell, Wundheilungsschutz vor hormonabhängigen Krebsarten
Ingwerwurzel (Zingiber officinale)	Gegen Blähungen und Erbrechen, Galle treibend, positiv inotrop, Behandlung von Schwindel
Lakritze (aus Glycyrrhiza glabra)	Schleim lösend, sekretionsanregend, Behandlung peptischer Ulcera
Mariendistel (Silybum marianum)	Prophylaxe und Behandlung chronischer Hepatotoxizität
Pfefferminze (Mentha piperita)	Blätter: gegen Blähungen, galletreibend Öl: Reduktion der Symptome bei Reizkolon
Breitwegerich- und Flohsamen (Plantago major und Plantago ovata bzw. isphagula)	Abführmittel
Sennes (Cassia senna)	Abführmittel
Niere, Harnwege und Prostatastörungen	
Bärentrauben (Uva ursus)	Antibakteriell bei Harnwegsinfekten, diuretisch
Moosbeere (Vaccinium macrocarpon)	Bakteriostatisch bei Harnwegsinfekten
Goldrute (Solidago spec.)	Prophylaxe und Behandlung von Harn- und Nierensteinen
Sägepalme (Serenoa serrulata)	Antiadrenerg, antientzündlich, Behandlung der Symptome einer gutartigen Prostatahyperplasie

sundheitlichem Nutzen konfektioniert (Kapitel 34). Es werden traditionelle Nahrungsmittel verändert, um neu definierte gesundheitliche Bedürfnisse zu befriedigen. Zu diesen Bedürfnissen zählt auch Anti-Aging. In Tab. 35.**5** sind pflanzliche Heilstoffe und Phytochemicals sowie ihre Anwendungsgebiete und die ihnen nachgesagten Wirkungen in Therapie und Prävention zusammengefasst.

Nutraceutical – Voraussetzungen und Zukunft

Die Forschung im Bereich der Nutraceuticals schafft eine faszinierende und viel versprechende **Verbindung zwischen Ernährung, Medizin und medizinischem Anti-Aging**. Zum ersten Mal bietet sich die Möglichkeit, Krankheiten zu verhindern, bevor klinische Symptome auftreten. Längst nicht in allen Fällen der in Tab. 35.**6** aufgeführten, mit Nutraceuticals angereicherten, also konfektionierten Lebensmittel, ist der gesundheitliche Nutzen im Sinne von Prävention oder Therapie wissenschaftlich erwiesen.

Eine der kritischsten Eigenschaften des modernen Nahrungsvertriebssystems ist, dass innerhalb weniger Tage praktisch alle Bevölkerungsgruppen eines Industrielandes den neuen Produkten ausgesetzt werden können. So gibt es praktisch keine Möglichkeit, zunächst in begrenztem Rahmen Erfahrungen am Menschen zu sammeln, bevor das Produkt flächendeckend verteilt wird. Daher muss ein Teil des Testprogramms darin bestehen, Menschen unter kontrollierten Bedingungen dem Produkt auszusetzen. Dies wird wiederum dazu führen, dass die Anforderungen an jene Studien wachsen, die dazu gedacht sind, den Metabolismus von Nährstoffen und anderen Stoffen aus neuen Lebensmitteln aufzuklären.

Good-Aging-Tipp für die Praxis

Der individuelle Bedarf an sekundären Pflanzenstoffen und somit auch an Nutraceuticals hängt von vielen Variablen ab: Therapie oder Prävention als Einnahmeziel, ggf. Art der Krankheiten, genetische Polymorphismen, Umweltfaktoren einschließlich individueller Lebensstilfaktoren. Nutraceuticals, deren Nachweis von Effektivität und Sicherheit auf wissenschaftlichen Studiendaten basiert, stellen eine gute und viel versprechende Schnittstelle zwischen Ernährung, Medizin und medizinischem Anti-Aging dar.

Tabelle 35.**6** Nutraceuticals, die im Moment entwickelt werden oder bereits auf dem Markt sind

Produktbeschreibung	Behauptete (erhoffte) Wirkung
Nahrungsergänzungsmittel	
Cardia, Salzersatz	senkt den Blutdruck
Cholestin, Lovastatin aus Hefe	senkt das Cholesterin
Lactoferrin, Lactoferrin bindet Eisen und verhindert mikrobielles Wachstum	antimikrobielle Substanz zur Anwendung bei immungeschwächten Patienten oder Frühgeborenen
Lysozym, antimikrobielles Enzym, das die Zellwände angreift	wie bei Lactoferrin
Neuromins, enthält DHA	senkt das Risiko für Herzkrankheiten
Seagold, enthält DHA	senkt das Risiko für Herzkrankheiten
Funktionelles Lebensmittel	
Formulaid, Supplement für Säuglingsersatznahrung, das DHA aus Algen und Pilzen enthält	fördert die neurologische und visuelle Entwicklung bei Säuglingen
Laurical; Rapsöl	senkt das Cholesterin
Ostar, Beta-Glucan aus Hafer	Kontrolle des Blutglucosespiegels
Soja- und Rapsöl	senkt das Risiko für Herzkrankheiten
Phytrol, aus Pflanzen gewonnenes Sterol	senkt das Risiko für Herzkrankheiten
Proventra, Kefir, der mit polyklonalen Antikörpern vom Rind angereichert ist	verstärkt die Immunfunktion
PMS Excape, süßer Riegel	erhöht die Serotoninspiegel im Gehirn und hilft bei prämenstruellem Syndrom
Benecol Margarine, enthält Stanol	senkt die Cholesterinabsorption
Medizinische Lebensmittel	
NiteBite, Snackriegel für Diabetiker, aus dem Glucose nach und nach freigesetzt wird	verhindert nächtliche Hypoglykämie
Nährstoffhaltiges Getränk für Diabetiker mit Insulin aus Pflanzen	Faktor, der die Insulinwirkung unterstützt
Gallensalz; stimulierte Lipase, die Lipide im Darm verdaut	für Patienten mit Mukoviszidose und Neugeborene

DHA: Docosahexaensäure

Literatur

1. Biesalski HK. The role of antioxidants in nutritional support. Nutrition 2000;16(7–8):593–596.
2. Biesalski HK Nutraceuticals. The link between nutrition and medicine. In: Krämer K, Hoppe P-P, Packer L (Hrsg.). Nutraceuticals in Health and Disease Prevention. New York Marcell Dekker Publ. 2001.
3. Biesalski HK, Köhrle J, Schürmann K (eds.). Vitamine, Spurenelemente und Mineralstoffe. Stuttgart; Thieme: 2002.
4. Biesalski HK, Grimm P. Taschenatlas der Ernährung 2. aktualisierte Auflage Stuttgart:Thieme;2001.
5. Psczcola DE. The nutraceutical initiative: A proposal for economic and regulatory reform. Food Tech. 1992;4:77–79.

36 Praktische Anti-Aging-Konzepte und Fitness-Trainingsprogramme

Frank Sommer

Individuelle Trainingsplanung und Ziele

Mehr als die Hälfte der Menschheit ist laut WHO körperlich inaktiv und verschwendet damit nicht nur bedeutende Lebensqualität, sondern riskiert damit Krankheit und Lebensverkürzung. 60% der Erwachsenen erreichen das empfohlene Maß von wenigstens 30 Minuten täglicher körperlicher Belastung, wie etwa Walking, Joggen, Fahrrad fahren, nicht. Ein Viertel ist vollkommen körperlich untätig. Dabei handelt es sich um eine der wichtigsten Anti-Aging-Strategien, da durch ein ausgewogenes und differenziertes Trainingsprogramm effektiv den Alterungsprozessen entgegengewirkt werden kann.

Es kann kein einheitliches Trainingsschema geben, das für alle Menschen richtig ist. Erstens sind die Lebens- und Trainingsziele unterschiedlich und zweitens möchten (und können) nicht alle gleich aussehen. Daher sollte sich jeder vor dem Trainingsbeginn über seine kurz- und langfristigen Wünsche Gedanken machen und versuchen, sich realistische Ziele zu setzen. Diese müssen sich sowohl mit der persönlichen Motivation als auch mit den körperlichen Grundvoraussetzungen vereinbaren lassen.

Die Reaktion auf körperliches Training ist je nach individuellem Ausgangsniveau und Körpertypus verschieden. Eines der diversen Konstitutionstypen-Systeme unterscheidet die verschiedenen Somatotypen in einen ektomorphen, mesomorphen und endomorphen Typ (Abb. 36.**1**).

- Während der **ektomorphe oder leptosome Typ** durch einen kurzen Oberkörper, lange Arme und Beine, schmale Füße und Hände sowie geringe Fettdepots, einen kleinen Brustkorb und schmale Schultern sowie meist lange dünne Muskeln charakterisiert ist,
- finden sich beim **mesomorphen oder athletischen Typ** ein eher mächtiger Brustkorb, langer Oberkörper, eher kurze Beine, kräftige Muskulatur und große Körperkraft.
- Der **endomorphe oder pyknische Typ** hingegen ist mittelgroß mit einer breiten Hüfte. Er hat einen großen Kopf und kurzen Nacken, weiche Muskulatur und neigt zur Fettleibigkeit.

Kaum jemand ist ein völlig reiner Typus, sondern weist häufig Merkmale aller 3 Typen auf (Schwarzenegger u. Dobbins 1987). Die meisten Menschen sind Mischtypen. Dennoch kann diese Typologie als **Orientierung für die Trainingsplanung** dienen.

Ein erstes Ziel des leptosomen Typen wird die Gewichtszunahme, vorzugsweise in Form von Muskelmasse, sein und das gezielte Krafttraining der zunächst großen Muskelgruppen von Rücken, Schultern, Brust, Armen, Beinen und Bauch beinhalten.

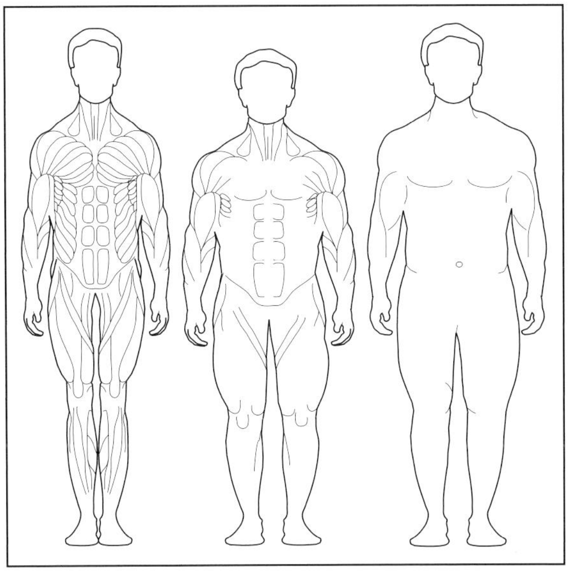

Abb. 36.**1** Somatotypen: links ektomorph, Mitte mesomorph, rechts endomorph.

Demgegenüber hat es der mesomorphe Typ ein wenig einfacher, da er dazu neigt, schneller Muskelmasse aufzubauen. Es wird von den meisten Frauen jedoch nicht gewünscht, dies noch durch ein Training speziell zu unterstützen. Hier wird der Schwerpunkt eine Mischung aus Ausdauer- und formenden Krafteinheiten sein.

Der pyknische Typ hingegen kann zwar auch relativ schnell Muskelmasse aufbauen, muss aber zunächst erst einmal Fettmasse abbauen. Sein Trainingsplan wird also vermehrt Ausdauereinheiten optimalerweise einhergehend mit einer Ernährungsumstellung enthalten.

Darüber hinaus sollte bei der Trainingsplanung der **persönliche Lifestyle und die individuelle Grundeinstellung** bedacht werden. Da gibt es zunächst den Genießer, der nun endlich bereit ist, etwas für sich zu tun, aber sein Genussleben nicht komplett aufgeben möchte. Der Präventionstyp möchte aus Gesundheitsgründen seinen Lebensstil aktiv ändern. Der Adonis und die schöne Aphrodite möchten mit ihren schönen Körpern in jedem Alter als selbstsichere Verführer auftreten. Der Sportsmann und die Sportsfrau suchen ihre Leistungsgrenzen und wollen ihre Körper kennen lernen und erobern. Demgegenüber findet sich der Business-Typ (ob Mann oder Frau), der eigentlich nie Zeit hat, sich aber endlich dazu durchgerungen hat, etwas für sich zu tun. Schlussendlich gibt es die Dicken, die sich und ihrer Umwelt vormachen, mit ihrem Lebensstil und Aussehen zufrieden zu sein, in Wirklichkeit aber dabei sind, ihre Identität zu verlieren und im Fitnessstudio wieder finden wollen. Ein jeder wird sich in einem dieser „Fitnesswilligen" wiederfinden.

Relevante Tests (Fitness-Check) für die Praxis

Um die momentane körperliche Verfassung richtig einzuschätzen, ist ein Fitness-Check sinnvoll. Hierbei werden folgende Parameter überprüft (Sommer u. Klotz 2003):

- Ausdauerleistungsfähigkeit,
- Kraftentfaltung,
- Flexibilität und
- das momentane Körpergewicht.

Mit einem solchen Test wird der Trainierende zunächst den Level finden, auf dem er trainieren sollte. Zudem dient die Wiederholung des Check-Ups nach einigen Wochen als persönliches Trainingsprotokoll. Erfolge können so dokumentiert werden, was die Motivation als eine der wichtigsten Komponenten für den Trainingserfolg fördert.

Body Mass Index

Der Body Mass Index (BMI) gibt Aufschluss über das Gewicht gegenüber den Normwerten. Der BMI wird ermittelt, indem das Körpergewicht in kg durch die Körpergröße in m^2 geteilt wird. Ein BMI über 26 deutet auf Übergewicht hin. Ein BMI ab 28 gilt als Risikofaktor zahlreicher Erkrankungen, wie der koronaren Herzkrankheit (KHK). Die ernährungsphysiologische Bedeutung des BMI und die Diagnose der Adipositas ist in Kapitel 8 definiert. Ideal ist ein BMI von bis zu 21. Bis zu einem BMI von 25 gelten **Männer und Frauen** als normalgewichtig (Auswertungstabelle 36.**1** Punkt 1):

- a) als zu hoch gilt ein BMI von 26,1 oder mehr,
- b) als normal gilt ein BMI von 21–26 und
- c) als ideal gilt ein BMI von bis zu 20,9.

Ausdauerleistungsfähigkeit

Es wird überprüft, wie belastbar das Herz-Kreislauf-System ist. Eine Stufe oder eine Bank, die etwa 40 cm hoch ist, wird etwa 30 Mal/min auf- und abgestiegen (Abb. 36.**2**). Diese Steps werden 3 min lang durchgeführt. Während der Belastung wird die ganze Zeit ruhig und gleichmäßig weitergeatmet. Danach wird 15 sec lang der Puls gemessen und dieses Ergebnis mit 4 multipliziert. Das ergibt die individuelle Herzfrequenz pro min (Auswertungstabelle 36.**1** Punkt 2).

Männer:

- a) als zu hoch gilt ein Wert von 157 oder mehr,
- b) als normal gilt ein Wert von 131–156 und
- c) als ideal gilt ein Wert von 120–130.

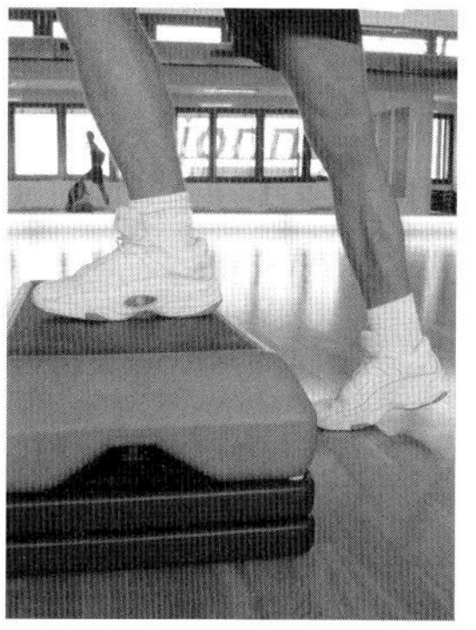

Abb. 36.**2** Steps.

Frauen:

- a) als zu hoch gilt ein Wert von 167 oder mehr,
- b) als normal gilt ein Wert von 141–166 und
- c) als ideal gilt ein Wert von 128–140.

Kurzbeschreibung: Stellen Sie sich vor der Stufe oder der Bank auf. Steigen Sie mit einem Bein auf die Erhebung. Setzen Sie die ganze Fußsohle auf und behalten Sie bitte eine aufrechte Position bei. Das zweite Bein wird nachgezogen. Sie stehen jetzt mit beiden Füßen auf der Erhebung. Dann mit dem ersten Bein heruntersteigen und das zweite nachsetzen, dabei den Fuß über die Zehen bis zur Ferse abrollen.

Brustmuskulatur/obere Extremität

1 Minute lang werden so viele Liegestütze wie möglich gemacht. Sollte es nicht möglich sein, 1 min lang durchzuhalten, werden nur die Liegestütze gezählt, welche korrekt ausgeführt wurden. Der Körper sollte langsam gesenkt werden, und unter Körperspannung in die Ausgangsposition zurückgeführt werden (Abb. 36.**3**). Für den Test führen **Männer** bitte „ganze" Liegestütze und **Frauen** bitte „halbe Liegestütze" durch, bei denen die Knie auf der Matte bleiben dürfen.

Kurzbeschreibung: Ganze Liegestütze: Stützen Sie Ihre Hände direkt unter Ihren Schultern auf, die Finger zeigen nach vorn. Oberkörper und Beine bleiben gestreckt. Beugen Sie nun die Arme zu einem 90°-Winkel und senken Sie dabei den Körper ab. Der Kopf bildet die

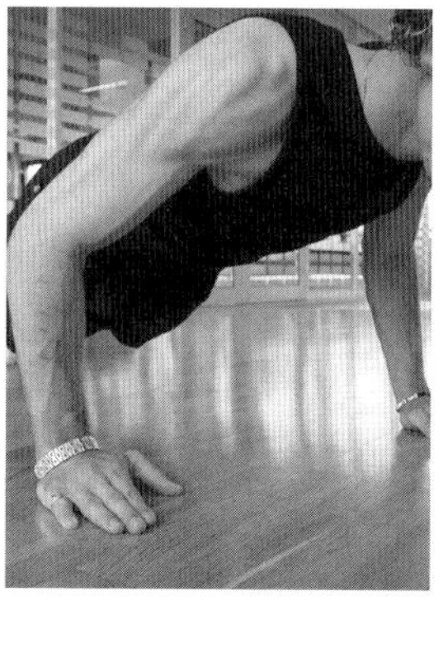

Abb. 36.**3** Liegestütze.

Verlängerung der Wirbelsäule. Achten Sie bitte darauf, das Gesäß nicht in die Luft zu strecken. Nun drücken Sie sich wieder in die Ausgangsposition hoch.

Atmung: Beim Absenken aus- und beim Hochkommen einatmen.

Halbe Liegestütze: wie oben, nur bleiben hier die Knie auf dem Boden.

Als Bewertung gilt (Auswertungstabelle 36.**1** Punkt 3) für **Männer:**

- a) zu wenig: 9 oder weniger,
- b) normal: 10–30 und
- c) ideal: 31 oder mehr.

Frauen:

- a) zu wenig: 24 oder weniger,
- b) normal: 25–40 und
- c) ideal: 41 oder mehr.

Crunches

Mit diesem Test wird die Bauchmuskulatur überprüft. Es werden ohne Zeitvorgabe so viele Crunches wie möglich gemacht (Abb. 36.**4**). Kurze Pausen sind erlaubt, auf eine korrekte Ausführung und Körperspannung sollte jedoch geachtet werden.

Kurzbeschreibung: Legen Sie sich auf den Rücken, die Beine sind rechtwinklig aufgestellt. Die Hände befinden sich in Höhe der Ohren. Während die Wirbelsäule auf dem Boden bleibt, werden die Schultern abgehoben. Bauchmuskeln bitte anspannen! Und dann wieder langsam in die Ausgangsposition absenken.

Atmung: Beim Hochkommen aus- und beim Absenken einatmen. Zwischen Kinn und Brust sollte noch ein Apfel Platz haben. Als Bewertung gilt für **Männer und Frauen** (Auswertungstabelle 36.**1** Punkt 4):

- a) zu wenig: 24 oder weniger,
- b) normal: 25–45 und
- c) ideal: 46 oder mehr.

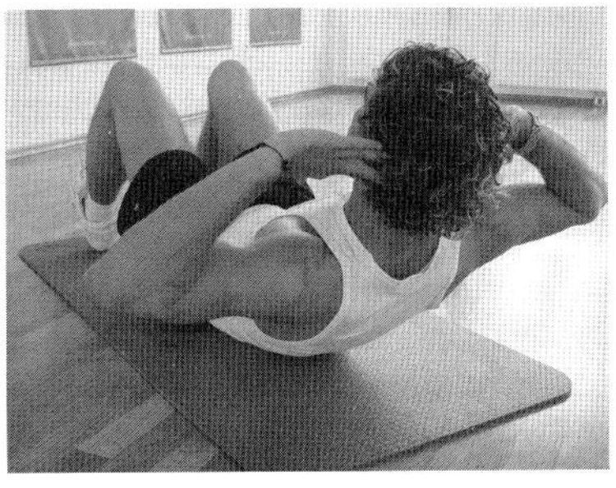

Abb. 36.**4** Crunches.

Sitzen und Strecken

Dieser Teil stellt die Flexibilität der Wirbelsäule sowie der Beinmuskulatur, primär der ischiokruralen Muskelgruppe fest. Der Trainierende setzt sich angelehnt an eine Wand, die Beine werden nach vorne gestreckt vor dem Körper geschlossen. Der Oberkörper wird nach vorne gebeugt und zwar so weit, wie die Beine mit den Fingerspitzen noch berührt werden können, ohne dass die Knie gebeugt werden. Als Bewertung gilt für **Männer und Frauen** (Auswertungstabelle 36.**1** Punkt 5):

- a) zu wenig: auf Oberschenkelhöhe,
- b) normal: kurz hinter den Knien und
- c) ideal: am Schienbein und darüber hinaus.

Taillen-Hüft-Relation

Zur Bestimmung des prozentualen Körperfettanteils bieten viele Fitness-Studios Körperfettmesswaagen an. Aber auch die Taillen-Hüft-Relation gibt bereits Aufschluss darüber, wie sich das Fett über den Körper verteilt. Der Hüftumfang wird direkt über dem Schambein gemessen. Danach wird der Taillenumfang direkt über dem Bauchnabel bestimmt. Nun wird der Taillenumfang durch den Hüftumfang geteilt. Als Bewertung gilt (Auswertungstabelle 36.**1** Punkt 6):

Männer:

- a) über 0,95,
- b) 0,81–0,94 und
- c) unter 0,8.

Frauen:

- a) über 0,86,
- b) 0,71–0,85 und
- c) unter 0,7.

Die Auswertung dieses Tests für die einzelnen Punkte 1 bis 6 mit den jeweiligen Ergebnissen stellt Tab. 36.**1** (Auswertungstabelle) dar. Je nach Ergebnis ergibt sich folgende Beurteilung:

- Ein **Ergebnis zwischen 13 und 23 Punkten** bedeutet, dass ernsthafte Veränderungen vorgenommen werden sollten. Wahrscheinlich ist dieses Ergebnis darauf zurückzuführen, dass Körper und Gesundheit lange Zeit vernachlässigt wurden. Ziel sollte es sein, ehrlich mit der eigenen Person zu sein und die Möglichkeit zu nutzen, um wirklich etwas zu verändern. Es bietet sich an, ein sportliches Programm auf unterstem Level der Verausgabung zu absolvieren. Eine Verbesserung der Lebensqualität wird schon bald deutlich werden.
- Ein **Ergebnis zwischen 24 und 40 Punkten** spricht für einen durchschnittlichen Fitnesslevel. Wahrscheinlich wird bereits Sport getrieben. Das Training sollte weiterhin absolviert werden, um Gesundheitsproblemen in der Zukunft effektiv vorzubeugen. Anregungen können aus den nachfolgenden Programmen entnommen und in das Trainingsprogramm integriert werden.
- Ein **Ergebnis zwischen 41 und 57** Punkten bescheinigt eine ausgezeichnete Kondition. Es scheint, dass der Trainierende sehr zielgerichtet ist und schon seit Jahren regelmäßig Sport treibt. Neue Anregungen und Variationen können dazu verhelfen, das Training abwechslungsreicher und intensiver zu gestalten.

Für ein spezielles Fettverbrennungsprogramm sollten noch einmal 10 Schläge abgezogen werden (Fatburning-Puls).

Als Beispiel gilt ein 40-Jähriger mit einem Ruhepuls von 60:

60 + (220–30–60) × 0,65 = 123,5;
Fatburning-Puls: 113,5

In den folgenden Wochen sollten die 4 Trainingseinheiten beibehalten und in ihrem Umfang kontinuierlich gesteigert werden. Gehpausen können nach und nach durch lockere Dauerläufe ersetzt werden. Durch 3 Steigerungsläufe nach jedem Training (jeweils über 100 m) wird die Grundschnelligkeit zusätzlich trainiert.

Krafttraining

Ebenso wie für das Ausdauertraining gilt auch im Widerstandstraining: Langsam anfangen, Grundlagen schaffen und dann den Umfang steigern (Roberts 2002).

Trainingsintensität: Es sollte im Kraftausdauerbereich begonnen werden, welches eine Satzzahl von, je nach Ausgangslevel, 2–4 Sätzen mit 15–20 Wiederholungen impliziert (Froböse u. Nellessen 1998). Das Gewicht sollte so festgelegt werden, dass die letzte Wiederholung nur mit großer Anstrengung bewältigt werden kann. Nur so wird der Muskel auch einem adäquaten Trainingsreiz ausgesetzt.

Je niedriger die Anzahl der maximalen Wiederholungen, desto schwerer muss das Gewicht sein, das gehoben wird, um die Belastung zu erreichen, die die Wiederholungen vorgeben. Da bei den Ausfallschritten mit dem eigenen Körpergewicht gearbeitet wird, ist die Wiederholungszahl entsprechend hoch (20–25 Wiederholungen).

Zunächst sollte das Ziel sein, die Wiederholungszahl und Satzzahl auszuschöpfen, erst dann wird damit begonnen, das Gewicht zu steigern. Jede Muskelgruppe sollte zunächst „austrainiert" werden, bevor die nächste Übung absolviert wird. Für manche Muskelgruppen scheint ein Gerätetraining sinnvoller zu sein, da in einem differenzierteren Kraftbereich gearbeitet werden kann (z.B. M. latissimus). Tab. 36.**5** zeigt einen Einsteigertrainingsplan je nach Trainingslevel (1 bis 3), der sowohl zu Hause mit einer Hantel oder im Studio absolviert werden kann. Nach und nach können dann immer mehr Übungen hinzugenommen werden und in ihrer Intensität gesteigert werden.

Ist nach einigen Wochen die Wiederholungszahl ausgeschöpft, so werden die Gewichte langsam gesteigert. Alternativ kann auch ein so genanntes Zirkeltraining absolviert werden, wobei 3–5 Zirkel mit 30–60 sec durchlaufen werden sollten.

Bei der **Geräte- und Übungsauswahl** wird darauf geachtet, dass abwechselnd Ober- und Unterkörper trainiert werden. Ganz besonders für das Krafttraining gilt, die Übungen zu variieren und dem Körper neue Belastungsreize zu bieten.

Nach 3–6 Monaten regelmäßigem Training kann mit dem **Training für Fortgeschrittene** begonnen werden. Die Wiederholungszahl kann nun gedrosselt werden, so

Tabelle 36.**4** Trainingstagebuch

		Datum	Puls	Dauer	Befinden
1. Woche	1. Einheit: +: 20 min abwechselnd Walking und evtl. Joggen ++: 30 min Dauerlauf				
	2. Einheit: +: 60 min Rad fahren oder Inline-Skaten ++: Sauna oder Massage				
	3. Einheit: +: 20 min abwechselnd Walking und evtl. Laufen ++: 35 min Dauerlauf				
	4. Einheit: +: Sauna oder Massage ++: 45 min lockerer Dauerlauf				
2. Woche	1.Einheit: +: 25 min abwechselnd Walking oder Laufen ++: 35 min Dauerlauf				
	2. Einheit: +: 30 min abwechselnd Walking oder Laufen ++: 75 min Rad fahren oder Inline-Skaten				
	3. Einheit: +: 60 min Rad fahren oder Inline Skaten ++: 40 min lockerer Dauerlauf				
	4. Einheit: +: 35 min abwechselnd Walking oder Laufen ++: 50 min lockerer Dauerlauf				u.s.w.

Tabelle 36.**5** Beispieltrainingsplan für Einsteiger (mW = maximale Wiederholungen)

Level	1	2	3
Squats	25 mW	15 mW	15 mW
Ausfallschritt	25 mW	15 mW	15 mW
Hammercurls	20 mW	20 mW	15 mW
Armstrecken	20 mW	20 mW	15 mW
Crunches	25 mW	25 mW	30 mW
Sätze:	2	3	4

dass mit einer Intensität von 8–12 Wiederholungen bei 3 Sätzen gearbeitet wird. Darüber hinaus bietet sich das so genannte Pyramidentraining an, wobei 3 bis optimalerweise 5 Sätze mit unterschiedlichen Gewichten absolviert werden. Der 1. und letzte Satz gelten als Auf- bzw. Abwärmsätze. Empfehlung: 15 Wiederholungen im submaximalen Belastungsbereich, der 2. und vorletzte Satz mit 12 Wiederholungen und der mittlere Satz im Belastungsmaximum mit 10 Wiederholungen.

Nach dieser Zeit sollte der Trainierende einen Übungspool mit mindestens 2 verschiedenen Übungen für jeden Muskel haben. Die Gestaltung des Trainingsplans ist nun individueller und interessanter geworden.

Optimal ist ein Training, das 3- bis 4-mal wöchentlich absolviert wird, wobei immer ein Ruhetag zwischen den Krafteinheiten eingehalten werden sollte, damit sich die Muskulatur regenerieren kann (Superkompensation).

! Es darf nicht vergessen werden, dass ein Ausbleiben von angemessenen Bewegungsreizen Rückbildungsprozesse in verschiedenen Organsystemen verursacht und dementsprechend eine Verminderung der Leistungsfähigkeit (Geiger 1999). Dies trifft auch auf die durch Training erworbene Leistungsfähigkeit zu. Jede Unterbrechung des Trainings führt zu einem Verlust der erworbenen Trainingseffekte.

Einige Kraftübungen werden im Folgenden vorgestellt. Natürlich ist dies nur eine kleine Auswahl einiger wichtiger Muskelgruppen. Ziel soll es sein, ein Verständnis für Kräftigungsübungen und deren gesundheitsgerechte Ausführung zu gewinnen.

Ausfallschritt

Durch den Ausfallschritt wird die Bein- und Hüftmuskulatur trainiert, primär der vordere Oberschenkel und die Adduktoren (Abb. 36.**6**). Durch aktives Anspannen der Gesäßmuskulatur wird auch der Po trainiert.

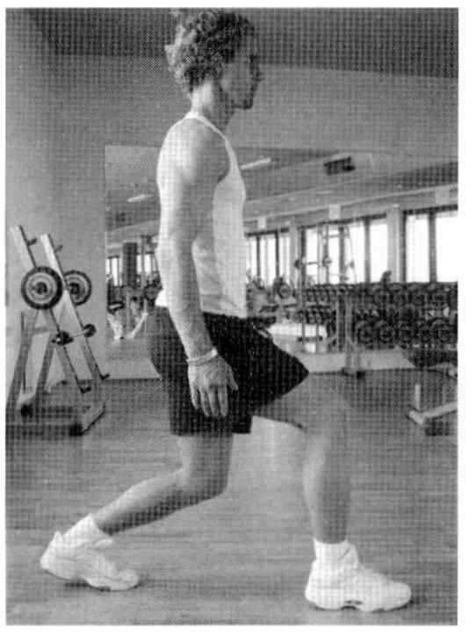

Abb. 36.**6** Ausfallschritt.

Ausfallschritt nach vorne machen. Die Hüften zeigen nach vorne und die Arme hängen an den Seiten herab. Der Rücken bleibt gerade, die Bauchmuskulatur ist angespannt (Bauchpresse). Knie so anwinkeln, dass die Kniescheibe genau über dem Fuß steht. Die Bewegung ist nach unten, weniger nach vorn gerichtet. Das Gewicht auf die Ferse des vorderen Beins verlagern, um die Pomuskeln effektiv zu trainieren. Zurück in die Ausgangsposition, Übung 20- bis 25-mal pro Bein wiederholen.

Step-ups/Wadentraining

Diese Übung kann an einer Treppe, Stufe oder Bank durchgeführt werden und kräftigt neben der Wadenmuskulatur auch noch den vorderen Oberschenkel. Ein Bein wird auf die Plattform gestellt und dabei die ganze Fußsohle aufgesetzt (Abb. 36.**7**). Das zweite Bein wird nachgezogen. Mit dem „ersten" Bein heruntersteigen und die Übung mit dem anderen Bein wiederholen.

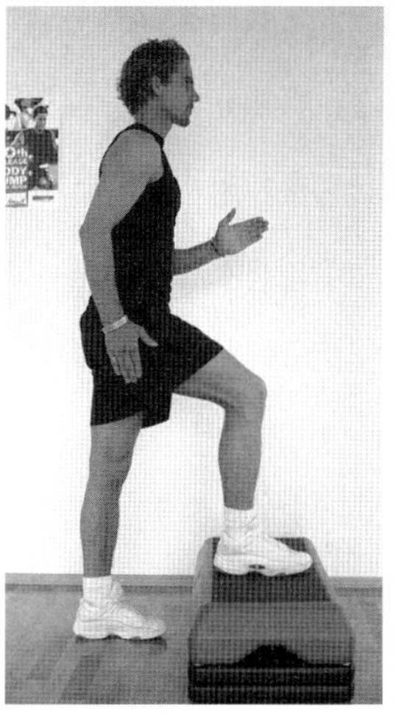

Abb. 36.**7** Step-ups/Wadentraining.

Squats

Durch Squats werden zahlreiche Muskeln des Unterkörpers trainiert. Sie trainieren Oberschenkel, Po, Bauch- und Beckenbodenmuskulatur.

Aufrecht hinstellen, Füße hüftbreit auseinander. Rücken gerade halten, Hände in den Hüften abstützen. Knie bis zu einem 90°-Winkel beugen und den Oberkörper nach vorne richten, bis er einen rechten Winkel zum Oberschenkel bildet (Abb. 36.**8**). Fersen bleiben am Boden, die Knie dürfen nicht über die Zehen hinausragen. Rücken bleibt gerade; um das Gleichgewicht halten zu können, werden Bein-, Bauch- und die unteren Rückenmuskeln angespannt. Die Pomuskulatur anspannen und langsam in die Ausgangsposition zurückkehren.

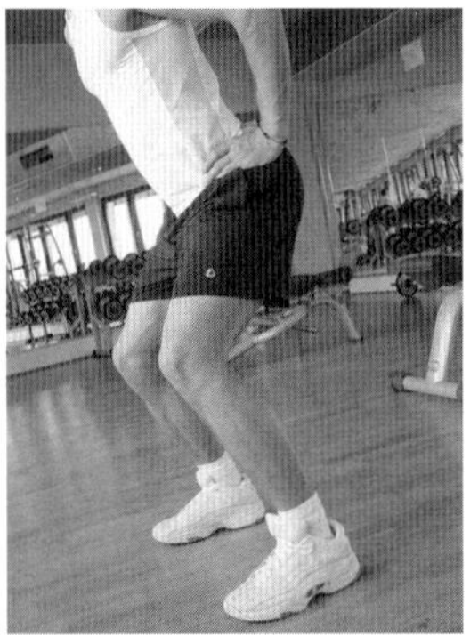

Abb. 36.**8** Squats.

Die Beine sollten nie ganz durchgedrückt werden, da die Übung sonst nicht sehr effektiv ist. Beim In-die-Hokke-gehen einatmen und beim Hochkommen ausatmen.

Beinpresse

Bei der Beinpresse ist unbedingt auf die Stabilisierung der Lendenwirbelsäule zu achten. Manchmal kann es hilfreich sein, einen stützenden Ledergurt um die Hüfte zu schnallen. Die Füße sind hüftbreit auseinander und die Knie mindestens im 90°-Winkel unter der Stange gebeugt (Abb. 36.**9**). Der Nacken bleibt entspannt und der Rücken lang und gerade (Bauchmuskulatur leicht angespannt). Langsam wird nun die Stange nach oben gedrückt, indem die Beine gestreckt, aber nicht durchgedrückt werden. In die Ausgangsposition zurückkehren und die Übung 15- bis 20-mal wiederholen. Eine differenzierte Kraftabstufung ist bei dieser Übung durch die unterschiedlich individuell abstimmbaren Gewichte gegeben.

Ein Training der Wadenmuskulatur kann dadurch unterstützt werden, dass das Gewicht primär aus den Füßen nach oben gedrückt wird (Ballenstand). Bei dieser Ausgangsposition sind die Knie nur leicht gebeugt.

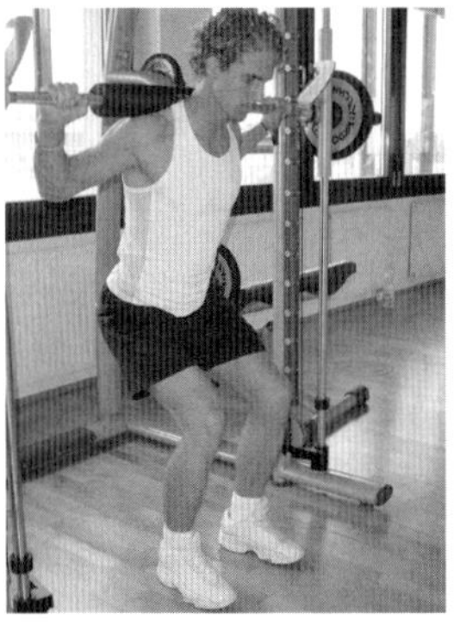

Abb. 36.**9** Beinpresse.

Die folgenden 3 Übungen sind **frauenspezifisch**:

Beinrückspreizen für das Gesäß

An einer Zugmaschine, unten an den Kabelzug, sollten Sie eine gepolsterte Fußschlaufe befestigen und an Ihrem Fußgelenk anlegen. Sie stehen mit dem Gesicht zu dem Gerät gewandt. Halten Sie sich mit dem gegenüberliegenden Arm am Pfosten des Geräts fest. Der Oberkörper ist aufrecht und bleibt dies auch während der gesamten Übung (Abb. 36.**10**).

Nun das Bein gestreckt nach hinten ziehen; heben Sie den Fuß anschließend langsam und möglichst weit nach oben. Am äußersten Punkt der Bewegung die Gesäßmuskeln anspannen. Kehren Sie nun in die Ausgangsstellung zurück.

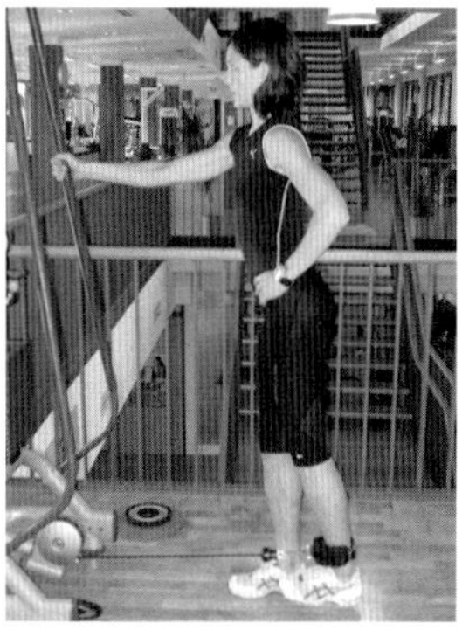

Abb. 36.**10** Beinrückspreizen für das Gesäß.

Beinkreuzen für die inneren Oberschenkel

Stellen Sie sich seitlich vor die Zugmaschine und legen Sie die Schlaufe um den Fuß, der dem Gerät zugewandt ist. Mit dem dazu gehörenden Arm bitte am Pfosten festhalten). Ziehen Sie nun das Gewicht seitlich mit dem Fuß weg, bis das Bein mit dem Boden einen Winkel von ungefähr 45° bildet. Aus dieser Grundstellung wird der Fuß nun langsam in Richtung Körpermitte und etwas darüber hinaus bewegt (Abb. 36.**11**).

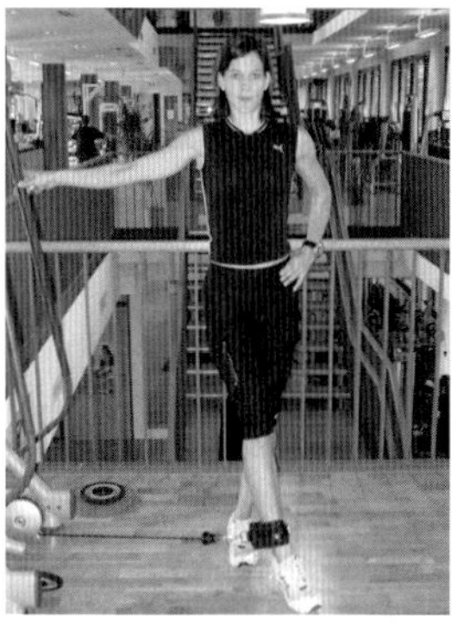

Abb. 36.**11** Beinkreuzen für die inneren Oberschenkel.

Seitspreizen für die äußeren Oberschenkel

Drehen Sie sich nach der vorherigen Übung um 180°, so dass Sie nun in die entgegengesetzte Richtung schauen. Die Schlaufe wird dem der Maschine abgewandten Bein umgelegt. Das Bein bleibt während der ganzen Übung gestreckt, der Fuß zeigt nach unten. Ziehen Sie nun das Bein genau vor die Körpermitte und führen Sie von dort aus das Bein möglichst weit nach außen hoch, halten Sie den Oberkörper dabei aufrecht (Abb. 36.**12**). Wenn Sie den Rumpf dem gespreizten Bein etwas entgegen beugen, werden die äußeren schrägen Bauchmuskeln und die Zwischenrippenmuskeln gleich mittrainiert.

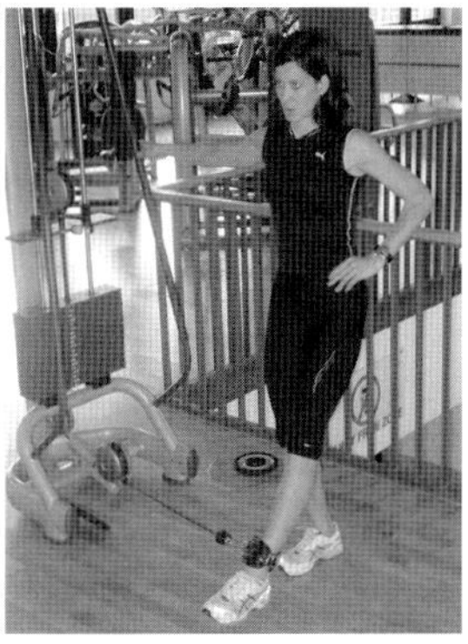

Abb. 36.**12** Seitspreizen für die äußeren Oberschenkel.

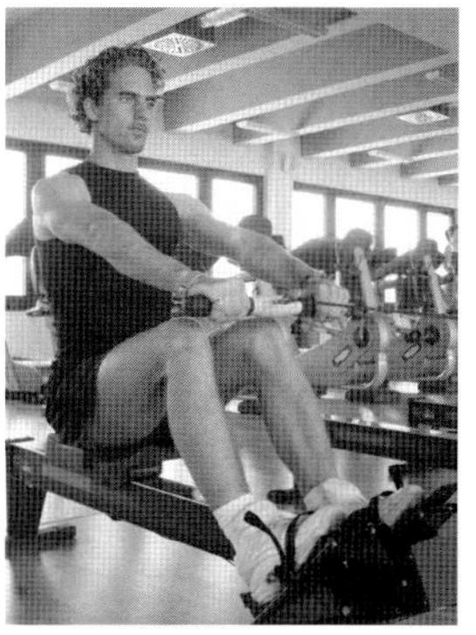

Abb. 36.**14** Rudern im Sitzen (Kabelzug).

Lat-Zug/Klimmzug

Entweder wird die Übung an einer Klimmzugmaschine oder an einer Stange durchgeführt. Zunächst wird sich mit schulterbreit auseinander stehenden Händen an der Stange festgehalten (Abb. 36.**13**). Die Finger zeigen nach vorn und die Knie sind leicht gebeugt. Damit der Körper nicht hin und her schaukelt, sollten die Füße verschränkt werden. Nun wird das Körpergewicht an der Stange hochgezogen, bis die Stange auf Augenhöhe ist. Diese Position sollte 1 sec gehalten werden, um dann langsam wieder in die Ausgangsposition zurückzukehren.

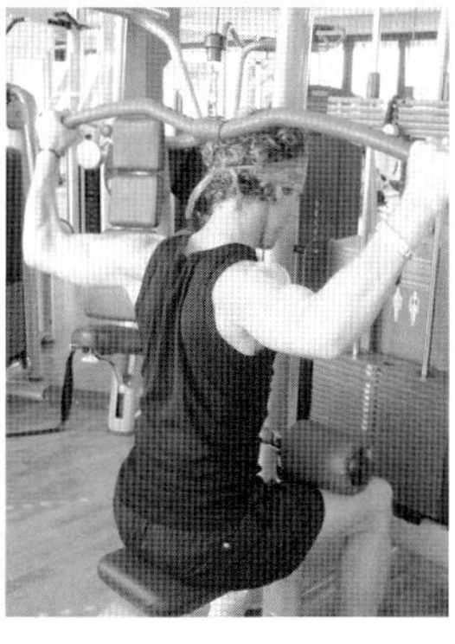

Abb. 36.**13** Lat-Zug/Klimmzug.

Rudern im Sitzen (Kabelzug)

Zum Training des M. trapezius und des Rückenstreckers. Beim Training an der Maschine wird am besten der enge Parallelgriff gewählt. Die Füße werden auf die dazu gedachte Vorrichtung gestellt, die Knie sind leicht angewinkelt und der Rücken bleibt gerade. Nun wird, beginnend mit ausgestreckten Armen, der Griff zum Bauch gezogen und die Brust zusätzlich herausgedrückt. Der Oberkörper bleibt dabei gerade und die Ellenbogen werden eng an der Seite des Oberkörpers nach hinten bewegt (Abb. 36.**14**). Je nach Ausgangsgewicht 3 Sätze mit 10–15 Wiederholungen.

Rudern einarmig

Eine weitere Übung zur Kräftigung der Rückenmuskulatur kann auch mit einer Hantel zu Hause durchgeführt werden. Mit einer Hand und dem gegengleichen Knie wird der Körper auf einer flachen Bank oder einem Stuhl abgestützt (Abb. 36.**15**). Der Rücken bleibt gerade, die Stirn parallel zum Boden. Der Handrücken zeigt nach außen. Die Hantel wird nun eng am Körper nach oben gezogen, bis sie die Seite der Brust erreicht. Je Arm 10–15 Wiederholungen bei 3 Sätzen.

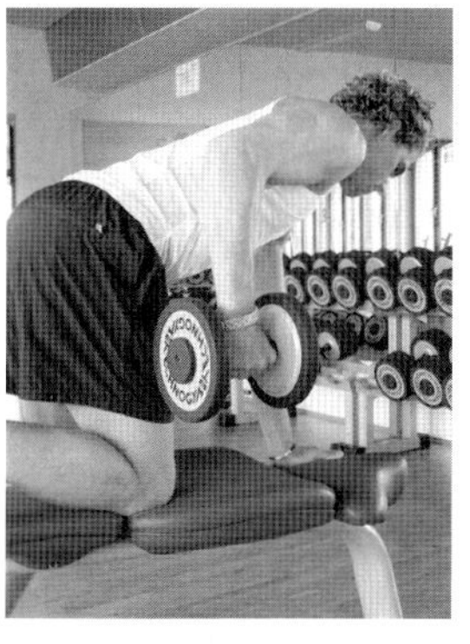

Abb. 36.**15** Rudern einarmig.

Seitheben mit Hantel

Zur Kräftigung der Schultermuskulatur kann das Seitheben aus unterschiedlichen Ausgangspositionen durchgeführt werden. Dabei wird der Oberkörper entweder gerade gehalten oder leicht vorgebeugt, so dass noch eine stabilisierende Wirkung des unteren Rückens hinzukommt. Die Arme sind in der Endposition immer parallel zum Boden und die Handrücken zeigen zur Decke; nur so kann die Schultermuskulatur optimal trainiert werden (Abb. 36.**16**).

Die Füße stehen in der Ausgangsposition hüftbreit auseinander und die Knie sind leicht gebeugt. Die Arme hängen mit den beiden Hanteln seitlich herab und die Handflächen zeigen nach innen. Der Bauch ist zur Stabilisierung leicht angespannt. Nun werden die Arme langsam seitlich angehoben, bis sie auf Schulterhöhe sind. Die Ellenbogen bleiben dabei leicht angewinkelt. Handrücken zeigen nach oben. Langsam in die Ausgangsposition zurückkommen und die Übung wiederholen.

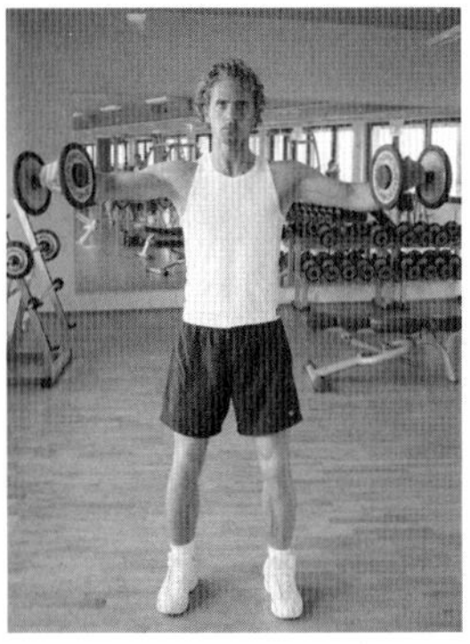

Abb. 36.**16** Seitheben mit Hantel.

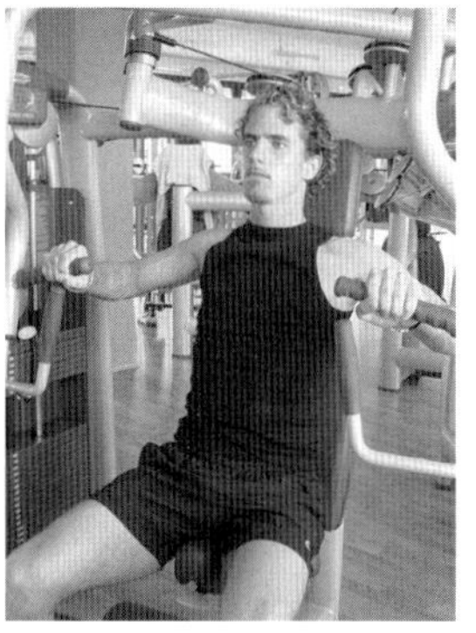

Abb. 36.**18** Bankdrücken/ Brustpresse.

Arm- und Beinheben diagonal, unterer Rücken

Eine Kräftigung der unteren Rückenmuskulatur sollte in einem gesundheitsbewussten Trainingsplan nicht fehlen, da eine gestärkte Lendenmuskulatur für eine gute Haltung unerlässlich ist und Rückenschmerzen sowohl vorbeugen als auch beheben kann.

Der untere Rücken kann mit und ohne Geräte optimal trainiert werden. Ausgangsposition ist die Bauchlage, wobei besonders darauf zu achten ist, dass die Hüfte in den Boden gedrückt wird, um einem Hohlkreuz entgegen zu wirken. Die Arme sind nach oben, die Beine nach unten ausgestreckt, die Stirn parallel zum Boden. Der Brustkorb wird nun leicht vom Boden abgehoben. Nun werden jeweils abwechselnd das linke Bein und der rechte Arm vom Boden abgehoben und die Position ein paar Sekunden gehalten, dann folgt der Wechsel (Abb. 36.**17**).

Diese Übung kann durch verschiedene Armpositionen in ihrem Schwierigkeitsgrad individuell abgestimmt werden (Arme in U-Haltung, vor die Stirn und dann den Brustkorb heben und senken etc.).

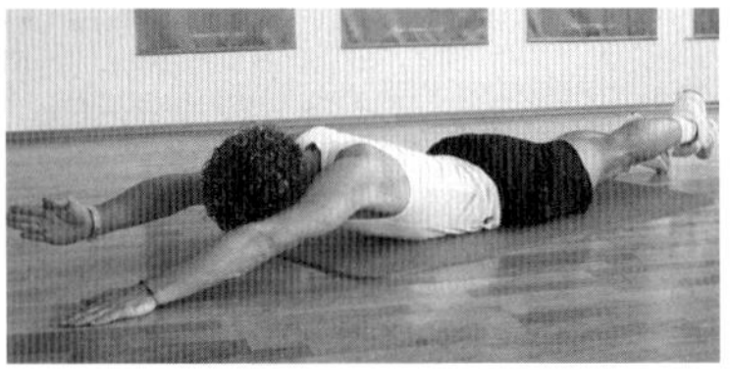

Abb. 36.**17** Arm- und Beinheben diagonal, unterer Rücken.

Bankdrücken/Brustpresse

Das Training der Brustmuskulatur an der Maschine beinhaltet auch immer noch ein Training des M. triceps und formt einen schönen Oberkörper. Die Lendenwirbelsäule sollte über eine leichte Anspannung der Bauchmuskulatur gut abgestützt werden. Die Arme sind in der Ausgangsposition im 90°-Winkel gebeugt, die Ellenbogen befinden sich zwischen Brust- und Schulterhöhe (Abb. 36.**18**). Nun werden die Arme nach vorne gedrückt, bis sie fast gestreckt sind, dann zurücknehmen, die Ellenbogen befinden sich auf Schulterhöhe.

Die Übung sollte langsam und kontrolliert durchgeführt werden.

Flyings/Brustmuskulatur

Zu Hause kann die Brustmuskulatur mit Hanteln trainiert werden. Ausgangsposition ist die Rückenlage mit angestellten Beinen auf einer flachen Bank oder dem Boden. Die Arme sind in U-Haltung, die Handrücken zeigen nach hinten, Ellenbogen und Schulter sind in der Ausgangsposition auf einer Ebene (Abb. 36.**19**). Mit der Ausatmung werden die Arme langsam nach oben gestreckt, eine leichte Beugung immer beibehalten. Langsam mit der Einatmung wieder in die Ausgangsposition zurückkehren und die Übung in den vorgegebenen Wiederholungsrhythmen durchführen.

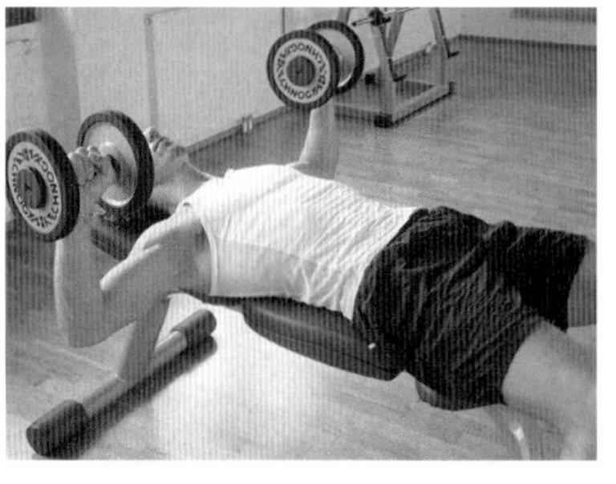

Abb. 36.**19** Flyings/ Brustmuskulatur.

Crunches

Diese Bauchmuskelübung sollte unbedingt langsam ausgeführt werden. Die richtige Technik ist entscheidend und auf Seite 313 beschrieben (Abb. 36.**20**). Je nach Level 2–3 Sätze mit je 25–50 Wiederholungen.

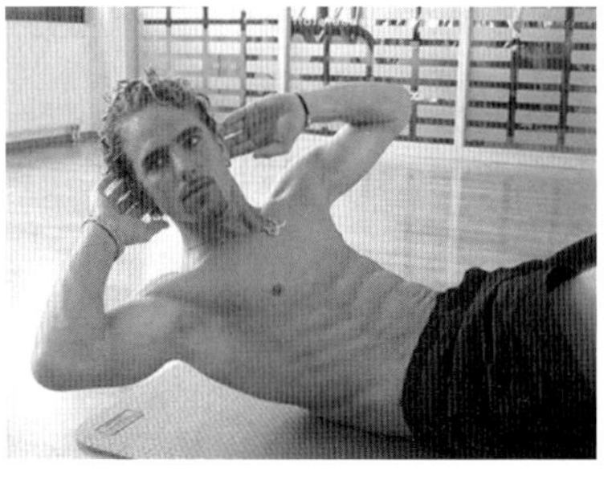

Abb. 36.**20** Crunches.

Biceps/Hammer-Curls

Füße hüftbreit auseinander stellen, Beine leicht anwinkeln, die Arme ebenfalls, sie hängen seitlich herab. Gewichte so halten, dass die Handinnenflächen nach innen zeigen. Das Gewicht in Richtung Schulter heben, Ellenbogen dabei dicht an den Körper ziehen (Abb. 36.**21**). In die Ausgangsposition zurückkehren, ohne dabei die Spannung zu lösen. Arme abwechseln und Übung jeweils 20-mal wiederholen bei 2–3 Sätzen. Der Oberkörper darf nicht mitgehen.

Variation: Handinnenflächen zeigen nach oben.

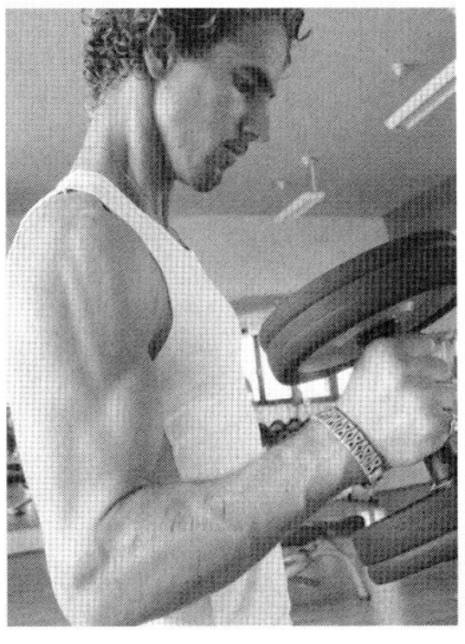

Abb. 36.**21** Biceps/Hammer Curls.

Triceps

Durch das Armstrecken wird der Muskel des hinteren Oberarms trainiert (Abb. 36.**22**). Während der Übung sollte der Oberkörper und v.a. der Rücken gerade gehalten werden. Die Füße stehen hüftbreit auseinander, die Knie sind leicht gebeugt. Die Hantel wird hinter dem Kopf gehalten, Ellenbogen auf Kopfhöhe, Oberarm und Ohr auf einer Linie. Arm strecken. Aufpassen, dass der Ellenbogen während der Übung auf Kopfhöhe bleibt. Bauchmuskeln anspannen, um den Rücken nicht zu überlasten. Langsam in die Ausgangsposition zurückkehren. Jeweils 2–3 Sätze mit 15–20 Wiederholungen.

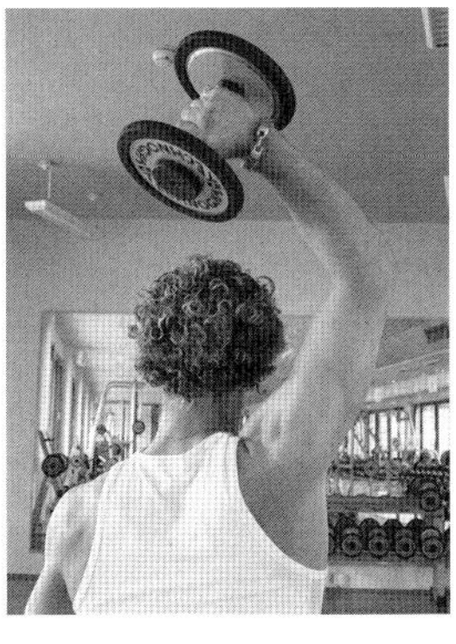

Abb. 36.**22** Triceps.

Koordinationstraining

! Koordination als Zusammenspiel von Zentralnervensystem und Skelettmuskulatur bei einem gezielten Bewegungsablauf hat für die Altersgruppe „40plus" hohe Bedeutung für die Bewegungsanforderung im gesundheitsorientierten Training sowie für die Alltagskompetenz.

Die koordinative Qualität zeichnet sich durch einen ökonomischen, präzisen und gezielten Einsatz der entsprechenden Muskulatur aus und führt zu einem ergonomischen Energieverbrauch (Hollmann u. Hettinger 2000, Scheumann 2001). **Geeignete Sportarten**, die gleichzeitig auch noch weitere motorische Hauptbeanspruchungsformen wie aerobe Ausdauer und Kraft berücksichtigen, sind Ballspiele, wie Basketball und Volleyball sowie Tennis.

Geschicklichkeit, Gewandtheit, Technik, Gelenkigkeit, Schnellkraft, Reaktionsvermögen und – durch die Dauer der Belastung – Ausdauer werden hierdurch gefördert (Hollmann u. Hettinger 2000, Rost 2001). Weitere Sportarten zur Verbesserung der koordinativen Fähigkeiten sind Gymnastik, Yoga, Zweikampfsportarten oder Tanzen.

Stretching

! Zum Beweglichsein gehört mehr, als sich auf den Boden zu setzen und bei gestreckten Beinen die Zehen zu berühren. Flexibilität bedeutet, den Bewegungsradius sowie die Beweglichkeit zu erhöhen und eine gute Haltung zu haben (Roberts 2001).

Darüber hinaus fördert es die Entspannung und Regeneration nach Belastung, verbessert die Koordination und das Körpergefühl und hat eine verletzungsvorbeugende Wirkung.

Vor und nach dem Training sollte die betroffene Muskulatur sanft gedehnt werden. Darüber hinaus empfiehlt sich gerade diejenige Muskulatur zu stretchen, die generell zur Verkürzung neigt (M. pectoralis, ischiocrurale Muskelgruppe, M. iliopsoas, untere Rückenmuskulatur). Diese Muskeln sind gerade bei Menschen, die viel sitzen, durch die lange Zwangshaltung verkürzt. Eine schlechte Haltung oder sogar Rückenschmerzen sind die Folge.

Während sich der Muskel verlängert, sollte ganz entspannt in der maximalen Dehnposition für 8–10 sec innegehalten werden und in die Dehnung hinein ausgeatmet werden. 5–10 min täglich sollten für Dehnungsübungen reserviert werden. Nachfolgend werden ein paar Übungen mit der entsprechenden Ausführung vorgestellt.

Oberer Rücken. Aufrecht hinstellen, die Füße sind hüftbreit auseinander. Hände vor dem Körper falten und

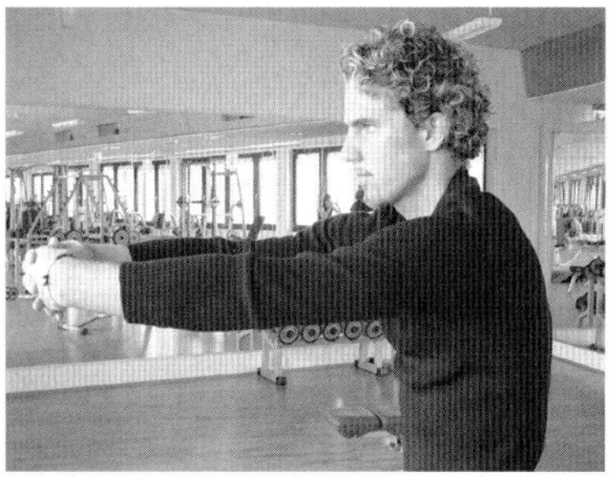

Abb. 36.**23** Dehnung des oberen Rückens.

in die Handflächen blicken. Die Arme sind bis auf Schulterhöhe gehoben, die Ellenbogen leicht angewinkelt (Abb. 36.**23**). Arme wollen vom Körper wegziehen und der obere Rücken spannt sich auf, Dehnung im oberen Rücken nachspüren und die Position 5–10 sec halten.

Unterer Rücken. In der Rückenlage werden beide Knie nah zur Brust gezogen, die Hände umfassen die Unterschenkel (Abb. 36.**24**). Sanft näher an den Körper heranziehen, bis eine Dehnung der Lendenmuskulatur spürbar wird. Variiert wird die Übung dadurch, dass auf dem Kreuzbein leicht kreisende Bewegungen gemacht werden.

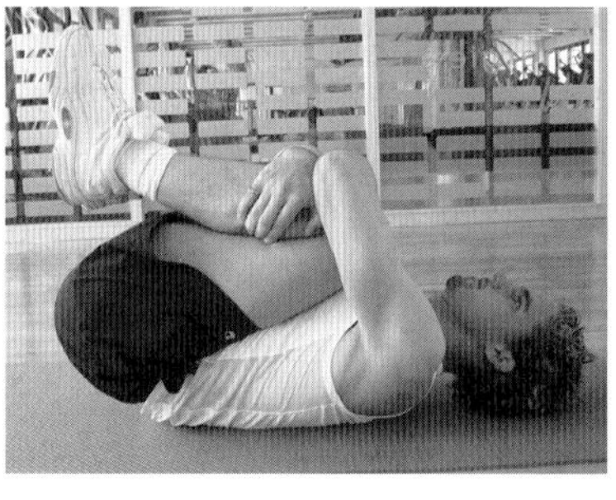

Abb. 36.**24** Dehnung des unteren Rückens.

Quadriceps/vorderer Oberschenkel. Aufrecht hinstellen und sich ggf. an der Wand oder einer Stange festhalten, um das Gleichgewicht halten zu können. Ein Bein anwinkeln und am Fußrücken an den Körper ziehen (Abb. 36.**25**). Die Knie bleiben zusammen, Standbein leicht gebeugt, 8–10 sec halten und dann mit dem anderen Bein wiederholen.

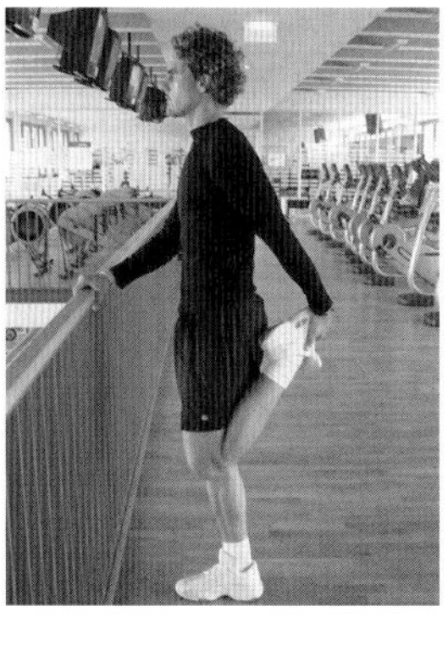

Abb. 36.**25** Dehnung von Quadriceps/vorderem Oberschenkel.

Ischiocrurale Muskelgruppe/Beinbeuger. Ferse auf ein Geländer oder eine Bank legen. Sich langsam in Richtung des gestreckten Beins vorbeugen (Abb. 36.**26**). Das Standbein leicht anwinkeln, das vordere Bein strecken. Sich von der Hüfte aus vorbeugen, anstatt einen Buckel zu machen; 8–10 sec so verharren, dann die Übung mit dem anderen Bein wiederholen.

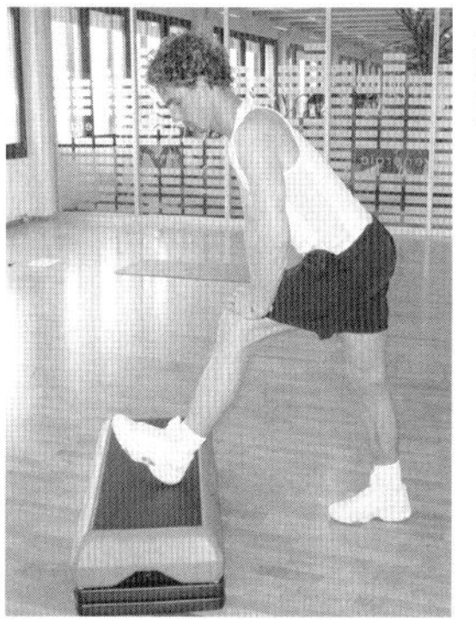

Abb. 36.**26** Dehnung von ischiocruraler Muskelgruppe/Beinbeuger.

Iliopsoas/Hüftbeugemuskulatur. Die Ausgangsposition zur Dehnung des Hüftbeugemuskels ist der einbeinige Kniestand. Das hintere Bein wird nun weit nach hinten gestreckt, das Knie bleibt am Boden (Abb. 36.**27**). Die Hände werden neben dem vorderen Fuß aufgesetzt. Es ist darauf zu achten, dass das vordere Knie nicht über die Fußspitze kommt. Nun wird das Becken leicht nach hinten gekippt und die Hüfte nach vorne gedrückt, der Oberkörper bleibt dabei aufrecht.

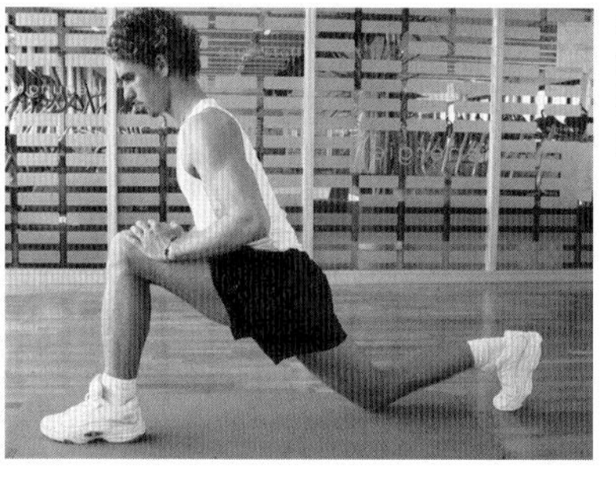

Abb. 36.**27** Dehnung von Iliopsoas/Hüftbeugemuskulatur.

Wadenmuskulatur. Im Stand stehen die Füße zunächst eng nebeneinander. Der linke Fuß wird nun nach hinten versetzt, wobei die Ferse gen Boden zieht (Abb. 36.**28**). Das rechte Bein ist gebeugt, das Gewicht auf dem vorderen Bein, der Oberkörper aufrecht. Wird das hintere, annähernd gestreckte Bein nach 10 sec leicht angebeugt, wird die Achillessehne noch mit in die Dehnung einbezogen; Wechsel zur anderen Seite.

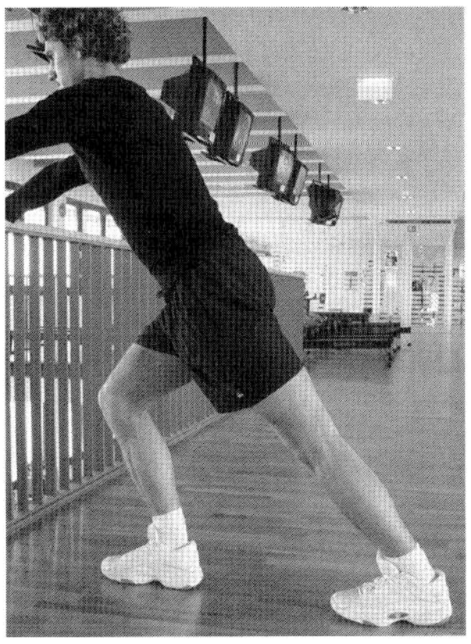

Abb. 36.**28** Dehnung der Wadenmuskulatur.

Brustmuskulatur. Aufrecht hinstellen, Füße sind hüftbreit auseinander, die Knie leicht gebeugt. Hände hinter dem Rücken verschränken. Arme heben, der Rükken bleibt gerade (Abb. 36.**29**). Arme ziehen nach hinten, Schultern ziehen zum Boden. Arme nun so weit heben, bis Brustkorb und Schultervorderseite gedehnt werden. 10–14 sec so verharren. Die Nackenmuskulatur wird zusätzlich gedehnt, wenn das Kinn auf die Brust gesenkt wird.

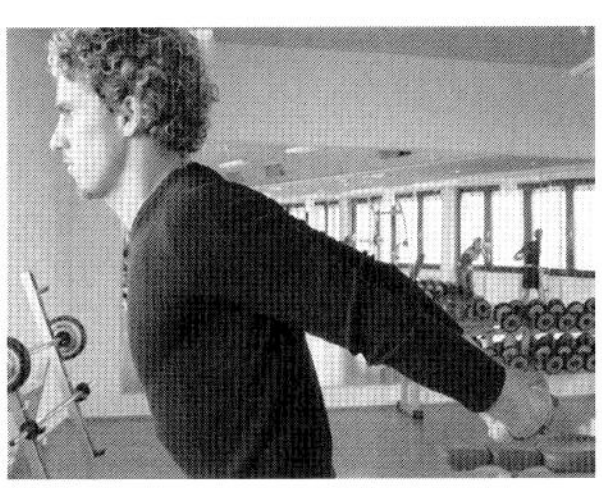

Abb. 36.**29** Dehnung von Brustmuskulatur.

Schulter- und Halsmuskulatur. Die Ausgangsposition ist der hüftbreite Stand mit leicht gebeugten Knien. Ein Arm wird nach hinten genommen, das Handgelenk nach hinten gezogen (Abb. 36.**30**). Die Schultern sind gerade. Wird nun noch auf der Gegenseite das Ohr zur Schulter geneigt, erfolgt eine zusätzliche Dehnung der seitlichen Halsmuskulatur. Bei Neigung des Kopfes nach vorn wird die Nackenmuskulatur gedehnt.

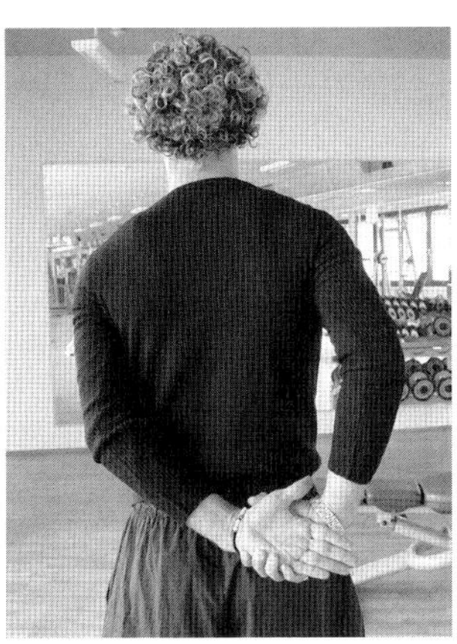

Abb. 36.**30** Dehnung von Schulter- und Halsmuskulatur.

„Body and Mind"

Kurse dieser Art sorgen für Stressabbau, fördern eine korrekte Haltung und verbessern die Beweglichkeit. Darüber hinaus können sie eine Muskelstraffung und Verbesserung der koordinativen Fähigkeiten bewirken. Grundlage vieler *„Body and Mind-Programme"* ist der Ansatz der ganzheitlichen Medizin, wonach Gesundheit die Harmonie in Körper, Geist und Seele bedeutet.

Der Körper als Spiegel der Seele bildet mit ihm eine untrennbare Einheit, die sich in Körperhaltung und Körperbewusstsein des Individuums offenbart (siehe Körpersprache). Meditative Elemente sind Bestandteil dieser fernöstlichen Traditionen. Eine Vielzahl von unterschiedlichen Methoden werden in Fitness-Studios oder speziellen Wellness-Zentren angeboten. Hierzu zählen Yoga, Tai Chi in seinen Variationen und Qi Gong.

Tipps für Menschen ohne Zeit

Wie geistige und mentale Fitness fordern auch Sport und körperliche Fitness Zeit. Bei einem 3- bis 5-mal wöchentlichen Training müssten 5–10 Stunden pro Woche (5% der Gesamtzeit!) für den Sport „freigehalten" werden. Denkt man an all die positiven Auswirkungen des Sports hinsichtlich des kardiovaskulären Systems, der allgemeinen Organfunktionen sowie des psychischen Wohlbefindens, so scheint dies ein vertretbarer Zeitaufwand. Allerdings fehlt es Menschen in der heutigen Leistungsgesellschaft, eingespannt zwischen Erwerbsleben, Familie und Freundeskreis, oft an ausreichend der Zeit, um regelmäßig Sport zu treiben.

Sollte dies nicht ein vorgeschobenes Argument sein, so werden in Tab. 36.**6** Möglichkeiten vorgestellt, wie Männer und Frauen auch im Alltag regelmäßig dazu beitragen können, der körperlichen Untätigkeit wenigstens bei alltäglichen Verrichtungen entgegenzuwirken. Diese

Tabelle 36.**6** Bewegungstipps für Menschen mit wenig Zeit

➤ Kniebeugen am Morgen während dem Zähneputzen.
➤ Treppen steigen anstatt mit dem Aufzug zu fahren.
➤ Kurze Distanzen lieber zu Fuß oder mit dem Fahrrad als mit dem Auto zurücklegen.
➤ Bewusst Parkplatz nicht in unmittelbarer Nähe zum Zielort wählen.
➤ Mittagspause zum Gang um die Arbeitsstelle nutzen („frische Luft schnappen").
➤ Dehnungs- und Entspannungsübungen durchführen, während der Computer das Betriebssystem hochfährt.
➤ Beim Sitzen im Bürosessel hin und wieder die Gesäßmuskulatur kontrahieren und 10 sec Sekunden halten.
➤ Haltezeiten beim Autofahrten dazu nutzen, verschiedene Muskelpartien anzuspannen und 5–10 sec die Spannung zu halten.
➤ Auf Dienstreisen den Fitnessraum des Hotels oder den Pool nutzen.

Liste lässt sich beliebig verlängern. Sie werden im Laufe der Zeit selbst feststellen, wie viele Möglichkeiten es zu einer „kleinen" Trainingspause gibt.

Literatur

1. Freiwald J. Aufwärmen im Sport. Hamburg; Rowohlt Taschenbuch:1991
2. Froböse I, Nellessen G (Hrsg.). Training in der Therapie- Grundlagen und Praxis. Wiesbaden; Ullstein Medical:1998.
3. Geiger L. Gesundheitstraining. München; BLV Sportwissen: 1999.
4. Hollmann W, Hettinger T. Sportmedizin. Arbeits- und Trainingsgrundlagen. Stuttgart; Schattauer:2000.
5. Jacobi GH (Hrsg.). Männergesundheit. Stuttgart; Thieme:2003.
6. Roberts M. Fit in 90 Tagen. München; Dorling Kindersley:2001.
7. Roberts M. Fitness for Life. München; Dorling Kindersley: 2002.
8. Rost R (Hrsg.). Lehrbuch der Sportmedizin. Köln; Deutscher Ärzte Verlag:2001.
9. Rost R. Sport- und Bewegungstherapie bei Inneren Krankheiten. 2.erweiterte Auflage, Köln; Deutscher Ärzte Verlag:1995.
10. Scheumann H. Fit und Vital. Aachen; Meyer & Meyer: 2001.
11. Schwarzenegger A, Dobbins B. Das große Bodybuilding Buch. München; Wilhelm Heyne:1987.
12. Sommer F, Graf C. „Sports meets Medicine – Urologie und Sport – Lifestyle, Sexualität, Onkologie und Sport". Göttingen; Cuvillier-Verlag:2002.
13. Sommer F, Klotz T. Mann, intakt. Göttingen; Cuvillier Verlag:2003.

37 Anti-Aging und der Faktor Glück

Rudolf K. Oberdorfer

Einleitung

„Aber es gibt kein unbedingtes und ungetrübtes Glück, das länger als fünf Minuten dauert" war Theodor Fontane's Auffassung. Demnach verliert ein langes Glück allein schon durch seine Dauer. Mit Glück in der Zusammenschau von erfolgreichem, kompetentem Älterwerden ist nicht das Glück im Sinne von „Glück gehabt" (engl.: *luck*), sondern das dauerhafte Empfinden von **„Glücklichsein"** (engl.: *happiness*) gemeint.

Wie vielschichtig die Empfindung von Glück sein kann, spiegelt sich auch darin wider, dass es im altindischen Sanskrit mehr als ein Dutzend Worte dafür gibt. Glücklich sein und sich an eigenes Glück erinnern sind Eckpfeiler im Streben nach einem langen Leben. Fragt man Jungsenioren, wie sie sich ein glückliches Älterwerden wünschen, so nennen sie **gesund**, **aktiv**, **fit**, **zufrieden**, **angstfrei**, und vor allen Dingen **sorgenfrei** und **selbstständig**.

Begriff „Glück" in der Philosophie

Glück war zu allen Zeiten ein philosophisches Standardthema. Seit den ersten philosophischen Überlieferungen wurde Glücklichsein immer auch mit Gelassenheit, innerer Ruhe, Rückschau auf Erreichtes und mit Liebesfähigkeit in Zusammenhang gebracht. Unmittelbar wirken die Suche nach Glück und das Vermeiden von Leiden zusammen. Das Thema von den Anfängen der klassischen Philosophie bis zu den Denkern der Neuzeit und der Modernen nur anreißen zu wollen, wäre an dieser Stelle vergebens.

Einen sehr modernen und gleichzeitig praktischen Zugang hierzu weist der **Dalai Lama** (Dalai Lama 2002):

„Seit anfangloser Zeit haben wir ein gültiges Gewahrsein, oder Bewusstsein, von einem „Ich". Es liegt in der Natur dieses „Ich" oder Selbst begründet, dass es Glück erreichen und Leiden vermeiden möchte, und dieses Verlangen ist stichhaltig – es ist wahr, vernünftig und angemessen. Folglich haben wir alle das Recht, Glück zu erreichen und Leiden zu vermeiden. Die Tatsache, dass sich Leiden und Glück ihrerseits von Augenblick zu Augenblick verändern, lässt erkennen, dass diese Erfahrungen von Glück und Leiden abhängig von Ursachen und Wirkungen sind. Um uns vom Leiden zu befreien, müssen wir die Ursachen und Bedingungen des Leidens beseitigen, und um Glück zu erreichen, müssen wir die Ursachen und Bedingungen für Glück schaffen".

So kann Glück auch als Anpassung aufgefasst werden. Nach Paul Watzlawick führt die lebenswichtige Notwendigkeit der Anpassung unweigerlich zur Ausbildung bestimmter Verhaltensmuster, deren Zweck idealerweise ein möglichst erfolgreiches und leidensfreies (also glückliches) Überleben wäre (Watzlawick 2002).

Ruhelosigkeit und das damit einhergehende Verpassen der inneren Harmonie kann als Glücksbremse erster Ordnung angesehen werden. Seneca empfand Ruhelosigkeit als die „Menschen-Krankheit" schlechthin.

Gerd B. Achenbach sieht in der Rastlosigkeit den Ausgang so (Achenbach 2000):

Sie nehmen sich ein Buch vor, lesen ein paar Zeilen, und schon schweifen ihnen die Gedanken ab. Sie starren auf die Worte und fragen sich, wozu sie ihre Zeit verplempern. Und für sie trifft's wirklich zu: Sie müssen nämlich etwas „machen", unternehmen, irgend etwas treiben, sonst befällt sie das Gefühl, sie seien tot. Und warum? Weil sie an sich wie tot sind: Mit sich selber wissen sie „nichts anzufangen". Sie leben nur, solange sie was tun und sofern „sich etwas tut". Wo nichts los ist, ist nichts. Entzieht man ihnen die Beschäftigung, nimmt man ihnen die Belastungen des Alltagslebens ab, bekommen sie es mit sich selbst zu tun (...).

Und wie wahr und unwahr erscheint selbst während des vom Terminkalender abgesparten Jahresurlaubs das von Horaz dahingesagte *„beatus ille qui procul negotiis"*. Glückselig der, der fernab von den Geschäften ..., tatsächlich?

Auch das **„Heute-Prinzip"** ist ein wesentlicher philosophischer Grundpfeiler für die Fähigkeit, dauerhaft – auch nach erlebtem Leid – immer wieder Glück zu erleben und unser Leben in positiver Weise zu meistern. Eine altindische Weisheit aus dem **Sanskrit** besagt hierzu:

Sei Dir jedes Tages bewusst, denn er ist das Leben, das Leben allen Lebens. In seinem kurzen Ablauf liegt die ganze Wirklichkeit und Wahrheit des Daseins, die Wonne des Wachsens, der Ruhm der Tat und die Herrlichkeit der Kraft. Denn das Gestern ist nur ein Traum – und das Morgen eine Vision! Das Heute aber, richtig gelebt, macht das Gestern zu einem Traum voller Glück – und das Morgen zu einer Vision voller Hoffnung: deshalb sei Dir jedes Tages bewusst!

Wer positiv denkt, wer die Realität positiv konnotiert, der wird zum Lebenskünstler, der ohne zu hadern sich angstfrei ganz auf die konstruktive Gestaltung seiner Wirklichkeit konzentrieren kann.

Thich Nhat Hanh, ein buddhistischer Mönch und Freund des Dalai Lama, schreibt in seinem Buch „Ich pflanze ein Lächeln":

„Im gegenwärtigen Moment sind wir mit dem Leben verabredet. Wenn wir eben jetzt nicht in Frieden und Freude sind, wann wollen wir sie dann spüren – morgen oder übermorgen? Was hindert uns daran, genau jetzt glücklich zu sein?" (Thich Nhat Hanh 1992).

Autogenes Training und andere Formen der Meditation sind sehr gut dazu geeignet, durch Entspannung krank machenden Stress zu reduzieren, Ängste zu überwinden und sich damit der letztendlichen Realität zu stellen.

Hermann Hesse, der große schwäbische Dichter, schreibt so treffend (Hesse 1992):

Man hatte vor tausend Dingen Angst, vor Schmerzen …, vor dem eigenen Herzen, man hatte Angst vor dem Erwachen, vor dem Alleinsein … vor dem Tode – namentlich vor ihm, dem Tode.

Aber all das waren nur Masken und Verkleidungen. In Wirklichkeit gab es nur eines, vor dem man Angst hatte: das sich fallen lassen, den Schritt in das Ungewisse hinaus, den kleinen Schritt hinweg – über all die Versicherungen, die es gab.

Und wer sich einmal, ein einziges Mal hingegeben hatte, nur einmal das große Vertrauen geübt und sich dem Schicksal anvertraut hatte, der war befreit. Er gehorchte nicht mehr den Erdgesetzen, er war in den Weltraum gefallen und schwang im Reigen der Gestirne mit.

Psychohygiene – Weg zu individuellem Glück

! Psychohygiene – nicht deckungsgleich gelegentlich auch Psychoprophylaxe genannt – ist das Wissen von der Erhaltung der seelischen und geistigen Gesundheit. Lebensführung, Umgang mit sich selbst und mit seiner Umgebung Inventur machen, sind psychohygienische Aktionsfelder.

Überdachter Umgang mit Konsum, Konsumverzicht, Rückbesinnung auf Liebe sind Hilfen für Erwerb oder Erhalt der eigenen Psychohygiene. **Erich Fromm**, einer der bedeutendsten deutschen Philosophen des vergangenen Jahrhunderts, beschreibt in seinem Buch „Die Kunst des Liebens" (Fromm 2000) im Kapitel „Die Liebe und ihr Zerfall in der zeitgenössischen Gesellschaft" ebenso wie in „Haben und Sein" (Fromm 1979) sehr eindruckvoll die Zwänge und Mechanismen, die hierzulande immer mehr zum Zerfall der Liebe führen und uns den Weg in ein glückliches Älterwerden verstellen.

Das Leben verläuft nur deshalb bei vielen Menschen nicht glücklich, weil sie Glück zu einem ersehnten Zustand ernannt haben und dann jeden davon abweichenden Zustand ablehnen oder sogar verurteilen. In vielen Fällen sind erst existenzielle Not, Krankheit oder ein anderer Schicksalsschlag „notwendig", damit sich der Mensch besinnt. Fragen wie „was soll das eigentlich alles?", „warum lebe ich hier auf Erden?", „wer bin ich in Wahrheit?" sollen nun helfen, neue Orientierung zu finden.

Menschen werden dann spirituell. Sie tauchen ab in ihr Inneres. **Willigis Jäger** spricht von einem geradezu spirituellen Grundbedürfnis: „Wenn der Mensch Bedürfnisse verdrängt, wird er krank" (Jäger 1999).

Konsumverzicht

Konsum ist langfristig gesehen eine **Glücksbremse**. Der Paartherapeut **Lukas-Michael Möller** spricht vom „Zeitalter der narzisstischen* Störung", in der das Konsumieren und „Konsumiert werden", die Jugend, die Schönheit und der Erfolg zum Selbstzweck wird, und Menschen ohne Sinnfindung und ohne Liebe an ihrem oberflächlichen Konsumverharren seelisch verkümmern und letztendlich einsam zugrunde gehen (Möller 1996).

Eine Zivilisation, in welcher das **Haben**, das Kulissenschieben und das **Konsumieren** immer mehr Vorrang vor dem **Sein** hat, kann nicht Anderen als Vorbild dienen. Denn unter solchen Bedingungen geht die Fähigkeit zu lieben und zum Erreichen von Glück immer mehr verloren. „Weniger ist mehr – im Verzicht liegt der Gewinn" ist eine Devise, die gerade im Alter zu einem Glück bringenden Motto werden könnte. Denn Streben und Sucht machen nicht nur körperlich krank, sondern beeinträchtigen oder verhindern unsere Liebesfähigkeit.

Pater **Hugo M. Enomya-Lassalle**, der die Zen-Meditation in die deutschen Klöster gebracht hat, beschreibt das Erleuchtungserlebnis eines indischen Philosophen, der in der Selbsterforschung und der Selbstfindung durch die meditative „Wesensschau" eine wesentliche Grundlage für seelische Gesundheit und somit auch für das individuelle Glückserleben erkennt. Er betont:

Wenn das Eine (das Selbst) gefunden ist, lösen sich alle anderen Probleme von selbst auf; solange dieses nicht gefunden ist, nehmen die Probleme, die gelöst sein wollen, kein Ende! (Enomya-Lassalle 1987).

Good-Aging-Tipp für die Praxis

Zwiegespräche, sich wechselseitig einfühlbar machen, Lösungen entwickeln, wo keiner unterliegt, achtsam mit sich und dem anderen, mit der Familie, den Freunden, den Kollegen, der Firma umgehen, das sind für den Menschen in der zweiten Lebenshälfte die Glück bringenden Herausforderungen. Das setzt ständige Selbstreflexion, Introspektion, Selbstfindung und tägliches „Inventur machen" voraus. Nur wer weiß, wer er in Wirklichkeit ist, weiß auch, was er will. Wir können so unsere **innere Ethik** entwickeln, unser Handeln an den eigenen Normen und Werten ausrichten, und somit unsere Vorstellungen von einem erfüllten Leben gestalten und tagtäglich immer wieder neu umsetzen. All dies ist wirksame Prävention vor Befindlichkeitsstörung und Krankheit und damit essenzieller Bestandteil jeder Anti-Aging-Strategie.

* *Narziss* ist eine griechische Sagengestalt, die so in sich selbst verliebt war, dass sie immerfort ins Wasser starrte, um ihr eigenes Bild zu sehen. *Narziss* war unfähig, mit einem anderen Menschen eine tiefe Beziehung einzugehen. Er war nicht bindungsfähig, geschweige denn liebesfähig und ging an seiner neurotischen Fehlhaltung zugrunde.

Selbstverwirklichung, sich selbst treu sein, authentisches Handeln erfordert aber die Bereitschaft zum Verzicht, die Unterbrechung der Ich-Befriedigung, d.h. den Aufbau von **Frustrationstoleranz**. Nur über diesen Weg können wir uns selbst, unsere Schatten sowie unsere tieferen Schichten erkennen. Hierüber können wir uns Kraftquellen erschließen, die, wenn sie einmal sprudeln, sich immer wieder selbst nähren und somit niemals versiegen.

Achtsamkeit – Schlüssel zum glücklichen Älterwerden

„Dies vor allem: sei dir selber treu – und so folgt wie auf den Tag die Nacht, Du kannst nicht falsch sein, gegen irgendwen.“

Das betont Shakespeare und weist auf die Wahrhaftigkeit als wesentliche Grundlage für Vertrauenswürdigkeit hin. Erst wer weiß, wer er ist, und für wen **Wahrhaftigkeit**, Treue, Achtsamkeit, Zuverlässigkeit und Beständigkeit wesentliche **Werte und Normen** sind, die er offen vertritt und an welchen er sein Handeln um seiner Selbstliebe willen orientiert, der kann normenorientiert, geradlinig, bewusst und zielgerecht handeln und somit seine noch im Älterwerden hoch gesteckten Lebensziele erreichen.

Erst dann ist er des Vertrauens würdig, welches Partner/in, Kinder, Verwandte und Freunde in ihn setzen. Erst durch die ständige Übung der Achtsamkeit ist echte Bindung möglich. Wer seiner eigenen Liebesbeziehung und der Beziehung zu Familie und Freunden Priorität einräumt, erfüllt sein Leben mit Sinn, vermehrt sein täglich immer wieder neu erlebtes Glück und schützt sich vor körperlichen Leiden und Depressionen.

Auch ein nützlicher Beruf, zu dem man sich *berufen* fühlt, ein Hobby, welches man mit voller Konzentration betreibt, ermöglicht ein erfülltes Leben mit einem Höchstmaß an Aktivität, Kreativität und täglich erlebter Ausgeglichenheit in Glück. **Willigis Jäger**, Benediktiner und einer der bedeutendsten Zen-Meister im deutschsprachigen Raum, zitiert in seinem Buch „Suche nach dem Sinn des Lebens“ folgende Anekdote (Jäger 1999):

Ein Rabbi wurde einmal gefragt, warum er trotz seiner vielen Beschäftigungen immer so gelassen sein könne. Er sagte: „Wenn ich stehe, dann stehe ich; wenn ich gehe, dann gehe ich; wenn ich sitze, dann sitze ich; wenn ich esse, dann esse ich; wenn ich spreche, dann spreche ich…“. Da fielen ihm die Fragesteller ins Wort: „Das tun wir doch auch, aber was machst du noch darüber hinaus?“ Er sagte wiederum: „Wenn ich stehe, dann stehe ich; wenn ich gehe, dann gehe ich; wenn ich sitze, dann sitze ich; wenn ich esse, dann esse ich; wenn ich spreche, dann spreche ich…“. Wieder sagten die Leute: „Das tun wir doch auch!“ Er aber sagte zu ihnen: „Nein, wenn ihr sitzt, dann steht ihr schon; wenn ihr steht, dann lauft ihr schon; wenn ihr lauft, dann seid ihr schon am Ziel.“

Jäger ist überzeugt, dass die **Achtsamkeit** die schwerste, aber auch wichtigste asketische Übung ist. Sie sei eine ständige Unterbrechung der Ich-Befriedigung. Der achtsame Mensch fließe nicht mehr mit dem Strom der Gewohnheit und lasse seinem Bewusstsein nicht den willkürlichen Lauf, der ein Vordringen in die Tiefen verhindert. Mit der **Übung der Aufmerksamkeit** werde der Mensch in sein tiefes, wahres Selbst – also weg vom Ich – geführt und so nicht mehr von seiner egoistischen Sichtweise beherrscht.

Abschließend zu diesen Gedanken sei hier noch ein nach wie vor höchst moderner Aspekt zu dem, was wir unter Glück bringender Liebe verstehen wollen, angeführt. So sagt **Laotse**, der Philosoph des Taoismus,

„die Pflicht ohne Liebe mache verdrießlich, Verantwortung ohne Liebe rücksichtslos, Gerechtigkeit ohne Liebe hart, Wahrheit ohne Liebe kritiksüchtig, Erziehung ohne Liebe widerspruchsvoll, Klugheit ohne Liebe gerissen, Freundlichkeit ohne Liebe heuchlerisch, Ordnung ohne Liebe kleinlich, Sachkenntnis ohne Liebe rechthaberisch, Macht ohne Liebe gewalttätig, Ehre ohne Liebe hochmütig, Besitz ohne Liebe geizig, und Glaube ohne Liebe fanatisch“ (zitiert nach Jäger 1999).

Begriff „Glück“ in der Positiven Psychologie

Traditionelle Psychologie – Positive Psychologie

Die traditionelle Psychologie hat Jahrzehnte damit verbracht, seelische Störungen und Krankheiten zu definieren und durch spezifische Methoden der Psychotherapie erfolgreich zu behandeln. Dabei wurde lange versäumt, individuelle Gemütszustände, Stärken und Tugenden zu pflegen und auszubauen, die positiv zu Buche schlagen, und damit Freude, Zufriedenheit und Glück erzeugen.

Der amerikanische Psychologe **Martin Seligman** räumt anhand systematischer Langzeitbeobachtungen das traditionelle Missverständnis beiseite, alle positiven menschlichen Strebungen und Motivationen seien nicht authentisch. Dem setzt er die positive Psychologie entgegen. Sie belegt, dass menschliche Stärke, Tugend und das hieraus erwachsende Glück eben nicht aus negativen Emotionen stammt.

Gerade die **positiven Emotionen** wie Zuversicht, Hoffnung und Vertrauen sind es, die in Krisen rettend sein können. Durch den Aufbau der individuell angelegten menschlichen Tugenden und Stärken, zu denen Mut, Tapferkeit, Besonnenheit, Aufrichtigkeit, Gerechtigkeit und Treue gehören, wird gerade in eher misslichen (also unglücklichen) Situationen Glück erzeugt.

Sie wirken wie ein **Schutzschild** und sind die **Widerstandskraft** gegen Schicksalsschläge und Schwankungen des seelischen Gleichgewichts. Diese individuell wirksamen Tugenden und Stärken sind sowohl genetisch veranlagt als auch frühzeitig im Leben durch Anpassung an Lebensumstände geformt und ausgebildet.

In seiner Analyse „Der Glücksfaktor“ nennt Seligman eine Formel, mit der man die Umstände, die zu Glück führen, annäherungsweise modellhaft quantifizieren kann (Seligman 2003):

!

G = V + L + W

Demnach entsteht nachhaltiges Glücksniveau (G) aus dem Vererbten (V) plus den schicksalhaften Lebensumständen (L) plus dem eigenen Willen (W).

Dass dieser Zusammenhang stimmt, hat der Forschungszweig der Positiven Psychologie längst bewiesen.

Tugenden und Stärken bestimmen unser Glück

Wenn tatsächlich menschliche Stärken und Tugenden Schutzschild oder Puffer gegen Schicksalsschläge und gegen Gefahren an Leib und Seele sind, sollte gerade die Pflege dieser Stärken beim und mit dem Älterwerden hilfreich sein, geistig hellwach, interessiert und flexibel zu bleiben. Die stetige Weiterentwicklung der Tugenden und charakterlichen, authentischen Stärken erzeugt und unterstützt Glück.

Seligman nennt diese sich im Laufe des Lebens herausgebildeten Stärken die **Signaturstärken**. Basis seiner Analyse sind die 6 individuell unterschiedlich veranlagten **Haupttugenden**:

- Weisheit und Wissen,
- Mut,
- Menschlichkeit und Liebe,
- Gerechtigkeit,
- Mäßigung sowie
- Transzendenz.

Diesen konnte er durch umfangreiche Forschung 24 **Signaturstärken** unterordnen (Tab. 37.**1**).

Ein Fragebogen (Tab. 37.**2**) dient der Selbsteinschätzung der authentischen Stärken (Signaturstärken) angelehnt an Seligman (Seligman 2003).

Tabelle 37.**1** 6 Haupttugenden und 24 Signaturstärken nach Seligman

		Betreffen die 48 Fragen in Tabelle 37.2
I.	**Weisheit und Wissen**	
1.	Neugier/Interesse für die Welt	1–2
2.	Lerneifer	3–4
3.	Urteilskraft / kritisches Denken / geistige Offenheit	5–6
4.	Erfindergeist / Originalität / praktische Intelligenz / Bauernschläue	7–8
5.	Soziale Intelligenz / personale Intelligenz / emotionale Intelligenz	9–10
6.	Weitblick	11–12
II.	**Mut**	
1.	Tapferkeit und Zivilcourage	13–14
2.	Durchhaltekraft / Fleiß / Gewissenhaftigkeit	15–16
3.	Integrität / Echtheit / Ehrlichkeit / Lauterkeit	17–18
III.	**Menschlichkeit und Liebe**	
1.	Menschenfreundlichkeit und Großzügigkeit	19–20
2.	Lieben und sich lieben lassen	21–22
IV.	Gerechtigkeit	
1.	Staatsbürgertum / Pflicht / Teamwork / Loyalität	23–24
2.	Fairness und Ausgleich	25–26
3.	Menschenführung	27–28
V.	Mäßigung	
1.	Selbstkontrolle	29–30
2.	Klugheit / Ermessen / Vorsicht	31–32
3.	Demut und Bescheidenheit	33–34
VI.	Transzendenz	
1.	Sinn für Vortrefflichkeit und Schönheit	35–36
2.	Dankbarkeit	37–38
3.	Hoffnung / Optimismus / Zukunftsbezogenheit	39–40
4.	Spiritualität / Gefühl für Lebenssinn / Glaube / Religiosität	41–42
5.	Vergeben und Gnade walten lassen	43–44
6.	Spielerische Leichtigkeit und Humor	45–46
7.	Elan / Leidenschaft / Enthusiasmus	47–48

„Flow" generieren heißt Glück begünstigen

Der amerikanische Psychologe Mihaly Csikszentmihalyi (2002) bezeichnete erstmals mit **Flow** einen sich selbst verstärkenden Gefühlszustand. Flow tritt bei dem auf, der durch sein Tun total gefesselt und fasziniert ist und so in einen Zustand voller Konzentration eintritt. Er taucht in diese Tätigkeit vollkommen hinein, wird von ihr eingenommen, geradezu absorbiert. Er verliert seine Selbstbefangenheit und fühlt sich motiviert, nur das eine zu tun, das ihn im gegenwärtigen Moment fasziniert. Die Zeit scheint für ihn still zu stehen, wenn er in Kontakt mit sich und seinen Stärken ist.

Voraussetzung ist, dass die Anforderungen dieser Tätigkeit genau zu seinen Fähigkeiten passen. Die Entfaltung der kreativen Kräfte, das Denken, Planen, Kombinieren und das freie Gestalten bis hin zur Vollendung des Werks ist es, was lang anhaltende Befriedigung und damit Glück verschafft. Dabei wird die Zeit – wenn überhaupt – sehr subjektiv wahrgenommen. Belohnung und Anerkennung des Geschaffenen mobilisiert zusätzlich die individuellen Stärken und Tugenden.

Tabelle 37.**2** Test zur Selbsteinschätzung der eigenen Signaturstärken (dieser und weitere interaktive Tests sind bei www.authentichappiness.org abrufbar)

Nr.	Spontane Selbstauskunft	Entspricht mir völlig	Entspricht mir	Weiß nicht	Passt schlecht zu mir	Entspricht mir gar nicht
1	Ich bin immer neugierig auf die Welt.	5	4	3	2	1
2	Ich bin schnell gelangweilt.	1	2	3	4	5
3	Ich bin begeistert, wenn ich etwas Neues lerne.	5	4	3	2	1
4	Ich mache niemals einen Umweg, um ein Museum oder einen anderen Ort aufzusuchen, an dem ich etwas lernen kann.	1	2	3	4	5
5	Wenn das Thema es erfordert, kann ich ein hochrationaler Denker sein.	5	4	3	2	1
6	Ich habe die Tendenz, aus dem Bauch heraus zu urteilen.	1	2	3	4	5
7	Ich liebe es, neue Wege auszuprobieren, um etwas zu bewerkstelligen.	5	4	3	2	1
8	Die meisten meiner Freunde sind einfallsreicher als ich.	1	2	3	4	5
9	Egal, um welche soziale Situation es sich handelt, ich bin fähig, mich einzufühlen.	5	4	3	2	1
10	Ich bin nicht sehr gut darin zu spüren, was andere Menschen gerade fühlen.	1	2	3	4	5
11	Ich bin immer in der Lage, die Dinge zu betrachten und dabei das Große und Ganze zu erkennen.	5	4	3	2	1
12	Andere Menschen kommen selten zu mir, um mich um Rat zu fragen.	1	2	3	4	5
13	Ich habe häufig meinen Standpunkt gegen eine starke Opposition vertreten.	5	4	3	2	1
14	Schmerz und Enttäuschung machen mir oft schwer zu schaffen.	1	2	3	4	5
15	Was ich angefangen habe, bringe ich auch stets zu Ende.	5	4	3	2	1
16	Bei der Arbeit werde ich leicht abgelenkt.	1	2	3	4	5
17	Ich halte meine Versprechen immer.	5	4	3	2	1
18	Meine Freunde sagen mir nie, dass ich mit beiden Füßen auf dem Boden der Tatsachen stehe.	1	2	3	4	5
19	Im letzten Monat habe ich freiwillig einem Nachbarn geholfen.	5	4	3	2	1
20	Nur selten liegt mir am Glück anderer mehr als an meinem eigenen.	1	2	3	4	5
21	Es gibt Menschen in meinem Leben, die sich um meine Gefühle und mein Wohlergehen genau so intensiv sorgen, wie ich mich um deren Gefühle und Wohlergehen kümmere.	5	4	3	2	1
22	Es fällt mir schwer, von anderen Menschen Liebe anzunehmen.	1	2	3	4	5
23	Ich arbeite am besten in einer Gruppe.	5	4	3	2	1
24	Ich zögere, zu Gunsten meiner Gruppe mein Eigeninteresse zu opfern.	1	2	3	4	5
25	Ich behandle alle Menschen gleich, wer sie auch sein mögen.	5	4	3	2	1
26	Wenn ich jemanden nicht mag, fällt es mir schwer, ihn oder sie fair zu behandeln.	1	2	3	4	5

Tabelle 37.**2** Fortsetzung

Nr.	Spontane Selbstauskunft	Entspricht mir völlig	Entspricht mir	Weiß nicht	Passt schlecht zu mir	Entspricht mir gar nicht
27	Ich kriege Menschen immer dazu, zusammenzuarbeiten, und zwar ohne an ihnen herumzunörgeln.	5	4	3	2	1
28	Ich kann Gruppenvorhaben nicht sehr gut planen.	1	2	3	4	5
29	Ich habe meine Emotionen im Griff.	5	4	3	2	1
30	Ich kann so gut wie nie eine Diät einhalten.	1	2	3	4	5
31	Ich meide alles, was körperlich gefährlich werden könnte.	5	4	3	2	1
32	Ich entscheide mich manchmal für die falschen Freunde und Partner.	1	2	3	4	5
33	Ich wechsele das Thema, wenn Menschen mir Komplimente machen.	5	4	3	2	1
34	Ich rede oft von dem, was ich erreicht habe.	1	2	3	4	5
35	Im vergangenen Monat bin ich begeistert gewesen über eine hervorragende Leistung in der Musik, der bildenden Kunst, im Theater, Film, beim Sport, in der Wissenschaft oder Mathematik.	5	4	3	2	1
36	Im letzten Jahr habe ich nichts Schönes zustande gebracht.	1	2	3	4	5
37	Ich sage immer „danke" – auch für Kleinigkeiten.	5	4	3	2	1
38	Ich halte selten inne und mache mir klar, was mir an Gutem widerfahren ist.	1	2	3	4	5
39	Ich sehe immer die gute Seite der Dinge.	5	4	3	2	1
40	Ich habe nur selten einen durchdachten Plan dafür, was ich als Nächstes tun will.	1	2	3	4	5
41	Mein Leben hat einen starken Sinn.	5	4	3	2	1
42	Im Leben fühle ich mich zu nichts berufen.	1	2	3	4	5
43	Was vorbei ist, ist für mich immer wirklich vorbei.	5	4	3	2	1
44	Ich versuche stets, es den anderen heimzuzahlen.	1	2	3	4	5
45	Ich verbinde Arbeit und Spiel, wann immer möglich.	5	4	3	2	1
46	Ich sage selten etwas Komisches.	1	2	3	4	5
47	Bei allem, was ich tue, bin ich voll dabei.	5	4	3	2	1
48	Ich bin oft missmutig.	1	2	3	4	5

Ergebnisberechnung Ihrer Signaturstärken durch Addition der Punkte: Wenn in jeweils 2 aufeinander folgenden Antworten, die einer der 24 Signaturstärken (Tabelle 37.**1**) entsprechen, Punktwerte von 9 oder 10 erreicht werden, so liegen hier aufgrund der Selbsteinschätzung die persönlichen, Glück generierenden Signaturstärken. Erwartungsgemäß dürfte dies bei etwa 5 der Analysen der Fall sein.

Flow im Berufsleben: Menschen verbringen weit mehr als die Hälfte ihres wachen Lebens in Ausbildung und Beruf. Wer da keinen Flow entwickelt, ist arm dran. Nur wer den Beruf zur Berufung macht oder Zufriedenheit und Freude an der Arbeit entwickelt, sieht Berufsleben nicht ausschließlich als Erwerbsleben an, sondern gewinnt innere Bereicherung und Glück.

Die den **Flow hemmenden Faktoren** (Überforderung, fehlende Anerkennung) lassen sich wegtrainieren: Achtsam und mit voller Konzentration auf den Gegenstand zu arbeiten; sich mit der Zielsetzung der Arbeit identifizieren; die Arbeit mit einer meditativen Haltung ausführen. Der gesundheitsfördernde Effekt von Flow besteht im Aufbau einer Resistenz gegen Stress.

Flow in Freizeit und Urlaub: Das Generieren von Flow ist hier nicht unbedingt leichter als im Arbeitsalltag. Denn nur dann entsteht Flow, wenn sich Ziele gesetzt werden und deren Erreichen Befriedigung und Lust nach mehr erzeugt. Lesen, oder besser noch Schreiben, Gedichte verfassen, Komponieren erzeugt Flow ohne Ende.

Sportliche Aktivitäten aller Art, insbesondere wenn sie im Wettstreit durchgeführt werden, können Lebensfreude und Flow erzeugen. Besonders eignen sich Sportarten, in denen man sich körperlich (z.B. Bergsteigen) oder mental (z.B. Golf spielen) verausgaben kann.

Hobbys aller Art begünstigen Flow. Sie haben ein eindeutiges Ziel, folgen klaren Regeln und gewähren eine sofortige Rückmeldung. Hierzu zählt Musizieren, ein Instrument spielen, singen, oder in einem Chor mitsingen, Theater spielen, tanzen, künstlerisches Gestalten wie etwa einen Stein behauen, ein Bild malen, töpfern, modellieren, konstruieren, bauen. Auch das Arbeiten im Gemeinwesen, das sich Einsetzen für die Bedürfnisse anderer und das Gelingen gemeinsamer Werke vermittelt Arbeitszufriedenheit und erzeugt Glücksgefühl.

Glück und Sozialkompetenz, Glück erlernen

Sozialkompetenz: Glückliche Menschen sind auch sozialkompetentere Menschen mit erhöhter positiver sozialer Resonanz. Sie sind aufmerksamer, hilfsbereiter und in ihren Handlungen gemeinwohlorientierter als Menschen, die sich als unglücklich empfinden.

Sie sind sozial ausgleichend, konsensfähig und friedenstiftend und darüber hinaus jederzeit bereit zu teilen, abzugeben und zu Gunsten höherwertiger Ziele auch auf Vorteile zu verzichten. Im Glücklichsein vermehren sie ihr Sozialprestige und werden geachtete Persönlichkeiten.

! Glücksvermehrung ist also der unabdingbare Weg, der uns allzeit geistig und körperlich jung erhält: ein Lebensziel oberster Priorität.

Glückstraining: Früher glaubte man, dass die Funktionsstrukturen des Gehirns mit dem Erwachsenenalter ausgereift und unveränderbar seien. Neuere Forschung zeigt jedoch, dass je nach Beanspruchung fortdauernd neue Schaltkreise gebildet werden und damit neue geistige und emotionale Funktionen entstehen.

! Lebensfreude hängt also weder vom Alter, noch vom Geschlecht, noch von Intelligenz ab. Jeder kann in fast jeder Lebenslage Glück generieren und empfinden. Das Empfinden von Glück ist erlernbar. Eine Technik besteht darin, täglich zielgerichtet den besseren Umgang mit seinen Gefühlen zu trainieren.

Glück ist mehr als nur Abwesenheit von Unglück. Durch angeborene Verschaltungen im Gehirn kann sogar durch bestimmte Übungen Angst und Trauer entgegengewirkt werden. Hierdurch lässt sich die Häufigkeit und die Intensität positiver Gefühle entscheidend vermehren. Besonders der älter werdende Mensch kann so durch einen sinnvoll geplanten *Un*ruhestand die Herrschaft über seine Handlungen zurückgewinnen, gezielte Settings und Tagesabläufe entwickeln und in die Realität umsetzen. Distanziertes und konzentriertes Beobachten aus den unterschiedlichsten Blickwinkeln und unter verschiedenen Gesichtspunkten macht den Geist hellwach und fördert die Fähigkeit zur Konzentration. Diese Form achtsamer Wahrnehmung führt häufig zu Hochgefühlen und freudiger Erwartung mit nachfolgender Bestätigung.

! So lässt sich Erlebnisfähigkeit und Empfänglichkeit für Glück trainieren, eine Anti-Aging-Strategie erster Güte (Kapitel 27).

Optimismus generiert Glück: Positives Denken, d.h. Optimismus, ist die basale Voraussetzung für unser Glückserleben. Bei der forschenden Betrachtung der eigenen Zukunft spielen Glauben (Spiritualität), Vertrauen, Selbstvertrauen, Zuversicht und Optimismus wichtige Rollen. Optimisten leben nicht nur besser, sondern nachweislich auch länger. Schon das mit Argwohn erwartete negative Ergebnis raubt das Vertrauen in die notwendige innere Kraft, die das Meistern einer Aufgabe begünstigt.

Der **typische Pechvogel** geht davon aus, dass er immer wieder Pech im Leben haben wird, dass er versagt. Die Wahrscheinlichkeit, dass er immer wieder Pech hat, nimmt um so mehr zu, als er seine wirklich guten Ergebnisse bagatellisiert und als Zufall herabwürdigt. Hingegen geht der **Optimist** davon aus, dass das Misslingen einer Aufgabe einem widrigen, vorüber gehenden Umstand zuzuschreiben ist, und dass sein Vorhaben beim zweiten Anlauf schon gelingen wird. Optimisten erklären ihre Erfolge mit den guten Voraussetzungen und eigenen Ressourcen, die sie für die Bewältigung dieser oder jener Aufgabe mitbringen.

Es sind angelegte und von früh an unterstützte Charaktereigenschaften, erworbene Kenntnisse, Fertigkeiten und Begabungen. Dem Tüchtigen ist das Glück tatsächlich hold! Er wird zum Optimisten. Er entwickelt immer mehr Selbstvertauen.

Eine primär negative Grundhaltung lässt sich noch im Alter ändern. Ziel ist selbst zu bestimmen, ob das Glas noch halbvoll oder schon halbleer ist. Die auf das positive Erleben hin ausgerichtete Wahrnehmung und Meditation dient der Selbstfindung.

! Die Konzentration auf das Wesentliche ermöglicht auch noch im Alter die Wende hin zu dauerhaftem Glück.

Glück wirkt lebensverlängernd: Der amerikanische Psychologe George Vaillant nennt die individuelle Stärke des sich in die Zukunft Orientierens, die Fähigkeit, Belohnungen hinauszuschieben und Humor als die **Fähigkeit der „reifen Abwehr"** (Vaillant 2002).

Beim Vergleich von Gruppen von Harvard-Absolventen mit Männern aus der Bostoner Innenstadt konnte er nach 50 Jahren bestimmte Vorhersagekriterien für erfolgreiches Altern benennen: Einkommen, körperliche Gesundheit und – als Glücksfaktor – eine das Leben lang nachweisbare Lebensfreude. Insbesondere die Fähigkeit der „reifen Abwehr" war für das längere Leben in Gesundheit verantwortlich.

Seligman zitiert eine Reihe von Langzeitstudien, nach denen positive Emotionen Gesundheit und Langlebigkeit voraussagen. Nach statistischer Bereinigung der Überlebensdaten von den Einflussgrößen wie Alter, Bildung, Körpergewicht, Rauchen, Alkoholkonsum sowie anderer lebensverkürzender Krankheitsrisiken reduziert sich die Wahrscheinlichkeit bei glücklichen Menschen, invalide zu werden oder zu sterben, um 50% (Seligman 2003). Verantwortlich sind hier positive Effekte am vegetativen Nervensystem (Blutdruck), am Immunsystem (Antikörper) und an den hormonellen Regulationsmechanismen (Anpassung an Stress).

Biochemie des Glücks

Glücklichsein ist auch als Veranlagung aufzufassen. Denn einige Gene dienen quasi als Festplatte, auf der Glücklichsein und Wohlbefinden biochemisch abgelegt ist. Sie regulieren die Bildung hormonähnlicher Botenstoffe im Hirnstamm (Hypothalamus), die Wohlbefinden, gute Laune, Zufriedenheit, geringes Schmerzempfinden und Euphorie erzeugen.

Dopamin, eine winzige Ansammlung von 22 Atomen, kann als Glück bringender Tausendsassa, als Lustsubstanz schlechthin bezeichnet werden. **Serotonin**, ein noch spezifischerer Botenstoff, entsteht hieraus. Beide sind die Stoffe des Wollens, des Begehrens, der positiven Erregung, der Vorfreude. Immer wenn Entschlossenheit, Antrieb, Verfolgen eines Ziels, Lernen und gute Erfahrungen im Spiel sind, wird Dopamin in erhöhtem Maße gebildet.

Serotonin und Oxytocin überschwemmen die entsprechenden Schaltkreise im Gehirn und geben Signale frei.

Endorphine sind Stoffe, welche die euphorisierende Wirkung von Opiaten vielfach übersteigen. Endorphine vermitteln vielfältige Genüsse: etwa bei einem guten Essen, durch eine Massage, durch Empfang von Liebe, durch das Erreichen eines anstrengenden sportlichen Leistungsziels. Sie haben auch einen stark dämpfenden Effekt auf die Schmerzempfindung.

Angst, Anspannung und Niedergeschlagenheit (Emotionen, die mit Unglücklichsein assoziiert werden) werden u.a. von dem Botenstoff **Acetylcholin** und von den Nebennierenhormonen, allen voran vom Stresshormon **Cortisol**, geregelt.

Darüber hinaus spielt für die Empfindung glücklicher Gefühle auch die **Verdrahtung der Nervenbahnen** im Gehirn eine entscheidende Rolle. Zwar gibt es kein gesondertes Zentrum für Lust bzw. Trauer, aber die Hirnforschung kennt in der Nähe der Großhirnrinde in den Stirnlappen anatomische Gebiete, die in besonderem Maße für die Verarbeitung von positiven und negativen Gefühlen zuständig sind (Klein 2002). Aktivität im linken Stirnlappen geht mit Glücksgefühlen einher (Abb. 37.**1**). Menschen, bei denen der linke Stirnlappen besonders aktiv ist, sind oft Frohnaturen und Optimisten. Der linke Stirnlappen wirkt offenbar hemmend auf negative Gefühle.

So ist Glück als Endprodukt unzähliger Wechselwirkungen zwischen einerseits unseren Genen und definierten biochemischen Prozessen, und andererseits unseren aktiven Bemühungen im Umgang mit schicksalhaften Einflüssen aufzufassen. Statt viel Zeit der Verbesserung primär schwach angelegter Tugenden und Stärken nutzlos zu opfern (bzw. andauernd an Schwächen zu arbeiten), verhilft der stetige Ausbau der eigenen Signaturstärken zu dauerhaftem Glück.

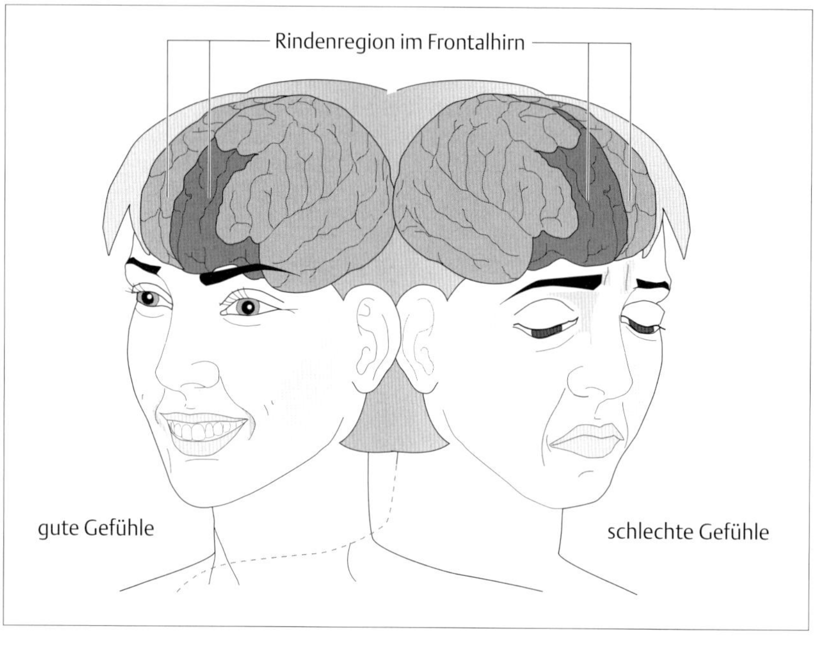

Abb. 37.**1** Wie im Gehirn im linken Frontallappen glückliche, in der entsprechenden rechte Seite unglückliche Gefühle vermittelt werden.

Ob jemand fähig ist, sein individuelles Glück zu finden, es quasi abzuholen, dieses auch zu ertragen und sich seine glücklichen Umstände zu erhalten, enthält eine wesentliche Aussage über diesen Menschen. Im Umkehrschluss gilt noch mehr: ob einem das Glück nicht hold ist, wie einer seinen nicht glücklichen Zustand erträgt, das verrät noch mehr von der Struktur dessen, was man seinen Charakter nennt (Mitscherlich u. Kalow 1976).

Good-Aging-Tipp für die Praxis

Glück empfinden, glücklich sein und Glück gehabt zu haben sind unverzichtbare Erlebnisse im Anti-Aging. Zudem fördert seelische Intaktheit, d.h. Psychohygiene im weitesten Sinne, die Gesundheit auf mehreren Ebenen und wirkt wie ein Schutzschild gegen Schicksalsschläge. Die Verfolgung des „Heute-Prinzips", die Übung in der Achtsamkeit, das „Inventur machen" und das stetige Aufrechthalten einer Frustrationstoleranz sind Königswege im Erreichen von Glück.

Glück hat man nicht nur, Glück kann man erlernen, machen, sich holen, abholen. In der positiven Psychologie kennt man neben veranlagten Haupttugenden so genannte Signaturstärken, die unsere Glücksfähigkeit maßgeblich bestimmen. Es gilt, diese authentischen Stärken zu fördern anstatt viel Mühe aufzuwenden, an schwach ausgebildeten Fähigkeiten ein Leben lang – ohne großen Erfolg – zu arbeiten. Nachhaltiges Glücksgefühl entsteht aus veranlagten Fähigkeiten, schicksalhaften Lebensumständen und dem eigenen Willen und Streben.

Ein Glücksgenerator ersten Ranges ist das Erzeugen von Flow, das sich tiefe, motivierte und unbefangene Hingeben in eine Tätigkeit im Beruf, in der Freizeit, in einem Hobby. So erzeugt Flow Zufriedenheit und fördert Selbstachtung und Glück.

Glückliche Menschen haben Sozialkompetenz. Das sich positiv Einbringen in Gemeinschaften und in das Gemeinwesen kann Glücksempfinden steigern. Andererseits sind glückliche Menschen eher bereit, sich sozial zu engagieren. Glück wirkt gesundheitsfördernd, lebensverlängernd und ist ein Anti-Aging-Faktor erster Ordnung.

Literatur

1. Achenbach GB. Das kleine Buch der inneren Ruhe. Freiburg; Herder:2000.
2. Csikszentmihalyi M. Flow – Das Geheimnis des Glücks. Stuttgart; Klett-Cotta:2002.
3. Dalai Lama. Der Weg zum Glück. Freiburg; Herder Verlag:2002.
4. Enomya-Lassalle HM. ZEN-Unterweisung. München; Verlag Kösel:1987.
5. Fromm E. Die Kunst des Liebens. München; Ullstein:1956.
6. Fromm E. Haben und Sein – Die seelischen Grundlagen einer neuen Gesellschaft. München; Verlag dtv:1979.
7. Hesse H. Gedichte – Gesamtausgabe. Frankfurt; Suhrkamp:1992.
8. Jäger W. Suche nach dem Sinn des Lebens. Petersburg; Vianova: 1999.
9. Klein S. Die Glücks-Formel. Reinbek; Rowohlt:2002.
10. Laotse (4.–3. Jahrhundert v. Chr.), Metapher zitiert nach Jäger 1999.
11. Mitscherlich A, Kalow G (Hrsg.). Glück – Gerechtigkeit. Gespräche über zwei Hauptworte. München; Piper:1976.
12. Möller LM. Die Liebe ist das Kind der Freiheit. Reinbek; Rowohlt:1996
13. Seligman MEP. Der Glücks-Faktor. Warum Optimisten länger leben. Bergisch Gladbach; Ehrenwirth Verlag:2003.
14. Thich Nhat Hanh. Ich pflanze ein Lächeln. München; Goldmann Verlag:1992.
15. Vaillant G. Aging well. New York; Little Brown: 2002.
16. Watzlawick P. Anleitung zum Unglücklichsein. München; Piper:2002.

38 Rolle der Dermokosmetik im Anti-Aging

Rolf Daniels

Einleitung

Hautalterung ist die Folge mehrerer Phänomene (Kapitel 13 u. 39). Grob wird dabei zwischen intrinsischen und extrinsischen Prozessen unterschieden:

- **Intrinsische Hautalterung** umfasst chronologisch und genetisch determinierte Vorgänge.
- **Extrinsische Hautalterung** dagegen beschreibt eine vorzeitige Alterung aufgrund verschiedener exogener Faktoren.

An vorderster Stelle ist bei den exogenen Faktoren die UV-Strahlung zu nennen. Jedoch auch Rauchen, Ozon, Ernährung und andere Umwelteinflüsse tragen zur extrinsischen Hautalterung bei. Als wesentlicher Mechanismus wird die Bildung freier Radikale (reaktive Sauerstoffspezies; ROS, Kapitel 3 u. 10) angesehen (Krutmann 2003). Diese hochreaktiven Substanzen sind in der Lage, verschiedenste Zellbestandteile, wie etwa DNA, Proteine und Lipide, zu oxidieren. Darüber hinaus signalisieren freie Radikale den Fibroblasten der Haut, mehr Kollagenase zu bilden.

UV-Strahlung induziert zusätzlich die Expression von Matrixmetalloproteinasen. Dies führt zu charakteristischen Veränderungen der dermalen extrazellulären Matrix (Kollagen und Elastin); es entwickelt sich das typische Erscheinungsbild der Altershaut (Kapitel 39).

Dermokosmetische Anti-Aging-Konzepte greifen gezielt in diese Mechanismen ein und unterstützen primär die **Prävention der extrinsischen Hautalterung**. Moderne Produkte kombinieren dabei potente Wirkstoffe mit hoch entwickelten galenischen Systemen, um eine optimale Effizienz der Gesamtformulierung zu erreichen (Kerscher u. Reuther 2002).

Definition der Dermokosmetik

! Dermokosmetika oder dermopharmazeutische Produkte sind – nach einer Definition der Gesellschaft für Dermopharmazie – kosmetische Mittel, bei denen der kosmetische Anwendungszweck unter Mitberücksichtigung bestimmter dermatologischer und pharmazeutischer Gesichtspunkte erreicht wird.

Da Dermokosmetika auch zur Unterstützung der Vorbeugung und Behandlung von krankhaften Hautveränderungen eingesetzt werden, sollten sie nicht nur die allgemeinen gesetzlichen Vorschriften an kosmetische Mittel, sondern darüber hinaus noch weitere wissenschaftliche Vorgaben erfüllen. Nähere Hinweise zu den Vorgaben an Dermokosmetika finden sich in Leitlinien der Gesellschaft für Dermopharmazie, die u.a. unter der GD-Homepage (www.gd-online.de) im Internet veröffentlicht werden.

Trotz dieser weitergehenden Anforderungen sind Dermokosmetika kosmetische Mittel. Sie sind deshalb klar abzugrenzen von den Arzneimitteln, für die gänzlich andere regulatorische Rahmenbedingungen gelten.

Dermokosmetischer Sonnenschutz

Der Schutz der Haut vor übermäßiger Sonneneinstrahlung dient der Verhütung des Sonnenbrandes und der Vermeidung chronischer Sonnenschäden. Zu letzteren gehören bestimmte Hautkrebsarten (s. Seite 126) und ihre Vorstufen, sowie die kutanen Veränderungen bei vorzeitiger Hautalterung (Photoaging).

Der hierfür relevante Teil des Sonnenlichts liegt im ultravioletten Bereich (Abb. 38.**1**). Die menschliche Haut zeigt eine hohe Empfindlichkeit im kurzwelligen UVB-Bereich. Für chronische UV-Schäden und Lichtdermatosen wird überwiegend der UVA-Bereich verantwortlich gemacht.

Dermokosmetika zum Schutz der Haut vor zu intensiver Sonnenexposition sollen bei ausreichender Schutzwirkung im UVA- und UVB-Bereich und produktüblicher Anwendungshäufigkeit eine gute Hautverträglichkeit aufweisen. Die genaue Höhe des erforderlichen Schutzes hängt von der individuellen Empfindlichkeit (Tab. 38.**1**) und der zu erwartenden Exposition ab.

Die sich aus dem Hauttyp ergebende Eigenschutzzeit hängt von der Strahlungsintensität ab, die wiederum örtlich, zeitlich und entsprechend der Witterung variiert. Da kaum jemand für seinen aktuellen Aufenthaltsort seine Eigenschutzzeit exakt kennt, ist der **UV-Index** eine gute Hilfe zur Abschätzung des UV-Risikos.

Der UV-Index soll den komplizierten Zusammenhang zwischen Erythemwirksamkeit und gemessener UV-Intensität in für den Verbraucher verständliche Zahlen umsetzen; angegeben wird der UVI als dimensionslose, ganze Zahl. Der UVI ist international einheitlich festgelegt und erreicht Werte zwischen 1 und 12, wobei in Deutschland die höchsten Werte 8, in den Tropen 12 betragen können. Je höher der UVI, umso höher ist das Sonnenbrandrisiko. Wenn der UVI den Wert 5 erreicht, sind Schutzmaßnahmen erforderlich. In der Mittagszeit kann dabei die Schwellendosis für den Sonnenbrand beim Pigmentierungstyp II innerhalb von 30 min erreicht sein, bei einem UVI von 7 schon innerhalb von 20 min.

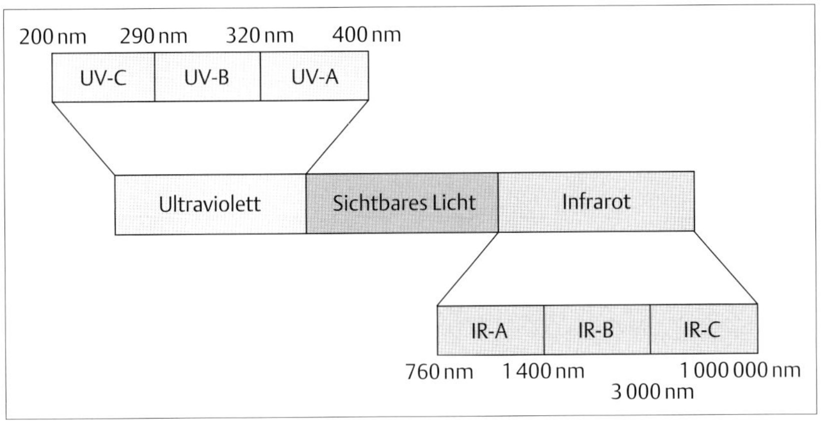

Abb. 38.**1** Spektrale Aufteilung der verschiedenen Wellenlängenbereiche des Lichts in Ultraviolett-, sichtbare und Infrarot-Strahlung.

Tabelle 38.**1** Unterscheidung der photobiologischen Hauttypen (nach Fitzpatrick u. Pathak 1974; angegebene Eigenschutzzeiten sind als Richtwerte im Sommer in Deutschland anzusehen)

Hauttyp	Empfindlichkeit	Pigmentierung	Reaktion auf UV Strahlen	Eigenschutzzeit
Typ I: keltisch	extrem empfindlich	sehr helle Haut, Sommersprossen, blaue oder grüne Augen, blonde bis rote Haare	immer Sonnenbrand, nie Bräunung	5–10 min
Typ II: nordisch	empfindlich	helle Haut, manchmal Sommersprossen, blonde oder hellbraune Haare, blaue, graue oder grüne Augen	häufig Sonnenbrände	10–20 min
Typ III: europäisch dunkel	mäßig empfindlich	helle bis hellbraune Haut, keine Sommersprossen, dunkelblonde bis braune Haare, graue oder braune Augen	manchmal Sonnenbrand	20–30 min
Typ IV: mediterran hell	unempfindlich	hell- bis olivbraune Haut, dunkelbraune oder schwarze Haare, dunkle Augen	fast nie Sonnenbrand	30–40 min
Typ V: mediterran dunkel, asiatisch	unempfindlich	braune Haut – unabhängig von Sonneneinwirkung, dunkelbraune bis schwarze Haare und Augen	nie	über 40 min
Typ VI: negroid	unempfindlich	dunkelbraune bis fast schwarze Haut, schwarze Haare, dunkelbraune oder schwarze Augen	nie	nahezu unbegrenzt hoch

Wirkstoffe im dermokosmetischen Sonnenschutz

Im dermokosmetischen Sonnenschutz werden zur primären Photoprotektion UV-Filter eingesetzt. Ergänzt werden diese durch weitere Aktivstoffe, die eine sekundäre Schutzfunktion übernehmen.

UV-Filter

Eine Unterteilung der eingesetzten UV-Filter erfolgt in organische (so genannte chemische) und mineralische (so genannte physikalische) Filter. Der Einsatz der als UV-Filter zugelassenen Substanzen inklusive ihrer maximalen Einsatzkonzentration ist in den jeweiligen Ländern gesetzlich festgelegt (Tab. 38.**2**).

Chemische UV-Filter schützen, in dem sie UV-Strahlung absorbieren und in langwellige sichtbare oder Infrarotstrahlung umwandeln. Dabei unterscheidet man je nach Absorptionsspektrum zwischen UVA-, UVB- und Breitband-Filtern.

Physikalische UV-Filter sind kleine anorganische Partikel, die eingestrahltes Licht reflektieren, streuen und teilweise auch absorbieren. Bei den so genannten Mikropigmenten mit Teilchengrößen unter 100 nm wird bevorzugt UV-Strahlung, kaum jedoch sichtbares Licht reflektiert und gestreut. Dies ist kosmetisch von Vorteil, da hierdurch das „Weißeln" nach dem Auftragen auf die Haut weitgehend vermieden wird. In der Praxis finden insbesondere mikrofeines Titandioxid und mikrofeines Zinkoxid Verwendung. Diese Mikropigmente absorbie-

Tabelle 38.2 Nach Kosmetikverordnung zugelassene UV-Filter

Stoff	Zulässige Höchstkonzentration	Warnhinweise auf der Etikettierung	Schutzbereich
4-Aminobenzoesäure (PABA)	5%		UV B
3-(4'-Trimethylammonium)benzyliden-bornan-2-on-methylsulfat	6%		UV B
3,3,5-Trimethylcyclohexyl-salicylat (HOMOSALATE)	10%		UV B
2-Hydroxy-4-methoxy-benzophenon (BENZOPHENONE-3)	10%	Enthält Oxybenzon	UV A/ UV B
2-Phenylbenzimidazol-5-sulfonsäure und ihre Kalium-, Natrium- und Triethanolaminsalze	8% (in Säure ausgedrückt)		UV B
3,3'-(1,4-Phenylendimethin)-bis(7,7-dimethyl-2-oxobicyclo(2.2.1) heptan-1-methansulfonsäure) und ihre Salze	10% (in Säure ausgedrückt)		UV A
1-(4-tert.-Butyl-phenyl)-3-(4-methoxyphenyl)propan-1,3-dion	5%		UV A
3-(4'-Sulfo)-benzyliden-bornan-2-on und seine Salze	6% (in Säure ausgedrückt)		UV B
2-Cyan-3,3-diphenylacrylsäure(2-ethyl- hexylester) (OCTOCRYLENE)	10% (in Säure ausgedrückt)		UV B
Polymer von N-(2(und4)-(2-oxoborn-3-ylidenmethyl)benzyl)acrylamid	6%		UV B
4-Methoxy-zimtsäure-2-ethyl-hexylester (OCTYL METHOXYLINNAMATE)	10%		UV B
Ethoxyliertes Ethyl-4-aminobenzoat (PEG-25 PABA)	10%		UV B
4-Methoxy-zimtsäure-isoamylester (ISOAMYL p-METHOXY-CINNAMATE)	10%		UV B
2,4,6-Tris-(p-(2-ethyl-hexyl-oxycar-bonyl)anilino)-1,3,5-triazin (OCTYL TRIAZONE)	5%		UV B
2-(2H-Benzotriazol-2-yl)-4-methyl-6-(2-methyl-3-(1,3,3,3-tetramethyl-1-(trimethylsilyloxy) disiloxanyl)propyl) phenol (DROMETRIZOLE TRISILOXANE)	15%		UV A/UV B
4,4-((6-(4-((1,1-Dimethylethyl)aminocarbonyl)phenyl-amino)-1,3,5-triazin-2,4-diyl)diimino)bis(benzoesäure-2-ethyl-hexylester) (DIOCTYL BUTAMIDO TRIAZONE)	10%		UV A
3-(4-Methyl-benzyliden-DL-campher (4-METHYLBENZYLIDENE CAMPHOR)	4%		UV B
3-Benzyliden-campher (3-BENZYLIDENE CAMPHOR)	2%		UV B
Salicylsäure-2-ethylhexylester (OCTYL SALICYLATE)	5%		UV B
4-Dimethylaminobenzoesäure-2-ethylhexylester (OCTYL DIMETHYL PABA)	8%		UV B
2-Hydroxy-4-methoxy-benzophenon-5-sulfonsäure und ihr Natriumsalz (BENZOPHENONE-4)	5% (berechnet als Säure)		UV A/ UV B
2,2'-Methylen-bis(6-(2H-benzotriazol-2-yl)-4-(1,1,3,3-tetramethylbutyl)phenol)	10%		UV A/UV B
2,2'-(1,4-Phenylen)bis(1H-benzimidazol-4,6-disulfonsäure, Mononatriumsalz)	10% (berechnet als Säure)		UV A/UV B
2,4-Bis(4-(2-ethylhexyloxy)-2-hydroxyphenyl)-6-(4-methoxyphenyl)-1,3,5-triazin	10%		UV A/UV B
Dimethicodiethyl-benzalmalonate (CAS-Nr. 207574–74–1)	10%		UV A/UV B
Titanium dioxide (CAS-Nr. 13763–67–7)	25%		UV A/UV B

ren die Strahlung im gesamten UV-Spektrum und werden daher den Breitbandfiltern zugerechnet.

Durch geeignete Kombination organischer und/oder mineralischer Filter werden die erforderlichen Schutzbereiche sowohl im UV-B- als auch UV-A-Spektrum erhalten.

Sekundäre Schutzstoffe

Zusätzlich zu den UV-Filtern enthalten dermokosmetische Sonnenschutzmittel vielfach weitere Wirkstoffe, die einen über den unmittelbaren UV-Schutz hinausgehenden Nutzen bieten. Die Rationale für ihren Einsatz liegt in folgenden Beobachtungen:

- hautschädigende Effekte von UV-Strahlen werden häufig durch freie Radikale vermittelt,
- hauteigene Antioxidantien werden bereits bei einer Strahlendosis unterhalb der Erythemschwelle verbraucht und
- UV-Strahlung kann zu Hauttrockenheit und -irritation führen.

Darüber hinaus konnte gezeigt werden, dass die Regeneration von DNA-Schäden durch spezielle Wirkstoffe gefördert werden kann (Krutmann 2001).

Hautpflegende und hautberuhigende Wirkstoffe

Zur Verstärkung der Pflegewirkung während und nach einer UV-Belastung spielen hautberuhigende Wirkstoffe eine besondere Rolle. Dexpanthenol kommt aufgrund seiner hautbefeuchtenden und die Epithelisierung fördernden Wirkung zum Einsatz. Der Einsatz von Glycerin in Sonnenschutzprodukten hat sich zum Erhalt der Feuchtigkeit in der Hornschicht bewährt.

DNA-Reparaturenzyme

UVB-Strahlen erzeugen an der DNA der Hautzellen schädliche Photoprodukte. Körpereigene Repairsysteme können mittels Exzisionsreparatur diesen UVB-vermittelten Schaden beheben. Bei übermäßiger Schädigung ist die körpereigene Reparatur allerdings unzureichend. Unterstützend kann topisch ein **Repairenzym**, die **Photolyase**, eingesetzt werden, das in anderen biologischen Systemen, jedoch nach bisherigem Kenntnisstand nicht in der Humanhaut vorkommt (Krutmann 2001).

Der Mechanismus lässt sich wie folgt skizzieren: Photolyase ist ein Enzym, das spezifisch an die CPD bindet, diese spaltet und damit wieder in die ursprüngliche Form bringt (Abb. 38.**2**). Da diese Reaktion nur unter Bestrahlung von Licht im Wellenlängenbereich von 360–500 nm abläuft, wird dies als Photoreaktivierung (*light repair*) bezeichnet.

Das Enzym ist in der Lage, durch Sonnenlicht angegriffene Hautzellen schneller zu regenerieren als das hauteigene Reparatursystem, so dass das Immunsystem der Haut wiederhergestellt sowie die Entstehung eines Sonnenbrandes verhindert oder abgeschwächt wird.

Eine ausreichende Wirksamkeit topisch zugeführter

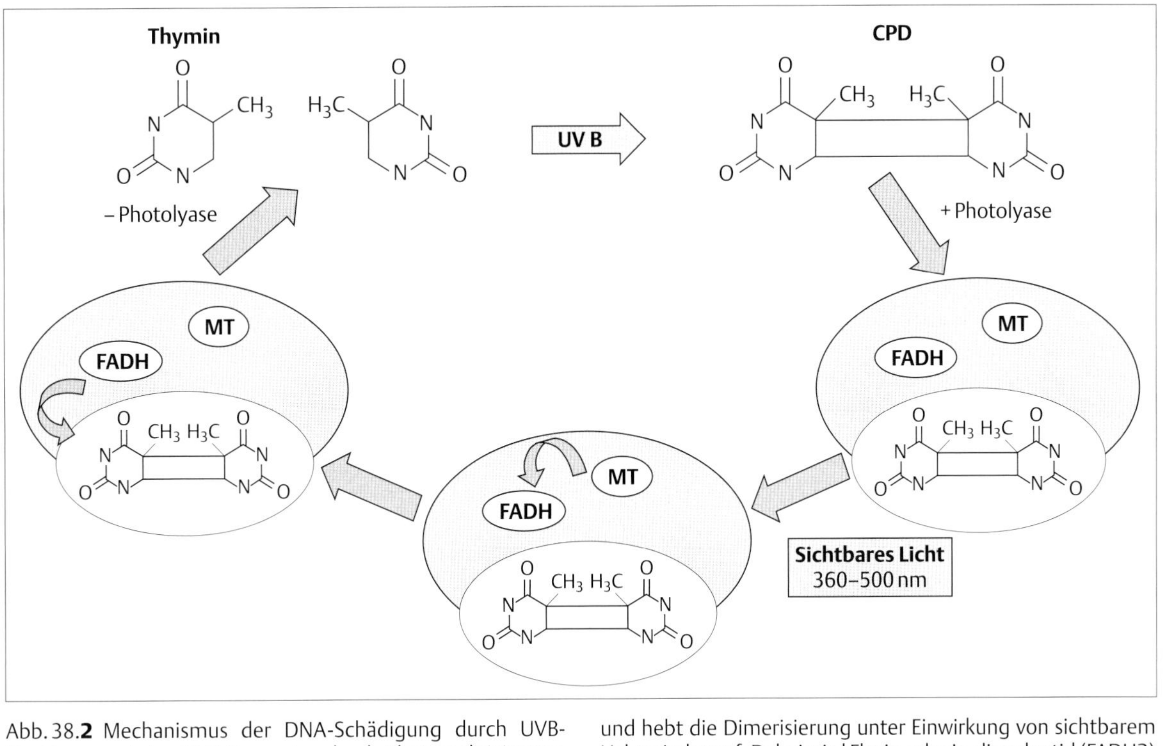

Abb. 38.**2** Mechanismus der DNA-Schädigung durch UVB-Strahlung und der DNA-Reparatur durch Photoreaktivierung. UVB-Strahlung erzeugt an der DNA schädliche Cyclobutan-Pyrimidin-Dimere (CPD). Photolyase bindet spezifisch an CPD und hebt die Dimerisierung unter Einwirkung von sichtbarem Licht wieder auf. Dabei wird Flavin-adenin-dinucleotid (FADH2) zu FADH oxidiert. Methenyltetrahydrofolat (MT) agiert als Photo-Antenne und reaktiviert FADH.

Photolyase erfordert eine spezielle Galenik, die es erlaubt, das Enzym schnell durch die Hornschicht und die Zellmembran zu transportieren sowie die Photolyase rasch in der Zielzelle freizusetzen. Als geeignet hat sich hierfür ein bilamellares, liposomales System erwiesen (Seite 341), welches in eine emulgatorfreie Gelformulierung eingearbeitet ist.

Formulierungen für den dermokosmetischen Sonnenschutz

Die Eigenschaften und Wirksamkeit eines Dermokosmetikums für den Sonnenschutz sind an die Galenik der Gesamtformulierung geknüpft. Aus wissenschaftlicher Sicht kommen verschiedenste Zubereitungsformen in Betracht, wie z.B. flüssige oder streichfähige Emulsionen oder Hydro- und Lipogele. Sonnenschutzöle haben aufgrund ihrer geringen Schutzleistung nur eine untergeordnete Bedeutung. In jüngerer Zeit werden auch vermehrt sprühbare Emulsionen, Mikroemulsionen oder Lösungen angeboten, die sich durch eine vereinfachte Handhabung auszeichnen.

Es ist zu beachten, dass die Art der Formulierung die Applikationsmenge und damit die Höhe des Sonnenschutzfaktors beeinflussen kann. Da die Sonnenschutzwirkung durch Wasserkontakt oder auch Schwitzen reduziert werden kann, sollten die Formulierungen möglichst wasserfest sein.

Ferner ist die **Galenik der Sonnenschutzprodukte auf die UV-Filter abzustimmen**. So ist es bei dem Einsatz chemischer UV-Filter in der Regel unerlässlich, die Produktgrundlage so zu wählen, dass eine vollständige Löslichkeit der Filtersubstanz – auch während der Lagerung – sichergestellt ist. Beim Einsatz von Mikropigmenten, wie Titandioxid und Zinkoxid, sind mögliche Wechselwirkungen mit anderen Inhaltsstoffen der Zubereitungen zu vermeiden, da dies unter Umständen zu Produktverfärbungen oder Agglomerationserscheinungen führen kann. Generell sollte angestrebt werden, den gewünschten Sonnenschutzfaktor mit einer möglichst niedrigen Gesamt-UV-Filter-Konzentration zu erreichen.

Wichtigster Wirknachweis für dermokosmetische Sonnenschutzmittel ist die Bestimmung des UVB-Sonnenschutzfaktors (**sun protection factor SPF**).

Obwohl der Schutz gegen langwellige UVA-Strahlung zunehmend an Bedeutung gewinnt, gibt es zur **Bestimmung des UVA-Schutzes** derzeit keine offiziell anerkannte, einheitliche Methode in Europa. Als genormte Methoden stehen zur Zeit der australische Standard (In-vitro-Methode) und die Messung der *Persistent Pigment Darkening* (PPD) (In-vivo-Methode) gemäß des japanischen Standards zur Verfügung.

Viele Hersteller nutzen seit einigen Jahren den **australischen Standard**. Die Anforderungen dieser Norm sind erfüllt, sobald ein Sonnenschutzmittel die Transmission im Bereich von 320–360 nm um mindestens 90% reduziert. Eine weitergehende Differenzierung oberhalb von 90% Absorption ist nicht vorgesehen. Dies führt dazu, dass bei Einhaltung des australischen Standards bei Produkten mit niedrigem SPF ein adäquater UVA-Schutz sichergestellt ist, mit steigendem SPF allerdings der UVA-Schutz auf gleich bleibendem Niveau stagnieren kann, ohne die Norm zu verletzen; der UVA-Schutz wächst also nicht zwangsläufig mit dem UVB-Schutz.

Als Alternative zum australischen Standard wurde vor kurzem eine neue In-vitro-Methode beschrieben (DIN 67502), mit der sich die UVA-Schutzleistung quantifizieren lässt. Die ermittelten Ergebnisse werden als UVA-Bilanz-Werte angegeben und korrelieren sehr gut mit In-vivo-Daten.

Dermokosmetische Wirkstoffe

Wirkstoffe in dermokosmetischen Anti-Aging-Produkten gehören meist zur Gruppe der Antioxidanzien. Daneben spielen Retinoide und Substanzen mit Hormonwirkung eine wichtige Rolle (Schürer 2003).

Antioxidanzien

Freie Radikale sind in bestimmten Immunzellen an der Abwehr von Viren und Bakterien beteiligt. Ein Überschuss an freien Radikalen wirkt dagegen zellschädigend und beschleunigt u.a. die vorzeitige Hautalterung. Daher hat der Organismus Schutzsysteme entwickelt, um die Menge der reaktiven Sauerstoffspezies (ROS) zu limitieren. Normalerweise besteht ein natürliches Gleichgewicht zwischen der Entstehung von freien Radikalen und den Mechanismen, die deren Ausbreitung über den gesamten Organismus verhindern (Kapitel 3 u. 10). Der natürliche antioxidative Schutz der Haut besteht aus

- den lipidlöslichen Antioxidanzien Vitamin E und Carotinoiden,
- dem wasserlöslichen Vitamin C sowie
- den Enzymen Superoxiddismutase, Katalase, Glutathionreduktase und Glutathionperoxidase (Kapitel 10).

Diese Substanzen wirken als ein antioxidatives Netzwerk zusammen und entfernen – teils additiv, teils komparativ – freie Radikale und wirken so deren schädigendem Potenzial entgegen.

Bei vermehrtem oxidativem Stress wird dieses Netzwerk geschwächt und es sinkt z.B. der Gehalt an Vitamin E in der Epidermis (Rhie et al. 2001). Eine Supplementierung der Haut mit Antioxidanzien ist nahe liegend, um die schädigenden Effekte der ROS zu verhindern oder zumindest zu verringern. Für eine topische Applikation kommen allerdings nur diejenigen Substanzen in Betracht, die in ausreichendem Umfang in die Haut penetrieren können.

Vitamin E

Natürliches **Vitamin E** (Tocopherol) ist ein Gemisch von Alpha-, Beta-, Gamma- und Delta-Tocopherol. Die höchste biologische Aktivität weist RRR-alpha-Tocopherol auf. Daneben findet in der Kosmetik v.a. auch Vitamin E-Acetat, ein oxidationsgeschütztes *Prodrug* des Vitamin E, breite Verwendung. In der Haut wird die Substanz durch Esterasen wieder gespalten und liegt dann – allerdings mit einer gewissen zeitlichen Verzögerung – in der eigentlichen Wirkform vor.

Üblicherweise wird Vitamin E als kosmetischer Wirkstoff in entsprechenden Formulierungen in einer Konzentration von 2–20% eingesetzt. Beträgt die Vitamin-E-Konzentration lediglich 0,05–0,2%, so dient es als Hilfsstoff zum Schutz der in der Formulierung enthaltenen Lipide vor Oxidation.

Als **kosmetische Wirkungen** von Vitamin E werden u.a. beschrieben:

- Verbesserung des Hautoberflächenreliefs,
- Steigerung des Feuchthaltevermögens der Hornschicht,
- antiinflammatorische Wirkung,
- Beschleunigung der Epithelisierung von oberflächlichen Wunden,
- Erhöhung der Enzymaktivität in der Haut,
- Schutzwirkung gegen Sonnenbrand,
- Erhöhung des Lichtschutzfaktors,
- Reduktion der Anzahl UV-geschädigter Zellen, sowie
- insgesamt eine Verminderung der vorzeitigen Hautalterung.

Mehrere dieser Wirkungen lassen sich auf den antioxidativen Effekt des Tocopherols zurückführen (Abb. 38.**3**). Ein signifikanter Rückgang von peroxidierten Phospholipiden unter Applikation von Vitamin E konnte gezeigt werden. Weiterhin unterdrückt Vitamin E über eine Hemmung der Aktivität der Proteinkinase C auch die Gen-Expression der Kollagenase. Vitamin E kann auch vor einer ROS-bedingten Hemmung der Kollagenbiosynthese und einer ROS-bedingten Stimulation der Glykosaminogklykan-Synthese schützen.

Als lipophile Substanz kann Vitamin E grundsätzlich gut in die Haut penetrieren. Allerdings kann beim Vitamin E ebenso wie bei den meisten anderen kosmetischen Wirkstoffen deren Wirkung auf die Haut nicht unabhängig von der Gesamtformulierung gesehen werden. So lässt sich beispielsweise durch Wahl eines optimal geeigneten Vehikels, wie z.B. Mikro- oder Nanoemulsionen, die Wirksamkeit nachweislich verbessern.

Vitamin C

Vitamin C (Ascorbinsäure) zählt zu den wichtigsten Redoxsystemen des Organismus. Das hydrophile Vitamin C oder seine stabilisierte Form Ascorbylpalmitat werden heute in zahlreichen dermokosmetischen Präparaten eingesetzt. Neben ihren antioxidativen Eigenschaften wirkt Ascorbinsäure auch auf die Differenzierung der Haut. So ist die Substanz an der Hydroxylierung von Prolin im Bereich der Proteinstränge des Kollagenmoleküls beteiligt.

Eine Zufuhr von Ascorbinsäure führt zur Stimulation des Bindegewebsstoffwechsels mit erhöhter mRNA-Expression der das Kollagen synthetisierenden Enzyme. Der Effekt ist die Regeneration von altersbedingten Bindegewebsschäden. Des Weiteren kommt es zu einer Zunahme der Kollagenase-Inhibitor-Proteine, wodurch die Kollagen und Elastin abbauende Kollagenase gehemmt wird.

Neben der komplexen Wirkung auf den Bindegewebsstoffwechsel und den damit verbundenen Effekten auf die Hautalterung fördert Vitamin C auch eine Differenzierung im Bereich der epidermalen Barriere. So konnte gezeigt werden, dass der Differenzierungsgrad von Ceramiden im Bereich der epidermalen Barriere in rekonstruierter Haut durch Zugabe von Ascorbinsäure zunimmt.

Inwieweit extern zugeführtes Vitamin C bis in die Cu-

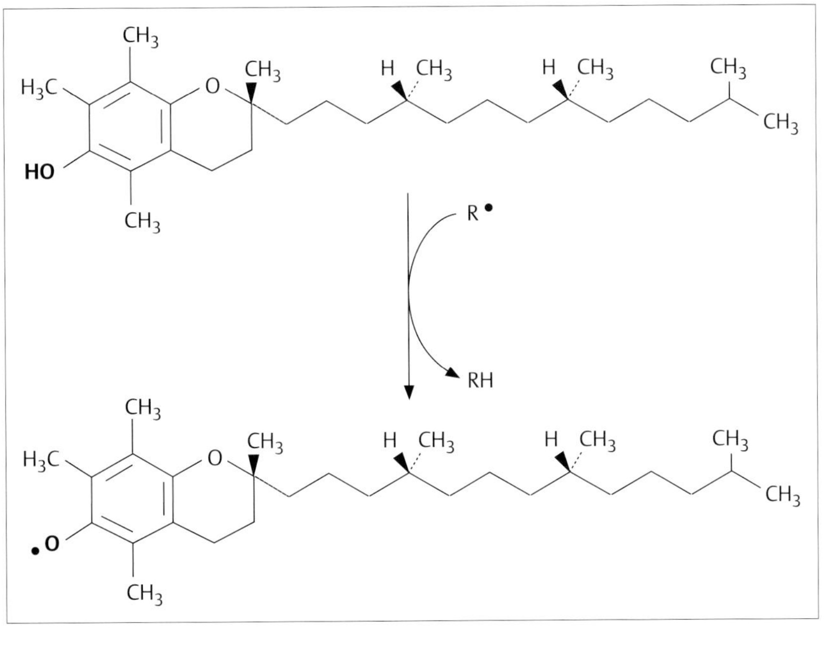

Abb. 38.**3** Reaktionsschema der antioxidativen Wirkung von Alpha-Tocopherol aufgrund seiner Funktion als Radikalfänger.

tis vordringen kann ist noch nicht abschließend geklärt. Insgesamt erscheint jedoch der positive stabilisierende und schädigungsmindernde Effekt in der epidermalen Struktur gesichert.

Eine gesicherte Wirksamkeit setzt allerdings voraus, dass Vitamin C lagerstabil (etwa durch Einkapselung) formuliert ist.

Weitere antioxidative Wirkstoffe

Flavonoide

Die Gruppe der potenziell, d.h. zumindest im In-vitro-Test, antioxidativ wirksamen Substanzen ist unüberschaubar groß. Eine interessante Stoffklasse sind hierunter die Flavonoide, d.h. polyphenolische Verbindungen, die vorwiegend in Pflanzen gefunden werden. Zu den **Flavonoiden** gehören Flavanole, Flavanone, Anthocyanidine, Flavone und Flavonole.

Eine vergleichsweise gut dokumentierte Substanz aus dieser Gruppe der sekundären Pflanzenstoffe ist das Alpha-Glucosylrutin. Hier ist u.a. eine Schutzwirkung gegenüber UV-induzierten oxidativen Hautschädigungen nachgewiesen worden.

Ebenso sind die in grünem Tee enthaltenen **Polyphenole** interessant. Bedeutsamste Vertreter sind hier Epicatechin, Epigallocatechin und Epicatechin-3-gallat. In jüngerer Zeit konnte für die Grüntee-Phenole *in vivo* eine photoprotektive Wirkung nachgewiesen werden. Bei topischer Applikation von Grünteephenolen vor UV-Exposition zeigte sich eine signifikant kleinere Anzahl von „sunburn cells", ein deutlich geringerer Rückgang von Langerhanszellen sowie deutlich weniger DNA-Schäden als ohne vorheriges Auftragen dieser Substanzen.

Coenzym Q

Coenzym Q10 (Ubiquinon-10 = Ubidecarenon) und seine reduzierte Form, Ubiquinol, sind Bestandteile der natürlichen Phospholipidmembranen von Zellen und deren Organellen und wirken in diesen Membranen als Antioxidanzien und Elektronenüberträger. Ubiquinol ist in der Lage, oxidiertes Vitamin E zu reduzieren. Es ist das Antioxidans, das nach UV-Bestrahlung in der Haut als erstes verbraucht wird. Nach topischer Applikation von Coenzym Q10 zeigt das Hautoberflächenprofil tendenziell eine Abnahme der Fältchen.

N-Acylethanolamine

ENA (essenzielle N-Acylethanolamine) sind endogene Liganden des Cannabinoid-Rezeptors. ENA stabilisiert und schützt die Zellmembran. Die Substanzklasse wirkt antioxidativ, fängt freie Radikale ab und hat Einfluss auf die Bildung von Thymidin-Dimeren nach UVB-Bestrahlung.

Andere dermokosmetische Wirkstoffe

Vitamin A

Vitamin A und seine Derivate gehören zu den am längsten eingesetzten Anti-Aging-Substanzen (Abb. 38.**4**). Alle Derivate des Vitamin A üben ihre spezifische Wirkung an Kernrezeptoren aus und zeigen über ihre Effekte auf die Gen-Expression eine komplexe Wirkung auf das Hautgewebe.

Unter **Tretinoin** konnte eine sehr gute Wirkung auf die typischen Symptome der Hautalterung mit epidermalen und dermalen Effekten nachgewiesen werden. So wird die Aktivität der Kollagen und Elastin abbauenden Kollagenase durch Vitamin-A-Säure gehemmt. Die Synthese von neuem Kollagen wird stimuliert, und geschädigte Kollagen- (Typ I und III) und Elastinfasern werden reorganisiert. Als verschreibungspflichtiger Arzneistoff darf Tretinoin jedoch schon seit Jahren nicht mehr in kosmetischen Mitteln eingesetzt werden.

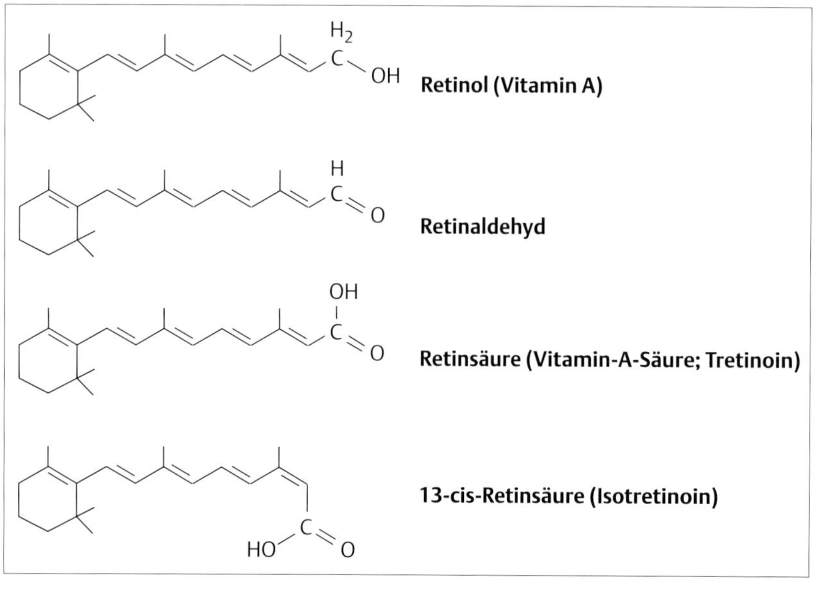

Abb. 38.**4** Chemische Struktur der topisch verwendeten Retinoide.

Ähnlich wie für Tretinoin zeigen neuere wissenschaftliche Untersuchungen auch für **Retinol** eine günstige Wirkung auf Alterungssymptome der Haut. So kommt es unter Retinol sowohl bei intrinsischer als auch bei extrinsischer Hautalterung zu einer Reduktion der mRNA-Expression der Kollagenase (MMP-I) und zu einer Stimulation der Kollagensynthese. Vergleichbare Effekte bei besserer Verträglichkeit werden durch Retinaldehyd erzielt.

Retinol ist eine chemisch äußerst labile Substanz, die v.a. durch Licht und Luftsauerstoff rasch abgebaut wird. Eine ausreichende Stabilität in dermokosmetischen Produkten kann jedoch durch die Bildung eines Einschluss-Komplexes mit Cyclodextrinen erreicht werden.

Hormone

Der topische Einsatz von Hormonen dient dem Ersatz der im Verlauf der intrinsischen Alterung auftretenden endokrinologischen Veränderungen des Körpers. Besonders der **Einsatz von Östrogenen** spielt hier eine bedeutende Rolle (Kapitel 13).

Im Rahmen des **Klimakteriums** nehmen die Östrogenspiegel bei Frauen deutlich ab (Kapitel 16). Dies führt u.a. zu einem schwindenden Einfluss der Östrogene auf die Zellen der Haut. Relativer Östrogenmangel wird daher bei postmenopausalen Frauen als einer der Faktoren für die intrinsische Hautalterung angesehen. Der positive Effekt von topisch applizierten Östrogenen betrifft die Elastizität und Fältelung der Haut und die Stimulation des Kollagenstoffwechsels mit Anstieg des Kollagen-Typ-III. Die exakte wissenschaftliche Evaluation der Effekte von Östrogenen im Zusammenhang mit der Hautalterung ist allerdings noch nicht abgeschlossen.

Grundsätzlich ist jedoch zu beachten, dass hormonhaltige Topika **keine Kosmetika, sondern Arzneimittel** sind. Entsprechende Rezepturempfehlungen können zwar verordnet werden, ihre Herstellung in der Apotheke dürfte sich nach deutschem Recht aber häufig verbieten, da der Apotheker den Nachweis für die erforderliche Arzneimittelqualität bestimmter Bestandteile nicht erbringen kann. Es erscheint daher sinnvoll, den Einsatz auf vorhandene Fertigarzneimittel bzw. Magistralrezepturen zu beschränken.

Im Gegensatz zu den verschreibungspflichtigen Östrogenen dürfen die so genannten **Phytoöstrogene** auch in kosmetischen Mitteln eingesetzt werden. Hierunter versteht man verschiedene Substanzen pflanzlicher Herkunft wie Isoflavone, Cumestane und Lignane, die z.B. in Soja und Sojaprodukten, Grüntee und Ginseng zu finden sind.

Die wissenschaftlichen Untersuchungen zur Wirkung dieser Stoffe auf die Hautalterung stehen noch am Anfang, jedoch scheinen sich die günstigen Effekte phytoöstrogenhaltiger Cremes auf die Hautalterung zu bestätigen.

Dermokosmetische Vehikel

Die in aktuellen dermokosmetischen Produkten eingesetzten Aktivstoffe benötigen für eine optimale Wirksamkeit spezielle Trägersysteme. Insbesondere nanopartikuläre Vehikel sind hier von besonderer Bedeutung (Abb. 38.**5**). Entsprechende Systeme sind Mikro- und Nanoemulsionen, feste Lipid-Nanopartikel sowie Liposome und Transfersome (Daniels 2004).

Mikroemulsionen

Mikroemulsionen sind Systeme, die sich aus einer wässrigen Phase, einer lipophilen Phase und einer amphiphilen Komponente zusammensetzen. Sie erscheinen transparent, da ihre disperse Phase kolloidale Dimensionen aufweist. Es sind makroskopisch einphasige wässrige oder ölige Systeme, obwohl sie hydrophile und lipophile Bestandteilen enthalten. Ihre Zusammensetzung ist durch einen hohen Tensidanteil, typischerweise im Bereich von ca. 20%, gekennzeichnet. Die Partikelgröße

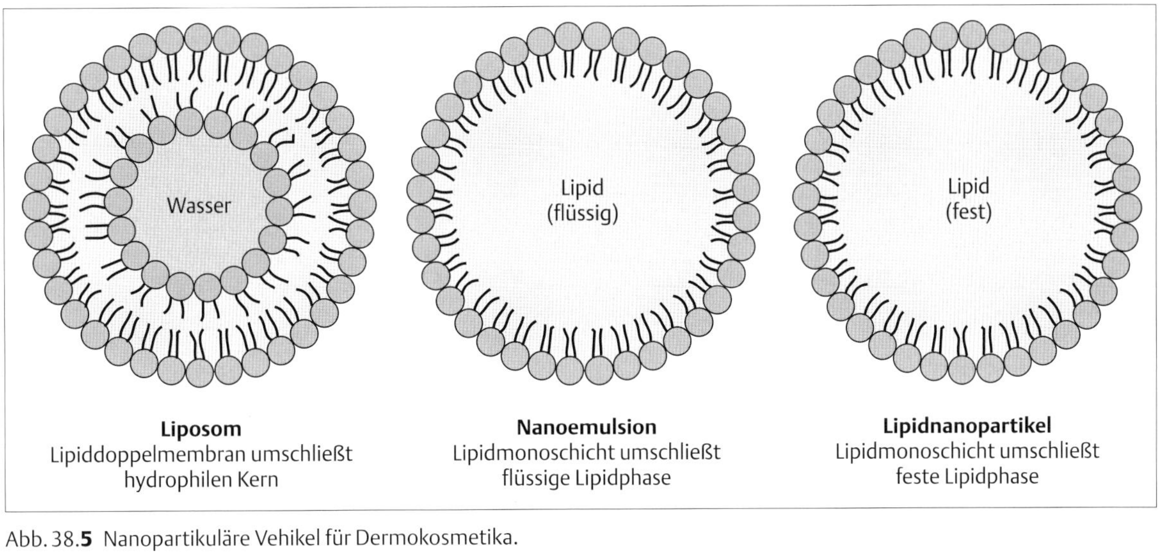

Abb. 38.**5** Nanopartikuläre Vehikel für Dermokosmetika.

dieses kolloidalen Systems liegt im Bereich von ca. 10–50 nm.

Bedingt durch ihre spezielle Struktur penetrieren Mikroemulsionen rasch in das Stratum corneum der Oberhaut und mischen sich dort mit den epidermalen Lipiden. Vorhandene Wirkstoffe werden mit dem Vehikel in die Haut „gezogen", so dass sich der gesamte Wirkstoff in kürzester Zeit in der Hornschicht befindet.

Nanoemulsionen

Unter Nanoemulsionen versteht man Öl-in-Wasser-Emulsionen, deren Tropfen einen Durchmesser von 50–1000 nm aufweisen.

Die Herstellung von Nanoemulsionen erfolgt durch Hochdruck-Homogenisation. Die hierbei gebildeten Tröpfchen werden z.B. durch Phospholipide stabilisiert. In ihrem strukturellen Aufbau unterscheiden sich Nanoemulsionen demnach deutlich von den Liposomen, bei denen eine Phospholipid-Doppelmembran einen hydrophilen Innenraum von einer wässrigen Außenphase abgrenzt.

Nanoemulsionen eignen sich noch besser als Liposome für den Transport lipophiler Wirkstoffe. Ähnlich den Liposomen unterstützen sie die Penetration von kosmetischen Wirkstoffen und erhöhen somit ihre Konzentration in der Haut. Darüber hinaus gewinnen Nanoemulsionen auch wegen ihrer kosmetischen Eigenwirkung zunehmend an Bedeutung. Durch Einschleusen geeigneter Lipide lässt sich mit Nanoemulsionen der transepidermale Wasserverlust günstig beeinflussen, d.h. die Barrierefunktion der Haut wird gestärkt.

Lipid-Nanopartikel

Lipid-Nanopartikel ähneln in ihrer Struktur den Nanoemulsionen. Sie unterscheiden sich jedoch dadurch, dass das Lipid sich im festen Aggregatzustand befindet. Ihre Matrix besteht aus festen Lipiden oder Lipidmischungen. Zur Verhinderung der Aggregation werden Tenside oder Polymere zugesetzt, wobei bevorzugt (wie bei den Nanoemulsionen) Phospholipide zum Einsatz kommen.

Dienen Lipid-Nanopartikel als Wirkstoffträger, so liegt die aktive Komponente entweder molekulardispers oder feinstdispers verteilt in der Lipidmatrix vor.

Zu den wichtigsten **Eigenschaften**, die Lipid-Nanopartikel für den kosmetischen Einsatz interessant erscheinen lassen, gehören:

- Verbesserung der Stabilität chemisch labiler Wirkstoffe,
- kontrollierte Freisetzung von Wirkstoffen,
- Pigmenteffekt und
- gesteigerte Hydratation und Schutz durch Filmbildung.

Liposome

Liposome sind kleine, kugelförmige Vesikel aus amphiphilen Lipiden, die einen hydrophilen Kern umschließen. Als Lipide kommen hauptsächlich Phospholipide zum Einsatz, die Doppelschichten ausbilden, wie man sie auch von Biomembranen kennt. Je nach Herstellverfahren und chemischer Zusammensetzung erhält man Liposome mit einer oder mehreren konzentrischen Doppelschichten.

Man differenziert kleine unilamellare, große unilamellare sowie große oligolamellare, multilamellare oder multivesikuläre Liposome.

Niosome und Sphingosome sind Vesikel mit ähnlichem strukturellen Aufbau, deren Membran jedoch aus nichtionischen Tensiden, z.B. vom Typ der Alkylpolyglycerylether, bzw. aus Sphingolipiden (Ceramiden) besteht. Werden Liposome als Transportsystem benutzt, so können sie hydrophile Substanzen in ihrem inneren Hohlraum und amphiphile sowie lipophile Wirkstoffe in die Lipiddoppelmembran aufnehmen. Letzteres trifft z.B. für den Einbau von öllöslichen UV-Filtern zu. In Kosmetika kommen sowohl beladene wie auch leere Liposome zum Einsatz. Als wesentlichste Wirkung der Leerliposome tritt meist eine vermehrte Hydratation der Haut ein.

Liposome begünstigen häufig die Einlagerung eingebrachter Wirkstoffe in die Epidermis und Dermis, wobei gleichzeitig eine verminderte Permeation auftritt. Demnach gelingt mit liposomalen Zubereitungen offensichtlich eine für Kosmetika gewünschte Fixierung von Wirkstoffen in den obersten Hautschichten. Die genannten positiven Effekte hängen jedoch von der Zusammensetzung, Größe und Menge der Liposome ab, und allgemeine Schlüsse sind aufgrund der hohen Variabilität nicht zulässig.

Transfersome

Transfersome sind wie Liposome kugelige Vesikel, die von einer Lipiddoppelschicht – bestehend im Wesentlichen aus Phospholipiden – umgeben sind. Im Gegensatz zu einem Liposom enthält ein Transfersom jedoch mindestens eine membranaufweichende Komponente, die die Adaptabilität der Vesikelhülle erhöht. Ein Transfersom kann daher seine Form sehr schnell und einfach verändern. Das versetzt ein ultradeformierbares Transfersom in die Lage, sich effizient und spontan durch die Haut zu bewegen, wobei als treibende Kraft der transdermale Wassergradient angesehen wird.

Werden niedermolekulare Wirkstoffe Transfersom-vermittelt appliziert, so verschiebt sich typischerweise die Wirkstoffverteilung mehr in die **Tiefe der Haut**. Ein wichtiger Grund dafür ist die erhebliche Vesikelgröße. Diese sorgt dafür, dass die Transfersom-Vesikel nur langsam aus der Haut ausgewaschen werden. Das erlaubt eine Arzneimittelanreicherung in der Nähe der Auftragstelle.

Good-Aging-Tipp für die Praxis

Unter dem Begriff *Hautalterung* wird ein sehr komplexer biologischer Prozess zusammengefasst. Typische Zeichen der sichtbaren Hautalterung sind erhöhte Rauigkeit, vermehrte Faltenbildung, Verlust an Hautelastizität und unregelmäßige Pigmentierung. Die Phänomene der Hautalterung sind endogener Natur (chronologische oder intrinsische Hautalterung) und Resultat umweltbedingter Noxen (extrinsische Hautalterung).

Während die intrinsische Alterung ein genetisch gesteuerter Prozess ist, wird die extrinsische Alterung durch den zellulären Stress aufgrund aktinischer und chemischer Schädigungen hervorgerufen. Bei der so genannten Photoalterung der Haut spielen UV-Strahlen des Sonnenlichts eine entscheidende Rolle. Auch Faktoren des Lifestyle wie etwa Ernährung, Nikotin- und Alkoholkonsum, v. a. aber willentliche UV-Bestrahlung oder unzureichender Schutz davor begünstigen vorzeitige Hautalterung.

Die Dermokosmetik greift mit ihren Anti-Aging-Konzepten gezielt in diese Mechanismen ein und unterstützt primär die Prävention der extrinsischen Hautalterung. An erster Stelle steht der Schutz der Haut vor übermäßiger Sonneneinstrahlung und dient der Verhütung des Sonnenbrandes sowie der Vermeidung chronischer Sonnenschäden und damit verbundenen Hautalterung (Photoaging). Die menschliche Haut zeigt eine hohe Empfindlichkeit im kurzwelligen UVB-Bereich. Für chronische UV-Schäden und Lichtdermatosen wird überwiegend der UVA-Bereich verantwortlich gemacht. Die individuelle Empfindlichkeit (Hauttyp, Eigenschutzzeit, UV-Index) sind wichtige Parameter.

Im dermokosmetischen Sonnenschutz werden zur primären Photoprotektion UV-Filter eingesetzt. Chemische UV-Filter schützen, in dem sie UV-Strahlung absorbieren und in langwellige sichtbare oder Infrarotstrahlung umwandeln. Physikalische (mineralische) UV-Filter sind winzige anorganische Partikel, die eingestrahltes Licht reflektieren, streuen und teilweise auch absorbieren. Durch geeignete Kombination organischer und/oder mineralischer Filter werden die erforderlichen Schutzbereiche sowohl im UVB- als auch UVA-Spektrum erhalten.

Zusätzlich zu den UV-Filtern enthalten dermokosmetische Sonnenschutzmittel vielfach weitere Wirkstoffe, die eine über den unmittelbaren UV-Schutz hinausgehende hautpflegende und hautberuhigende Wirkung sowie DNA-Reparatur gewährleisten.

Weitere wichtige dermokosmetische Wirkstoffe sind antioxidativ wirksame Komponenten zur Unterdrückung reaktiver Sauerstoffspezies. In verschiedenen Darreichungsformen kommen die Vitamine A, C und E zur Anwendung, sowie die zu den polyphenolischen sekundären Pflanzenstoffen zählenden Flavonoide.

Zu den hauptsächlichen Hormonvertretern in Dermatika zählen topisch applizierbare Östrogene und die Phytoöstrogene.

Literatur

1. Daniels R. Emulsionen. In Raab W, Kindl U (Hrsg.) Pflegekosmetik. 4. Auflage, Stuttgart:Gustav Fischer; 2004.
2. GD Gesellschaft für Dermopharmazie, Leitlinie dermokosmetischer Sonnenschutz. 2003;www.gd-online.de.
3. Fitzpatrick TB, Pathak M, Parrish JA. Protection of human skin against the effect of the sunburn ultraviolet (290–320 nm). In Fitzpatrick TB (ed.) Sunlight and Man. Tokyo: University of Tokyo Press; 1974.
4. Kerscher M, Reuther T. Kosmetik und Hautpflege aus dermatologischer Sicht: Aktuelle Trends in der Dermokosmetik. DermoTopics 2003 (1); 2:21–24. http://ww.dermotopics.de/german/ausgabe_1_02_d/akttrends_01_02_d.htm.
5. Krutmann J. Die Verwendung von topisch applizierten DNS-Reparaturenzymen zum Schutz der menschlichen Haut gegen UVB-induzierte Schäden. Bundesgesundheitsbl.-Gesundheitsforsch.-Gesundheitsschutz 2001;44:480–483.
6. Krutmann J. Vorzeitige Hautalterung durch ultraviolette Strahlung und andere Umweltnoxen. Hautarzt 2003; 54:809–817.
7. Rhie GE, Shin MH, Seo JY, et al. Aging- and photoaging-dependent changes of enzymic and nonenzymic antioxidants in the epidermis and dermis of human skin in vivo. J Invest Dermatol. 2001;117:1212–1217.
8. Schürer NY, Anti- Aging. Hautarzt 2003;54:833–838.

39 Ästhetische Chirurgie im Gesichtsbereich

Joachim E. Zöller

Altersveränderungen des Gesichts

Kein Teil des menschlichen Organismus spiegelt die Alterung so schonungslos wider wie der Gesichtsbereich. Die Merkmale des Alterns sind im Gesicht eine erschlaffende Gesichtshaut und eine zunehmende Faltenbildung. Die einzelnen Komponenten wie Haut, subkutanes Fettgewebe, Muskulatur und Knochenstruktur altern unabhängig voneinander. Sie haben ihre eigene Gesetzmäßigkeit der Alterung. Das Hautorgan spielt dabei eine führende Rolle.

So wie beim jugendlichen Gesicht eine balancierte Relation der Gewebe des Gesichts existiert, kommt es mit fortscheitendem Alter zu einer Imbalance zwischen Knochen, Muskeln, Fett und Haut sowie zur Volumenreduktion des gesamten Skeletts. Muskelmasse und Elastizität verringern sich, ebenso nehmen Elastizität und Dikke der Haut ab. Während es in einigen Bezirken des Gesichts zu einer Zunahme des submentalen Gewebes in Form von Fett kommt, wird in anderen Bereichen eine Fettreduktion beobachtet.

Diese Veränderungen führen zu einem progressiven Herabsinken der Weichgewebe, was in bindegewebsarmen Regionen besonders auffällig wird. Der Ausprägungsgrad ist prädisponiert von der Rasse, den genetischen Faktoren und stellt sich bei einigen Menschen früher als bei anderen ein (Hönig 2000).

Das attraktive körperliche Erscheinungsbild, die äußere Schönheit und eine immerwährende Jugend ist der Wunsch des Menschen von alters her. Die ästhetische Chirurgie hat sich als Aufgabe gestellt, Problemzonen zu diagnostizieren und dem Wunsch des Individuums, dem chronologischen Alter ein jüngeres Aussehen entgegenzusetzen, gerecht zu werden (Franke 1990, Mang 2002).

Ursachen der Gesichtsalterung

Die Gründe der Gesichtsalterung werden kontrovers beurteilt. Übereinstimmung besteht jedoch in der Gliederung in ein **Intrinsic- und ein Extrinsic-System** wie in Tab. 39.**1** zusammengefasst (Grabb u. Smith 1994).

Tabelle 39.**1** Gründe der Gesichtsalterung, Intrinsic- und ein Extrinsic-System

Intrinsic System:
➤ Genetisch vorbestimmte Altersveränderung,
➤ pathologische Alterungsprozesse, z. B. Werner-Syndrom, Hutchinson-Gilford-Syndrom; Progeria infantilis, Ehlers-Danlos-Syndrom,
➤ innere Krankheiten,
➤ Geschlechtsunterschiede.
Extrinsic System:
➤ Nikotinabusus,
➤ Sonnenschädigung,
➤ Ernährungseinflüsse
➤ bestimmte Lebensumstände und Habits.

Die Hautalterung ist das Ergebnis aus der Summe der Intrinsic- und der Extrinsic-Einflüsse. Der Alterungsprozess ist von Individuum zu Individuum verschieden. Er verläuft nicht linear, sondern erfahrungsgemäß stufenartig.

Die Gesichtshaut ist ständigen Witterungseinflüssen ausgesetzt: Hitze, Kälte und ultraviolette Bestrahlung schädigen die ungeschützte Haut. Die kürzeren Wellenlängen zwischen 210 und 305 nm schädigen besonders stark (Kapitel 38). Die histologischen Veränderungen zeigen sich klinisch

- in einer dünner werdenden Haut,
- einer Verringerung der Abwehrkräfte der Haut,
- einem Elastizitätsverlust und
- einer höheren Verletzbarkeit (Feuske u. Lober 1986).

Veränderungen der Haut

Die Altersveränderungen der Haut sind hauptsächlich Ausdruck der allgemeinen Degeneration des Bindegewebes (Kapitel 13). Der Papillarkörper atrophiert, die Anzahl der immunkompetenten Langerhanszellen sowie der Fibroblasten und Kapillaren nimmt ab. Im Mittelpunkt der Hautalterung stehen die Veränderungen des kutanen Bindegewebes.

In sonnenlichtexponierten Hautregionen des Gesichts kommt es zur Zunahme elastischer, unregelmäßig geschlängelter Fasern, die im Extrembild der **solaren Elastose** durch Ablagerung amorpher Massen eines elastischen Materials gekennzeichnet sind und weitgehend die kollagenen Fasern ersetzen. Es handelt sich dabei um das Resultat einer gestörten Funktion der Fibroblasten, die nicht mehr in der Lage sind, „normale" elastische und kollagene Fasern zu bilden. Kollagene stellen den überwiegenden Anteil der normalen menschlichen Dermis dar, wobei ein **Verhältnis von Typ-I- zu Typ-III-Kollagen** von 6:1 beschrieben wird. In fortschreitendem Alter verschiebt sich dieses Verhältnis zu Gunsten des Kollagens vom Typ III als Folge einer Abnahme der Typ-I-Kollagensynthese (Funk 1999).

Die Wasserbindungskapazität und die seborrhoische Drüsenaktivität verringern sich: **die Haut wird trockener**. Die verringerte Spannkraft der elastischen Netze verzögert die Rückstellungsbewegung der Hautfalten als Folge von Veränderungen der Bindegewebsgrundsubstanz. Durch Änderung der Menge der chemischen Beschaffenheit (Aminosäuren, Zucker, Natriumsalze, Harnstoff) der Bindegewebsgrundsubstanz verarmt diese an Flüssigkeit und **der Hautturgor nimmt ab**. Durch Schwund des Fettgewebes aus dem subkutanen Fettpolster wird die Haut schlaffer.

In gewissen Bereichen des Gesichts, wie z.B. den Augenlidern, der Nase, der Ober- und der Unterlippe, enthält die subkutane Haut wenig oder gar kein Fett. In allen anderen Partien, besonders in den Wangen und den submandibulären und submentalen Teilen, findet sich eine gut entwickelte Fettgewebsschicht.

! Im Mittelpunkt der Hautalterung steht also die Veränderung des kutanen Bindegewebes.

Mit fortschreitendem Alter nehmen die Anzahl und die Größe der Zellschichten im Stratum spinosum und Stratum granulosum ständig ab. Bereits ab dem 30. Lebensjahr verringern sich alle Lagen der Epidermis. Infolge der Abnahme des Protoplasmasaums rücken die einzelnen Zellkerne näher aneinander, ohne dass jedoch eine Zelldegeneration in den Zellen erfolgt.

Zwischen dem 40. und 50. Lebensjahr tritt die Veränderung deutlicher zutage. Die Papillen sind zunehmend reduziert. Die Kollagenfasern der Dermis sind gedehnt, liegen parallel zur Oberfläche und sind durch kleine Vakuolen getrennt. Bereits vom 50. Lebensjahr an verändert sich die subkutane Blutzufuhr. Die Trennung zwischen Haut und Subkutis wird schärfer. Die Haut senkt sich infolge ihres Gewichts und schiebt sich über die lokkere Fettschicht. Die **Elastose** ist das histologische Bild einer durch ständige Sonneneinstrahlung geschädigten Haut und verantwortlich für die unwiderrufliche Faltenbildung.

Die Hautdicke hat das Maximum bei Frauen mit 35 Jahren, bei Männern mit 45 Jahren erreicht. Das Erscheinungsbild der Haut zeigt mit zunehmendem Alter eine ungleiche Pigmentierung, eine ungleiche Texturierung, ist faltig, wenig widerstandsfähig und hat eine stärkere Dehnbarkeit.

Der alternde Gesichtsausdruck

Die mimische Muskulatur und ihre modellierenden Einflüsse auf die Haut und das subkutane Fettgewebe sind in hohem Maße verantwortlich für den alternden Gesichtsausdruck (Abb. 39.**1**). Die anatomische Struktur der einzelnen 25 Gesichtsmuskeln ist in allen Einzelheiten bekannt. Man nennt die Funktion des ganzen muskulären Systems das **Gebärdenspiel des Menschen**, d.h. die Mimik.

Während der Gesichtsalterung ändern sich Aufbau und Funktion dieser mimischen Muskulatur. Es entsteht ein Antlitz des Betagten mit betont individueller Note. Zwischen der anatomischen Anordnung und Ausprägung der einzelnen Gesichtsmuskeln und der individuellen Physiognomie bestehen enge Beziehungen, die sich mit zunehmendem Alter stärker ausprägen.

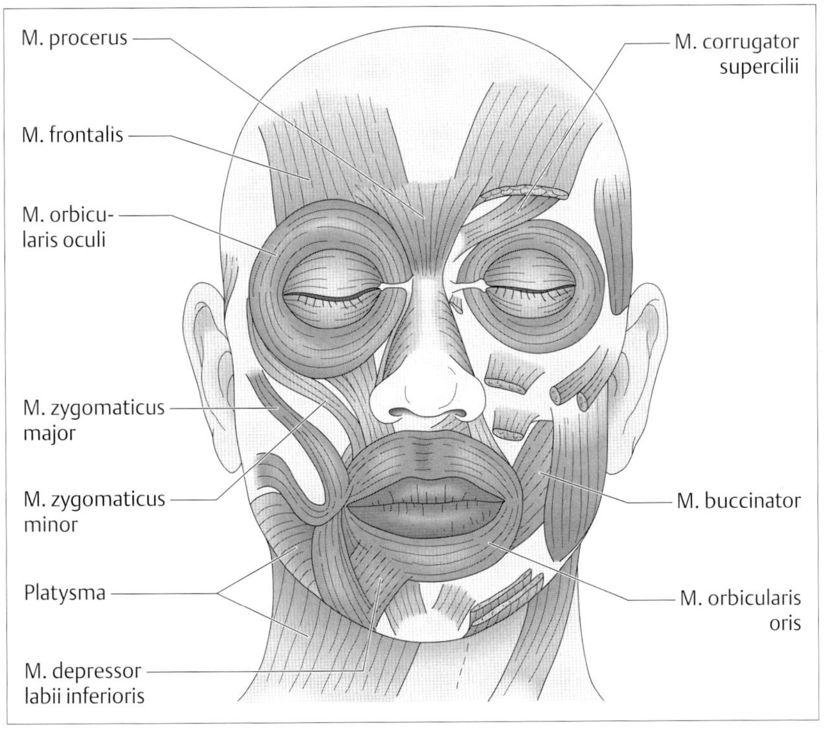

Abb. 39.**1** Mimische Muskeln des Gesichts.

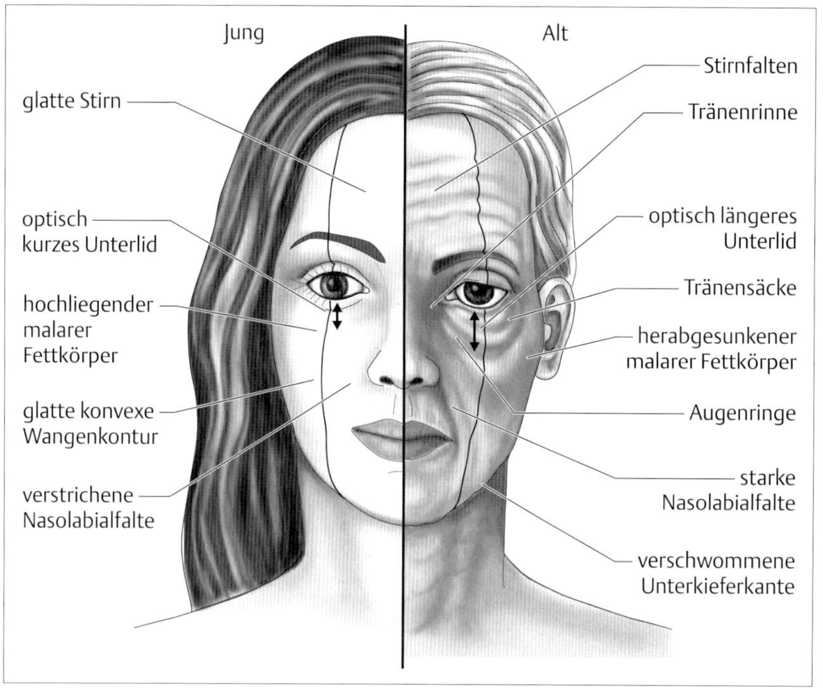

Abb. 39.**2** Gegenüberstellung jugendlicher Gesichtsstrukturen im Gegensatz zu älteren Gesichtsstrukturen.

Zuerst bilden sich feine Falten, oft speziell als so genannte **Krähenfüße**. Diese Falten vertiefen sich Anfang des 3. Lebensjahrzehnts. Individuelle Gesichtsbewegungen (etwa Stirnrunzeln) verstärken diesen Ausdruck. Die verantwortliche Muskelgruppe für die Krähenfüße ist der *M. orbicularis oculi* und in beschränktem Maße der *M. frontalis*.

Die Entwicklung der vertikalen und horizontalen, an der Nasenwurzel liegenden Falten werden durch die Kontraktion der *Mm. currugatores* und des *M. procerus* hervorgerufen. Die queren Stirnfalten durch den *M. frontalis* entwickeln sich ebenfalls im 3. Lebensjahrzehnt.

Veränderungen der Gesichtsweichteile

Die allgemeine Ptosis der Weichteile beginnt bereits im frühen 3. Lebensjahrzehnt. Sind die **Augenbrauen** in der Adoleszenz noch oberhalb der Margo supraorbitalis lokalisiert, so verändert sich die Position bei einem 50-Jährigen bereits um einige Millimeter und ist bei einem 70-Jährigen deutlich unterhalb der Margo supraorbitalis positioniert (Abb. 39.**2**).

Der Deszensus des lateralen Augenbrauenanteils lässt das Auge schmaler erscheinen und führt, bedingt durch eine Dermatochalasis, in Kombination mit einer zunehmenden Erschlaffung des Septum orbitale, zur Fettherniation und Ausbildung von palpebralen Falten. Mit dem **Herabsinken der Augenbrauen**, was den müden Gesichtsausdruck im Augenbereich verstärkt, besteht auch ein direkter Einfluss zum mittleren Gesichtsdrittel in Form einer indirekten Verlängerung der Haut im Oberlid. Die orbitalen Fetthernien werden hervorgerufen durch Schwächezonen des Septum orbitale im Ober- und im Unterlid (Abb. 39.**3**).

Alterungserscheinungen im **Nasenbereich**, hervorge-

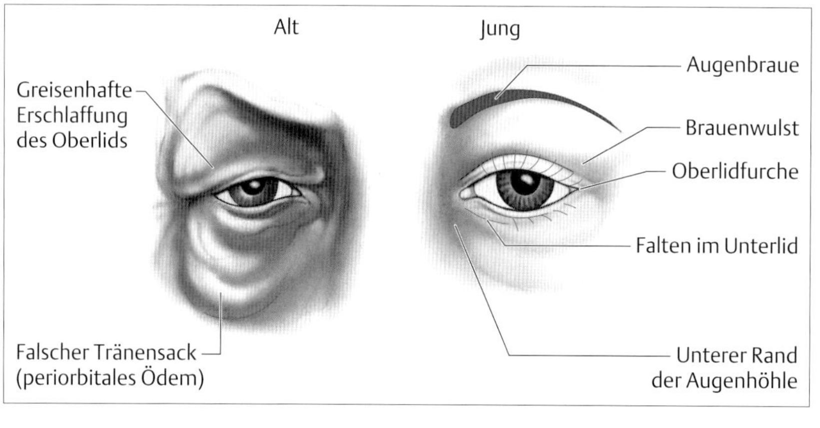

Abb. 39.**3** Altersveränderung der Augenregion.

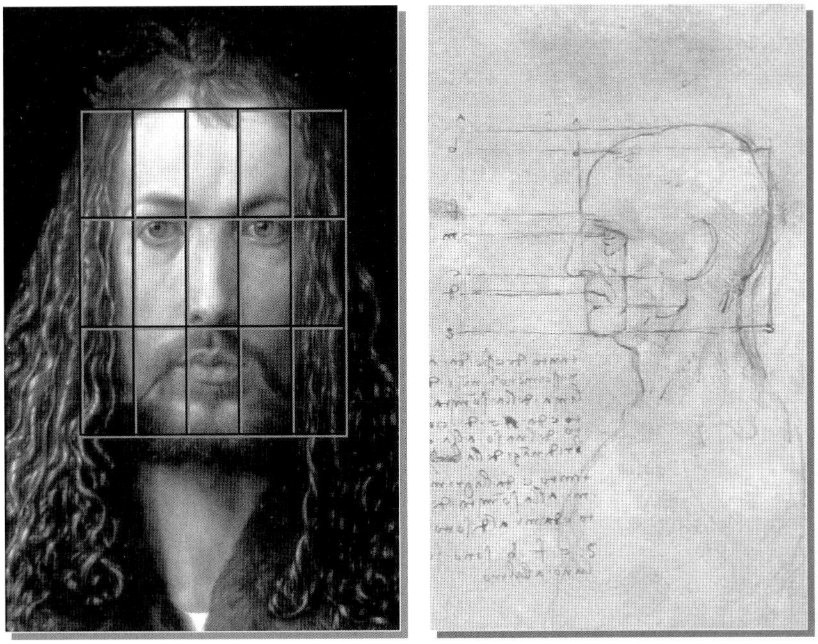

Abb. 39.**4** Das idealisierte männliche Gesicht;
links: Albrecht Dürer (1471–1528) „Selbstportrait im braunen Pelzrock" (um 1500), in dem der Künstler Studien über Symmetrie und Geometrie in die Gesichtsform (Physiognomie) einfließen lässt (Alte Pinakothek, München);
rechts: Leonardo da Vinci (1452–1519) Anatomische Studien des Kopfes im „Kanon der menschlichen Proportionen" (um 1490); der Künstler übernimmt aus der Proportionslehre des Architekten Vitruvius (1. Jh. v. Chr.) Rasterfelder (Dreiteilung) und Quadratnetz des Kopfes.

rufen durch Rarifizierung des knöchernen und knorpeligen Gerüsts, zeigen eine Abwärtsbewegung der Nasenspitze und eine Verkürzung der Collumella. Aufgrund dieser Bogenbildung und der Vergrößerung des Weichteilmantels erscheint die Nasenspitze länger.

Das untere Gesichtsdrittel erstreckt sich vom Subnasale (kephalometrischer Messpunkt an der Mittelinie am Übergang vom Nasensteg zur Oberlippe) bis zur Kinnprominenz. Die sich in den späteren Jahren des 2. Lebensjahrzehnts entwickelnde **Nasolabialfalte** ist die Verbindung von mittlerem und unterem Gesichtsdrittel. Ihre Ausprägung erfährt sie in diesen Jahren und vertieft sich im Alter (Barlett et al. 1992, Funk 2004).

Therapie der Gesichtsveränderungen

Dass regelmäßige Gesichtszüge ein ästhetisches und harmonisches Gesicht ausmachen, dafür finden sich in allen Kunstepochen zahlreiche Beispiele. So hat **Albrecht Dürer** sein Selbstportrait exakt geometrisch geplant. Von Leonardo da Vinci stammt die bekannte Teilung des Gesichts in 3 gleiche Abschnitte, die auch heute noch in der Kunst wie in der Gesichtschirurgie angewendet wird (Abb. 39.**4**). Diese Unterteilung des Gesichts erfolgt in:

- das obere Gesichtsdrittel, vom Haaransatz bis zum Nasion,
- das mittlere Gesichtsdrittel, vom Nasion bis zum Subnasale und
- das untere Gesichtsdrittel vom Subnasale bis zur Kinnunterkante.

Das obere Gesichtsdrittel

Das obere Gesichtsdrittel beinhaltet Stirn und Augenbrauen. Seine Alterszeichen sind die querverlaufende Stirnfalte (*M. frontalis*), längsverlaufende Zornesfalte (*M. corrugator*), querverlaufende Nasenwurzelfalten (*M. procerus*), Ptosis der gesamten Stirnweichteile und Herabsinken der Augenbraue über den oberen Orbitalrand (Funk 1999).

Die beiden **gebräuchlichen Korrekturkonzepte** sind:

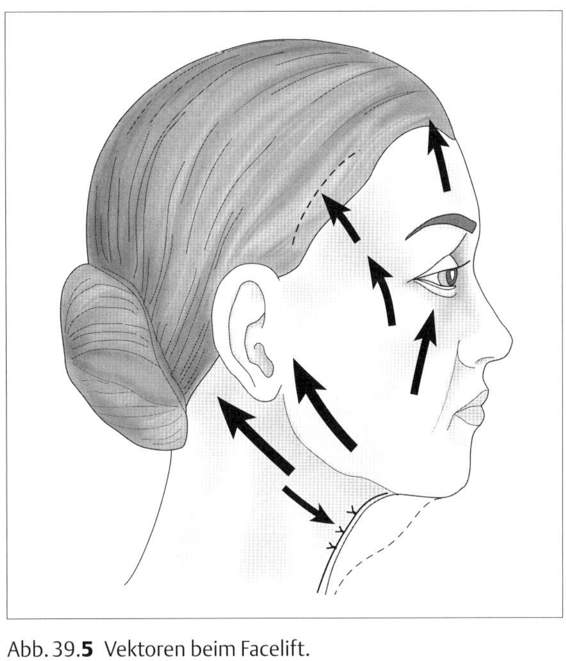

Abb. 39.**5** Vektoren beim Facelift.

- 1. Die Entfernung der Muskeln bzw. der Lähmung durch Botulinum-Toxin und die Anhebung der Ptose durch endoskopisches und koronares Stirnlift (Wang 1995).
- 2. Das Unterfütterungskonzept mit Kollagen, Eigenfett usw.

Das erste Konzept wird zum Erhalt eines langfristigen Ergebnisses, das zweite für ein temporäres Ergebnis durchgeführt. Bei allen Stirnliftverfahren ist auf die Zugrichtung, speziell auf die Verlagerung der Augenbrauen zu achten. Hierbei muss zwischen der männlichen Augenbrauenführung und der weiblichen Augenbrauenführung unterschieden werden. Unter den möglichen **Komplikationen** finden wir z.B.:

- Einen Sensibilitätsverlust im Stirnbereich (Durchtrennung des *N. supraorbitalis* und/oder des *N. supratrochlearis*),
- motorische Lähmung nach Schädigung des *N. facialis*, (Ramus frontalis), ungleiche Positionierung der Augenbraue, amimische Stirn (zu stark laterale Muskelresektion) und
- Dellenbildung im Stirnbereich (nach unregelmäßiger unterminierter Subkutanschicht).

Die auffälligsten möglichen Komplikationen sind eine Ptosis der Augenbraue nach motorischer Lähmung und zu hoch liegende Augenbrauen mit Ausprägung des so genannten „erschrockenen Gesichts".

Das mittlere Gesichtsdrittel

Die Strukturen des mittleren Gesichtsdrittels sind die Ohren, Augen und Nase sowie der Wangen- und Jochbeinbereich.

Die Ohrregion

Die Ohrregion ist in der physiognomischen Entfaltungsphase und im individuellen Gesichtsausdruck ohne Belang. Im letzten Lebensabschnitt ist ein deutliches Längenwachstum des Ohres festzustellen. Dies kann zwischen 1 und 1,5 cm betragen und geht parallel mit dem Längenwachstum der Nase.

Die Augenregion

Die Augenregion des jungen Gesichts ist offen, voll, oval, mit kurzem Unterlid. Im alternden Gesichts ist diese eher leer, rund, mit verlängertem Unterlid und herabgesunkenem Oberlid. Die Alterserscheinungen der Augenregion bestehen aus einer Ptosis der Augenbrauen, Ptosis der Oberlider, ggf. mit Fetthernien und Einschränkung des Gesichtsfelds sowie einer typischen V-Konfiuration mit Verlängerung des Unterlids.

Das Absinken der Augenbraue bewirkt einen offensichtlichen Hautüberschuss des Oberlids. Eine Ptosis des Oberlids kann durch Erschlaffung des *M. levator palpebrae* zustande kommen. Die Fettkörpersenkung im lateralen Oberlidbereich beruht in den meisten Fällen auf einer Ptose der Tränendrüse. Diese ist dann in die Augenhöhle zurückzuverlagern. Die mediale Fetthernie im Oberlid ist weißlich, die augenmittig-liegende ist gelblich in der Farbe des Fetts. Zu starke Entfernung des Fetts kann so genannte „Totenkopfaugen" zur Folge haben.

Die **Behebung der Alterserscheinungen** besteht in einem Anheben der Augenbrauen oder in der Entfernung eines Haut und Hautmuskelstreifens aus den Unterlidern und ggf. in einer Verkürzung des *M. levator palpebrae*. Daneben können orbitale Fetthernien im Oberlid, medial und augenmittig sowie im Unterlid medial, augenmittig und lateral entfernt werden.

Das Mittelgesicht

Die anatomischen Strukturen des Mittelgesichts sind: Die Jochbeinprominenz, das Unterlid, die Nase und der obere Teil der Nasolabialfalte.

Die Alterszeichen sind:

- Hauterschlaffung,
- Ptose des Wangenfetts,
- Reduktion des Subkutanfetts,
- ausgeprägte Nasolabialfalten,
- Verlängerung der Nase,
- Rarifizierung des Nasenskeletts,
- Schwund des Subkutanfetts im Nasenbereich,
- Verbreiterung der Nase,
- konvexer Nasenrücken,
- Erschlaffung des Unterlids mit optischer Verlängerung und V-Konfiguration hervorgerufen durch Absinken des Wangenfetts.

Insgesamt wird der Ausdruck des Mittelgesichts hohlwangig, flach, leer und schmal.

Für die Therapie zur **Behebung der Alterserscheinungen** im mittleren Gesichtsdrittel stehen 2 Facelift-Konzepte zur Verfügung: das Ptosiskonzept und das Aufbaukonzept.

Das **Ptosiskonzept** beinhaltet: Die Anhebung aller abgesunkenen Strukturen des Gesichtsbereichs mit Hilfe verschiedener **Facelifttechniken** (SMAS, subperiostales Facelift, endoskopisches Facelift, Midfacelift, Unterlidchirurgie) (Abb. 39.**5**). Hierbei ist einer der Schwerpunkte die Reduzierung der Nasolabialfalte bzw. die Anhebung des maxillären Wangenfetts sowie des subkutanen Gewebes (so genannte SMAS-Technik, superfizielles muskulo-aponeurotisches System) (Abb. 39.**6a**–**c**).

Durch zu starke Anhebung des Wangenfetts ist der Entfremdungseffekt im Sinne eines „Posaunenengelgesichts" schnell erreicht. Die Beeinflussung dieses Fettkörpers zeigt aber bei richtiger Durchführung die besten und lang anhaltenden Facelift-Ergebnisse, da ein offensichtlicher Verjüngungseffekt nicht nur als Straffungseffekt bleibt (Ascher et al. 1995).

Das **Aufbaukonzept** korrigiert die Folgen der Altersatrophie in den einzelnen Arealen, d.h. den Schwund des subkutanen Fettgewebes und die anteriore und posteriore Atrophie im knöchernen Maxillabereich. Studien haben gezeigt, dass bei Retrognathie die Alterungserscheinungen im Mittelgesicht früher augenscheinlich werden als bei Prognathie. Ziel ist es, zum Aufbau der ge-

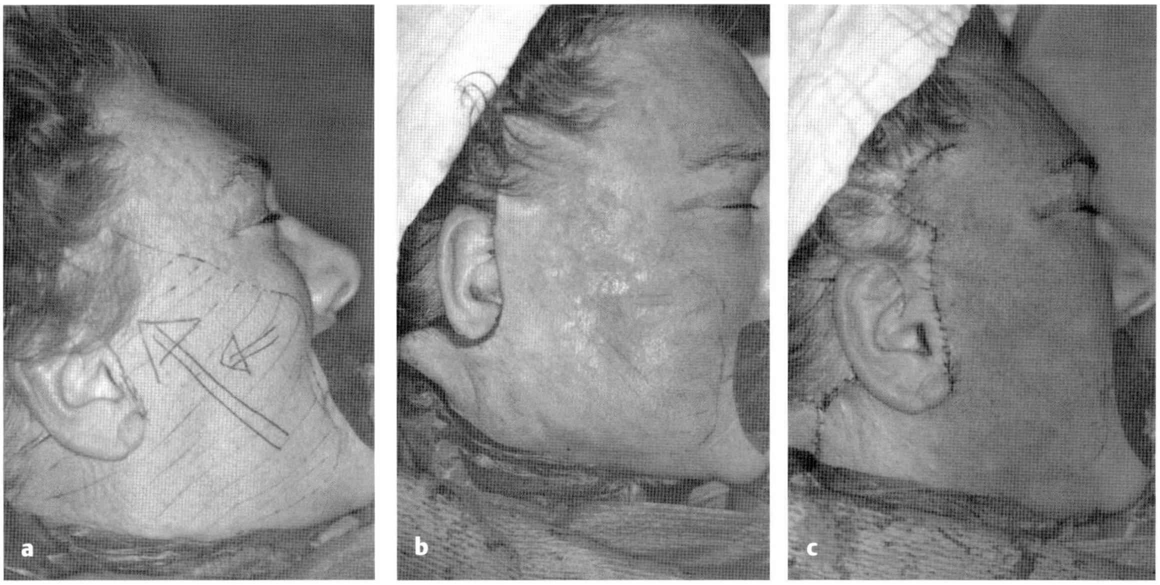

Abb. 39.**6a–c** Technik des Facelifts.
a Intraoperativer Situs mit Einzeichnen der Zugrichtungen;
b Intraoperativer Situs vor Hautexzision nach Raffung des SMAS (superfizielles muskulo-aponeurotisches System);
c Intraoperativer Befund nach Hautverschluss.

samten Mittelgesichts-Weichteilstruktur subperiostale Implantate im Mittelgesicht z.B. aus Hydroxylapatit oder Kortikalis einzusetzen. Dem Schwund des subkutanen Fettkörpers wird durch Eigenfett-Transplantationen, Galea-Augmentationen, Dermisgewebe usw. entgegengewirkt. Der kutane Schwund kann durch Intrakutaninjektion von Kollagen oder Hyaluronsäure temporär ausgeglichen werden.

Das Unterlid

Augenscheinlich ist das vergrößerte Unterlid; dessen altersgemäßer Eindruck wird verstärkt durch die Ptosis des Wangenfetts (Abb. 39.**3**). Die Aufgabe der **Unterlidchirurgie** ist die Entfernung der so genannten Fetthernie. In speziellen Fällen muss ein Zurückverlagern des Fetts nach infraorbital durchgeführt werden. Des Weiteren steht die Reduktion der Muskel- bzw. Hauthypertrophie im Vordergrund.

Chirurgische Zugangsmöglichkeit bietet der so genannte **transkonjunktivale Zugang** bzw. der **Unterlidrandschnitt** (Fuente del Campo 1995, Mang 2002).

Bei jüngeren Frauen sollte nach Entfernung der Fettkörper durch einen transkonjunktivalen Zugang ein chemisches oder Laser-Peeling der Unterlidregion zur Verfeinerung der Hautstruktur im Unterlidbereich durchgeführt werden. Die Rückverlagerung der Alterskonfiguration in eine jugendliche Konfiguration des Auges liegt in der Reduzierung von Hautüberschuss, Muskelüberschuss, Entfernung bzw. Verlagerung der orbitalen Fetthernie und Replatzierung des Wangenfetts.

Die Nase

Die Nase spielt im physiognomischen Alterswandel eine wichtige Rolle. Speziell trägt die Form des Nasenrükkens, der Nasenbreite und die der Nasenflügel, aber auch der Nasenspitze zum alternden Gesichtsausdruck bei.

Im Lebensablauf entwickelt sich die Stupsnase des Gesichts zum geraden Nasenprofil des Erwachsenen. Ab dem 60. Lebensjahr scheint die Nase im Flügel- und Spitzenbereich breiter und länger zu werden. Aus der Konkavität des Nasenrückens wird eine Konvexität. Die Nasenlänge nimmt bei Hochbetagten um etwa 5 mm zu; die Nasenbreite um etwa 3,5 mm (Adamson et al. 1991).

Begründet wird der Altersausdruck der Nase durch den Schwund des subkutanen Fettgewebes, des Knorpels, des Knochengerüsts und durch Schwächung des intranasalen Halteapparats. Zur **Behebung des Altersausdrucks** der Nase stehen verschiedene operative Techniken zur Verfügung.

Das untere Gesichtsdrittel

Das untere Gesichtsdrittel zeigt als Alterungserscheinung faltige Oberlippen (*M. orbicularis oculi, M. levator labii superioris*) mit nach unten zeigenden Mundwinkeln (*M. depressor anguli oris*). Weitere Alterserscheinungen im Perioralbereich sind die Verlängerung der Oberlippe und die Verringerung der Lippenmasse mit Einwärtsrotation und Verkleinerung des Lippenrots.

Die Kinnprominenz sinkt durch Verlust der skelettalen Abstützung nach kaudal und verstärkt somit den Eindruck des alternden Gesichts. Über den Mandibularrand fallendes und die Unterkieferrandführung verstreichendes herabgesunkenes Fett verstärkt den Alterseindruck

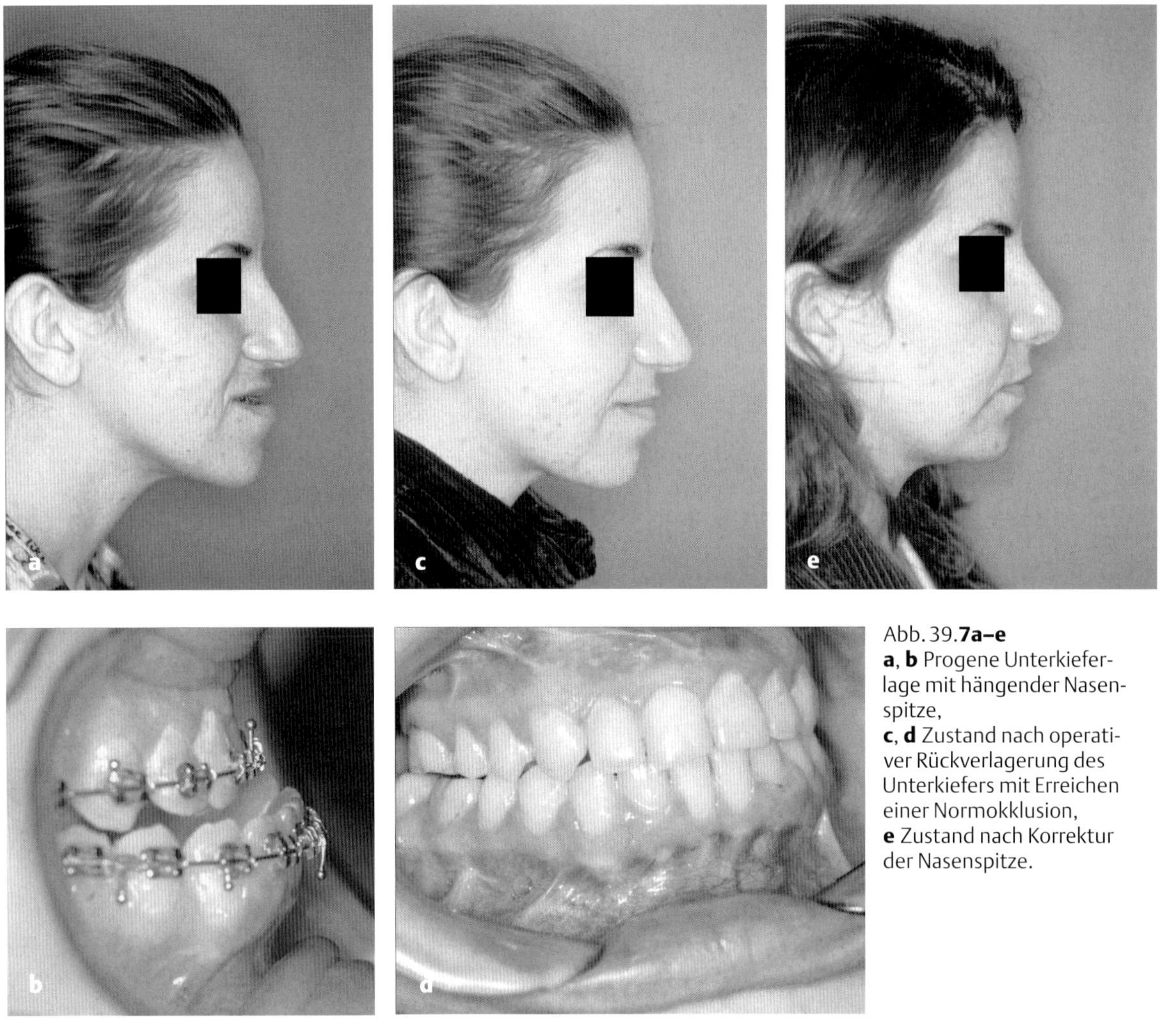

Abb. 39.**7a–e**
a, **b** Progene Unterkieferlage mit hängender Nasenspitze,
c, **d** Zustand nach operativer Rückverlagerung des Unterkiefers mit Erreichen einer Normokklusion,
e Zustand nach Korrektur der Nasenspitze.

des unteren Gesichtsdrittels (in Form von Hängebakken).

Die Mundregion

Die Mundregion des jugendlichen Gesichts weist eine kurze Oberlippe, sichtbare Oberkieferzähne, horizontale oder nach unten zeigende Mundwinkel, größeres Lippenrot, vollere und faltenlose Lippen auf.

Die Mundregion des alternden Gesichts zeigt eine lange Oberlippe, sichtbare Unterkieferzähne, nach unten gebogene Mundwinkel und dünne, faltige Lippen. Allgemein ist das junge Gesicht voll, mit geschwungener Kontur, das alte Gesicht ist flach mit eckiger Kontur. Daneben verändert sich auch das Lippenprofil durch frühzeitigen oder altersbedingten Zahnverlust.

Die **chirurgischen Zielvorstellungen** sind, die Oberlippe zu verkürzen oder das Lippenrot zu verbreitern. Hierzu kann eine Exzision direkt oberhalb der Lippenrot-Lippenweißgrenze erfolgen, wobei ein 1–3 mm breiter Hautstreifen horizontal entfernt wird. Durch die Narbenbildung am Lippenrot kann ein künstlich wirkendes, abgeflachtes Mundprofil entstehen. Als Verbesserungsmöglichkeiten der perioralen Falten stehen uns Chemical-Peel und Dermabrasio bzw. Laserdermabrasio zur Verfügung.

Die Höhe der Mundwinkel kann durch verschiedene SMAS-Techniken bzw. Verkürzungen des Bänder- oder Muskelapparats verändert. Die „Hängewangen" können durch das Facelift mit weiterer Unterminierung und SMAS gehoben werden (Abb. 39.**6a**-**c**).

Therapiemöglichkeiten von Unterkieferwachstumsstörungen

Je nach Ursache und Ausprägungsgrad kommen verschiedene Verfahren zur Anwendung:

- **Retrogenie**: Kinnimplantat oder Vorverlagerung durch Genioplastik,
- **Vertikale Mikrogenie**: Genioplastik im Sinne einer Verlängerung,
- **Retrogenie**: Vorverlagerung,
- **Vertikale Mikrogenie**: Genioplastik im Sinne einer Verlängerungsplastik,
- **Vertikale Makrogenie**: Genioplastik mit Verkürzung der knöchernen Kinnregion,

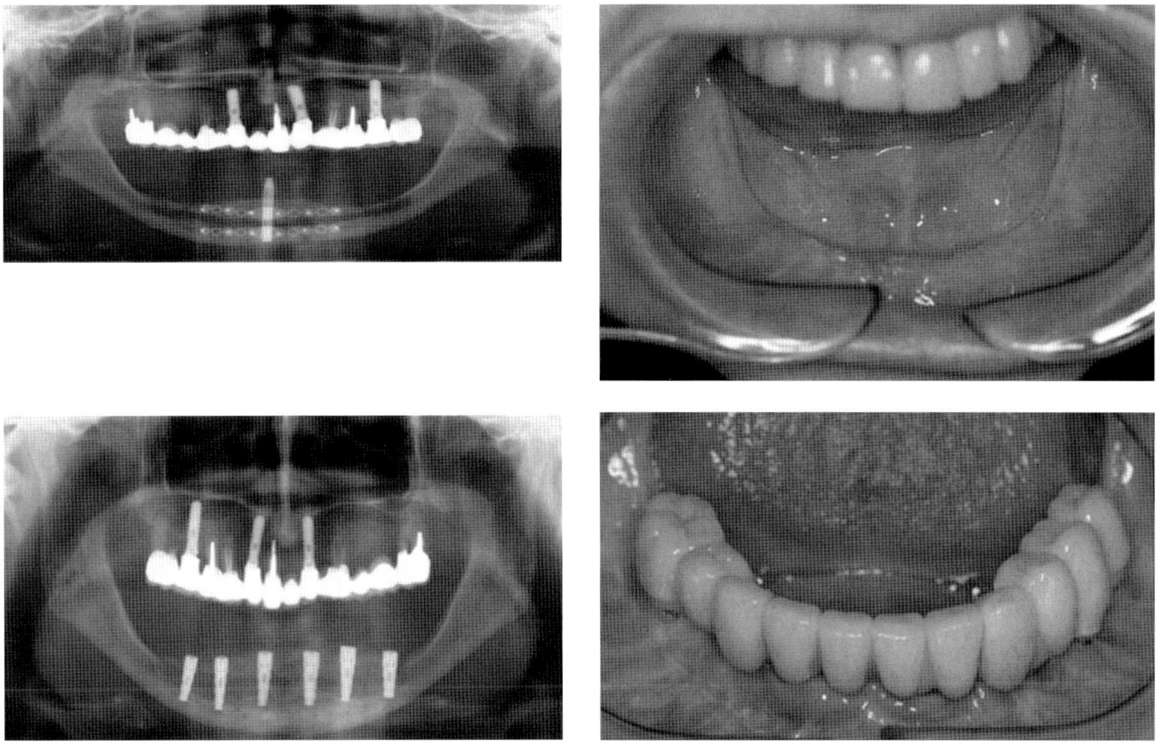
a b c d

Abb. 39.**8a–d** Zustand nach Verlust der Unterkieferzähne und hochgradiger Atrophie des Knochens.
a Zustand nach Osteotomie mit Anbringen des Distraktors,
b Zustand nach Unterkieferdistraktion und Einbringen von 6 enossalen Implantaten,
c klinisches Bild mit „hochstehendem Mundboden" vor Therapie,
d festsitzende implantatprothetische Versorgung.

- **Retrogenie**: (evtl. Vorverlagerung),
- **Progenie**: Rückverlagerung des Unterkiefers (Abb. 39.**7a-e**).

Die Kinnregion

Bei Personen mit den Zeichen des alternden Gesichts zeigt die Kinnregion oft nur diskrete Anzeichen. Beklagt wird höchstens die Ptosis der gesamten Kinnweichteile. Diese Ptosis kann hervorgerufen werden durch den Verlust der skelettalen Abstützung im Kinnbereich sowie eine Reduktion des subkutanen Fettgewebes mit Elastizitätsverlust der Haut.

Um die Kinnregion genau zu betrachten, muss man die Relation zwischen Hyoid, Kinnprominenz und die Ausprägung der Unterkieferspange beurteilen. Zur groben Einteilung der korrekten Lage der Kinnprominenz ist eine vertikale Linie im rechten Winkel zur Frankfurter Horizontalen beginnend am Nasion zu ziehen: Beim Mann soll das Kinn 1 mm bis 3 mm vor dieser Linie liegen, bei der Frau 1 mm bis 3 mm hinter dieser Linie.

Der Halsbereich

Die Halsregion erstreckt sich von der Kinnspitze über die Mandibularspange nach kaudal bis zur Schlüsselbeinregion und nach dorsal zum *M. trapezius*. Die Alterszeichen dieser Haut sind durch die Laxizität des Platysmas, der Haut, der Lage des Hyoids, dem Herabsinken der *Glandulae submandibulares* und den Fettverteilungen im Halsbereich speziell submental gekennzeichnet.

Heißt das therapeutische Ziel ein jugendliches Aussehen zu schaffen, muss man die Veränderungen der einzelnen Gewebe im Alter, d.h. deren Veränderungsart, Veränderungsrichtung und Veränderungsmenge kennen. Die Erscheinungen können von leichtem Doppelkinn bis zum Truthahnhals (turkey gobbler) reichen.

Die so genannte **Halsverjüngung** war lange Zeit eine Geißel der ästhetischen Gesichtschirurgie, da mit den kutanen Techniken auf die Hautpartie nur eine relativ kleine Zugkomponente übertragen werden konnte. Die genauen Techniken der Halskonfiguration (SMAS-Platysmaraffung) im lateralen und medialen Bereich sowie die additive Fettabsaugung (epi- und subplatysmal) sind wirkungsvolle Hilfsmittel der einzelne Facelift-Techniken zur Konturverbesserung der Halsregion. Die Entscheidung, welche Operationstechnik angewandt wird, liegt in diesem Bereich hauptsächlich an der Knochenstruktur bzw. an der Hautelastizität.

Bei jüngeren Menschen bis 35 oder 40 Jahren mit gut ausgeprägter Elastizität genügt oft eine Fettabsaugung. Bei älteren Patienten oder solchen Patienten mit einem ausgeprägten Befund führt nur eine Kombinationstechnik aus Halsraffung, Fettabsaugen und Platysmaplastik zum gewünschten Ergebnis.

Anti-Aging durch Zahnimplantate

Bereits durch den Verlust eines einzigen Zahns kommt es zu einer Einschränkung der Kaufunktion. Ist der sichtbare Frontbereich der Ober- oder der Unterkieferzähne betroffen, tritt gleichzeitig eine ästhetische Beeinträchtigung auf. Bei Verlust von mehreren Zähnen ist eine Verlagerung der Lippen nach dorsal festzustellen. Da gleichzeitig die Knochenatrophie fortschreitet, erscheint die Person vorgealtert.

Heute wird als Alternative zu einem herausnehmbaren Zahnersatz oder zu einer Brückenversorgung zunehmend eine **implantatgetragene Versorgung** angestrebt. In den letzten 3 Jahrzehnten hat sich die Implantologie aufgrund der hohen 5-Jahres-Erfolgsstatistik von über 90% zu einem bewährten Standardverfahren entwickelt.

Liegt ein starker Knochenabbau vor, so muss vorher ein ausreichender Alveolarfortsatz rekonstruiert werden. Hierzu wurden verschiedene Operationsverfahren entwickelt. Derzeit nimmt die Transplantation körpereigenen Knochens einen hohen Stellenwert ein. Neben der regionalen Knochenentnahme (Kinn, Kieferwinkel) wird zumeist die Entnahme von Spongiosa oder kortikospongiösen Spänen aus der Beckenkammregion durchgeführt.

Hierbei wird zur entscheidenden Reduzierung der postoperativen Beschwerden das Knochentransplantat monokortikal an der Innenseite der Beckenschaufel entnommen. Der so gewonnene Knochen wird im Sinne der Onlay-Osteoplastik oder zur Anhebung des Kieferhöhlenbodens (Sinusbodenaugmentation) verwendet.

In Kombination mit knöchernen Transplantaten oder in Verbindung mit Knochenersatzmaterialien werden auch Membrantechniken zum Aufbau kleiner Knochendefekte angewendet. Dieses Prinzip der gesteuerten Geweberegeneration findet v.a. bei horizontalen Alveolarfortsatzdefekten Anwendung.

Die Implantation von alloplastischen Materialien hat sich trotz der Euphorie der 1980er Jahre nicht generell durchsetzen können. Sie besitzt allenfalls bei der Sinusbodenelevation einen gewissen Stellenwert.

Seit nunmehr 7 Jahren wird auch das Verfahren der **Distraktionsosteogenese** zur präimplantologischen Augmentation angewandt. Diese Technik, die maßgeblich an der Kölner Klinik entwickelt wurde, hat sich mittlerweile klinisch bewährt und ist auch international als alternatives augmentatives Verfahren anerkannt (Hidding et al. 1998, Lazar et al. 1999).

Es erlaubt unter Anwendung und Modifizierung des aus der orthopädischen Chirurgie bekannten Verfahrens der Kallusdistraktion den vertikalen Aufbau eines in der Höhe reduzierten Kieferkamms oder eines einzelnen Zahnfachs ohne zusätzliches knöchernes Transplantat. Anschließend lassen sich in den neu gewonnen Knochen dentale Implantate zwecks späterer prothetischer Versorgung einbringen (Abb. 39.**8a**–**d**).

Literatur

1. Adamson PA, Tropper GJ, McGraw BL. Extended blepharoplasty. Arch Otolaryngol Head Neck Surg. 1991;117:606–609.
2. Ascher B, Klap P, Marion MH. La toxine botulique dans le traitement des rides fronto-glabellaires et de la region orbitaire. Ann Chir Plast Esthét. 1995;40:67–76.
3. Bartlett SP, Grossmann R and Withaker LA. Age related changes of the craniofacial skeleton: An anthropometric and histologic analysis. Plast Reconstr Surg. 1992;90:592–600.
4. Feuske NA, Lober CW. Structural and functional changes of normal aging skin. J Am Acad Dermatol. 1986;15:571–585.
5. Fuente del Campo A. Subperiosteal facelift: open and endoscopic approach. Aesth Plast Surg. 1995;19:149–160.
6. Funk W. Das alternde Gesicht. In: Lemperle G u. von Heimburg D (Hrsg.). Ästhetische Chirurgie. Landsberg; Ecomed:2004.
7. Franke, H. Das Altersantlitz. Medizinische, kosmetische, psychologische und kunsthistorische Aspekte. Stuttgart; Schattauer: 1990.
8. Grabb and Smith's Plastic Surgery Fifth Edition. Hagerstown MN;Lippincott-Raven:1994.
9. Hidding J, Lazar F, Zöller JE. The vertical distraction of the alveolar bone. J Cranio Max-Fac Surg. 1998;26, Suppl 1:72–73.
10. Hönig JF. Ästhetische Chirurgie, Steinkopff; Darmstadt: 2000.
11. Lazar F, Hidding J, Zöller JE. Knöcherne Regeneration des Unterkieferalveolarfortsatzes mit Hilfe der vertikalen Kallusdistraktion. Dtsch Zahnärztl Z. 1999;54(1):51–54.
12. Mang WL. Manual of Aesthetic Surgery 1. Berlin; Springer 2002.
13. Wang TD. Rejuventation of the aging forehead: Approaches and refinements. Trilogi Thesis 1995.

40 Wellness – westliche Naturheilkunde – Ayurveda und deren Beitrag zu Anti-Aging

Hans Heinrich Rhyner und Günther Jacobi

Wellness heute

Die bisher im Kursbuch verfolgte Herangehensweise an Anti-Aging war schulmedizinisch, d.h. medizinisch konventionell geprägt. Die Wellness-Bewegung der vergangenen 20 Jahre fußt aber ebenfalls auf medizinischen Vorstellungen und Bedürfnissen. Ayurveda besitzt sicherlich die Attribute einer Schulmedizin. Denn die Ayurveda wird von jeher in Medizinschulen und an Universitäten gelehrt und ihre Theorien, Techniken und medizinischen Indikationen werden seit mehreren Tausend Jahren schriftlich weitergegeben. Insofern halten wir es für treffend, von einer modernen Medizin statt von einer Schulmedizin zu sprechen. Dieser kann ohne Weiteres die westliche Naturheilkunde und die Ayurveda als traditionelle Medizinrichtungen beigestellt werden.

Wellness in seinen vielfach praktizierten Varianten kann ebenfalls Anti-Aging bedeuten.

Der Beitrag von Wellness zu Anti-Aging

G. Jacobi

Entsprechend der sozialen Stellung von Mann und Frau war Wellness gegenüber heute von alters her eher Männersache. Für diese Feststellung gibt es aus allen Kulturen mannigfaltige Zeugnisse. Man denke nur an die Bäderkultur in der Antike, die weit mehr als nur Reinlichkeit zum Ziel hatte. Vieles von dem, was Gutergehen im weitesten Sinne meint, hat sich in Wellness bis heute erhalten. Neue Aspekte kamen hinzu.

Frauen verbinden mit Wellness meist die Attribute Harmonie, Sinnlichkeit, Reinigung und Schönheit. Bei **Männern** stehen Fitness, Energie, Leistungsfähigkeit und Kraftschöpfen („um seinen Mann zu stehen") im Vordergrund.

Ursprung der Wellness-Bewegung

Gern wird der Begriff Wellness als ein Kunstwort aus *well*being (sich wohlfühlen) und fit*ness* („auf der Höhe sein") dargestellt. Diese Erklärung erscheint werbeträchtig, trifft aber nicht zu. Denn Wellness hat nicht seinen Ursprung in der Fun- und Fitnesswelle der kalifornischen Strände der 1970er Jahre. Laut Oxford English Dictionary taucht der Begriff erstmals 1654 in einem kleinen Buch auf, wo es heißt: „I .blessed God... for my daughter's wealnesse". Gemeint war einfach **Wohlergehen**. Die Definition im gleichen Wörterbuch „Zustand des Wohlbefindens oder der guten Gesundheit" trifft heute das Bedürfnis der Menschen zunehmend.

Die gängige Vorstellung, was alles Gesundheit sein könnte, ist breit gefächert: Fehlen von Beschwerden, Krankheit und Behinderung; Schmerzfreiheit; gute Lebensqualität; Handlungsfähigkeit; Liebes- und Genussfähigkeit; Stress- und Krisenresistenz; Sinnfindung.

Der amerikanische Sozialmediziner Halbert L. Dunn entwickelte in den 1950er Jahren das Wellness-Konzept, und zwar mit **rein ökonomischer Zielsetzung**. Die Krankenversicherungen sollten durch Verbesserung des Gesundheitszustands der Beschäftigten entlastet werden. Die körperliche wie psychosoziale Belastbarkeit sollte verbessert und damit krankheitsbedingte Fehltage im Sinne einer Kostendämpfung verringert werden.

Das Wellness-Konzept erlebte bereits lange vorher in der deutschen Großindustrie eine vergleichbare Entwicklung, jedoch ohne vermarktbare Namensgebung. Die Erholung in Kur- und Ferienaufenthalten in schönen Orten im Allgäu oder an der See für abgearbeitete Bergmänner und Hüttenarbeiter und deren Familien, das kostenlose Vorhalten von Bäder-, Schwimm- und Saunaeinrichtungen in direkter Nähe der Betriebe, sowie die betriebseigenen Sportvereine und Freizeiteinrichtungen wie Kegelclubs, Gesangvereine und andere kulturelle Angebote zielten in eben diese Richtung: Gesunderhaltung auch als Erhalt beruflicher Leistungsfähigkeit und sozialen Wohlergehens.

Wellness heute

Die Wellness-Bewegung ist von der Lifestyle-Industrie nicht mehr zu trennen. Während für Frauen vornehmlich das Feld von *Beauty* und *Soul* belegt ist, zielt die Branche bei Männern mehr auf schlecht Ernährte, Gestresste, hormonell Derangierte, in ihrer Karriere Geknickte, und auf schlechterdings Kranke. Tourismussparten und Hotelketten leben davon, ausgebrannte aber finanzkräftige Arbeitssklaven, so genannte Selbstausbeuter, mit ein bisschen Massage, ein paar Meditationen, ein wenig Diät, mit programmierter, an Elektroden gekoppelter Muskelübung, mit allerlei anderen Maßnahmen zur Wartung des Körpers und mit der wochenendlimitierten Hinführung zu meist fernöstlichen Heilslehren wieder zu einem Menschengefühl zu verhelfen.

Demgegenüber werden ernst zu nehmende Wellness-Konzepte zunehmend um Ziele aus der Salutogenese (Kapitel 2), wie etwa Selbstverantwortung statt Solidarabhängigkeit, und persönliche Kompetenz erweitert. Sinnfaktoren aus den Religionen wie spirituelle Kraft,

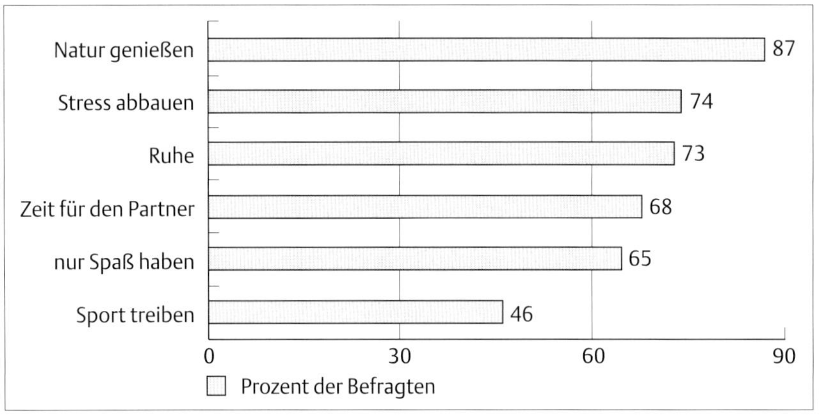

Abb. 40.**1** Die Erwartungen der Deutschen an ihren nächsten Urlaub (Forsa-Umfrage im Auftrag der Deutschen Angestellten Krankenkasse DAK 2001).

Glauben und Liebe wurden ebenfalls in die gesundheitsfördernden Konzepte von Wellness eingebracht. Hierzu gehören auch fernöstliche Gesundheitslehren und Traditionen.

Wellness basiert unverzichtbar auf der Erkenntnis, dass Gesundheit nicht notwendigerweise durch Askese, Verzicht und Disziplin gefördert wird. Wellness baut mehr auf das Erlebnis *Vergnügen*, und bedient sich der Entwicklung der Wohl*stands*- in eine Wohl*fühl*gesellschaft. Unter dem Motto **Gesundheitsferien** wird sanfte Erholung in Wellness-Welten, Oasen und so genannten Indoor-Spas angeboten.

Der Begriff „Sanarium" („Heilstätte"!) gerät zum Missbrauch. Bäder (Thalasso), Massagen, finnische Sauna, Zen-Meditation, Magnetfeldtherapie, türkische Dampfbäder, Erlebnisduschen, Salinen, Yoga, Ayurveda und kalorienreduzierte Abzählküche werden als Wohlfühl-Paket angeboten. Solche sporadischen Relax-Tage mögen dem einen oder anderen zwar gut tun, sind jedoch nur schwerlich dazu geeignet, die Ziele von Wellness nachhaltig zu verwirklichen. Denn die Wünsche unserer Gesellschaft außerhalb des Erwerbslebens sind gut bekannt und in Abb. 40.**1** dargestellt.

Frauen haben einen natürlicheren (und wirksameren) Zugang zu Gesundheitsvorsorge, Krankheitsverhütung und Rehabilitation. Auch weil sie heute über eigene finanzielle Mittel verfügen, ist Wellness bei Frauen verbreiteter als bei Männern. Mehr als ein Drittel der Männer hat Hemmungen vor der Übermacht weiblicher Präsenz in Wellness-Instituten.

Wellness als Anti-Aging-Instrument

Die ganzheitlichen gesundheitsfördernden Effekte werden vom Deutschen Wellness-Verband und der Europäischen Wellness-Union so formuliert:

! „Wellness ist das Ergebnis einer harmonischen Wechselbeziehung von Körper, Geist und Seele innerhalb des privaten, gesellschaftlichen sowie natürlichen Umfeldes."

Damit Wellness nicht zu *Wellnepp* wird, haben die Verbände der Branche Prüfsiegel verliehen. Informationen geben die Verbraucherzentralen. Die bisher ausführlich thematisierten Anti-Aging-Maßnahmen wie körperliche Bewegung, vernünftige Ernährung, mit Stress umgehen führen im Sinne der o.g. Wechselbeziehung zu folgenden **Wellness-Effekten**:

- körperliche Fitness,
- geistige Beweglichkeit und Kreativität,
- seelische Belastbarkeit und mentale Stärke,
- positive Arbeitseinstellung,
- harmonisches Privatleben sowie
- im Einklang mit der Umwelt sein.

Alle guten Wellness-Konzepte sollten individuelle Bedürfnisse und Fähigkeiten berücksichtigen. Denn bei Wellness sind sowohl körperliches Ausdauertraining wie auch kreatives Nichtstun bis hin zu ungezieltem Müßiggang beheimatet. Klassische Kurorte und Heilbäder mit Merkmalen wie Sole, Mineralquelle, Heil- bzw. Reizklima, Moor haben ihr ortstypisches Reha-Angebot längst um Wellness- und Anti-Aging-Leistungen erweitert. So sind das Kürzertreten, Atemholen und die „Entschleunigung" Wellness-Botschaften, die sich auf Almhütten, in 4-Sterne-Hotels, in Kursanatorien und hinter Klostermauern verwirklichen lassen.

Beispiele für Wellness-Aktivitäten sind in Tab. 40.**1** aufgeführt.

! Die genannten Wellness-Möglichkeiten können die mentale und körperliche Balance erhalten oder wiederherstellen und damit Selbstzufriedenheit, soziale Kontakte und einen nachhaltigen gesunden Lebensstil unterstützen.

Wellness in der Kneipp-Bewegung

Mit anderer Wortwahl, aber gleichen Zielen von Wellness, propagierte bereits im vorletzten Jahrhundert Sebastian Kneipp (1821–1897) erfolgreiche vorbeugende Gesundheitsmaßnahmen. Seine mittlerweile wissenschaftlich untersuchten Therapien mittels Wasser, Licht, Luft, und Bewegung haben längst wissenschaftliche Anerkennung gefunden. Die 5 Kneipp-Säulen des Wohlergehens wie Wasseranwendung, Heilpflanzen, Bewegungstherapie, einfache Ernährung und Lebensordnung können getrost als **„Kneippness"** bezeichnet werden. Jede Säule steht zwar für ein eigenständiges Naturheilverfahren, jedoch verwirklichen alle zusammen ein auf Synergismus abzielendes ganzheitliches Gesundheitskonzept:

- Wasser (Hydrotherapie),
- Heilkräuter (Phytotherapie),
- Bewegung,
- ausgewogene, gesunde Ernährung und
- Lebensordnung – Harmonie.

Die in der Kombination der Methoden und Verfahren verstärkte gesundheitserhaltende (Prävention) und heilende (Therapie) Wirkung des Konzepts von Kneipp machen sich Vereine, die Wellness-Industrie, gemeinnützige Einrichtungen und Klöster verstärkt zunutze. Wellness wird zu Kneippness (und umgekehrt), wenn man alle Aspekte des ganzheitlichen Gesundheitskonzepts von Sebastian Kneipp zusammen nimmt.

Das **Wasser** dient v.a. als Vermittler von Temperaturreizen. Hierdurch wird eine verbesserte Blutzirkulation, ein aktivierter Energiestoffwechsel, eine Muskelrelaxation und eine Stimulierung des Immunsystem bewirkt. Zu dieser Anwendungsform gehören Güsse, Bäder, Waschungen, Wickel und Packungen. Wiederholte Anwendungen bewirken einen Trainingseffekt, der zur Abhärtung führt. Die Infektanfälligkeit wird vermindert und ein allgemeines Wohlbefinden erreicht.

Die **Phytotherapie** ist essenzieller Bestandteil der Prävention und Therapie nach Kneipp. Mehr denn je erfreuen sich Naturheilmittel großer Beliebtheit. Nach einer Studie der WHO hat sich deren Anteil in den vergangenen 10 Jahren europaweit fast verdoppelt. Leider wird dabei – entgegen den Forderungen von Kneipp – meist der Zusammenhang zwischen Heilmittel und Lebensführung vergessen.

Die **Bewegungstherapie** zielt auf ein gesundes Wechselspiel zwischen Belasten und Ausruhen, also zwischen An- und Entspannung. Die positiven Wirkungen zielen auf den Bewegungsapparat, das Herz-Kreislauf-System, das Immunsystem und die seelische Balance.

Tabelle 40.**1** Beispiele für Wellness-Aktivitäten

➤ Alle Arten von Baden, Sauna
➤ Sport und andere körperliche Aktivitäten
➤ Körpergeschenke (Kosmetik, Maniküre, Pediküre, Massage, äußere Reinigung in der Ayurveda)
➤ Östliche Traditionen wie Tai-Chi, Qi-Gong u.a.
➤ Aktivurlaub / Urlaub in Heilbädern und Kurorten
➤ Ferien zum Faulenzen
➤ Kulturlaub

Die Strukturierung und der Erhalt der **äußeren und inneren Lebensordnung** ist ein Kernstück der Ganzheitstherapie nach Kneipp. Das Vermeiden von Risikofaktoren, Genussgiften und von Reizüberflutung ist ebenso bedeutsam wie das Wiedererlangen des seelischen Gleichgewichts. Dieses kann auch durch seelsorgerische Begleitung gefördert werden. Tab. 40.**2** fasst das Einbringen des Gedankenguts von S. Kneipp in moderne Wellness-Konzepte zusammen.

Ayurveda ist nicht gleich Wellness

Traditionell behandelnde indische und ayurvedisch ausgebildete europäische Ärzte sind besorgt über den Boom der Ayurveda (nicht der Ayurveda-Medizin) in den westlichen Industrieländern. Denn ungeachtet der in Indien jahrelangen Ausbildung und des Jahrtausende alten Erfahrungsschatzes wird im Westen mit dem Begriff Ayurveda hoffenden und zahlungswilligen Heilsuchenden oft ohne qualifizierte Kenntnis vom Wesen und den medizinischen ganzheitlichen Wirkungen von Ayurveda eine Leistung offeriert, die mit Ayurveda-Medizin wenig gemein hat.

! Die Integration von Aryuveda in westliche Wellness-Konzepte ohne Beachtung spiritueller Prinzipien, ohne Bewusstseinsveränderung, ohne die Übung in der Philosophie, die den ayurvedischen Vorbeuge- und Heilmethoden inne liegt, und ohne ausreichende Kenntnisse von der speziellen ayurvedischen Pharmakologie ist sinnlos.

Westliche Naturheilkunde

G. Jacobi

Folgende Überzeugung von Christoph Wilhelm **Hufeland** (1762–1836), dem Begründer der wissenschaftlichen Gesundheitsprävention und Anti-Aging-Bewegung (die er **Makrobiotik** nannte), soll als Einstieg dienen:

„Die Natur bleibt immer eine gütige Mutter, und sie liebt und belohnt den, der sie sucht, und es ist uns gleich nicht allemal möglich, das zu hoch gesteckte Ziel unsres Strebens zu erreichen, so können wir doch gewiß sein, auf dem Weg schon so viel Neues und Interessantes zu finden, daß uns schon der Versuch, ihr näher zu kommen, reichlich belohnt wird. – Nur hüte man sich, mit zu raschen und übermütigen Schritten auf sie einzudringen".

Trotz *High-Tech*-Medizin bleibt der Trend nach der Naturheilmedizin ungebrochen. Bei 94% der Befragten einer 1995 veröffentlichten EMNID-Studie lag die Zukunft der Medizin in der Krankheitsverhütung. Dabei ist Selbstbestimmung und Mündigkeit gefragt. 82% der von EMNID Befragten wollten selbst entscheiden, ob und wie sie behandelt werden.

Tabelle 40.**2** Wellness nach Sebastian Kneipp (Wellness = *Kneippness*)

Bäder
➤ Luftperlbäder ➤ Kräuterbäder ➤ Ölbäder, Vierzellenbäder
Spezielle Kneipp-Anwendungen ➤ Güsse, Blitzgüsse ➤ Wechselgüsse ➤ Arm- und Fußbäder ➤ Heusäcke ➤ Retterspitzwickel ➤ Kneipp-Wickel
Physiotherapie ➤ krankengymnastische Ganzbehandlung ➤ krankengymnastische Behandlung zur Rehabilitation ➤ funktionelle Krankengymnastik am Haltungs- und Bewegungsapparat ➤ manuelle Dehntechniken ➤ Bewegungsbäder
Prävention in der Gruppe ➤ Rückenschule und Ergonomie ➤ Beckenbodengymnastik ➤ Entspannung nach Jakobsen ➤ Aquafitness
Massagen und Packungen ➤ Teilmassagen, Ganzkörpermassagen ➤ Bindegewebsmassagen, Lymphdrainagen ➤ Fußreflexzonenmassagen ➤ Eispackung, Eis- und Wärmebehandlungen ➤ Heiße Rolle, Rotlicht, Fango

Die Studie zeigte auch, dass 61% der Deutschen unkonventionelle, in dem Fall Naturheilverfahren, oft besser finden als die Schulmedizin (hier konventionelle Medizin). Dabei nehmen sie in Kauf, dass unkonventionelle Heilverfahren nicht immer wissenschaftlich abgesichert sind.

Begriff und Inhalt

Die klassische Naturheilkunde des Westens kann als Wissenschaft und Lehre von den Naturheilmitteln, deren Verfahrensweisen und Indikationen verstanden werden. Sie ist ohne die so genannte **„Klostermedizin"** nicht denkbar. Hiermit wird die Epoche vom 8. bis zum 12. Jahrhundert in der Geschichte der Heilkunde bezeichnet, in der Klöster eine quasi Monopolstellung in der medizinischen Versorgung inne hatten (Abb. 40.**2**).

Als schriftliche Überlieferungen in Deutschland sind die „Physica" der **Hildegard von Bingen** (1098–1179) und später das Kräuterbuch des Leonhart Fuchs (1543) wegweisend. In Hildegards Werk wird deutlich, wie sehr pharmazeutische Fragestellungen das Studium von Pflanzen und ihren Wirkungen gefördert haben. Jahrhunderte lang war die Klostermedizin der Maßstab der abendländischen Heilkunde.

Heutige Hauptanwendungsgebiete der Naturheilkunde sind neben der Therapie und Rehabilitation ebenso

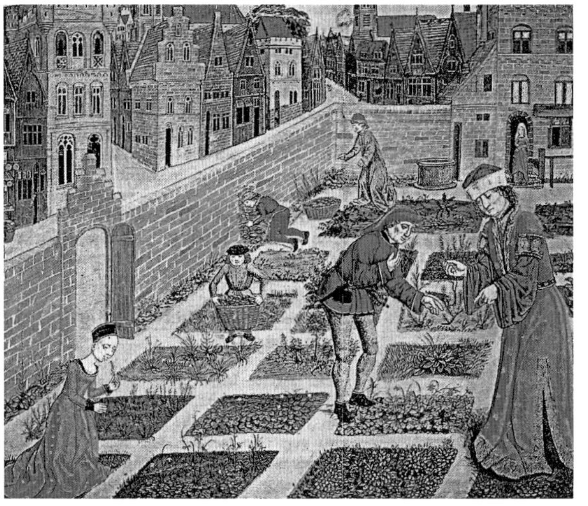

Abb. 40.**2** Kräutergarten im Mittelalter; Buchmalerei um 1400; London British Museum.

die Prävention. In einer Gesundheitsberatung und in Anti-Aging-Konzepten müssen naturheilkundliche Herangehensweisen auch bei Männern essenzieller Bestandteil werden.

! Naturheilkunde und Naturheilverfahren (NHV) sollten nicht als Alternativmethoden oder *Alternative Medizin* (als Abgrenzung zur konventionellen oder Schulmedizin) aufgefasst werden. Vielmehr handelt es sich meist um komplementäre Maßnahmen, die geeignet sind, ergänzend und optimierend zusammen mit anderen präventiven und therapeutischen Konzepten zu wirken (Beuth 2002).

Die westliche Naturheilkunde ist eine **Volks- und Erfahrungsmedizin** ohne wesentliche Berührung zur Ethnomedizin fremder Völker. Die wichtigsten klassischen NHV sind in Tab. 40.**3** zusammengefasst. Im Prinzip finden sich die Hauptmerkmale der NHV in den Heilungs- und Vorbeugemaßnahmen von Sebastian Kneipp (s.o.) wieder. Naturheilkunde profitiert gerade in Zeiten von Aversion gegenüber Übertechnik, Chemie und Synthetik von Argumenten wie „gut verständlich", „macht Sinn", „leuchtet ein".

Erwartungen von Anti-Aging-Maßnahmen an die Naturheilkunde

Zum Wesen und Vorteil der NHV gehört, dass nicht unmittelbar auf eine definitive und „Ad-hoc-Veränderung" des Gesundheitszustandes hingewirkt wird.

Tabelle 40.3 Naturheilverfahren in der Anti-Aging-Medizin

Therapie oder Präventive Anwendung	Wesen und Wirkung
Balneotherapie	Heilquellen, Trinken, Inhalieren, Sole, Moore, Schlicke, Erden
Hydrotherapie	Bäder, Güsse, Wickel, Packungen, Auflagen
Bewegung	Sport, Dauertraining, Gymnastik, manuelle Techniken
Ernährung	Umstimmung (Trennkost, Rohkost, Fasten), Diät, Vollwertkost
Phytotherapie	Schnittstelle Kräuterkunde/ Pharmakognosie/Pharmakologie
Ordnungstherapie	Gesundheitstraining, Psychohygiene, Selbstkompetenz
Klima	Reizklima Meer/Gebirge, Temperatur, Strahlung, Luftdruck

! Stattdessen zielt die Naturheilkunde auf eine Konditionierung von Organen und Funktionskreisen dergestalt, dass auf natürliche, d.h. physiologische Weise eine Gesundung aus eigener Kraft (Selbstheilung) möglich wird.

Da hierzu die Regulationsmechanismen des Vegetativums, des Immun- und Hormonsystems sowie des Seelenzustandes zum Einsatz kommen, ist eine wirksame Naturheilkunde ohne entsprechenden psychischen Input nicht denkbar. Gerade im Anti-Aging (eine spezielle Art von Ordnungstherapie/Gesundheitstraining) machen sich Ärzte und Therapeuten die Wechselwirkungen der NHV auf die Psyche und umgekehrt zunutze. Hierzu gehören

- die angenehme sinnliche Wahrnehmung vieler Naturheilverfahren (Bäder),
- das emotionale Erleben (Ambiente in der Gruppe),
- das einleuchtende Erklärungsmodell vieler NHV (Bewegung, Klimatherapie) oder
- die intime Teilnahme an der Natur (Phytotherapie).

Naturheilkunde bedient sich einer monistischen, d.h. mehr ganzheitlichen Wahrnehmung des Menschen und seiner Körperfunktionen. Menschen, die NHV anwenden, sind auch offen für das Prinzip „Hilfe zur Selbsthilfe" und die Ideen der Salutogenese (Seite 9).

Da Frauen eine von Männern unterschiedliche, und zwar unmittelbarere und damit oft konsequentere Auffassung von Gesundheit, Krankheit und Körperwahrnehmung haben, sind Frauen auch viel aufnahmefähiger für naturheilkundliche Konzepte als Männer. Dies betrifft insbesondere die naturheilkundliche Ordnungstherapie als strukturiertes Gesundheitstraining.

Ausgewählte Naturheilverfahren in Anti-Aging-Konzepten

Viele naturheilkundliche Maßnahmen im Sinne des Anti-Aging-Ansatzes verfolgen ausschließlich Ziele der Prävention und Rehabilitation. Für jeden nachvollziehbar ist hier das Konzept, das Immunsystem im Sinne der Mobilisierung körpereigener Regenerationskräfte zu stärken.

Immunfitness

Neben der unspezifischen Krankheitsabwehr durch die Haut, die Schleimhäute und spezifische Antikörper im Blut kommt dem darmassoziierten Lymphsystem (Mukosabarriere) in der Naturheilkunde eine besondere Bedeutung zu. Bestimmte Ernährungsweisen zur Veränderung des intestinalen Milieus stehen zur Verfügung. Hierzu zählen fermentierte Gemüseprodukte (z.B. Sauerkraut),vergorene Milchprodukte (Joghurt) und Milchprodukte mit probiotischen Milchsäurebakterien.

Zu den komplexen Anwendungen zur Stärkung der körpereigenen Abwehr zählen:

- die abhärtende Wirkung der Hydrotherapie,
- die roborierende Wirkung vermehrter Muskelarbeit,
- die Immunstimulation in bestimmten Klimazonen (Berge, Meer) und
- psychohygienische und psychosoziale Maßnahmen.

Körperliche Aktivität

Regelmäßige, über die normalen Körper- und Lebensverrichtungen hinausgehende Muskelaktivität ist eine wichtige Komponente vieler präventiver Programme. Altersgerechte Körperfitness wird am effektivsten und gleichzeitig schonendsten in Trainingsprogrammen erreicht. Ein regelmäßiges Körpertraining durch Sport und Spiel verbessert nicht nur Organfunktionen des Herz-Kreislauf-Systems, der Lunge, des Energiestoffwechsels und des Bewegungsapparats, sondern moduliert/aktiviert gleichfalls das körpereigene Hormon- und Immunsystem.

Die Freisetzung von Neuropeptiden (z.B. Beta-Endorphine) hat positiven Einfluss auf die Stimmungslage, das Schmerzempfinden und damit auf die Lebensqualität. Zusätzlich bewirkt regelmäßiges moderates Ausdauertraining eine Erhöhung der Stressresistenz, verbessert den Schlaf und kann Übergewicht vorbeugen.

Körpertraining wirkt ebenfalls suchtpräventiv. Die meisten naturheilkundlichen Empfehlungen zur Bewegungstherapie sind heute wissenschaftlich unterlegt.

Ernährung

Bei der Naturheilkunde vermischen sich in der Ernährungs-"Therapie" eine Vielzahl unterschiedlicher Ideen, Ideologien und persönliche Erfahrungen. Die Bannbreite reicht von einseitigen Diäten über vegetarisch-vollwertige Kost, „Reinigungs- und Entschlackungsdiäten" bis hin zum Heilfasten.

Tabelle 40.4 Auswahl wichtiger Arzneipflanzen mit anerkannten Indikationen

Heilpflanze	Pharmakognosie	Wirkungen	Indikationen
Johanniskraut	*Hypericum perforatum*	antidepressiv	leichte u. mittelschwere Depression
Weißdorn	*Crataegus oxycantha sive monogyna*	sedierend	Schlafstörung, Verminderte Herzleistung
Knoblauch	*Allium sativum*	lipidsenkend	Vorbeugung der Atherosklerose
Gingko	*Gingko biloba*	durchblutungsfördernd	zerebrale und periphere Durchblutungsstörungen
Baldrian	*Valeriana officinalis*	sedierend	Einschlafstörungen
Kamille	*Chamomilla recutita*	entzündungshemmend	Magen-Darm, obere Atemwege
Pfefferminze	*Mentha piperita*	krampflösend, Kältegefühl ausösend	krampfhafte Magen-Darmbeschwerden, Pfefferminzöl bei Spannungskopfschmerz
Senna	*Senna officinalis*	laxierend	akute Obstipation
Nachtkerze	*Oenothera biennis*	entzündungshemmend	Neurodermitis
Sonnenhut	*Echinacea purpurea*	immunmodulierend	Infektneigung, Wundheilung
Ringelblume	*Calendula officinalis*	entzündungshemmend	zur Wundheilung
Spitzwegerich	*Plantago lanceolata*	Schleimhaut schützend	Reizungen der oberen Atemwege
Brennnessel	*Urtica dioica*	diuretisch, antiphlogistisch	Durchspülungstherapie, rheumatische und Prostatabeschwerden
Kürbis	*Cucurbita pepo*	entzündungshemmend	Prostatabeschwerden
Sägepalme	*Sabal serrulata* *Serenoa repens*	dekongestionierend	Benigne Prostatahyperplasie
Roggenpollen	*Secale cereale*	dekongestionierend	Benigne Prostatahyperplasie
Weißdorn	*Craetegus laevigata*	inotrop, vasodilatierend	leichte Herzinsuffizienz
Rosskastanie	*Aesculus hippocastanus*	gefäßabdichtend	chronische venöse Insuffizienz
Mariendistel	*Carduus marianus*	antioxidativ	Prophylaxe und Therapie bei Hepatotoxizität
Weidenrinde	*Salix alba*	schmerzstillend, fiebersenkend	Kopfschmerz, Rheuma, Gicht
Goldrute	*Solidago specialis*	diuretisch, antiinfektiös	Prophylaxe und Therapie der Urolithiasis
Eberrautenkraut	*Artemisia abrotanum*	roborierend, antiinfektiös	Prophylaxe von Virusinfektionen
Thymian	*Thymus serpyllum*	antiinfektiös	Prophylaxe von Virusinfektionen

Die mit einer vernünftigen, undogmatischen Naturheilkunde assoziierten nutritiven Gesichtspunkte sind unbestritten wertvolle Inhalte eines erfolgreichen Anti-Aging, darunter

- Verbesserung der Essgewohnheiten,
- allgemeine Reduzierung der Energieträger zu Gunsten von Mikronährstoffen,
- Verwendung naturbelassener, ballaststoffreicher Nahrungsprodukte sowie
- eine ausgewogene Nahrungsmittelauswahl.

Das Einbringen solcher Prinzipien in die Essgewohnheiten der Arbeitswelt ist nicht immer einfach.

Heilpflanzen (Phytoprophylaxe/Phytotherapie)

Die Darreichung von den Heilkräutern aus der **Apotheke der Natur** stand von jeher im Mittelpunkt medikamentöser Behandlung. Der hohe Stellenwert dieser pflanzlichen Therapie rückt auch in den modernen Anti-Aging- und Wellness-Konzepten zunehmend in den Blickpunkt.

Pflanzliche Heilmittel erfreuen sich als eine Art „zarte Medizin“ außerordentlich großer Beliebtheit. Zwei Drittel unserer Bevölkerung vertrauen zumindest gelegentlich auf heilsame Naturprodukte. Meistens werden Phytotherapeutika ohne ärztliches Rezept gekauft. Sie gelten als Therapie erster Wahl bei leichten und funktionellen Beschwerden.

Die moderne Heilpflanzenkunde ist prophylaktisch (präventiv) und therapeutisch ausgelegt. Sie verwendet durchweg milde, also nicht sehr starke und nicht plötzlich wirksame Arzneipflanzen. **Sebastian Kneipp** gilt als Mitbegründer der modernen Phytotherapie.

Der moderne Trend geht heute hin zu einer rationalen Phytotherapie, die eine chemische Analyse und die Definition wirksamer Inhaltsstoffe fordert. Kontrollierte Arzneimittelprüfungen in randomisierten Patientengruppen haben für eine Vielzahl von Heilpflanzen die klinische Wirksamkeit nachweisen können. Hieraus haben sich anerkannte Indikationen zur Krankheitsprävention und Therapie abgeleitet, die in Tab. 40.**4** aufgeführt sind.

Gegenüber den experimental-wissenschaftlich belegten Therapien bestanden für Naturheilmittel in Deutschland immer andere Zulassungsvoraussetzungen. Sie fielen unter die Wirkstoffe aus der Gruppe der besonderen Therapierichtungen.

Nach den heutigen EU-Richtlinien ist der Begriff „Naturheilmittel“ inzwischen mit einem neuen Verständnis belegt worden. Verstand man früher unter „Naturheilmitteln“ solche Heilmittel, deren Ursprung in der Natur zu suchen ist, so heißen derartige Heilmittel nunmehr **„natürliche Heilmittel“**. Damit sollen sie von den Chemotherapeutika abgegrenzt werden. Dementsprechend können in der naturheilkundlichen Praxis und in Anti-Aging-Sprechstunden auch über die klassische Phytotherapie hinausgehende moderne Behandlungen mit sowohl therapeutischem als auch präventivem Ziel zum Einsatz kommen, die in Tabelle 40.**5** zusammengefasst sind.

Tabelle 40.**5** Westliche Naturheilmittel/-verfahren mit meist komplementärem Einsatz und *u*nkonventionelle *M*ittel in der *K*rebsmedizin (UMK)

Verfahren/Stoffgruppe	Einsatz
Ernährung	Umstellung, Ergänzung, Adipositas, Stoffwechselerkrankungen, Prävention
Vitamine, Spurenelemente	Allgemeine Prävention, bilanzierte Gemische zur Krebstherapie
Enzyme (Papain, Trypsin, Chymotrypsin)	Prävention und komplementäre Therapie
Mistelextrakte	Steigerung der körpereigenen Abwehr
Thymuspeptide (Thymosin-alpha-1)	Immunstimulation
Mikrobiologische Verfahren (Probiotika)	Immunmodulation im Darm
Anthroposophische Medizin	UMK
Homöopathie	UMK

Die Bereitschaft der Bevölkerung, Geld für pflanzliche Arzneimittel auszugeben, wächst stetig. Nach einer Studie des Instituts für Demoskopie Allensbach ist die Zahl derjenigen, die Naturheilmittel einnehmen, von 52% in 1970 auf 73% in 2002 angestiegen. Offenbar spielt weniger ein Modetrend, sondern ein langfristiges Vertrauen in diese Therapierichtung die entscheidende Rolle.

Good-Aging-Tipp für die Praxis

Wellness wird als das Bestreben nach einer harmonischen Wechselwirkung von Körper, Geist und Seele innerhalb des privaten, gesellschaftlichen und natürlichen Umfeldes verstanden. Ernst zu nehmende Wellnesskonzepte richten sich zunehmend an den Zielen der Salutogenese, wie Selbstverantwortung, persönliche Kompetenz und Mobilisierung eigener Ressourcen (Resilienz) aus. Die moderne Ausrichtung der Kneippbewegung ist heute von Wellness nicht mehr zu trennen (Kneippness). Sie leitet über zu den klassischen Naturheilverfahren wie Wasser, Heilkräuter, Bewegung, gesunde Ernährung und Lebensordnung. Naturheilverfahren verstehen sich nicht als Alternativmethoden. Vielmehr handelt es sich um komplementäre Maßnahmen im medizinischen Anti-Aging. Viele klassische Naturheilverfahren mit den tragenden Säulen in der Ernährung, der Bewegung, Phyto-, Immun- und Ordnungstherapie sind heute durch moderne experimentelle Untersuchungen wissenschaftlich untermauert.

Anti-Aging als medizinische Fachrichtung in der Ayurveda

H.H. Rhyner

Der ayurvedische Ansatz

In hoch entwickelten Kulturen oder oberen Gesellschaftsschichten war das nackte Überleben nie ein Thema! Vielmehr drehte sich alles um ein möglichst langes, gesundes Leben. Nur dann nämlich sind Genuss und andere Lebensziele erreichbar. Im indischen Subkontinent herrschte vor über 4000 Jahren eine Hochkultur. Ihre Medizin war die Ayurveda.

Acht klassische Fachrichtungen haben sich aus ihrer Praxis herausgebildet:

- Allgemeinmedizin (Kaya-Cikitsa),
- Chirurgie (Salya-Tantra),
- Pädiatrie und Gynäkologie (Bala-Cikitsa und Kaumarya Bhrita),
- HNO und Augenheilkunde (Urdvanga Cikitsa und Salakya=minor surgery),
- Psychiatrie (Bhuta Vidya oder Graha Cikitsa),
- Toxikologie (Agada-Tantra),
- Anti-Aging (Rasayana) und
- Sexualmedizin und Sexologie (Vajikarana).

> **!** Unter Aryuveda muss jedoch mehr als Medizin im westlichen Sinn verstanden werden. Der Begriff Ayurveda setzt sich aus den beiden Sanskritwörtern *Ayus* (Leben) und *Veda* (Wissen) zusammen. Ayurveda ist das allumfassende Wissen vom Leben mit konstistenter eigenständiger Philosophie.

Der Sanskrit-Begriff für Anti-Aging lautet **Rasayana** und bedeutet *„frischen Saft herstellen“*. Mit Rasa oder Saft ist das erste flüssige Körpergewebe (Rasa Dhatu) der Ayurveda – Evolutionsphysiologie gemeint, Evolution deshalb, weil das Vorgänger-Gewebe immer die Metaboliten für das nächst höher entwickelte Gewebe liefert, und zwar ähnlich wie aus Milch Sahne und aus Sahne Butter entstehen.

Rasa Dhatu bildet sich aus der verwertbaren Nahrung nach dem primären Verdauungsprozess und zirkuliert im ganzen Körper. So bewegen sich die Nährstoffe in den Zellen, in der Lymphe und im Blut. Qualitativ hochwertiges Rasa Dhatu in ausreichender Quantität zu produzieren, ist das Ziel der Anti-Aging-Fachrichtung und zeigt die in der klassischen Literatur besungenen Auswirkungen:

„Ihr Menschen, die ihr ein langes Leben sucht: Die verjüngenden Maßnahmen der Ayurveda (Rasayana) wirken wie der Nektar der Unsterblichkeit. Rasayana-Therapien besitzen unvorstellbare positive Auswirkungen. Sie fördern die Gesundheit, erhalten jung, beseitigen chronische Müdigkeit und Schwäche, sowohl körperlicher wie psychischer Natur. Sie erhalten das Gleichgewicht der Bioenergien (Vata, Pitta und Kapha), produzieren Stabilität, festigen die Muskeln, stimulieren die Produktion von Verdauungsenzymen (Agni) und verbessern den Teint, Ausstrahlung und Stimme. Durch Rasayana-Therapien erlangten berühmte Personen, wie z.B. Chyavana, ihre Jugend wieder und wurden vom anderen Geschlecht bewundert und geliebt.“

Tabelle 40.**6** Behandlungsprinzipien der Ayurveda-Medizin

Generell	Spezifisch
Vermeidung der verursachenden Faktoren	entgegen der Krankheitsursache entgegen der Krankheit
Linderung der Symptome	entgegen der Krankheitsursache und der Krankheit ähnlich der Krankheitsursache
Ausscheidung der Toxine oder *Dosha*	ähnlich der Krankheit ähnlich der Krankheitsursache und der Krankheit

Die in der Ayurveda schriftlich überlieferten Symptome und Krankheiten lassen sich ohne Weiteres in die Sprache der modernen Medizin und ihre Behandlungskonzepte übertragen. Die Behandlungsprinzipein der Ayurveda-Medizin sind in Tab. 40.**6** dargestellt.

Wie in Tab. 40.**6** dargestellt, ist das generelle Prinzip der Ayurveda die Vermeidung der Krankheit durch Vermeidung der Risiken (*primäre Prävention* in der modernen Medizin). Das spezifische ayurvedische Behandlungsprinzip „ähnlich der Krankheit oder Krankheitsursache“ findet sich Jahrtausende später in der westlichen Homöopathie und Allopathie wieder.

Neben dem rationalen Zugang existieren in der Ayurveda gleichberechtigt der irrationale (Schicksal, Hand Gottes) und der subtile (Selbstheilungskräfte) Heilansatz (Abb. 40.**3**).

Da der menschliche Organismus nicht über Nacht transformiert werden kann, ist es nur verständlich, dass Anti-Aging-Therapien sehr zeitaufwändig und komplex sind. Ihr **Erfolg** hängt nach ayurvedischer Sicht von 2 Voraussetzungen ab:

➤ erstens, dass möglichst frühzeitig mit Anti-Aging-Maßnahmen begonnen wird, und

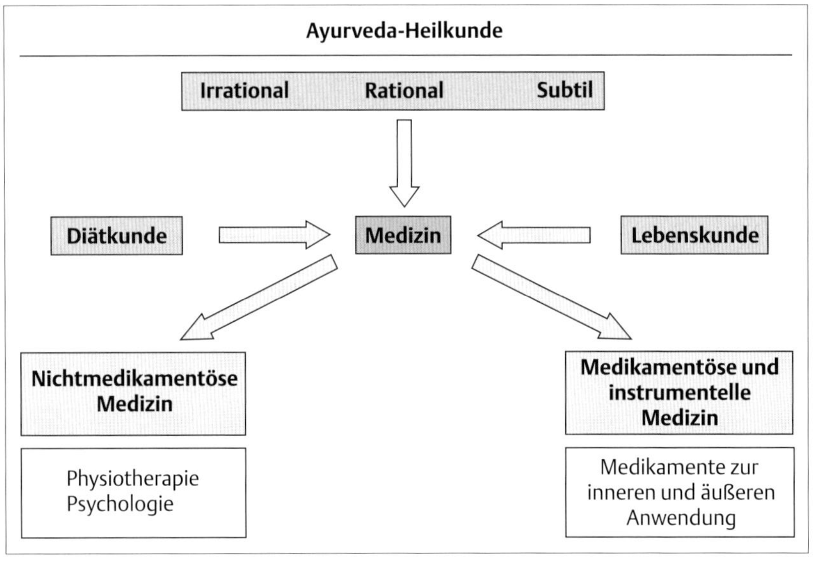

Abb. 40.**3** Zusammenhänge der Ayurveda-Heilkunde.

- zweitens, dass der Organismus frei von pathogenen Substanzen (Dosha und Ama) ist.

Vom 40. Lebensjahr an oder sobald sich Symptome eines frühzeitigen Alterns einstellen, sollten regelmäßig Anti-Aging-Kuren, ambulante Therapien und diätetische Schritte unternommen werden. Soweit klingt dieser Rat verständlich. Doch was hat man unter „pathogene Substanzen" zu verstehen?

Die moderne wissenschaftliche Medizin kennt das Konzept von „Schlacken" (noch) nicht. Sie kennt aber Oxidanzien, Plaques, erhöhtes CRP, Homocystein oder Cholesterinwerte, Umweltgifte, Mikro-Organismen und andere Noxen. So wie das Resultat, wenn ein verschmutztes Tuch neu eingefärbt wird, niemals optimal sein kann, so reduziert sich die positive Wirkung von Anti-Aging-Therapien, wenn der Organismus nicht erst gründlich gereinigt worden ist. Der **Prozess der Reinigung** wird in 5 Schritten durchgeführt. Daher stammt der Name *Pancakarma* (= 5 ausleitende Behandlungen), der die Grundlage für alle Anti-Aging-Therapien des Ayurveda bildet.

Vom oben genannten Zitat ist weiter ersichtlich, dass die Fachrichtung Anti-Aging-Medizin in direktem Zusammenhang mit der Sexualmedizin steht. Was wäre ein langes Leben ohne erfüllte Sexualität? Anti-Aging-Behandlungen bilden die Grundlage für Fruchtbarkeit, Potenz im engeren und weiteren Sinne, sowie Erektionsfähigkeit. Eine Verbesserung der „Psycho"- und „Körperimmunität" kann die Folge sein.

Wenngleich jahrelange praktische Erfahrung mit Ayurveda-Therapien (wie beim Autor 15 Jahre) zu einem erfolgreichen Anti-Aging-Ansatz führt, kann hieraus nicht der Schluss einer wissenschaftlichen Belegbarkeit dieser Behandlungen abgeleitet werden.

! Ayurveda sieht Anti-Aging-Behandlungen grundsätzlich nicht als Wellness (s.o.), sondern als Medizin!

Grundlage für jeden therapeutischen Schritt bildet eine ausführliche Diagnose nach Ayurveda, und – wo sinnvoll – auch nach modernen Kriterien. Daraufhin wird abhängig von den Möglichkeiten des Klienten ein Therapiekonzept erstellt. Die stationären Kuren dauern in der Regel von 16–63 Tage. Auch ambulante Behandlungen sind möglich, sollten aber mittelfristig mit stationären Aufenthalten verbunden werden.

Die Ayurveda arbeitet mit einer Biotypologie, welche die individuellen Konstitutionstypen berücksichtigt:

Ayurveda Grundkonstitution (Prakriti):
- **3 singuläre Dosha-Typen:** Vata, Pitta oder Kapha
- **3 duale Dosha Typen:** Vata-Pitta, Pitta-Kapha oder Vata-Kapha
- **1 ausgeglichener Dosha-Typ: Tridosha**

Diesen Grundkonstitutionen sind Bioenergien (entsprechend der Elemente Wind, Äther, Feuer, Wasser, Erde) zuzuordnen:

Vorherrschende Elemente in den Grundkonstitutionen (Prakriti):
- **Vata-Typ**: Wind und Äther
- **Pitta-Typ:** Feuer und wenig Wasser
- **Kapha-Typ**: Wasser und Erde
- **Vata-Pitta Typ**: Wind, Äther und Feuer
- **Pitta-Kapha Typ**: Feuer, Wasser und Erde
- **Vata-Kapha-Typ:** Wind, Äther, Wasser und Erde
- **Tridosha Typ:** alle 5 Elemente

Die meiner Erfahrung nach **gut behandelbaren 6 altersbedingten Erkrankungen** sind die
- Adipositas,
- Arteriosklerose,
- Arthrose,
- Osteoporose,
- Parkinson-Krankheit sowie
- sexuelle Potenzstörungen.

Natürlich sind auch bei anderen alterslimitierenden Störungen Ayurveda-Maßnahmen als Anti-Aging empfehlenswert und sinnvoll. Generelle Ursachen für das Einsetzen von frühen Alterserscheinungen sind falsche Ernährung und ungesunde Lebensweise. Aus ayurvedischer Sicht sind die Hauptverursacher hierfür:
- der Genuss von sehr sauren, scharfen, salzigen, nicht frisch zubereiteten, fetten und schweren Nahrungsmitteln,
- ein übermäßiger Alkoholkonsum,
- Tagesschlaf,
- Stress,
- starke Anstrengung und
- Mangel an körperlicher Bewegung.

Bei den nachfolgend beschriebenen **sechs Behandlungsstrategien und Tipps** für die selbstverantwortliche Vorsorge ist ein Erfolg äußerst wahrscheinlich und in der Praxis täglich zu verfolgen.

Durch Ayurveda beeinflussbare Zivilisations- und Alterskrankheiten

! Spezifische ayurvedische Therapien, Hinweise zur Änderung des Lifestyle und hiermit oft in Zusammenhang stehend die spezielle Ernährung bilden die Grundlage eines erfolgreichen Anti-Aging als medizinische Fachrichtung in der Ayurveda.

Drei wichtige **Regeln der Ayurveda-Ernährungsweise:**
1. antagonistisch zu den Eigenschaften der vorherrschenden Elemente / Bioenergien der Grundkonstitution oder auch antagonistisch zu den verursachenden pathogenen Faktoren (Dosha),
2. frisch zubereitete Speisen mit regionalen Grundnahrungsmitteln,
3. sinnliches Essen, d.h. die Signale des psychosomatischen Organismus wahrnehmen und danach handeln.

Adipositas

Als Fettleibigkeit wird eine übermäßige Ansammlung von Fettgewebe bezeichnet. Problematischer als die Krankheit selbst können die Folgeerkrankungen wie Arthrose, Diabetes mellitus, Bluthochdruck, Kurzatmigkeit, die Förderung des Wachstums von Zysten sowie Tumoren sein. So kann Adipositas zu einer Verkürzung der Lebenserwartung beitragen.

Aus ayurvedischer Sicht reduziert sich im Alter generell das Feuer-Element. Der dadurch herabgesetzte Primär- und Gewebestoffwechsel (Jatharagni und Bhutagni) fördert die Tendenz zu einer Gewichtszunahme, v.a. bei Menschen mit Wasser-Erde-Element (Kapha, Vata-Kapha und Pitta-Kapha-Prakriti) in ihrer Grundkonstitution. Deshalb haben bei älteren Menschen Bewegungsarmut sowie kalte Speisen und Getränke besonders negative Auswirkungen.

Die Beweglichkeit sollte unbedingt bis ins hohe Alter erhalten bleiben. Denn nur so ist gewährleistet, dass die Älteren auch in Bewegung bleiben. **Körpertraining** aber ist die beste Prävention bei Fettleibigkeit. Extrem belastend sind Tagesschlaf und im Allgemeinen zu langer Schlaf. Damit werden die schweren Elemente im Körper gefördert, anstatt ihnen entgegenzuwirken.

Einsamkeit, Mangel an sozialen Kontakten und etwa die Altersdepression sind seelisch bedingte Ursachen für Fettleibigkeit. Hinzu kommt noch die familiäre Belastung als weiterer ätiologischer Faktor.

Therapie

Die beiden intensiven ausleitenden Verfahren des Pancakarma wie therapeutisches Erbrechen (Vamana) und Abführen (Virecana) werden in Verbindung mit gewebereduzierenden physikalischen Maßnahmen nacheinander oder einzeln durchgeführt. Wirksame **Medikamente** bei Fettleibigkeit sind Anthalea azadirachta (Nimba), Commiphora mukul (Guggulu), Weihrauch (Shallaki), Boerhaavia diffusa (Punarnava) und Extrakt aus Schieferöl (Shilajit).

Ernährung

Eine strikte Kapha-reduzierende Ernährung ist hier angezeigt. Das bedeutet ausschließlich gekochte, warme Speisen und Getränke, die mit bitteren und scharfen Gewürzen und möglichst wenig Fett (ideal ist Sesamöl) zubereitet werden. Auf normales Salz sollte vollständig verzichtet werden. Kräutersalz oder naturbelassenes Steinsalz in geringen Mengen sind angezeigt. Um das Verdauungsfeuer anzuheizen, sollte vor jeder Mahlzeit ein Stück frischer Ingwer gekaut werden. Geschmackvoller ist in ganz feine Stücke zerhackter Ingwer, der mit einem Schuss frischen Zitronensaft und etwas Honig vermischt zu sich genommen wird. Nach der Mahlzeit kann ein Digestif aus bitteren Pflanzen die Verdauung anregen. Geeignet sind auch Frischpress-Säfte von Artischokken, Brennnesseln oder Löwenzahn aus der Apotheke.

Lifestyle

Möglichst viel geistige, soziale und körperliche Bewegung sind ein absolutes Muss. Überforderung ist aber genau so schlecht wie ein schlechtes Gewissen, wenn Sport einmal nicht nach Plan möglich war oder bei einem freudigen Anlass über die Stränge geschlagen wurde.

Arteriosklerose/Atherosklerose

Arteriosklerose (Kapitel 30 u. 31) kann im normalen Verlauf als ein natürlicher Alterungsprozess verstanden werden. Dabei findet eine chronische Veränderung der Blutgefäße statt. Als Endeffekt eines komplizierten Endothelschadens der Gefäßwände mit Bildung von Plaques verlieren die Gefäße an Elastizität und ihr Durchmesser verengt sich zunehmend. Eine Störung der Gewebsdurchblutung ist die Folge. Risikofaktoren und Folgekrankheiten der Arteriosklerose sind in Kapitel 31 abgehandelt.

Therapie

Die moderne Medizin ist überzeugt, dass Arteriosklerose nicht geheilt, sondern höchstens eingedämmt oder durch Vorbeugung vermieden werden kann. In der Ayurveda-Medizin zeichnen sich gute therapeutische Ansätze, was die Symptome anbelangt, ab. Prof. Udupa hat in seinen Langzeitstudien an der Benares Hindu University über 2 Jahrzehnte gesicherte klinische Studien durchgeführt, die eindeutig die positive Wirkung von **Extrakten der Rinde von Terminalia arjuna** bei Arteriosklerose belegen. Das Medikament ist in der Ayurveda seit Tausenden von Jahren bekannt und wird auch in Ayurveda-Praxen in unseren Breiten erfolgreich angewandt. Die Extrakte von Terminalia arjuna gibt es in verschiedenen Darreichungsformen, wie etwa der Kräuterwein Parthadyarishtam oder das reine Kräuterkonzentrat (5 : 1 herb ratio).

Die Wirkung der Terminalia arjuna kann noch erhöht werden, wenn **täglich Atemübungen** (Pranayama = Yoga-Atmung) durchgeführt werden. Eine deutliche Verbesserung der Durchlässigkeit der Gefäße stellt sich nach Langzeiteinnahme von 6 Monaten bis zu einem Jahr ein. Die Symptome von Angina pectoris und andere nehmen hingegen schon nach ein paar Tagen Einnahme ab. In der klassischen Literatur sind frische Milchabkochungen des Rindenpulvers in einer Dosis bis zu 6 g auf eine Tasse Milch beschrieben. Die Milch vermindert die adstringierende Wirkung und macht das Präparat verträglicher v.a. für ältere Menschen. Bei Übergewichtigkeit, hohen Cholesterinwerten oder einer Milchunverträglichkeit kommt das reine Pulver oder Konzentrat in geringerer Dosierung zum Einsatz.

Blutegeltherapien verringern die Gefahr von Thrombosebildung, können die Blutwerte verbessern und reduzieren die Plaquebildung. Sie werden in der Ayurveda wie auch der europäischen Naturheilkunde wieder vermehrt eingesetzt.

Ernährung

Während bei Übergewicht in den allermeisten Fällen eine Kapha-reduzierende Ernährungsweise empfohlen werden muss, sind die Empfehlungen bei Arteriosklerose differenzierter. Hier muss die Ayurveda-Grundkonstitution in den Diätplan miteinbezogen werden. So können Menschen mit hohem Vata-Anteil in ihrer Grundkonstitution nicht einfach auf eine Anti-Kapha-Ernährung umgestellt werden. Denn eine solche leichte Kost würde den erhöhten Nährstoffanforderungen von Vata nicht Genüge tun. Es gilt für alle Typen, dass grundsätzlich **nur warme, frisch gekochte Speisen und Getränke** eingenommen werden sollten. Auf die „guten" Fette von frisch gepressten pflanzlichen Ölen darf auf keinen Fall verzichtet werden. Hingegen sollen tierische Fette möglichst vermieden werden. Dies gilt im Besonderen für in Fett oder Öl gebackene Speisen.

Lifestyle

Das **Rauchen reduzieren**, besser noch ganz aufhören, ist eine der sinnvollsten Forderungen. Es kann allerdings Jahre dauern, bis der Körper mit den Rauchschäden fertig geworden ist (Kapitel 28). Eine Pancakarma-Kur kann relativ kurzfristiger die Regeneration beschleunigen. Regelmäßige **Yoga-Atemübungen** rufen eine Oxygenierung des Bluts und der Organe hervor. Überhaupt sind tägliche Yoga-Übungen ideal, da sie ohne Aufwand zuhause und ohne äußerliche Behinderung praktiziert werden können. **Moderates Körpertraining** (täglich halbstündige Spaziergänge) in freier Natur sind wirkungsvoll. Begleiterkrankungen wie Bluthochdruck, Fettstoffwechselstörungen und Diabetes sollten unter guter ärztlicher Kontrolle sein.

Arthrose

Sie ist im Gegensatz zu Rheuma eine degenerative und nicht primär entzündliche Gelenkerkrankung. Im letzten Viertel des Lebens sind alle Menschen von diesem Leiden mehr oder weniger betroffen. Damit ist Arthrose eine typische Alterskrankheit. Sie tritt bei Frauen häufiger auf als bei Männern. Übergewicht ist ebenfalls ein Risiko.

Arthrose kann im Grunde an allen Gelenken auftreten, am häufigsten jedoch an der Wirbelsäule sowie an den Hüft-. Knie-, Fuß- oder Handgelenken. Eine langjährige Überbelastung der Gelenke durch harte körperliche Arbeit, Haltungsfehler, Verletzungen oder bei gewissen Formen auch Veranlagung kann eine Abnutzung begünstigen. Die moderne Medizin stellt sich auf den Standpunkt, dass solche Abnutzungen nicht rückgängig gemacht werden können. In schweren Fällen wird nach diesem Therapiekonzept in einem implantierten Kunstgelenk die letzte Möglichkeit gesehen. Schmerzlindernde und entzündungshemmende Arzneimittel werden von diesen Patienten oft über viele Jahre eingenommen.

Auch hier verfügt Ayurveda über einen anderen Therapieansatz, wie die Erfolge in der Praxis belegen. Gelenke, auch abgenutzte, bestehen aus organischen Substanzen, lebendigem Gewebe. Bei mittelstarken oder milden Formen haben Patienten durchaus gute Chancen, durch ayurvedische Maßnahmen dauerhaft Linderung zu erfahren: Das Prinzip liegt in einer Aktivierung des Gewebestoffwechsels mit Neubildung von Gelenksstrukturen.

Therapie

Die einfachste ayurvedische Therapie ist eine Kombination von medikamentöser Therapie mit Weihrauch- (Boswellia serrata) oder Myrrhepräparaten (Commiphora mukul) zusammen mit einer lokalen Applikation von medizinischen Ölen (Dhanvantara Thaila oder Murivenna Keram). Nachdem die individuell beste Dosierung bestimmt ist, kann der Patient die Therapie selbst durchführen. Diese Behandlungen werden 3–12 Monate, in manchen Fällen dauerhaft beibehalten.

Nachhaltiger und schneller wirken stationäre Behandlungen von 2 oder mehreren Wochen. Dabei kommen ausleitende Therapien (Pancakarma) sowie intensive physikalische Behandlungen zum Einsatz.

Ayurveda betrachtet Arthrosen nicht nur als reine Abnutzungserscheinung, sondern auch als **Stoffwechselerkrankung**. Damit ist der primäre Stoffwechsel (Jatharagni) wie auch der Gewebestoffwechsel (Fett- und Knochengewebe-Stoffwechsel / Medoagni und Asthagni) gemeint. Der enge Zusammenhang zwischen Fett- und Knochengewebe führt dazu, dass Medikamente, die für das Knochengewebe (schließt Knorpelgewebe mit ein) bestimmt sind, von diesem besser aufgenommen werden können, wenn sie in einem fettigen Medium verabreicht werden.

Ein weiterer Zusammenhang besteht zwischen der Dickdarmschleimhaut und dem Knochengewebe. Deshalb wirken nährende Klistiere (Brimhana Vasti) äußerst günstig auf die Regeneration von Knorpel und Knochengewebe.

Ernährung

Überwiegend steht die Arthrose im Zusammenhang mit der Bioenergie Vata. So kommt in vielen Fällen eine Vata-reduzierende Ernähung zum Einsatz, d.h. warme, nährende und beruhigende Speisen. Natürliche Calciumoxide aus Eierschalen, Muscheln, Perlen oder Hirschhorn können als Nahrungsergänzung eingenommen werden. Zusätzlich sollten auch genügend Milchprodukte, wie heiße Milch, Hüttenkäse, Buttermilch, Quark, Sahne und Yoghurt verzehrt werden. Bei Übergewichtigkeit können die Calciumoxide mit einer Kapha-reduzierenden Ernährung eingenommen werden.

Lifestyle

Nicht nur die schmerzenden Gelenke, sondern der ganze Körper sollte 2-mal wöchentlich mit warmem Sesamöl oder mit einem (Anti-)Vata-Öl eingerieben werden. Nach 30- bis 60-minütigem Einwirken folgt eine warme Dusche oder ein heißes Bad, danach eine halbe Stunde Ruhe.

Da Arthrosen aus Fehlstellungen und -belastungen

entstehen, wird auch hier regelmäßig durchgeführtes **Yoga** hilfreich sein. Die Kombination von gewebestärkenden Ölbehandlungen und den muskelaufbauenden und dehnenden Yogahaltungen ist ideal. Alle therapeutischen und präventiven Bemühungen richten sich darauf, ein schnelles Fortschreiten zu verhindern und die Symptome zu lindern.

Osteoporose

Es handelt sich um eine eindeutige Stoffwechselerkrankung der Knochen. Durch den Abbau an Knochenmasse verliert der Knochen seine Stabilität. Schmerzhafte Knochenbrüche sind die Folgen. Diese Brüche führen bei älteren Menschen dazu, dass sie auf fremde Hilfe im Alltag angewiesen sind. Mehr als ein Drittel aller über 60-jährigen Frauen ist betroffen, denn die häufigste Ursache ist Östrogenmangel. Männer sind von Osteoporose ebenfalls betroffen, jedoch im Durchschnitt 10–15 Jahre später (Kapitel 15).

Bei der Osteoporose spielen v.a. jahrelange geringe Bewegung und Fehlernährung eine ätiologische Rolle. **Verursacher** können übermäßige Reduktionsdiäten in der Jugend (Magersucht), ein hoher Kaffeekonsum, Missbrauch von Abführmitteln, Langzeitbehandlungen mit Cortison, eine nicht behandelte Schilddrüsenüberfunktion, langjährige Erkrankungen der Bauchspeicheldrüse oder des Darms (Diabetes mellitus, Morbus Crohn, Colitis ulcerosa), rheumatische Erkrankungen, Rauchen und Alkoholabusus sein.

Das Knochengewebe ist eine lebendige Verbindung von Zellen, die ständig neu aufgebaut, umgebaut und abgebaut werden. Bis zum 40. Lebensjahr überwiegen die Aufbauprozesse. Danach wird jährlich ein geringer Prozentsatz der Knochenmasse abgebaut. Nach der Betrachtungsweise der Ayurveda attackiert die über einen längeren Zeitraum angesammelte Bioenergie Vata das Knochengewebe (Asthi Dhatu).

Therapie

Die physikalischen Therapien wie Ganzkörperölmassagen mit anschließendem Ganzkörperschwitzbad sowie Ganzkörperölgüsse erzeugen ihre Wirkung über den Abbau des überschüssigen Vata. Sie sollten 2- bis 4-mal pro Monat durchgeführt werden. Zusätzlich zu den Massagen kann eine Serie von öligen (Anuvasana Vasti) und nährenden Klistiers (Brimhana Vasti) gegeben werden. Auch hier sei auf den Zusammenhang von Dickdarmschleimhaut und Knochengewebe hingewiesen.

Hinzu kommen **calciumhaltige Medikamente**. Dabei wird das organische Calcium (Korallen- oder Muschelkalk oder Hirschhorn) mehrmalig mit Fruchtsäuren vermischt und erhitzt. Die dabei entstehende Asche (Bhasma) besteht aus organisch gebundenem Calcium. Dieses wird in Knochengewebe besser aufgenommen als konventionelle Präparate, insbesondere weil es mit einem fetten Medium (reines Butterfett) verabreicht wird.

Es existieren verschiedene spezifische Ayurveda-Öle, die sehr effektiv das Knochengewebe vermehren. Andere wiederum sorgen für schnelle Heilung nach Frakturen. Selbst bei bettlägerigen und immobilen Patienten kann Dank der speziellen Massagetechnik in Kombination mit diesen Ölen das ganze Gewebe sehr schnell aufgebaut werden.

Ernährung

Calciumreiche Ernährung aus Milchprodukten und Vitamin-D-haltige Lebensmittel sind angezeigt. Vitamin D ist reichlich enthalten in Fisch, Eiern, Milch und Butter. Außerdem wird es vom Körper mit Hilfe der UV-Strahlung selbst gebildet (Seite 228). Deshalb ist auch im Winter Sonnenbaden angezeigt. Verwendung findet ebenfalls naturbelassenes Steinsalz. Vermieden werden phosphathaltige Nahrungsmittel wie Softdrinks, Fleisch, Wurst oder Schmelzkäse.

Lifestyle

Reduktion von Alkohol, Nikotin und Kaffee, tägliche Bewegung im Freien und ein die Sinne anregender Lebensstil sind – wie bei vielen anderen Krankheiten und Befindlichkeitsstörungen – auch hier wirksame Maßnahmen. Die Eigenölmassage, ein- bis 2-mal die Woche durchgeführt, kann Knochenbrüche verhindern. Das Öl dringt durch das Gewebe bis zum Knochen und macht diese geschmeidig – so wie ein Stock aus Holz, der regelmäßig eingeölt wurde, sich gut biegen lässt und niemals bricht.

Parkinson-Krankheit

Die Parkinson-Erkrankung (Kapitel 14) ist eine Alterserkrankung mit zunehmender Inzidenz. Sie lässt sich nicht heilen, kann aber viele Jahre effektiv behandelt werden.

Therapie

Die modernen medikamentösen Therapieansätze lindern zwar die Symptome, besitzen aber viele Nebenwirkungen. Zudem lässt die Wirksamkeit (z.B. von Levodopa) mit der Zeit nach. Hier ist eine **unterstützende Kombinationstherapie** mit ayurvedischen Therapien empfehlenswert. Dies geschieht mit Extrakten aus der Mucuna-Bohne (Mucuna pruriens). Geringere Dosierungen von Levodopa über längere Zeitspannen sind so möglich.

Dazu sind unbedingt auch ayurvedische physikalische Therapien einzusetzen. Stirnölguss (Shirodhara), Kopfeinlauf (Shirovasti), Ganzkörperölgüsse und Massagen lindern die Symptome. Dazu bietet sich aus der Reihe der eliminierenden Maßnahmen (Pancakarma) der Naseneinlauf mit medizinischen Spezialölen als wirksame Therapie an. Bei bereits bestehender Muskelatrophie können spezielle Massagen mit nährenden Wickeln (Pinda Sweda) hilfreich sein.

Ernährung

Wegen der extrem starken Vata-Komponente bei der Parkinson-Krankheit sollte eine Anti-Vata-Ernährungsweise (s.o.) angestrebt werden.

Lifestyle

Ziel ist eine Zunahme der vielfältigen Hirnleistungen, was der Aktivierung des intellektuellen Engagements gleichkommt. Pranayama, die Yoga-Atmung, ist bekannt für ihre positive Wirkung auf das Zentralnervensystem und sollte morgens und abends praktiziert werden.

Störungen der sexuellen Potenz

Mit zunehmendem Alter steigt die Wahrscheinlichkeit von Funktionsstörungen der sexuellen Potenz an (Kapitel 20). Wie die moderne Medizin unterscheidet die Ayurveda zwischen der *Impotentia coeundi* und der *Impotentia generandi*. Ebenfalls unterteilt Ayurveda in verschiedene, ineinander übergehende **Ursachen**:

- psychogene Störung,
- Störungen der Bioenergien,
- Defizite des Fortpflanzungsgewebes (Shukra Dhatu),
- Krankheit und Verletzungen,
- familiär bedingt und
- Alter.

Therapie

Bei altersbedingten Potenzstörungen helfen intensive Rasayana(Anti-Aging)-Behandlungen. Das Hauptaugenmerk liegt in milden, reinigenden Maßnahmen, die gleichzeitig auch nährende Wirkung auf die Gewebe besitzen müssen. Ganzkörpermassagen mit stark nährenden Ölen und anschließenden milden Wärmebehandlungen gelten als vorbereitende Therapien. Ab dem 4. Tag werden zusätzlich zu den physikalischen Maßnahmen auch nährende Ölklistiers (Anuvasana Vasti) sowie Klistiers mit Kräuterabkochung (Niruha Vasti) durchgeführt.

Nach diesen milden reinigenden und gleichzeitig nährenden Behandlungen wird mit einer **medikamentösen Therapie** begonnen. Mono-Pflanzenkonzentrate aus Withania somnifera, Tribulus terrestris, Aspargus ascendens, Ipomoea digitata und Mucuna pruriens sind ausgezeichnete Mittel, um sowohl die Erektionsfähigkeit als auch die Spermaqualität zu verbessern. Ebenfalls angewandt werden wirksame herbo-mineralische Präparate wie Makardwaja mit Moschus, Vasantkusumaraka Rasayana oder Kasturibhairava Rasa. Sie enthalten auch metallische Substanzen wie Gold, Silber und Quecksilber und erfreuen sich in Indien größter Beliebtheit bei hohen Verkaufspreisen. In meiner Klinik in Indien habe ich diese oft (natürlich immer mit ausdrücklichem Einverständnis des Klienten) mit gutem Erfolg eingesetzt.

Ernährung

Eine Vata-reduzierende Ernährungsweise, die von Natur aus stark nährend wirkt, zeigt die beste Wirkung in Bezug auf Vermehrung von Rasa Dhatu und den anderen Körpergeweben. Die Ernährung sollte nicht zu üppig ausfallen und angereichert sein mit anregenden Gewürzen wie frischem Ingwer, Safran und Muskat. Saure und extrem scharfe oder stark bittere Speisen sollten unbedingt vermieden werden. Fertigkost einschließlich Konserven- und Tiefkühlprodukten fehlt die helle Kraft (Chi oder Jiva), die für eine erfüllte emotionale und körperliche Lustempfindung absolut notwendig ist.

Lifestyle

In der klassischen Ayurveda-Literatur werden stimulierende Partner, die alle ihre Sinne ansprechen, als das vorzüglichste aller Aphrodisiaka bezeichnet. Das berühmte Werk der Sexologie „Kamasutra" bedeutet wörtlich „Perlenkette der Lust", was uns zeigen kann, dass viele kleine Perlen aufgereiht auf einer Schnur zur lustvollen Erfüllung führen, nicht der große Knall!

Good-Aging-Tipp für die Praxis

Die Lebenserwartung beträgt laut Ayurveda hundert Jahre. Jeder Mensch besitzt ein Anrecht darauf, diese Zeit gesund und bei voller Geistesgegenwärtigkeit zu verbringen. Die Mittel dazu legt Ayurveda in unsere Hände und zwar durch die Vermittlung der leiblichen, geistigen und seelischen Zusammenhänge. Zu den Anti-Aging-Kräften der Ayurveda gehört unabdingbar die Hinwendung zu natürlicher Lebensweise und die Ordnung des beruflichen und familiären Lebenskreises. Essenzieller Bestandteil ist eine Normalisierung des Stoffwechsels mittels geeigneter Diät. Ayurveda hilft bei der Vervollkommnung der automatischen Regulation und regt das natürliche Selbstheilungsbestreben des Menschen an.

Literatur

1. Beuth J. Grundlagen der Komplementäronkologie. Stuttgart, Hippokrates Verlag; 2002.
2. Bühring M. Naturheilkunde. In: Brinkmann-Göbel R (Hrsg.). Handbuch für Gesundheitsberater. Bern; Verlag Hans Huber:2001.
3. Federspiel K, Herbst V. Handbuch – Die andere Medizin. Stuttgart; Verlag Stiftung Warentest: 1996.
4. Gössling W. Pflanzliche Arzneimittel bei Männerleiden. In: Jacobi GH (Hrsg.). Praxis der Männergesundheit. Stuttgart; Georg Thieme Verlag:2003.
5. Jahreskongress CULTEC III „Zukunft der Medizin – Neue Wege zur Gesundheit ?" EMNID Studie zu den Gesundheitswünschen der Deutschen, Düsseldorf 1995.
6. Rhyner HH. Das Neue Praxishandbuch Ayurveda. 5. vollständig überarbeitete Auflage, Neuhausen; Urania-Verlag: 2004.
7. Rhyner H H, Rosenberg K. Das große Ayurveda-Ernährungsbuch. Neuhausen; Urania Verlag;2003.
8. Rhyner H H, Karner I. Das Ayurveda Kamasutra. Freiburg, Bauer Verlag;2002 und Aarau, AT Verlag;2003.
9. Verbraucherzentrale Nordrhein-Westfalen (Hrsg.): Gesucht: Wellness – Was ist drin und dran? 2., aktualisierte und erweiterte Auflage 2003.

41 Diagnostik des oxidativen Stress

Wilfried P. Bieger

Einleitung

Die Entstehung reaktiver Sauerstoffspezies (ROS) zählt zu den fundamentalen metabolischen Reaktionen – untrennbar verbunden mit der mitochondrialen Energiegewinnung aus Sauerstoff, der Infektabwehr, der Detoxifikation und zahlreichen oxidativen Prozessen auf zellulärer und extrazellulärer Ebene. Das umfangreiche Arsenal antioxidativer Schutzmechanismen ist in Kapitel 10 zusammengefasst.

Die Lebensdauer der meisten ROS ist sehr kurz, je reaktiver desto kürzer. Die Lebensdauer des besonders reaktiven Hydroxylradikals liegt bei nur 10^{-9} sec, die der erheblich weniger reaktiven Superoxidanionen bei 10^{-3} sec. Oxidativer Stress und die oxidativen Prozesse entwickeln sich größtenteils auf (sub)zellulärer Ebene; Ausmaß bzw. Effizienz antioxidativer Mechanismen sind nur indirekt nachvollziehbar. Die **Bestimmung kurzlebiger Sauerstoffradikale** mittels Elektronenspinresonanz (ESR) bleibt wissenschaftlichen Fragestellungen vorbehalten. In den letzten Jahren haben sich verschiedene indirekte Methoden bewährt und zunehmend auch in der Routinediagnostik etabliert:

- Die Bestimmung von Folgeprodukten der Protein-, Lipid- oder DNA-Oxidation in Blut, Urin, Speichel oder auch in der Atemluft.
- Zahlreiche Verfahren zur Quantifizierung von endogenen und exogenen Antioxidanzien, zur Aktivitätsbestimmung oder auch Genotypisierung antioxidativer Enzyme.
- Zunehmend auch im Sinne einer Surrogatmethode die Messung des so genannten „antioxidativen Potenzials" im Blut.

Es gilt derzeit als notwendig, mehrere unterschiedliche Verfahren zu kombinieren, um ein angemessenes Bild oxidativer Belastungen zu erhalten. Oxidativer Stress kann auch bei normalem antioxidativem Schutz durch das Überwiegen oxidativer Abläufe zustande kommen, umgekehrt bei normaler Belastung durch unzureichende Antioxidanzien. Oxidative Prozesse in der Lipidphase unterliegen anderer Dynamik als in der wässrigen Phase; die Oxidation der verschiedenen Makromoleküle, der Lipide, Proteine und der DNA, weist kaum Parallelen auf.

Wenn keine einfache diagnostische Antwort für das Gesamtproblem gefunden werden kann, muss die jeweilige Fragestellung über die Auswahl der konkreten diagnostischen Schritte entscheiden.

Marker des oxidativen Stress

Lipidoxidation

Durch die Attacke von ROS auf Membran- oder Plasmalipide kommt es zur unkontrollierten, autokatalytischen Kettenreaktion mit den polyungesättigten Fettsäuren (PUFA) der Phospholipide. Die dabei gebildeten Fettsäureradikale können mit Sauerstoff zu Peroxylradikalen reagieren und mit weiteren Fettsäuren Lipidhydroperoxide generieren.

Durch anschließende Sekundärreaktionen entstehen stabile Endprodukte der Lipidoxidation. Aus der Omega-6-polyungesättigten Arachidonsäure entsteht u.a. das diagnostisch wertvolle Prostaglandinderivat 8-Isoprostan F2α. Verschiedene Aldehyde wie Malondialdehyd oder 4-Hydroxynonenal leiten sich aus PUFA's unterschiedlicher Kettenlänge ab.

Die **Lipidoxidationsprodukte** weisen aufgrund funktioneller Gruppen wie Aldehyd- und Hydroxylrest hohe Toxizität auf. Durch Reaktion mit den besonders wichtigen Thiolgruppen (Cystein, Glutathion, Thioredoxin etc.) inaktivieren sie SH-Proteine, beeinträchtigen die Membranfunktion und hemmen die „OxStress-Resistenz" bzw. die Detoxifikationsleistung der Zellen (Abb. 41.**1**). Durch Bindung an DNA können sie zu DNA-Oxidation und Strangbrüchen führen. Sie bilden langlebige toxische Addukte mit Membranlipiden, abhängig auch von der Kettenlänge (Fettlöslichkeit) der Aldehyde.

Die Lipidoxidationsprodukte werden über verschiedene Detoxifikationsschritte metabolisiert, größtenteils aber unverändert über die Nieren ausgeschieden. Durch die Adduktbildung kommt es allerdings auch zur Anreicherung im Organismus.

Das **Prostaglandinderivat PGF2α** hat die größte diagnostische Bedeutung als spezifischer und sensitiver **Marker der Lipidoxidation** erlangt. Die Ausscheidungsrate von PGF2α korreliert u.a.

- mit der Konzentration der Plasmalipide (Cholesterin),
- dem Raucherstatus,
- der Chemikalienbelastung,
- der Aktivität chronisch entzündlicher Prozesse wie Arteriosklerose, Diabetes mellitus, Alzheimer-Krankheit oder
- mit dem hohen oxidativen Stress bei Niereninsuffizienz.

Der Erfolg einer oralen oder parenteralen Zufuhr von Antioxidanzien wie Vitamin E oder von Antioxidanzienmischungen ist ebenfalls zuverlässig messbar. Allerdings kann es Wochen dauern, bis ein Abfall der Lipidoxidationsmarker feststellbar wird.

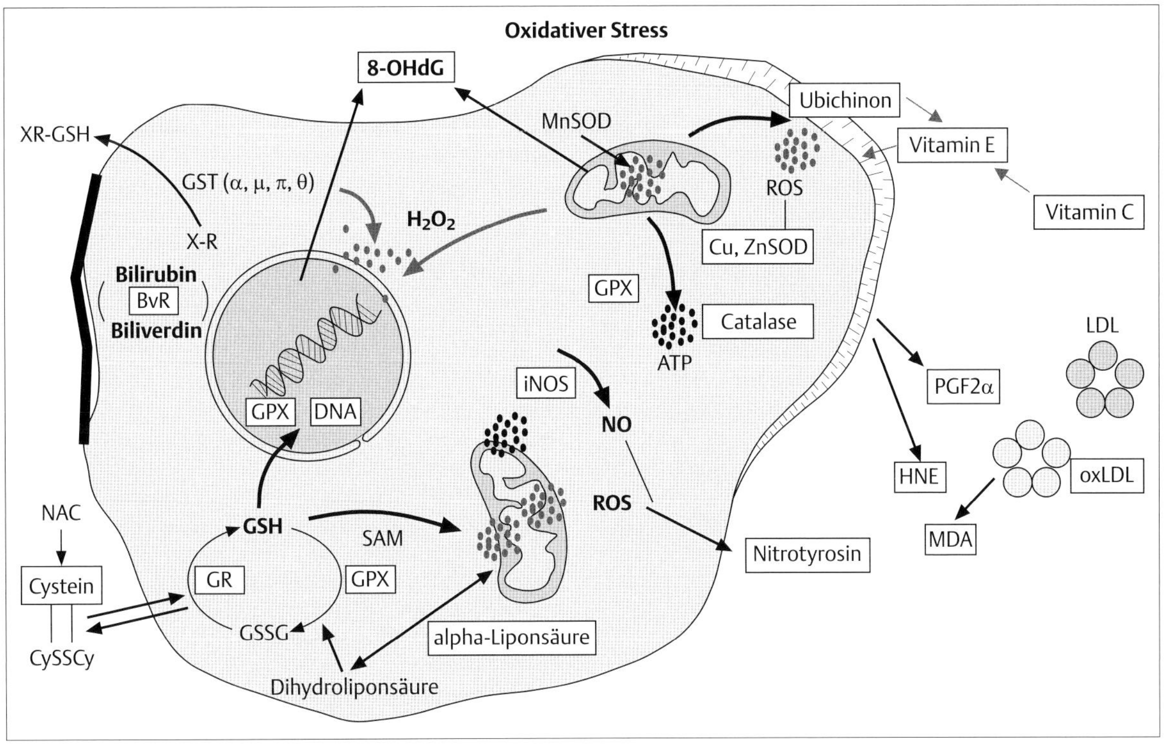

Abb. 41.**1** OxStress-Zellschema: Reaktive Sauerstoffspezies (ROS) entstehen vorwiegend in den Mitochondrien der Zelle, zum Teil auch durch zytoplasmatische Mixed-Function-Oxidasen und im Rahmen der Detoxifikation. Sie schädigen direkt oder indirekt Proteine, Lipide und DNA, wobei toxische Metaboliten freigesetzt werden, die zur Messung der oxidativen Belastung herangezogen werden können. PGF2α, HNE, MDA und oxidiertes LDL als Folge der Oxidation von Membran- und Plasmalipiden; 8-OHdG als Folge der DNA-Oxidation und Nitrotyrosin als Folge der Proteinoxidation in Gegenwart von Stickoxid (NO).
Die wichtigsten zellulären Antioxidanzien sind Glutathion (wässrige Phase) bzw. Bilirubin (Lipidphase). Beide werden durch eigene Enzymzyklen regeneriert und durch endogene und exogene Antioxidanzien wie Alpha-Liponsäure, Cystein, Vitamine, Ubichinon, etc. unterstützt.

PGF2α

PGF2α (8-Isoprostan F2-alpha;, 8-epi-Prostaglandin F2α) besitzt Prostaglandin-typische biologische Aktivitäten. Es stimuliert die Proliferation glatter Muskelzellen und wirkt vasokonstriktorisch. Es wird vorwiegend im Urin gemessen, ist jedoch auch im Serum nachzuweisen. Die Abtrennung des Markers von zahlreichen, strukturell eng verwandten Prostaglandinen ist schwierig. Referenzverfahren ist die Flüssigkeitschromatographie mit Massenspektrometrie (MS-MS). Die Messung im Enzymimmunoassay ist ebenfalls etabliert, wobei eine Affinitätsanreicherung vorausgehen sollte.

Als **Normbereich** (Urin) gilt 0,5–3,0 ng/ml.

Malondialdehyd

MDA (Malondialdehyd) ist ebenfalls ein weit verbreiteter Marker der Lipidoxidation, in der Sensitivität allerdings PGF2α deutlich unterlegen. Es resultiert vorwiegend aus der Oxidation von PUFA's mit 3 und mehr Doppelbindungen, z.B. aus der Omega-3-Docosahexaensäure (DHA) oder auch aus Arachidonsäure. Aldehyde wie MDA können allerdings auch durch Oxidation von Aminosäuren entstehen. Die Messung erfolgt mittels Hochdruckflüssigkeitschromatographie (HPLC) in Serum oder Urin.

Als **Normbereiche** gelten im Serum 0,36–1,40 μmol/l und im Urin 0,2–1,45 μmol/mmol Krea.

4-Hydroxy-2-Nonenal

HNE (4-Hydroxy-2-Nonenal) entsteht vorwiegend bei der Oxidation mehrfach ungesättigter Omega-3-PUFA's. Es bildet besonders toxische Addukte, da es neben dem aldehydischen Keto- und Hydroxylrest auch über eine reaktive Doppelbindung verfügt. Es wird im Serum mittels HPLC gemessen.

Als **Normbereich** gilt < 50 nmol/l.

TBARS Assay (Thiobarbituric Acid Reactive Substances) ist ein einfacher photometrischer Globaltest zur Quantifizierung von Lipidoxidationsprodukten, der seit langem in der Routine eingesetzt wird. Er misst in der Hauptsache die Aldehyde MDA und HNE. Trotz mangelnder Spezifität wird der Test vielfach in der Messung des prooxidativen Status bei Rauchern und in der Kontrolle von Antioxidanzienbehandlungen eingesetzt.

Oxidierte LDL-Fraktion (oxLDL)

Das Lipoprotein B100 der LDL-Fraktion wird v.a. über Adduktbildung von MDA an Lysinreste des Lipoproteins oxidiert. Zusätzlich können die polyungesättigten Fettsäuren des Phospholipidanteils peroxidiert werden. Seit kurzem sind Routine-Immunoassays für die direkte Messung des oxidierten LDL verfügbar, die Anwendungserfahrungen sind noch begrenzt.

Schon seit längerem können zirkulierende **Antiköper gegen oxLDL** gemessen werden, die als Folge der oxidativen Modifikation des LDL und der daraus entstehenden Antigenität vorkommen. Ihre Konzentration korreliert mit der LDL-Oxidationsrate, außerdem wird eine unmittelbare Beteiligung der Antikörper bei der Arteriosklerose diskutiert.

Die Messung des oxidierten LDL selbst ist grundsätzlich vorzuziehen, da es ein dominanter kardiovaskulärer Risikofaktor und maßgeblich an der Pathogenese der **Arteriosklerose** beteiligt ist. Es wird nicht nur über einen speziellen Scavengerrezeptor von Makrophagen der Gefäßwand aufgenommen, sondern

- stimuliert die Sekretion von Chemokinen,
- steigert die Adhärenzeigenschaften des Gefäßendothels,
- stimuliert die Proliferation glatter Muskelzellen der Gefäßwand und
- wirkt seinerseits prooxidativ an der Endotheloberfläche, wodurch der inflammatorische Wandprozess stimuliert wird.

Als **Normbereiche** gelten für oxLDL direkt < 6.0 U/ml und für oxLDL-Antikörper negativ.

DNA-Oxidation

Nach Ames ist mit ca. 10.000 oxidativen DNA-Schäden pro Tag und pro Zelle zu rechnen. Die Oxidation mitochondrialer DNA ist dabei um bis zu 100fach höher als die der nukleären DNA, da in den Mitochondrien natürlicherweise die höchste Konzentration an ROS anfällt. Die Oxidation von DNA-Basen durch direkte Einwirkung von ROS oder durch Anlagerung oxidativer Metaboliten (HNE, MDA, oxidierte DNA-Basen) führt zu DNA-Strangbrüchen bis zu Mutationen.

Die oxidativen Schäden der DNA werden durch **Repairenzyme** (Alkyltransferasen, Endonukleasen, Ligasen) beseitigt, oxidierte Basen durch Glycolasen exzidiert. Eines der toxischsten und besonders intensiv untersuchten DNA-Oxidationsprodukte ist das **8-Hydroxy-Deoxyguanosin** (8-OHdG). Mehr als 20 weitere Produkte der Oxidation von Purin- und Pyrimidinbasen sind bekannt, von denen noch Thymin- bzw. Thymidinglykol häufiger gemessen wurden.

Der **COMET-Assay** kann für die direkte Messung der oxidativen DNA-Strangbrüche herangezogen werden, wobei mittels Elektrophorese die „Tail-Bildung" geschädigter DNA erfasst wird. Die Anwendung dieses Testverfahrens ist allerdings auf Einzelzellen (Lymphozyten) beschränkt.

OHdG (8-Hydroxy-2'-Deoxyguanosin) wird nach Exzision über die Nieren ausgeschieden. Allerdings können neben der DNA-Base auch freie Basen im Zytoplasma oxidiert werden. OHdG neigt außerdem zur Bildung längerlebiger Addukte mit intakter DNA oder anderen zellulären Makromolekülen. Die im Urin messbare Konzentration korreliert daher u.U. nicht optimal mit der DNA-Oxidationsrate selbst. Sie kann nur näherungsweise als Maß der DNA-Oxidationsaktivität gewertet werden.

! Nach internationalem Standard wird die 8-OHdG-Konzentration im Morgenurin, korrigiert auf die Kreatininausscheidung, als bestes Maß der DNA-Oxidation bewertet.

Zelluläres OHdG kann mit Fluoreszenz-markiertem mAB gegen OHdG durchflusszytometrisch gemessen werden oder, aufwändiger, nach Isolierung der DNA-Fraktion mit chromatographischen Verfahren (HPLC mit EC-Detektion bzw. LC-MSMS), wobei die artifizielle Oxidation während der Aufarbeitung ein großes Problem darstellt. Bei der Durchflusszytometrie wird ein mittlerer Koeffizient aus der Zahl der positiven Zellen und deren OHdG-Gehalt gebildet.

Als **Normbereich** (im Urin) gilt für Frauen 0,5–1,7 nmol/mmol Kreatinin, für Männer 0,4–1,4 nmol/mmol Kreatinin. Für Zellen gilt ein Koeffizient von < 35.

Proteinoxidation

Die Oxidation von Proteinen ist v.a. für langlebige Struktur-, Membran- oder Enzymproteine ein relevantes Problem, während kurzlebige sekretorische Proteine, Signalmoleküle oder induzierbare Enzyme kaum betroffen sind. Proteine absorbieren bis zu 75% der zellulären ROS.

Durch die Oxidation aliphatischer Seitenketten kommt es zur Bildung von Alkoholen, Hydroperoxiden und Carbonylverbindungen mit hochreaktiven Strukturen. Durch Oxidation von Sulfhydrylresten (Cystein) entstehen Disulfidbrücken. Durch Oxidation der Zuckerreste von Glykoproteinen entstehen Ketoaldehyde und nach Umwandlung in Schiff-Basen z.B. das Hämoglobin HbA_{1c}.

Die Glycosylierung langlebiger Proteine zu **AGE's** (Advanced Glycoprotein Endproducts; Kapitel 9 u. 10) zählt zu den fundamentalen Mechanismen der Degeneration. Einige AGE's haben begrenzte diagnostische Bedeutung erlangt, in erster Linie Carboxymethyllysin und Carboxyaethyllysin. Die Oxidation der Aminogruppe schließlich führt zu Nitroso- und Nitroverbindungen.

Nitrotyrosin (3-Nitrotyrosin) hat die größte Bedeutung für die Praxis erlangt, nicht nur als Marker der Proteinoxidation sondern mehr noch als Marker der Stickoxidbildung. Die Messung erfolgt mittels HPLC oder Immunoassay in Serum oder Urin.

Als **Normbereich** (24h Urin) gilt 49,2–62,8 µg/24h.

Proteincarbonyle entstehen durch direkte Oxidation des Proteingrundgerüsts oder durch Oxidation der Seitenketten von Aminosäuren wie Arginin, Prolin, Lysin oder Threonin. Auch die Anlagerung von Aldehyden an die Seitenketten der Aminosäuren Lysin, Cystein oder Histidin produziert auf indirektem Wege Proteincarbonyle. Die photometrische Bestimmung der Proteincarbonyle ist ein seit langem bewährter Globaltest zur Feststellung der Oxidationsrate von Proteinen.

Endogene Antioxidanzien

Endogene Antioxidanzien sind Enzyme und nicht enzymatische Faktoren (Kapitel 10). Die antioxidativen Enzyme kommen z.T. in mehreren molekularen Varianten vor. Genetische Defektvarianten sind nicht bekannt, da sie offensichtlich nicht mit dem Leben vereinbar sind. Alle antioxidativen Enzyme sind belastungsabhängig induzierbar, d.h. bei geringer Belastung sind die Enzymaktivitäten niedrig, bei Belastung erhöht und bei chronischer Belastung evtl. auch erniedrigt.

SOD (Superoxiddismutase) kommt im Organismus in drei molekularen Varianten vor, die die Reduktion des Superoxidanions zu Wasserstoffsuperoxid katalysieren und damit zentrale Bedeutung für die ROS-Entgiftung einnehmen. Die Mitochondrien verfügen über eine eigene Mangan-abhängige SOD II, die zytoplasmatische SOD I ist Kupfer- und Zink-abhängig, ebenso eine extrazelluläre SOD III.

Als **Normbereich** der Gesamt SOD-Aktivität im Vollblut gilt: 130–505 U/ml.

GPX (Glutathionperoxidase) ist eine Selen-abhängige Enzymfamilie, die Hydroperoxide wie Wasserstoffsuperoxid und Lipidhydroperoxide aus den Membran- und Plasmalipiden zu Wasser bzw. unschädlichen Verbindungen reduzieren. Dabei wird Glutathion oxidiert.

Als **Normbereich** (Vollblut) gilt: 4170–10.880 U/ml.

GR (Glutathionreduktase) regeneriert oxidiertes Glutathion und liefert aktives Glutathion für die Entgiftung der Phase II. Ähnlich der GR existiert auch eine Thioredoxinreduktase (TR), die oxidiertes Thioredoxin wieder regeneriert.

Als **Normbereich** für GR (Vollblut) gilt: 3–73 U/l.

CAT (Catalase) ist ein Hämprotein, das wie die Glutathionperoxidase die Entgiftung von Wasserstoffperoxid zu Wasser und die Reduktion von Lipidperoxiden zu nicht toxischen Alkoholen katalysiert. Während die GPX im Zytoplasma und den Mitochondrien aktiv ist, ist die Catalase in den Peroxisomen der Leber und Erythrozyten aktiv.

Als **Normbereich** (Vollblut) gilt: 7,9–30,6 kU/ml.

GST's (Glutathion-S-Transferasen) katalysieren die Kopplung von Glutathion in Phase II der Detoxifikation an verschiedenste Substrate. Sie können darüber hinaus auch wie die GPX als Peroxidasen unter Oxidation von Glutathion wirken. Die außerordentliche Bedeutung der GST's für die Elimination von Xenobiotika wird durch die Existenz von mehr als 20 Isoenzymen mit unterschiedlicher Substratspezifität unterstrichen (s.u.).

GSH (Glutathion) ist das wichtigste Antioxidans der wässrigen Phase. Es wird in der Zelle aus Glutamin und Cystein (Gamma-Glutamylcystein-Synthetase) nach Kopplung mit Glycin (Glutathionsynthetase) gebildet. GSH ist ein effizienter Radikalfänger, wobei 2 Glutathionmoleküle über eine Disulfidbrücke zu GSSG gekoppelt werden. Die zweite wesentliche Rolle von GSH ist die Kopplung von Schadstoffen im Detoxifikationsprozess und die Ausschleusung aus der Zelle über einen spezifischen Membrancarrier. Der zelluläre GSH-Gehalt kann auf einfache Weise mittels Durchflusszytometrie bestimmt werden.

Als **Normbereiche** gelten:

- GSH (Serum): 2,4–4.4 µmol/l; GSSG (Serum): < 0,5 µmol/l.
- GSH (Erythrozyten): 785–1095 µmol/l; GSH (Lymphozyten): 350–650 MI.

Außer GSH verfügt die Zelle über weitere sehr effiziente Thiolproteine wie die **Metallothioneine** (MT), eine Familie besonders Cystein-reicher Proteine (20 Cysteinmoleküle auf 60 Aminosäuren) mit hoher Metall-, Schadstoff- und Radikalbindungskapazität. Außer den MTs ist das ebenfalls Cystein-reiche **Thioredoxin** zu nennen, das über die gleichen Eigenschaften wie GSH verfügt und über eine eigene (Thioredoxin-)Reduktase regeneriert wird.

Bilirubin ist nach aktueller Ansicht das wichtigste zelluläre Antioxidans der Lipidphase. Durch Reaktion mit ROS entsteht Biliverdin, das durch eine erst kürzlich nachgewiesene Biliverdin-Reduktase wieder zu Bilirubin regeneriert wird. Die Bilirubinkonzentration im Blut korreliert umgekehrt mit Herz-Kreislauf- und mit Krebserkrankungen. Trotz seiner sehr geringen zellulären Konzentration (20–50 nmol; 0,1% der GSH-Menge) ist Bilirubin ein hocheffizienter Radikalfänger, der bis zu 10.000fach höhere Mengen an Wasserstoffsuperoxid entgiften kann.

Coenzym Q10 (Ubichinon) wird im Körper synthetisiert, zum größeren Teil jedoch über die Nahrung zugeführt. Die Biosynthese geht von der Aminosäure Tyrosin aus, die Isoprenoid-Seitenketten werden über Acetyl-Coenzym A gebildet. Die Anzahl der Isopren-Seitenketten ist speziesabhängig; beim Menschen ist allein die Q10-Form mit 10 Seitenketten von Bedeutung. Wegen der Seitenketten ist CoQ10 ausgeprägt lipophil und verfügt über hohe Elektronen-Transferkapazität. Es ist außerdem Teil der mitochondrialen Atmungskette. Es fungiert als hocheffektiver Radikalfänger und als Redoxpuffer. Die Hemmung der HMG-CoA-Reduktase durch Statine blockiert auch die Synthese von CoQ10.

Als **Normbereich** (Vollblut) gilt: bis 30 Jahre: 560–1110 µg/l; 35–50 Jahre 420–832 µg/l; > 50 Jahre 335–670 µg/l; Zielbereich: > 2500 µg/l.

Melatonin wird in der Epipyse bei Hell/Dunkel-Wechsel produziert, mit einem nächtlichen Peak zwischen 1.00 und 3.00 Uhr. Neben seinen vielfältigen physiologischen Funktionen ist Melatonin ein hervorragender Radikalfänger, der zu den wenigen Molekülen gehört, die auch nach Oxidation keine prooxidativen Eigenschaften entwickeln. Die nächtliche Messung von Melatonin im Speichel dient der Feststellung des Sekretionspeaks, der für das Einschlafen wichtig ist. Die Gesamtproduktion von Melatonin wird nach europäischem Konsensus im ersten Morgenurin gemessen.

Die Produktionsrate ist stark altersabhängig. Nach der kindlichen Hauptphase sinkt bereits im frühen Erwachsenenalter die Produktionsmenge um 80% ab, um bis zum hohen Alter weiter kontinuierlich abzufallen.

Als **Normbereich** gilt (für bis zu 30-Jährige, anschließend 10% Reduktion pro Lebensjahrzehnt) im Speichel (2.00Uhr): 20–60 pg/ml; Morgenurin: 58–84,7 pg/ml.

Alpha-Liponsäure (ALA) wird zellulär synthetisiert, außerdem auch über Nahrungsmittel tierischer Herkunft aufgenommen. ALA verfügt über einige herausragende Eigenschaften:

- Fett- und Wasserlöslichkeit,
- hohes Redoxpotenzial,
- antioxidative Wirkung sowohl der reduzierten als auch der oxidierten Form (Dihydroliponsäure),
- Metallentgiftung,
- Regeneration endogener Antioxidanzien (Glutathion, Thioredoxin, Coenzym Q10),
- Repairfähigkeit durch Regeneration oxidierter Methioninreste und
- Kofaktor-Funktion für eine Reihe von Dehydrogenasen.

Endogene, proteingebundene ALA kommt extrazellulär kaum vor, nur exogen zugeführte freie ALA kann im Blut gemessen werden.

Exogene Antioxidanzien

Vitamin C (Ascorbinsäure) ist das wertvollste exogene Antioxidans im wässrigen Milieu. Es inaktiviert freie Radikale und ROS, einschließlich der hochtoxischen Superoxidanionen und des Hydroxylradikals und es regeneriert Vitamin E an der Lipid/Wasser-Grenzfläche, wobei es über die Radikalstufe Semidehydroascorbinsäure reversibel zu Dehydroascorbinsäure oxidiert wird. Die oxidierte Stufe hat prooxidatives Potenzial, sie kann durch andere Antioxidanzien wieder reduziert werden.

Vitamin C wird nach Blutentnahme sehr schnell oxidiert, so dass Entnahme und Lagerung für eine korrekte Bestimmung ausschlaggebend sind. Eine praktikable Lösung ist die Blutentnahme in Lithium-Heparinröhrchen. Als optimal gilt die Entnahme mit sofortiger Ansäuerung (Molybdänphosphorsäure), Abzentrifugation und Tieffrieren des neutralisierten Überstandes bei -80°C. Während der Vitamin-C-Gehalt des Blutes nicht nur aus methodischen Gründen erheblich variiert, scheint die Bestimmung im Vollblut (Erythrozyten) besser geeignet, die Gewebeverfügbarkeit zu erfassen.

Als Material wird Li-Heparinblut, gekühlt, lichtgeschützt benötigt; als **Normbereich** gilt im Serum: 4,0–14,0 µg/ml, im Vollblut 3,5–12,8 µg/ml.

Vitamin E beinhaltet 8 Komponenten, die alle biologisch wirksam sind: Alpha-, Gamma-, Delta- und Epsilon-Tocopherol sowie Alpha-, Gamma-, Delta- und Epsilon-Tocotrienol. Die beiden Hauptfraktionen sind Alpha- und Gamma-Tocopherol, von denen **Alpha-Tocopherol** das effektivste Antioxidans ist, während **Gamma-Tocopherol** die stärkste antiinflammatorische Wirkung hat. Vitamin E ist das Hauptantioxidans der Lipidphase, es hemmt die Oxidation von PUFAs und der LDL-Fraktion. Das dabei entstehende Tocopherylradikal wirkt prooxidativ, kann jedoch durch Vitamin C, Carotinoide, Thiole und viele andere Antioxidanzien regeneriert werden.

Als **Normbereiche** gelten (Serum): Alpha-Tocopherol 3–14 µg/ml; Gamma-Tocopherol 2–6 µg/ml.

Carotinoide sind eine Gruppe von Pigmenten, von denen einige medizinische Bedeutung gewonnen haben. In erster Linie **Beta-Carotin**, das als Provitamin A mit der höchsten A-Aktivität rangiert, außerdem als wertvolles Antioxidans. Es inaktiviert Singulett-Sauerstoff, wobei die Aktivierungsenergie in Wärme umgewandelt wird, ohne dass Beta-Carotin selbst oxidiert wird. Außerdem kann die ungebremste Kettenreaktion der Lipidoxidation gebremst und die oxidierten Vitamine C und E können regeneriert werden.

Ein weiteres wertvolles Carotinoid ist **Lycopin**, das nicht zuletzt wegen seiner Rolle in der Prävention des Prostatakarzinoms Bedeutung erlangt hat (Kapitel 24).

Als **Normbereiche** (Serum) gelten: Beta-Carotin 150–1250 µg/l; Lycopin 75–880 µg/l.

Vitamin B6 (Pyridoxin, Pyridoxal, Pyridoxal-5-Phosphat, Pyridoxaminphophat) ist in den Homocystein-Metabolismus als Kofaktor der Cystathionin-beta-Synthetase, die Homocystein in Cystathionin umsetzt, und als Kofaktor der Gamma-Cystathionase, die Cystathionin weiter zu Cystein umwandelt, eingebunden.

Als **Normbereiche** (EDTA-Blut) gelten: Pyridoxal 4–25 µg/l; Pyridoxalphosphat 5–30 µg/l.

Vitamin B12 (Cobalamin) ist als Kofaktor der Homocystein-Methyltransferase ebenfalls in den Stoffwechsel von Homocystein eingebunden.

Als **Normbereich** (Serum) gilt: 200–950 pg/ml.

Folsäure (Folat) ist Ausgangssubstanz der Folate, die zusammen ein essenzielles Vitamin darstellen. Die wichtigsten sind 5-Methyltetrahydrofolsäure, 10-Formyltetrahydrofolsäure und Tetrahydrofolsäure. Der Folatgehalt im Blut wird durch die Nahrungsaufnahme beeinflusst. Der Folatgehalt der Erythrozyten (Vollblut) ist ein geeignetes Maß der Gewebekonzentration. Die Serumkonzentration von Homocystein ist direkt von Folat bzw. der Aktivität der MTHFR (Methyltetrahydrofolat-Reduktase) und von Vitamin B12 abhängig.

Als **Normbereiche** gelten: im Serum 1,8–9,0 µg/l; im Vollblut 150–450 µg/l.

Homocysteinämie ist bereits ab Konzentrationen von 9 µmol/l Gesamthomocystein im Serum mit einem signifikanten **Risikoanstieg für Herz-Kreislauf-Komplikationen** verbunden, wobei prooxidative Effekte eine herausragende Rolle spielen.

Als **Normbereich** (Serum, Kapillarblut) gilt: 5,0–10,0 µmol/l; Zielbereich $<$ 9,0 µmol/l.

Mangan kommt 2- bis 4-wertig vor und ist essenzieller Bestandteil von ca. 60 Metalloenzymen, von denen einzelne in die Antioxidation eingeschaltet sind. Das bekannteste ist die mitochondriale, Mangan-abhängige Superoxiddismutase.

Als **Normbereich** (Serum) gilt bis 0,8 µg/l; im Vollblut 7,0–10,5 µg/l.

Selen ist als Selenocystein Bestandteil zahlreicher Metalloproteine/-proteasen, von denen die Glutathionperoxidase und die Thioredoxinreduktase bedeutende antioxidative Enzyme sind. Deutschland ist ein Selenmangelgebiet, mit von Nord nach Süd zunehmender Tendenz. Der Normbereich repräsentiert daher nicht unbedingt auch die physiologisch wünschenswerte Konzentration.

Als **Normbereich** (Serum) gilt: 74–139 μg/l (0,94–1,77 μmol/l); Zielbereich ist 110–250 μg/l.

Zink ist das wichtigste Spurenelement. Sein Anteil liegt bei 24% aller Spurenelemente im Blut. Die Bestimmung von Zink im Serum hat nur begrenzten Wert, da dessen Konzentration schwankt. Die Bestimmung in Erythrozyten (Vollblut) ist ein geeignetes Maß für die Gewebekonzentration. Zink ist Bestandteil von mehr als 300 Enzymsystemen, u.a. der zytoplasmatischen, Cu-, Zn-abhängigen Superoxiddismutase, von Detoxifikations- und Repairenzymen und von Metallothioneinen.

Als **Normbereiche** gelten: im Vollblut 4,0–7,5 mg/l; im Serum 0,6–1,2 mg/l.

Aminosäuren erfüllen eine Vielzahl von Funktionen im Organismus als

- Proteinbausteine,
- Neurotransmitter,
- Hormonvorstufen,
- als Methylgruppendonator (Methionin),
- als Lieferant von Stickoxid (Arginin),
- als Antioxidans (Cystein) bzw. Antioxidanzienbaustein (Glutathion, Thioredoxin) und
- als Partner der Detoxifikationsphase II (Glycin, Methionin, Glutathion, etc.).

Als **Normbereiche** (Serum) gelten: Arginin 15–128 nmol/ml; Cystein 8–10 nmol/ml.

Freie Fettsäuren. Die Menge und das Verteilungsmuster der freien Fettsäuren (FFA) im Blut sind ein wichtiges Kriterium des nutritiven Status (Kapitel 5 u. 8). Vor allem der Anteil längerkettiger Fettsäuren, polyungesättigter Fettsäuren (PUFAs) und das Verhältnis der Omega-3- zu den Omega-6-PUFA sind von Bedeutung. Der Quotient Omega-6- zu Omega-3-PUFA liegt wegen des ernährungsbedingten Mangels an Omega-3-PUFA in Deutschland bei 7–12, sollte jedoch bei 4–6 liegen. Omega-3-PUFA konkurrieren mit Omega-6-PUFA um die Zusammensetzung der Membran- und löslichen Lipide, wobei ein hoher Anteil der Omega-3-PUFA EPA (Eicosapentaensäure) und DHA (Docosahexaensäure) in den Phospholipiden die prooxidative, proinflammatorische Omega-6-Arachidonsäure zurückdrängt.

Als **Normbereiche** im Nüchternserum gelten (Kettenlänge: Doppelbindungszahl):

- Fettsäuren gesamt: 2144–3574 mg/l,
- Fettsäuren gesättigt: 630–1450 mg/l,
- Fettsäuren monoungesättigt: 475–1300 mg/l,
- Fettsäuren polyungesättigt (PUFA): 820–1630 mg/l,
- Quotient PUFA/Fettsäuren gesättigt: 1,21–1,47,
- Omega-3-Fettsäuren: 78–130 mg/l,
- Omega-6-Fettsäuren: 895–1493 mg/l,
- Omega-6-/Omega-3-Quotient: 7,0–12,0 und
- Zielbereich des Omega-6-/Omega-3-Quotienten: 4,0–6,0.

Antioxidatives Potenzial

! Das antioxidative Potenzial des Organismus ist das Integral der verschiedenen endogenen und exogenen Antioxidanzien, die über die oxidativen Belastungen hinaus frei verfügbar sind.

Für die repräsentative Bestimmung dieses Potenzials im Blut existieren verschiedene Methoden, die jedoch den Anspruch der Repräsentation der Ganzkörpersituation nur ansatzweise erfüllen. Die Gewebekonzentrationen der Antioxidanzien weichen stark von den Faktoren im Blut ab. Die oxidative Belastung der Gewebe, Zellen und zellulären Kompartimente ist sehr unterschiedlich und die oxidativen Folgeprodukte stehen nicht im Steady-State mit dem Blut.

Im Blut überwiegen Makromoleküle wie Hämoglobin, Albumin, Proteine, Lipide, sowie Harnsäure als Antioxidanzien. Zirkulierende Antioxidanzien exogener Herkunft fallen kaum ins Gewicht. Es bereitet außerdem erhebliche methodische Schwierigkeiten, die unterschiedliche Fett- und Wasserlöslichkeit der OxStress-Marker in einem Testansatz zu erfassen.

Bei den **derzeit angewendeten Verfahren** wird in der Regel durch Zugabe eines Katalysators (Eisenionen) und ggf. eines Oxidationsmittels (H_2O_2) die Autooxidation von Serumbestandteilen bzw. die Freisetzung von ROS aus Hydroperoxiden initiiert und anhand der Farbentwicklung eines Oxidationsmarkers die Quenchwirkung des Blutes gemessen. Die **Quenchkapazität** wird mit dem antioxidativen Potenzial gleichgesetzt. Die Wertigkeit der Methodik ist umstritten.

Die **bekanntesten Tests** sind:

- **TAS-Test** (Total Antioxidant Species, RANDOX-Assay, TEAC Assay): Oxidation von ABTS mit H_2O_2 und Peroxidase zum blaugrünen Radikal ABTS+. Messung der Hemmwirkung von Serum auf die Farbreaktion. Durch Verwendung verschiedener Lösungsmittel können hydrophile oder lipophile Antioxidantien erfasst werden. Photometrische Messung der Reaktion bei 600 nm.
  Als **Normbereich** gilt: 1,3–1,7 mmol/l.
- **ORAC-Assay** (Oxygen-Radical Absorbance Capacity): Die Fluoreszenz von Phycoerythrin wird durch den Peroxylradikal-Generator AAPH reduziert. Antioxidanzien im Plasma hemmen die Radikalbildung. Durch Einsatz unterschiedlicher Lösungsmittel kann sowohl die antioxidative Kapazität der wässrigen als auch der Lipidphase gemessen werden.
  Als **Normbereiche** gelten: Total ORAC 3300–5000 μM; wässr. ORAC 480–1000 μM; Lipid-ORAC 960–1910 μM.
- **FRAS Test** (Free Radical Analytical System): Durch katalytische Wirkung von Fe^{2+} werden aus Plasmaperoxiden Peroxylradikale generiert, die mit einem Chromogen (Alchilamin) unter Farbentwicklung reagieren. Antioxidanzien im Plasma hemmen die Radikalentwicklung.
  Als **Normbereich** gilt: 263–361 Carr U.

- **GSH:GSSG-Quotient**: Eine Alternative stellt die Bestimmung des Redox-Zustandes von Glutathion dar. Das Redox-Paar GSH:GSSH (GSH=Glutathion reduziert :GSSG= Glutathion oxidiert) steht im Äquilibrium mit dem zellulären Redoxpool. Der GSH:GSSG-Quotient repräsentiert den zellulären Antioxidanzienzustand. Das Redoxpotenzial des GSH:GSSG-Paars im Plasma liegt bei -137 mV.
  Als **Normbereich** gilt: < 0,10.
- **Atemluft: Ethan, Pentan**: Ein sehr interessanter Weg zur Feststellung des antioxidativen Potenzials ist die Bestimmung von Folgeprodukten der Lipidperoxidation in der Atemluft (Ethan, Pentan, Isopren). Diese Methode bietet die Möglichkeit, aktuell die Oxidationsaktivität des Gesamtorganismus (Lipidfraktion), die nicht antioxidativ kompensiert wird, mittels Gas- oder Ionenchromatographie zu messen.
  Als **Normbereiche** gelten: Pentan 4,49–5,45 pmol/kg/min; Ethan 4,69–6,17 pmol/kg/min.

Detoxifikation

Der Detoxifikationsprozess liefert einen bedeutenden, oft unterschätzten Beitrag zur oxidativen Belastung des Organismus. Die Metabolisierungsschritte der Phase I und die Konjugationsprozesse der Phase II sind mit hohem Verbrauch an essenziellen Nährstoffen und Antioxidanzien, insbesondere Glutathion, verbunden. Darüber hinaus sind zahlreiche **Mixed-Function-Oxidasen** aktiv. Die individuelle Entgiftungskapazität für endogene und exogene Schadstoffe ist außerdem erheblicher genetischer Varianz unterworfen. In der Leberzelle werden pro Sekunde bis zu 500 H_2O_2-Moleküle gebildet, was einer

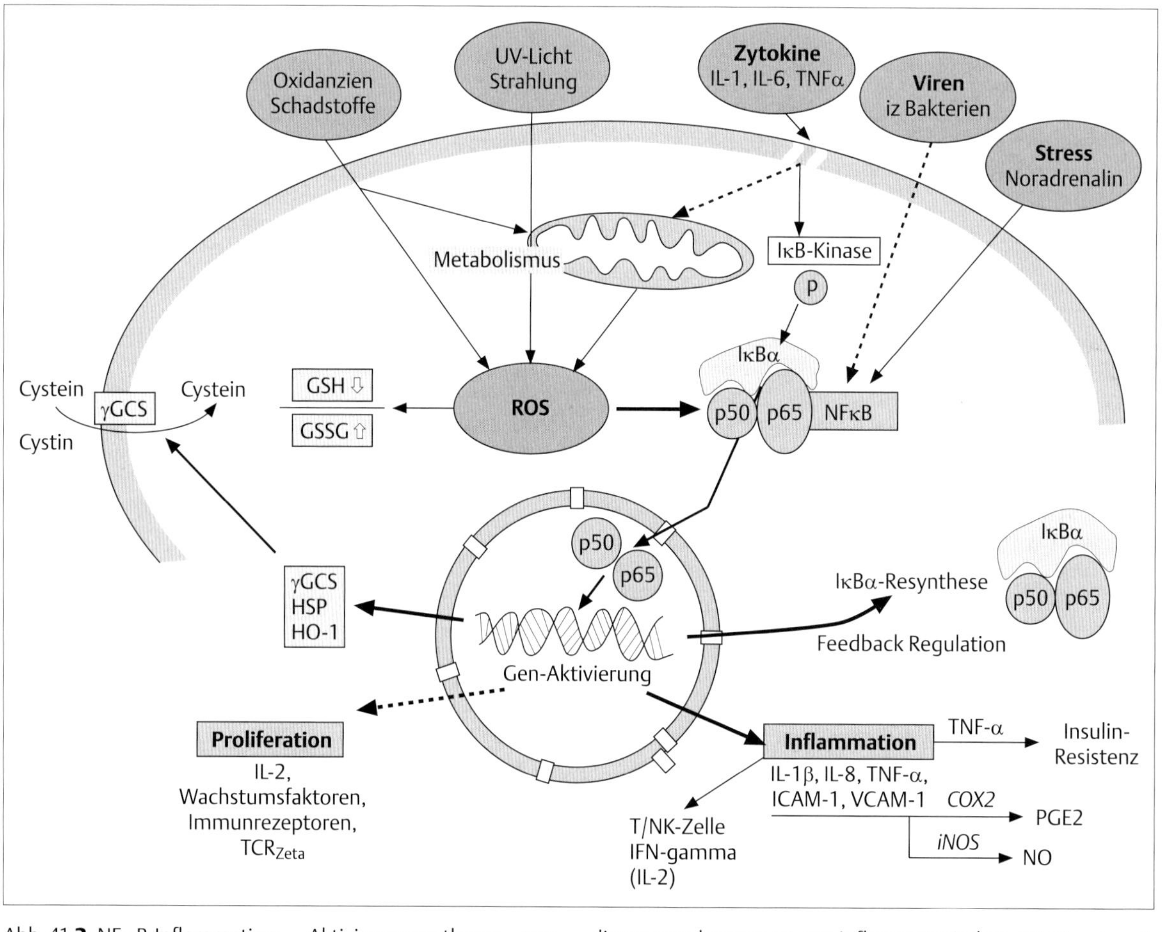

Abb. 41.**2** NF-$_\chi$B-Inflammation: Aktivierungspathway von NF-$_\chi$B-, das im Zytoplasma inaktiv als Homo- bzw. Heterodimer, gebunden an den Inhibitor I$_\chi$B, vorliegt. Durch rezeptorvermittelte Signale (inflammatorische Zytokine TNF-α, IL-1β), durch UV-Licht, Strahlung, Chemikalien oder direkt durch *Reactive Oxygen ond Nitrogen Species* (RNOS) kommt es zur Aktivierung der I$_\chi$B-Kinase (IKK) mit Phosphorylierung und anschließender Abspaltung, anschließend Translokation des NF-$_\chi$B-Proteinkomplexes (p50/p65) in den Zellkern und Bindung an verschiedenste Gene. Je nach beteiligter Zelle und lokalen Bedingungen kommt es zur inflammatorischen Primärantwort mit Bildung von TNF-α, IL-1β etc.
Der wichtigste Antagonist ist Cortisol, das die NF-$_\chi$B-Aktivierung durch adduktive Blockade bzw. Induktion von NF-$_\chi$B-Inhibitor (IkB) hemmt. Nach Bindung an den Glucocorticoidrezeptor (GR + HSP 70/90) und Abspaltung von HSP wandert der Cortisol/GR-Komplex zum Zellkern, hemmt NF-$_\chi$B bzw. induziert verschiedenste Gene, die Antiinflammation, Antioxidation und Immunshift (TH2: IL-10) hervorrufen.

Menge von $1,5 \times 10^{12}$ Molekülen pro Sekunde für die gesamte Leber entspricht. Bis zu 15% des Sauerstoffs werden in der Leber durch die Detoxifikationsschritte verbraucht.

Für die Diagnostik bietet sich die Möglichkeit, die Schritte der Detoxifikation im Funktionsassay auf ihre Funktion zu prüfen, die Aktivität einzelner Entgiftungsenzyme zu messen und genetische Polymorphismen wichtiger Schlüsselenzyme zu analysieren.

DeTox-Assay: Die Umwandlung von Xenobiotika in ausscheidungsfähige Metaboliten kann mit Modellsubstraten näher analysiert werden. Gut etabliert sind für die Analyse der Phase I *Coffein* und für die Phase II *Paracetamol* als Modellsubstrate. Durch die Bestimmung der Metaboliten sind Aussagen über die Aktivität einzelner Metabolisierungsschritte, deren Erschöpfung bei chronischer Belastung und über genetische Varianten mit veränderter oder fehlender Enzymaktivität möglich.

5 Metaboliten des **Coffeins** (1,7-Dimethylxanthin, Dimethylurat, Methylxanthin, Methylurat und Methyluracil), die unter Mitwirkung der Enzyme $CYP_{450}1A2$, $CYP_{450}2A6$, Xanthinoxidase (XO) und N-Acetyltransferase II (NAT) gebildet werden, werden mittels HPLC im 5h-Urin nach Coffeingabe analysiert und aus deren Mengenverhältnis die Enzymaktivitäten berechnet.

Als **Normbereiche** gelten: CYP1A2-Aktivität 3,58–4,28 SEM; CYP2A6 0,16–0,20; XO 0,59–0,69; NAT 0,05–0,31.

Paracetamol (Acetaminophen) wird in Phase II sulfatiert, glucuronidiert oder mit GSH zum Mercapturat verestert. Aus dem Verhältnis von unverändertem Paracetamol zu den einzelnen Estern kann die Funktion und Aktivität der beteiligten Kopplungsenzyme (Sulfotransferasen, Glucuronidasen, Glutathion-S-Transferasen) mittels HPLC festgestellt werden.

Als **Normbereiche** gelten: PA-Glucuronid 44,6–67,2%; PA-Sulfat 24–45%; PA-Mercapturat 2,5–5,5%.

Die **GST's** (Glutathion-S-Transferasen) bilden eine Familie multifunktioneller Isoenzyme, die maßgeblich für die Phase-II-Elimination zahlreicher Schadstoffe und Medikamente sind. Derzeit sind über 20 Isoenzyme bekannt, die 4 verschiedenen Hauptgruppen zugeordnet werden und mit spezifischen Substraten enzymatisch oder mittels Immunoassay proteinchemisch gemessen werden können:

- **GST-alpha,** Normbereich: 2,1–12,5 ng/ml,
- **GST-mu** 0,65–1,30 U/ml,
- **GST-pi** 101–225 ng/ml und
- **GST-theta** 1,6–4,2 μmol/l/min.

Inflammation

Neben der mittelbaren und unmittelbaren oxidativen Schädigung sind freie Radikale und reaktive Sauerstoffverbindungen wichtige Induktoren entzündlicher Folgeprozesse. Die zelluläre Redoxkapazität belasten

- direkte Einwirkungen von ROS,
- Mangel an antioxidativen Schutzmechanismen durch Verbrauch, verminderte Syntheseleistung, Substratmangel oder Aktivitätsverlust,
- direkte und indirekte Schadstoffeinflüsse und
- UV-Strahlung.

Dabei kann es zur Aktivierung Redox-sensitiver Faktoren im Zytoplasma kommen, die inflammatorische Genabschnitte im Zellkern aktivieren können. Der wichtigste dieser Redox-sensitiven nukleären Transferfaktoren ist NF-κB, der die inflammatorischen Monokine TNF-α, Interleukin 1 oder Interleukin 6 initiieren kann (Abb. 41.**2**). IL-6 induziert in der Leber die Synthese von CRP. Ebenso werden Chemokine aktiviert und Enzyme wie COX2 und iNOS (NO-Synthetase), die die Bildung von Prostaglandinen (PGE_2) und Stickoxid katalysieren, das zu hochtoxischem Peroxynitrit reagieren kann.

CRP (C-reaktives Protein) ist der wichtigste, etablierte **Routinemarker entzündlicher Aktivität**. Für die Differenzierung bakterieller und entzündlicher Erkrankungen gilt die Serumkonzentration von 1 mg/dl als sinnvolle Grenze. Neuere Erfahrungen zeigen, dass auch zahlreiche andere Erkrankungen mit entzündlicher Aktivität eine Beziehung zum CRP haben:

- Arteriosklerose,
- Diabetes mellitus,
- Osteoporose,
- Alzheimer-Krankheit,
- Depressionen.

Dabei sind erheblich niedrigere CRP-Werte diagnostisch relevant, die mit hochsensitiven CRP-Assays gemessen werden.

Als **Normbereiche** gelten: CRP $< 1{,}0$ mg/dl; CRPhs $<$ 5 mg/l.

IL-6 (Interleukin 6) steigt schneller als CRP im Blut an und fällt schneller wieder ab. Als Normbereich gilt: $< 3{,}0$ pg/ml.

TNF-α (Tumornekrosefaktor-alpha) ist das wichtigste proinflammatorische Zytokin. Es ist ein hochspezifischer Entzündungsmarker, dessen kurze Plasmahalbwertzeit jedoch zu berücksichtigen ist.

Als **Normbereich** gilt: < 20 pg/ml.

Good-Aging-Tipp für die Praxis

OxStress-Check Up. Ein inhaltlich ausgewogenes Untersuchungsprogramm zur Feststellung des oxidativen Status beinhaltet neben dem Screening auf die antioxidative Kapazität des Blutes die wichtigsten Oxidationsmarker und Antioxidantien:
ORAC-Test (TAS, FRAS),
GSH zellulär,
PGF2α, oxLDL,
8-OHdG,
Vitamin E,
Homocystein und
Selen.

Literaturauswahl

1. Refojo D, Liberman AC, Holsboer F, Arzt E. Transcriptional factor mediated molecular mechanisms involved in the functional cross-talk between cytokines and glucocorticoids. Immunol Cell Biol 2001;79:385–394.
2. Davies MJ, Fu S, Wang H, Dean RT. Stable markers of oxidant damage to proteins and their application in the study of human disease. Free Red Biol Med 1999;27:1151–1163.
3. Risby TH, Sehnert SS Clinical application of breath biomarkers of oxidative stress status. Free Rad Biol Med 1999;27:1182–1192.
4. McCall MR, Frei B. Can antioxidant vitamins materially reduce oxidative damage in humans? Free Rad Biol Med 1999;26:1034–1053.
5. Schlesier K, Harwat M, Britsch R. Assessment of antioxidant activity by using different in vitro methods. Free Rad Res 2002;36:177–187.
6. Armstrong D (ed). Oxidative stress biomarkers and antioxidant protocols. Methods in Molecular Biology (Vol 186), Totowa, New Jersey, USA; Humana Press 2002.
7. Schwedhelm E, Maas R, Troost R, Böger RH. Clinical pharmacokinetics of antioxidants and their impact on systemic oxidative stress. Clin Pharmacokinet 2003;42:437–459.

42 Anti-Aging – Institute und Sprechstunden

Bernd Kleine-Gunk

Grundvoraussetzung Kompetenz

Anti-Aging als medizinisches Betätigungsfeld ist per se eine **ärztliche Tätigkeit**. Damit ist die grundlegende Voraussetzung für die Etablierung einer Anti-Aging-Sprechstunde bzw. den Aufbau eines Anti-Aging-Instituts abgesteckt – die entsprechende Ausbildung und Fortbildung.

Für das Betreiben einer soliden Anti-Aging-Einrichtung reichen einige wenige Fortbildungsveranstaltungen, ein Gewerbeschein, die gute City-Lage, gehobene Ausstattung und cleveres Marketing bei weitem nicht aus. Grundlage ist in erster Linie die Fachkompetenz dessen, der ein solches Institut betreibt. Auch das Nacheifern eines Modetrends oder das zweite wirtschaftliche Standbein für die schwächelnde Praxis können auf Dauer nicht erfolgreich bleiben. Zwischen anspruchsvollem medizinischem Anti-Aging und der Realität der existierenden Angebote klaffen gelegentlich Welten.

Die Frage, wie ein Anti-Aging-Institut aufzubauen und was zu investieren ist, orientiert sich in erster Linie am eigenen wissenschaftlichen Kenntnisstand und am Bekenntnis zu fundierter Ausbildung und Weiterbildung.

Medizinisches Anti-Aging in seiner seriösen Form ist ein sehr anspruchsvolles, fachübergreifend angelegtes Gebiet. Es erfordert **molekularbiologisches Grundlagenwissen**, um die dem Alterungsprozess zugrunde liegenden Abläufe zu verstehen. Es sind Kenntnisse auf dem Gebiet der **Ernährungs- und Sportmedizin** notwendig. Denn es gilt, individuell abgestimmte Programme auszuarbeiten und zu überwachen. Das **endokrinologische Wissen** muss aufgefrischt werden, da der Ersatz fehlender Hormone auch weiterhin eine wichtige Option im Anti-Aging darstellt.

Darüber hinaus muss die **Pathophysiologie und Pathobiochemie** altersassoziierter Erkrankungen (z.B. Osteoporose, koronare Herzkrankheit, Krebs, Alzheimer-Krankheit) beherrscht werden. Kenntnis der Prinzipien der Prävention sind unabdingbar.

Schließlich gilt es, den Überblick über eine Vielzahl von **diagnostischen Verfahren** zu behalten und diese gezielt zu nutzen. Allein aus dem Bereich der Labormedizin kommen ständig neue Biomarker zur Risikoabschätzung hinzu, die es zu werten, rationell einzusetzen und verlässlich zu interpretieren gilt. Dies trifft nicht zuletzt für genetische Tests und die so genannte Polymorphismusdiagnostik (Kapitel 32) zu, welche als prädiktive Medizin dem Bereich Anti-Aging völlig neue Perspektiven eröffnet. Auch hier kann der praktizierende Arzt zumeist nicht auf sein Staatsexamenswissen zurückgreifen.

Derzeit gibt es seitens der Ärztekammern keinen entsprechenden Ausbildungsgang als Zusatzbezeichnung. Auch ist der „Arzt für Anti-Aging-Medizin" als offizieller Facharzt nicht realisierbar. Dennoch gibt es gute Möglichkeiten, sich auf diesem Gebiet qualifiziert fortzubilden. So gibt es im deutschsprachigen Raum neben zahlreichen Patientenratgebern jetzt auch Fachliteratur zum Thema Anti-Aging und die ersten Lehrbücher. Mit der *German Society of Anti Aging Medicine* (GSAAM) gibt es eine Fachgesellschaft, die Kongresse und Fortbildungsveranstaltungen auf hohem Niveau veranstaltet (www.gsaam.de). Das *European Centre for Aging Research and Education* bietet einen 80-stündigen zertifizierten Ausbildungsgang in Anti-Aging-Medizin als Basiswissen an (www.antiaging-ecare.de).

Evidenzbasierte Medizin (anstatt Medizin aus dem reinen Erfahrungsschatz) ist für die Zukunft von medizinischem Anti-Aging unabdingbare Voraussetzung, wenngleich gerade im Bereich der Prävention kontrollierte, randomisierte Studien einen langen Atem erfordern. Soll Anti-Aging auf Dauer mehr sein als ein kurzfristiger Modetrend, so braucht es überprüfbare Diagnose- und Therapierichtlinien ebenso wie definierte Ausbildungs- und Qualitätsstandards.

Evidenzbasierte Medizin darf hier nicht „eminenzbasiert" heißen und als vornehmliche Expertenmeinung missverstanden werden. Nicht zuletzt ist es auch ein Gebot des Verbraucherschutzes, dass diejenigen, die sich als Klienten/Kunden in eine Anti-Aging-Einrichtung begeben und dort teilweise nicht unerhebliche Summen in Erhalt oder Wiedererlangung ihrer Gesundheit investieren, Diagnostiker und Therapeuten mit entsprechender Qualifikation antreffen.

Anti-Aging-Anamnese

Die Erhebung der Vorgeschichte im Anti-Aging Bereich wird erschwert dadurch, dass zumeist keine klinisch *spezifischen* Symptome vorliegen. Zudem geht es oft auch nicht um die Erkrankung in einem spezifischen Organsystem, sondern um den Alterungsprozess an sich. Geht es um Ansätze zur Prävention altersassoziierter Erkrankungen, so spielt in der Anamnese neben den endogenen Risikofaktoren insbesondere der Lebensstil mit den exogenen Risiken eine entscheidende Rolle. So muss das Diagnostikprogramm umfassend genug sein, um ein klares Bild über den Alterungsstatus und entsprechende Risikofaktoren zu erlauben.

Hierbei bedarf es im Sinne der Kostenbegrenzung stets einer rationellen Herangehensweise. Denn bei den meisten Anti-Aging-Maßnahmen handelt es sich um Selbstzahlerleistungen. Der Klient wird daher schon im

Rahmen der Anamnese und Diagnoseplanung vorab den finanziellen Aufwand erfragen.

Zur Anamneseerhebung bewährt haben sich vorgefertigte **Anamnesebögen bzw. Ernährungs- und Bewegungsprotokolle**. Diese können vom Klienten bereits vor dem Erstgespräch zu Hause in Ruhe ausgefüllt und kommentiert werden. Es besteht auch die Möglichkeit, die Fragen am PC zu bearbeiten und dann direkt an das Anti-Aging-Institut zu übermitteln. Moderne Untersuchungssysteme zur Altersdiagnostik, wie etwa das Bio-Aging-System haben entsprechende Frageprogramme in die Software integriert, so dass diese auch zur Anamneseerhebung genutzt werden können.

In unserem Institut verwenden wir bevorzugt eine modifizierte Form des Longevity-Tests der *American Academy of Anti-Aging-Medicine*. Bei diesem mehr als 100 Fragen umfassenden Test schreibt sich der Patient sofort für die Beantwortung jeder Frage Plus- oder Minuspunkte zu und erhält somit bereits beim Ausfüllen des Fragebogens einen Eindruck davon, was sich auf seinen Gesundheitsstatus und die Lebenserwartung positiv bzw. negativ auswirkt. Die Fragen sind strukturiert nach:

- Familiengeschichte,
- Sozialstatus,
- Gesundheitsstatus,
- Ernährungsgewohnheiten,
- sportlichen Aktivitäten,
- präventiven Maßnahmen,
- psychosozialen Faktoren und
- Stress-Faktoren.

Die grafische Auswertung eines Longevity-Tests zeigt Tab. 42.**1**.

Basisdiagnostik

Für die Praxis hat sich ein modulares Konzept bewährt, das zunächst eine Basisdiagnostik vorsieht, um dann bei Vorliegen spezifischer Risikokonstellationen weitergehende Untersuchungen einzuleiten (Tab. 42.**2**). Sie baut auf der Anamnese (Risikofaktoren, spezifische gesundheitliche Gefährdungen, Lebensstilanalyse) auf.

Laboruntersuchungen

Im Anti-Aging droht die **Gefahr einer Überdiagnostik** und zwar in besonderer Weise in der Laboranalytik. Nicht alles, was in Zusammenhang mit Anti-Aging eine Rolle spielen könnte (Vitamine, Spurenelemente, Hormone, toxische Substanzen) muss gleich laborchemisch überprüft werden. Die Liste der „Droh- und Frohwerte" nimmt dann schnell unübersehbare Ausmaße an.

Gelegentlich werden unkritisch nicht interpretierbare und damit nutzlose Analysen angeboten. So kann der Körper Vitamin C so gut wie nicht speichern. Eine Bestimmung dieses Vitamins gibt also immer nur einen Augenblickswert wieder und sagt nichts aus über die Vitaminversorgung im Allgemeinen. Wachstumshormon (HGH) wird von der Hirnanhangsdrüse im Wesentlichen nachts während der ersten Tiefschlafphase ausgeschüttet und hat eine sehr kurze Halbwertszeit. Eine Bestimmung im Serum hat somit keinerlei Aussagekraft. Ähnliches gilt auch für das Melatonin 4 mit sehr kurzer Halbwertszeit.

Ein Mangel an Serotonin ist zwar in vielen Fällen die

Tabelle 42.**1** Auswertung des Longevity-Tests

Abschnitt	Min. Punktzahl	Max. Punktzahl	Rang 1	Rang 2	Rang 3
A Biologie					
	−37 (Mann)	+15 (Mann)	−37 bis −32, −31 bis −26, −25 bis −20	−19 bis −14, −13 bis −8, −7 bis −2	−1 bis 3, 4 bis 9, 10 bis 15
	−26 (Frau)	+26 (Frau)	−26 bis −21, −20 bis −15, −14 bis −9	−8 bis −3, −2 bis 2, 4 bis 8	9 bis 14, 15 bis 20, 21–26
B Sozialer Status	−50	+35	−50 bis −42, −41 bis −31, −30 bis −22	−21 bis −12, −11 bis −2, −1 bis 8	9 bis 17, 18 bis 26, 27 bis 35
C Gesundheitsstatus	−206	+112	−206 bis −172, −171 bis −137, −136 bis −102	−101 bis −71, −70 bis −35, −34 bis 6	7 bis 42, 43 bis 77, 78 bis 112
D Präventionsverhalten					
	−82 (Mann)	+31 (Mann)	−81 bis −70, −69 bis −58, −57 bis −46	−45 bis −33, −32 bis −20, −19 bis −7	−6 bis 5, 6 bis 19, 19 bis 31
	−95 (Frau)	+39 (Frau)	−95 bis −81, −80 bis −66, −65 bis −51	−50 bis −36, −35 bis −21, −20 bis −6	−6 bis 8, +23, +39
E Psychosoziales Verhalten	−77	+42	−77 bis −65, −64 bis −52, −51 bis −39	−38 bis −25, −24 bis −11, −10 bis 2	3 bis 16, 17 bis 29, 30 bis 42
F Persönlichkeitsstruktur	−32	+32	−32 bis −26, −25 bis −19, −18 bis −12	−11 bis −5, −4 bis 2, 3 bis 10	11 bis 18, 19 bis 25, 26 bis 32

Tabelle 42.2 Anti-Aging-Diagnostik: Basisprogramm

Ausführliche Anamnese ➤ Familien- und Eigenanamnese, Ernährung, Sport
Laboranalytik ➤ Blutbild, Leber-, Nierenanalytik, kleines Hormonlabor, oxidativer Status
Messung des biologischen Lebensalters (H-Scan, BIO-Aging) **Anthropometrie (Messung der Körperzusammensetzung)** ➤ DEXA, Bio Impedanz Analyse
Osteodensitometrie ➤ DEXA, Ultraschallsonometrie
Fitness-Check

eigentliche Ursache einer Depression. Die Bestimmung von Serotonin im Serum sagt aber nichts aus über die Konzentration von Serotonin als Neurotransmitter im synaptischen Spalt, die für eine Depression ausschlaggebend ist.

Good-Aging-Tipp für die Praxis

Ein gutes Anti-Aging-Labor stellt nur relevante und interpretierbare Analytik zur Verfügung. Durch Stimulationstests unterstützte Hormondiagnostik erfordert unbedingt endokrinologische Spezialkenntnis.

Folgendes Basislabor führen wir in unserem Institut durch. Die Blutentnahme sollte dabei immer morgens zwischen 8.00 und 10.00 Uhr nüchtern erfolgen. Parameter des Fettstoffwechsels sind abhängig von der Nahrungsaufnahme, und viele Hormonwerte unterliegen tageszeitlichen Schwankungen.

Allgemeines Risikoprofil (Basislabor)

- Kleines Blutbild,
- Leberwerte (GOT, GPT, Gamma-GT, Alkalische Phosphatase),
- Nierenwerte (Kreatinin, Harnsäure),
- Fettstoffwechsel (Cholesterin gesamt, HDL, LDL, Triglyceride),
- HbA_{1c} (Indikator für Glykosylierungsprozesse),
- Homocystein (eigenständiger Risikofaktor für kardiovaskuläre und neurodegenerative Erkrankungen),
- hsCRP (Indikator für inflammatorische Prozesse) und
- PSA bei Männern (Früherkennung des Prostatakarzinoms)

! PSA ist der einzige Tumormarker, dessen routinemäßige Bestimmung bei Männern zwischen dem 50. und 70. Lebensjahr wertvoll ist. Alle anderen Tumormarker haben ihren Platz in der Verlaufskontrolle von Krebserkrankungen, aber nicht im Rahmen von Screeninguntersuchungen.

Hormonanalytik

Zur Hormonanalytik (Basis) bestimmen wir folgende Werte:

- TSH (orientierender Marker für Schilddrüsenfunktionsstörungen),
- FSH (bei der Frau), LH (beim Mann) (ein Anstieg der Gonadotropine ist Zeichen einer beginnenden Gonadeninsuffizienz),
- Östradiol (E2) (als wichtigstes Östrogen der Frau, bei Überprüfung einer Hormonsubstitution zusätzlich die Speicherform Östron),
- freies Testosteron (beim Mann),
- DHEAS (die sulfatierte Form des DHEA lässt sich besser bestimmen als das eigentliche Nebennierenrindenhormon selbst),
- IGF1 (als wichtigster Metabolit des Wachstumshormons) und
- Cortisol (als weiteres „Stresshormon" ist Prolaktin aufzufassen).

Auch dieses Basishormonlabor wird individuell angepasst.

Oxidative Belastung

Als letzte Basisuntersuchung empfiehlt sich die Bestimmung der oxidativen Belastung. Hierzu bedarf es mindestens zweier Werte:

1. Peroxide (als Ausdruck der Belastung durch freie Radikale) und
2. antioxidative Kapazität (als Parameter der körpereigenen Fähigkeit, diese enzymatisch zu neutralisieren).

Nur der Koeffizient aus beiden Werten ergibt ein realistisches Bild der oxidativen Belastung. Die Bestimmung von freien Radikalen alleine im Serum oder Urin ist niemals ausreichend. So zeigen z.B. Sportler aufgrund ihres erhöhten Energieumsatzes fast immer eine vermehrte Belastung mit freien Radikalen, welche sie allerdings durch den adaptativen Anstieg antioxidativer Enzymsysteme kompensieren.

Die **DNA-Diagnostik** ist heute als eine attraktive prädiktive Diagnostik im Rahmen eines gezielten Anti-Aging zu werten (Kapitel 32). Polymorphismen als angeborene Risiken bestimmter Hypertonieformen, der Thrombose-/Embolieneigung und der Osteoporose sind mittlerweile gut validiert. Für die hier angesprochenen Zwecke sind nur die Genanalysen relevant, aus denen sich frühzeitige präventive Handlungsansätze (Lebensstil) oder ein direkter therapeutischer Nutzen ableiten lassen.

! Eine **Zukunftsperspektive** des medizinischen Anti-Aging wird in absehbarer Zukunft darin bestehen, aufgrund eines frühzeitig erfassten, individuellen genetischen Risikoprofils den entsprechenden Menschen ein persönliches, lebenslanges Präventionsprogramm *maßzuschneidern*.

Bestimmung des biologischen Lebensalters

Im Anti-Aging gewinnt die Unterscheidung zwischen chronologischem und biologischem Lebensalter eine Bedeutung für alle strategischen Empfehlungen. Das **chronologische Lebensalter** wird allein durch das Geburtsdatum festgelegt, ist damit genau zu definieren und lässt sich nicht beeinflussen.

Anders das **biologische Lebensalter**: Es kann vom chronologischen Alter in erheblichem Masse abweichen, und zwar in beide Richtungen. Anti-Aging beinhaltet auch den Versuch, das biologische vom chronologischen Lebensalter abzukoppeln und die biologischen Alterungsprozesse gezielt zu verlangsamen.

Zur „Messung" des biologischen Lebensalters sind solche Parameter hilfreich, die sich im Laufe des Alterungsprozesses nachweisbar verändern. Auf diesem gemeinsamen Grundprinzip beruht eine Reihe unterschiedlicher Testsysteme zur biologischen Altersdiagnostik. Da es sich hierbei um eine sehr spezifische Anti-Aging-Diagnostik handelt (alle übrigen hier genannten Untersuchungen werden auch in anderen Zusammenhängen durchgeführt), sollte ein solcher Messplatz zur Grundausstattung eines Anti-Aging-Instituts gehören.

H-Scan nach Hochschild

Der Hochschild-Scan gilt als der Goldstandard der Altersmesssysteme. Die Hardware besteht aus einer Versuchsanordnung mit 6 Leuchttasten, welche an einen PC angeschlossen sind. Geprüft werden 12 verschiedene Messparameter:

- Sensorik (höchster hörbarer Ton, vibrosensitive Tiefensensibilität der Hand, Akkommodationsfähigkeit des Auges),
- Vigilanz und Reaktion (Reaktionsgeschwindigkeit auf akustische und optische Reize),
- Muskelphysiologie (Muskelgeschwindigkeit und Koordination),
- Lungenfunktion (forcierte Lungenkapazität [Liter]) sowie FEV-1 (ausgeatmete Liter Luft pro Sekunde),
- komplexe Tests zur Wahrnehmungs- und Entscheidungsreaktion und
- Merkfähigkeitstest.

Für die Durchführung dieses validierten Tests benötigt man 50–60 min. Die Ergebnisse werden detailliert in grafischen Diagrammen mit Angabe der altersbezogenen Mittelwerte ausgedruckt (Abb. 42.**1**).

Aus dem Gesamtergebnis lässt sich eine Größe ermitteln, die das **biologische Lebensalter** genannt wird.

Vorteile des H-Scans sind v.a. seine hohe Benutzerfreundlichkeit und die einfache Handhabung. Der Proband wird anhand eines interaktiven Computerprogramms durch den gesamten Test geführt. Hilfspersonen oder zusätzliche Instruktionen sind nicht erforderlich. Im Bereich der kognitiven Funktionen ist das Programm allerdings deutlich untergewichtet. Ein weiterer **Nachteil** ist darüber hinaus der hohe Anschaffungspreis.

Age-Scan nach Antox

Der Age-Scan nach Antox unterscheidet sich vom Hochschild-Scan nur unwesentlich.

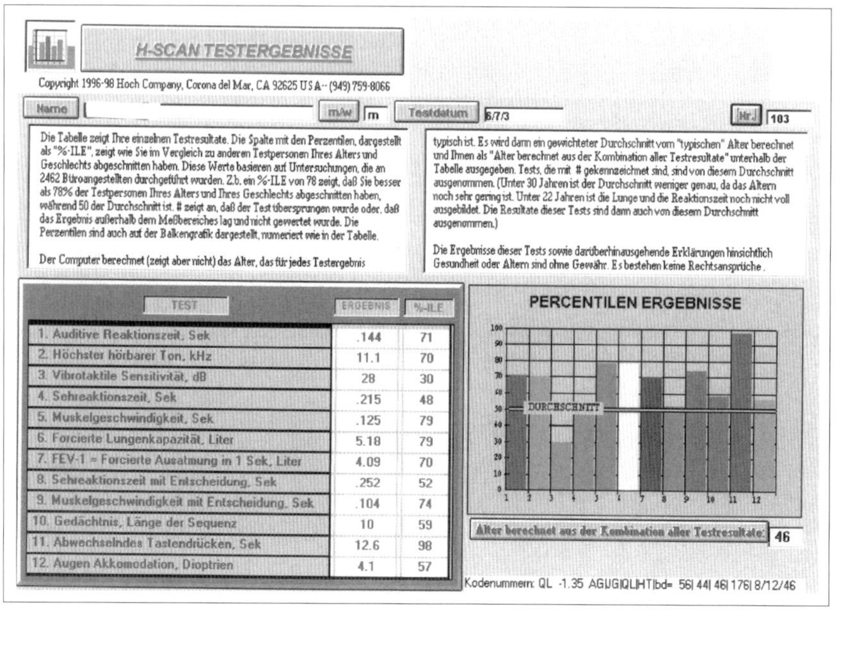

Abb. 42.**1** Testergebnisse des H-Scan: Percentilen-Ergebnisse aus den 12 Tests; das „biologische Alter" errechnet sich aus der Kombination aller Testresultate.

Interdisziplinäre Funktionsdiagnostik nach Pöthig

Dieses Testsystem ist annäherungsweise ein **„Komplett-Check"** und umfasst ein wesentlich umfangreicheres Spektrum von Altersmarkern, welches auch psychosoziale Faktoren und weitere kognitive Funktionen berücksichtigt. Insgesamt werden 47 Befunde erhoben, die sich unterscheiden lassen in:

- allgemeine Vitalitätsparameter (Blutdruck, Belastungspuls, Vitalkapazität, organspezifische Befundungen bis hin zum Zahnstatus),
- kognitive Funktionstests (sensorische Faktoren, Merkfähigkeit, Konzentrationsfähigkeit, Orientierungsvermögen, Strategiebildung),
- aktueller Beschwerdeindex und
- psychosoziale Parameter (Selbstkontrolle, soziale Aktivitäten, Extro-/Introversion).

Der **Messplatz nach Pöthig** ist sehr viel umfangreicher und auch anders gewichtet als der Hochschild-Scan. Die Einbeziehung psychosozialer Faktoren macht deutlich, dass Altern mehr als nur ein organischer Prozess ist. Von **Nachteil** ist bei diesem Testsystem neben dem hohen Anschaffungspreis die aufwändige und zeitintensive Befunderhebung, die eine Hilfsperson erfordert.

Bio-Aging-System nach Wolf

Auch hierbei handelt es sich um ein **Komplettsystem** zur Altersdiagnostik. Die Bestimmung der biologischen Vitalitätsparameter ist eng an das System von Hochschild angelegt, weist aber einige zusätzliche, wichtige Untersuchungen im Bereich der **Gehirnfunktionen** auf: Memory-Test und Test zu Konzentrationsvermögen, Stimmung und Stress-Coping.

Darüber hinaus enthält das System ein **ausführliches Programm zur Gesundheitsanamnese**, welches sich gliedert nach:

- Familienanamnese,
- Eigenanamnese,
- Ernährungsanalyse und
- Sport- und Aktivitätsanalyse.

Zusätzlich erfasste Daten wie Laboranalysen und Hormonwerte können in das Programm eingespeist werden.

Tabelle 42.**3** BMI-Klassifikation

Gewichtsklasse	BMI (kg/m²)
Normalgewicht	18,5–24,9
Übergewicht	≥ 25
Präadipositas	25,0–29,9
Adipositas Grad I	30,0–34,9
Adipositas Grad II	35,0–39,9
Adipositas Grad III (morbide Adipositas)	≥ 40

Sämtliche Ergebnisse lassen sich durch einen Textgenerator zu einem individuellen Gesundheitsreport zusammenfassen und ausdrucken.

! Das Bio-Aging-System bietet für einen günstigeren Preis wesentlich mehr Leistung als der Hochschild-Scan. Es erlaubt darüber hinaus die Zusammenfassung und Auswertung aller erhobenen Daten einschließlich Anamnese und Laborwerte in einer einzigen Software. Daher ist dieses System, dessen Software ständig aktualisiert wird, das derzeit empfehlenswerteste Instrument, um der Prognosegröße „biologisches Alter" so nahe wie möglich zu kommen.

Ernährungsstatus und Anthropometrie

Eine ausführliche Ernährungsanamnese ist unabdingbarer Bestandteil der Anti-Aging-Diagnostik. Die Zunahme des Körpergewichts und die Änderung der Körperzusammensetzung sind altersspezifische Veränderungen mit hohem Risikofaktor (Kapitel 8).

Zur Befunderhebung gehört die Klassifikation des Körpergewichts anhand des **Body Mass-Index** (BMI) nach den in Tab. 42.**3** angegebenen Werten. Zur Orientierung des Fettverteilungsmusters (abdominales Fett versus Hüft-Fettdepots) eignet sich die Bestimmung des Taille-Hüft-Koeffizienten.

Empfehlenswert ist darüber hinaus eine genauere Analyse der **Körperzusammensetzung** (Body Composition). Auch hierfür stehen unterschiedliche Methoden zur Verfügung:

- Die **DEXA-Methode** (**D**ual **E**nergy **X**-ray **A**bsorptiometry) wurde ursprünglich für die Osteodensitometrie entwickelt. Sie erlaubt aber auch eine sehr genaue Differenzierung in Fett- und Muskelgewebe. Neben der hohen Messgenauigkeit besteht ein weiterer Vorteil in der Möglichkeit, auch die regionale Körperzusammensetzung zu erfassen. Dies macht die DEXA-Methode zum Goldstandard in der Anthropometrie. Nachteilig sind hohe Anschaffungskosten, lange Untersuchungszeit (ca. 20 min) sowie die – wenn auch geringe – Strahlenbelastung. Daher ist ihre Anwendung zur Verlaufskontrolle einer Reduktionsdiät nicht möglich.
- Die **Bio-Impedanz-Analyse** (BIA) ist zwar etwas ungenauer als das DEXA-Verfahren, hat sich in der Praxis allerdings gut bewährt. Sie beruht auf dem Prinzip, einen schwachen Wechselstrom (zumeist 50 Kiloherz, Stromstärke 80 mA) durch den Körper zu leiten und währenddessen den induktiven und kapazitären Widerstand zu messen. Mit Hilfe von Regressionsgleichungen lässt sich dann die Fettmasse und die fettfreie Magermasse berechnen. Fehler können vor allem durch eine Änderung des Hydratationszustandes (Ödeme, Exsikkose) entstehen.
  Der Vorteil der Methode besteht darin, dass sie schnell, kostengünstig und für den Probanden völlig

ohne Belastung durchzuführen ist. Das macht auch ihren kurzfristig wiederholten Einsatz im Ernährungs-Monitoring möglich.

Weitere Verfahren wie etwa die Unterwasserwägung (**Hydrodensitometrie**), zeichnen sich zwar durch sehr genaue Messergebnisse aus, sind allerdings wegen ihres hohen apparativen Aufwandes nur für wissenschaftliche Fragestellungen geeignet. Die **Infrarotspektrometrie** ist eine einfache und schnell durchzuführende Methode, kann aber aufgrund von Messungenauigkeit und fehlender Reproduzierbarkeit nicht empfohlen werden. Gleiches gilt für die Hautfaltendickemessung (**Kalippermethode**), die nur noch von historischem Interesse ist.

Fitness-Check

Er gehört zum festen Bestandteil des Untersuchungsprogramms. Die Untersuchung lässt sich auf sehr unterschiedlichem Niveau durchführen. Das Spektrum reicht von kurzen Belastungstests mit anschließender Pulskontrolle bis zur sportmedizinischen Leistungsdiagnostik, wie in Kapitel 36 ausführlich dargestellt.

Die Empfehlungen reichen von einem leichten Sportprogramm bis zu kombiniertem Ausdauer- und Krafttraining. Während **Ausdauertraining** v.a. Vorteile für Herz, Kreislauf, Atmung und Stoffwechsel bietet, hat die Einbeziehung eines stufenweise angepassten **Krafttrainings** positive Effekte auf Skelettmuskulatur und Knochenstoffwechsel. Bedingungen für eine optimale Fettverbrennung sind in den Kapiteln 5, 11 u. 36 zusammengefasst.

Für Personen, die bereits aktiv und engagiert Sport treiben oder sehr ambitionierte Ziele verfolgen („Ich will den nächsten Stadtmarathon laufen"), ist eine umfassendere Leistungsdiagnostik (Belastungstest mit Spiroergometrie und intermittierender Laktatmessung) indiziert. Hierdurch lässt sich ermitteln, bei welcher Belastung der Proband von der aeroben in die anaerobe Stoffwechsellage übergeht. Auf jeden Fall empfiehlt sich eine Kooperation mit Sportmedizinern und ausgebildeten Fitnesstrainern. Für spezielle, den Bewegungsapparat betreffende Fragestellungen ist die Zusammenarbeit mit einem sportmedizinisch ausgerichteten Orthopäden von Vorteil.

Prävention altersassoziierter Erkrankungen

Eines der Hauptziele des medizinischen Anti-Aging ist die frühzeitige Erkennung und gezielte Prävention jener Erkrankungen, die mit dem Alter gehäuft auftreten. Dazu gehören in erster Linie die Osteoporose, die Arteriosklerose und die Alzheimer-Krankheit. Ziel ist es, besonders gefährdete Personen frühzeitig anhand von Risikofaktoren zu identifizieren, um dann mit den entsprechenden Interventionen rechtzeitig das Krankheitsgeschehen beeinflussen zu können. Lange vor der Verordnung von Medikamenten spielen Veränderungen im Lebensstil und ein gesundheitsbewusstes Verhalten die entscheidende Rolle.

Am Beispiel der 3 genannten Erkrankungen soll das Vorgehen in einer Anti-Aging-Einrichtung kurz erläutert werden.

Osteoporose

Die Risikoevaluierung (Anamnese) beinhaltet bei **Frauen** im Wesentlichen Informationen zur Östrogenexpositionszeit:

- Zahl der Schwangerschaften,
- Stillzeiten,
- Phasen von Amenorrhoe und
- Eintritt von Menarche und/oder Menopause.

Bei **Männern** sind die Angaben zu möglichen Symptomen des sekundären Hypogonadismus (Kapitel 19) richtungsweisend.

Zu den **allgemeinen Risikofaktoren** zählen (Kapitel 15):

- Calciummangel in der Ernährung,
- niedriges Körpergewicht,
- Nikotinabusus,
- lang dauernde Glucocorticoidtherapie und
- primärer oder sekundärer Hyperparathyreoidismus.

Katastrophale Auswirkungen auf die Knochendichte hat auch eine Anorexia nervosa, die schon lange keine Erkrankung nur mehr bei Mädchen und jungen Frauen ist.

Bildgebende Verfahren: Die Methode der Wahl zur Diagnose, zum Ausschluss oder zur Verlaufskontrolle unter Therapie ist die **Knochendichtemessung**. Ein Osteodensitometrie-Messplatz sollte daher zur Ausstattung eines Anti-Aging-Instituts gehören. Andernfalls ist die Kooperation mit einer Praxis anzustreben, die über eine entsprechende Untersuchungseinrichtung verfügt.

DEXA-Verfahren: Es ist das Standardverfahren in der Osteodensitometrie. Neben der hohen Messgenauigkeit und einer internationalen Standardisierung des Verfahrens besteht ein weiterer Vorteil darin, die Knochendichte auch an jenen Stellen messen zu können, die besonders frakturgefährdet sind (Schenkelhals, Wirbelsäule).

Quantitative Computertomographie (QCT): Sie ist eine sehr präzise Methode zur Bestimmung der Knochendichte und wird üblicherweise an der Wirbelsäule zwischen Th12 und L3 durchgeführt. Es besteht aber auch die Möglichkeit im Rahmen der peripheren Quantitativen Computertomographie (pQCT) Extremitätenknochen wie Radius oder Tibia zu beurteilen. Die QCT kann am Knochen zwischen Spongiosa und Compacta differenzieren. Wegen der hohen Anschaffungskosten ist die Methode auf große radiologische Zentren beschränkt.

Quantitative Ultraschallsonometrie (QUS): Sie setzt sich seit einigen Jahren immer mehr durch. Die Messung erfolgt zumeist am Fersenbein (Os calcaneus) oder an den Fingerphalangen. Das Prinzip besteht in der Messung der Ultraschall-Leitungsgeschwindigkeiten (Speed of Sound, SOS) und/oder der Breitbandultraschall-Abschwächung (BUA), bzw. einer Kombination aus beiden (Stiffness Index, SI). Die Methode ist schnell, kostengünstig und ohne jegliche Strahlenbelastung. Kritiker bemängeln eine geringere Genauigkeit im Vergleich zu den o.g. Verfahren und das Fehlen einer internationalen Standardisierung. Große Querschnitt- sowie prospektive Studien haben aber gezeigt, dass mit einigen – wenn auch nicht mit allen Geräten der Ultraschallsonometrie am Os calcaneus eine ebenso gute wie individuelle Frakturvorhersage möglich ist wie mit der DEXA oder QCT-Methode.

Labordiagnostik: Laboruntersuchungen spielen bei der Risikoabschätzung für die Osteoporose eine untergeordnete Rolle. Sie sollten erst zum Einsatz kommen, wenn durch bildgebende Verfahren eine deutlich verminderte Knochendichte nachgewiesen wurde. Laboruntersuchungen dienen dazu, eine sekundäre Osteoporose (z.B. im Rahmen eines Hyperparathyreoidismus) auszuschließen. Außerdem erlaubt die Bestimmung von sensitiven Markern des Knochenstoffwechsels die klinisch wichtige Unterteilung in eine „Low-turnover-Osteoporose" und eine „High-turnover-Osteoporose".

Zumeist reicht die Bestimmung von ein bis zwei Markern des Knochenaufbaus (z.B. Osteocalcin oder knochenspezifische alkalische Phosphatase) sowie der Knochenresorption (Pyridinolin-Crosslinks). Die DNA-Diagnostik ist auf Seite 283 zusammengefasst.

Arteriosklerose

Die Risikofaktoren, Folgen, Prognoseparameter und Interventionsmöglichkeiten sind in den Kapiteln 30 u. 31 ausführlich dargelegt. Augenmerk wird heute auch auf Hyperhomocysteinämie, inflammatorische Prozesse der Gefäßwand und oxidativen Stress gerichtet.

Good-Aging-Tipp für die Praxis

Die **kompetente Blutdruckmessung** gilt als einfachste und wahrscheinlich aussagekräftigste Anti-Aging-Untersuchung überhaupt.

Die Abgrenzung des normalen Blutdrucks von der Hypertonie ist in Tab. 42.**4** vereinfacht dargestellt.

Entscheidend für die Planung von Präventionsmaßnahmen ist die Betrachtung des individuellen Gesamtrisikos des Einzelnen für kardiovaskuläre Ereignisse.

Tabelle 42.**4** Blutdruckklassifikation

Gruppe	Systolisch (mmHg)	Diastolisch (mmHg)
Optimal	< 120	< 80
Normal	< 130	< 85
Hoch-Normal	130–139	85–89
Hypertonie	> 140	> 90

Hierfür kann auf Daten, die anhand großer epidemiologischer Untersuchungen (z.B. der Framingham-Studie) erhoben wurden, zurückgegriffen werden. Das koronare Risiko lässt sich dann anhand von Algorithmen ermitteln, die im Rahmen der PROCAM-Studie in Münster entwickelt wurden. Die Risikoermittlung erfolgt anschaulich und direkt über das Internet (www.chd-task-force.de). Abgeschätzt wird das Risiko, innerhalb von 10 Jahren ein kardiovaskuläres Ereignis zu erleiden (Kapitel 31). Die Betroffenen werden in Gruppen mit einem 10-Jahres-Risiko von < 10%, zwischen 10 und 20% sowie höher als 20% eingeteilt.

Im Rahmen der **Laboranalytik** empfiehlt sich zur Abschätzung kardiovaskulärer Risiken folgendes Profil:

- Lipoprotein-a,
- Cholesterin (gesamt),
- Cholesterin HDL/LDL,
- Triglyceride,
- Homocystein,
- hochsensitives CRP,
- Peroxide und
- antioxidative Kapazität (Seite 370).

Die DNA-Diagnostik ist auf Seite 278ff zusammengefasst.

Alzheimer-Krankheit

Neben der Altersblindheit aufgrund einer altersbedingten Makuladegeneration (Seite 102) kann die Alzheimer-Demenz (AD) als altersassoziierte Erkrankung schlechthin aufgefasst werden (Kapitel 14).

Die **Frühdiagnose** der AD ist schwierig. Weder bildgebende Verfahren noch Laboruntersuchungen liefern eindeutige Befunde. Erste Hinweise auf ein Nachlassen kognitiver Funktionen ergeben zumeist unterdurchschnittliche Resultate bei den entsprechenden Tests in der biologischen Altersdiagnostik. In diesem Fall empfiehlt sich der Einsatz weiterführender, standardisierter Demenz-Screening-Tests. Dabei handelt es sich um **psychometrische Testverfahren**, zumeist in Form eines Fragebogens, welche sich einfach und schnell ausfüllen lassen. Im deutschsprachigen Raum kommen folgende Verfahren zum Einsatz:

- MMST (Mini Mental Status Test),
- TFDT (Test zur Früherkennung der Demenz mit Depressionsabgrenzung),

Tabelle 42.**5** Mild Cognitive Impairment (MCI)

➤ Subjektive Gedächtniseinbusse
➤ Fremdanamnestische Bestätigung
➤ Signifikante Leistungsminderung (alters- und bildungsnormbezogen) in validierten Gedächtnistests
➤ Normale sonstige kognitive Leistungen
➤ Keine Einschränkung der ADL (Aktivitäten des täglichen Lebens)

- RDST (Rapid Dementia Screening Test) und
- Dem Tect nach Calabrese.

In unserem Institut bevorzugen wir den **Dem Tect**, da dieser in der Lage ist, auch bereits leichtere kognitive Störungen zu erfassen. Das Vollbild einer Alzheimer-Demenz wird man in einem Anti-Aging-Institut wohl nur selten diagnostizieren, wohl aber beginnende Einbußen der Kognition, für die sich inzwischen der Begriff **„Mild Cognitive Impairment"** (MCI) eingebürgert hat (Kapitel 26). Die Diagnosekriterien für die MCI fasst Tab. 42.**5** zusammen.

Spezifische Laborparameter für die Demenzerkrankung gibt es nicht. Im Labor erfassbare Risiken können die Hypercholesterinämie, erhöhte Homocysteinwerte sowie ein Anstieg von hsCRP als Indikator für inflammatorische Prozesse sein. Als äußerst lipidreiches Organ ist das Gehirn von der Schädigung durch freie Radikale im besonderen Maße betroffen, so dass eine Bestimmung der oxidativen Belastung auch hier sinnvoll erscheint. Schließlich ist auch die neurotoxische Wirkung erhöhter Cortisolspiegel belegt, so dass eine entsprechende Bestimmung ratsam ist.

Das **Apolipoprotein E** gehört zu den am besten validierten genetischen Polymorphismen. Sein Vorliegen geht mit einem deutlich erhöhten AD-Risiko einher.

Dreistufenkonzept der Anti-Aging-Beratung in der Praxis

Nach Abschluss der Untersuchung erfolgt das ausführliche ärztliche Gespräch mit dem Ziel, ein **persönliches Präventions- und Anti-Aging-Programm** in 3 Stufen zu erstellen.

Stufe 1 – Allgemeine Lifestyle-Beratung

Hier geht es um die Faktoren Ernährung, Bewegung, Meidung von Risiken, Stress-Coping. Wichtig ist es, in jedem Bereich den Bezug zur persönlichen Situation und zu den erhobenen Befunden herzustellen. Nur so wird aus einer allgemeinen Gesundheitsberatung ein individuelles Präventionsprogramm. Teile der Beratung können ggf. ausgelagert werden. So lässt sich etwa die Ernährungsberatung an eine entsprechend geschulte Ökotrophologin und das Sportprogramm an einen Physio- oder Sporttherapeuten delegieren. Allerdings müssen sich alle Beteiligten gut untereinander abstimmen, damit am Ende der Beratungen ein wirkliches (und wirksames) Gesamtkonzept steht.

Stufe 2 – Supplementierung und Substitution

Ein gesunder Lebensstil ist die Basis jeglicher Anti-Aging-Maßnahmen. In vielen Fällen kann es durchaus sinnvoll sein, dies durch eine gezielte Supplementierung von Mikronährstoffen bzw. eine Substitution fehlender Hormone zu ergänzen. Auch hier ist das Ziel die individuelle, indikationsbezogene Supplementierung. Sie orientiert sich an individuellen Bedürfnissen und Risiken. Allgemeine, vage Empfehlungen haben mit gutem medizinischen Anti-Aging nichts zu tun.

Beispiel: Ein Patient mit Hyperhomocysteinämie profitiert mehr von einer Supplementierung mit Folsäure und Vitamin-B-Komplex als von der Gabe antioxidativer Vitamine. Um in diesem Bereich möglichst effektiv zu arbeiten, ist es empfehlenswert, sich mit den **Grundlagen der orthomolekularen Medizin** vertraut zu machen.

Die **Verordnung von Hormonen** bedarf einer strengen Indikation, genauer endokrinologischer Fachkenntnisse des Verordners und einer engmaschigen Befundkontrolle. Dies gilt auch für scheinbar harmlose, im Ausland teilweise frei verkäufliche oder via Internet beziehbare „Anti-Aging-Hormone" wie DHEA und Melatonin. Dies gilt in besonderem Maße für die Substitution von Wachstumshormon (HGH), das eine enge therapeutische Breite hat. Die Verordnung von Östrogenen sollte niemals ohne vorheriges gynäkologisches, die Verordnung von Androgenen niemals ohne urologisches Konsil erfolgen.

Stufe 3 – Pharmakotherapie

Risikofaktoren, die sich durch Lebensstiländerungen oder Supplementierungen nicht ausreichend beeinflussen lassen, bedürfen der pharmakologischen Intervention. Dies gilt für die Absenkung erhöhter Cholesterinspiegel durch Statine ebenso wie für eine geführte antihypertensive Therapie oder die Behandlung einer verminderten Knochendichte durch Bisphosphonate oder SERMs (Kapitel 18).

Inwieweit der Anti-Aging-Therapeut derartige komplexe Therapien selbst im Rahmen von Anti-Aging-Sprechstunden durchführen will, muss jeder Arzt für sich entscheiden. Gutes medizinisches Anti-Aging ist immer interdisziplinär angelegt. Es gibt außerhalb von größeren Anti-Aging-Instituten oder -Kliniken ambulante Netzwerkmodelle. Hier erbringen Fachärzte bestimmte Anti-Aging-Module und sind auch in der Pharmakotherapie und im entsprechenden Monitoring für ihr Fachgebiet verantwortlich.

Jedenfalls dient Überschätzung der eigenen Fähigkeiten in diesem so weiten Kompetenzfeld weder dem Patienten oder dem Arzt noch dem Anti-Aging-Konzept.

Literaturauswahl

1. Biesalski et al. (Hrsg.) Ernährungsmedizin Stuttgart: Thieme Verlag, 2. Auflage 1999.
2. Dietl H, Ohlenschläger E. Handbuch der Orthomolekularen Medizin Heidelberg: Haug Verlag, 3. Auflage 2004.
3. Huber G. Grundlagen der Altersprävention. Wien: Wilhelm Maudrich Verlag; 2004.
4. Kleine-Gunk B (Hrsg.). Anti-Aging – moderne medizinische Konzepte Bremen: UNI-Med Verlag; 2003.
5. Römmler A, Wolf AS. Anti-Aging-Sprechstunde Teil 1: Leitfaden für Einsteiger Berlin: Congress Compact Verlag; 2002.

Sachverzeichnis